严格依据新大纲及新教材编写 | 包含全部新增考点

2025

国家临床执业及助理医师资格考试

历年考点精析
（上册）

武汉大学中南医院 | **贺银成** 编著

华中科技大学出版社
http://press.hust.edu.cn
中国·武汉

图书在版编目(CIP)数据

2025国家临床执业及助理医师资格考试历年考点精析：上、下册 / 贺银成编著. -- 武汉：华中科技大学出版社，2024.12(2025.2重印). -- ISBN 978-7-5772-1521-1

Ⅰ. R4-44

中国国家版本馆 CIP 数据核字第 2024CF3573 号

2025国家临床执业及助理医师资格考试历年考点精析（上、下册）　　贺银成　编著
2025 Guojia Linchuang Zhiye ji Zhuli Yishi Zige Kaoshi Linian Kaodian Jingxi

总 策 划：	车　巍
策划编辑：	莫　愚　彭　斌
责任编辑：	丁　平　余　琼
封面设计：	廖亚萍
责任校对：	李　琴
责任监印：	朱　玢
出版发行：	华中科技大学出版社（中国·武汉）　　电话：(027)81321913
	武汉市东湖新技术开发区华工科技园　　邮编：430223
录　　排：	华中科技大学惠友文印中心
印　　刷：	三河市龙大印装有限公司
开　　本：	787mm×1092mm　1/16
印　　张：	90
字　　数：	2788 千字
版　　次：	2025 年 2 月第 1 版第 2 次印刷
定　　价：	239.00 元（全二册）

本书若有印装质量问题，请向出版社营销中心调换

全国免费服务热线：400-6679-118　竭诚为您服务

版权所有　侵权必究

Foreword 前言

国家临床执业医师资格考试和国家临床执业助理医师资格考试(以下简称"执业(助理)医师资格考试")已进行了26年,大纲要求掌握的考点几乎都已涉及。因此,熟练掌握历年考题,对于把握考试重点、了解命题规律尤为重要。

本书对1999—2024年执业(助理)医师资格考试的大部分考题进行了详细解答,明确指出了每道考题的每个选项为什么对,为什么错,错在什么地方,也纠正了目前一些医考辅导书中常见的错误答案。由于篇幅有限,部分未被本书收录的历年考题放在《2025国家临床执业医师资格考试辅导讲义同步练习4500题》《2025国家临床执业助理医师资格考试辅导讲义同步练习3000题》《2025国家临床执业医师资格考试全真模拟3套卷》《2025国家临床执业助理医师资格考试全真模拟3套卷》中,同学们可以参阅。

本书依据最新版教材重新修订,删除了一些陈旧试题,添加了2024年新试题及解析内容。本书按照《2025国家临床执业医师资格考试辅导讲义(上、中、下册)》的体例和顺序进行编排,以方便同学们复习。

辅导讲义配有由本人主讲的全套课件。如需购买,可以通过以下方式联系:

扫描右侧二维码直接咨询购买
官网 http://www.yixueks.com/
银成医考服务电话: 027-8226 6012   1397 1116 888   1397 1181 888
微信:ycyk1888   QQ: 3302017179   25270063

本套执业(助理)医师资格考试复习参考书已全部出版,可以选用:

《2025国家临床执业医师资格考试辅导讲义(上、中、下册)》
《2025国家临床执业助理医师资格考试辅导讲义(上、下册)》
《2025国家临床执业医师资格考试辅导讲义同步练习4500题》
《2025国家临床执业助理医师资格考试辅导讲义同步练习3000题》
《2025国家临床执业及助理医师资格考试实践技能应试指南》
《2025国家临床执业医师资格考试全真模拟3套卷》
《2025国家临床执业助理医师资格考试全真模拟3套卷》

同学们在使用本书过程中发现不足或错误之处,欢迎通过2208463636@qq.com指出,每指出一处错误,奖励10元,多人指出同一处错误的,奖励首位指出者。

最后祝愿大家顺利通过2025年的执业(助理)医师资格考试!

贺银成

2024年12月

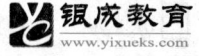 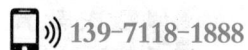

需要特别说明的是，本书所有知识点、相关法律法规及考题均参照相关教材（主要是人民卫生出版社各版本相关教材）和最新考试大纲进行编写，因各版本教材及考纲内容表述很难统一，为了让考生如实了解考题和参考书原貌，并方便对比记忆，书中对某些医学专业术语未按现行标准（全国科学技术名词审定委员会规定的术语）进行表述，而是采取了习惯的表达形式。为了让考生知晓规范术语，特将本书中部分习惯表述或简称列表如下，以便考生查阅。此外，各种教材使用的医学名词并不统一，为与教材保持一致，本书中有些名词混用，如病人（患者）、β受体阻断剂（β受体阻断药、β受体拮抗药）、血管紧张素Ⅱ受体阻滞剂（血管紧张素Ⅱ受体阻滞药、血管紧张素Ⅱ受体拮抗药）、钙通道阻滞剂（钙通道阻滞药、钙拮抗药）、支气管扩张药（支气管扩张剂、支气管舒张剂、支气管舒张药）、抗胆碱药（抗胆碱能药）、泼尼松（强的松）等。

习惯表述或简称	规范表述	习惯表述或简称	规范表述
低右	低分子右旋糖酐	冠脉	冠状动脉
内异症	子宫内膜异位症	急粒	急性粒细胞白血病
急单	急性单核细胞白血病	急粒-单	急性粒-单核细胞白血病
急淋	急性淋巴细胞白血病	慢粒	慢性粒细胞白血病
慢淋	慢性淋巴细胞白血病	幼淋	幼稚淋巴细胞白血病
早幼粒	急性早幼粒细胞白血病	幼单	幼稚单核细胞
原单	原始单核细胞	原淋	原始淋巴细胞
甲亢	甲状腺功能亢进（症）	甲减	甲状腺功能减退（症）
甲旁亢	甲状旁腺功能亢进（症）	甲旁减	甲状旁腺功能减退（症）
脾亢	脾功能亢进（症）	传染病	传染性疾病
甲危	甲状腺危象	甲扫	甲状腺核素扫描
甲瘤	甲状腺腺瘤	甲癌	甲状腺癌
房缺	房间隔缺损	室缺	室间隔缺损
二狭	二尖瓣狭窄	二闭	二尖瓣关闭不全
主狭	主动脉瓣狭窄	主闭	主动脉瓣关闭不全
三狭	三尖瓣狭窄	三闭	三尖瓣关闭不全
肺狭	肺动脉瓣狭窄	肺闭	肺动脉瓣关闭不全
房早	房性早搏（房性期前收缩）	室早	室性早搏（室性期前收缩）
房颤	心房颤动	室颤	心室颤动
左房（左室）	左心房（左心室）	右房（右室）	右心房（右心室）
心衰	心力衰竭	呼衰	呼吸衰竭
食管-胃底静脉曲张	食管胃底静脉曲张	非甾体类抗炎药	非甾体抗炎药
呼酸（呼碱）	呼吸性酸中毒（呼吸性碱中毒）	代酸（代碱）	代谢性酸中毒（代谢性碱中毒）
T细胞	T淋巴细胞	B细胞	B淋巴细胞
胰岛α细胞	胰岛A细胞	胰岛β细胞	胰岛B细胞
干性啰音	干啰音	湿性啰音	湿啰音
金葡菌	金黄色葡萄球菌	溶链	溶血性链球菌
克雷伯杆菌	克雷伯菌	淋菌	淋球菌
大肠杆菌	大肠埃希（氏）菌	革兰染色	革兰氏染色
M受体	M（型）胆碱受体	N受体	N（型）胆碱受体

前言

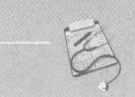

习惯表述或简称	规范表述	习惯表述或简称	规范表述
α受体	α肾上腺素能受体	β受体	β肾上腺素能受体
肾上腺素受体	肾上腺素能受体	风心病/风湿性心脏病	风湿性心脏瓣膜病
胸水	胸腔积液	腹水	腹腔积液
菌痢	细菌性痢疾	纤维母细胞	成纤维细胞
紫绀	发绀	水、钠(钠水)潴留	水钠潴留
上感	上呼吸道感染	房室阻滞	房室传导阻滞
化脑	化脓性脑膜炎	胆道蛔虫症	胆道蛔虫病
结脑	结核性脑膜炎	胆石病	胆石症
精分症	精神分裂症	革兰阳性	革兰氏阳性
视(神经)乳头水肿	视(神经)盘水肿	革兰阴性	革兰氏阴性
希恩(希汉)综合征	席汉综合征	体位性低血压	直立性低血压
大脑皮层	大脑皮质	血-脑屏障	血脑屏障
前列腺肥大	前列腺增生	首关消除	首过消除
人流	人工流产	乙肝/乙型肝炎	乙型病毒性肝炎
蛛网膜下腔	蛛网膜下隙	自身免疫病	自身免疫性疾病
直肠指诊	直肠指检	活检	活组织检查
放疗	放射治疗	化疗	化学(药物)治疗
环氧化酶	环氧合酶	血循环	血液循环
脑膜炎球菌	脑膜炎双球菌	促胃液素瘤	胃泌素瘤
占位病变	占位性病变	肝颈征	肝颈静脉反(回)流征
造口	造瘘	心梗	心肌梗死
大便(粪)潜血	大便隐血	支扩	支气管扩张症
全麻	全身麻醉	局麻	局部麻醉
展神经	外展神经	卒中	脑卒中
钩体	钩端螺旋体	胸片	胸部X线片
黏度	黏稠度	宫颈/底/体(癌)	子宫颈/底/体(癌)
扁桃腺炎	扁桃体炎	黑粪	黑便
巨幼细胞(性)贫血	巨幼红细胞(性)贫血	肌浆	肌质
动/静脉通路	动/静脉通道	颅压	颅内压
神经元	神经细胞	体检/查体	体格检查
脓痰	脓性痰	粉红色泡沫痰	粉红色泡沫样痰
胆碱酯酶/AChE	乙酰胆碱酯酶	心输出量/心排量	心排血量
胃肠反应	胃肠道反应	静滴	静脉滴注
支喘(哮喘)	支气管哮喘	尿感	尿路感染
泌尿系	泌尿系统	慢阻肺	慢性阻塞性肺疾病
眼压	眼内压	乳癌	乳腺癌
血沉	红细胞沉降率	泌/生乳素	催乳素
急进性肾炎	急进性肾小球肾炎	急性肾炎	急性肾小球肾炎

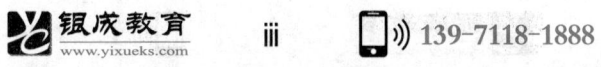

习惯表述或简称	规范表述	习惯表述或简称	规范表述
升压素	加压素	智能	智力
标记物	标志物	肺炎双球菌	肺炎链球菌
支原体肺炎	肺炎支原体肺炎	肝(肾)衰竭	肝(肾)功能衰竭
缺水	脱水	心律不整	心律不齐
胎儿窘迫	胎儿宫内窘迫	血道转移	血行转移
炎细胞/炎性细胞	炎症细胞	氨基苷类	氨基糖苷类

英文缩写	中文全称	英文缩写	中文全称
T	体温	Plt	血小板
VIP	血管活性肠肽	ACh	乙酰胆碱
P	脉率	Alb	血清清蛋白
R	呼吸	Scr	血肌酐
BP	血压	BUN	尿素氮
RBC	红细胞	ESR	红细胞沉降率
WBC	白细胞	ALT	丙氨酸转氨酶
G$^+$	革兰氏阳性	G$^-$	革兰氏阴性
NAP	中性粒细胞碱性磷酸酶	L	淋巴细胞
CoA	辅酶A	N	中性粒细胞
COPD	慢性阻塞性肺疾病	iv	静脉注射
CNS	中枢神经系统	im	肌内注射
Hb	血红蛋白	TBil	总胆红素
AST	天冬氨酸转氨酶	Ret	网织红细胞
CRP	C-反应蛋白	HP	高倍视野

Contents 目录

上册——试题

第一篇　解剖学 ·· (1)

第二篇　生物化学 ·· (4)

第 1 章　蛋白质的结构与功能 ··· (4)
第 2 章　酶与酶促反应 ··· (6)
第 3 章　核酸的结构与功能 ··· (8)
第 4 章　无机元素与维生素 ·· (11)
第 5 章　糖代谢 ·· (12)
第 6 章　脂质代谢 ··· (14)
第 7 章　氨基酸代谢 ·· (17)
第 8 章　生物氧化 ··· (19)
第 9 章　核苷酸代谢 ·· (21)
第 10 章　分子生物学 ·· (22)
第 11 章　细胞信号转导 ·· (26)
第 12 章　癌基因与抑癌基因 ·· (27)
第 13 章　肝与血液的生物化学 ··· (27)

第三篇　生理学 ··· (30)

第 1 章　绪论 ··· (30)
第 2 章　细胞的基本功能 ·· (30)
第 3 章　血液 ··· (33)
第 4 章　血液循环 ··· (35)
第 5 章　呼吸 ··· (40)
第 6 章　消化和吸收 ·· (43)
第 7 章　能量代谢与体温 ·· (47)
第 8 章　尿的生成和排出 ·· (48)
第 9 章　神经系统的功能 ·· (51)

第 10 章　内分泌 ·· (55)
第 11 章　生殖 ··· (58)

第四篇　医学微生物学 ·· (60)

第 1 章　微生物的基本概念、细菌形态结构与细菌生理 ····································· (60)
第 2 章　消毒灭菌、噬菌体与细菌的遗传变异 ·· (61)
第 3 章　细菌的感染与免疫、细菌感染的检测方法与防治原则 ··························· (61)
第 4 章　病原性球菌、肠道杆菌、弧菌与螺杆菌属 ·· (62)
第 5 章　厌氧菌、分枝杆菌与嗜血杆菌属 ·· (64)
第 6 章　动物源性细菌、其他细菌与放线菌 ··· (65)
第 7 章　支原体、立克次体、衣原体与螺旋体 ·· (66)
第 8 章　病毒的基本性状、病毒的感染与免疫 ·· (66)
第 9 章　病毒感染的检查方法、防治原则与呼吸道病毒 ···································· (67)
第 10 章　胃肠道病毒与肝炎病毒 ·· (67)
第 11 章　黄病毒、出血热病毒与疱疹病毒 ·· (68)
第 12 章　逆转录病毒、其他病毒与朊粒 ··· (68)
第 13 章　真菌 ··· (69)

第五篇　医学免疫学 ·· (70)

第 1 章　免疫学绪论与抗原 ··· (70)
第 2 章　免疫器官与免疫细胞 ·· (70)
第 3 章　免疫球蛋白与补体系统 ··· (73)
第 4 章　细胞因子、白细胞分化抗原与黏附分子 ··· (74)
第 5 章　主要组织相容性复合体与免疫应答 ··· (74)
第 6 章　黏膜免疫与免疫耐受 ·· (75)
第 7 章　抗感染免疫与超敏反应 ··· (75)
第 8 章　自身免疫病与免疫缺陷病 ··· (76)
第 9 章　肿瘤免疫与移植免疫 ·· (77)
第 10 章　免疫学检测技术与免疫学防治 ··· (77)

第六篇　病理学 ·· (79)

第 1 章　细胞组织的适应、损伤与修复 ··· (79)

第2章	局部血液循环障碍	(82)
第3章	炎症	(85)
第4章	肿瘤	(87)
第5章	心血管系统疾病	(91)
第6章	呼吸系统疾病	(94)
第7章	消化系统疾病	(96)
第8章	淋巴造血系统疾病	(100)
第9章	泌尿系统疾病	(101)
第10章	生殖系统与乳腺疾病	(103)
第11章	内分泌系统疾病	(105)
第12章	流行性脑脊髓膜炎与流行性乙型脑炎	(106)
第13章	传染病与寄生虫病	(107)
第14章	艾滋病与性传播疾病	(109)

第七篇　病理生理学 ············ (111)

第八篇　药理学 ············ (113)

第1章	药物代谢动力学与药物效应动力学	(113)
第2章	胆碱受体激动药、抗胆碱酯酶药与胆碱酯酶复活药	(114)
第3章	M胆碱受体阻断药、肾上腺素受体激动药与阻断药	(115)
第4章	局部麻醉药与镇静催眠药	(116)
第5章	抗癫痫药与抗惊厥药	(117)
第6章	抗帕金森病药与抗精神失常药	(117)
第7章	镇痛药与解热镇痛抗炎药	(118)
第8章	钙通道阻滞药与抗心律失常药	(119)
第9章	利尿药与抗高血压药	(120)
第10章	治疗心力衰竭的药物与治疗冠心病的药物	(122)
第11章	作用于血液及造血器官的药物与组胺受体阻断药	(123)
第12章	作用于呼吸系统与消化系统的药物	(124)
第13章	糖皮质激素类药、抗甲状腺药与降糖药	(125)
第14章	子宫平滑肌兴奋药	(126)
第15章	β-内酰胺类、大环内酯类与林可霉素类抗生素	(126)
第16章	氨基糖苷类与四环素类抗生素	(127)

第17章　人工合成的抗菌药、抗病毒药与抗真菌药 ………………………………………… (128)

第18章　抗结核药、抗疟药与抗恶性肿瘤药 ……………………………………………… (129)

第九篇　内科学 …………………………………………………………………… (131)

第1章　慢性阻塞性肺疾病与支气管哮喘 …………………………………………………… (131)

第2章　支气管扩张症 ………………………………………………………………………… (137)

第3章　肺部感染性疾病 ……………………………………………………………………… (139)

第4章　肺结核与肺血栓栓塞症 ……………………………………………………………… (144)

第5章　间质性肺疾病与阻塞性睡眠呼吸暂停 ……………………………………………… (149)

第6章　肺动脉高压与慢性肺源性心脏病 …………………………………………………… (149)

第7章　胸腔积液与急性呼吸窘迫综合征 …………………………………………………… (152)

第8章　呼吸衰竭与呼吸支持技术 …………………………………………………………… (156)

第9章　心力衰竭 ……………………………………………………………………………… (160)

第10章　心律失常 …………………………………………………………………………… (166)

第11章　冠状动脉粥样硬化性心脏病 ……………………………………………………… (173)

第12章　高血压 ……………………………………………………………………………… (181)

第13章　心肌疾病 …………………………………………………………………………… (185)

第14章　心脏瓣膜病 ………………………………………………………………………… (188)

第15章　心包疾病 …………………………………………………………………………… (193)

第16章　感染性心内膜炎 …………………………………………………………………… (196)

第17章　主动脉夹层与心脏骤停 …………………………………………………………… (198)

第18章　胃食管反流病、胃炎与消化性溃疡 ……………………………………………… (200)

第19章　肠结核与结核性腹膜炎 …………………………………………………………… (207)

第20章　炎症性肠病与功能性胃肠病 ……………………………………………………… (209)

第21章　脂肪性肝病与肝硬化 ……………………………………………………………… (214)

第22章　原发性肝癌与肝性脑病 …………………………………………………………… (219)

第23章　消化道出血 ………………………………………………………………………… (223)

第24章　尿液检查与肾小球疾病 …………………………………………………………… (226)

第25章　急性间质性肾炎与尿路感染 ……………………………………………………… (238)

第26章　急性肾损伤与慢性肾衰竭 ………………………………………………………… (241)

第27章　贫血 ………………………………………………………………………………… (246)

第28章　白细胞减少和粒细胞缺乏症 ……………………………………………………… (254)

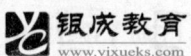 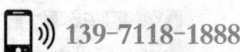

第29章 骨髓增生异常性肿瘤与白血病 (255)

第30章 淋巴瘤与多发性骨髓瘤 (261)

第31章 出血性疾病 (264)

第32章 输血 (269)

第33章 内分泌疾病总论与下丘脑-垂体疾病 (275)

第34章 甲状腺功能亢进症与甲状腺功能减退症 (280)

第35章 库欣综合征与原发性醛固酮增多症 (286)

第36章 原发性慢性肾上腺皮质功能减退症与嗜铬细胞瘤 (289)

第37章 糖尿病与低血糖症 (291)

第38章 高尿酸血症与骨质疏松症 (302)

第39章 风湿性疾病 (302)

第40章 中毒与中暑 (312)

第十篇 外科学 (318)

第1章 无菌术 (318)

第2章 外科病人的体液和酸碱平衡失调 (318)

第3章 休克 (323)

第4章 外科病人的代谢与营养治疗 (327)

第5章 外科感染 (330)

第6章 创伤与烧伤 (338)

第7章 围术期处理 (343)

第8章 颅内压增高与脑疝 (347)

第9章 颅脑损伤与颅内肿瘤 (349)

第10章 甲状腺与甲状旁腺疾病 (355)

第11章 乳房疾病 (364)

第12章 胸部损伤与脓胸 (369)

第13章 肺癌、食管癌与纵隔肿瘤 (375)

第14章 腹外疝 (381)

第15章 腹部损伤 (386)

第16章 急性化脓性腹膜炎 (392)

第17章 消化性溃疡与胃癌 (395)

第18章 肠梗阻与阑尾炎 (402)

第19章	结、直肠与肛管疾病	(408)
第20章	肝脓肿与门静脉高压症	(414)
第21章	胆道疾病	(418)
第22章	胰腺疾病	(424)
第23章	周围血管疾病	(432)
第24章	隐睾症与泌尿系统损伤	(436)
第25章	前列腺炎与附睾炎	(439)
第26章	泌尿系统与男性生殖系统结核	(439)
第27章	泌尿系统梗阻	(442)
第28章	尿路结石	(444)
第29章	泌尿、男生殖系统肿瘤	(447)
第30章	精索静脉曲张与鞘膜积液	(452)
第31章	骨折概论	(453)
第32章	上肢骨折	(459)
第33章	下肢骨折	(462)
第34章	脊柱、脊髓损伤与骨盆骨折	(466)
第35章	关节脱位与损伤	(469)
第36章	手外伤与断肢（指）再植	(471)
第37章	周围神经损伤	(473)
第38章	运动系统慢性损伤及骨关节炎	(474)
第39章	骨与关节感染	(480)
第40章	骨肿瘤	(484)

第十一篇　妇产科学　(488)

第1章	女性生殖系统解剖与生理	(488)
第2章	妊娠生理与妊娠诊断	(492)
第3章	产前检查与孕期保健	(495)
第4章	遗传咨询、产前筛查与产前诊断	(498)
第5章	妊娠并发症	(499)
第6章	妊娠合并内外科疾病	(507)
第7章	胎儿异常与多胎妊娠	(510)
第8章	胎儿附属物异常	(512)

第 9 章　正常分娩 ………………………………………………………………… (516)

第 10 章　异常分娩 ………………………………………………………………… (520)

第 11 章　分娩并发症 ……………………………………………………………… (527)

第 12 章　产褥期与产褥期疾病 …………………………………………………… (531)

第 13 章　外阴与阴道炎 …………………………………………………………… (533)

第 14 章　子宫内膜异位症与子宫腺肌病 ………………………………………… (537)

第 15 章　盆腔脏器脱垂与压力性尿失禁 ………………………………………… (540)

第 16 章　子宫颈肿瘤与子宫肿瘤 ………………………………………………… (541)

第 17 章　卵巢肿瘤 ………………………………………………………………… (549)

第 18 章　妊娠滋养细胞疾病 ……………………………………………………… (554)

第 19 章　生殖内分泌疾病 ………………………………………………………… (558)

第 20 章　不孕症与辅助生殖技术 ………………………………………………… (563)

第 21 章　生育规划与妇女保健 …………………………………………………… (564)

第十二篇　儿科学 ……………………………………………………………… (572)

第 1 章　绪论、生长发育与儿童保健 ……………………………………………… (572)

第 2 章　营养和营养障碍疾病 …………………………………………………… (577)

第 3 章　新生儿与新生儿疾病 …………………………………………………… (583)

第 4 章　免疫性疾病 ……………………………………………………………… (590)

第 5 章　感染性疾病 ……………………………………………………………… (592)

第 6 章　消化系统疾病 …………………………………………………………… (599)

第 7 章　呼吸系统疾病 …………………………………………………………… (605)

第 8 章　心血管系统疾病 ………………………………………………………… (611)

第 9 章　泌尿系统疾病 …………………………………………………………… (618)

第 10 章　造血系统疾病 …………………………………………………………… (623)

第 11 章　神经系统与内分泌系统疾病 …………………………………………… (628)

第 12 章　遗传性疾病 ……………………………………………………………… (634)

第十三篇　传染病学与皮肤性病学 …………………………………………… (639)

第 1 章　传染病学总论 …………………………………………………………… (639)

第 2 章　病毒性肝炎与肾综合征出血热 ………………………………………… (640)

第 3 章　流行性乙型脑炎与艾滋病 ……………………………………………… (644)

第4章	流行性感冒与登革热	(646)
第5章	伤寒与霍乱	(646)
第6章	细菌性痢疾、流行性脑脊髓膜炎与布鲁菌病	(649)
第7章	钩端螺旋体病与疟疾	(652)
第8章	日本血吸虫病与囊尾蚴病	(654)
第9章	性传播疾病	(655)

第十四篇 神经病学 (659)

第1章	神经病学概论	(659)
第2章	偏头痛与多发性硬化	(661)
第3章	脑血管疾病	(662)
第4章	单纯疱疹病毒性脑炎与重症肌无力	(665)
第5章	帕金森病与癫痫	(667)
第6章	视神经脊髓炎、急性脊髓炎与脊髓压迫症	(670)
第7章	周围神经疾病	(670)

第十五篇 精神病学 (673)

第1章	概述与症状学	(673)
第2章	神经认知障碍	(676)
第3章	精神活性物质使用所致障碍	(677)
第4章	精神分裂症与心境障碍	(678)
第5章	焦虑与恐惧相关障碍	(682)
第6章	强迫及相关障碍	(683)
第7章	分离障碍与躯体痛苦或体验障碍	(684)
第8章	应激相关障碍与心理生理障碍	(685)

第十六篇 医学心理学 (687)

第1章	总论与医学心理学基础	(687)
第2章	心理健康、心理应激与心身疾病	(690)
第3章	心理评估、心理治疗与心理咨询	(692)
第4章	医患关系、医患沟通与患者的心理问题	(697)

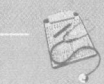

第十七篇 医学伦理学 ……(700)

第1章 伦理学、医学伦理学的基本原则与规范 ……(700)
第2章 医疗人际关系伦理与临床诊疗伦理 ……(703)
第3章 安宁疗护、公共卫生伦理与健康伦理 ……(706)
第4章 医学科研、医学新技术研究伦理与医学道德 ……(707)

第十八篇 医学统计学 ……(710)

第1章 概论与定量数据的统计描述 ……(710)
第2章 定性数据的统计描述 ……(714)
第3章 直线相关和回归、统计图表 ……(716)
第4章 秩和检验 ……(717)

第十九篇 预防医学 ……(719)

第1章 绪论 ……(719)
第2章 流行病学原理和方法 ……(719)
第3章 临床预防服务 ……(726)
第4章 社区公共卫生 ……(730)
第5章 卫生服务体系与卫生管理 ……(735)

第二十篇 卫生法规 ……(738)

第1章 卫生法基础知识与职业病防治法 ……(738)
第2章 医师法与医疗机构管理条例及其实施细则 ……(738)
第3章 医疗事故处理条例与医疗纠纷预防和处理条例 ……(741)
第4章 传染病防治法与艾滋病防治条例 ……(742)
第5章 突发公共卫生事件应急条例与药品管理法及其实施条例 ……(745)
第6章 麻醉药品和精神药品管理条例与处方管理办法 ……(746)
第7章 献血法与医疗机构临床用血管理办法 ……(747)
第8章 医疗损害责任与人体器官移植条例 ……(749)
第9章 放射诊疗管理规定与抗菌药物临床应用管理办法 ……(750)
第10章 精神卫生法与疫苗管理法 ……(751)
第11章 药品不良反应报告和监测管理办法 ……(753)
第12章 医疗废物管理条例 ……(754)

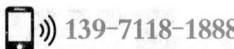

第13章 母婴保健法和基本医疗卫生与健康促进法 ……………………………………… (754)

第二十一篇 中医学基础 ……………………………………………………………… (756)

下册——答案及精析

第一篇 解剖学试题答案及详细解答 ………………………………………………… (757)
第二篇 生物化学试题答案及详细解答 ………………………………………………… (760)
第三篇 生理学试题答案及详细解答 …………………………………………………… (787)
第四篇 医学微生物学试题答案及详细解答 …………………………………………… (816)
第五篇 医学免疫学试题答案及详细解答 ……………………………………………… (825)
第六篇 病理学试题答案及详细解答 …………………………………………………… (834)
第七篇 病理生理学试题答案及详细解答 ……………………………………………… (859)
第八篇 药理学试题答案及详细解答 …………………………………………………… (861)
第九篇 内科学试题答案及详细解答 …………………………………………………… (876)
第十篇 外科学试题答案及详细解答 …………………………………………………… (1036)
第十一篇 妇产科学试题答案及详细解答 ……………………………………………… (1181)
第十二篇 儿科学试题答案及详细解答 ………………………………………………… (1260)
第十三篇 传染病学与皮肤性病学试题答案及详细解答 ……………………………… (1317)
第十四篇 神经病学试题答案及详细解答 ……………………………………………… (1331)
第十五篇 精神病学试题答案及详细解答 ……………………………………………… (1343)
第十六篇 医学心理学试题答案及详细解答 …………………………………………… (1355)
第十七篇 医学伦理学试题答案及详细解答 …………………………………………… (1369)
第十八篇 医学统计学试题答案及详细解答 …………………………………………… (1378)
第十九篇 预防医学试题答案及详细解答 ……………………………………………… (1386)
第二十篇 卫生法规试题答案及详细解答 ……………………………………………… (1405)
第二十一篇 中医学基础试题答案及详细解答 ………………………………………… (1418)

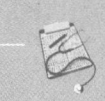

第一篇　解剖学

（执业医师需掌握）

1. 属于长骨的是
   A. 胸骨　　　　　　　　B. 肋骨　　　　　　　　C. 肩胛骨
   D. 桡骨　　　　　　　　E. 上颌骨
2. 踝关节最薄弱的韧带是
   A. 胫腓前韧带　　　　　B. 胫腓后韧带　　　　　C. 外侧韧带
   D. 内侧韧带　　　　　　E. 足底长韧带
3. 穿过膈肌食管裂孔的结构是
   A. 主动脉　　　　　　　B. 胸导管　　　　　　　C. 迷走神经
   D. 下腔静脉　　　　　　E. 膈神经
4. 无味觉功能的舌乳头是
   A. 丝状乳头　　　　　　B. 叶状乳头　　　　　　C. 菌状乳头
   D. 轮廓乳头　　　　　　E. 会厌（2020）
5. 食管胸部前面毗邻的结构是
   A. 半奇静脉　　　　　　B. 奇静脉　　　　　　　C. 胸主动脉
   D. 胸导管　　　　　　　E. 左心房
6. 食管的第 3 处狭窄与中切牙的距离是
   A. 15cm　　　　　　　　B. 20cm　　　　　　　　C. 30cm
   D. 40cm　　　　　　　　E. 50cm
7. 胃小弯最低点弯度明显折转处是
   A. 幽门　　　　　　　　B. 贲门切迹　　　　　　C. 贲门
   D. 中间沟　　　　　　　E. 角切迹（2022）
8. 表面存在结肠带的肠管是
   A. 阑尾　　　　　　　　B. 直肠　　　　　　　　C. 空肠
   D. 回肠　　　　　　　　E. 盲肠
9. 肝脏 Glisson 纤维鞘内包裹的管道有
   A. 门静脉、肝静脉、肝胆管　　B. 门静脉、肝动脉、胆总管　　C. 门静脉、肝动脉、肝静脉
   D. 门静脉、肝动脉、肝胆管　　E. 肝静脉、肝胆管、肝动脉
10. Calot 三角组成包括肝脏下缘、胆囊管和
    A. 右肝管　　　　　　　B. 左肝管　　　　　　　C. 副肝管
    D. 肝总管　　　　　　　E. 胆总管
11. 喉结的软骨组成是
    A. 杓状软骨　　　　　　B. 会厌软骨　　　　　　C. 甲状软骨
    D. 环状软骨　　　　　　E. 气管软骨环（2021）
12. 急性喉阻塞时，与建立暂时性通气道有关的解剖结构是

A. 甲状舌骨膜 B. 方形膜 C. 环甲膜
D. 会厌软骨 E. 环状软骨(2023)

13. 参与构成肋膈隐窝的结构是
   A. 肋胸膜与膈胸膜 B. 肋胸膜与纵隔胸膜 C. 纵隔胸膜与膈胸膜
   D. 纵隔胸膜与胸膜顶 E. 纵隔胸膜与脏胸膜(2021)

14. 立位时,胸膜腔位置最低处在
   A. 胸膜顶 B. 肺根 C. 肺底
   D. 肋膈隐窝 E. 肺尖

15. 肾蒂中的结构不包括
   A. 肾动脉 B. 肾静脉 C. 输尿管
   D. 肾盂 E. 神经(2020)

16. 患者,男,59岁。左肾结石10年。B超提示右肾中下极低回声包块,诊断为"透明细胞癌",行右肾部分切除,手术应缝合的结构是
   A. 后腹膜 B. 纤维囊 C. 脂肪囊
   D. 肾前筋膜 E. 肾后筋膜(2021)

17. 膀胱肿瘤和膀胱结核的好发部位是
   A. 膀胱体 B. 膀胱底 C. 膀胱三角
   D. 膀胱颈 E. 膀胱尖

18. 乳腺癌患者乳房皮肤出现"酒窝征"的原因是
   A. 肿瘤侵犯了周围腺体 B. 肿瘤侵犯了胸大肌 C. 肿瘤侵犯了局部皮肤
   D. 肿瘤侵犯了Cooper韧带 E. 癌细胞堵塞了局部皮下淋巴管

19. 不属于腹膜内位器官的是
   A. 阑尾 B. 回肠 C. 横结肠
   D. 十二指肠降部 E. 乙状结肠

20. 左心室流入道和流出道的分界标志是
   A. 左房室瓣(二尖瓣)前瓣 B. 左房室瓣(二尖瓣)后瓣 C. 主动脉瓣
   D. 室上嵴 E. 室间隔(2021)

21. 乳糜池位于
   A. 第1腰椎体前方 B. 第2腰椎体前方 C. 第3腰椎体前方
   D. 第12胸椎体前方 E. 以上都不对(2021)

22. 与下肢本体感觉相关的传导束是
   A. 脊髓丘脑束 B. 薄束和楔束 C. 皮质脊髓束
   D. 红核脊髓束 E. 内侧纵束

23. 舌下神经核所在的部位是
   A. 中脑 B. 小脑 C. 脑桥
   D. 间脑 E. 延髓

24. 躯干和四肢浅感觉传导通路的第3级神经元胞体位于背侧丘脑的
   A. 腹前核 B. 腹外侧核 C. 腹后外侧核
   D. 腹后内侧核 E. 丘脑内侧核(2023)

25. 男,55岁。甲状腺癌颈部淋巴结清扫术后出现左肩下垂、左上肢上举受限。术中可能损伤的神经是
   A. 膈神经 B. 迷走神经 C. 副神经
   D. 枕小神经 E. 耳大神经(2023)

26. 参与齿状韧带组成的结构是
    A. 硬脊膜 B. 软脊膜 C. 蛛网膜
    D. 后纵韧带 E. 黄韧带（2021）
27. 支撑呼吸道的软骨是
    A. 甲状软骨 B. 杓状软骨 C. 环状软骨
    D. 麦粒软骨 E. 会厌软骨（2022）
28. 椎内静脉丛位于
    A. 硬膜下隙内 B. 硬膜外隙内 C. 蛛网膜下隙内
    D. 椎体旁 E. 椎体内（2022）
29. 位于髋关节囊内的韧带是
    A. 髂股韧带 B. 股骨头韧带 C. 坐股韧带
    D. 髋骨固有韧带 E. 耻股韧带（2022）
30. 男,75岁。咳嗽、咳痰半个月。入院检查发现右肺门靠上有一5cm×4cm大小的肿物。该肿物最可能压迫的结构是
    A. 头静脉 B. 头臂静脉 C. 锁骨下静脉
    D. 奇静脉 E. 半奇静脉（2022）
31. 踝关节稳定性差,易于发生扭伤的体位是
    A. 跖屈位 B. 背屈位 C. 内翻位
    D. 外翻位 E. 中立位（2022）
32. 成人腹股沟管的长度应为
    A. 2~3cm B. 4~5cm C. 6~7cm
    D. 8~9cm E. 10~12cm（2000）
33. 自Hesselbach三角向外突出的疝称为
    A. 股疝 B. 腹股沟直疝 C. 腹股沟斜疝
    D. 脐疝 E. 白线疝（2015）
34. 心直视手术时,钳夹阻断主动脉和肺动脉血流时,涉及的解剖结构是
    A. 冠状窦 B. 腔静脉窦 C. 心包斜窦
    D. 心包前下窦 E. 心包横窦（2023）
35. 站立位时,最不易引流炎症积液的鼻旁窦是
    A. 上颌窦 B. 筛窦前、中群 C. 筛窦后群
    D. 蝶窦 E. 额窦（2024）
36. 男,70岁。左下肢疼痛伴间歇性跛行1月。1周前,左臀部、左小腿外侧、足背麻木。腰椎MRI检查提示$L_4 \sim L_5$椎间盘突出,可能影响的结构是
    A. 前纵韧带 B. 后纵韧带 C. 黄韧带
    D. 棘间韧带 E. 横突间韧带
37. 下列属于颈外动脉分支的血管是
    A. 椎动脉 B. 胸廓内动脉 C. 肩胛下动脉
    D. 舌动脉 E. 甲状腺下动脉（2024）
38. 传导躯干、四肢痛温觉纤维的交叉部位是
    A. 白质前连合 B. 白质后连合 C. 灰质前连合
    D. 内侧丘系交叉 E. 锥体交叉（2024）

第二篇　生物化学

第1章　蛋白质的结构与功能

一、氨基酸与多肽（执业医师需掌握）

1. 不存在于人体蛋白质分子中的氨基酸是
   A. 鸟氨酸　　　　　　B. 谷氨酸　　　　　　C. 甘氨酸
   D. 亮氨酸　　　　　　E. 丙氨酸
2. 组成人体蛋白质多肽链的基本单位是
   A. $L\text{-}\alpha$-氨基酸　　　B. $D\text{-}\alpha$-氨基酸　　　C. $L\text{-}\beta$-氨基酸
   D. $D\text{-}\beta$-氨基酸　　　E. 以上都不是
3. 属于酸性氨基酸的是
   A. 半胱氨酸　　　　　B. 苏氨酸　　　　　　C. 苯丙氨酸
   D. 谷氨酸　　　　　　E. 组氨酸
4. 蛋白质中对280nm紫外线吸收最强的氨基酸残基是
   A. 苯丙氨酸　　　　　B. 赖氨酸　　　　　　C. 色氨酸
   D. 谷氨酸　　　　　　E. 丝氨酸
5. 蛋白质合成后经化学修饰的氨基酸是
   A. 半胱氨酸　　　　　B. 羟脯氨酸　　　　　C. 甲硫氨酸（蛋氨酸）
   D. 丝氨酸　　　　　　E. 酪氨酸

二、蛋白质的分子结构（执业医师及助理医师均需掌握）

6. 蛋白质空间构象主要取决于
   A. 肽链中的氢键　　　B. 氨基酸的排列顺序　C. α-螺旋和β-折叠
   D. 二硫键　　　　　　E. 范德华力（2024）
7. 多肽链中肽键的本质是
   A. 疏水键　　　　　　B. 糖苷键　　　　　　C. 酰胺键
   D. 二硫键　　　　　　E. 磷酸二酯键
8. 维系蛋白质一级结构的化学键是
   A. 氢键　　　　　　　B. 盐键　　　　　　　C. 疏水键
   D. 二硫键　　　　　　E. 肽键
9. 维系蛋白质分子中α-螺旋的化学键是
   A. 盐键　　　　　　　B. 疏水键　　　　　　C. 氢键
   D. 肽键　　　　　　　E. 二硫键
10. 不属于蛋白质二级结构的是

A. β-折叠　　　　　　　B. Ω 环　　　　　　　　C. 右手螺旋
D. α-螺旋　　　　　　　E. β-螺旋

11. 维系蛋白质二级结构稳定的主要化学键是
    A. 盐键　　　　　　　B. 氢键　　　　　　　　C. 疏水作用
    D. 肽键　　　　　　　E. 二硫键

12. 关于蛋白质二级结构的叙述,正确的是
    A. 氨基酸的排列顺序　　B. 每一氨基酸侧链的空间构象　　C. 局部主链的空间构象
    D. 亚基间相对的空间位置　　E. 每一原子的相对空间位置

13. 镰状细胞贫血患者,其血红蛋白 β 链 N 端第 6 个氨基酸残基谷氨酸被下列哪种氨基酸代替?
    A. 缬氨酸　　　　　　　B. 丙氨酸　　　　　　　C. 丝氨酸
    D. 酪氨酸　　　　　　　E. 色氨酸

14. 下列有关血红蛋白结构与功能的叙述,错误的是
    A. 含有血红素　　　　　B. 含有 4 个亚基　　　　C. 有储存 O_2 的作用
    D. 其氧解离曲线为"S"形　E. 能与 O_2 可逆结合

15. 大多数成人血红蛋白中珠蛋白组分是
    A. $α_2ε_2$　　　　　　　B. $α_2ψ_2$　　　　　　　C. $α_2γ_2$
    D. $α_2β_2$　　　　　　　E. $α_2δ_2$

16. 疯牛病发病的生化机制是
    A. α-螺旋变成了 β-螺旋　　B. α-螺旋变成了 β-转角　　C. α-螺旋变成了 β-折叠
    D. β-折叠变成了 α-螺旋　　E. β-转角变成了 β-折叠

17. 下列有关蛋白质结构与功能关系的叙述,错误的是
    A. 变性的核糖核酸酶若其一级结构不受破坏,仍可恢复高级结构
    B. 蛋白质中氨基酸的序列可提供重要的生物进化信息
    C. 蛋白质折叠错误可以引起某些疾病
    D. 肌红蛋白与血红蛋白亚基的一级结构相似,功能也相同
    E. 人血红蛋白 β 亚基第 6 个氨基酸的突变,可产生溶血性贫血

三、蛋白质的理化性质(执业医师及助理医师均需掌握)

18. 当溶液的 pH 与某种蛋白质的 pI 一致时,该蛋白质在此溶液中的存在形式是
    A. 兼性离子　　　　　　B. 非兼性离子　　　　　C. 带单价正电荷
    D. 疏水分子　　　　　　E. 带单价负电荷

19. 乙醇可以使蛋白质沉淀的原理是
    A. 破坏水化膜　　　　　B. 破坏溶液电荷平衡　　C. 通过化学键共价交联
    D. 形成二硫键　　　　　E. 使溶液达到等电点(2024)

20. 关于蛋白质变性的说法,错误的是
    A. 黏度增加　　　　　　B. 易于沉淀　　　　　　C. 结晶能力消失
    D. 肽键断裂　　　　　　E. 溶解度降低(2022)

21. 蛋白质变性后不会发生的理化性质改变是
    A. 生物学活性丧失　　　B. 结晶能力增加　　　　C. 黏度增加
    D. 易被蛋白酶水解　　　E. 溶解度降低(2023)

22. 在一定 pH 缓冲液条件下,蛋白质分子在 SDS-聚丙烯酰胺凝胶电泳中,决定其迁移速度的主要因素是
    A. 分子形状　　　　　　B. 分子电荷　　　　　　C. 分子极性

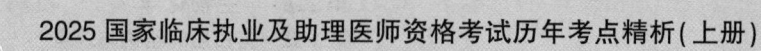

D. 分子量大小   E. 分子溶解度大小（2022）

第 2 章　酶与酶促反应

一、酶的分子结构与功能（执业医师及助理医师均需掌握）

23. 酶促反应中决定酶特异性的是
   A. 作用物的类别
   B. 酶蛋白
   C. 辅基或辅酶
   D. 催化基团
   E. 金属离子

24. 辅酶在酶促反应中的作用是
   A. 起运载体的作用
   B. 维持酶的空间构象
   C. 参加活性中心的组成
   D. 促进中间复合物形成
   E. 提供必需基团

25. 辅酶和辅基的差别在于
   A. 辅酶为小分子有机物,辅基常为无机物
   B. 辅酶与酶共价结合,辅基则不是
   C. 经透析方法可使辅酶与酶蛋白分离,辅基则不能
   D. 辅酶参与酶反应,辅基则不参与
   E. 辅酶含有维生素成分,辅基则不含

26. 下列含有核黄素的辅酶是
   A. FMN
   B. HS-CoA
   C. NAD^+
   D. $NADP^+$
   E. CoQ

27. 下列辅酶含有维生素 PP 的是
   A. FAD
   B. $NADP^+$
   C. CoQ
   D. FMN
   E. FH_4

28. 下列物质中,不属于 B 族维生素的是
   A. 硫胺素
   B. 泛酸
   C. 生物素
   D. 抗坏血酸
   E. 叶酸

   A. 维生素 B_1
   B. 维生素 B_2
   C. 维生素 B_{12}
   D. 泛酸
   E. 维生素 PP

29. FAD 中所含的维生素是

30. NAD^+ 中所含的维生素是

31. TPP 中所含的维生素是

32. 辅酶 A 中所含的维生素是

33. 转氨酶的辅酶是
   A. 磷酸吡哆醛
   B. 焦磷酸硫胺素
   C. 生物素
   D. 四氢叶酸
   E. 泛酸

34. 下列关于酶的叙述,正确的是
   A. 活化的酶均具有活性中心
   B. 能提高反应系统的活化能
   C. 所有的酶都具有绝对特异性
   D. 随反应进行酶量逐渐减少
   E. 所有的酶均具有辅基或辅酶

35. 关于酶活性中心的叙述,正确的是
   A. 酶原有能发挥催化作用的活性中心
   B. 由一级结构上相互邻近的氨基酸组成
   C. 必需基团存在的唯一部位
   D. 均由亲水氨基酸组成

E. 含结合基团和催化基团
36. 酶活性中心外的必需基团的功能是
    A. 结合多个底物分子　　　　B. 识别与结合辅酶　　　　C. 加快催化反应
    D. 影响底物化学键的稳定性　E. 维持酶活性中心的空间构象（2022）
37. 关于酶活性的叙述，正确的是
    A. 关键酶的活性不易被调节　　B. 缺少氟离子时唾液淀粉酶失去活性
    C. 多数酶最适pH在8.0　　　　D. 25℃时Taq DNA聚合酶活性最高
    E. 酶活性检测可用于疾病的诊断
38. 有关同工酶概念的叙述，错误的是
    A. 同工酶的免疫学性质不同　　B. 不同器官的同工酶谱不同　　C. 同工酶常由几个亚基组成
    D. 同工酶的理化性质不同　　　E. 同工酶催化不同的底物反应（2022）
39. 关于同工酶的叙述，正确的是
    A. 酶分子的一级结构相同　　　B. 催化的化学反应相同　　　　C. 各同工酶的K_m相同
    D. 同工酶的理化性质相同　　　E. 同工酶的免疫学性质相同（2021）
40. 肝中富含的LDH同工酶是
    A. LDH_1　　　　　　　　　B. LDH_2　　　　　　　　　C. LDH_3
    D. LDH_4　　　　　　　　　E. LDH_5
41. 乳酸脱氢酶同工酶有
    A. 2种　　　　　　　　　　　B. 3种　　　　　　　　　　　C. 4种
    D. 5种　　　　　　　　　　　E. 6种

二、酶的工作原理与酶促反应动力学（**执业医师及助理医师均需掌握**）

42. 关于酶的正确叙述是
    A. 不能在胞外发挥作用　　　　B. 大多数酶的化学本质是核酸　C. 能改变反应的平衡点
    D. 能大大降低反应的活化能　　E. 与底物结合都具有绝对特异性
43. 酶与无机催化剂催化反应的不同点是
    A. 催化活性的可调节性　　　　B. 反应前后质量不变　　　　　C. 催化效率不高
    D. 不改变反应平衡点　　　　　E. 只催化热力学上允许的反应
44. 下列关于酶结构与功能的叙述，正确的是
    A. 酶只在体内发挥作用　　　　B. 酶的催化作用与温度无关　　C. 酶能改变反应的平衡点
    D. 酶能大大降低反应的活化能　E. 酶的催化作用不受调控
45. 酶的催化高效性是因为酶
    A. 启动热力学不能发生的反应　B. 能降低反应的活化能　　　　C. 能升高反应的活化能
    D. 可改变反应的平衡点　　　　E. 对作用物（底物）的选择性
46. 下列关于酶促反应调节的叙述，正确的是
    A. 温度越高反应速率越快　　　　　　B. 反应速率不受底物浓度的影响
    C. 反应速率不受酶浓度的影响　　　　D. 在最适pH下，反应速率不受酶浓度影响
    E. 底物饱和时，反应速率随酶浓度增加而增加
47. 当底物足量时，生理条件下决定酶促反应速率的因素是
    A. 酶含量　　　　　　　　　　B. 钠离子浓度　　　　　　　　C. 温度
    D. 酸碱度　　　　　　　　　　E. 辅酶含量
48. 酶的最适pH是

A. 酶的特征性常数　　　　B. 酶促反应速率最大时的 pH　　　C. 酶最稳定时的 pH
D. 与底物种类无关的参数　E. 酶的等电点

49. 有关酶 K_m 值的叙述,正确的是
A. K_m 值是酶-底物复合物的解离常数　　　B. K_m 值与酶的结构无关
C. K_m 值与底物的性质无关　　　　　　　D. K_m 值并不反映酶与底物的亲和力
E. K_m 值在数值上是达到最大反应速率一半时所需要的底物浓度

50. 关于酶竞争性抑制剂特点的叙述,错误的是
A. 抑制剂与底物结构相似　　　B. 抑制剂与底物竞争酶分子中的底物结合部位
C. 当抑制剂存在时,K_m 值变大　D. 抑制剂恒定时,增加底物浓度,能达到最大反应速率
E. 抑制剂与酶共价结合

51. 非竞争性抑制剂存在时,酶促反应动力学的特点是
A. K_m 值增大,V_{max} 不变　　B. K_m 值降低,V_{max} 不变　　C. K_m 值不变,V_{max} 增大
D. K_m 值不变,V_{max} 降低　　E. K_m 值和 V_{max} 均降低

52. 有机磷农药中毒的发病机制主要是有机磷抑制了
A. 胆碱酯酶　　　　　　B. 6-磷酸葡萄糖脱氢酶　　　C. 细胞色素氧化酶
D. 糜蛋白酶　　　　　　E. 乳酸脱氢酶

三、酶的调节(执业医师需掌握)

53. 下列关于变构酶的叙述,错误的是
A. 变构酶催化非平衡反应　　B. 多为代谢途径的关键酶　　C. 与变构效应剂呈可逆性结合
D. 都具有催化亚基和调节亚基　E. 酶构象变化后活性可升高或降低

54. 含有调节亚基的酶是
A. 别构酶　　　　　　B. 结合酶　　　　　　C. 同工酶
D. 核酶　　　　　　　E. 活性酶(2024)

第3章　核酸的结构与功能

一、核酸的分子结构(执业医师及助理医师均需掌握)

55. 核酸的基本组成单位是
A. 多核苷酸　　　　　B. 核苷　　　　　　　C. 核苷酸
D. 磷酸　　　　　　　E. 核糖

56. 可承载生物遗传信息的分子结构是
A. 胆固醇的侧链碳原子　　B. 脂蛋白的脂质组成　　C. 氨基酸的侧链基团
D. 核酸的核苷酸序列　　　E. 不饱和脂肪酸的双键位置

57. 储存并传递遗传信息的核酸分子是
A. DNA　　　　　　　B. mRNA　　　　　　C. tRNA
D. rRNA　　　　　　　E. siRNA(2023)

58. 组成核酸分子的碱基主要有
A. 2 种　　　　　　　B. 3 种　　　　　　　C. 4 种
D. 5 种　　　　　　　E. 6 种

第二篇 生物化学
第3章 核酸的结构与功能

59. DNA 的一级结构是
    A. 多聚 A 结构　　　　　　　B. 核小体结构　　　　　　　C. 双螺旋结构
    D. 三叶草结构　　　　　　　E. 多核苷酸排列顺序

60. 核酸中核苷酸之间的连接方式是
    A. 2′,3′-磷酸二酯键　　　　B. 3′,5′-磷酸二酯键　　　　C. 2′,5′-磷酸二酯键
    D. 1′,5′-糖苷键　　　　　　E. 氢键

二、DNA 的结构与功能（执业医师及助理医师均需掌握）

61. DNA 碱基组成的规律是
    A. [A]=[C],[T]=[G]　　　　B. [A]+[T]=[C]+[G]　　　　C. [A]=[T],[C]=[G]
    D. ([A]+[T])/([C]+[G])=1　E. [A]=[G]=[T]=[C]

62. 下列关于 DNA 碱基组成的叙述，正确的是
    A. DNA 分子中 A 和 T 的含量不同　　　　B. 同一个体在成年期与少儿期碱基组成不同
    C. 同一个体在不同营养状态下碱基组成不同　D. 同一个体不同组织的碱基组成不同
    E. 不同生物来源的 DNA 碱基组成组分不同

63. 有关 DNA 碱基组成规律的叙述，错误的是
    A. 适用于不同种属　　　　　B. 主要由腺嘌呤组成　　　　　C. 嘌呤与嘧啶的摩尔数相等
    D. 与遗传特性相关　　　　　E. 不受年龄与营养状态影响

64. DNA 二级结构的形式是
    A. α-螺旋　　　　　　　　　B. 双螺旋　　　　　　　　　　C. β-折叠
    D. 三叶草状　　　　　　　　E. 无规卷曲

65. J. Watson 和 F. Crick 提出的 DNA 双螺旋结构模型每旋转一周的碱基对数是
    A. 8　　　　　　　　　　　　B. 9　　　　　　　　　　　　　C. 10.5
    D. 11　　　　　　　　　　　E. 12

66. DNA 聚合链中最稳定的碱基对是
    A. A—G　　　　　　　　　　B. A—T　　　　　　　　　　　C. G—C
    D. A—U　　　　　　　　　　E. C—U（2022）

67. 维系 DNA 双链间碱基配对的化学键是
    A. 氢键　　　　　　　　　　B. 磷酸二酯键　　　　　　　　C. 肽键
    D. 疏水键　　　　　　　　　E. 糖苷键

68. 组成多聚核苷酸的骨架成分是
    A. 碱基与戊糖　　　　　　　B. 碱基与磷酸　　　　　　　　C. 碱基与碱基
    D. 戊糖与磷酸　　　　　　　E. 戊糖与戊糖

69. 有关 DNA 双螺旋结构的叙述，错误的是
    A. DNA 双螺旋是核酸二级结构的重要形式
    B. DNA 双螺旋由两条以脱氧核糖、磷酸作骨架的双链组成
    C. DNA 双螺旋以右手螺旋的方式围绕同一轴有规律地盘旋
    D. 两股单链从 5′-端至 3′-端走向在空间排列上相同
    E. 两碱基之间的氢键是维持双螺旋横向稳定的主要化学键

三、DNA 的变性与应用（执业医师及助理医师均需掌握）

70. 核酸对紫外线的最大吸收峰是
    A. 220nm　　　　　　　　　B. 230nm　　　　　　　　　　C. 260nm

D. 280nm E. 300nm

71. DNA 变性时其结构变化表现为
   A. 磷酸二酯键断裂 B. N-C 糖苷键断裂 C. 戊糖内 C-C 键断裂
   D. 碱基内 C-C 键断裂 E. 对应碱基间氢键断裂

72. DNA 受热变性时,出现的现象是
   A. 多聚核苷酸链水解成单核苷酸 B. 在 260nm 波长处的吸光度增加
   C. 碱基对以共价键连接 D. 溶液黏度增加
   E. 最大光吸收峰波长发生转移

73. DNA 变性的结果是
   A. 双链解开 B. 紫外线吸收降低 C. 凝固
   D. 生物学功能增强 E. 理化性质不发生任何改变

74. 有关 DNA 变性概念的叙述,错误的是
   A. 变性时两条链解离 B. 变性时二级结构被破坏 C. 变性不伴有共价键断裂
   D. 加热可导致变性 E. 变性后 260nm 波长吸收不改变

75. 下列几种 DNA 分子的碱基组成比例各不相同,哪一种 DNA 的解链温度(T_m)最低?
   A. DNA 中 A+T 含量占 15% B. DNA 中 G+C 含量占 25% C. DNA 中 G+C 含量占 40%
   D. DNA 中 A+T 含量占 60% E. DNA 中 G+C 含量占 70%

76. 下列关于 DNA 杂化双链的说法,错误的是
   A. 可发生在两条不同的 DNA 单链之间 B. 可发生在一条 RNA 单链和一条 DNA 单链之间
   C. 可在 DNA 复性过程中形成 D. DNA 杂化双链这种现象被称为分子杂交技术
   E. 杂化双链中的两条单链不需要遵循碱基互补配对原则(2024)

四、核酸的结构与功能(执业医师及助理医师均需掌握)

77. 参与构成蛋白质合成场所的 RNA 是
   A. 核内小 RNA B. 催化性 RNA C. 转运 RNA
   D. 信使 RNA E. 核糖体 RNA

78. 细胞内含量最丰富的 RNA 是
   A. hnRNA B. tRNA C. rRNA
   D. miRNA E. mRNA

79. 帽结构是指
   A. m^3Gppp B. m^6Gppp C. m^5Gppp
   D. m^4Gppp E. m^7Gppp

80. 有关 mRNA 结构的叙述,正确的是
   A. 为线状单链结构,5′-端有多聚腺苷酸帽结构
   B. 可作为蛋白质合成的模板 C. 链的局部不可形成双链结构
   D. 3′-端特殊结构与 mRNA 的稳定性无关 E. 三个相连核苷酸组成一个反密码子

81. 关于真核生物 mRNA 结构的描述,错误的是
   A. 5′-端保留有特殊的内含子 B. 3′-端有特殊的"尾"结构 C. 3′-端存在非翻译序列
   D. 5′-端有特殊"帽"结构 E. 含有开放阅读框架区

82. 维系 mRNA 稳定性的主要结构是
   A. 内含子 B. 双螺旋结构 C. 多聚腺苷酸尾
   D. 三叶草结构 E. 茎环结构

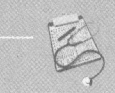

83. tRNA 含有
　　A. 3′-CCA—OH　　　　B. 帽 m^7Gppp　　　　C. 密码子
　　D. 3′-端的多聚腺苷酸结构　　E. 大、小两个亚基
84. tRNA 分子上 3′-端序列的功能是
　　A. 辨认 mRNA 上的密码子　　B. 剪接修饰作用　　C. 辨认与核糖体结合的组分
　　D. 提供—OH 与氨基酸结合　　E. 提供—OH 与糖类结合

第4章　无机元素与维生素

（执业医师及助理医师均需掌握）

　　A. 脚气病　　　　B. 佝偻病　　　　C. 坏血病
　　D. 克汀病　　　　E. 夜盲症
85. 维生素 B_1 缺乏可引起
86. 维生素 C 缺乏可引起

87. 下列关于维生素 D 的叙述，错误的是
　　A. 维生素 D 的活性形式是 1,24-$(OH)_2$-D_3
　　B. 维生素 D 为类固醇衍生物
　　C. 活性维生素 D 可促进小肠对钙、磷的吸收
　　D. 缺乏维生素 D 的成人易发生骨软化症
　　E. 维生素 D 的羟化作用主要在肝、肾中进行
88. 长期过量摄入，易导致毒性反应的维生素是
　　A. 维生素 A　　　　B. 维生素 C　　　　C. 维生素 B_1
　　D. 维生素 B_2　　　　E. 叶酸（2024）
89. 夜盲是因为缺乏
　　A. 维生素 A　　　　B. 维生素 B　　　　C. 维生素 C
　　D. 维生素 D　　　　E. 维生素 E
90. 大多数脱氢酶的辅酶是
　　A. NAD^+　　　　B. $NADP^+$　　　　C. CoA
　　D. Cyt c　　　　E. $FADH_2$
91. 参与构成视觉细胞内感光物质的维生素是
　　A. 维生素 A　　　　B. 维生素 B_2　　　　C. 维生素 C
　　D. 维生素 D　　　　E. 维生素 E（2020）
92. 某人患有脚气病，可能是由于缺乏
　　A. 叶酸　　　　B. 硫胺素（维生素 B_1）　　　　C. 维生素 D
　　D. 维生素 A　　　　E. 核黄素
93. 缺乏时会导致眼暗适应能力减弱的是
　　A. 维生素 A　　　　B. 维生素 C　　　　C. 维生素 D
　　D. 维生素 E　　　　E. 维生素 K
94. 下列属于水溶性维生素的是
　　A. 维生素 A　　　　B. 维生素 C　　　　C. 维生素 D

D. 维生素 E   E. 维生素 K（2022）

第 5 章　糖代谢

一、糖酵解、糖的有氧氧化与磷酸戊糖途径（执业医师及助理医师均需掌握）

95. 正常细胞糖酵解途径中，利于丙酮酸生成乳酸的条件是
    A. 缺氧状态   B. 酮体产生过多   C. 缺少辅酶
    D. 糖原分解过快   E. 酶活性降低

96. 下列关于己糖激酶的叙述，正确的是
    A. 己糖激酶又称葡萄糖激酶   B. 它催化的反应基本上是可逆的   C. 使葡萄糖活化以便参加反应
    D. 催化反应生成果糖-6-磷酸   E. 是糖酵解途径唯一的关键酶

97. 下列属于糖酵解途径关键酶的是
    A. 葡萄糖-6-磷酸酶   B. 丙酮酸激酶   C. 柠檬酸合酶
    D. 苹果酸脱氢酶   E. 葡萄糖-6-磷酸脱氢酶

    A. 糖原合成   B. 尿酸生成   C. 糖原分解
    D. 丙酮酸羧化   E. 酮体生成

98. 与糖尿病患者酸中毒有关的主要代谢途径是

99. 三羧酸循环中的草酰乙酸来源于

100. 在糖酵解过程中催化产生 NADH 和消耗无机磷酸的酶是
     A. 乳酸脱氢酶   B. 磷酸甘油醛脱氢酶   C. 醛缩酶
     D. 丙酮酸激酶   E. 烯醇化酶

101. 6-磷酸果糖激酶-1 的变构激活剂是
     A. 果糖-1,6-二磷酸   B. ATP   C. 果糖-2,6-二磷酸
     D. GTP   E. 柠檬酸

102. 丙酮酸氧化脱羧生成的物质是
     A. 丙酰 CoA   B. 乙酰 CoA   C. 羟甲戊二酰 CoA
     D. 乙酰乙酰 CoA   E. 琥珀酰 CoA（2020）

103. 不参与三羧酸循环的化合物是
     A. 柠檬酸   B. 草酰乙酸   C. 丙二酸
     D. α-酮戊二酸   E. 琥珀酸

104. 催化三羧酸循环的关键酶是
     A. 异柠檬酸脱氢酶   B. 丙酮酸激酶   C. 磷酸果糖激酶-1
     D. 琥珀酸脱氢酶   E. 苹果酸脱氢酶（2022）

105. 在氧气充足的条件下，1mol 以下物质产生 ATP 最多的是
     A. 葡萄糖   B. 糖原   C. 丙酮酸
     D. 甘油酸-1,3-二磷酸 E. 果糖-1,6-二磷酸

106. 体内产生 NADH 的主要代谢途径是
     A. 糖酵解   B. 三羧酸循环   C. 糖原分解
     D. 磷酸戊糖途径   E. 糖异生

107. 进行底物水平磷酸化的反应是
    A. 葡萄糖→葡萄糖-6-磷酸 B. 果糖-6-磷酸→果糖-1,6-二磷酸
    C. 甘油醛-3-磷酸→甘油酸-1,3-二磷酸 D. 琥珀酰 CoA→琥珀酸
    E. 丙酮酸→乙酰 CoA
108. 三羧酸循环的生理意义是
    A. 合成胆汁酸 B. 提供能量 C. 提供 NADPH
    D. 参与酮体合成 E. 参与蛋白质代谢
109. 三大营养物质糖、脂肪、氨基酸的共同代谢途径是
    A. 柠檬酸-丙酮酸循环 B. 丙氨酸-葡萄糖循环 C. 鸟氨酸循环
    D. 乳酸循环 E. 三羧酸循环（2024）
110. 体内生成核糖的主要途径是
    A. 糖酵解 B. 三羧酸循环 C. 糖原分解
    D. 磷酸戊糖途径 E. 糖异生
111. 磷酸戊糖途径的主要生理意义在于
    A. 提供能量 B. 将 NADP⁺还原成 NADPH C. 生成磷酸丙糖
    D. 糖代谢的枢纽 E. 为氨基酸合成提供原料
112. 磷酸戊糖途径的主要产物之一是
    A. ATP B. FMN C. NADPH
    D. cAMP E. CoQ
113. 蚕豆病是红细胞葡萄糖-6-磷酸脱氢酶（G-6-PD）缺乏症患者进食蚕豆或蚕豆制品后诱发的一种急性血管内溶血，其主要机制是体内缺乏
    A. NADP⁺ B. NADPH C. NAD⁺
    D. NADH E. FAD（2022）

二、糖原合成与分解、糖异生（执业医师及助理医师均需掌握）

114. 下列有关糖异生的叙述，正确的是
    A. 原料为甘油、脂肪酸、氨基酸等 B. 主要发生在肝、肾、肌肉 C. 糖酵解的逆过程
    D. 不利于乳酸的利用 E. 需要克服 3 个能障
115. 长期饥饿，糖异生的生理意义之一是
    A. 有利于脂肪合成 B. 有利于补充血糖 C. 有利于排钠补钾
    D. 有利于脂肪酸合成 E. 有利于必需氨基酸合成
116. 不能补充血糖的生化过程是
    A. 食物中糖类的消化吸收 B. 肌糖原分解 C. 糖异生
    D. 肝糖原分解 E. 葡萄糖在肾小管的重吸收

    A. 果糖二磷酸酶-1 B. 磷酸果糖激酶-1 C. HMG-CoA 还原酶
    D. 糖原磷酸化酶 E. HMG-CoA 合成酶
117. 糖酵解途径中的关键酶是
118. 糖原分解途径中的关键酶是
119. 糖异生途径中的关键酶是
120. 参与酮体和胆固醇合成的酶是
121. 胆固醇合成途径中的关键酶是

A. FAD
B. ADP
C. NADH
D. NADPH
E. UTP

122. 属于核黄素活性形式的物质是
123. 直接参与糖原合成的核苷酸是

　　A. 葡萄糖
B. 果糖-1-磷酸
C. 果糖-6-磷酸
　　D. 葡萄糖-1-磷酸
E. 葡萄糖-6-磷酸

124. 糖原分解首先生成的物质是
125. 糖原合成过程中,直接生成时需要消耗能量的物质是（2023）
126. 持续剧烈运动后糖异生的主要原料是

　　A. 鸟氨酸
B. 苹果酸
C. 柠檬酸
　　D. 乳酸
E. 丙氨酸

127. 甘油异生成糖时最主要的中间产物是

　　A. 柠檬酸
B. 脂肪酸
C. 乙酰乙酸
　　D. 草酰乙酸
E. 磷酸二羟丙酮

128. 催化水解产物为葡萄糖的酶是

　　A. 葡萄糖-6-磷酸脱氢酶
B. 苹果酸脱氢酶
C. 丙酮酸脱氢酶
　　D. NADH 脱氢酶
E. 葡萄糖-6-磷酸酶

129. 乳酸循环所需的 NADH 主要来自
　　A. 三羧酸循环过程中产生的 NADH
　　B. 脂肪酸 β-氧化过程中产生的 NADH
　　C. 糖酵解过程中 3-磷酸甘油醛脱氢产生的 NADH
　　D. 磷酸戊糖途径产生的 NADPH 经转氢产生的 NADH
　　E. 谷氨酸脱氢产生的 NADH

三、血糖及调节（执业医师及助理医师均需掌握）

130. 低血糖出现交感神经兴奋症状是由于释放了大量的

　　A. 肾上腺素
B. 糖皮质激素
C. 胰高血糖素
　　D. 血管加压素
E. 生长激素

131. 胰岛素对葡萄糖和脂肪酸代谢的主要影响是

　　A. 促进糖异生
B. 抑制脂肪酸合成
C. 抑制葡萄糖的分解
　　D. 抑制肝糖原、肌糖原的合成
E. 促进肌、脂肪组织对葡萄糖的摄取（2023）

第6章　脂质代谢

一、甘油三酯的分解代谢（执业医师及助理医师均需掌握）

132. 长期饥饿时体内能量的主要来源是

　　A. 泛酸
B. 磷脂
C. 葡萄糖
　　D. 胆固醇
E. 甘油三酯

133. 下列激素可直接激活甘油三酯脂肪酶,例外的是

A. 肾上腺素 B. 胰高血糖素 C. 胰岛素
D. 去甲肾上腺素 E. 促肾上腺皮质激素

134. 脂肪动员的产物是
    A. 甘油 B. 3-磷酸甘油 C. 3-磷酸甘油醛
    D. 1,3-二磷酸甘油酸 E. 2,3-二磷酸甘油酸

135. 不属于体内脂质正常生理功能的是
    A. 保持体温 B. 传递电子 C. 参与维生素吸收
    D. 构成生物膜 E. 参与信息传递

136. 脂肪酸 β-氧化的关键酶是
    A. 酮脂肪酰 CoA 硫解酶 B. 脂肪酰 CoA 脱氢酶 C. 肉碱脂酰转移酶Ⅰ
    D. β-羟脂肪酰 CoA 脱氢酶 E. 烯脂肪酰 CoA 水化酶（2024）

137. 脂肪在体内氧化分解过程中的叙述，错误的是
    A. β-氧化中的受体为 NAD^+ 和 FAD B. 含 16 个碳原子的软脂酸经过 8 次 β 氧化
    C. 脂酰 CoA 需转运入线粒体 D. 脂肪酸首先要活化生成脂酰 CoA
    E. β 氧化的 4 步反应为脱氢、加水、再脱氢和硫解

138. 可使肉碱脂肪酰转移酶Ⅰ活性增加的因素是
    A. 低盐饮食 B. 低脂饮食 C. 高糖饮食
    D. 饥饿 E. 饱食（2024）

    A. 丙酮酸羧化 B. 乙酰 CoA 缩合 C. 糖原分解
    D. 黄嘌呤氧化 E. 糖原合成

139. 生成酮体的中间反应是

140. 三羧酸循环中草酰乙酸的来源是

    A. 乙酰乙酰 CoA B. 丙二酰 CoA C. 琥珀酰 CoA
    D. 丙酰 CoA E. HMG-CoA

141. 三羧酸循环的中间产物是

142. 水解脱去 CoA 生成酮体的物质是

143. 饥饿时能通过分解代谢产生酮体的物质是
    A. 核苷酸 B. 脂肪酸 C. 氨基酸
    D. 维生素 E. 葡萄糖

144. 肝在脂肪代谢中产生过多酮体主要是由于
    A. 肝功能不好 B. 肝中脂代谢紊乱 C. 酮体是病理性代谢产物
    D. 脂肪摄食过多 E. 糖的供应不足

145. 酮体利用时所需的辅助因子是
    A. 维生素 B_1 B. $NADP^+$ C. 辅酶 A
    D. 生物素 E. 维生素 B_6

146. 酮体不能在肝中氧化的主要原因是肝中缺乏
    A. HMG-CoA 合成酶 B. HMG-CoA 裂解酶 C. HMG-CoA 还原酶
    D. 琥珀酰 CoA 转硫酶 E. β-羟丁脱氢酶

147. 糖尿病酮症酸中毒患者的呼出气常呈"烂苹果气味"，其气味来源是
    A. 乙酰乙酸 B. β-羟丁酸 C. 丙酮酸

D. 丙酮　　　　　　　　　　E. 乳酸

148. 患者,男性,50岁。平时高脂、高糖饮食。实验室检查:空腹血糖 15.6mmol/L。除高糖饮食外,还应特别关注的代谢紊乱是
    A. 尿素生成　　　　　　B. 酮体生成　　　　　　C. 一碳单位生成
    D. 胆固醇生成　　　　　E. 蛋白质分解(2022)

二、甘油三酯的合成代谢(执业医师及助理医师均需掌握)

149. 甘油三酯合成的基本原料是
    A. 胆固醇酯　　　　　　B. 鞘氨醇　　　　　　　C. 甘油
    D. 胆固醇　　　　　　　E. 胆碱

150. 脂肪酸合成的原料乙酰 CoA 从线粒体转移到胞质的途径是
    A. 三羧酸循环　　　　　B. 乳酸循环　　　　　　C. 糖醛酸循环
    D. 柠檬酸-丙酮酸循环　　E. 丙氨酸-葡萄糖循环

151. 合成脂肪酸的乙酰 CoA 主要来自
    A. 糖的分解代谢　　　　B. 脂肪酸的分解代谢　　C. 胆固醇的分解代谢
    D. 生糖氨基酸的分解代谢　E. 生酮氨基酸的分解代谢

152. 体内甘油三酯的合成部位是
    A. 脂肪细胞　　　　　　B. 神经细胞　　　　　　C. 肾细胞
    D. 脾细胞　　　　　　　E. 乳腺细胞

　　A. 溶酶体　　　　　　　B. 内质网　　　　　　　C. 线粒体
　　D. 细胞液　　　　　　　E. 高尔基体

153. 糖异生和三羧酸循环共同的代谢场所是
154. 胆固醇合成和磷脂合成的共同代谢场所是

三、胆固醇代谢(执业医师及助理医师均需掌握)

　　A. 乙酰辅酶 A　　　　　B. 乙酰乙酰辅酶 A　　　C. 丙酰辅酶 A
　　D. 草酰乙酸　　　　　　E. 葡萄糖

155. 体内合成胆固醇的主要原料是
156. 体内合成长链脂肪酸的主要原料是

157. 胆固醇合成的关键酶是
    A. 柠檬酸裂解酶　　　　B. HMG-CoA 合酶　　　　C. HMG-CoA 裂解酶
    D. HMG-CoA 还原酶　　　E. 鲨烯合酶

158. 体内胆固醇的主要去路是
    A. 合成胆色素　　　　　B. 合成胆盐　　　　　　C. 合成胆汁酸
    D. 合成酮体　　　　　　E. 肾脏排出(2021)

159. 胆固醇不能转变为
    A. 维生素 D_3　　　　　B. 雄激素　　　　　　　C. 雌激素
    D. 醛固酮　　　　　　　E. 胆色素

　　A. 胆汁　　　　　　　　B. 胆固醇　　　　　　　C. 胆绿素
　　D. 血红素　　　　　　　E. 胆素

160. 在体内可转变生成胆汁酸的原料是

161. 在体内可转变生成胆色素的原料是

四、甘油磷脂代谢（执业医师需掌握）

162. 下列属于营养必需脂肪酸的是
    A. 软脂酸   B. 亚麻酸   C. 硬脂酸
    D. 油酸   E. 十二碳脂肪酸

163. 组成卵磷脂分子的成分有
    A. 乙醇胺   B. 胆碱   C. 肌醇
    D. 丝氨酸   E. 甘氨酸

五、血浆脂蛋白（执业医师及助理医师均需掌握）

    A. IDL   B. VLDL   C. LDL
    D. CM   E. HDL

164. 运输内源性甘油三酯的脂蛋白是
165. 可将肝外组织胆固醇转运至肝的主要脂蛋白是
166. 能激活血浆中 LCAT 的载脂蛋白是
    A. apo A I   B. apo A II   C. apo B
    D. apo C   E. apo D

167. 各型高脂蛋白血症中不增高的脂蛋白是
    A. HDL   B. IDL   C. CM
    D. VLDL   E. LDL

第7章 氨基酸代谢

一、蛋白质的生理功能及营养作用（执业医师及助理医师均需掌握）

168. 蛋白质的功能可完全由糖或脂类物质代替的是
    A. 构成组织   B. 氧化供能   C. 调节作用
    D. 免疫作用   E. 催化作用

169. 食物蛋白质的营养互补作用是
    A. 蛋白质的营养价值与脂肪酸的作用互补   B. 营养必需氨基酸与营养必需微量元素的互补
    C. 营养必需氨基酸之间的互相补充   D. 营养必需氨基酸与非必需氨基酸互补
    E. 营养物质与非营养物质的互补

170. 王某，5岁。偏食，瘦小。门诊就医诊断为营养不良。医师建议纠正饮食习惯，并嘱增加蛋白质膳食，其主要原因是蛋白质在体内可
    A. 转变为糖，补充能量   B. 转变为脂肪，维持能量平衡   C. 直接氧化供能，维持能量平衡
    D. 执行多种特殊生理功能 E. 补充多种氨基酸，维持互补作用，促进生长

171. 谷类和豆类食物的互补氨基酸是
    A. 赖氨酸和酪氨酸   B. 赖氨酸和丙氨酸   C. 赖氨酸和甘氨酸
    D. 赖氨酸和谷氨酸   E. 赖氨酸和色氨酸

二、氨基酸的一般代谢（执业医师及助理医师均需掌握）

172. 下列属于营养必需氨基酸的是

A. 丝氨酸　　　　　　　　　B. 天冬氨酸　　　　　　　　　C. 苯丙氨酸
　　　D. 鸟氨酸　　　　　　　　　E. 瓜氨酸(2023)
173. 属于生酮兼生糖氨基酸的是
　　　A. 亮氨酸　　　　　　　　　B. 苯丙氨酸　　　　　　　　　C. 赖氨酸
　　　D. 精氨酸　　　　　　　　　E. 甲硫氨酸
174. α-酮酸可转变生成的物质是
　　　A. CO_2 和 H_2O　　　　　B. 营养必需脂肪酸　　　　　　C. 营养必需氨基酸
　　　D. 维生素 E　　　　　　　　E. 维生素 A
175. 磷酸吡哆醛作为辅酶参与的反应是
　　　A. 过氧化反应　　　　　　　B. 转甲基反应　　　　　　　　C. 酰基化反应
　　　D. 磷酸化反应　　　　　　　E. 转氨基反应
176. 参与联合脱氨基的酶是
　　　A. NADH-泛醌还原酶　　　　B. HMG-CoA 还原酶　　　　　C. 葡萄糖-6-磷酸酶
　　　D. L-谷氨酸脱氢酶　　　　　E. 丙酮酸脱氢酶
177. 不是丙氨酸转氨酶的底物或产物的物质是
　　　A. 丙氨酸　　　　　　　　　B. 精氨酸　　　　　　　　　　C. 丙酮酸
　　　D. α-酮戊二酸　　　　　　　E. 谷氨酸(2024)
178. 葡萄糖转化后不能生成的物质是
　　　A. 谷氨酸　　　　　　　　　B. 亮氨酸　　　　　　　　　　C. 天冬氨酸
　　　D. 乙酰乙酸　　　　　　　　E. 谷氨酰胺(2024)

　　　A. 丙酮酸　　　　　　　　　B. 乙酰乙酸　　　　　　　　　C. 丙二酸
　　　D. 草酰乙酸　　　　　　　　E. α-酮戊二酸
179. 可以直接转变为谷氨酸钠的物质是
180. 属于酮体的物质是

181. 氨在血中主要是以下列哪种形式运输的？
　　　A. 谷氨酸　　　　　　　　　B. 天冬氨酸　　　　　　　　　C. 谷氨酰胺
　　　D. 天冬酰胺　　　　　　　　E. 谷胱甘肽
182. 脑中氨的主要去路是
　　　A. 扩散入血　　　　　　　　B. 合成尿素　　　　　　　　　C. 合成嘌呤
　　　D. 合成氨基酸　　　　　　　E. 合成谷氨酰胺
183. NH_3 生成尿素通过
　　　A. 柠檬酸循环　　　　　　　B. 嘌呤循环　　　　　　　　　C. 鸟氨酸循环
　　　D. 丙酮酸循环　　　　　　　E. 核苷酸循环
184. 人体内合成尿素的主要脏器是
　　　A. 脑　　　　　　　　　　　B. 肌组织　　　　　　　　　　C. 肾
　　　D. 肝　　　　　　　　　　　E. 心
185. 引起血氨浓度升高的最主要原因是
　　　A. 肠道氨吸收增加　　　　　B. 蛋白质摄入不足　　　　　　C. 肝功能严重受损
　　　D. 肾衰竭　　　　　　　　　E. 脑组织供能不足

　　　　　　　　　　　三、个别氨基酸代谢 (执业医师及助理医师均需掌握)

186. 经代谢转变生成牛磺酸的氨基酸是

A. 半胱氨酸 B. 甲硫氨酸 C. 苏氨酸
D. 赖氨酸 E. 缬氨酸

187. 一碳单位代谢的辅酶是
A. 叶酸 B. 二氢叶酸 C. 四氢叶酸
D. NADPH E. NADH

188. 属于酪氨酸衍生物的物质是
A. 组胺 B. 精胺 C. 腐胺
D. 5-羟色胺 E. 多巴胺

189. 下列氨基酸中哪一种不能提供一碳单位？
A. 甘氨酸 B. 丝氨酸 C. 组氨酸
D. 色氨酸 E. 酪氨酸

190. 补充酪氨酸可"节省"体内的
A. 苯丙氨酸 B. 组氨酸 C. 蛋氨酸(甲硫氨酸)
D. 赖氨酸 E. 亮氨酸

191. 下列氨基酸中能转化生成儿茶酚胺的是
A. 天冬氨酸 B. 色氨酸 C. 酪氨酸
D. 脯氨酸 E. 蛋氨酸(甲硫氨酸)

192. 经脱羧基作用生成的产物可引起过敏的氨基酸是
A. 色氨酸 B. 酪氨酸 C. 赖氨酸
D. 组氨酸 E. 精氨酸(2022)

193. 白化病患者体内缺乏的酶是
A. 酪氨酸酶 B. 丙氨酸转氨酶 C. 谷氨酸脱羧酶
D. 乳酸脱氢酶 E. 硫酸基转移酶

194. 患者，男，18岁。自幼毛发、头发、皮肤苍白。体内可能存在代谢缺陷的氨基酸是
A. 组氨酸 B. 半胱氨酸 C. 色氨酸
D. 酪氨酸 E. 丝氨酸(2022)

195. 下列氨基酸在体内可以转化为γ-氨基丁酸(GABA)的是
A. 谷氨酸 B. 天冬氨酸 C. 苏氨酸
D. 色氨酸 E. 蛋氨酸(甲硫氨酸)

A. 天冬酰胺 B. 谷氨酸 C. 谷氨酰胺
D. 酪氨酸 E. 精氨酸

196. 丙氨酸氨基转移酶和天冬氨酸氨基转移酶的共同底物是
197. 可转变为黑色素的物质是

第8章 生物氧化

一、氧化磷酸化（执业医师及助理医师均需掌握）

198. NADH 呼吸链组分的排列顺序为
A. NADH→FAD→CoQ→Cyt→O_2
B. NADH→FMN→CoQ→Cyt→O_2

C. NADH→CoQ→FMN→Cyt→O_2 　　　　D. FAD→NADH→CoQ→Cyt→O_2
E. CoQ→NADH→FMN→Cyt→O_2

199. 琥珀酸氧化呼吸链不含有的组分是
    A. Cyt b   B. CoQ   C. FMN
    D. Cyt c_1 E. Cyt c

200. 呼吸链中的递氢体是
    A. 铁硫蛋白   B. 细胞色素 c   C. 细胞色素 b
    D. 细胞色素 aa_3 E. 辅酶 Q

201. 体内细胞色素 c 直接参与的反应是
    A. 生物氧化   B. 脂肪酸合成   C. 糖酵解
    D. 肽键形成   E. 叶酸还原

202. 呼吸链电子传递过程中可直接被磷酸化的物质是
    A. CDP   B. ADP   C. GDP
    D. TDP   E. UDP

203. 可抑制细胞氧化磷酸化速率的物质是
    A. 胰岛素   B. 磷酸激酶   C. 细胞色素 c
    D. 磷酸戊糖   E. 一氧化碳

204. 不能直接影响细胞内氧化磷酸化的因素是
    A. 呼吸链电子传递   B. ATP 酶活性   C. ADP 水平
    D. 细胞内偶联磷酸化   E. 蛋白激酶的作用(2022)

205. 呼吸链抑制剂鱼藤酮可以抑制电子传递,其抑制对象是
    A. 复合体Ⅰ   B. 复合体Ⅱ   C. 复合体Ⅲ
    D. 复合体Ⅳ   E. 复合体Ⅴ(2023)

206. 使褐色脂肪组织产热量增加的物质是
    A. UTP   B. ATP   C. GDP
    D. ADP   E. UCP(2024)

    A. 含有寡霉素敏感蛋白   B. 具有 GTP 合酶活性   C. 结合 GDP 后发生构象改变
    D. 存在单加氧酶   E. 存在 H^+ 通道

207. 线粒体内膜复合物Ⅴ的 F_1
208. 线粒体内膜复合物Ⅴ的 F_0

    A. $NADP^+$ B. ADP   C. NADPH
    D. UTP   E. FAD

209. 相对浓度升高时可加速氧化磷酸化的物质是
210. 直接参与胆固醇生物合成的物质是(2019)

二、ATP 的生成与利用(执业医师及助理医师均需掌握)

    A. 氧化与磷酸化的偶联   B. CO 对电子传递的影响 C. 能量的储存与利用
    D. $2H^+$ 与 $1/2 O_2$ 的结合   E. 乳酸脱氢酶催化的反应

211. 与 ADP 和 ATP 相互转变相关的过程是
212. 与 ATP 生成有关的主要过程是

三、高能磷酸化合物（执业医师需掌握）

213. 不含高能磷酸键的化合物是
    A. 1,3-二磷酸甘油酸
    B. 磷酸肌酸
    C. 腺苷三磷酸
    D. 磷酸烯醇式丙酮酸
    E. 1,6-二磷酸果糖

第9章 核苷酸代谢

一、核苷酸分解代谢（执业医师及助理医师均需掌握）

214. 患者，男，58岁。间断第一跖趾关节疼痛3年。3年来间断发作左侧第一跖趾关节疼痛，多于午夜突然发作，剧痛，进行性加重，2周左右可自行缓解。实验室检查：空腹血糖6.2mmol/L，血尿酸600μmol/L。本病最可能涉及的代谢途径异常是
    A. 氨基酸代谢异常
    B. 葡萄糖代谢异常
    C. 核苷酸代谢异常
    D. 脂质代谢异常
    E. 三羧酸循环代谢异常（2024）

215. 与体内尿酸堆积相关的酶是
    A. 酰胺转移酶
    B. 四氢叶酸还原酶
    C. 转甲酰基酶
    D. 黄嘌呤氧化酶
    E. 磷酸核糖焦磷酸合成酶

216. 体内嘌呤核苷酸的分解代谢终产物是
    A. 尿素
    B. NH_3
    C. β-丙氨酸
    D. β-氨基异丁酸
    E. 尿酸

217. 可分解产生尿酸的物质是
    A. β-丙氨酸
    B. 鸟嘌呤
    C. 阿糖胞苷
    D. 胞嘧啶
    E. 乳清酸

218. 下列物质含量异常可作为痛风诊断指征的是
    A. 嘧啶
    B. 嘌呤
    C. β-氨基异丁酸
    D. 尿酸
    E. β-丙氨酸

二、核苷酸合成原料及抗代谢物（执业医师需掌握）

219. 与抗代谢药5-FU化学结构相似的物质是
    A. 腺嘌呤
    B. 鸟嘌呤
    C. 胸腺嘧啶
    D. 尿嘧啶
    E. 胞嘧啶

220. 嘌呤从头合成的氨基酸有
    A. 鸟氨酸
    B. 谷氨酸
    C. 天冬酰胺
    D. 天冬氨酸
    E. 丙氨酸

221. 合成嘌呤、嘧啶的共同原料是
    A. 甘氨酸
    B. 天冬酰胺
    C. 谷氨酸
    D. 天冬氨酸
    E. 氨基甲酰磷酸

222. HGPRT参与的代谢途径是
    A. 嘌呤核苷酸从头合成
    B. 嘧啶核苷酸从头合成
    C. 嘌呤核苷酸补救合成
    D. 嘧啶核苷酸补救合成
    E. 嘌呤核苷酸分解代谢（2022）

223. 在体内能分解生成β-氨基异丁酸的是

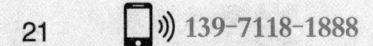

A. AMP B. GMP C. CMP
D. UMP E. TMP

224. 氮杂丝氨酸干扰核苷酸合成是因为它的结构类似于
A. 丝氨酸 B. 甘氨酸 C. 天冬氨酸
D. 天冬酰胺 E. 谷氨酰胺

A. 6-巯基嘌呤 B. 甲氨蝶呤 C. 链霉素
D. 别嘌呤醇 E. 阿糖胞苷

225. 干扰 dUMP 转变生成 dTMP 的是
226. 抑制黄嘌呤氧化酶的是

第 10 章　分子生物学

（执业医师需掌握）

227. 合成 DNA 的原料是
A. dAMP、dGMP、dCMP、dTMP B. dADP、dGDP、dCDP、dTDP C. dATP、dGTP、dCTP、dTTP
D. AMP、GMP、CMP、TMP E. ADP、GDP、CDP、TDP

228. 关于 DNA 聚合酶的叙述，错误的是
A. 需模板 DNA B. 需引物 RNA C. 合成方向为 5′→3′
D. 以 NTP 为原料 E. 具有 3′→5′外切酶活性

229. DNA 复制时，以 5′-TAGA-3′为模板，合成产物的互补结构为
A. 5′-TCTA-3′ B. 5′-TAGA-3′ C. 5′-ATCT-3′
D. 5′-AUCU-3′ E. 5′-UCUA-3′

230. 下列复制起始相关蛋白质中，具有合成 RNA 引物作用的是
A. DnaA B. DnaB C. DnaC
D. DnaG E. SSB

231. 在 DNA 复制中 RNA 引物的作用是
A. 使 DNA 聚合酶活化并使 DNA 双链解开 B. 提供 5′-端作为合成新 DNA 链的起点
C. 提供 5′-端作为合成新 RNA 链的起点 D. 提供 3′-OH 末端作为合成新 DNA 链的起点
E. 提供 3′-OH 末端作为合成新 RNA 链的起点

232. 以下哪项代谢过程需要以 RNA 为引物？
A. 体内 DNA 复制 B. 转录 C. RNA 转录
D. 翻译 E. 反转录

233. 冈崎片段是指
A. 复制起始时，RNA 聚合酶合成的片段 B. 两个复制起始点之间的 DNA 片段
C. DNA 半不连续复制时出现的 DNA 片段 D. DNA 连续复制时出现的 DNA 片段
E. *E. coli* 复制起始点 *oriC* 的跨度为 245bp 的片段

234. DNA 复制的特点是
A. 单向复制 B. 连续复制 C. 全保留复制
D. 有特定起点 E. 由遗传密码控制

235. 下列关于真核生物 DNA 复制特点的描述，错误的是

A. RNA 引物较小　　　　　　　B. 冈崎片段较短
C. 片段连接时由 ATP 供给能量　D. 在复制单位中,DNA 链的延长速度较慢
E. 仅有一个复制起点

236. 能以 RNA 为模板催化合成与 RNA 互补的 DNA(cDNA)的酶称为
　　A. DNA 聚合酶 I　　　　　B. DNA 聚合酶 II　　　　　C. DNA 聚合酶 III
　　D. RNA 聚合酶　　　　　　E. 逆转录酶

237. 紫外线对 DNA 的损伤主要是引起
　　A. 碱基缺失　　　　　　　B. 碱基插入　　　　　　　C. 碱基置换
　　D. 嘧啶二聚体形成　　　　E. 磷酸二酯键断裂

238. 涉及核苷酸数目变化的 DNA 损伤形式是
　　A. DNA(单链)断裂　　　　B. 链间交联　　　　　　　C. 链内交联
　　D. 插入突变　　　　　　　E. 置换突变

　　A. 插入　　　　　　　　　B. 缺失　　　　　　　　　C. 点突变
　　D. 双链断裂　　　　　　　E. 倒位或转位

239. 镰状细胞贫血患者血红蛋白的基因突变类型是
240. 需要通过重组修复的 DNA 损伤类型是

241. 关于真核生物 RNA 聚合酶的叙述,正确的是
　　A. 真核生物 RNA 聚合酶有 3 种　B. 由 5 个亚基组成的复合物　C. 全酶中包括一个 δ 因子
　　D. 全酶中包括两个 β 因子　　　　E. 全酶中包括一个 α 因子

242. 真核生物中,催化转录产物为 hnRNA 的 RNA 聚合酶是
　　A. RNA 聚合酶核心酶　　　B. RNA 聚合酶 I　　　　　C. RNA 聚合酶 II
　　D. RNA 聚合酶 III　　　　　E. RNA 聚合酶 β 亚基

　　A. α 亚基　　　　　　　　B. σ 因子　　　　　　　　C. β 亚基
　　D. β′ 亚基　　　　　　　　E. ρ 因子

243. 原核生物中,RNA 聚合酶识别转录起始点的亚基是
244. 原核生物中,RNA 聚合酶决定转录基因类型的亚基是
245. 原核生物中,RNA 聚合酶与 DNA 模板结合的亚基是

246. 原核生物的 mRNA 转录终止需要下列哪种因子?
　　A. 释放因子　　　　　　　B. Rho 因子　　　　　　　C. 信号肽
　　D. σ 因子　　　　　　　　E. DnaB

247. 真核生物转录生成的 mRNA 前体的加工过程不包括
　　A. 5′-端加帽　　　　　　　B. 3′-端加多聚腺苷酸尾　　C. 甲基化修饰
　　D. 磷酸化修饰　　　　　　E. 剪接去除内含子并连接外显子

248. 真核生物进行 mRNA 编辑的过程是
　　A. 磷酸化修饰　　　　　　B. 乙酰化修饰　　　　　　C. 内含子剪除
　　D. 转录后加工　　　　　　E. 翻译后加工 (2022)

249. 成熟 mRNA 的前体是
　　A. rRNA　　　　　　　　　B. tRNA　　　　　　　　　C. hnRNA
　　D. 核内小 RNA　　　　　　E. 核仁小 RNA

250. 遗传密码的简并性是指

A. 甲硫氨酸密码可作起始密码 B. 一个密码子可代表多个氨基酸
C. 多个密码子可代表同一氨基酸 D. 密码子与反密码子之间不严格配对
E. 所有生物可使用同一套密码

251. 蛋白质合成的直接模板是
    A. DNA   B. mRNA   C. tRNA
    D. rRNA   E. hnRNA

252. 与 tRNA 反密码子 CAG 配对的 mRNA 密码子是
    A. GUC   B. CUG   C. CTG
    D. GTC   E. GAC

253. 下列关于核糖体组成和功能的叙述，正确的是
    A. 只含有 rRNA   B. 有转运氨基酸的作用   C. 由 tRNA 和蛋白质组成
    D. 遗传密码的携带者   E. 蛋白质合成的场所

254. 氨基酸与 tRNA 的特异性结合取决于
    A. 氨基酸密码   B. tRNA 中的反密码子   C. tRNA 中的氨基酸臂
    D. tRNA 中的 TψC 环   E. 氨基酰-tRNA 合成酶

255. 蛋白质生物合成的起始复合物中不包含
    A. mRNA   B. DNA   C. 核蛋白体小亚基
    D. 核蛋白体大亚基   E. 氨基酰-tRNA

A. RNA 聚合酶   B. 转肽酶   C. 引物酶
D. 逆转录酶   E. DNA 聚合酶

256. 参与蛋白质合成的酶是

257. 参与合成 cDNA 的酶是

    A. DNA 聚合酶   B. 核酸内切酶   C. 引物酶
    D. DNA 连接酶   E. RNA 聚合酶

258. 参与转录过程的酶是

259. 仅在复制过程中合成短链 RNA 分子的酶是

260. 直接影响基因转录的蛋白质是
    A. 白蛋白   B. 脂蛋白   C. 组蛋白
    D. 载脂蛋白   E. 血红蛋白

261. 下列氨基酸中未经化学修饰的是
    A. 羟赖氨酸   B. 羟脯氨酸   C. 磷酸丝氨酸
    D. 胱氨酸   E. 甲硫氨酸

262. 蛋白质合成后经化学修饰的氨基酸是
    A. 半胱氨酸   B. 羟脯氨酸   C. 甲硫氨酸（蛋氨酸）
    D. 丝氨酸   E. 酪氨酸

263. 能与原核生物核蛋白体小亚基结合，改变其构象，引起读码错误的抗生素是
    A. 红霉素   B. 氯霉素   C. 链霉素
    D. 嘌呤霉素   E. 放线菌酮

    A. 链霉素   B. 氯霉素   C. 林可霉素
    D. 嘌呤霉素   E. 白喉毒素

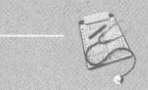

264. 对真核生物及原核生物的蛋白质合成都有抑制作用的是
265. 主要抑制哺乳动物蛋白质合成的是
266. 细菌经紫外线照射会发生 DNA 损伤,为修复这种损伤,细菌合成 DNA 修复酶的基因表达增强,这种现象称为
    A. DNA 损伤　　　　　B. DNA 修复　　　　　C. DNA 表达
    D. 诱导　　　　　　　E. 阻遏
267. 有些基因在一个生物个体的几乎所有细胞中持续表达,这类基因称为
    A. 可诱导基因　　　　B. 可阻遏基因　　　　C. 操纵基因
    D. 启动基因　　　　　E. 管家基因
268. 基因表达调控主要是指
    A. DNA 复制上的调控　B. 转录后的修饰　　　　C. 逆转录的调控
    D. 蛋白质折叠的形成　E. 转录的调控
269. DNA 分子上能被 RNA 聚合酶特异结合的部位叫作
    A. 外显子　　　　　　B. 增强子　　　　　　　C. 密码子
    D. 终止子　　　　　　E. 启动子
270. 原核生物基因表达调控的基本结构单元是
    A. 密码子　　　　　　B. 启动子　　　　　　　C. 增强子
    D. 沉默子　　　　　　E. 操纵子
271. 一个操纵子通常含有
    A. 一个启动序列和一个编码基因　　B. 一个启动序列和数个编码基因
    C. 数个启动序列和一个编码基因　　D. 数个启动序列和数个编码基因
    E. 两个启动序列和数个编码基因
272. 乳糖操纵子中的 I 基因编码产物是
    A. β-半乳糖苷酶　　　B. 通透酶　　　　　　　C. 乙酰基转移酶
    D. 一种激活蛋白　　　E. 一种阻遏蛋白
273. 属于顺式作用元件的是
    A. 转录抑制因子　　　B. 转录激活因子　　　　C. σ 因子
    D. ρ 因子　　　　　　E. 增强子
274. 反式作用因子的确切定义是指
    A. 调控任意基因转录的某一基因编码蛋白质　　B. 调控另一基因转录的某一基因编码蛋白质
    C. 具有转录调节功能的各种蛋白因子　　　　　D. 具有翻译调节功能的各种蛋白因子
    E. 具有基因表达调控功能的各种核因子

    A. 密码子　　　　　　B. 增强子　　　　　　　C. 启动子
    D. 沉默子　　　　　　E. 反密码子
275. 结合转录调节因子并抑制基因表达的序列是
276. RNA 聚合酶在转录起始时结合的序列是
277. 在 DNA 重组实验中,使用 DNA 连接酶的目的是
    A. 使 DNA 片段与载体结合　　B. 鉴定重组 DNA 片段　　C. 催化质粒与噬菌体的连接
    D. 获得较小的 DNA 片段　　　E. 扩增特定 DNA 序列
278. 下列 DNA 中,一般不用作克隆载体的是

A. 质粒 DNA B. 大肠埃希菌 DNA C. 病毒 DNA
D. 噬菌体 DNA E. 酵母人工染色体

279. 现在医学科学工作者通过获得大量特异 DNA 片段,结合适当的分析技术即可鉴定基因缺陷。当前临床或研究室获得大量特异性 DNA 片段最流行的方法是
    A. 化学合成 B. DNA 合成仪合成 C. 从外周血细胞大量制备
    D. 基因克隆 E. 聚合酶链反应

280. 关于重组 DNA 技术的叙述,错误的是
    A. 质粒、噬菌体可作为载体 B. 限制性内切酶是主要工具酶之一
    C. 重组 DNA 由载体 DNA 和目标 DNA 组成 D. 重组 DNA 分子经转化或转染可进入宿主细胞
    E. 进入细胞内的重组 DNA 均可表达目标蛋白质

281. 基因工程中的"转"指的是
    A. 目的基因的获取 B. 基因载体的选择 C. 基因载体的构建
    D. 重组 DNA 导入宿主细胞 E. 外源 DNA 与载体 DNA 的连接(2022)

282. 下列关于 cDNA 的叙述,正确的是
    A. 与模板链互补的 DNA B. 与编码链互补的 DNA C. 与任一 DNA 单链互补的 DNA
    D. 与 RNA 互补的 DNA E. 指 RNA 病毒

第 11 章 细胞信号转导

(执业医师需掌握)

283. 可以激活蛋白激酶 A 的是
    A. IP_3 B. DAG C. cAMP
    D. cGMP E. PIP_3

284. cAMP 能别构激活下列哪种酶?
    A. 磷脂酶 A B. 蛋白激酶 A C. 蛋白激酶 C
    D. 蛋白激酶 G E. 酪氨酸蛋白激酶

285. 依赖 cAMP 的蛋白激酶是
    A. 受体型 PTK B. 非受体型 PTK C. PKC
    D. PKA E. PKG

286. 下列具有受体酪氨酸蛋白激酶活性的是
    A. 甲状腺激素受体 B. 雄激素受体 C. 乙酰胆碱受体
    D. 表皮生长因子受体 E. 肾上腺素受体

287. 激活的 PKC 能磷酸化的氨基酸残基是
    A. 酪氨酸/丝氨酸 B. 酪氨酸/苏氨酸 C. 丝氨酸/苏氨酸
    D. 丝氨酸/组氨酸 E. 苏氨酸/组氨酸

288. G 蛋白是指
    A. 蛋白激酶 A B. 鸟苷酸环化酶 C. 蛋白激酶 G
    D. Grb 2 结合蛋白 E. 鸟苷酸结合蛋白

289. 能直接影响细胞内 cAMP 含量的酶是
    A. 磷脂酶 B. 蛋白激酶 A C. 腺苷酸环化酶

D. 蛋白激酶 C　　　　　　　E. 酪氨酸蛋白激酶
290. 下列属于细胞内信号分子的是
　　A. 胰岛素　　　　　　　B. 甲状腺激素　　　　　　　C. 肾上腺素
　　D. 甘油二酯　　　　　　E. 类固醇激素（2022）
291. 生长因子作用的直接靶点是
　　A. 血液中的各种激素　　B. 进入体内的致病菌　　　　C. 细胞分裂时的染色体
　　D. 细胞膜表面的相应受体　E. 代谢途径中的关键酶
292. 肾上腺素与靶细胞受体结合后，细胞内发生的变化是
　　A. 核受体激活　　　　　B. cAMP 升高　　　　　　　C. cGMP 降低
　　D. PKC 途径　　　　　　E. 钙调蛋白依赖的蛋白激酶通路激活（2022）
293. 主要依赖膜受体介导信号转导的信号分子是
　　A. 维生素 D　　　　　　B. 甲状腺激素　　　　　　　C. 类固醇激素
　　D. 视黄酸　　　　　　　E. 胰岛素（2024）

第 12 章　癌基因与抑癌基因

（执业医师需掌握）

294. 下列有关病毒癌基因概念的叙述，正确的是
　　A. 表达产物可抑制细胞恶性变　B. 亦称为原癌基因　　　　C. 存在于正常细胞
　　D. 具有致宿主细胞恶变能力　　E. 表达产物为宿主活动所必需
295. 关于病毒癌基因论述，正确的是
　　A. 主要存在于前病毒中　　　　B. 在体外不能引起细胞转化　C. 又称原癌基因
　　D. 可直接合成蛋白质　　　　　E. 感染宿主细胞能随机整合于宿主细胞基因组
296. 关于抑癌基因的正确叙述是
　　A. 其产物具有抑制细胞增殖的作用　　　　B. 与癌基因的表达无关
　　C. 肿瘤细胞出现时才表达　　　　　　　　D. 不存在于人类正常细胞中
　　E. 缺失与细胞的增殖和分化有关
297. 属于抑癌基因的是
　　A. *RB*　　　　　　　　B. *RAS*　　　　　　　　　C. *MYC*
　　D. *ALK*　　　　　　　E. *SIS*

第 13 章　肝与血液的生物化学

一、生物转化（执业医师及助理医师均需掌握）

298. 机体可以降低外源性毒物毒性的反应是
　　A. 肝生物转化　　　　　B. 肌糖原磷酸化　　　　　　C. 三羧酸循环
　　D. 乳酸循环　　　　　　E. 甘油三酯分解
299. 生物转化最重要的作用是
　　A. 使毒物的毒性降低　　B. 使物质的毒性增强　　　　C. 使生物活性物质灭活

D. 使药物失效 E. 增强非营养性物质极性,利于排泄(2023)

300. 生物转化后的生成物普遍具有的性质是
   A. 毒性降低　B. 毒性升高　C. 极性降低
   D. 极性升高　E. 极性不变

301. 发生在肝生物转化第二阶段的反应是
   A. 葡萄糖醛酸结合反应　B. 氧化反应　C. 还原反应
   D. 水解反应　E. 脂化反应

302. 下列不参与肝生物转化第二相反应的酶是
   A. 硫酸基转移酶　B. 甲基转移酶　C. 肽基转移酶
   D. 葡萄糖醛酸基转移酶　E. 谷胱甘肽-S-转移酶

303. 男,43岁。腹胀、乏力伴双侧乳房肿大3个月。慢性乙型病毒性肝炎病史10年。查体:胸前有蜘蛛痣,双侧乳晕凸起,双侧乳房轻度肿大,心、肺无异常,腹部平软,肝肋下未触及,脾肋下1cm,质中等。和该患者体征相关的肝内代谢途径是
   A. 核苷酸合成　B. 生物转化　C. 糖酵解
   D. 甘油磷脂分解　E. 氨基酸分解(2024)

二、胆汁与胆汁酸代谢(执业医师需掌握)

304. 胆汁中含量最多的有机成分是
   A. 胆色素　B. 胆汁酸　C. 胆固醇
   D. 磷脂　E. 黏蛋白

305. 属于次级非结合胆汁酸的是
   A. 甘氨胆酸　B. 牛磺胆酸　C. 鹅脱氧胆酸
   D. 牛磺鹅脱氧胆酸　E. 石胆酸

306. 胆汁酸合成的限速酶是
   A. HMG-CoA还原酶　B. 鹅脱氧胆酰CoA合成酶　C. 胆固醇7α-羟化酶
   D. 胆酰CoA合成酶　E. 7α-羟胆固醇氧化酶(2021)

307. 正常情况下,适度升高血胆汁酸浓度的结果是
   A. 红细胞生成胆红素减少　B. 胆固醇7α-羟化酶合成受抑制　C. 血中磷脂含量升高
   D. 脂肪酸生成酮体加快　E. 甘油三酯合成增加

三、胆红素代谢(执业医师及助理医师均需掌握)

308. 铁卟啉化合物的分解代谢产物主要是
   A. 胆色素　B. 胆汁　C. 胆汁酸
   D. 酮体　E. 胆固醇(2021)

309. 属于血红蛋白直接分解产物的物质是
   A. 胆红素　B. 血栓素　C. 细胞色素c
   D. 血红素　E. 胆素原

310. 能够诱导UDP-葡萄糖醛酸转移酶的合成从而减轻黄疸的药物是
   A. 苯巴比妥　B. 磺胺嘧啶　C. 青霉素
   D. 氢氯噻嗪　E. 阿司匹林(2019)

311. 下列关于游离胆红素的叙述,正确的是
   A. 胆红素与葡萄糖醛酸结合　B. 水溶性较大　C. 易透过生物膜
   D. 可通过肾脏随尿排出　E. 与重氮试剂呈直接反应

312. 有关肝细胞性黄疸患者血尿中胆红素变化的描述,错误的是
    A. 血清间接胆红素含量升高　　B. 血清总胆红素含量升高　　C. 血清直接胆红素含量升高
    D. 尿胆红素阴性　　E. 直接胆红素含量低于间接胆红素
313. 结合胆素中包含的物质是
    A. 苹果酸　　B. 丙酮酸　　C. 乙酰乙酸
    D. 葡萄糖醛酸　　E. 柠檬酸(2024)

    A. 尿含铁血黄素阳性　　　　　　　　B. 血直接、间接胆红素均升高,尿胆原阳性
    C. 尿胆原弱阳性,尿胆红素阴性　　　　D. 血间接胆红素升高,直接胆红素正常
    E. 血直接胆红素升高,尿胆原阴性
314. 与肝细胞性黄疸检查结果符合的是
315. 与梗阻性黄疸检查结果符合的是

四、血液的生物化学(执业医师需掌握)

316. 以醋酸纤维素薄膜作支持物进行血浆蛋白质电泳的缓冲液常用的 pH 为
    A. 3.5　　B. 5.5　　C. 6.5
    D. 7.5　　E. 8.6
317. 在血浆蛋白电泳中,泳动最慢的蛋白质是
    A. 清蛋白　　B. α_1 球蛋白　　C. α_2 球蛋白
    D. β 球蛋白　　E. γ 球蛋白
318. 血浆蛋白质中含量最多的是
    A. 清蛋白　　B. α_1 球蛋白　　C. α_2 球蛋白
    D. β 球蛋白　　E. γ 球蛋白

    A. 免疫球蛋白　　B. 肌红蛋白　　C. 脂蛋白
    D. 铜蓝蛋白　　E. 清(白)蛋白
319. 具有氧化酶活性的是
320. 转运游离脂肪酸的是

五、红细胞代谢(执业医师需掌握)

321. 合成血红素的原料是
    A. 乙酰 CoA、甘氨酸、Fe^{2+}　　B. 琥珀酰 CoA、甘氨酸、Fe^{2+}　　C. 乙酰 CoA、组氨酸、Fe^{2+}
    D. 丙氨酰 CoA、组氨酸、Fe^{2+}　　E. 草酰 CoA、丙氨酸、Fe^{2+}
322. 合成血红素的关键酶是
    A. ALA 合酶　　B. 葡萄糖激酶　　C. 丙酮酸激酶
    D. HMG-CoA 裂解酶　　E. 异柠檬酸脱氢酶
323. 原卟啉与 Fe^{2+} 结合生成的化合物是
    A. 血红蛋白　　B. 珠蛋白　　C. 血红素
    D. 胆红素　　E. 胆色素(2021)
324. 下列关于血红蛋白合成的叙述,正确的是
    A. 以甘氨酸、天冬氨酸为原料　　B. 只有在成熟红细胞内才能进行
    C. 与珠蛋白合成无关　　D. 受肾分泌的促红细胞生成素调节
    E. 合成全过程仅受 ALA 合酶的调节

第三篇 生理学

第1章 绪 论

（执业医师及助理医师均需掌握）

1. 下列神经反射活动中，存在正反馈调节的是
   A. 排尿反射　　　　　　B. 压力感受性反射　　　　C. 肺牵张反射
   D. 屈肌反射　　　　　　E. 甲状腺功能亢进时TSH分泌减少（2020）

2. 下列属于正反馈调节的是
   A. 减压反射　　　　　　B. 排卵前黄体生成素的释放　　C. 肺牵张反射
   D. 皮质醇对腺垂体的调控　E. 甲状腺激素对促甲状腺激素释放的调节（2022）

3. 下列生理功能活动中，有负反馈调节参与的活动是
   A. 排尿时膀胱的收缩　　B. 细胞动作电位去极化　　　C. 血管出血的止血过程
   D. 体温的昼夜节律性波动　E. 呼吸性酸中毒时呼吸加深加快（2024）

4. 不属于神经调节的生理活动是
   A. 胰岛素调节血糖浓度　B. 沙尘飞入眼球引起的闭眼动作　C. 踝反射
   D. 进食后引起胃酸分泌　E. 寒冷刺激甲状腺激素的分泌（2021）

第2章 细胞的基本功能

一、物质的跨膜转运（执业医师及助理医师均需掌握）

5. Na^+通过离子通道的跨膜转运过程属于
   A. 单纯扩散　　　　　　B. 易化扩散　　　　　　　C. 主动转运
   D. 出胞作用　　　　　　E. 入胞作用

6. 有关钠泵的叙述，错误的是
   A. 是细胞膜上的镶嵌蛋白质　　　　B. 具有ATP酶的活性
   C. 是逆浓度梯度或电位梯度转移　　D. 当细胞外钠离子浓度增多时被激活
   E. 当细胞外钾离子浓度增多时被激活

7. 由载体介导的易化扩散发生饱和现象的机制是
   A. 跨膜浓度梯度降低　　B. 载体特异性较差　　　　C. 跨膜电位梯度降低
   D. 物质转运能量不足　　E. 载体转运达极限

8. 形成Na^+、K^+在细胞内外不均衡分布的原因是
   A. 安静时K^+比Na^+更易透过细胞膜　　B. 兴奋时Na^+比K^+更易透过细胞膜
   C. K^+的不断外流和Na^+的不断内流　　D. 膜上载体和通道蛋白的共同作用

E. 膜上 Na^+-K^+ 依赖式 ATP 酶的活动

9. 神经纤维末梢释放乙酰胆碱的方式是
   A. 单纯扩散　　　　　　　B. 主动转运　　　　　　　C. 出胞
   D. 经载体的易化扩散　　　E. 经通道的易化扩散(2024)

10. 在继发性主动转运过程中,驱动小管液葡萄糖进入肾小管上皮细胞的直接动力是
    A. 泵蛋白水解 ATP 释放的能量　　　　B. 同向转运体水解 ATP 释放的能量
    C. 膜内外两侧的电位差　　　　　　　D. 钠泵活动造成的膜两侧 Na^+ 浓度差
    E. 由同向转入细胞的物质提供能量

二、细胞的电活动(执业医师及助理医师均需掌握)

11. 关于细胞静息电位的论述,不正确的是
    A. 细胞膜处于极化状态　　　　　　　B. 静息电位主要是由 K^+ 内流形成的
    C. 静息状态下,细胞膜对 K^+ 通透性增高　D. 细胞在静息状态时处于外正内负的状态
    E. 静息电位与膜两侧 Na^+-K^+ 泵的活动有关

12. 静息电位接近于
    A. 钠平衡电位　　　　　　　　　　　B. 钾平衡电位
    C. 钠平衡电位与钾平衡电位之和　　　D. 钠平衡电位与钾平衡电位之差
    E. 锋电位与超射之差

13. 当低温、缺氧或代谢障碍等因素影响 Na^+-K^+ 泵活动时,可使细胞的
    A. 静息电位增大,动作电位幅度减小　　B. 静息电位减小,动作电位幅度增大
    C. 静息电位增大,动作电位幅度增大　　D. 静息电位减小,动作电位幅度减小
    E. 静息电位和动作电位幅度均不变

14. 静息电位主要是由某种离子跨膜移动的结果,这种离子是
    A. Na^+　　　　　　　　　B. K^+　　　　　　　　　C. Cl^-
    D. Ca^{2+}　　　　　　　　E. Fe^{2+}(2024)

15. 在神经纤维动作电位的去极相,通透性最大的离子是
    A. Na^+　　　　　　　　　B. K^+　　　　　　　　　C. Cl^-
    D. Ca^{2+}　　　　　　　　E. Mg^{2+}

16. 根据 Nernst 公式,K^+ 平衡电位与细胞内、外 K^+ 浓度的比值有关。在实验中,改变细胞外液中哪一项因素不会对静息电位的大小产生影响?
    A. K^+ 浓度　　　　　　　B. Cl^- 浓度　　　　　　C. 温度
    D. pH　　　　　　　　　　E. 缺氧

17. 神经细胞动作电位的幅度接近于
    A. 钾离子平衡电位的绝对值　　　　　B. 钠离子平衡电位的绝对值
    C. 静息电位绝对值与超射值之和　　　D. 静息电位绝对值与超射值之差
    E. 超射值

18. 影响神经纤维动作电位幅度的主要因素是
    A. 刺激强度　　　　　　　B. 刺激时间　　　　　　　C. 阈电位水平
    D. 细胞内、外的 Na^+ 浓度差　　E. 神经纤维的直径

19. 细胞静息电位为 $-90mV$,当其受到刺激后变为 $-100mV$ 时的膜电位变化称为
    A. 极化　　　　　　　　　B. 复极化　　　　　　　　C. 超极化
    D. 反极化　　　　　　　　E. 去极化

20. 下列关于动作电位的传导特点,正确的是
    A. 呈单向传导   B. 呈双向传导   C. 呈衰减性传导
    D. 电位幅度越大,传导越远   E. 刺激越强,传导越远

21. 下列有关同一细胞兴奋传导的叙述,哪一项是错误的?
    A. 动作电位可沿细胞膜传导到整个细胞   B. 动作电位的幅度随直径增加而降低
    C. 有髓纤维的跳跃传导速度与直径成正比   D. 有髓纤维传导动作电位的速度比无髓纤维快
    E. 传导方式是通过产生局部电流刺激未兴奋部位,使之出现动作电位

22. 组织细胞在绝对不应期时其兴奋性
    A. 为零   B. 小于正常   C. 大于正常
    D. 无限大   E. 正常

23. 动作电位不会因刺激频率增加而叠加融合的原因是
    A. 全或无的特征   B. 发生超射   C. 不衰减传导
    D. 绝对不应期   E. 相对不应期(2024)

24. 衡量组织兴奋性高低的指标是
    A. 阈电位   B. 阈值   C. 刺激强度变化率
    D. 反应的快慢   E. 动作电位的阈值

25. 用阈下刺激即可诱发心肌细胞产生期前收缩的兴奋性周期时相是
    A. 绝对不应期   B. 相对不应期   C. 低常期
    D. 局部反应期   E. 超常期

    A. 静息电位   B. 后电位   C. 阈电位
    D. 局部电位   E. 动作电位

26. 细胞在未受刺激时所具有稳定的细胞内外电位差的膜电位是
27. Na^+通道突然大量开放的临界膜电位是

三、骨骼肌细胞的收缩功能(执业医师及助理医师均需掌握)

28. 能引起骨骼肌神经-肌接头处产生终板电位的神经递质是
    A. 肾上腺素   B. 谷氨酸   C. 多巴胺
    D. 乙酰胆碱   E. 去甲肾上腺素

29. 在神经-骨骼肌接头处,消除乙酰胆碱的酶是
    A. 腺苷酸环化酶   B. ATP 酶   C. 胆碱酯酶
    D. 单胺氧化酶   E. Na^+-K^+依赖式 ATP 酶

30. 下列关于骨骼肌神经-肌接头处兴奋传递特点的描述,错误的是
    A. 单向传递   B. 化学传递   C. 时间延搁
    D. 易受药物的影响 E. 神经兴奋后肌肉不一定收缩

31. 骨骼肌兴奋-收缩耦联的耦联因子是
    A. Na^+ B. IP_3 C. DG
    D. Mg^{2+} E. Ca^{2+}

32. 能与粗肌丝横桥结合,启动肌小节收缩的蛋白质是
    A. 肌球蛋白   B. 肌动蛋白   C. 原肌球蛋白
    D. 肌钙蛋白   E. 肌凝蛋白(2022)

33. 将骨骼肌细胞膜的电变化和肌细胞收缩过程耦联起来的关键部位是
    A. 横管系统   B. 纵管系统   C. 肌质网

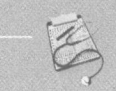

D. 终池   E. 三联管结构(2023)

34. 男孩,5岁。误服有机磷农药1小时,具体量不详。感胸闷、恶心、视物模糊。查体:神志不清,呼之不应,压眶有反应,双侧瞳孔缩小,四肢震颤,大汗,流涎,心率50次/分。患儿最可能出现的神经活动改变是
   A. 接头后膜 α 受体被阻断
   B. 接头后膜 ACh 受体阻断
   C. 接头间隙 ACh 蓄积
   D. 神经末梢释放 NE 增加
   E. 神经末梢释放 ACh 增加(2024)

第3章 血 液

一、血液的理化性质(执业医师及助理医师均需掌握)

35. 体重为60kg的健康人体内血量约为
   A. 3.0L
   B. 4.4L
   C. 5.0L
   D. 6.0L
   E. 9.0L

36. 最能反映血液中红细胞和血浆相对数量变化的是
   A. 血液黏滞性
   B. 血细胞比容
   C. 血浆渗透压
   D. 血液比重
   E. 血红蛋白量

37. 血浆胶体渗透压主要来自
   A. 纤维蛋白原
   B. $α_1$-球蛋白
   C. $α_2$-球蛋白
   D. 白蛋白(清蛋白)
   E. γ-球蛋白

38. 维持血浆 pH 相对恒定最重要的缓冲对是
   A. Na_2HPO_4/NaH_2PO_4
   B. $NaHCO_3/H_2CO_3$
   C. K_2HPO_4/KH_2PO_4
   D. $KHCO_3/H_2CO_3$
   E. 蛋白质钠盐/蛋白质

二、血细胞生理(执业医师及助理医师均需掌握)

39. 衰老红细胞难以通过微小血管和孔隙的主要原因是
   A. 渗透脆性增加
   B. 细胞体积增大
   C. 悬浮稳定性下降
   D. 血红蛋白减少
   E. 变形能力减退

40. 红细胞生成的基本原料是
   A. 铁、维生素 B_{12}
   B. 叶酸、维生素 B_{12}
   C. 蛋白质、叶酸
   D. 蛋白质、维生素 B_{12}
   E. 铁、蛋白质

41. 促红细胞生成素(EPO)的产生部位是
   A. 肝
   B. 肾
   C. 脾
   D. 骨髓
   E. 血液

42. 促红细胞生成素的主要生理作用是促进红细胞增殖和分化,其主要靶细胞是
   A. 造血干细胞
   B. 幼红细胞
   C. 网织红细胞
   D. 早期红系祖细胞
   E. 晚期红系祖细胞

43. 促进幼红细胞发育成熟的辅助因子是
   A. 内因子
   B. 维生素 B_{12}
   C. 维生素 K
   D. 维生素 E
   E. 促红细胞生成素(2024)

   A. 细胞外液
   B. 细胞内液
   C. 血浆

D. 血清   E. 组织液

44. 血液中除去血细胞的液体是

45. 血液凝固,血块收缩后析出的液体是

46. 血清和血浆的主要不同点是前者不含
   A. 钙离子   B. 球蛋白   C. 白蛋白
   D. 凝集素   E. 纤维蛋白原(2019、2023)

47. 在生理性止血过程中,血小板的作用不包括
   A. 血小板黏附于受损血管内皮下的胶原上
   B. 血小板释放 ADP 和 TXA_2,引起血小板聚集
   C. 血小板释放 5-HT、TXA_2 等缩血管物质,引起血管收缩
   D. 参与血小板止血栓的形成,完成初步止血
   E. 使纤溶蛋白原转变成不溶性纤溶蛋白,形成血凝块(2022)

三、血液凝固、抗凝与纤溶(执业医师及助理医师均需掌握)

A. 缺少凝血因子Ⅷ或Ⅸ   B. 缺少凝血因子Ⅱ和Ⅹ   C. 缺少凝血因子Ⅳ和Ⅶ
D. 缺少凝血因子Ⅲ和Ⅹ   E. 缺少凝血因子Ⅲ和Ⅴ

48. 血友病患者可能出现的凝血因子异常是

49. 肠切除术后肠瘘长期禁食患者可能出现的凝血因子异常是(2020、2023)

50. 内源性凝血途径与外源性凝血途径最根本的区别在于
   A. 前者发生在体内,后者发生在体外   B. 前者发生在血管内,后者发生在血管外
   C. 前者只需要内因子,后者只需要外因子   D. 激活凝血酶的途径不同,其他相同
   E. 前者由 FⅫ发动,后者由 FⅢ发动(2024)

51. 能增强抗凝血酶抗凝作用的物质是
   A. 肝素   B. 蛋白质 C   C. 凝血酶调制素
   D. 组织因子途径抑制剂   E. α_2-巨球蛋白

四、血型(执业医师及助理医师均需掌握)

52. 决定血型的物质是
   A. 红细胞膜特异性凝集原   B. 红细胞膜特异性受体   C. 红细胞膜特异性凝集素
   D. 血浆特异性凝集原   E. 血浆特异性凝集素

53. 血清中只含有抗 B 凝集素的血型是
   A. A 型   B. B 型   C. AB 型
   D. O 型   E. A_2B 型

五、输血(执业医师及助理医师均需掌握)

54. 献血者为 A 型血,经交叉配血试验,主侧不凝集而次侧凝集,受血者的血型应为
   A. B 型   B. AB 型   C. A 型
   D. O 型   E. A 型或 B 型

55. 可导致输血反应的天然抗体类型是
   A. IgM   B. IgG   C. IgD
   D. IgB   E. IgA

56. ABO 血型中,O 型血红细胞表面具有的抗原是

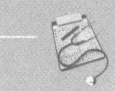

A. A 抗原　　　　　　　　B. B 抗原　　　　　　　　C. O 抗原
D. H 抗原　　　　　　　　E. MHC 抗原(2022)

第 4 章　血液循环

一、心脏的泵血功能(执业医师及助理医师均需掌握)

57. 在心动周期中,心室内压力上升最快的阶段是
    A. 快速射血期　　　　　B. 等容收缩期　　　　　C. 缓慢射血期
    D. 等容舒张期　　　　　E. 快速充盈期

58. 在一个心动周期中,下列哪个时期主动脉压最低?
    A. 等容收缩期末　　　　B. 等容舒张期末　　　　C. 心房收缩期末
    D. 快速充盈期末　　　　E. 减慢充盈期末

59. 主动脉瓣关闭发生于
    A. 快速射血期开始时　　B. 快速充盈期开始时　　C. 等容舒张期开始时
    D. 等容收缩期开始时　　E. 减慢充盈期开始时

60. 在一个心动周期中,心室容积最大的时期是
    A. 减慢充盈期　　　　　B. 快速射血期　　　　　C. 等容舒张期
    D. 心房收缩期末　　　　E. 快速充盈期

61. 在等容舒张期,心脏各瓣膜的功能状态是
    A. 房室瓣关闭,动脉瓣开放　　B. 房室瓣开放,动脉瓣关闭　　C. 房室瓣关闭,动脉瓣关闭
    D. 房室瓣开放,动脉瓣开放　　E. 二尖瓣关闭,三尖瓣开放

62. 在心动周期中,心室充盈主要依靠
    A. 胸腔大静脉收缩　　　B. 心房收缩期射血　　　C. 心室舒张引起的低压抽吸
    D. 胸膜腔负压抽吸　　　E. 心包的周期性扩张

63. 心输出量是指
    A. 每搏输出量　　　　　B. 左、右心室输出的总血液量　　　C. 每分钟左心室所泵出的血量
    D. 心房进入心室的血量　E. 每分钟两心房进入心室的血量

64. 心指数是指
    A. 心率×每搏输出量/体表面积　　B. 每搏输出量×体表面积　　C. 每搏输出量/体表面积
    D. 心输出量×体表面积　　　　　　E. 心率×每搏输出量×体表面积

65. 男,54 岁。活动时喘憋渐加重,出现夜间憋醒。高血压病史 10 余年。超声心动图:左心房、左心室扩大,LVEF35%。患者喘憋的机制为
    A. 左心室充盈压明显降低　　　　　B. 左心室舒张功能明显受损
    C. 左心室每搏功明显高于右心室每搏功　　D. 左心室搏出量明显少于右心室搏出量
    E. 心室搏出量占心室舒张末容积的百分比明显降低

66. 高血压患者较正常人明显增高的心脏泵血功能指标是
    A. 心输出量　　　　　　B. 射血分数　　　　　　C. 心指数
    D. 心脏做功量　　　　　E. 心脏的效率

67. 引起左心室后负荷增高的主要因素是
    A. 肺循环高压　　　　　B. 体循环高压　　　　　C. 回心血量增加

D. 主动脉瓣关闭不全　　　　　E. 血红细胞比容增大

68. 异长自身调节是指心脏的每搏输出量取决于
    A. 平均动脉压　　　　　　　B. 心率储备　　　　　　　　C. 心力储备
    D. 心室舒张末期容积　　　　E. 心室收缩末期容积

69. 心脏的等长调节是通过下列哪个因素对心脏泵血功能进行调节的？
    A. 心肌初长度　　　　　　　B. 肌小节的初长度　　　　　C. 粗细肌丝间横桥结合的数目
    D. 心肌收缩力　　　　　　　E. 心室舒张末期容积

70. 正常人心率超过180次/分时，心输出量减少的原因主要是
    A. 心室充盈期缩短　　　　　B. 快速射血期缩短　　　　　C. 减慢射血期缩短
    D. 心室肌氧气供应不足　　　E. 经减压反射调节后心缩力减弱

71. 减少心输出量的因素为
    A. 妊娠　　　　　　　　　　B. 运动　　　　　　　　　　C. 贫血
    D. 焦虑　　　　　　　　　　E. 甲状腺功能减退

二、心脏的电生理现象（执业医师及助理医师均需掌握）

72. 心室肌细胞动作电位平台期，主要是由哪些离子跨膜运动形成的？
    A. Na^+内流，Cl^-外流　　B. Na^+内流，K^+外流　　C. Na^+内流，Cl^-内流
    D. Ca^{2+}内流，K^+外流　　E. K^+外流，Ca^{2+}外流

    A. Cl^-内流　　　　　　　B. Ca^{2+}内流　　　　　　C. Na^+内流
    D. K^+内流　　　　　　　E. K^+外流

73. 窦房结细胞动作电位0期去极化是由于

74. 浦肯野细胞动作电位0期去极化是由于

    A. 动作电位去极相有超射现象　B. 复极时间长于去极时间　　C. 有复极2期（平台期）
    D. 有明显的4期自动去极化　　E. 动作电位的总时间长于骨骼肌

75. 心室肌细胞动作电位的主要特点是

76. 窦房结细胞动作电位的主要特点是

77. 心肌兴奋性变化的特点是
    A. 绝对不应期短　　　　　　B. 有效不应期特别长　　　　C. 相对不应期短
    D. 超常期特别长　　　　　　E. 低常期较长

78. 女，23岁。突发心悸半小时，自数脉率180次/分，脉律齐，将面部浸于冰水内心悸突然好转，自数脉率为70次/分，脉律齐。冷刺激使其症状缓解的最主要机制是
    A. 房室交界区不应期延长　　B. 窦房结细胞自律性增强　　C. 异常传导通路的兴奋性提高
    D. 房-室延搁时间缩短　　　　E. 房室交界区细胞4期自动去极化减弱

79. 女，36岁。体检发现心动过缓就诊，无不适。查体：BP90/60mmHg，心率56次/分，心律齐，心电图示窦性心律。患者心动过缓最可能的机制是
    A. 窦房结细胞T型钙通道激活减少　　　　B. 窦房结细胞内向离子流明显增强
    C. 房-室延搁时间延长　　　　　　　　　D. 房室交界区的前传不应期延长
    E. 窦房结细胞钾外流衰减明显加快

80. 男，24岁。间断心悸1月余。心悸时心电图示：窦性心律，可见提前出现的宽大畸形的QRS波群，QRS时限0.16秒，其前无P波，代偿间歇完全。期前收缩后代偿间歇形成的生理学机制是
    A. 房-室延搁　　　　　　　B. 心肌传导速度不均一　　　　C. 自律细胞兴奋性增加

D. 心内兴奋传导途径不变　　　E. 心肌有效不应期长
81. 心肌细胞有效不应期等于
　　A. 收缩期　　　　　　　　B. 舒张期　　　　　　　　C. 收缩期+舒张早期
　　D. 舒张早期　　　　　　　E. 舒张晚期
82. 心肌不产生强直收缩是由于
　　A. 心肌是功能合胞体　　　B. 收缩期较短　　　　　　C. 兴奋传导有房-室延搁
　　D. 有效不应期特别长　　　E. 窦房结对潜在起搏点有抑制作用
83. 窦房结能成为心脏正常起搏点的原因是
　　A. 静息电位仅为-70mV　　B. 阈电位为-40mV　　　　C. 0期去极化速率快
　　D. 动作电位没有明显的平台期　E. 4期去极化速率快
84. 房-室延搁一般发生于
　　A. 兴奋由窦房结传至心房肌时　B. 兴奋在心房肌内传导时　C. 兴奋在房室交界内传导时
　　D. 兴奋在房室束传到左右束支时　E. 兴奋由浦肯野纤维传到心室肌时

　　A. 窦房结　　　　　　　　B. 心房肌　　　　　　　　C. 房室交界
　　D. 浦肯野纤维　　　　　　E. 心室肌
85. 心脏内传导速度最慢的部位是
86. 心脏内传导速度最快的部位是
87. 心肌自律性最高的部位是（2023）

88. 下列哪一项变化可以在心电图中看到？
　　A. 窦房结去极化　　　　　B. 心房肌去极化　　　　　C. 房间束去极化
　　D. 房室结去极化　　　　　E. 希氏束去极化

三、血管生理（执业医师及助理医师均需掌握）

　　A. 心脏搏出量　　　　　　B. 心率　　　　　　　　　C. 外周阻力
　　D. 大动脉顺应性　　　　　E. 循环血量
89. 一般情况下,动脉收缩压主要反映
90. 一般情况下,动脉舒张压主要反映

　　A. 舒张压　　　　　　　　B. 循环系统平均充盈压　　C. 平均动脉压
　　D. 收缩压　　　　　　　　E. 脉压
91. 心动周期中,主动脉压的最高值是
92. 心动周期中,主动脉压的最高值与最低值之差是
93. 心动周期中,主动脉压的最低值是

94. 男,60岁。因剧烈胸痛4小时入院治疗,心电图示窦性心律,心率55次/分,Ⅱ、Ⅲ、aVF 导联 ST 段抬高 0.3mV,其余导联 ST 段正常。介入治疗前植入临时起搏器起搏心室,以 60 次/分频率起搏时,监测动脉血压由 100/70mmHg 降低至 85/60mmHg。导致这种血压变化的最可能原因是
　　A. 起搏心律时外周血管阻力降低致血压下降
　　B. 合并右心室梗死,右心室排血减少致左心室充盈减少
　　C. 起搏心律时心肌收缩力较弱致心输出量降低
　　D. 起搏心律时心率增快,舒张期缩短导致回心血量减少
　　E. 起搏时失去心房收缩对心室的充盈作用,左心室充盈减少

95. 女,68岁。心悸、头晕1小时。既往高血压病史2个月,规律服用降压药,平时血压130~150/60~70mmHg。查体:BP80/50mmHg,心率40次/分。该患者血压降低最可能的原因是
   A. 左心室后负荷增加   B. 左心室舒张功能损害   C. 心包内压力增加
   D. 每搏输出量降低   E. 左心室前负荷增加

96. 男性,75岁。高血压病史25年。查体:血压150/70mmHg。造成患者脉压较大的原因是
   A. 每搏量较大   B. 外周血管阻力较大   C. 大动脉硬化
   D. 前负荷较大   E. 后负荷较大

   A. 动脉血压升高,中心静脉压降低   B. 动脉血压升高,中心静脉压升高
   C. 动脉血压降低,中心静脉压降低   D. 动脉血压降低,中心静脉压升高
   E. 动脉血压和中心静脉压均无变化

97. 血量增加可引起

98. 心脏射血能力增强时

99. 冬天某人进入浴室后不久便突然晕倒,其血流动力学的原始因素是
   A. 全身血管收缩   B. 心输出量减少   C. 血管容量增加
   D. 血流速度加快   E. 血量减少

100. 可使静脉回流加速的因素,应除外
    A. 从卧位到站立位   B. 注射肾上腺素   C. 慢速跑步
    D. 浸泡在水中   E. 呼气转为吸气

101. 维持组织液生成量与回流量平衡的机制是
    A. 主要受局部代谢产物的调节   B. 毛细血管通透性发生改变   C. 毛细血管交替性开放和关闭
    D. 改变毛细血管前后阻力比   E. 多余的生成部分经毛细淋巴管回流

102. 右心衰竭引起组织水肿的主要机制是
    A. 血浆胶体渗透压降低   B. 毛细血管壁通透性增加   C. 毛细血管内静水压增加
    D. 淋巴回流受阻   E. 黏多糖在组织间隙内沉积(2018、2021、2022)

103. 血浆蛋白浓度降低所致水肿的原因是
    A. 淋巴回流量减少   B. 组织液静水压升高   C. 动脉血压升高
    D. 血浆胶体渗透压降低   E. 毛细血管壁通透性增加

104. 下列哪项变化可以使组织液生成减少?
    A. 心力衰竭引起的静脉压升高   B. 肾病引起的蛋白尿   C. 丝虫病引起的淋巴管阻塞
    D. 毛细血管通透性降低   E. 低蛋白血症

105. 静脉注射后能促使组织液水分移至毛细血管内的是
    A. 1.5%氯化钠溶液   B. 丙种球蛋白   C. 5%葡萄糖溶液
    D. 20%葡萄糖溶液   E. 白蛋白

106. 下列哪种情况可使心输出量增加?
    A. 心迷走神经兴奋时   B. 颈动脉窦压力升高时   C. 动脉血压升高时
    D. 使用去甲肾上腺素时   E. 使用肾上腺素时

107. 在肾脏产生的激素是
    A. 皮质醇   B. 醛固酮   C. 肾上腺素
    D. 去甲肾上腺素   E. 肾素

108. 女,32岁。3小时前呕吐咖啡样液体1000ml,感心悸、出冷汗。查体:T36.5℃,P120次/分,R25次/分,BP80/60mmHg,神志清楚,面色发白,四肢厥冷。该患者可能的生理反应是

A. 前列环素上升 B. 血管紧张素Ⅱ下降 C. 白三烯下降
D. 血栓烷 A_2 下降 E. 儿茶酚胺上升(2024)

109. 男,62岁。高血压病史15年,血压162/90mmHg,心率92次/分,律齐,心电图提示左心室肥厚。患者血压变化对心动周期的影响是
A. 心室等容收缩期延长 B. 心室等容舒张期缩短 C. 心房舒张期延长
D. 心室充盈期延长 E. 心房收缩期缩短(2024)

110. 静脉注射小剂量肾上腺素后,心率增快,心排出量增加,但舒张压变化不大,这是因为
A. 全身血管收缩 B. 全身血管扩张 C. 骨骼肌血管扩张
D. 对外周血管无效应 E. 对全身血管无反应(2024)

111. 关于血管紧张素Ⅱ生理作用的描述,错误的是
A. 收缩全身阻力血管 B. 收缩容量血管 C. 促进肾上腺皮质释放醛固酮
D. 促进下丘脑释放血管升压素 E. 促进交感神经末梢释放去甲肾上腺素

112. 下列选项中,肾上腺素不具有的作用是
A. 使心肌收缩力增强 B. 使心率加快 C. 使内脏血管收缩
D. 使骨骼肌血管收缩 E. 使皮肤血管收缩

113. 去甲肾上腺素对心血管的作用主要是
A. 舒张血管 B. 升高血压 C. 加快心率
D. 强心 E. 增大脉压

114. 男,35岁。1小时前车祸外伤出血,出血量约为1000ml。查体:BP100/70mmHg,体重70kg,面色苍白,心率125次/分。该患者受伤后机体首先发生的反应是
A. 外周血管阻力增加 B. 外周血管阻力降低 C. 外周血管阻力不变
D. 脑和心脏的血管收缩 E. 循环血液中儿茶酚胺减少

115. 男,45岁。平素体健。为抢救一外伤的幼儿献血100ml,如果不考虑交感/副交感神经兴奋性,最可能的血压、心率变化是
A. 血压升高,心率加快 B. 血压降低,心率减慢 C. 心率和血压均无明显变化
D. 血压降低,心率加快 E. 血压升高,心率减慢

116. 男,16岁。阵发性心悸1年余,突发突止,发作间期心电图正常。10分钟前再次发作,心电图示快速、规则的QRS波群,形态正常,未见明显P波。急诊医师在患者右胸锁乳突肌内缘平甲状软骨水平按摩数秒钟后,心律突然恢复正常。该治疗手法的作用机制是
A. 减弱心迷走神经紧张 B. 兴奋颈动脉体感受器 C. 加强心交感神经紧张
D. 兴奋主动脉弓压力感受器 E. 兴奋颈动脉窦压力感受器

117. 患者,男性,78岁。突然从卧位转为立位时感头晕,立即测血压80/60mmHg。患者将会发生的生理变化为
A. 窦神经传入冲动增强,迷走传出增强 B. 窦神经传入冲动增强,心交感传出增强
C. 窦神经传入冲动减少,心迷走传出增强 D. 窦神经传入冲动减少,心迷走传出减弱
E. 窦神经传入冲动减少,心交感传出减弱(2022)
A. 心交感神经冲动增多 B. 交感缩血管纤维冲动增多 C. 心迷走神经冲动增多
D. 主动脉神经传入冲动减少 E. 交感舒血管纤维冲动增多

118. 直立性低血压恢复正常时,心率加快的原因是

119. 临床上按摩颈动脉窦治疗阵发性室上性心动过速的直接作用是

120. 颈动脉窦灌注压升高时诱发降压反射的起因是

A. 主要为收缩压升高　　　　B. 收缩压升高,舒张压降低　　　C. 主要为舒张压升高
D. 收缩压降低,舒张压升高　　E. 收缩压与舒张压均升高

121. 严重甲状腺功能亢进患者的动脉血压变化特点是
122. 正常老年人动脉血压的生理性变化特点是
123. 以小动脉硬化为主的患者动脉血压变化特点是

四、冠状动脉循环(执业医师及助理医师均需掌握)

124. 能使冠状动脉血流量增多的因素是
　　A. 主动脉舒张压降低　　　B. 体循环外周阻力减小　　　C. 心室舒张期延长
　　D. 心室收缩期延长　　　　E. 心率增加
125. 可导致冠状动脉强烈舒张的因素是
　　A. 交感神经兴奋α受体　　B. 迷走神经兴奋N受体　　　C. 腺苷
　　D. ATP　　　　　　　　　E. 洋地黄(2022)

第5章　呼　吸

一、肺通气(执业医师及助理医师均需掌握)

126. 肺通气的原动力是
　　A. 胸膜腔内压的变化　　　B. 肺主动舒缩　　　　　　C. 外界环境与肺内压力差
　　D. 呼吸肌的舒缩　　　　　E. 肺泡表面活性物质的作用
127. 肺通气的直接动力是
　　A. 肺内压与胸膜腔内压之差　B. 胸膜腔内压与跨胸壁之差　C. 大气压与肺内压之差
　　D. 大气压与胸膜腔内压之差　E. 大气压与跨胸壁之差
128. 维持胸膜腔内负压的必要条件是
　　A. 呼气肌收缩　　　　　　B. 胸廓扩张　　　　　　　C. 气道阻力减小
　　D. 胸膜腔密闭　　　　　　E. 肺内压增大
129. 关于胸膜腔负压生理意义的叙述,错误的是
　　A. 保持肺的扩张状态　　　B. 有利于静脉回流　　　　C. 维持正常肺通气
　　D. 使中心静脉压升高　　　E. 胸膜腔负压消失可导致肺塌陷
130. 支气管哮喘患者呼气比吸气更为困难,其原因是
　　A. 吸气是被动的,呼气是主动的
　　B. 吸气时肺弹性阻力减小,呼气时肺弹性阻力增大
　　C. 吸气时胸廓弹性阻力减小,呼气时胸廓弹性阻力增大
　　D. 吸气时气道阻力减小,呼气时气道阻力增大
　　E. 吸气时胸膜腔内负压减小,呼气时胸膜腔内负压增大
131. 肺表面活性物质减少将导致
　　A. 肺难于扩张　　　　　　B. 肺弹性阻力减小　　　　C. 肺顺应性增大
　　D. 肺泡内液体表面张力降低　E. 小肺泡内压小于大肺泡内压
132. 下列有关肺表面活性物质的描述,不正确的是
　　A. 维持肺泡的扩张状态　　B. 降低肺泡表面张力　　　C. 稳定肺泡容积

D. 降低肺的顺应性 E. 防止毛细血管内的液体流入肺泡内

133. 临床上用于判断肺通气功能的较好指标是
   A. 补吸气量/用力肺活量 B. 潮气量/肺活量 C. 无效腔量/潮气量
   D. 用力呼气量/用力肺活量 E. 潮气量/功能余气量

134. 肺总容量等于
   A. 潮气量+肺活量 B. 潮气量+功能余气量 C. 余气量+补吸气量
   D. 余气量+肺活量 E. 余气量+功能余气量

135. 患者肺活量为3600ml,潮气量为400ml,补吸气量为2600ml。其补呼气量是
   A. 600ml B. 1000ml C. 2600ml
   D. 3600ml E. 4000ml（2022）

136. 与CO_2呼出量关系最密切的肺功能指标是
   A. 用力呼气量 B. 肺泡通气量 C. 最大通气量
   D. 肺通气量 E. 肺活量

137. 男,57岁。反复咳嗽、咳痰10余年,加重伴喘憋3年余。吸烟10年,20支/日。查体:桶状胸,双肺呼吸音低,叩诊过清音,未闻及干、湿啰音。动脉血气分析:pH7.39,$PaO_2$65mmHg,$PaCO_2$43mmHg。肺功能检查:FEV_1占预计值的百分比为52%,FEV_1/FVC51%。造成该患者通气功能障碍的主要病理生理机制是
   A. 肺非弹性阻力减小 B. 肺内功能性分流减小 C. 肺无效腔减小
   D. 肺弹性阻力减小 E. 肺弥散面积增大

138. 女,20岁。咳嗽、胸闷1周。查体:右下肺呼吸音消失。胸部X线片示右侧大量胸腔积液。该患者肺通气功能检查最不可能出现的结果是
   A. 一秒量下降 B. 残气量下降 C. 肺总量下降
   D. 用力肺活量下降 E. 一秒率下降

139. 阻塞性肺气肿患者肺通气指标肯定下降的是
   A. 第1秒用力呼气量 B. 肺活量 C. 潮气量
   D. 功能残气量 E. 肺总量

140. 可缓冲呼吸过程中肺泡气PO_2和PCO_2变化幅度的肺容量是
   A. 深吸气量 B. 功能余气量 C. 肺活量
   D. 用力呼气量 E. 补呼气量

141. 哮喘发作时,肺通气功能指标中下降最明显的是
   A. 功能余气量 B. 肺活量 C. 用力肺活量
   D. 补呼气量 E. 补吸气量

142. 肺的有效通气量是
   A. 补吸气量 B. 每分通气量 C. 肺活量
   D. 无效腔气量 E. 肺泡通气量

143. 呼吸频率加倍,潮气量减半,将使
   A. 每分通气量增加 B. 每分通气量减少 C. 肺泡通气量增加
   D. 肺泡通气量减少 E. 肺泡通气量不变

二、肺换气(执业医师及助理医师均需掌握)

144. 肺换气时气体通过的部位是
   A. 支气管 B. 细支气管 C. 肺泡壁

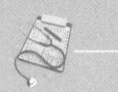

  D. 肺泡小管   E. 呼吸膜

145. 肺换气的驱动力是
  A. 呼吸膜通透性   B. 气体分子溶解度   C. 气体分子与血红蛋白亲和力
  D. 呼吸膜气体交换面积   E. 呼吸膜两侧气体分压梯度

146. 体内氧分压最高的部位是
  A. 动脉血   B. 静脉血   C. 组织液
  D. 淋巴液   E. 肺泡气

147. 体内 CO_2 分压最高的部位是
  A. 动脉血液   B. 毛细血管血液   C. 静脉血液
  D. 组织液   E. 细胞内液

148. 下列关于通气/血流比值的描述,正确的是
  A. 为肺通气量和心输出量的比值   B. 比值增大或减小都降低肺换气效率
  C. 人体直立时肺尖部比值较小   D. 比值增大犹如发生了动-静脉短路
  E. 比值减小意味着肺泡无效腔增大

149. 可导致肺通气/血流比值>0.8 的疾病是
  A. 肺血栓栓塞   B. 肺气肿   C. 肺水肿
  D. 肺不张   E. 肺纤维化（2022）

三、气体在血液中的运输（执业医师及助理医师均需掌握）

150. CO_2 在血液中运输的主要形式是
  A. 物理溶解   B. 形成碳酸   C. 形成碳酸氢盐
  D. 形成氨基甲酰血红蛋白   E. 与血浆白蛋白结合

151. 男,56 岁。因"肺部感染、休克"入监护室治疗。血气分析示该患者存在"代谢性酸中毒,Ⅱ型呼吸衰竭"。为保证患者的组织氧供,此时不宜快速纠正酸中毒,其主要原因在于酸中毒时
  A. 组织氧摄取能力增加   B. 血红蛋白结合氧增加   C. 肺可获得更多的氧
  D. 组织氧耗量减少   E. 氧解离曲线右移

152. 下列哪一种情况下氧解离曲线发生右移？
  A. 肺通气阻力减小   B. 代谢性碱中毒   C. 2,3-二磷酸甘油酸增多
  D. 血温降低   E. 血 CO_2 分压下降

四、呼吸运动的调节（执业医师及助理医师均需掌握）

153. 低氧对呼吸的兴奋作用是通过
  A. 直接兴奋延髓吸气神经元   B. 直接兴奋脑桥呼吸调整中枢
  C. 外周化学感受器所实现的反射性效应   D. 刺激中枢化学感受器而兴奋呼吸中枢
  E. 直接刺激呼吸中枢

154. 血中 PCO_2 升高引起呼吸加深加快主要是因为
  A. 直接刺激中枢的呼吸神经元   B. 刺激中枢化学感受器
  C. 刺激颈动脉体和主动脉体感受器   D. 刺激颈动脉窦和主动脉弓感受器
  E. 刺激心肺感受器

155. 贫血和一氧化碳中毒时,可携带氧的血红蛋白都减少,但并不引起呼吸加强,这是因为
  A. 颈动脉体血流量减少   B. 动脉血液内总的氧含量仍维持在正常水平
  C. 动脉血氧分压在正常水平   D. 颈动脉体化学感受器受到刺激
  E. 主动脉体受到刺激

156. 血液中 H^+ 浓度变化调节呼吸运动的主要刺激部位是
   A. 支气管壁内肺牵张感受器　　B. 颈动脉窦和主动脉弓　　C. 延髓腹侧面化学感受器
   D. 肺毛细血管旁感受器　　E. 颈动脉体和主动脉体

157. 动脉血 PCO_2 在 40~60mmHg 范围内升高时,呼吸运动的改变是
   A. 幅度变深,频率变快　　B. 幅度变浅,频率变快　　C. 幅度变深,频率变慢
   D. 幅度变浅,频率变慢　　E. 幅度变深,频率不变

158. 正常人过度通气后可出现呼吸暂停的主要原因是
   A. 血 pH 升高　　B. PaO_2 升高　　C. 呼吸肌疲劳
   D. $PaCO_2$ 降低　　E. 呼吸调节中枢抑制

第6章　消化和吸收

一、胃肠神经体液调节的一般规律(执业医师及助理医师均需掌握)

159. 关于胃肠内在神经丛的叙述,正确的是
   A. 包括黏膜下神经丛和肌间神经丛　　B. 含大量神经纤维,但神经元不多
   C. 递质仅是乙酰胆碱或去甲肾上腺素　　D. 仅有运动功能,而无感觉功能
   E. 不受外来自主神经系统的控制

160. 交感神经对胃肠运动和分泌的作用是
   A. 胃肠运动增强,分泌抑制　　B. 胃肠运动及分泌均抑制　　C. 胃肠运动及分泌均增强
   D. 胃肠运动抑制,分泌增强　　E. 胃肠内的括约肌抑制

161. 进食调节包括
   A. 神经和体液共同作用　　B. 神经调节　　C. 体液调节
   D. 自身调节　　E. 局部调节

162. 有关促胃液素的叙述,错误的是
   A. 促进胃酸的分泌　　B. 促进胃窦的运动　　C. 刺激胰岛素的释放
   D. 刺激消化道黏膜的生长　　E. 促进胰液的分泌和胆固醇的合成

二、口腔内的消化(执业医师需掌握)

163. 通常人的唾液中除含有唾液淀粉酶外,还含有
   A. 凝乳酶　　B. 麦芽糖酶　　C. 溶菌酶
   D. 肽酶　　E. 蛋白水解酶

164. 下列哪一项分泌最依赖于副交感神经?
   A. 唾液　　B. 胃液　　C. 胃蛋白酶原
   D. 胰液　　E. 胆汁

三、胃内消化(执业医师及助理医师均需掌握)

165. 胃壁细胞分泌 H^+ 的方式是
   A. 原发性主动转运　　B. 继发性主动转运　　C. 出胞作用
   D. 单纯扩散　　E. 易化扩散(2022)

166. 正常情况下,胃黏膜不被胃酸所消化是由于
   A. 胃液含有内因子对胃黏膜起保护作用　　B. 胃液含有大量的 HCO_3^-,可以中和胃酸

C. 胃液不含有可消化胃黏膜的酶　　　　D. 黏膜-碳酸氢盐屏障可以保护胃黏膜
E. 胃液含有糖蛋白可以中和胃酸(2024)

167. 当胃酸分泌减少时,不受影响的是
A. 胃蛋白酶对蛋白质的消化　　B. 对细菌的抑制杀灭作用　　C. 胰液和胆汁的分泌
D. 钙和铁的吸收　　E. 维生素 B_{12} 的吸收

168. 行胃大部切除的患者不会发生的功能变化是
A. 维生素 B_{12} 的吸收减少　　B. 铁的吸收减少　　C. 食物蛋白的消化减弱
D. 胃蛋白酶原的分泌减少　　E. 胰液中 HCO_3^- 的分泌增加

169. 女,72岁。乏力、面色苍白1年。40年前行胃大部切除术。查体:体温36.5℃,脉搏90次/分,呼吸16次/分,血压110/80mmHg。皮肤及睑结膜苍白,双肺呼吸音清,心率90次/分,心律齐,各瓣膜听诊区未闻及杂音。腹软,上腹部见一长约7cm陈旧性手术瘢痕,全腹无压痛及反跳痛,未触及包块。实验室检查:Hb70g/L;粪隐血(-)。胃镜:吻合口炎症。与患者贫血有关的因素不包括
A. 叶酸缺乏　　B. 胰蛋白酶缺乏　　C. 维生素 B_{12} 缺乏
D. 铁缺乏　　E. 胃酸缺乏

170. 男,66岁。上腹胀痛10余年。胃镜检查:胃体黏膜变薄,血管透见,皱襞稀疏。病理检查:胃体腺体萎缩。该患者不应出现的生理变化是
A. 胃蛋白酶原分泌减少　　B. 铁吸收减少　　C. 维生素 B_{12} 吸收减少
D. 血清促胃液素降低　　E. 胃酸分泌减少

171. 男,33岁。消化性溃疡反复发作并出血3年,再出血1周,内科治疗无效,行手术治疗。术中见胃皱襞显著增厚,组织病理学检查发现明显的壁细胞增生。最可能导致上述病理改变的内源性物质是
A. 转化生长因子-α　　B. 促胃液素　　C. 促胰液素
D. 生长抑素　　E. 乙酰胆碱

172. 可促进胰液、胆汁、小肠液分泌的胃液成分是
A. 胃酸　　B. 胃蛋白酶　　C. 内因子
D. 黏液　　E. HCO_3^-

173. 将蛋白质类食物通过胃瘘直接放入胃内引起胃液分泌的特点是
A. 量大,酸度高,消化力较弱　　B. 量大,酸度高,消化力较强　　C. 量大,酸度低,消化力较强
D. 量小,酸度低,消化力较弱　　E. 量小,酸度低,消化力较强

174. 迷走神经兴奋刺激胃窦部G细胞分泌胃泌素的神经递质是
A. 组胺　　B. 乙酰胆碱　　C. 铃蟾素
D. 肾上腺素　　E. 5-羟色胺

A. 碳酸氢盐　　B. 内因子　　C. 盐酸
D. 胃蛋白酶　　E. 黏液

175. 能正反馈激活自身分泌的胃液成分是
176. 能负反馈抑制自身分泌的胃液成分是
177. 能促进促胰液素分泌的胃液成分是

A. 肥大细胞　　B. 主细胞　　C. G细胞
D. 壁细胞　　E. 黏液细胞

178. 分泌促胃液素的细胞是
179. 分泌组胺的细胞是

180. 下列食物成分进入十二指肠后,刺激促胆囊收缩素分泌作用最强的是
    A. 电解质　　　　　　　　B. 碳水化合物　　　　　　C. 脂肪
    D. 蛋白质　　　　　　　　E. 纤维素

181. 胃容受性舒张是通过下列哪一途径实现的?
    A. 交感神经兴奋　　　　　B. 迷走神经末梢释放 ACh　　C. 迷走神经末梢释放肽类物质
    D. 壁内神经丛兴奋　　　　E. 迷走神经引起胃黏膜释放前列腺素

182. 关于胃排空的叙述,正确的是
    A. 食物入胃后 30 分钟开始　B. 大块食物排空快于小颗粒　C. 糖类最快,蛋白质最慢
    D. 高渗溶液快于等渗液　　　E. 混合食物完全排空需 4~6 小时

183. 下列食物在胃中排空速度由快到慢的是
    A. 蛋白质、脂肪、糖　　　B. 脂肪、糖、蛋白质　　　　C. 糖、蛋白质、脂肪
    D. 蛋白质、糖、脂肪　　　E. 糖、脂肪、蛋白质

184. 促进胃排空的主要因素是
    A. 大量食物入胃的机械、化学刺激　　　　B. 十二指肠内的酸性刺激
    C. 十二指肠内的脂肪增加　　　　　　　　D. 十二指肠内渗透压增高
    E. 食物入十二指肠的机械、化学刺激

185. 能抑制胃排空的因素是
    A. 壁内神经丛反射　　　　B. 迷走-迷走反射　　　　　C. 组胺
    D. 进入胃内的食物　　　　E. 肠-胃反射

    A. 迷走-迷走反射　　　　　B. 壁内神经丛反射　　　　　C. 肠-胃反射
    D. 迷走-迷走反射+肠-胃反射　E. 迷走-迷走反射+壁内神经丛反射

186. 参与胃容受性舒张的有
187. 促进胃排空的因素有

四、大肠的功能(执业医师及助理医师均需掌握)

188. 患者,男性,86 岁。因化脓性膝关节炎入院治疗,经过大量广谱抗生素治疗 14 天,出现上肢及臀部瘀斑。实验室检查:凝血因子 2、7、9、10 水平显著降低。其凝血因子水平显著降低的原因是
    A. 细菌抑制凝血因子合成　　B. 细菌促进凝血因子失活　　C. 维生素 K 消耗过多
    D. 维生素 K 合成障碍　　　　E. 维生素 K 吸收障碍(2024)

五、小肠内消化(执业医师及助理医师均需掌握)

189. 激活糜蛋白酶原的是
    A. 肠激酶　　　　　　　　B. 胰蛋白酶　　　　　　　　C. 盐酸
    D. 组胺　　　　　　　　　E. 辅脂酶

190. 能使胰蛋白酶原转变为胰蛋白酶的最重要物质是
    A. 胃酸　　　　　　　　　B. 胰蛋白酶　　　　　　　　C. 糜蛋白酶
    D. 肠激酶　　　　　　　　E. 组织液

191. 正常情况下,胰液进入十二指肠首先被激活的是
    A. 胰蛋白酶原　　　　　　B. 糜蛋白酶原　　　　　　　C. 激肽释放酶原
    D. 前磷脂酶　　　　　　　E. 肠激酶原

192. 能促使胃蛋白酶原转变为胃蛋白酶的物质是
    A. 盐酸　　　　　　　　　B. 前列腺素 E_2　　　　　　C. 丙谷胺

D. 内因子　　　　　　　　　　E. 胰蛋白酶

　　A. 血管活性肠肽　　　　　　　B. 去甲肾上腺素　　　　　　　C. 胆囊收缩素
　　D. 促胃液素　　　　　　　　　E. 促胰液素

193. 主要促使胰腺小导管细胞分泌大量 H_2O 和 HCO_3^- 的是
194. 主要促使胰腺腺泡分泌消化酶的是
195. 关于胆汁的描述,正确的是
　　A. 非消化期无胆汁分泌　　　　　　　　　B. 消化期只有胆囊胆汁排入小肠
　　C. 胆汁中含有脂肪消化酶　　　　　　　　D. 胆汁中与消化作用有关的成分是胆盐
　　E. 胆盐可促进蛋白质的消化和吸收
196. 胆汁中促进脂肪消化和吸收的有效成分是
　　A. 脂肪酶　　　　　　　　　B. 胆红素　　　　　　　　　　C. 胆绿素
　　D. 胆盐　　　　　　　　　　E. 胆固醇
197. 胆汁可促进
　　A. 钙、铁的吸收　　　　　　B. 蛋白质的消化　　　　　　　C. 糖的吸收
　　D. 维生素 A 的吸收　　　　　E. 维生素 B_{12} 的吸收
198. 胆汁排出障碍时,消化作用减弱的酶是
　　A. 肠激酶　　　　　　　　　B. 胰蛋白酶　　　　　　　　　C. 糜蛋白酶
　　D. 胰脂肪酶　　　　　　　　E. 胰淀粉酶
199. 患者,女,25 岁。腹泻、腹痛半个月。大便可见大量油性物质。胃镜检查发现十二指肠降部多发溃疡。基础胃酸分泌量 12mmol/h(参考值 1～5mmol/h),血清促胃液素 1145.7pg/ml(参考值 50～150pg/ml)。出现脂肪泻的原因是
　　A. 小肠液分泌不足　　　　　B. 胰液分泌不足　　　　　　　C. 胆盐微胶粒群聚
　　D. 胆汁分泌不足　　　　　　E. 胰脂肪酶失活
200. 男,75 岁。腹胀、便秘、食欲不振半年。无腹痛、腹泻、无呕吐。既往体健。查体:体温 36.5℃,脉搏 80 次/分,呼吸 18 次/分,血压 140/80mmHg,双肺呼吸音清,心律齐,腹软,无压痛,Murphy 征(-)。腹部 B 超示胆囊萎缩。可能受影响的情况是
　　A. 蛋白质分解　　　　　　　B. 蛋白质分解产物吸收　　　　C. 单糖吸收
　　D. 脂肪分解产物吸收　　　　E. 淀粉类食物消化分解
201. 当小肠被食糜充盈时,小肠反复进行分节运动,其主要作用是
　　A. 充分混合食糜与消化液　　B. 将食糜不断向前推进　　　　C. 刺激胃肠激素的释放
　　D. 促进消化液继续分泌　　　E. 促进水分和营养物质的吸收
202. 小肠特有的运动形式是
　　A. 容受性舒张　　　　　　　B. 袋状往返运动　　　　　　　C. 蠕动
　　D. 紧张性收缩　　　　　　　E. 分节运动(2023)

六、小肠的吸收功能(执业医师及助理医师均需掌握)

203. 小肠作为吸收主要部位的原因中,错误的是
　　A. 小肠绒毛内富含毛细血管　　B. 小肠含有丰富的平滑肌　　C. 食物在小肠内停留时间很长
　　D. 小肠黏膜表面积巨大　　　　E. 食物在小肠内已被分解为小分子物质
204. 营养物质的吸收主要发生于
　　A. 食管　　　　　　　　　　B. 胃　　　　　　　　　　　　C. 小肠

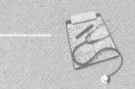

D. 结肠   E. 直肠

205. 吸收铁的主要部位是
  A. 胃底部   B. 胃窦部   C. 小肠上部
  D. 回肠   E. 结肠

206. 吸收胆盐、维生素 B_{12} 的主要部位是
  A. 十二指肠   B. 空肠   C. 结肠升段
  D. 结肠降段   E. 回肠

第7章　能量代谢与体温

一、能量代谢（执业医师及助理医师均需掌握）

207. 食物的氧热价是指
  A. 1g食物氧化时所释放的能量
  B. 1g食物燃烧时所释放的能量
  C. 食物氧化消耗1L氧时所释放的能量
  D. 氧化1g食物，消耗1L氧时所释放的能量
  E. 1g食物所含的能量

208. 影响能量代谢最主要的因素是
  A. 寒冷   B. 高温   C. 肌肉活动
  D. 精神活动   E. 进食

209. 由于存在食物的特殊动力效应，进食时应注意
  A. 增加蛋白质的摄入量
  B. 调整各种营养成分的摄入比例
  C. 适当增加能量摄入总量
  D. 适当减少能量摄入总量
  E. 细嚼慢咽，以减少这种特殊动力效应

210. 下列物质中，食物的特殊动力作用最强的是
  A. 糖   B. 脂肪   C. 蛋白质
  D. 维生素   E. 氨基酸（2018、2022）

211. 基础代谢率低于正常范围的疾病是
  A. 白血病   B. 库欣综合征   C. 垂体性肥胖症
  D. 中暑   E. 糖尿病

212. 使基础代谢率增高的主要激素是
  A. 糖皮质激素   B. 肾上腺素   C. 雌激素
  D. 甲状腺激素   E. 甲状旁腺激素

二、体温（执业医师及助理医师均需掌握）

213. 正常人一昼夜中，体温最低的时间是
  A. 清晨2~6时   B. 早晨7~9时   C. 午后1~6时
  D. 傍晚6~7时   E. 睡前9~10时

214. 昼夜体温波动的特点是
  A. 昼夜间体温呈周期性波动
  B. 午后4~6时体温最低
  C. 上午8~10时体温最高
  D. 昼夜间波动的幅度超过1℃
  E. 体温波动与生物钟无关

215. 可兴奋下丘脑体温调节中枢的激素是
  A. 雄激素   B. 雌激素   C. 孕激素

D. 黄体生成素　　　　　　E. 卵泡刺激素(2024)

216. 在安静状态下,人体调节产热活动最重要的体液因素是
 A. 甲状腺激素　　　　　B. 肾上腺素　　　　　C. 去甲肾上腺素
 D. 乙酰胆碱　　　　　　E. 孕激素

217. 能引起机体发热但是效果短暂的激素是
 A. 胰岛素　　　　　　　B. 肾上腺素　　　　　C. 甲状腺激素
 D. 皮质醇　　　　　　　E. 醛固酮

218. 成年人受到持续寒冷刺激时,产热量大为增加的主要方式是
 A. 肝脏代谢增强　　　　B. 基础代谢增强　　　C. 肌紧张产热
 D. 骨骼肌代谢增强　　　E. 褐色脂肪组织产热

219. 在环境温度低于30℃,机体处于安静状态下的主要散热方式是
 A. 辐射散热　　　　　　B. 传导散热　　　　　C. 对流散热
 D. 不感蒸发　　　　　　E. 可感蒸发

 A. 辐射散热　　　　　　B. 对流散热　　　　　C. 传导散热
 D. 蒸发散热　　　　　　E. 传导散热和蒸发散热

220. 给高热患者使用冰帽的散热方式属于
221. 用酒精给高热患者擦浴的散热方式属于
222. 通过游泳使机体散热的方式属于

223. 下列关于汗液的叙述,错误的是
 A. 主要成分为水分　　　B. 渗透压高于血浆　　C. Na^+浓度受醛固酮调节
 D. 由汗腺细胞主动分泌　E. 固体成分主要为NaCl

224. 出汗是人体的散热方式之一,属于
 A. 蒸发散热　　　　　　B. 辐射散发　　　　　C. 对流散热
 D. 传导散热　　　　　　E. 不感蒸发

225. 炎热环境中(30℃以上),机体维持体热平衡主要是通过
 A. 增加有效辐射面积　　B. 增加皮肤与环境之间的温度差　　C. 交感神经紧张性增加
 D. 发汗及增加皮肤血流量　E. 发汗及减少皮肤血流量

226. 体温调节中枢在
 A. 大脑　　　　　　　　B. 延髓　　　　　　　C. 下丘脑
 D. 小脑　　　　　　　　E. 基底核

227. 某疟疾患者突发畏寒、寒战,体温达39℃,这主要是由于
 A. 体温调定点上调　　　B. 皮肤血管扩张　　　C. 散热中枢兴奋
 D. 产热中枢抑制　　　　E. 体温调节功能障碍

第8章　尿的生成和排出

一、肾小球的滤过功能(执业医师及助理医师均需掌握)

228. 肾功能的重要生理意义是
 A. 排泄代谢终产物　　　B. 调节水、盐代谢　　C. 维持酸碱平衡

D. 产生生物活性物质　　　　E. 维持机体内环境相对稳定

229. 正常情况下,不能通过肾小球滤过膜的物质是
    A. 钠离子　　　　　　　　B. 氨基酸　　　　　　　　C. 甘露醇
    D. 葡萄糖　　　　　　　　E. 血浆白蛋白

230. 肾小球滤过膜中,阻挡大分子物质滤过的主要屏障是
    A. 肾小囊脏层足细胞足突　B. 肾小囊脏层足细胞胞体　C. 肾小囊脏层足细胞足突裂隙膜
    D. 肾小球毛细血管内皮下基膜　E. 肾小球毛细血管内皮细胞

231. 下述情况能导致肾小球滤过率减小的是
    A. 血浆胶体渗透压下降　　B. 血浆胶体渗透压升高　　C. 血浆晶体渗透压下降
    D. 血浆晶体渗透压升高　　E. 肾小球毛细血管血压升高

232. 人体交感神经兴奋时,尿量减少的主要原因是
    A. 肾小球毛细血管血压下降　B. 血浆胶体渗透压升高　　C. 肾素分泌减少
    D. 醛固酮分泌减少　　　　E. 抗利尿激素分泌减少

233. 剧烈运动时,少尿的主要原因是
    A. 肾小球毛细血管血压增高　B. 抗利尿激素分泌增多　　C. 肾小动脉收缩,肾血流量减少
    D. 醛固酮分泌增多　　　　E. 肾小球滤过膜面积减少

234. 下列可使肾小球滤过率增加的因素是
    A. 肾血浆流量增多　　　　B. 有效滤过压降低　　　　C. 肾小囊内压升高
    D. 毛细血管血压降低　　　E. 血浆胶体渗透压升高

二、肾小管和集合管的物质转运功能(执业医师及助理医师均需掌握)

235. 原尿在肾被重吸收的比率约为
    A. 67%　　　　　　　　　B. 85%　　　　　　　　　C. 89%
    D. 95%　　　　　　　　　E. 99%

236. 关于肾小管 HCO_3^- 重吸收的叙述,错误的是
    A. 主要在近端小管重吸收　　　　　B. 与 H^+ 的分泌有关
    C. HCO_3^- 以 CO_2 扩散的形式被重吸收　　　D. HCO_3^- 重吸收需碳酸酐酶的帮助
    E. Cl^- 的重吸收优先于 HCO_3^- 的重吸收

237. 正常情况下,肾近端小管对 Na^+ 和水的重吸收率
    A. 约占滤过量的 99%　　　B. 受肾小球滤过率的影响　C. 与葡萄糖的重吸收平行
    D. 受血管升压素的调节　　E. 受醛固酮的调节

238. 关于肾对葡萄糖重吸收的描述,错误的是
    A. 重吸收的部位仅限于近端小管　　B. 经过通道的易化扩散方式进行
    C. 需要转运蛋白　　　　　　　　　D. 葡萄糖的重吸收与 Na^+ 的转运密切相关
    E. 肾糖阈的正常值为 10mmol/L

239. 由于 V_2 受体缺陷引起肾性尿崩症,其相关的水孔蛋白是
    A. AQP-1　　　　　　　　B. AQP-2　　　　　　　　C. AQP-3
    D. AQP-4　　　　　　　　E. AQP-5

240. 65%~70%的 NaCl 重吸收在
    A. 皮质　　　　　　　　　B. 远端小管　　　　　　　C. 集合管
    D. 近端小管　　　　　　　E. 髓质

241. 患者经抗肿瘤治疗后尿检发现大量葡萄糖和氨基酸,推测其肾单位受损部位是

A. 近端小管 B. 肾小球 C. 集合管
D. 髓袢升支粗段 E. 远端小管（2019、2022）

242. 正常人摄入钾多时排出也增加,其原因是
A. 肾小球滤过增加 B. 近端小管重吸收减少 C. 髓袢重吸收减少
D. 髓袢分泌增加 E. 远端小管和集合管分泌增加（2021）

243. 糖尿病患者尿量增多的原因是
A. 饮水过多 B. 肾小球滤过率增高 C. 肾小管重吸收 NaCl 量减少
D. 小管液溶质浓度过高 E. 肾交感神经紧张度降低（2017、2022）

244. 血管升压素的主要生理作用是
A. 作用于集合管,促进水的重吸收 B. 作用于近端肾小管,促进水的重吸收
C. 作用于远端肾小管,促进钠的重吸收 D. 作用于远端肾小管,促进水的排出
E. 作用于近端肾小管,促进水的排出

245. 大量出汗时尿量减少,主要原因是
A. 血浆胶体渗透压升高,导致肾小球滤过减少 B. 血浆晶体渗透压升高,引起 ADH 分泌增多
C. 血容量减少,导致肾小球滤过减小 D. 交感神经兴奋,引起肾小球滤过减少
E. 肾素-血管紧张素系统活动增强,引起醛固酮分泌增多

246. 与甘露醇利尿作用有关的是
A. 肾小球毛细血管压力升高 B. 血浆胶体渗透压降低 C. 小管液渗透压升高
D. 血浆中血管升压素浓度下降 E. 血浆中血管升压素浓度升高

247. 输入大量生理盐水引起尿量增加的主要原因是
A. 肾小球毛细血管血压升高 B. 血浆胶体渗透压降低 C. 小管液渗透压升高
D. 血浆中血管升压素浓度下降 E. 血浆中血管升压素浓度升高

248. 大量饮清水后,尿量增多的主要原因是
A. 肾小球滤过率增加 B. 肾血浆流量增多 C. 血浆胶体渗透压降低
D. 血管升压素分泌减少 E. 醛固酮分泌减少

249. 可促进醛固酮分泌增多的因素是
A. 血糖浓度增高 B. 血钙浓度降低 C. 血钾浓度增高
D. 循环血量增多 E. 血钠浓度增高

250. 下列因素中,刺激抗利尿激素分泌最强的是
A. 循环血量减少 B. 血浆晶体渗透压增高 C. 血浆胶体渗透压增高
D. 饮大量清水 E. 血钾浓度增高

三、血浆清除率（执业医师需掌握）

251. 适合测定肾小球滤过率的物质是
A. 肌酐 B. PAH C. 碘锐特
D. 肌酸 E. 菊粉

252. 若测得某物质的肾清除率为 80ml/min,则可认为肾小管对该物质
A. 必定能重吸收,但不能确定能否分泌 B. 必定能分泌,但不能确定能否重吸收
C. 必定能重吸收,也必定能分泌 D. 必定不能重吸收,也必定不能分泌
E. 能否重吸收和分泌都不能确定

253. 临床上评价肾小球滤过率常用的早期指标是
A. 血尿素氮 B. 血肌酐 C. 菊粉清除率

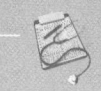

D. 内生肌酐清除率　　　　E. 尿素清除率（2023）

254. 排尿反射的初级中枢位于
A. 脑桥　　　　B. 延髓　　　　C. 骶髓
D. 腰髓　　　　E. 胸髓

A. Na^+　　　　B. 葡萄糖　　　　C. 肌酐
D. 对氨基马尿酸　　　　E. 菊粉

255. 能被肾小管全部重吸收的物质是
256. 能被肾小管大部分重吸收的物质是
257. 当血液流经肾一次后，血浆中该物质几乎完全被肾清除的是

第9章　神经系统的功能

一、突触传递（执业医师及助理医师均需掌握）

258. 运动神经切断后所支配的肌肉萎缩，是因为失去神经的
A. 传导作用　　　　B. 支持作用　　　　C. 允许作用
D. 营养作用　　　　E. 支配作用

259. 触发神经末梢释放递质的离子是
A. Na^+　　　　B. K^+　　　　C. Ca^{2+}
D. Mg^{2+}　　　　E. Cl^-

260. 在突触传递过程中，引起递质释放的关键因素是
A. 兴奋传到神经末梢　　B. 突触前膜发生去极化　　C. Ca^{2+}进入突触前末梢
D. 前膜内轴浆黏度的高低　　E. 前膜内侧负电位的大小

261. 可阻断神经递质与乙酰胆碱受体结合的物质是
A. 新斯的明　　　　B. 银环蛇毒　　　　C. 阿托品
D. 有机磷农药　　　　E. 酚妥拉明

262. 突触前抑制是由于突触前膜
A. 产生超极化　　　　B. 释放抑制性递质　　　　C. 递质耗竭
D. 兴奋性递质释放减少　　E. 产生抑制性突触后电位

263. 抑制性突触后电位产生的离子机制是
A. Na^+内流　　　　B. K^+内流　　　　C. Ca^{2+}内流
D. Cl^-内流　　　　E. K^+外流

A. K^+　　　　B. Na^+　　　　C. Ca^{2+}
D. Cl^-　　　　E. H^+

264. 促使轴突末梢释放神经递质的离子是
265. 可产生抑制性突触后电位的离子基础是
266. 静息电位的离子基础是
267. 兴奋性突触后电位属于
A. 锋电位　　　　B. 动作电位　　　　C. 终板电位

D. 局部电位　　　　　　　　E. 局部电流
268. 兴奋性突触后电位是指突触后膜出现
    A. 极化　　　　　　　　B. 去极化　　　　　　　　C. 超极化
    D. 反极化　　　　　　　E. 复极化
269. 有关突触传递特征的描述,错误的是
    A. 单向传递　　　　　　B. 突触延搁　　　　　　　C. 总和
    D. 不易疲劳　　　　　　E. 兴奋节律改变
270. 在整个反射弧中,最易出现疲劳的部位是
    A. 感受器　　　　　　　B. 传入神经元　　　　　　C. 反射中枢的突触
    D. 传出神经元　　　　　E. 效应器
271. 男,60岁。诊断为重症肌无力。治疗过程中出现呼吸困难、多汗、流涎、瞳孔缩小,可能的原因是
    A. 胆碱能系统亢进　　　B. 胆碱能系统抑制　　　　C. 肾上腺素能系统亢进
    D. 肾上腺素能系统抑制　E. 5-HT 系统亢进
272. 下列药物或毒物中,可阻断 N 型胆碱能受体的物质是
    A. 筒箭毒　　　　　　　B. 普萘洛尔(心得安)　　　C. 酚妥拉明
    D. 阿托品　　　　　　　E. 烟碱
273. 属于 N_1 型胆碱能受体拮抗剂的是
    A. 十烃季铵　　　　　　B. 阿托品　　　　　　　　C. 六烃季铵
    D. 酚妥拉明　　　　　　E. 普萘洛尔
274. 支配虹膜环形肌的是
    A. N 受体　　　　　　　B. M 受体　　　　　　　　C. α 受体
    D. β 受体　　　　　　　E. 多巴胺受体
275. 躯体运动神经末梢释放的递质是
    A. 乙酰胆碱　　　　　　B. 多巴胺　　　　　　　　C. 去甲肾上腺素
    D. 谷氨酸　　　　　　　E. 肾上腺素
276. 交感神经节前纤维释放的递质是
    A. 肾上腺素　　　　　　B. 去甲肾上腺素　　　　　C. 乙酰胆碱
    D. 5-羟色胺　　　　　　E. ATP
277. 去甲肾上腺素激活 α 受体后引起舒张效应的部位是
    A. 冠状血管　　　　　　B. 皮肤黏膜血管　　　　　C. 脑血管
    D. 小肠平滑肌　　　　　E. 竖毛肌

    A. 多巴胺　　　　　　　B. 5-羟色胺　　　　　　　C. 谷氨酸
    D. 乙酰胆碱　　　　　　E. γ-氨基丁酸
278. 属于兴奋性氨基酸类神经递质的是
279. 属于抑制性氨基酸类神经递质的是(2021)

    A. α 受体　　　　　　　B. $β_1$ 受体　　　　　　　C. $β_2$ 受体
    D. M 受体　　　　　　　E. N 受体
280. 导致心率加快、传导加速、心肌收缩力加强的受体是
281. 引起支气管平滑肌舒张的受体是
282. 促进胃肠运动的受体是

A. α_1 受体 B. α_2 受体 C. β_1 受体
D. β_2 受体 E. β_3 受体

283. 激活后能促进糖酵解代谢的主要受体是
284. 激活后能促进脂肪分解代谢的受体是

A. M 受体 B. N_1 受体 C. N_2 受体
D. α 受体 E. β 受体

285. 分布于骨骼肌细胞膜上的受体是
286. 分布于心肌细胞膜上的肾上腺素能受体是

A. 感受器 B. 传入神经 C. 神经中枢
D. 传出神经 E. 效应器

287. 肌梭属于
288. 脊髓的抑制性中间神经元属于

A. 感受器 B. 传入神经元 C. 神经中枢
D. 传出神经元 E. 效应器

289. 在腱反射中,梭外肌纤维属于
290. 在肌紧张反射中,脊髓前角运动神经元属于

291. 用力牵拉肌肉时,肌张力突然降低的原因是
A. 肌梭抑制 B. 拮抗肌抑制 C. 骨骼肌疲劳
D. 协同肌兴奋 E. 腱器官兴奋

二、神经反射（执业医师及助理医师均需掌握）

292. 下列各项生理功能活动中,属于条件反射的是
A. 咀嚼、吞咽食物引起胃酸分泌 B. 闻到食物香味引起唾液分泌
C. 叩击股四头肌肌腱引起小腿前伸 D. 强光刺激视网膜引起瞳孔缩小
E. 异物接触角膜引起眼睑闭合

293. 条件反射的特点是
A. 先天遗传 B. 后天训练而建立 C. 种族共有的反射
D. 是一种初级的神经活动 E. 反射弧固定不变

三、神经系统的感觉分析功能（执业医师及助理医师均需掌握）

294. 特异性投射系统的特点是
A. 弥散投射到大脑皮层广泛区域 B. 点对点投射到大脑皮层特定区域
C. 上行激动系统是其主要结构 D. 改变大脑皮层兴奋状态是其主要功能
E. 对催眠药和麻醉药敏感

295. 丘脑的非特异性投射系统的主要作用是
A. 引起痛觉 B. 引起温度觉 C. 引起触觉
D. 使机体进入睡眠状态 E. 维持大脑兴奋状态

296. 内脏痛的主要特点是
A. 刺痛 B. 快痛 C. 定位不精确
D. 必有牵涉痛 E. 对牵拉不敏感

297. 男,65岁。既往有胆结石病史10年,突发右肝区绞痛,伴右肩区疼痛。右肩区疼痛的性质是

A. 躯体痛 B. 牵涉痛 C. 痉挛性痛
D. 体腔壁痛 E. 扩散性疼痛

四、神经系统对姿势和运动的调节（执业医师及助理医师均需掌握）

298. 人体姿势维持的基础是
　　A. 骨骼肌收缩　　　　　B. 骨骼肌舒张　　　　　C. 腱反射
　　D. 肌紧张　　　　　　　E. 屈肌反射

299. 维持身体姿势最基本的反射是
　　A. 肌紧张反射　　　　　B. 跟腱反射　　　　　　C. 腱反射
　　D. 肱二头肌反射　　　　E. 对侧伸肌反射

300. 快速牵拉肌肉时发生的牵张反射是使
　　A. 受牵拉的肌肉发生收缩　B. 同一关节的协调肌抑制　C. 同一关节的拮抗肌兴奋
　　D. 其他关节的肌肉也收缩　E. 伸肌和屈肌同时收缩

301. 在中脑上、下丘之间切断脑干的动物,将出现
　　A. 肢体痉挛性麻痹　　　B. 脊髓休克　　　　　　C. 去皮层僵直
　　D. 去大脑僵直　　　　　E. 上运动神经元麻痹

302. 帕金森病主要受损的神经传导通路是
　　A. 黑质-纹状体多巴胺通路　B. 白质通路　　　　　C. 纹状体-黑质 GABA 通路
　　D. 脑干网状结构胆碱能通路　E. 纹状体内部 ACh 通路（2024）

303. 帕金森病患者可出现的症状是
　　A. 运动共济失调　　　　B. 骨骼肌张力降低　　　C. 静止性震颤
　　D. 意向性震颤　　　　　E. 皮肤感觉迟钝

304. 用左旋多巴或 M 受体拮抗剂治疗震颤麻痹（帕金森病）,不能缓解的症状是
　　A. 肌肉强直　　　　　　B. 随意运动减少　　　　C. 动作缓慢
　　D. 面部表情呆板　　　　E. 静止性震颤

305. 小脑绒球小结叶受损后的表现是
　　A. 运动编程功能受损　　B. 运动启动功能障碍　　C. 肌肉精细运动受损
　　D. 身体平衡功能障碍　　E. 运动协调功能受损

306. 小脑损伤不可能出现的临床表现是
　　A. 柔软性麻痹　　　　　B. 肌张力下降　　　　　C. 共济失调
　　D. 位置性眼震颤　　　　E. 意向性震颤（2023）

307. 副交感神经的作用是
　　A. 瞳孔扩大　　　　　　B. 糖原分解增加　　　　C. 逼尿肌收缩
　　D. 骨骼肌血管舒张　　　E. 消化道括约肌收缩

308. 交感神经兴奋时可引起
　　A. 瞳孔缩小　　　　　　B. 逼尿肌收缩　　　　　C. 消化道括约肌舒张
　　D. 孕妇的子宫平滑肌收缩　E. 支气管平滑肌收缩

　　A. 脊髓　　　　　　　　B. 延髓　　　　　　　　C. 大脑
　　D. 中脑　　　　　　　　E. 下丘脑

309. 瞳孔对光反射中枢位于
310. 基本生命中枢位于

五、脑电活动(执业医师需掌握)

311. 幼儿脑电波是
    A. θ 波　　　　　　　　B. α 波　　　　　　　　C. β 波
    D. γ 波　　　　　　　　E. δ 波
312. 正常人安静状态时出现的脑电波应为
    A. α 波　　　　　　　　B. β 波　　　　　　　　C. γ 波
    D. δ 波　　　　　　　　E. θ 波

六、脑的高级功能(执业医师需掌握)

313. 男,45 岁,右利手。因头痛和言语障碍 6 月余就诊。头颅 MRI 显示左侧中央前回底部前方有占位性病变,脑膜瘤可能性大。该患者的言语障碍最可能是
    A. 失写　　　　　　　　B. 失读　　　　　　　　C. 感觉性失语
    D. 传导性失语　　　　　E. 运动性失语
314. 女,56 岁,右利手。突然语言困难 2 天,有心房颤动病史 7 年。查体:神志清楚,四肢运动感觉无异常。门诊医生问诊:"生什么病？"答:"呀！吃饭吗？"医生:"把右手举起来。"答"是",却向门口走去。最可能的原因是
    A. 运动性失语　　　　　B. 命名性失语　　　　　C. 传导性失语
    D. 感觉性失语　　　　　E. 混合性失语

第 10 章　内分泌

一、下丘脑的内分泌功能(执业医师需掌握)

315. 不具有内分泌功能的细胞是
    A. 胰腺导管细胞　　　　B. 睾丸间质细胞　　　　C. 甲状旁腺主细胞
    D. 肾上腺皮质细胞　　　E. 胃黏膜的 G 细胞(2023)
316. 下列属于类固醇激素的是
    A. 肾上腺髓质激素　　　B. 肾上腺皮质激素　　　C. 促甲状腺激素
    D. 甲状腺激素　　　　　E. 促肾上腺皮质激素
317. 不属于腺垂体激素靶腺的是
    A. 甲状腺　　　　　　　B. 睾丸　　　　　　　　C. 胰腺
    D. 肾上腺　　　　　　　E. 卵巢
318. 实现下丘脑与神经垂体之间的功能联系,依靠
    A. 垂体门脉系统　　　　B. 下丘脑促垂体区　　　C. 下丘脑-垂体束
    D. 正中隆起　　　　　　E. 下丘脑调节肽

    A. 皮质醇　　　　　　　B. 泌乳素　　　　　　　C. 肾上腺素
    D. 血管加压素　　　　　E. 促甲状腺激素释放激素
319. 腺垂体分泌的激素是
320. 神经垂体储存的激素是(2018、2022)

二、生长激素(执业医师及助理医师均需掌握)

321. 下列关于生长激素功能的叙述,错误的是

A. 加速蛋白质的合成　　　　B. 促进脂肪的合成　　　　C. 促进生长发育
D. 升高血糖水平　　　　　　E. 减少尿氮排出

322. 能促进肝外蛋白质合成,维持机体正氮平衡的激素是
A. 糖皮质激素　　　　　　　B. 生长激素　　　　　　　C. 肾上腺素
D. 甲状旁腺激素　　　　　　E. 降钙素(2024)

323. 一昼夜人体血液中生长激素水平最高是在
A. 觉醒时　　　　　　　　　B. 困倦时　　　　　　　　C. 饥饿时
D. 寒冷时　　　　　　　　　E. 熟睡时

三、甲状腺激素(执业医师及助理医师均需掌握)

324. 下列不属于内分泌器官的是
A. 腺垂体　　　　　　　　　B. 肾上腺　　　　　　　　C. 睾丸
D. 前列腺　　　　　　　　　E. 甲状旁腺

325. 甲状腺功能减退症患者有严重的智力低下、聋哑的表现,估计其甲状腺功能减退始于
A. 胎儿期或新生儿期　　　　B. 3~5 岁　　　　　　　　C. 6~10 岁
D. 11~17 岁　　　　　　　　E. 18 岁以后

326. 影响神经系统发育最重要的激素是
A. 生长激素　　　　　　　　B. 甲状腺激素　　　　　　C. 糖皮质激素
D. 胰岛素　　　　　　　　　E. 性激素

327. 甲状腺激素对下列哪些器官的发育最为重要?
A. 肝和肾　　　　　　　　　B. 肾和心　　　　　　　　C. 骨和脑
D. 肝和脑　　　　　　　　　E. 心和脑

328. 甲状腺激素分泌不足可引起
A. 黏液性水肿　　　　　　　B. 小儿麻痹　　　　　　　C. 巨人症
D. 矮小症　　　　　　　　　E. 肢端肥大症

A. ACTH　　　　　　　　　　B. LH　　　　　　　　　　C. TSH
D. FSH　　　　　　　　　　E. GH

329. 促进甲状腺激素分泌的激素是
330. 促进皮质醇分泌的激素是

四、调节钙、磷代谢的激素(执业医师及助理医师均需掌握)

331. 人体降钙素来源于
A. 甲状腺滤泡旁细胞　　　　B. 甲状腺滤泡上皮细胞　　C. 甲状旁腺主细胞
D. 成骨细胞　　　　　　　　E. 破骨细胞

332. 甲状旁腺激素对血钙的调节主要是通过
A. 肠和胃　　　　　　　　　B. 肝和胆　　　　　　　　C. 胰和胆
D. 骨和肾　　　　　　　　　E. 脑垂体

333. 甲状旁腺激素的功能是调节血液中的
A. 钙　　　　　　　　　　　B. 钠　　　　　　　　　　C. 镁
D. 钾　　　　　　　　　　　E. 锌

334. 甲状腺滤泡旁细胞(又称 C 细胞)分泌的降钙素的作用是
A. 促进细胞内的氧化作用　　　　　　　　B. 维持糖、蛋白质、脂肪正常的代谢

C. 促进机体的正常生长发育　　　　　　D. 抑制溶骨反应
E. 保持机体各系统、器官的生理功能(2019、2023)

335. 甲状旁腺激素对血液中钙、磷浓度的调节作用表现为
A. 降低血钙浓度,升高血磷浓度　　　B. 升高血钙浓度,降低血磷浓度
C. 升高血钙浓度,不影响血磷浓度　　D. 降低血钙浓度,不影响血磷浓度
E. 升高血钙、血磷浓度

五、胰岛素(执业医师及助理医师均需掌握)

336. 降糖升蛋白的激素是
A. 甲状腺激素　　　　B. 胰岛素　　　　C. 雄激素
D. 生长激素　　　　　E. 雌激素

337. 下列激素中,能最显著地促进胰岛素分泌的是
A. 抑胃肽　　　　　　B. 促胃液素　　　C. 促胰液素
D. 生长激素　　　　　E. 皮质醇

338. 调节胰岛素分泌最重要的因素是
A. 血中氨基酸浓度　　B. 血糖浓度　　　C. 血中脂肪酸浓度
D. 迷走神经　　　　　E. 胰高血糖素

339. 下列关于胰岛素的叙述,错误的是
A. 促进糖的储存和利用　　　　　　B. 促进葡萄糖转变为脂肪
C. 抑胃肽对胰岛素的分泌有调节作用　D. 促进脂肪和蛋白质的分解和利用
E. 与生长激素有协同效应

六、肾上腺皮质和髓质激素(执业医师及助理医师均需掌握)

340. 糖皮质激素升高血糖的机制是
A. 减少糖异生　　　　B. 抑制肝外组织的葡萄糖利用　　C. 促进糖类转变为脂肪
D. 促进脂肪酸合成　　E. 促进葡萄糖氧化

341. 患者长期使用糖皮质激素,导致肾上腺皮质功能减退的原因是
A. CRH 降低,ACTH 降低　　B. CRH 降低,ACTH 升高　　C. CRH 升高,ACTH 降低
D. CRH 升高,ACTH 升高　　E. CRH 不变,ACTH 降低(2024)

342. 女性,22 岁。睡眠差、食欲和体重增加半年。伴月经周期不规律、经期延长。查体:血压 140/90mmHg,满月脸,水牛背,向心性肥胖。该患者可能会出现的实验室检查异常是
A. 血脂肪酸浓度下降　　B. 血钠下降　　　C. 血钾下降
D. 血红细胞计数减少　　E. 血中性粒细胞计数减少(2023)

343. 应激反应时,血中明显增多的激素是
A. 皮质醇　　　　　　B. 醛固酮　　　　C. 胰岛素
D. 抗利尿激素　　　　E. 雄激素

344. 个体处于应急状态时,表现为心率加快、血压增高、呼吸加快、血糖升高和肌张力增强。这些生理反应说明活动增强的神经内分泌系统是
A. 下丘脑-垂体-甲状腺轴　　B. 下丘脑-垂体-肾上腺皮质轴　　C. 交感-肾上腺髓质轴
D. 下丘脑-垂体-性腺轴　　　E. 下丘脑-垂体后叶轴系

345. 与糖代谢无关的激素是
A. 胰岛素　　B. 甲状腺激素　　C. 肾上腺素　　D. 去甲肾上腺素　　E. 醛固酮

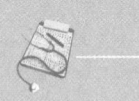

第11章 生 殖

一、男性生殖（执业医师及助理医师均需掌握）

346. 男性性腺分泌的激素是
    A. 肽类激素   B. 氨基酸   C. 糖蛋白
    D. 儿茶酚胺   E. 类固醇激素

347. 睾丸内合成与分泌雄激素的细胞是
    A. 间质细胞   B. 内皮细胞   C. 支持细胞
    D. 生精细胞   E. 颗粒细胞（2024）

348. 睾酮没有的作用是
    A. 刺激生殖器官的生长发育   B. 维持生精作用   C. 溶骨作用
    D. 维持正常性欲   E. 促进红细胞生成

349. 下列有关睾酮功能的叙述，错误的是
    A. 促进精子生长发育   B. 抑制蛋白质合成   C. 促进骨骼生长
    D. 促进副性征的出现   E. 维持正常性欲

350. FSH 对生精过程进行调节的靶细胞是
    A. 精原细胞   B. 支持细胞   C. 间质细胞
    D. 生精细胞   E. Leydig 细胞（2023）

二、女性生殖（执业医师及助理医师均需掌握）

351. 关于雌激素生理作用的叙述，不正确的是
    A. 使子宫发育   B. 促进水与钠排泄   C. 促进输卵管发育
    D. 促进骨中钙的沉积 E. 促进阴道上皮细胞的增生

352. 下列有关孕激素作用的叙述，正确的是
    A. 使子宫内膜发生增生期变化   B. 使子宫内膜发生分泌期变化
    C. 降低血浆低密度脂蛋白含量   D. 促使并维持女性第二性征的出现
    E. 促进子宫收缩

353. 能够引起排卵后基础体温升高的激素是
    A. 黄体生成素   B. 卵泡刺激素   C. 雌激素
    D. 孕激素   E. 催乳素

354. 正常月经周期中雌激素出现第二次高峰的直接原因是
    A. 雌激素的正反馈作用   B. 孕激素的正反馈作用   C. 催乳素的作用
    D. 黄体生成素的作用   E. 促卵泡激素的作用

355. 月经周期中控制排卵发生的关键因素是
    A. 排卵前雌激素高峰   B. 孕激素高峰   C. 卵泡刺激素高峰
    D. 黄体生成素高峰   E. 促性腺激素释放激素高峰

356. 育龄期女性月经周期中，促进卵泡发育成熟的主要激素是
    A. 卵泡刺激素   B. 黄体生成素   C. 人绒毛膜促性腺激素
    D. 雌激素   E. 孕激素

357. 月经来潮的原因是
    A. 血中雌激素水平和孕激素水平都升高　　B. 血中雌激素水平降低,孕激素水平升高
    C. 血中雌激素水平降低,孕激素水平不变　　D. 血中雌激素水平升高,孕激素水平降低
    E. 血中雌激素水平和孕激素水平都降低
358. 属于雌激素生理作用的是
    A. 使宫颈黏液分泌减少　　B. 抑制阴道上皮细胞增生　　C. 促进乳腺腺泡发育成熟
    D. 促进水钠潴留　　E. 抑制输卵管肌收缩的振幅(2022)
359. 雌激素的生理作用是
    A. 抑制输卵管平滑肌的运动　　B. 促进水钠排泄　　C. 抑制蛋白质合成
    D. 可使基础体温上升　　E. 对下丘脑和垂体起着正、负反馈调节(2024)

第四篇　医学微生物学

（执业医师需掌握）

第1章　微生物的基本概念、细菌形态结构与细菌生理

1. 有完整细胞核的微生物是
   A. 立克次体　　　　　　B. 放线菌　　　　　　C. 细菌
   D. 真菌　　　　　　　　E. 衣原体
2. 不属于原核细胞型微生物的是
   A. 螺旋体　　　　　　　B. 放线菌　　　　　　C. 衣原体
   D. 真菌　　　　　　　　E. 立克次体
3. 不属于原核细胞型微生物的是
   A. 细菌　　　　　　　　B. 病毒　　　　　　　C. 支原体
   D. 立克次体　　　　　　E. 衣原体
4. 属于原核细胞型微生物的是
   A. 酵母菌、淋病奈瑟菌　　B. 放线菌、破伤风梭菌　　C. 链球菌、念珠菌
   D. 隐球菌、结核分枝杆菌　E. 小孢子菌、大肠埃希菌

   A. 病毒　　　　　　　　B. 衣原体　　　　　　C. 真菌
   D. 支原体　　　　　　　E. 立克次体
5. 无细胞壁的原核细胞型微生物是
6. 具有典型细胞核和完善细胞器的微生物是
7. 细菌细胞壁特有的成分是
   A. 肽聚糖　　　　　　　B. 外膜　　　　　　　C. 脂蛋白
   D. 脂多糖　　　　　　　E. 类脂
8. 青霉素作用的细菌靶位是
   A. 细胞质的质粒　　　　B. 细胞质的核糖体　　C. 细胞壁的聚糖骨架
   D. 细胞壁的磷壁酸　　　E. 细胞壁的五肽交联桥
9. 细菌"核质以外的遗传物质"是指
   A. mRNA　　　　　　　B. 核蛋白体　　　　　C. 质粒
   D. 异染颗粒　　　　　　E. 性菌毛
10. 与细菌耐药性有关的结构是
    A. 性菌毛　　　　　　　B. 细菌染色体　　　　C. 质粒
    D. 鞭毛　　　　　　　　E. 异染颗粒

    A. 中介体　　　　　　　B. 包涵体　　　　　　C. 吞噬体
    D. 质粒　　　　　　　　E. 异染颗粒

11. 与细菌的呼吸作用有关的结构是
12. 可用于鉴别细菌的结构是
13. 在病毒的增殖过程中,可出现的结构是
14. 使细菌具有侵袭力的结构成分是
    A. 芽胞   B. 肽聚糖   C. 荚膜
    D. 核糖体   E. 异染颗粒
15. 肺炎链球菌的主要致病因素是
    A. C-反应蛋白   B. 自溶酶   C. 荚膜
    D. 外毒素   E. 内毒素
16. 细菌芽胞最显著的特性是
    A. 抗吞噬性   B. 具有毒素活性   C. 耐热性
    D. 黏附性   E. 侵袭性
17. 细菌个体的繁殖方式是
    A. 有性繁殖   B. 菌丝断裂   C. 细胞出芽
    D. 无性二分裂   E. 核酸复制
18. 幽门螺杆菌是
    A. 无鞭毛   B. 革兰氏染色阳性   C. 营养要求低
    D. 微需氧   E. 呈球形
19. 流行病学调查时,可作为细菌分型依据的代谢产物是
    A. 抗生素   B. 细菌素   C. 热原质
    D. 毒素   E. 色素

第2章　消毒灭菌、噬菌体与细菌的遗传变异

20. 医学上主要用于空气灭菌的电磁辐射是
    A. 紫外线   B. 红外线   C. γ射线
    D. 可视线   E. 微波辐射
21. 关于高压蒸汽灭菌法,不正确的描述是
    A. 灭菌效果最可靠   B. 适用于耐高温和耐湿物品的灭菌
    C. 可杀灭包括细菌芽胞在内的所有微生物   D. 通常灭菌时间为1小时
    E. 通常灭菌温度为121.3℃
22. 普通培养基最适宜的灭菌方法是
    A. 巴氏消毒法   B. 煮沸法   C. 高压蒸汽灭菌法
    D. 流通蒸汽灭菌法   E. 间歇灭菌法
23. 质粒在细菌间的转移方式主要为
    A. 转化   B. 接合   C. 转导
    D. 易位   E. 溶原性转换

第3章　细菌的感染与免疫、细菌感染的检测方法与防治原则

24. 引起肠道菌群失调的最主要病因是

A. 正常菌群异位　　　　　　B. 宿主免疫力低下　　　　　　C. 滥用抗生素
  D. 黏膜表面损伤　　　　　　E. 长期大剂量应用糖皮质激素
25. 与细菌侵袭力无关的致病因素是
  A. 黏附素　　　　　　　　　B. 荚膜　　　　　　　　　　　C. 细菌生物被膜
  D. 外毒素　　　　　　　　　E. 透明质酸酶
26. 关于病菌致病因素的描述,错误的是
  A. 病菌有黏附因子　　　　　B. 病菌有荚膜、微荚膜　　　　C. 与病菌的胞外酶有关
  D. 与病菌的内、外毒素有关　E. 与病菌侵入的数量并无密切关系
27. 内毒素的主要成分是
  A. 肽聚糖　　　　　　　　　B. 蛋白质　　　　　　　　　　C. 脂蛋白
  D. 核酸　　　　　　　　　　E. 脂多糖
28. 细菌内毒素的特征是
  A. 只有革兰氏阴性细菌产生　B. 少数革兰氏阳性细菌产生　　C. 细菌在生活状态下释放
  D. 抗原性强　　　　　　　　E. 不耐热
29. 可以引起菌血症的细菌是
  A. 霍乱弧菌　　　　　　　　B. 肉毒梭菌　　　　　　　　　C. 白喉棒状杆菌
  D. 破伤风梭菌　　　　　　　E. 伤寒沙门菌
30. 某患者住院期间长期使用免疫抑制剂,在医院内最可能发生的感染类型是
  A. 环境感染　　　　　　　　B. 外源性感染　　　　　　　　C. 内源性感染
  D. 交叉感染　　　　　　　　E. 医源性感染(2023)
31. 医院感染最重要的传播途径是
  A. 土壤传播　　　　　　　　B. 食物传播　　　　　　　　　C. 手传播
  D. 饮水传播　　　　　　　　E. 节肢动物传播(2024)
32. 在玻片上用特异性诊断血清来鉴定病原菌的方法是
  A. 中和试验　　　　　　　　B. 补体结合试验　　　　　　　C. 直接凝集试验
  D. 间接凝集试验　　　　　　E. 间接凝集抑制试验(2024)

第4章　病原性球菌、肠道杆菌、弧菌与螺杆菌属

33. 男,45岁。2周前烧伤,烧伤面积40%左右,近5天开始发热,体温38~39℃,间歇性,逐渐加重并伴有寒战。血培养出的细菌可产生凝固酶、杀白细胞素、肠毒素。最可能感染的细菌是
  A. 肺炎链球菌　　　　　　　B. 溶血性链球菌　　　　　　　C. 厌氧芽胞菌
  D. 大肠埃希菌　　　　　　　E. 金黄色葡萄球菌
34. 可引起食物中毒的细菌是
  A. 葡萄球菌　　　　　　　　B. 溶血性链球菌　　　　　　　C. 肺炎链球菌
  D. 脑膜炎奈瑟菌　　　　　　E. 淋病奈瑟菌
35. 与血浆凝固酶阴性葡萄球菌无关的疾病是
  A. 食物中毒　　　　　　　　B. 败血症　　　　　　　　　　C. 股骨头置换术后感染
  D. 急性膀胱炎　　　　　　　E. 细菌性心内膜炎
36. 可引起毒性休克综合征的细菌是

A. 肺炎链球菌 B. 脑膜炎奈瑟菌 C. 溶血性链球菌
D. 表皮葡萄球菌 E. 金黄色葡萄球菌

37. 男,45岁。因"胃溃疡"行胃部分切除术,卧床7天后出现高热、咳脓血痰伴气促。查体:T39℃,P120次/分,R30次/分。双肺可闻及少许湿啰音。痰液涂片检查可见大量脓细胞,成堆排列的 G^+ 球菌,白细胞内也可见到 G^+ 球菌。最可能感染的细菌是
   A. A族链球菌 B. D族链球菌 C. 脑膜炎奈瑟菌
   D. 肺炎链球菌 E. 金黄色葡萄球菌

38. 不属于肺炎链球菌致病物质的是
   A. M蛋白 B. 荚膜 C. 神经氨酸酶
   D. 肺炎链球菌溶素 E. 脂磷壁酸

39. 引起流行性脑脊髓膜炎的病原体属于
   A. 奈瑟菌属 B. 念珠菌属 C. 隐球菌属
   D. 链球菌属 E. 葡萄球菌属

40. 淋病奈瑟菌的形态特点是
   A. 革兰氏阴性双球菌 B. 革兰氏阳性四联球菌 C. 革兰氏阴性螺形菌
   D. 革兰氏阴性球杆菌 E. 革兰氏阳性链球菌

A. 葡萄球菌 B. 溶血性链球菌 C. 肺炎链球菌
D. 大肠埃希菌 E. 淋病奈瑟菌

41. 有典型荚膜结构的是
42. 黏膜表面黏附时可产生IgA1蛋白酶的是
43. 引发猩红热的病原体是

44. 在鉴别肠道致病菌和非致病菌的单糖发酵试验中,具有鉴别意义的单糖是
   A. 葡萄糖 B. 麦芽糖 C. 蔗糖
   D. 菊糖 E. 乳糖

45. 患者,男,55岁。上腹部胀痛不适1月,加重伴高热、呕吐4天。糖尿病病史6年。查体:体温39.5℃,脉率110次/分,皮肤、巩膜无黄染。右上腹肌紧张,有压痛,无反跳痛,肝肋下3cm,质软,有压痛,肝区叩击痛(+)。外周血 WBC20×10⁹/L,N0.85。腹部B超示肝右叶 5.0cm×4.0cm×4.0cm 液性暗区。超声引导下行脓腔穿刺抽液,细菌培养结果提示革兰氏阴性杆菌,吲哚试验阳性,糖发酵试验能发酵葡萄糖和乳糖。其致病菌最可能是
   A. 大肠埃希菌 B. 痢疾志贺菌 C. 肠炎沙门菌
   D. 伤寒沙门菌 E. 类杆菌属(2022)

46. 大肠埃希菌O157:H7引起的腹泻特点是
   A. 脓性便 B. 血样便 C. 米泔水样便
   D. 蛋花样便 E. 黏液便

47. 可致出血性结肠炎的细菌是
   A. 伤寒沙门菌 B. 金黄色葡萄球菌 C. 霍乱弧菌
   D. 大肠埃希菌O157:H7 E. 副溶血性弧菌

48. 与志贺毒素致病作用类似的毒素是
   A. 肉毒外毒素 B. 大肠埃希菌内毒素 C. 霍乱外毒素
   D. 金黄色葡萄球菌外毒素 E. 伤寒杆菌内毒素

49. 某人在参加一次聚餐3天后,突然出现发热、腹痛和腹泻。腹泻始为水样便,1天后转变为黏液脓血

便,并有里急后重感。根据以上症状,应考虑的疾病和检查方法是
　　A. 伤寒,取脓血便进行免疫荧光检查　　　　B. 葡萄球菌食物中毒,取剩余食物分离致病菌
　　C. 沙门菌食物中毒,取剩余食物分离致病菌　D. 霍乱,取脓血便直接镜检
　　E. 细菌性痢疾,取脓血便分离肠道致病菌

50. 患者张某,疑似伤寒入院,2次取血做肥达反应的结果:入院后第4天结果,抗H 1:80,抗O 1:80,抗A、抗B、抗C 1:40;入院后第12天,抗H、抗O 1:320,抗A、抗B、抗C 1:40,可能诊断为
　　A. 伤寒　　　　　　　　　　B. 甲型副伤寒　　　　　　　C. 乙型副伤寒
　　D. 沙门菌早期感染　　　　　E. 回忆反应

51. 关于霍乱弧菌的生物学性状,错误的描述是
　　A. 革兰氏染色为阴性　　　　B. 有菌毛和单鞭毛　　　　　C. 悬滴观察呈"穿梭"样运动
　　D. El-Tor生物型可形成芽胞　E. 增菌培养基通常为碱性蛋白胨水

52. 霍乱弧菌的致病因素不包括
　　A. 鞭毛　　　　　　　　　　B. 菌毛　　　　　　　　　　C. 荚膜
　　D. 肠毒素　　　　　　　　　E. 内毒素

53. 耐盐细菌是
　　A. 痢疾志贺菌　　　　　　　B. 破伤风梭菌　　　　　　　C. 副溶血弧菌
　　D. 白喉棒状杆菌　　　　　　E. 结核分枝杆菌

54. 男,40岁。上腹部不适伴纳差1个月,既往体健。胃镜检查结果为黏膜相关性淋巴样组织淋巴瘤。与该病发生密切相关的病原体是
　　A. 军团菌　　　　　　　　　B. 粪肠球菌　　　　　　　　C. 幽门螺杆菌
　　D. 产气肠杆菌　　　　　　　E. 大肠埃希菌

55. 女,41岁。上腹胀痛10余年,常伴烧心,多在餐后1小时发作,1~2小时可自行缓解,秋冬及冬春季症状明显。胃镜下黏膜活检组织Worthin-Starty银染色阳性,提示细菌感染。这种致病菌的特点不包括
　　A. 尿素酶试验阳性　　　　　B. 至少需质子泵抑制剂加两种抗生素治疗
　　C. 革兰氏染色阳性　　　　　D. 培养时需要加入5%~10%羊血或马血
　　E. 培养3~7天可见针尖大小的菌落

第5章　厌氧菌、分枝杆菌与嗜血杆菌属

56. 男,35岁。田间耕作时被带锈铁钉刺伤右足,伤口深约3cm,自行包扎未就医。6天后患者出现全身乏力,头晕、头痛,并觉张口困难,颈强直(+),头后仰,角弓反张。对造成该疾病的致病菌特点的描述,正确的是
　　A. 革兰氏染色阴性　　　　　B. 芽胞对热、干燥不耐受　　C. 致病毒素主要为内毒素
　　D. 细菌形态为球菌　　　　　E. 感染必须具有缺氧环境

57. 男,30岁。全身乏力,面部肌肉紧张2天。7天前田间劳动时足部刺伤。局部分泌物标本检出致病微生物为革兰氏阳性菌,有周鞭毛,无荚膜,厌氧培养呈羽毛样菌落。最可能的致病微生物是
　　A. 破伤风梭菌　　　　　　　B. 产气荚膜梭菌　　　　　　C. 铜绿假单胞菌
　　D. 溶血性链球菌　　　　　　E. 金黄色葡萄球菌

58. 不属于产气荚膜梭菌致病物质的是
　　A. 卵磷脂酶　　　　　　　　B. 溶血素　　　　　　　　　C. 透明质酸酶

D. 内毒素 E. 胶原酶
59. 在下述情况中,排除无芽胞厌氧菌的依据是
   A. 机体多个部位的脓肿 B. 血性分泌物,恶臭或有气体
   C. 分泌物直接涂片可见细菌 D. 在普通肉汤培养基中呈表面生长
   E. 在无氧环境下的血平板中长出微小菌落
60. 男,40 岁。右下肢肿胀、剧痛 3 小时。1 天前用粪便在农田施肥时,右足被扎伤,半夜感胀裂样痛,症状加重,出现下肢肿胀,皮肤由紫红变成紫黑色,水肿,有水泡。查体:局部皮下有捻发音,伤口处有恶臭的血性浆液渗出。最可能的致病菌是
   A. 乙型溶血性链球菌 B. 大肠埃希菌 C. 金黄色葡萄球菌
   D. 表皮葡萄球菌 E. 梭状芽胞杆菌
61. 结核分枝杆菌化学组成最显著的特点是含有大量的
   A. 蛋白质 B. 脂类 C. 多糖
   D. RNA E. 磷壁酸
62. 结核分枝杆菌形态学诊断最常用的染色方法是
   A. 革兰氏染色 B. 抗酸染色 C. 亚甲蓝染色
   D. 镀银染色 E. 荚膜染色
63. 男,26 岁。腰痛、低热、进行性加重半年。体格检查:L_1 棘突压痛,叩击痛(+)。X 线片提示骨质破坏、腰大肌影增宽。CT 引导下行脓肿穿刺涂片提示抗酸染色(+)。为明确病原体,其培养应使用
   A. 罗氏培养基 B. 巧克力培养基 C. SS 琼脂培养基
   D. 双糖铁培养基 E. 疱肉培养基
64. 鸟分枝杆菌的特点是
   A. 细胞壁有磷壁酸 B. 属于机会性致病菌 C. 药物治疗效果差
   D. 生长速度较快 E. 抗酸染色阴性(2023)

第6章 动物源性细菌、其他细菌与放线菌

65. 能引起人畜共患病的病原体是
   A. 淋病奈瑟菌 B. 白喉棒状杆菌 C. 布鲁菌
   D. 霍乱弧菌 E. 梅毒螺旋体
66. 男,39 岁。发热 2 天,伴畏寒,右上肢剧烈疼痛。有啮齿动物接触史。查体:T39.8℃,P110 次/分,R22 次/分,BP120/75mmHg。神志清楚,强迫体位,右腋下可触及肿大淋巴结,触痛明显。心、肺、腹未见异常。实验室检查:血 WBC12.4×10^9/L,N0.86,L0.14。淋巴结穿刺液涂片染色检查可见 G^- 菌。引起该病的病原体是
   A. 伤寒杆菌 B. 大肠埃希菌 C. 奈瑟球菌
   D. 鼠疫耶尔森菌 E. 流感嗜血杆菌
67. 白喉棒状杆菌最主要的致病物质是
   A. 内毒素 B. 外毒素 C. 芽胞
   D. 荚膜 E. 索状因子
68. 所产毒素与噬菌体有关的细菌是
   A. 产气荚膜梭菌 B. 破伤风梭菌 C. 白喉棒状杆菌

D. 霍乱弧菌 E. 大肠埃希菌
69. 放线菌病的好发部位是
    A. 胸腔 B. 腹腔 C. 盆腔
    D. 面颈部 E. 四肢

第7章 支原体、立克次体、衣原体与螺旋体

70. 男,25岁。头痛、全身痛、乏力伴发热3天于8月15日来诊。发病前曾收割水稻多日。查体:T39℃,P110次/分,神志清,球结膜充血,腹股沟淋巴结肿大,腓肠肌压痛。此患者所患疾病的病原学特点是
    A. 革兰氏染色阴性杆菌,有菌毛,无鞭毛及荚膜
    B. 菌体纤细,有12~18个螺旋,镀银染色呈黑色
    C. 革兰氏染色阴性弧菌,形态弯曲
    D. 革兰氏染色阴性杆菌,在含胆汁培养基上生长更好
    E. 革兰氏染色阴性双球菌,裂解释放内毒素致病
71. 衣原体的繁殖体形式为
    A. 原体 B. 始体 C. 包涵体
    D. 内基小体 E. 中介体(2022)

    A. 炭疽芽胞杆菌 B. 解脲脲原体 C. 柯萨奇B组病毒
    D. 伯氏疏螺旋体 E. 汉坦病毒
72. 人类非淋病性尿道炎的重要病原体是
73. 肾综合征出血热的病原体是

    A. 蚊 B. 人虱 C. 鼠蚤
    D. 恙螨 E. 蜱
74. 登革热的传播媒介是
75. 地方性斑疹伤寒的传播媒介是
76. 流行性斑疹伤寒的传播媒介是

第8章 病毒的基本性状、病毒的感染与免疫

77. 属于人和动物共患的最常见病毒形态是
    A. 球形 B. 砖块状 C. 杆状
    D. 蝌蚪形 E. 丝状(2023)
78. 对病毒生物学性状的描述,不正确的是
    A. 测量大小的单位为纳米(nm) B. 含有DNA和RNA两种核酸 C. 以复制方式增殖
    D. 必须寄生于活细胞内 E. 属于非细胞型微生物
79. 脊髓灰质炎、甲型肝炎等病毒的病毒体结构组成是
    A. 核酸和刺突 B. 衣壳和包膜 C. 基质蛋白和衣壳
    D. 核酸和包膜 E. 核酸和衣壳

80. 以核酸为模板进行增殖的微生物是
    A. 细菌   B. 衣原体   C. 病毒
    D. 立克次体   E. 真菌
81. 不属于病毒复制周期的是
    A. 吸附   B. 脱壳   C. 组装
    D. 成熟   E. 扩散
82. 孕早期患下列何种疾病,应终止妊娠?
    A. 细菌性阴道炎   B. 巨细胞病毒感染   C. 沙眼衣原体感染
    D. 外阴阴道念珠菌感染 E. 生殖道尖锐湿疣
83. 病毒感染机体后,在体内由局部向远处扩散的方式不包括
    A. 经组织间隙播散   B. 经神经播散   C. 经淋巴播散
    D. 经血行播散   E. 经免疫系统播散

第9章 病毒感染的检查方法、防治原则与呼吸道病毒

84. 目前,病毒分离培养最常用的方法是
    A. 肉汤培养基培养   B. 鸡胚培养   C. 细胞培养
    D. 动物接种   E. 人体接种
85. 不属于副黏病毒科的病毒是
    A. 呼吸道合胞病毒   B. 麻疹病毒   C. 腮腺炎病毒
    D. 副流感病毒   E. 禽流感病毒
86. 甲型流感病毒最容易发生变异的成分是
    A. 包膜脂类   B. 神经氨酸酶和血凝素 C. 衣壳蛋白
    D. 基质蛋白   E. 核蛋白
87. 为预防风疹和先天性风疹综合征,禁忌接种风疹减毒活疫苗的人群是
    A. 育龄期女青年   B. 结婚登记时的女青年 C. 1岁以上的少年儿童
    D. 妊娠妇女   E. 注射过抗风疹人血清免疫球蛋白的孕妇
88. 最容易发生变异的呼吸道病毒是
    A. 甲型流感病毒   B. 副流感病毒   C. 麻疹病毒
    D. 腮腺炎病毒   E. 呼吸道合胞病毒

    A. 风疹病毒   B. 腺病毒   C. 麻疹病毒
    D. 腮腺炎病毒   E. 呼吸道合胞病毒
89. 可以引起人类呼吸道、胃肠道、泌尿道及眼部感染的病毒是
90. 可引起先天性耳聋的病毒是

第10章 胃肠道病毒与肝炎病毒

91. 关于人类肠道病毒的特点,不正确的是
    A. 为RNA病毒   B. 无包膜   C. 主要经粪-口途径传播

D. 显性感染多见　　　　　　　　E. 在肠道中增殖,引起肠外症状
92. 肠道病毒一般不引起的疾病是
　　A. 心肌炎　　　　　　　B. 手足口病　　　　　　　C. 尿道炎
　　D. 脊髓灰质炎　　　　　E. 无菌性脑膜炎
93. 输血作为主要传播途径的病毒性疾病是
　　A. 甲型肝炎　　　　　　B. 乙型肝炎　　　　　　　C. 丙型肝炎
　　D. 丁型肝炎　　　　　　E. 戊型肝炎
94. 男,17岁。发热伴乏力、纳差、眼黄、尿黄5天。实验室检查:ALT860U/L,AST620U/L,TBil60μmol/L。经常在街边小摊进餐。曾注射乙肝疫苗。该患者所患疾病的病原体属于
　　A. 小RNA病毒　　　　　B. 单股正链RNA病毒　　　C. 单股负链RNA病毒
　　D. 双股RNA病毒　　　　E. DNA病毒

第11章　黄病毒、出血热病毒与疱疹病毒

95. 流行性乙型脑炎(简称为"乙脑")的主要传染源是
　　A. 猪　　　　　　　　　B. 乙脑病毒携带者　　　　C. 乙脑患者
　　D. 蚊虫　　　　　　　　E. 野鼠
96. 孕早期妇女感染下列哪种病原体易导致胎儿先天性感染?
　　A. 沙眼衣原体　　　　　B. 淋病奈瑟菌　　　　　　C. 白假丝酵母菌
　　D. 人乳头瘤病毒　　　　E. 巨细胞病毒
97. 与EB病毒感染无关的疾病是
　　A. 鼻咽癌　　　　　　　B. 淋巴组织增生性疾病　　C. 宫颈癌
　　D. 非洲儿童恶性淋巴瘤　E. 传染性单核细胞增多症
98. 女性,33岁。外阴瘙痒、刺痛伴灼热感3天,发热1天。停经30周,G_1P_0。妇科检查:外阴散在疱疹,直径0.2~0.5cm,部分破溃呈脓疱。最可能感染的病原体及潜伏部位是
　　A. HSV-1,骶神经节　　 B. HSV-2,骶神经节　　　　C. HSV-1,三叉神经节
　　D. HSV-2,三叉神经节　 E. VZV,脊髓后根神经节(2022)

　　A. EBV　　　　　　　　 B. HTLV　　　　　　　　 C. HBV
　　D. VZV　　　　　　　　 E. HPV
99. 与白血病有关的病毒是
100. 可引起潜伏感染的病毒是

　　A. 淋病奈瑟菌　　　　　B. 苍白密螺旋体　　　　　C. 人乳头瘤病毒
　　D. 沙眼衣原体　　　　　E. 单纯疱疹病毒
101. 导致生殖道尖锐湿疣并且与宫颈癌发病有关的病原体是
102. 引起生殖器水疱样病变的病原体是

第12章　逆转录病毒、其他病毒与朊粒

103. 可作为人类免疫缺陷病毒(HIV)受体的表面分子是

A. CD20 B. CD3 C. CD4
D. CD21 E. CD8

104. HIV 与感染细胞膜上 CD4 分子结合的病毒刺突是
    A. gp120 B. gp41 C. P24
    D. P17 E. gp160

105. 与宫颈癌有关的病毒是
    A. HEV B. HIV C. HAV
    D. HBV E. HPV

106. 引起疯牛病和人类克-雅病、库鲁病等的病原因子是
    A. 病毒 B. 类病毒 C. 拟病毒
    D. 朊病毒（朊粒） E. 衣原体

第13章　真　菌

107. 真菌孢子的主要作用是
    A. 起黏附作用 B. 抗吞噬 C. 引起变态反应
    D. 引起超敏反应 E. 进行繁殖

108. 根据微生物的分类，新生隐球菌属于
    A. 细菌 B. 立克次体 C. 真菌
    D. 放线菌 E. 支原体

109. 标本涂片可见圆形或卵圆形菌体，革兰氏染色阳性，从菌体上有芽管伸出，但不与菌体脱离，形成假菌丝。将标本接种至玉米粉培养基上，可长出厚膜孢子，此微生物可能是
    A. 葡萄球菌 B. 链球菌 C. 白色念珠菌
    D. 放线菌 E. 毛癣菌

110. 一患者家中养鸽子，近期出现发热、咳嗽等症状，肺部可闻及湿啰音。痰病原体检查墨汁染色阳性。分离该病原体需用的培养基是
    A. 巧克力培养基 B. 碱性培养基 C. 牛乳培养基
    D. 罗氏培养基 E. 沙保弱培养基（2024）

    A. 大叶性肺炎 B. 肺孢子菌感染 C. 小叶性肺炎
    D. 肺结核病 E. 病毒性肺炎

111. 分枝杆菌感染引起的疾病是
112. 真菌感染引起的疾病是

第五篇　医学免疫学

（执业医师需掌握）

第1章　免疫学绪论与抗原

1. 免疫系统的三大功能为
   A. 免疫防御、免疫应答、免疫记忆
   B. 免疫应答、免疫记忆、免疫监视
   C. 免疫防御、免疫记忆、免疫监视
   D. 免疫防御、免疫自稳、免疫监视
   E. 免疫应答、免疫自稳、免疫监视

2. 机体免疫系统识别和清除突变细胞的功能是
   A. 免疫监视
   B. 免疫防御
   C. 免疫调节
   D. 免疫耐受
   E. 免疫缺陷

3. 不完全抗原（半抗原）
   A. 是蛋白质大分子
   B. 有免疫原性
   C. 有抗原性
   D. 与抗原决定簇无关
   E. 与载体的含义相似

4. 最容易刺激机体产生抗体的物质是
   A. 寡糖
   B. 蛋白质
   C. 单糖
   D. 核苷酸
   E. 脂类

5. 属于非胸腺依赖性抗原的是
   A. 绵羊红细胞
   B. 病原微生物
   C. 脂多糖
   D. 类毒素
   E. 抗病毒血清（2022）

6. 不属于佐剂作用机制的是
   A. 改变抗原物理性状
   B. 延缓抗原降解
   C. 改变免疫应答类型
   D. 特异性增强免疫功能
   E. 刺激淋巴细胞的增殖分化

7. 佐剂的功能不包括
   A. 作用于T细胞抗原受体
   B. 激活抗原提呈细胞
   C. 延长抗原的体内滞留时间
   D. 改变免疫应答的类型
   E. 增强免疫应答

第2章　免疫器官与免疫细胞

8. 原发性免疫缺陷易出现的主要疾病是
   A. 自身免疫性疾病
   B. 肿瘤
   C. 白血病
   D. 艾滋病
   E. 反复感染

9. 动物新生期切除胸腺的后果是
   A. 细胞免疫功能缺陷,体液免疫功能正常
   B. 细胞免疫功能正常,体液免疫功能缺陷

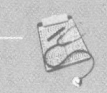

C. 细胞和体液免疫功能均不受影响　　　　D. 细胞免疫功能缺陷,体液免疫功能受损
E. 机体造血和免疫功能均有损害

10. 男婴,9个月。出生后鹅口疮一直未愈,后因真菌性肺炎而死亡。尸体解剖提示胸腺发育不全,其真菌性感染的最可能原因是
    A. 体液免疫缺陷　　　　B. NK细胞免疫缺陷　　　　C. T细胞免疫缺陷
    D. 吞噬细胞缺陷　　　　E. 补体系统缺陷(2024)

11. 患儿,男性。出生后表现为持续性鹅口疮,9个月后因真菌性肺炎死亡。尸检发现其胸腺发育不全。此患者发生持续感染主要是由于
    A. 继发性免疫缺陷　　　　B. 细胞免疫缺陷　　　　C. 体液免疫缺陷
    D. 吞噬细胞缺陷　　　　E. 补体系统缺陷

12. 属于中枢免疫器官的是
    A. 骨髓　　　　B. 阑尾　　　　C. 淋巴结
    D. 脾　　　　E. 扁桃体(2023)

13. 属于黏膜免疫系统的免疫器官是
    A. 胸腺　　　　B. 脾　　　　C. 扁桃体
    D. 骨髓　　　　E. 肝

14. 最先到达病原体感染部位的免疫细胞是
    A. 巨噬细胞　　　　B. B细胞　　　　C. T细胞
    D. 中性粒细胞　　　　E. NK细胞

15. 机体受外源性抗原刺激后,发生免疫应答的部位是
    A. 骨髓　　　　B. 淋巴结　　　　C. 胸腺
    D. 腔上囊　　　　E. 外周血

16. B细胞表面标志是
    A. CD20　　　　B. CD3　　　　C. CD4
    D. CD8　　　　E. CD28

17. 肿瘤细胞被细胞毒性T细胞杀伤的关键条件是
    A. 表达黏附分子　　　　B. 表达MHC Ⅰ类分子　　　　C. 表达MHC Ⅱ类分子
    D. 表达CD分子　　　　E. 分泌细胞因子

18. 可以作为B细胞活化的协同刺激分子是
    A. CD4　　　　B. CD19　　　　C. CD21
    D. CD28　　　　E. CD40

19. 有特异性抗原受体的细胞是
    A. B淋巴细胞　　　　B. 浆细胞　　　　C. 巨噬细胞
    D. NK细胞　　　　E. 单核细胞

20. 天然血型抗体是
    A. IgA　　　　B. IgM　　　　C. IgG
    D. IgE　　　　E. IgD

21. 属于专职性抗原提呈细胞的是
    A. 内皮细胞　　　　B. T细胞　　　　C. 树突状细胞
    D. NK细胞　　　　E. 纤维母细胞(2024)

22. 只有T细胞才具有的表面标记为
    A. 识别抗原受体　　　　B. C3受体　　　　C. 细胞因子受体

D. CD3 分子　　　　　　E. 有丝分裂原受体
23. Th2 细胞主要分泌
　　A. IFN-α　　　　B. IL-4　　　　C. IFN-γ
　　D. IFN-β　　　　E. IL-2
24. Th1 细胞主要分泌
　　A. IFN-γ　　　　B. IL-4　　　　C. IL-5
　　D. IL-6　　　　　E. IL-10
25. T 细胞不能
　　A. 产生细胞因子　　　　B. 直接杀伤靶细胞　　　　C. 参与病毒的免疫应答
　　D. 介导 ADCC 效应　　　E. 诱导抗体的类别转换
26. 在免疫应答中,巨噬细胞可
　　A. 产生抗体　　　　B. 表达 TCR　　　　C. 产生细胞因子
　　D. 表达 CD3 分子　　E. 发生基因重排
27. 属于非特异性免疫的是
　　A. 致敏 T 淋巴细胞　　B. IgE 抗体　　　　C. IgM 抗体
　　D. IgG 抗体　　　　　E. 单核-巨噬细胞
28. 巨噬细胞产生的主要细胞因子是
　　A. IL-1　　　　　B. IL-2　　　　C. IL-4
　　D. IL-5　　　　　E. IL-10
29. 受 MHC 限制的是
　　A. CTL 杀伤病毒感染细胞　　B. NK 细胞杀伤肿瘤细胞　　C. 巨噬细胞吞噬细菌
　　D. 抗体结合病毒　　　　　　E. 树突状细胞摄取抗原
30. 不表达 MHC Ⅰ 类分子的细胞是
　　A. T 细胞　　　　B. B 细胞　　　　C. 红细胞
　　D. NK 细胞　　　E. 树突状细胞
31. 可通过抗原非特异性方式杀伤病毒感染细胞的免疫细胞是
　　A. 中性粒细胞　　B. T 细胞　　　　C. B 细胞
　　D. 肥大细胞　　　E. NK 细胞
32. 介导 ADCC 的是
　　A. CD3　　　　　B. IgG　　　　　C. IFN-γ
　　D. IL-4　　　　　E. CD4
33. 不参与 ADCC 的免疫分子是
　　A. 穿孔素　　　　B. Fc 受体　　　　C. 补体
　　D. 颗粒酶　　　　E. 免疫球蛋白

　　A. CD3　　　　　B. CD19　　　　C. KIR
　　D. MHC-Ⅱ　　　　E. IL-2
34. T 细胞的表面分子是
35. 树突状细胞的表面分子是
36. NK 细胞的表面分子是

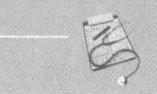

第3章 免疫球蛋白与补体系统

37. 关于免疫球蛋白和抗体的说法,正确的是
    A. 免疫球蛋白就是抗体,二者具有相同的含义
    B. 免疫球蛋白均为抗体,抗体不一定都是免疫球蛋白
    C. 免疫球蛋白与抗体不同,二者也不相关
    D. 抗体均为免疫球蛋白,而免疫球蛋白并不一定都是抗体
    E. 抗体和免疫球蛋白只存在于血液和体液中,二者均具有免疫功能

38. 脐带血中含量最高的免疫球蛋白是
    A. IgA   B. IgD   C. IgE
    D. IgG   E. IgM(2024)

39. 新生儿,20 天。黄疸 18 天,生后第 2 天出现黄疸。实验室检查:血清总胆红素 158μmol/L,结合胆红素 46μmol/L。血清 HSV-1 IgG(+),CMV-IgM(+)。最可能的情况是
    A. 胎儿从母体胎盘中获得 HSV 抗体,宫内感染 CMV   B. 新生儿从母体获得 HSV-1 和 CMV 病毒
    C. 胎儿在宫内感染 HSV-1 和 CMV 病毒   D. 新生儿从外界感染 HSV-1 和 CMV 病毒
    E. 胎儿从母体胎盘获得 HSV-1 抗体和 CMV 抗体(2024)

40. 免疫球蛋白分类的主要依据是
    A. L 链   B. H 链   C. 二硫键数目
    D. 单体数   E. 分子量大小

41. 决定免疫球蛋白类别的结构是
    A. 轻链可变区   B. 轻链恒定区   C. 重链恒定区
    D. 铰链区   E. 重链可变区

42. 与黏膜免疫应答密切相关的免疫球蛋白是
    A. IgG   B. IgA   C. IgE
    D. IgD   E. IgM

43. 参与经典途径激活补体的是
    A. IgE   B. LPS   C. IgD
    D. IgA   E. IgM

44. 参与替代途径激活补体的物质是
    A. IgG   B. IgM   C. IgD
    D. LPS   E. MBL

45. 能与 IgG 结合的补体是
    A. C9   B. C7   C. C1q
    D. C3   E. C5

46. 补体系统在激活后可以
    A. 诱导免疫耐受 B. 抑制变态反应 C. 结合细胞毒性 T 细胞
    D. 启动抗体的类别转换 E. 裂解细菌

47. 具有调理吞噬作用的补体裂解产物是
    A. C2b   B. C3b   C. C5a

D. C2a E. C4a

48. 下列属于补体系统缺陷导致的疾病是
   A. 急性肾小球肾炎 B. 接触性皮炎 C. 过敏性休克
   D. 桥本甲状腺炎 E. 遗传性血管神经性水肿

第4章 细胞因子、白细胞分化抗原与黏附分子

49. 细胞因子不包括
   A. 干扰素 B. 肿瘤坏死因子 C. 过敏毒素
   D. 血管内皮生长因子 E. IL-2

50. 能杀伤细胞的细胞因子是
   A. IL-2 B. TNF-α C. 干扰素
   D. IL-4 E. IL-1

   A. 抗CD3单克隆抗体 B. 抗肿瘤坏死因子抗体 C. β干扰素
   D. α干扰素 E. EPO

51. 治疗多发性硬化症可使用
52. 治疗贫血可使用
53. 治疗类风湿关节炎可使用

第5章 主要组织相容性复合体与免疫应答

54. HLA基因复合体不编码
   A. HLA I 类分子的重链 B. HLA I 类分子的轻链 C. HLA II 类分子的α链
   D. HLA II 类分子的β链 E. B因子

55. 关于HLA II 类分子，正确的是
   A. 由α链和$β_2m$链组成 B. 提呈外源性抗原 C. 分布在所有有核细胞的表面
   D. 由HLA A、B、C等基因编码 E. 可与CD8分子结合

56. 能够为$CD8^+T$细胞提呈抗原的分子是
   A. HLA I B. HLA II C. BCR
   D. CD4 E. HLA-B27（2023）

   A. MHC I 类分子 B. MHC II 类分子 C. MHC III 类分子
   D. TCR E. BCR

57. 与CD4分子结合的配体是
58. 与CD8分子结合的配体是

59. 与强直性脊柱炎密切相关的HLA分子是
   A. HLA-A5 B. HLA-B5 C. HLA-B7
   D. HLA-B27 E. HLA-DR3

60. 男，46岁。确诊急性白血病1年，拟行异基因造血干细胞移植，有利于提高移植物存活最重要的措施是

A. HLA 配型相同　　　　　B. 血型相同　　　　　　C. 输注血液制品前辐照
D. 输注脐带血干细胞　　　E. 适时应用免疫抑制药物（2020）

61. 初次体液免疫应答产生抗体的特点是
   A. 主要为 IgA　　　　　B. 亲和力低　　　　　　C. 滴度高
   D. 持续时间长　　　　　E. 主要为 IgG
62. 参与非特异性免疫应答的是
   A. 胎盘屏障　　　　　　B. 胃肠道 IgG　　　　　C. 脑脊液 IgM
   D. 血 IgA　　　　　　　E. T 淋巴细胞

第 6 章　黏膜免疫与免疫耐受

63. 诱导免疫耐受形成的最佳时期是
   A. 成年期　　　　　　　B. 幼年期　　　　　　　C. 老年期
   D. 胚胎期　　　　　　　E. 青年期
64. T 细胞克隆中枢耐受的形成是由于
   A. 阴性选择作用　　　　B. 阳性选择作用　　　　C. 缺乏协同刺激信号
   D. 细胞表面受体封闭　　E. 缺乏辅助细胞而不能激活
65. 通过诱导免疫耐受可用于治疗
   A. 慢性细菌感染性疾病　B. 病毒的持续性感染　　C. 自身免疫病
   D. 免疫缺陷病　　　　　E. 恶性肿瘤

第 7 章　抗感染免疫与超敏反应

66. 属于 I 型超敏反应的是
   A. 血清病　　　　　　　B. 过敏性休克　　　　　C. 免疫复合物性肾小球肾炎
   D. 类风湿关节炎　　　　E. 感染性迟发型超敏反应

   A. 支气管哮喘　　　　　B. 荨麻疹　　　　　　　C. 溶血性贫血
   D. 接触性皮炎　　　　　E. 血清病
67. 由 III 型超敏反应引起的疾病是
68. 由自身抗体诱导的 II 型超敏反应性疾病是

69. 参与 II 型超敏反应的免疫球蛋白（Ig）是
   A. IgM/IgD　　　　　　B. IgM/IgG　　　　　　C. IgA/IgE
   D. IgM/IgA　　　　　　E. IgE/IgD
70. 男，30 岁。患再生障碍性贫血 3 年。由于贫血加重予输血治疗，在输血开始后 10 分钟患者突然寒战、发热、腰背痛、恶心、呕吐、心悸、呼吸困难、烦躁不安、无尿。急查血浆游离血红蛋白增高。该患者发生的不良反应，所属超敏反应的类型是
   A. I 型　　　　　　　　B. II 型　　　　　　　　C. III 型
   D. IV 型　　　　　　　E. 不能定型

71. 关于Ⅳ型超敏反应特性的叙述,正确的是
    A. 由抗体介导   B. 发生进程迅速   C. 有单个核细胞浸润
    D. 需激活补体   E. 一般不引起炎性坏死
72. 介导Ⅳ型超敏反应的免疫细胞是
    A. T细胞   B. B细胞   C. 嗜酸性粒细胞
    D. 肥大细胞   E. 中性粒细胞

    A. CTL细胞   B. B细胞   C. NK细胞
    D. 浆细胞   E. 肥大细胞
73. 介导Ⅰ型超敏反应的细胞是
74. 介导主要组织相容性复合体(MHC)非限制杀伤的细胞是

75. 结核菌素试验的原理是
    A. Ⅰ型超敏反应   B. Ⅱ型超敏反应   C. Ⅲ型超敏反应
    D. Ⅳ型超敏反应   E. 中和反应
76. 结核病属于哪型过敏反应?
    A. Ⅰ型过敏反应   B. Ⅱ型过敏反应   C. Ⅲ型过敏反应
    D. Ⅳ型过敏反应   E. Ⅴ型过敏反应(2015、2023)
77. 佩戴金属首饰后局部皮肤出现炎症反应,其免疫病理基础可能是
    A. Ⅱ型超敏反应   B. Ⅰ型超敏反应   C. Ⅲ型超敏反应
    D. Ⅳ型超敏反应   E. Arthus反应(2019)
78. 属于Ⅱ型超敏反应性疾病的是
    A. 荨麻疹   B. 新生儿溶血   C. 过敏性鼻炎
    D. 血清病   E. 过敏性休克
79. 男,25岁。腹部外伤后输血治疗1小时,出现寒战、高热、心悸、气短、酱油色尿。实验室检查:尿隐血(+++),尿红细胞(-)。发生上述临床症状的主要免疫学基础是
    A. CTL细胞杀伤红细胞   B. 补体激活导致红细胞溶解
    C. NK细胞裂解红细胞   D. 巨噬细胞吞噬导致红细胞破坏
    E. 中性粒细胞吞噬导致红细胞破坏

第8章 自身免疫病与免疫缺陷病

80. 男性,36岁。婚后2年有性生活,未避孕,未育。既往有睾丸外伤史。免疫学检查结果提示精液抗精子抗体(+)。患者抗精子抗体产生的机制是
    A. 抗原抗体交叉反应   B. 分子模拟   C. 隐蔽抗原释放
    D. 抗原表位扩展   E. 自身抗原的改变
81. 主要由自身反应性T细胞介导的自身免疫病是
    A. 肺出血肾炎综合征   B. 桥本甲状腺炎   C. 免疫性血小板减少性紫癜
    D. 重症肌无力   E. 胰岛素依赖性糖尿病

    A. 淋巴细胞的多克隆激活   B. 表位扩展   C. 分子模拟
    D. 自身抗原的改变   E. 隐蔽抗原的释放

82. 柯萨奇病毒感染人体引发糖尿病的机制是
83. 因使用青霉素引起药物诱导的溶血性贫血的机制是（2018）
84. 与获得性免疫缺陷发生无关的因素是
    A. 病毒感染   B. 胸腺发育不全   C. 肿瘤放疗和化疗
    D. 重度营养不良   E. 长期使用免疫抑制剂
85. 慢性肉芽肿病的发生原因是
    A. 先天性胸腺发育不全   B. 吞噬细胞功能缺陷   C. B 细胞发育和/或功能异常
    D. 补体某些组分缺陷   E. T、B 细胞混合缺陷
86. 不属于免疫缺陷病的疾病是
    A. 系统性红斑狼疮   B. 艾滋病   C. 遗传性血管神经性水肿
    D. X-连锁慢性肉芽肿病   E. X-连锁无丙种球蛋白血症
87. 下列属于补体系统缺陷导致的疾病是
    A. 急性肾小球肾炎   B. 过敏性休克   C. 接触性皮炎
    D. 桥本甲状腺炎   E. 遗传性血管神经性水肿

第 9 章　肿瘤免疫与移植免疫

88. 属于肿瘤相关抗原的分子是
    A. TNF   B. LPS   C. IFN
    D. CEA   E. HBsAg
89. 肿瘤相关抗原通常不能诱导有效抗肿瘤免疫的主要原因是
    A. 多为 TI 抗原   B. 不能被 NK 细胞识别   C. 多为自身抗原
    D. 表达量低   E. 无诱导抗体产生能力
90. 与急性同种异基因移植排斥关系最密切的细胞是
    A. NK 细胞   B. B 细胞   C. $CD8^+T$ 细胞
    D. 肥大细胞   E. 嗜酸性粒细胞
91. 一存活多年的同种异体肾移植接受者的体内虽有供体 HLA 表达却未发生明显的排斥反应，其原因可能是
    A. 受者的免疫细胞功能活跃   B. 移植物的免疫细胞功能活跃
    C. 移植物已失去了免疫原性   D. 受者对移植物发生了免疫耐受
    E. 移植物对受者发生了免疫耐受
92. 反复输血的个体进行实体器官移植时易发生的现象是
    A. 异种移植排斥反应   B. 超急性排斥反应   C. 急性排斥反应
    D. 慢性排斥反应   E. 自体移植排斥
93. 男，18 岁。因终末期肾病行肾移植手术，其母亲为供肾者，这种移植类型是
    A. 同基因转移   B. 同种异体移植   C. 异种移植
    D. 同系移植   E. 自体移植

第 10 章　免疫学检测技术与免疫学防治

94. 不能用于检测可溶性抗原的试验方法是

A. 直接凝集反应　　　　B. 间接凝集反应　　　　C. 单向琼脂扩散
D. 双向琼脂扩散　　　　E. 免疫电泳

95. 下列哪项试验不是凝集试验？
A. 瑞特试验　　　　　　B. ABO血型鉴定　　　　C. 肥达试验
D. 菌种鉴定　　　　　　E. 免疫印迹试验

96. 免疫学实验中,若要从单个核细胞中分选T淋巴细胞,最佳的试验方法是
A. 流式细胞术　　　　　B. ELISA　　　　　　　　C. 免疫电泳
D. 双向琼脂扩散　　　　E. 葡聚糖-泛影葡胺密度梯度离心法

97. 免疫缺陷患者不可接种的疫苗是
A. 灭活脊髓灰质炎疫苗　B. 重组乙型肝炎疫苗　　　C. 多糖疫苗
D. 麻疹活疫苗　　　　　E. 流行性出血热疫苗

98. 某人被狂犬咬伤,医生对他进行如下处理:清理伤口、接种狂犬疫苗和抗狂犬病免疫血清。对该患者应用抗狂犬病免疫血清属于
A. 自然自动免疫　　　　B. 人工自动免疫　　　　C. 被动自动免疫
D. 自然被动免疫　　　　E. 人工被动免疫

第六篇　病理学

第1章　细胞组织的适应、损伤与修复

一、适应性改变（执业医师及助理医师均需掌握）

1. 属于组织适应性改变的是
   A. 萎缩　　　　　　　　B. 细胞内脂肪沉积　　　　C. 玻璃样变性
   D. 坏死　　　　　　　　E. 坏疽
2. 细胞和组织的适应性反应不包括
   A. 化生　　　　　　　　B. 萎缩　　　　　　　　　C. 再生
   D. 肥大　　　　　　　　E. 增生
3. 一种成熟组织变成另一种成熟组织的过程称为
   A. 机化　　　　　　　　B. 钙化　　　　　　　　　C. 分化
   D. 化生　　　　　　　　E. 适应
4. 高血压可引起左心室的心肌细胞
   A. 再生　　　　　　　　B. 化生　　　　　　　　　C. 肥大
   D. 增生　　　　　　　　E. 变性（2021）
5. 营养不良性萎缩时，最早发生萎缩的组织是
   A. 心肌组织　　　　　　B. 脂肪组织　　　　　　　C. 骨骼肌组织
   D. 脑组织　　　　　　　E. 胸腺组织（2022）
6. 软组织中出现骨和软骨组织，应考虑是
   A. 再生性增生　　　　　B. 过度性增生　　　　　　C. 内分泌性增生
   D. 组织的化生　　　　　E. 癌前病变
7. 男，50岁，30年吸烟史。支气管镜活检可见鳞状上皮和支气管腺体，此种病理变化属于
   A. 支气管黏膜化生　　　B. 支气管黏膜肥大　　　　C. 支气管黏膜萎缩
   D. 支气管鳞状细胞癌　　E. 支气管腺癌
8. 支气管假复层纤毛柱状上皮变为鳞状上皮的过程是
   A. 变性　　　　　　　　B. 机化　　　　　　　　　C. 增生
   D. 再生　　　　　　　　E. 化生

二、细胞和组织损伤（执业医师及助理医师均需掌握）

9. 组织、细胞代谢障碍引起的可逆性病变称为
   A. 变性　　　　　　　　B. 坏死　　　　　　　　　C. 梗死
   D. 坏疽　　　　　　　　E. 以上都不是
10. 由于物质代谢障碍，在细胞内或间质中出现了异常物质或正常物质数量显著增多称为
    A. 坏死　　　　　　　　B. 增生　　　　　　　　　C. 变质

D. 变性　　　　　　　　　　E. 化生
11. 细胞水肿时,主要发生病变的细胞器是
　　A. 线粒体和内质网　　　　B. 高尔基体和线粒体　　　　C. 核糖体和内质网
　　D. 内质网和中心体　　　　E. 核糖体和中心体
12. 脂肪变性最常发生的器官是
　　A. 脾　　　　　　　　　　B. 心　　　　　　　　　　　C. 肺
　　D. 肝　　　　　　　　　　E. 肾

　　A. 细胞水肿　　　　　　　B. 玻璃样变　　　　　　　　C. 黏液变性
　　D. 淀粉样变　　　　　　　E. 脂肪沉积(脂肪变性)
13. 虎斑心属于
14. 病毒性肝炎肝细胞气球样变属于

15. 染色切片中,发现肝细胞体积变大,细胞质淡染呈空泡状。为确定空泡的性质,最常用
　　A. 苏丹Ⅲ染色　　　　　　B. 普鲁士蓝染色　　　　　　C. 嗜银染色
　　D. 免疫组化　　　　　　　E. 电镜检查
16. 血管壁的玻璃样变性主要发生在
　　A. 毛细血管　　　　　　　B. 细动脉　　　　　　　　　C. 小动脉
　　D. 中动脉　　　　　　　　E. 大动脉
17. 细胞质内出现大小不等、圆形、均质、红染物质的病变,见于
　　A. 纤维化肾小球　　　　　B. 纤维瘢痕组织　　　　　　C. 高血压时的细动脉
　　D. 动脉粥样硬化的纤维斑块　E. 慢性肾小球肾炎时的肾小管

　　A. 细胞水肿　　　　　　　B. 脂质沉积　　　　　　　　C. 结缔组织玻璃样变
　　D. 血管壁玻璃样变　　　　E. 细胞内玻璃样变
18. 肝细胞气球样变属于
19. 肝细胞胞质内 Mallory 小体属于
20. 瘢痕组织属于

21. 最常发生湿性坏疽的器官是
　　A. 肺　　　　　　　　　　B. 脾　　　　　　　　　　　C. 四肢
　　D. 肝　　　　　　　　　　E. 肾
22. 萎缩的心肌细胞内常可出现
　　A. 橙色血质　　　　　　　B. 脂褐素　　　　　　　　　C. 疟色素
　　D. 含铁血黄素　　　　　　E. 黑色素
23. 转移性钙化可发生于
　　A. 血栓　　　　　　　　　B. 肾小管　　　　　　　　　C. 干酪样坏死
　　D. 粥瘤　　　　　　　　　E. 死亡血吸虫卵
24. 细胞坏死的主要形态学特征是
　　A. 核分裂　　　　　　　　B. 细胞核异型　　　　　　　C. 线粒体肿胀
　　D. 细胞核破裂　　　　　　E. 细胞质脂质增多
25. 最易发生凝固性坏死的是
　　A. 肾　　　　　　　　　　B. 脑　　　　　　　　　　　C. 肠
　　D. 子宫　　　　　　　　　E. 肺

26. 湿性坏疽常发生在
    A. 脑、脾、肝
    B. 脑、肠、子宫
    C. 肺、肠、肝
    D. 肺、肾、脑
    E. 肺、肠、子宫

27. 可以发生坏疽的器官是
    A. 阑尾
    B. 心
    C. 肝
    D. 脾
    E. 肾

28. 坏疽是指坏死组织表现为
    A. 淤血性改变
    B. 缺血性改变
    C. 干酪样改变
    D. 充血性改变
    E. 腐败菌的感染

29. 关于结核病坏死的大体描述，不正确的是
    A. 干燥
    B. 奶酪样
    C. 容易液化
    D. 颜色微黄
    E. 质地松软

30. 软化灶是指局部脑组织的
    A. 萎缩
    B. 变性
    C. 坏死
    D. 水肿
    E. 脓肿

31. 血管闭塞性脉管炎引起的足趾坏死、变黑属于
    A. 干性坏疽
    B. 湿性坏疽
    C. 气性坏疽
    D. 干酪样坏死
    E. 液化性坏死

32. 肉眼观察不能确定的坏死是
    A. 凝固性坏死
    B. 液化性坏死
    C. 纤维蛋白样坏死
    D. 脂肪坏死
    E. 干酪样坏死（2021）

33. 骨结核坏死组织排出形成的病理变化是
    A. 溃疡
    B. 空洞
    C. 窦道
    D. 糜烂
    E. 瘘管

三、损伤的修复（执业医师及助理医师均需掌握）

34. 组织和细胞损伤后，周围细胞增殖、修复的过程是
    A. 增生
    B. 再生
    C. 化生
    D. 肥大
    E. 机化

35. 属于稳定细胞的是
    A. 覆盖上皮细胞
    B. 心肌细胞
    C. 造血细胞
    D. 中枢神经细胞
    E. 腺器官的细胞

36. 属于永久性细胞的是
    A. 血管内皮细胞
    B. 造血细胞
    C. 肝细胞
    D. 中枢神经细胞
    E. 表皮细胞

37. 男，32岁。因肝损伤行急诊手术。曾患甲型肝炎已治愈。术中见肝右叶外侧5cm裂口，深3cm。术后肝、肾功能检查正常，食欲、体力恢复正常。肝损伤得以顺利修复，从内环境分析，主要起再生作用的是
    A. 不稳定细胞
    B. 肥大细胞
    C. 纤维细胞
    D. 稳定细胞
    E. 永久性细胞

38. 下列组织中最易完全再生修复的是
    A. 心肌细胞
    B. 骨组织
    C. 神经组织

D. 上皮组织 E. 平滑肌组织

39. 肉芽组织的成分不包括
    A. 血管内皮细胞 B. 成纤维细胞 C. 平滑肌细胞
    D. 炎症细胞 E. 肌成纤维细胞

40. 肉芽组织内发挥抗感染作用的主要成分是
    A. 毛细血管内皮细胞 B. 肌成纤维细胞 C. 炎症细胞
    D. 成纤维细胞 E. 胶原纤维

41. 完成瘢痕修复的物质基础是
    A. 上皮组织 B. 肉芽组织 C. 毛细血管网
    D. 纤维蛋白网架 E. 炎性渗出物

42. 一般手术切口在第七天左右拆线的原因主要是
    A. 肉芽组织已形成 B. 胶原纤维已产生 C. 表皮已再生
    D. 炎症已消退 E. 伤口已愈合

第2章 局部血液循环障碍

一、充血与淤血(执业医师及助理医师均需掌握)

43. 淤血不会引起
    A. 水肿 B. 血栓形成 C. 变性、坏死
    D. 纤维组织增生 E. 实质细胞增生

44. 槟榔肝是指肝发生了
    A. 硬化 B. 慢性炎症 C. 脂肪沉积
    D. 慢性淤血 E. 亚急性红色(黄色)萎缩

45. 槟榔肝的典型病变是
    A. 肝小叶结构破坏 B. 肝细胞萎缩 C. 肝细胞坏死
    D. 门静脉分支扩张淤血 E. 肝血窦扩张淤血,肝细胞脂肪变性

46. 心衰细胞是肺褐色硬化灶内有含铁血黄素的
    A. 嗜酸性粒细胞 B. 淋巴细胞 C. 中性粒细胞
    D. 巨噬细胞 E. 嗜碱性粒细胞(2020)

47. 心衰细胞中含有的色素是
    A. 含铁血黄素 B. 脂褐素 C. 钙盐
    D. 大量脂质 E. 胆红素(2022)

48. 慢性肺淤血时,肺泡腔内特征性的病理改变是
    A. 纤维蛋白及红细胞 B. 大量肉芽组织渗出 C. 渗出液
    D. 大量心衰细胞 E. 大量渗出物(2024)

49. 急性肺淤血时,肺泡腔内的主要成分是
    A. 心力衰竭细胞 B. 纤维蛋白 C. 伊红色水肿液
    D. 中性粒细胞 E. 黏液

50. 肺严重淤血时不出现的改变是
    A. 合并感染 B. 透明膜形成 C. 肺泡出血

D. 肺泡水肿　　　　　　　　E. 肺泡内含铁血黄素细胞

二、血栓形成(执业医师及助理医师均需掌握)

51. 栓子的最确切定义是阻塞血管的
    A. 异常物质　　　　　　B. 液态物质　　　　　　C. 固态物质
    D. 气态物质　　　　　　E. 脂肪滴

52. 栓塞类型中最常见的是
    A. 气体　　　　　　　　B. 细菌　　　　　　　　C. 羊水
    D. 血栓　　　　　　　　E. 脂肪

53. 血栓形成的条件,不正确的是
    A. 血管内皮损伤　　　　B. 新生血小板增多　　　C. 涡流形成
    D. 纤维蛋白溶酶增加　　E. 组织因子释放

54. 血栓头部一般属于
    A. 白色血栓　　　　　　B. 红色血栓　　　　　　C. 透明血栓
    D. 混合血栓　　　　　　E. 延续性血栓

55. 透明血栓见于
    A. 混合血栓的尾部　　　B. 白血栓　　　　　　　C. 混合血栓的头部
    D. 红血栓　　　　　　　E. DIC

56. 纤维蛋白性血栓主要发生在
    A. 下肢深静脉　　　　　B. 左心耳　　　　　　　C. 微循环
    D. 心室壁瘤内　　　　　E. 门静脉

57. 微血栓的主要成分是
    A. 血小板　　　　　　　B. 白蛋白　　　　　　　C. 纤维蛋白
    D. 红细胞　　　　　　　E. 白细胞

58. 在活体的心脏或血管内,血液发生凝固或血液中某些有形成分互相聚集形成的固体质块是
    A. 血栓　　　　　　　　B. 栓塞　　　　　　　　C. 淤血
    D. 栓子　　　　　　　　E. 凝血(2016、2023)

    A. 纤维蛋白及血小板　　B. 血小板及粒细胞　　　C. 纤维蛋白及粒细胞
    D. 纤维蛋白及淋巴细胞　E. 纤维蛋白及红细胞

59. 静脉血栓头部的主要成分是

60. 静脉血栓尾部的主要成分是

61. 心房颤动时,左心房内的球形血栓是
    A. 混合性血栓　　　　　B. 白色血栓　　　　　　C. 红色血栓
    D. 透明血栓　　　　　　E. 延续性血栓

62. 血管内血栓干燥收缩或部分溶解而出现裂隙,由新生的血管内皮细胞覆盖,重新恢复血流的过程称为
    A. 血栓溶解　　　　　　B. 血栓脱落　　　　　　C. 血栓再通
    D. 血栓机化　　　　　　E. 血栓钙化

63. 不属于血栓结局描述的是
    A. 溶解　　　　　　　　B. 钙化　　　　　　　　C. 软化
    D. 机化　　　　　　　　E. 硬化

三、栓塞（执业医师及助理医师均需掌握）

64. 不溶于血液的物质随血液运行造成血管堵塞，这种阻塞血管的现象称为
    A. 梗死　　　　　　　　　B. 血栓形成　　　　　　　　C. 坏死
    D. 栓塞　　　　　　　　　E. 栓子(2024)

65. 脑动脉栓塞的栓子最可能来自
    A. 左心房附壁血栓　　　　B. 右心房附壁血栓　　　　　C. 右心室附壁血栓
    D. 下肢股静脉血栓　　　　E. 肠系膜静脉血栓

66. 大脑中动脉血栓栓塞，栓子可能来源于
    A. 髂静脉　　　　　　　　B. 肝静脉　　　　　　　　　C. 右心房
    D. 左心室　　　　　　　　E. 门静脉

67. 引起肺动脉主干栓塞的栓子主要来自
    A. 骨折引起的脂肪栓塞　　B. 脱落的左心室壁附壁栓子　C. 股静脉脱落的栓子
    D. 羊水栓塞　　　　　　　E. 颈静脉破裂引起的空气栓塞(2023)

68. 男，14岁。右股深部巨大血管瘤，术后情况良好，伤口一期愈合。拆线后下床活动5分钟后，突然晕倒，抢救无效死亡。应考虑
    A. 脑血管意外　　　　　　B. 心肌梗死　　　　　　　　C. 休克致死
    D. 肺动脉栓塞　　　　　　E. 脂肪栓塞

69. 股骨骨折后因处理不当，大量脂肪滴进入血液，该脂肪栓子常栓塞于
    A. 肺静脉及其分支　　　　B. 左心房　　　　　　　　　C. 左心室
    D. 主动脉分支　　　　　　E. 肺动脉及其分支

70. 关于动脉栓塞的描述，正确的是
    A. 栓子多为肺源性　　　　B. 栓子多为心源性　　　　　C. 栓子多为血管源性
    D. 栓子多来自动脉穿刺损伤处　E. 栓塞部位上肢较下肢多见

71. 减压病引起的栓塞为
    A. 气体栓塞　　　　　　　B. 血栓栓塞　　　　　　　　C. 羊水栓塞
    D. 脂肪栓塞　　　　　　　E. 异物栓塞

72. 男，28岁。潜水后四肢肌肉及关节疼痛3天。3天前潜水时发现呼吸器故障，立刻快速上升出水。随后出现眩晕、定向力障碍、恶心、呕吐等症状，休息及吸氧后症状缓解，但持续性四肢肌肉痉挛、抽搐、疼痛及关节痛。该患者疼痛的最可能原因是
    A. 慢性炎症细胞浸润　　　B. 应激性溃疡　　　　　　　C. 局部组织凝固性坏死
    D. 血液中CO_2浓度升高　E. 血管腔内气泡栓塞(2022)

73. 栓塞时常伴有DIC发生，主要见于
    A. 血栓栓塞　　　　　　　B. 脂肪栓塞　　　　　　　　C. 空气栓塞
    D. 羊水栓塞　　　　　　　E. 化脓菌栓塞

四、梗死（执业医师及助理医师均需掌握）

    A. 肺　　　　　　　　　　B. 脑　　　　　　　　　　　C. 肾
    D. 肠　　　　　　　　　　E. 心

74. 梗死灶呈地图状改变的脏器是

75. 贫血性梗死灶呈锥形改变的脏器是(2020)

76. 出血性梗死常发生于

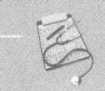

A. 肾、肠 B. 脾、肺 C. 肺、肠
D. 心、肠 E. 肾、心

第3章 炎 症

一、炎症概述（执业医师及助理医师均需掌握）

77. 炎症最常见的原因是
   A. 物理性因子 B. 化学性因子 C. 免疫反应
   D. 生物性因子 E. 机械性因子
78. 炎症的基本病理变化是
   A. 组织、细胞的变性坏死 B. 组织的炎性充血和水肿 C. 红、肿、热、痛、功能障碍
   D. 病变组织变质、渗出、增生 E. 周围血液中白细胞增多和炎区白细胞浸润
79. 以变质为主的炎症，实质细胞的主要变化是
   A. 增生和变性 B. 变性和坏死 C. 坏死和萎缩
   D. 增生和再生 E. 萎缩和变性
80. 伤寒的临床特点不包括
   A. 玫瑰疹 B. 肝、脾大 C. 血白细胞升高
   D. 持续发热 E. 相对缓脉
81. 急性炎症时组织变红的主要原因是
   A. 组织间隙水肿 B. 炎症灶内炎症细胞浸润 C. 炎症灶内血栓形成
   D. 肉芽组织增生 E. 血管扩张、血流加速

二、急性炎症（执业医师及助理医师均需掌握）

82. 急性炎症过程中，下列哪种变化最先发生？
   A. 静脉性充血 B. 动脉性充血 C. 细动脉痉挛
   D. 白细胞附壁 E. 液体渗出
83. 炎症细胞自血管内游出，在组织内做定向运动的现象称为
   A. 炎性浸润 B. 炎性渗出 C. 炎漏出
   D. 趋化作用 E. 阿米巴样运动
84. 最支持炎症诊断的病理变化是
   A. 细胞变性坏死 B. 毛细血管扩张充血 C. 白细胞渗出
   D. 纤维组织增生 E. 实质细胞增生
85. 急性炎症早期局部浸润的炎症细胞主要是
   A. 中性粒细胞 B. 单核细胞 C. 嗜酸性粒细胞
   D. 淋巴细胞 E. 浆细胞
86. 葡萄球菌感染灶内浸润的主要炎症细胞是
   A. 单核细胞 B. 中性粒细胞 C. 嗜酸性粒细胞
   D. 淋巴细胞 E. 嗜碱性粒细胞（2023）
87. 寄生虫感染时，浸润的炎症细胞主要是
   A. 中性粒细胞 B. 单核细胞 C. 淋巴细胞

D. 嗜酸性粒细胞　　　　　E. 浆细胞

A. 引起发热　　　　　B. 起趋化作用　　　　　C. 使血管通透性升高
D. 导致疼痛　　　　　E. 加重组织损伤

88. 渗出的组胺主要作用是
89. 氧自由基的主要作用是

A. 浆液性炎　　　　　B. 纤维蛋白性炎　　　　　C. 化脓性炎
D. 出血性炎　　　　　E. 变质性炎

90. 感冒初期鼻黏膜的炎症属于
91. 皮肤Ⅱ度烧伤时水疱的炎症性质属于

92. 以变质为主的炎症是
　　A. 感冒初期鼻黏膜炎　　　　B. 假膜性炎　　　　　C. 绒毛心
　　D. 脓肿　　　　　　　　　　E. 流行性乙型脑炎

93. 纤维蛋白性炎的好发部位应除外
　　A. 心包　　　　　B. 皮肤　　　　　C. 胸膜
　　D. 气管　　　　　E. 结肠

94. 疏松组织的弥漫性化脓性炎属于
　　A. 肉芽肿　　　　B. 浆液性炎　　　　C. 卡他性炎
　　D. 蜂窝织炎　　　E. 纤维蛋白性炎

95. 溶血性链球菌主要引起的炎症是
　　A. 脓肿　　　　　B. 出血性炎　　　　C. 假膜性炎
　　D. 纤维蛋白性炎　E. 蜂窝织炎

96. 白喉的病变性质属于
　　A. 浆液性炎　　　B. 纤维蛋白性炎　　C. 化脓性炎
　　D. 出血性炎　　　E. 变质性炎

97. 下列属于假膜性炎症的疾病是
　　A. 肠伤寒　　　　B. 肠结核　　　　　C. 阿米巴痢疾
　　D. 急性细菌性痢疾　E. 肠血吸虫病

98. 假膜性炎的渗出物主要为
　　A. 单核细胞、淋巴细胞和坏死组织　　B. 纤维蛋白、中性粒细胞和坏死组织
　　C. 纤维蛋白、浆细胞和中性粒细胞　　D. 淋巴细胞、浆细胞和中性粒细胞
　　E. 黏液、中性粒细胞和浆细胞

99. 女,28 岁。腹痛、发热、呕吐 1 天。查体:T38.9℃,P120/分,双肺呼吸音清,未闻及干、湿啰音,心率 120 次/分,律齐,右下腹麦氏点压痛、反跳痛(+)。血常规:Hb120g/L,WBC10.2×10^9/L,N0.85,Plt202×10^9/L。行阑尾切除术,手术标本病理检查可见阑尾壁各层大量弥漫性浸润的细胞是
　　A. 嗜酸性粒细胞　　B. 巨噬细胞　　　　C. 中性粒细胞
　　D. 嗜碱性粒细胞　　E. 淋巴细胞

100. 属于化脓性炎症的是
　　A. 嗜酸性脓肿　　　B. 阿米巴肝脓肿　　C. 冷脓肿
　　D. 转移性脓肿　　　E. 炎性肉芽肿

　　A. 变质性炎　　　　B. 浆液性炎　　　　C. 纤维蛋白性炎

    D. 蜂窝织炎　　　　　　　　E. 化脓性炎
101. 细菌性痢疾属于
102. 阿米巴肝脓肿属于
103. 急性化脓性阑尾炎属于
104. 流行性乙型脑炎属于

三、慢性炎症（执业医师及助理医师均需掌握）

105. 不属于急性炎症的疾病是
    A. 急性细菌性痢疾　　　　B. 鼻息肉　　　　　　　　C. 肠伤寒
    D. 大叶性肺炎　　　　　　E. 急性蜂窝织性阑尾炎（2024）
106. 肉芽肿构成成分是
    A. 单核巨噬细胞　　　　　B. 淋巴细胞　　　　　　　C. 中性粒细胞
    D. 嗜酸粒性细胞　　　　　E. 嗜碱性粒细胞
107. 属于慢性肉芽肿性炎的是
    A. 结核病　　　　　　　　B. 伤寒　　　　　　　　　C. 肠阿米巴病
    D. 慢性支气管炎　　　　　E. 慢性阑尾炎
108. 不属于肉芽肿性炎的疾病是
    A. 血吸虫病　　　　　　　B. 结核病　　　　　　　　C. 梅毒
    D. 伤寒　　　　　　　　　E. 淋病
109. 感染日本血吸虫后，出现的基本病理变化是
    A. 浆液性炎症　　　　　　B. 纤维蛋白性炎　　　　　C. 化脓性炎
    D. 出血性炎　　　　　　　E. 肉芽肿形成

第4章　肿　瘤

一、肿瘤概述（执业医师及助理医师均需掌握）

110. 下列叙述中，不属于肿瘤特点的是
    A. 增生细胞具有多克隆性　B. 增生细胞分化程度不一　C. 增生细胞基因异常
    D. 增生细胞不成熟　　　　E. 增生细胞有异型性
111. 下列肿瘤中，属于良性肿瘤的是
    A. 视网膜母细胞瘤　　　　B. 神经母细胞瘤　　　　　C. 肾母细胞瘤
    D. 骨母细胞瘤　　　　　　E. 肝母细胞瘤
112. 属于良性卵巢肿瘤的是
    A. 内胚窦瘤　　　　　　　B. 库肯伯格瘤　　　　　　C. 颗粒细胞瘤
    D. 无性细胞瘤　　　　　　E. 卵泡膜细胞瘤

    A. 骨母细胞瘤　　　　　　B. 髓母细胞瘤　　　　　　C. 间皮瘤
    D. 畸胎瘤　　　　　　　　E. 迷离瘤
113. 属于恶性肿瘤的是
114. 含有两个胚层以上的肿瘤是

A. 交界性肿瘤 　　　　　B. 早期癌 　　　　　　　　C. 良性肿瘤
D. 恶性肿瘤 　　　　　　E. 癌前病变

115. 直、结肠家族性多发性腺瘤性息肉属于

116. 仅浸润黏膜层及黏膜下层的胃肠道癌称为

117. 未成熟型畸胎瘤属于

118. 交界性或临界性肿瘤是指
    A. 良性肿瘤位于两个脏器交界处 　　B. 良性肿瘤来源于两种组织者
    C. 形态属良性，但浸润性生长 　　　D. 良性肿瘤位于重要器官
    E. 有内分泌功能的良性肿瘤

119. 女，33岁。B超检查在左乳房外上象限发现 0.3cm×0.2cm 大小的结节。局部切除送病理检查，结节内查见癌细胞，累及上皮全层，但未浸破基底膜。正确的病理诊断是
    A. 上皮内瘤变Ⅰ级 　　　B. 上皮内瘤变Ⅱ级 　　　C. 重度非典型增生
    D. 原位癌 　　　　　　　E. 早期浸润癌

120. 不属于癌前病变的是
    A. 黏膜白斑 　　　　　　B. 溃疡性结肠炎 　　　　C. 十二指肠溃疡
    D. 家族性腺瘤性肠息肉病 　E. 乳腺导管上皮乳头状瘤样增生

二、肿瘤的生物学行为（执业医师及助理医师均需掌握）

121. 关于高分化肿瘤的叙述，正确的是
    A. 瘤细胞极性消失 　　　B. 瘤细胞呈巢状生长 　　C. 瘤细胞异型性大
    D. 瘤细胞呈结节性生长 　E. 瘤细胞与起源的细胞相似

122. 肿瘤的分化程度低说明其
    A. 异型性小 　　　　　　B. 生长缓慢 　　　　　　C. 不易转移
    D. 对机体影响小 　　　　E. 恶性程度高

123. 在良性肿瘤与恶性肿瘤判定中，最有诊断意义的是
    A. 生长方式 　　　　　　B. 生长速度 　　　　　　C. 肿瘤的异型性
    D. 对机体影响 　　　　　E. 出血与坏死

    A. 肿瘤细胞的分化程度 　B. 肿瘤的浸润范围 　　　C. 肿瘤细胞核分裂象的多少
    D. 肿瘤的生长范围和播散程度 　E. 肿瘤细胞的浸润及转移能力

124. 肿瘤的分级是指

125. 肿瘤分期是指

126. 女，60岁。右颈淋巴结肿大3个月，蚕豆大小，其可能性最小的病变是
    A. 转移癌 　　　　　　　B. 淋巴结反应性增生 　　C. 恶性淋巴瘤
    D. 淋巴结结核 　　　　　E. 转移性肉瘤

127. 判定恶性肿瘤最重要的依据是
    A. 核分裂象多见 　　　　B. 瘤巨细胞形成 　　　　C. 膨胀性生长
    D. 常发生坏死 　　　　　E. 转移

128. 胃癌淋巴转移的常见部位是
    A. 左锁骨上淋巴结 　　　B. 右锁骨上淋巴结 　　　C. 左颈部淋巴结
    D. 右颈部淋巴结 　　　　E. 左颌下淋巴结（2021）

A. 肺癌　　　　　　　　B. 乳腺癌　　　　　　　　C. 结肠癌
D. 皮肤癌　　　　　　　E. 四肢肉瘤

129. 可经门静脉系统转移到肝的肿瘤是
130. 可经椎旁静脉系统转移到骨的肿瘤是

A. 外生性生长　　　　　B. 膨胀性生长　　　　　　C. 浸润性生长
D. 外生性生长+膨胀性生长　　E. 膨胀性生长+浸润性生长

131. 良性肿瘤的生长方式为
132. 恶性肿瘤的生长方式主要为

133. 良性肿瘤对机体影响最大的因素是
    A. 生长部位　　　　　B. 生长速度　　　　　　　C. 组织来源
    D. 生长时间　　　　　E. 体积大小

134. 纤维组织来源的恶性肿瘤，按命名原则应称为
    A. 恶性纤维瘤　　　　B. 纤维瘤　　　　　　　　C. 成纤维细胞瘤
    D. 纤维瘤恶变　　　　E. 纤维肉瘤

135. 区别癌与肉瘤的主要依据是
    A. 浸润性生长，无包膜　　B. 异型性明显，有核分裂象　　C. 通过血道转移
    D. 组织来源　　　　　E. 肿瘤体积巨大

136. 男，56岁。上腹胀痛不适10年，常于进食后半小时加重，可自行缓解，近3个月来体重减轻5kg。胃镜检查示胃小弯侧直径3cm溃疡病灶，取活组织标本行病理检查。能够诊断溃疡病灶属恶性的病理形态学依据是
    A. 胞质出现空泡　　　B. 胞质黏液明显增多　　　C. 细胞核大小一致
    D. 核仁清楚　　　　　E. 细胞异型性明显

137. 肉瘤的主要转移途径是
    A. 直接蔓延　　　　　B. 血道转移　　　　　　　C. 淋巴道转移
    D. 种植性转移　　　　E. 医源性转移

138. 不发生癌的组织是
    A. 皮肤附件　　　　　B. 肾上腺　　　　　　　　C. 子宫内膜
    D. 甲状旁腺　　　　　E. 软骨组织

三、常见肿瘤（执业医师及助理医师均需掌握）

139. 由三个胚层的各种成熟组织构成的肿瘤为
    A. 无性细胞瘤　　　　B. 颗粒细胞瘤　　　　　　C. 畸胎瘤
    D. 绒毛膜癌　　　　　E. 内胚窦瘤

140. 恶性程度最高的体表肿瘤是
    A. 皮肤乳头状癌　　　B. 皮肤鳞状细胞癌　　　　C. 恶性黑色素瘤
    D. 纤维肉瘤　　　　　E. 基底细胞癌

141. 属于上皮组织发生的肿瘤是
    A. 淋巴管瘤　　　　　B. 血管瘤　　　　　　　　C. 乳头状瘤
    D. 平滑肌瘤　　　　　E. 脂肪瘤

142. 不属于上皮组织恶性肿瘤的是
    A. 胃淋巴瘤　　　　　B. 肺腺癌　　　　　　　　C. 宫颈鳞状细胞癌

D. 基底细胞癌　　　　　　　　　E. 胃胶样癌

143. HE 染色切片,显微镜下在癌巢中见到角化珠和细胞间桥,可确诊为
　　A. 高分化的鳞状细胞癌　　　B. 低分化的鳞状细胞癌　　　C. 高分化的腺癌
　　D. 低分化的腺癌　　　　　　E. 移行细胞癌(2022)

144. 女,15 岁。左大腿下端肿痛 1 个月。查体:局部软组织肿胀、压痛。X 线片示左股骨下端溶骨性破坏,伴骨膜反应,血清碱性磷酸酶明显增高。可能的病理改变为
　　A. 滑膜增生,血管翳形成　　B. 肿瘤性成骨　　　　　　C. Homer-Wright 菊形团形成
　　D. 骨软骨瘤样变　　　　　　E. 骨小梁增粗,骨髓浸润(2024)

　　A. 息肉状　　　　　　　　　B. 乳头状　　　　　　　　C. 分叶状
　　D. 结节状　　　　　　　　　E. 囊状

145. 皮下脂肪瘤常见的肉眼特点是

146. 乳腺纤维腺瘤外观常见的肉眼特点是(2022)

147. 男,2 岁。腹膜后肿块 5 个月,直径 3cm,病理诊断为恶性肿瘤。最可能的肿瘤是
　　A. 错构瘤　　　　　　　　　B. 神经鞘膜瘤　　　　　　C. 神经母细胞瘤
　　D. 囊性畸胎瘤　　　　　　　E. 平滑肌肉瘤

148. 男孩,1 岁。出生时左前额有一扁平红色突起,不痛不痒,持续增大。下列符合组织学改变的是
　　A. 红细胞增生　　　　　　　B. 毛细血管增生　　　　　C. 脑瘤增生
　　D. 梭形细胞排列整齐　　　　E. 脑膜炎改变(2023)

149. 下列哪种肿瘤以局部破坏为主,很少发生转移?
　　A. 腺癌　　　　　　　　　　B. 鳞癌　　　　　　　　　C. 黑色素瘤
　　D. 基底细胞癌　　　　　　　E. 乳头状腺癌

　　A. 癌细胞团中央可见角化珠　B. 癌细胞团漂浮在黏液内　C. 黏液将癌细胞核推向一侧
　　D. 癌细胞呈条索状排列　　　E. 癌细胞呈腺样排列

150. 鳞状细胞癌的组织学表现是

151. 腺癌的组织学表现是

152. 印戒细胞癌的组织学表现是

四、肿瘤的病因学和发病学(执业医师及助理医师均需掌握)

153. 属于抑癌基因的是
　　A. *RB*　　　　　　　　　　B. *RAS*　　　　　　　　　C. *MYC*
　　D. *ALK*　　　　　　　　　 E. *SIS*

154. 肿瘤的发生与亚硝胺类化合物关系不密切的是
　　A. 食管癌　　　　　　　　　B. 胃癌　　　　　　　　　C. 大肠癌
　　D. 胆囊癌　　　　　　　　　E. 肝癌

155. 黄曲霉毒素 B_1 的靶器官是
　　A. 脾　　　　　　　　　　　B. 肝　　　　　　　　　　C. 心
　　D. 肺　　　　　　　　　　　E. 脑

156. 与胃 MALT 淋巴瘤发病有关的病原体是
　　A. EBV　　　　　　　　　　B. HIV　　　　　　　　　 C. HPV
　　D. Hp　　　　　　　　　　 E. HTLV-1

157. 子宫颈癌最重要的病因是

A. HIV 感染 B. HBV 感染 C. HPV 感染
D. HCV 感染 E. HAV 感染

158. 属于常染色体显性遗传的肿瘤综合征是
    A. Bloom 综合征 B. 着色性干皮病 C. Fanconi 贫血
    D. 神经纤维瘤病Ⅰ型 E. 毛细血管扩张性共济失调症

159. 肿瘤相关抗原的含义是
    A. 表达于肿瘤细胞而不表达于正常细胞 B. 肿瘤细胞和正常细胞无差异性表达
    C. 表达于正常细胞而不表达于肿瘤细胞 D. 高表达于肿瘤细胞而低表达于正常细胞
    E. 高表达于正常细胞而低表达于肿瘤细胞

    A. 自身抗原 B. 异种抗原 C. 异嗜性抗原
    D. 肿瘤相关抗原 E. 肿瘤特异性抗原

160. 甲胎蛋白为
161. 甲状腺球蛋白为

第5章 心血管系统疾病

一、动脉粥样硬化（执业医师及助理医师均需掌握）

162. 具有抗动脉粥样硬化作用的脂质是
    A. 甘油三酯 B. 胆固醇 C. HDL
    D. LDL E. VLDL

163. 与动脉粥样硬化发病关系最密切的是
    A. 乳糜微粒 B. 低密度脂蛋白 C. 高密度脂蛋白
    D. 极低密度脂蛋白 E. 氧化低密度脂蛋白

164. 早期动脉粥样硬化病变,最早进入动脉内膜的细胞是
    A. 红细胞 B. 淋巴细胞 C. 脂肪细胞
    D. 中性粒细胞 E. 巨噬细胞（2022）

165. 动脉粥样硬化时,脂纹病变中的主要成分是
    A. 平滑肌细胞 B. 中性粒细胞 C. 单核细胞
    D. 泡沫细胞 E. T淋巴细胞

166. 男,55岁。反复活动时胸部闷痛2年,快步行走及上楼梯可诱发,休息3~5分钟后可缓解。冠状动脉造影见前降支中段狭窄80%。其血管病变的始动环节是
    A. 巨噬细胞形成泡沫细胞 B. 纤维帽破溃、血栓形成 C. 平滑肌细胞增殖和迁移
    D. 内皮受损及功能失调 E. 内皮下脂质沉积

167. 引起脑萎缩的最常见原因是
    A. 脑水肿 B. 脑外伤 C. 脑动脉粥样硬化
    D. 脑脓肿 E. 脑结核

168. 冠状动脉粥样硬化最常发生的部位是
    A. 左冠状动脉主干 B. 左冠状动脉前降支 C. 左冠状动脉左旋支
    D. 右冠状动脉主干 E. 右冠状动脉后降支

169. 心肌梗死最常发生的部位在
    A. 室间隔后 1/3   B. 左心室后壁   C. 右心室前壁
    D. 左心室前壁   E. 左心室侧壁

170. 心肌梗死后最早多长时间可出现肉眼可见的病理改变?
    A. 1 小时   B. 2 小时   C. 4 小时
    D. 5 小时   E. 6 小时

171. 男,60 岁。突发心前区压榨样疼痛 1 小时。心电图示多导联出现病理性 Q 波、广泛性 ST 段抬高。其心肌病理改变最可能是
    A. 凝固性坏死   B. 脂肪坏死   C. 干酪样坏死
    D. 液化性坏死   E. 坏疽(2024)

二、原发性高血压(执业医师及助理医师均需掌握)

172. 高血压病时,细动脉硬化的病理改变是
    A. 动脉壁纤维化   B. 动脉壁水肿   C. 动脉壁玻璃样变性
    D. 动脉壁纤维蛋白样坏死   E. 动脉壁脂质沉着

173. 原发性高血压时细动脉可逆性病理改变是
    A. 内膜下蛋白性物质沉积   B. 血管腔狭窄   C. 血管痉挛
    D. 血管壁平滑肌萎缩   E. 血管纤维化

174. 男性,58 岁。间断头晕、头痛半年,休息后稍缓解,多次测量血压偏高,未治疗。门诊查体:脉搏 75 次/分,血压 165/95mmHg。患者早期可能出现的病理改变是
    A. 眼底出血   B. 左心室肥大   C. 肝硬化
    D. 脑出血   E. 颗粒性固缩肾(2022)

175. 高血压心脏病患者心脏肉眼可见的病理变化是
    A. 心脏体积变大,右心室壁肥厚   B. 右心室前壁肺动脉圆锥膨隆,右心室扩大
    C. 心脏体积变大,左心室壁肥厚   D. 心脏体积增大,心尖钝圆,室壁变薄
    E. 心脏体积缩小,颜色深褐,表面血管迂曲(2024)

176. 高血压患者心脏呈
    A. 球形心   B. 靴形心   C. 梨形心
    D. 绒毛心   E. 虎斑心

177. 高血压病的肾脏病理变化表现为
    A. 颗粒性固缩肾   B. 肾脏单发性贫血性梗死   C. 肾动脉动脉瘤形成
    D. 肾的多发性大瘢痕凹陷   E. 肾脏淤血

178. 高血压病脑出血最常见的部位是
    A. 豆状核和丘脑   B. 内囊和基底核   C. 蛛网膜下腔
    D. 侧脑室   E. 大脑髓质

179. 高血压病脑出血破裂的血管多为
    A. 大脑中动脉   B. 大脑基底动脉   C. 豆纹动脉
    D. 内囊动脉   E. 大脑前动脉

180. 恶性高血压的病理特征是
    A. 微血管炎   B. 肾毛细血管纤维样坏死   C. 肾纤维化
    D. 大、中动脉粥样硬化   E. 肾小动脉纤维样坏死

三、风湿性心脏病（执业医师及助理医师均需掌握）

181. 风湿病中最具有诊断意义的病变是
    A. 心肌局灶性变性、坏死
    B. 心内膜纤维组织增生
    C. 胶原纤维的纤维蛋白样变性
    D. Aschoff 小体形成
    E. 心外膜纤维蛋白渗出

182. 风湿病的基本病变不包括
    A. 黏液变性
    B. 纤维蛋白样坏死
    C. 炎症细胞浸润
    D. Aschoff 细胞增生
    E. 脓肿形成

183. 光镜下见病灶中央纤维蛋白样坏死，周围有增生的 Aschoff 细胞，该病灶应称为
    A. 结核结节
    B. 假结核结节
    C. 伤寒结节
    D. 风湿小体
    E. 小胶质细胞结节

184. 有关风湿病的描述，错误的是
    A. 属于变态反应性疾病
    B. 与溶血性链球菌感染有关
    C. 心脏病变的后果最为严重
    D. 可累及全身结缔组织
    E. 风湿性关节炎常导致关节畸形

185. 风湿性心肌炎病变主要累及
    A. 心肌细胞
    B. 心肌间质结缔组织
    C. 心肌间质的小血管
    D. 心肌间质神经组织
    E. 心肌间质的嗜银纤维

186. 风湿性心内膜炎最常累及的心瓣膜是
    A. 二尖瓣
    B. 三尖瓣
    C. 肺动脉瓣
    D. 主动脉瓣
    E. 二尖瓣和肺动脉瓣

四、亚急性感染性心内膜炎（执业医师需掌握）

187. 疣状赘生物是指
    A. 心内膜增生物
    B. 心内膜上的新生物
    C. 心瓣膜纤维化
    D. 心瓣膜上的附壁血栓
    E. 心瓣膜钙化

    A. 金黄色葡萄球菌
    B. 草绿色链球菌
    C. A 组乙型溶血性链球菌
    D. 大肠埃希菌
    E. 肺炎球菌

188. 风湿性心内膜炎的常见致病菌是

189. 亚急性细菌性心内膜炎的常见致病菌是

190. 一位亚急性细菌性心内膜炎患者，下床活动后出现意识逐渐模糊至昏迷，并有右侧偏瘫，其最可能的原因为
    A. 肺动脉栓塞
    B. 脑动脉栓塞
    C. 冠状动脉栓塞
    D. 右上、下肢动脉栓塞
    E. 右上、下肢静脉栓塞

五、心脏瓣膜病（执业医师及助理医师均需掌握）

191. 二尖瓣狭窄早期出现的心脏改变是
    A. 左心房扩张
    B. 左心室扩张
    C. 右心房扩张
    D. 左心房肥大
    E. 右心室肥大

192. 单纯性二尖瓣狭窄的病变不伴有
    A. 左心房肥大
    B. 左心房扩张
    C. 右心室肥厚
    D. 左心室肥厚
    E. 心脏呈梨形

193. 左心房增大合并明显肺动脉高压时心界呈

A. 普大形   B. 三角烧瓶形   C. 球形
D. 梨形   E. 靴形

194. 男,61岁。胸闷、乏力20年。查体:脉搏80次/分,血压150/83mmHg。颈动脉搏动明显。双肺未闻及干、湿啰音。心界向左下扩大,胸骨左缘第3肋间闻及递减型叹气样舒张期杂音。水冲脉、股动脉枪击音、毛细血管搏动征均为阳性。患者主动脉瓣最可能出现的病理变化是
A. 弹性降低   B. 瓣环硬化   C. 粘连
D. 钙化   E. 卷曲(2022)

第6章 呼吸系统疾病

一、肺炎(执业医师及助理医师均需掌握)

195. 肺炎球菌感染引起的大叶性肺炎属于
A. 变质性肺炎   B. 浆液性炎症   C. 纤维蛋白性炎症
D. 出血性炎症   E. 卡他性炎症

196. 大叶性肺炎灰色肝样变期肺实变是因为肺泡腔内充满
A. 浆液和红细胞   B. 浆液和中性粒细胞   C. 纤维蛋白和红细胞
D. 纤维蛋白和中性粒细胞   E. 红细胞和中性粒细胞

197. 男,30岁。寒战、高热、咳铁锈色痰3天,加重1天。查体:右下肺可闻及湿啰音。痰培养提示肺炎链球菌。影像学检查提示右肺下野大片致密阴影。右肺病灶处肺泡腔内的主要成分是
A. 浆液和红细胞   B. 中性粒细胞和纤维蛋白   C. 纤维蛋白和红细胞
D. 浆液和巨噬细胞   E. 淋巴细胞和纤维蛋白(2022)

198. 大叶性肺炎灰色肝样变期肺泡腔内的渗出物主要是
A. 淋巴细胞   B. 单核细胞   C. 纤维蛋白
D. 嗜酸性粒细胞   E. 浆液(2024)

199. 肺肉质变常见于
A. 大叶性肺炎   B. 小叶性肺炎   C. 急性肺淤血
D. 慢性肺淤血   E. 慢性左心衰竭

200. 小叶性肺炎肺泡腔内的主要渗出物是
A. 纤维蛋白   B. 浆液   C. 中性粒细胞
D. 淋巴细胞   E. 嗜酸性粒细胞(2023)

201. 肺组织切片检查,光镜下见支气管上皮脱落,腔内及周围肺泡腔内亦有多少不等的脓性渗出物,应诊断为
A. 慢性肺淤血   B. 大叶性肺炎灰色肝样变期   C. 小叶性肺炎
D. 大叶性肺炎溶解消散期   E. 肺结核变质渗出期

二、慢性支气管炎(执业医师及助理医师均需掌握)

202. 慢性支气管炎最主要的炎症细胞是
A. 巨噬细胞   B. 中性粒细胞   C. 树突状细胞
D. 嗜酸性粒细胞   E. 淋巴细胞

203. 慢性支气管炎典型病变不包括

A. 黏膜上皮鳞化　　　　　B. 支气管腺体和杯状细胞增生　　C. 支气管内有大量泡沫细胞
D. 支气管软骨变性、萎缩　E. 支气管壁有大量慢性炎症细胞浸润

204. 慢性支气管炎患者发生阻塞性通气功能障碍的病变基础是
A. 支气管软骨萎缩、纤维化　B. 支气管上皮细胞变性坏死　C. 支气管腺体增生、肥大
D. 支气管平滑肌萎缩　　　　E. 细支气管炎及细支气管周围炎

三、肺气肿（执业医师及助理医师均需掌握）

205. 细支气管不完全阻塞所致的阻塞性通气功能障碍可造成
A. 肺不张　　B. 肺纤维化　　C. 支气管扩张
D. 气胸　　　E. 肺气肿

206. 遗传性 α_1-抗胰蛋白酶缺乏与下列哪种肺气肿的发生关系密切？
A. 腺泡中央型肺气肿　　B. 间质性肺气肿　　C. 全腺泡型肺气肿
D. 腺泡周围型肺气肿　　E. 瘢痕旁肺气肿

四、慢性肺源性心脏病（执业医师及助理医师均需掌握）

207. 慢性肺源性心脏病右心室的病理改变不包括
A. 室壁增生和肥厚　　B. 圆锥部显著突出　　C. 心尖部圆隆上翘
D. 心室腔扩张　　　　E. 乳头肌萎缩（2022）

五、肺硅沉着症（执业医师需掌握）

208. 关于硅肺的描述，正确的是
A. >5μm 的硅尘致病性强　B. 硅酸导致巨噬细胞自溶　C. 硅结节内无免疫球蛋白
D. 胸膜常无病变　　　　　E. 纤维性结节是硅肺的早期病变

209. 硅肺的特征性病变是
A. 类上皮肉芽肿　　B. 胸膜呈斑状增厚　　C. 硅肺空洞
D. 硅结节　　　　　E. 肺间质纤维化

210. 肺硅沉着症最常见的并发症是
A. 肺真菌感染　　B. 肺栓塞　　C. 胸膜间皮瘤
D. 肺结核　　　　E. 肺鳞癌

六、肺癌（执业医师及助理医师均需掌握）

211. 中央型肺癌最常见的病理类型是
A. 腺癌　　B. 类癌　　C. 小细胞癌
D. 鳞癌　　E. 大细胞癌

212. 周围型肺癌最常见的病理类型是
A. 类癌　　B. 鳞癌　　C. 大细胞肺癌
D. 小细胞癌　　E. 腺癌

213. 对肺鳞癌生物学特征的描述，正确的是
A. 多为中心型肺癌　　B. 较早发生胸膜转移　　C. 较早经血行转移
D. 多为周围型肺癌　　E. 较早经淋巴转移

A. 类癌　　B. 腺癌　　C. 鳞癌
D. 大细胞癌　　E. 小细胞癌

214. 肺癌中恶性程度最低的类型是
215. 肺癌中恶性程度最高的类型是

A. 列兵样排列 　　　　　　B. 形成管状结构 　　　　　　C. 形成乳头状结构
  D. 有角化珠 　　　　　　　E. 有假菊形团结构

216. 最符合肺小细胞癌组织学特点的是
217. 最符合肺高分化鳞癌组织学特点的是

第7章　消化系统疾病

一、慢性胃炎（执业医师需掌握）

218. 男，78岁。反复上腹胀、上腹部不适20年。胃镜检查：胃角切迹可见直径0.3cm溃疡，底部平坦，边界清楚，胃黏膜苍白、粗糙、皱襞稀疏。其胃黏膜病理检查不可能出现的是
  A. 主细胞减少 　　　　　　B. 肠上皮化生 　　　　　　C. 壁细胞数量增多
  D. 淋巴细胞浸润 　　　　　E. 异型增生

二、消化性溃疡（执业医师及助理医师均需掌握）

219. 胃溃疡底部常见动脉内血栓机化，该处血栓形成的最主要机制是
  A. 溃疡组织释放出大量组织凝血酶原　　B. 溃疡处动脉内膜炎致内膜粗糙
  C. 溃疡处动脉血流缓慢　　　　　　　　D. 溃疡处纤维化使动脉内血流不规则
  E. 胃液促进凝血过程
220. 慢性胃溃疡最常见的并发症是
  A. 穿孔 　　　　　　　　　B. 出血 　　　　　　　　　C. 幽门狭窄
  D. 癌变 　　　　　　　　　E. 肠上皮化生
221. 胃溃疡最少见的并发症是
  A. 癌变 　　　　　　　　　B. 呕血 　　　　　　　　　C. 幽门梗阻
  D. 穿孔 　　　　　　　　　E. 黑便

三、病毒性肝炎（执业医师及助理医师均需掌握）

222. 病毒性肝炎属于
  A. 变质性炎症 　　　　　　B. 浆液性炎症 　　　　　　C. 增生性炎症
  D. 化脓性炎症 　　　　　　E. 出血性炎症
223. 急性普通型肝炎主要变化是
  A. 肝细胞变性 　　　　　　B. 肝细胞坏死 　　　　　　C. 黄疸为主
  D. 无黄疸 　　　　　　　　E. 点灶状坏死
224. 男，28岁。乏力、纳差10余天。伴厌油及干呕，小便浓茶色。查体：皮肤、巩膜黄染，剑突下轻压痛，无反跳痛，肝脾肋下未及。实验室检查：AST1585U/L，ALT1847U/L，TBil85.20μmol/L；乙肝表面抗原、乙肝E抗原、乙肝核心抗体均阳性。该患者肝最可能的病变是
  A. 肝细胞大片坏死并结节状再生　　　　B. 肝细胞桥接坏死和碎片状坏死
  C. 肝细胞淤胆和羽毛状坏死　　　　　　D. 肝细胞广泛变性和点灶状坏死
  E. 仅汇管区淋巴细胞浸润
225. 男，28岁。呕吐、腹胀3天，胡言乱语1天。查体：巩膜明显黄染，肝浊音界缩小。血ALT520U/L，TBil215μmol/L，DBil138μmol/L。其典型的肝病理改变主要是
  A. 肝细胞脂肪变性 　　　　B. 汇管区纤维化 　　　　　C. 多个小叶或大块肝细胞坏死

D. 淤血性改变　　　　　　　　E. 汇管区中性粒细胞浸润

226. 女,16岁。低热伴乏力、纳差、恶心、呕吐3天,来诊当日发现巩膜黄染。实验室检查:ALT860U/L,TBil120μmol/L。出生时曾注射乙肝疫苗。该病的病理特点不包括
　　A. 假小叶形成　　　　　　B. 肝细胞气球样变性　　　　C. 肝细胞点状坏死
　　D. 炎症细胞浸润　　　　　E. 毛细胆管内胆栓形成

227. 病毒性肝炎中见明显碎片状坏死和桥接坏死的是
　　A. 急性黄疸型肝炎　　　　B. 亚急性重型肝炎　　　　　C. 慢性中度肝炎
　　D. 慢性重度肝炎　　　　　E. 急性重型肝炎

228. 肝体积明显缩小,外观黄绿色,表面呈结节状。光镜下见肝细胞大片坏死,同时可见肝细胞再生结节,明显淤胆,大量炎症细胞浸润,结节间纤维组织及小胆管明显增生。根据上述病变应诊断为
　　A. 急性黄疸性普通型肝炎　B. 重度慢性肝炎　　　　　　C. 急性重型肝炎
　　D. 亚急性重型肝炎　　　　E. 门脉性肝硬化

229. 一肝炎患者做肝穿刺活检,镜下见肝细胞点状坏死,汇管区见少量淋巴细胞浸润及轻度纤维组织增生,肝小叶结构完整。上述病变符合
　　A. 急性普通型肝炎　　　　B. 轻度慢性肝炎　　　　　　C. 中度慢性肝炎
　　D. 重度慢性肝炎　　　　　E. 早期肝硬化

230. 急性重型病毒性肝炎,其坏死病变主要为
　　A. 点状坏死　　　　　　　B. 桥接坏死　　　　　　　　C. 碎片状坏死
　　D. 大片坏死　　　　　　　E. 灶性坏死

　　A. 急性普通型肝炎　　　　B. 慢性持续性肝炎　　　　　C. 慢性活动性肝炎
　　D. 急性重型肝炎　　　　　E. 亚急性重型肝炎

231. 镜下见肝细胞广泛气球样变性、点状坏死,病变符合

232. 镜下见肝细胞碎片状坏死,桥接坏死,病变符合

233. 镜下见既有肝细胞大片坏死,又有肝细胞结节状再生,病变符合

234. 下述哪项肝细胞的病理改变与乙型肝炎病毒(HBV)感染有关?
　　A. 细胞内大量糖原沉积　　B. 核内出现假包涵体　　　　C. 滑面内质网大量增生
　　D. 前角蛋白细丝堆集　　　E. 粗面内质网增生

235. 患者体检时发现HBsAg阳性,平时无不适,查体无异常。经皮肝穿刺活组织病理检查示肝细胞胞质不透明,胞质内充满嗜酸性细颗粒物质,此病变称为
　　A. 毛玻璃样肝细胞　　　　B. 气球样变肝细胞　　　　　C. 嗜酸性变肝细胞
　　D. 嗜酸性小体　　　　　　E. 肝细胞玻璃样变(2022)

四、门脉性肝硬化(执业医师及助理医师均需掌握)

236. 最常导致肝硬化的DNA病毒是
　　A. HAV　　　　　　　　　B. HBV　　　　　　　　　　C. HCV
　　D. HDV　　　　　　　　　E. HEV

237. 男性,58岁。呕血1天。HBsAg阳性20年。查体:脉搏100次/分,血压100/80mmHg,颈部可见蜘蛛痣1枚,肝掌,全腹无明显压痛、反跳痛,移动性浊音阴性,双下肢未见水肿。实验室检查:血清AFP8μg/L。腹部B超提示肝脏缩小、弥漫性结节,脾大。若行肝脏穿刺检查,最可能出现的病理变化是
　　A. 亚大块坏死伴结节再生　　　　　　　　B. 桥接坏死及碎片状坏死

C. 异型细胞聚集,伴纤维再生　　　　D. 假小叶形成及纤维组织再生
E. 肝小叶内浸润多种炎症细胞(2024)

238. 门脉性肝硬化形成假小叶,其病理特点不正确的是
A. 肝细胞排列紊乱　　　　B. 肝细胞可有双核出现　　　　C. 肝细胞可变性坏死
D. 小胆管闭塞、缺如　　　　E. 中央静脉可偏位、缺如

239. 男,45岁。HBsAg(+)20年。超声检查:肝回声不均匀,脾大,门静脉增宽,中等量腹水。肝穿刺病理的特征性发现是
A. 肝细胞变性坏死　　　　B. 假小叶形成　　　　C. 弥漫性肝纤维化
D. 毛细胆管胆汁淤积　　　　E. 肝细胞气球样变

240. 肝硬化时,脾大的主要原因是
A. 脾窦扩张,红细胞淤滞　　　　B. 脾窦巨噬细胞增多　　　　C. 脾内淋巴细胞聚集
D. 脾内纤维组织增生　　　　E. 脾小体大量中性粒细胞浸润

A. 男性乳腺发育　　　　B. 食管静脉曲张　　　　C. 氨中毒
D. 凝血因子减少　　　　E. 黄疸

241. 肝硬化时,门静脉高压可引起
242. 肝硬化时,肝解毒功能下降表现为
243. 肝硬化时,肝激素灭活功能下降表现为
244. 肝硬化时,肝合成功能下降表现为

五、食管癌(执业医师需掌握)

245. Barrett 食管是指
A. 食管鳞状上皮增生　　　　B. 上皮层内中性粒细胞和淋巴细胞浸润
C. 黏膜糜烂或溃疡形成　　　　D. 黏膜固有层内中性粒细胞和淋巴细胞浸润
E. 食管鳞状上皮被腺上皮所取代(2022)

246. 食管癌最多见的发病部位是
A. 颈段　　　　B. 胸部上段　　　　C. 胸部中段
D. 胸部下段　　　　E. 胸部中下段

247. 男,72岁。反酸、烧心30年,吞咽困难、乏力2个月。间断口服质子泵抑制剂,起初有效,近2个月效果不佳。胃镜检查见食管下段及贲门区隆起溃疡性病变,质脆,易出血。最可能的活组织病理检查结果是
A. 淋巴瘤　　　　B. 神经内分泌肿瘤　　　　C. 胃肠间质瘤
D. 鳞癌　　　　E. 腺癌

248. 男性,63岁。进行性吞咽困难1年,声音嘶哑1个月。胃镜检查提示食管中段可见一新生物,大小2.0cm×2.5cm×2.5cm,结节状,表面可见溃疡,被覆污秽苔。取活组织行病理检查,最可能的结果是
A. 腺癌　　　　B. 鳞癌　　　　C. 腺鳞癌
D. 小细胞癌　　　　E. 未分化癌(2024)

249. 食管癌经淋巴道转移,最常见的转移部位是
A. 颈淋巴结　　　　B. 锁骨上淋巴结　　　　C. 锁骨下淋巴结
D. 腋窝淋巴结　　　　E. 腹股沟淋巴结(2024)

六、胃癌和大肠癌(执业医师及助理医师均需掌握)

250. 胃癌最好发的部位是

A. 幽门管 B. 胃窦大弯侧 C. 胃体大弯侧
D. 胃窦小弯侧 E. 贲门小弯侧(2017、2022)

251. 大肠癌最好发的部位是
    A. 乙状结肠 B. 降结肠 C. 横结肠
    D. 直肠 E. 升结肠

    A. 隆起型 B. 表浅型 C. 凹陷型
    D. 溃疡型 E. 息肉型

252. 早期胃癌最常见的类型是
253. 中晚期胃癌最多见的肉眼类型是

    A. 0.4cm B. 0.8cm C. 1.2cm
    D. 1.6cm E. 2.0cm

254. 符合小胃癌的肿瘤大小是直径
255. 符合微小胃癌的肿瘤大小是直径
256. 符合早期胃癌诊断条件的是
    A. 肿瘤局限于胃窦 B. 肿瘤直径<1cm C. 肿瘤直径<0.5cm
    D. 癌未累及肌层 E. 黏膜皱襞消失

257. 男,45岁。间断上腹部不适1年。血Hb85g/L,粪隐血(+)。胃黏膜活组织病理检查:慢性炎症,间质中见散在印戒细胞,诊断是
    A. 慢性肥厚性胃炎 B. 慢性浅表性胃炎 C. 胃癌
    D. 慢性萎缩性胃炎 E. 消化性溃疡

258. 男,30岁。胃部不适3个月,加重伴疼痛、消瘦半个月。胃镜检查见胃小弯巨大病灶。活检病理报告描述为"细胞较小,大小较一致,呈弥漫分布,部分排列成小条索状,无腺管形成"。诊断是
    A. 胃未分化癌 B. 胃黏液腺癌 C. 胃乳头状腺癌
    D. 胃印戒细胞癌 E. 胃管状腺癌

259. 胃癌最常见的病理类型是
    A. 鳞状细胞癌 B. 小细胞癌 C. 未分化癌
    D. 印戒细胞癌 E. 腺癌

七、肝癌(执业医师及助理医师均需掌握)

260. 男,70岁。体检发现肝占位性病变1周。既往HBsAg阳性病史40年。查体:T37.0℃,R18次/分,P70次/分,BP130/85mmHg。巩膜、皮肤无黄染,双肺未闻及干、湿啰音。肝肋下3cm,质硬,不规则,无压痛,脾肋下未触及,移动性浊音(±)。B超检查提示肝右叶占位性病变,大小4cm×4cm,腹水。实验室检查:血AFP明显增高。经皮肝穿刺活检显示细胞呈巢状排列,体积大,胞浆丰富,核大,核仁明显,核分裂象易见,血窦丰富,间质少。其病理诊断为
    A. 肝细胞癌 B. 胆管细胞癌 C. 混合细胞型肝癌
    D. 肝海绵状血管瘤 E. 肝硬化(2022)

261. 男,45岁。血AFP明显升高1个月。有慢性乙型肝炎病史10年。腹部B超发现肝内有3个实性结节,最大径分别为0.5cm、0.7cm和1.2cm,周围肝组织呈明显的肝硬化改变。术后病理为原发性肝细胞肝癌,其分型属于
    A. 结节型肝癌 B. 巨块型肝癌 C. 弥漫型肝癌
    D. 小肝癌 E. 大肝癌

八、胰腺癌（执业医师及助理医师均需掌握）

262. 胰腺癌最常出现突变的基因是
 A. TP53　　　　　　　　 B. KRAS　　　　　　　　 C. CMYC
 D. VHL　　　　　　　　　E. RB（2024）

263. 胰尾癌最常见的转移途径是
 A. 经血行转移至腰椎　　　B. 经淋巴道转移至腹膜后淋巴结　C. 经血行转移至肺
 D. 经门静脉转移至肝　　　E. 经直接蔓延转移至腹膜（2023）

第8章　淋巴造血系统疾病

（执业医师需掌握）

264. 最容易引起淋巴结窦组织细胞增生的疾病是
 A. 传染性单核细胞增多症　B. 癌肿引流区的淋巴结　　C. 药物引起的过敏反应
 D. 急性化脓性淋巴结炎　　E. 接种病毒性疫苗后（2022）

265. 病理表现为中性粒细胞反应的肉芽肿性疾病是
 A. 结节病　　　　　　　　B. 猫抓病　　　　　　　　C. 反应性淋巴结炎
 D. 结核病　　　　　　　　E. 组织细胞坏死性淋巴结炎

266. B型急性淋巴细胞白血病免疫分型为
 A. $CD3^+$　　　　　　　　B. $CD4^+$　　　　　　　　C. $CD19^+$
 D. $CD34^+$　　　　　　　 E. $CD56^+$

267. 男，45岁。左颈部淋巴结进行性肿大3个月。淋巴结活检病理结果示弥漫性大B细胞淋巴瘤。最可能出现的细胞免疫表型是
 A. $CD10^+$　　　　　　　 B. $CD13^+$　　　　　　　 C. $CD20^+$
 D. $CD5^+$　　　　　　　　E. $CD34^+$

268. 男性，20岁。发热、颈部淋巴结肿大1个月。体检发现双侧颈部及左侧腹股沟淋巴结肿大，最大直径3cm。淋巴结活检提示淋巴结边缘融合、破坏。细胞免疫表型CD20阳性。该患者最不可能的病理诊断是
 A. 滤泡淋巴瘤　　　　　　B. 间变性大细胞淋巴瘤　　C. 套细胞淋巴瘤
 D. 弥漫性大B细胞瘤　　　 E. Burkitt淋巴瘤（2023）

269. MALT淋巴瘤最常发生于
 A. 胃肠道　　　　　　　　B. 皮肤　　　　　　　　　C. 乳腺
 D. 眼附属器　　　　　　　E. 甲状腺（2020）

270. 在我国最多见的淋巴瘤类型是
 A. MALT淋巴瘤　　　　　 B. 弥漫性大B细胞淋巴瘤　 C. NK/T细胞淋巴瘤
 D. 蕈样霉菌病　　　　　　E. 滤泡性淋巴瘤

第9章 泌尿系统疾病

一、肾小球肾炎(执业医师及助理医师均需掌握)

271. 急性弥漫性增生性肾小球肾炎增生的细胞是
    A. 肾小球壁层上皮细胞和脏层上皮细胞
    B. 肾小球脏层上皮细胞和炎症细胞
    C. 肾小球毛细血管内皮细胞和系膜细胞
    D. 肾小球脏层上皮细胞和系膜细胞
    E. 肾小球周围纤维细胞和系膜细胞

272. 急性链球菌感染后肾小球肾炎电镜下的典型表现是
    A. 广泛足突消失
    B. 电子致密物呈"飘带"样在肾小球基底膜沉积
    C. 电子致密物在系膜区沉积
    D. 电子致密物呈"驼峰"样在上皮下沉积
    E. 毛细血管腔内中性粒细胞浸润

273. 弥漫性新月体性肾小球肾炎中形成新月体的细胞是
    A. 肾小球球囊壁层上皮细胞
    B. 肾小球球囊壁层上皮细胞和单核细胞
    C. 肾小球球囊脏层上皮细胞和单核细胞
    D. 肾小球系膜细胞和内皮细胞
    E. 肾小球系膜细胞

274. 男,56岁。间断发热1个月,进行性少尿、咯血10天。查体:BP165/100mmHg,双肺听诊可闻及湿啰音,双下肢水肿。尿常规:蛋白(++)。尿沉渣镜检:RBC40~50个/HPF。血肌酐455μmol/L,血尿素18.5mmol/L,ANA(-),抗中性粒细胞质抗体(+)。B超示双肾增大。该患者的肾最可能的病理特征是
    A. 肾小球纤维化、玻璃样变
    B. 系膜局灶性节段性增宽或弥漫性增宽
    C. 弥漫性基底膜增厚、钉突形成
    D. 系膜局灶性节段性硬化、玻璃样变
    E. 新月体形成

275. 弥漫性新月体性肾小球肾炎因肾小球囊新月体形成,阻塞囊腔,患者可迅速出现的异常情况是
    A. 蛋白尿
    B. 血尿
    C. 少尿
    D. 管型尿
    E. 乳糜尿

276. 肉眼形态表现为颗粒性固缩肾的疾病是
    A. 慢性硬化性肾小球肾炎
    B. 慢性肾盂肾炎
    C. 新月体性肾小球肾炎
    D. 膜性肾小球肾炎
    E. 急性弥漫性增生性肾小球肾炎

    A. 轻微病变性肾小球肾炎
    B. 弥漫性系膜增生性肾小球肾炎
    C. 弥漫性新月体性肾小球肾炎
    D. 弥漫性膜性增生性肾小球肾炎
    E. 弥漫性毛细血管内增生性肾小球肾炎

277. 大红肾见于

278. 毛细血管壁增厚呈车轨状或分层状见于

279. 毛细血管基底膜可形成钉状突起,见于
    A. 弥漫性毛细血管内增生性肾小球肾炎
    B. 弥漫性膜性增生性肾小球肾炎
    C. 弥漫性膜性肾小球肾炎
    D. 轻微病变性肾小球肾炎
    E. 弥漫性新月体性肾小球肾炎

280. 弥漫性膜性增生性肾小球肾炎时,增生的细胞主要是
    A. 肾小球脏层细胞和中性粒细胞
    B. 肾小球壁层细胞和系膜细胞

C. 肾小球系膜细胞和基质 D. 肾小球毛细血管基底膜增厚和系膜细胞增生
E. 肾小球各种细胞均有较明显增生

281. 致密沉积物病属于下列哪种肾小球肾炎？
　　A. 膜性肾小球肾炎　　　　B. 快速进行性肾小球肾炎　　C. 系膜增生性肾小球肾炎
　　D. 膜性增生性肾小球肾炎　E. 毛细血管内增生性肾小球肾炎

　　A. 微小病变肾病　　　　　B. 新月体性肾小球肾炎　　　C. IgA 肾病
　　D. 毛细血管内增生性肾小球肾炎　E. 膜性肾病

282. 链球菌感染后急性肾小球肾炎的病理类型为

283. 儿童原发性肾病综合征最常见的类型为

284. 男,17 岁。水肿 1 周。辅助检查:尿蛋白(+++),尿沉渣镜检:红细胞 0～1/HPF,24 小时尿蛋白定量 7.6g,血肌酐 76μmol/L。肾穿刺示微小病变型肾病。其主要发病机制为
　　A. T 细胞功能紊乱　　　　B. 肾小球微血栓形成　　　　C. 免疫复合物沉积
　　D. 补体 C3 异常　　　　　E. 抗基底膜抗体形成

二、肾盂肾炎(执业医师及助理医师均需掌握)

285. 慢性肾盂肾炎是
　　A. 肾小球肾炎的一种特殊类型　　B. 一种肾小球免疫复合物性肾炎　　C. 一种以增生为主的炎症
　　D. 一种以变质为主的炎症　　　　E. 肾小管和肾间质的慢性化脓性炎症(2021)

286. 上行性感染的肾盂肾炎病变最轻的部位是
　　A. 肾小管　　　　　　　　B. 肾间质　　　　　　　　　C. 肾盂黏膜
　　D. 肾乳头　　　　　　　　E. 肾小球

287. 慢性肾盂肾炎的肾脏肉眼观察不同于慢性肾小球肾炎的是
　　A. 体积缩小　　　　　　　B. 肾脏内小动脉硬化　　　　C. 有不规则的凹陷瘢痕
　　D. 颜色苍白　　　　　　　E. 表面颗粒状

288. 慢性肾盂肾炎大体描述正确的是
　　A. 肾弥漫性颗粒状　　　　B. 肾肿大、苍白　　　　　　C. 肾表面散在出血点
　　D. 肾弥漫性肿大　　　　　E. 肾不对称性缩小(2022)

三、泌尿系统肿瘤(执业医师及助理医师均需掌握)

289. 肾癌的典型肉眼特征是
　　A. 肾组织切面灰白色　　　B. 肾组织切面鲜红色　　　　C. 在肾上极,有包膜
　　D. 肿瘤位于肾中央　　　　E. 双肾累及,有多个癌块(2021)

290. 患者,男,60 岁。体检发现右肾肿物 2 周。B 超提示右肾上极肿物,大小 5cm×5cm,内部回声杂乱且信号高低不等。手术切除标本:肿瘤边界不清,切面呈多彩状,镜下见肿瘤细胞呈圆形,胞质空泡状,胞核小,间质血管丰富。最可能的病理诊断是
　　A. 肾母细胞癌　　　　　　B. 嫌色细胞肾癌　　　　　　C. 透明细胞肾癌
　　D. 乳头状肾癌　　　　　　E. 尿路上皮细胞癌(2024)

291. 肾母细胞瘤的组织学特征是肿瘤细胞
　　A. 胞质丰富且透明　　　　B. 胞质丰富,呈颗粒状　　　C. 腺样排列,核分裂象多见
　　D. 巢状排列,可见角化珠　E. 包括间叶细胞、上皮样细胞和幼稚细胞三种成分(2022)

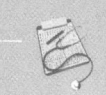

第10章 生殖系统与乳腺疾病

一、子宫颈上皮内瘤变与子宫颈癌(执业医师及助理医师均需掌握)

292. 关于子宫颈原位癌的描述,正确的是
    A. 子宫颈上皮内瘤变即为子宫颈原位癌   B. 异型细胞侵犯子宫颈间质血管和淋巴
    C. 异型细胞累及上皮全层,未穿透基底膜   D. 异型细胞侵犯子宫颈腺体,穿透基底膜
    E. 异型细胞侵犯上皮的 1/3~2/3

293. 光镜下见子宫颈黏膜上皮全层异型增生并延伸到腺体,病理性核分裂象多见,但病变尚未突破基底膜,应诊断为
    A. 重度非典型增生   B. 原位癌   C. 原位癌累及腺体
    D. 早期浸润癌   E. 浸润癌(2020)

294. 患者,女,40岁。接触性阴道流血。妇科检查:宫颈呈糜烂样改变,病理活检可见异型细胞局限于宫颈上皮的下 1/3 黏膜下,炎症细胞浸润。最可能的诊断是
    A. 微小浸润癌   B. 慢性弥漫性宫颈炎   C. 宫颈高级别鳞状上皮内病变
    D. 宫颈低级别鳞状上皮内病变   E. 慢性宫颈炎伴鳞状上皮化生

295. 子宫颈早期浸润性癌不超过基底膜下
    A. 2mm   B. 3mm   C. 4mm
    D. 5mm   E. 6mm(2020)

296. 子宫颈癌最常见的转移途径是
    A. 直接蔓延   B. 淋巴道转移   C. 血道转移
    D. 局部浸润   E. 种植性转移

二、滋养层细胞疾病(执业医师及助理医师均需掌握)

297. 绒毛膜癌的组织来源是
    A. 腹膜间皮细胞   B. 滋养层细胞   C. 子宫颈上皮细胞
    D. 子宫内膜上皮细胞   E. 输卵管上皮细胞

298. 只有实质细胞而没有间质的恶性肿瘤是
    A. 乳腺纤维腺瘤   B. 印戒细胞癌   C. 恶性黑色素瘤
    D. 横纹肌肉瘤   E. 绒毛膜癌

299. 侵蚀性葡萄胎与绒毛膜癌最主要的区别点是
    A. 阴道流血时间长短   B. 距葡萄排空后时间长短   C. 尿中 hCG 值高低
    D. 子宫大小程度不同   E. 活组织镜下见有无绒毛结构

300. 女,35岁。不规则阴道流血 2 个月。妇科检查发现阴道壁上有一紫蓝色结节。病理检查见大量血块及坏死组织中散在一些异型的滋养层细胞团,无绒毛结构。应诊断为
    A. 侵蚀性葡萄胎   B. 子宫颈癌   C. 绒毛膜癌
    D. 子宫内膜癌   E. 水泡状胎块

301. 切除子宫做病理检查,光镜下见子宫壁深肌层内有大量异型的滋养层细胞浸润,并有绒毛结构,应诊断为
    A. 水泡状胎块   B. 子宫内膜癌   C. 侵蚀性葡萄胎
    D. 绒毛膜癌   E. 子宫颈癌

302. 最易经血道转移的恶性肿瘤是
    A. 葡萄胎　　　　　　　　　B. 侵蚀性葡萄胎　　　　　　　C. 绒毛膜癌
    D. 子宫内膜癌　　　　　　　E. 子宫颈癌（2017、2023）

三、卵巢肿瘤（执业医师及助理医师均需掌握）

303. 属于卵巢性索-间质肿瘤的是
    A. 卵黄囊瘤　　　　　　　　B. 卵巢黏液性囊腺瘤　　　　　C. 卵巢黄素化囊肿
    D. 卵巢颗粒细胞瘤　　　　　E. 畸胎瘤

四、前列腺增生症与前列腺癌（执业医师及助理医师均需掌握）

304. 男，65岁。排尿时间延长、夜尿增多2年余，加重3月。患者排尿困难、无力、尿流变细。盆腔B超示前列腺增大。患者的病变部位多见于前列腺
    A. 尿道区　　　　　　　　　B. 周围区　　　　　　　　　　C. 中央区
    D. 移行区　　　　　　　　　E. 中央区和移行区（2022、2023）

五、乳腺增生性病变（执业医师需掌握）

305. 乳腺硬化性腺病与小叶浸润性癌的形态区别是
    A. 肌上皮细胞增生　　　　　B. 腺泡细胞增生　　　　　　　C. 脂肪细胞增生
    D. 纤维组织增生　　　　　　E. 间质血管细胞增生（2019）

六、乳腺癌（执业医师及助理医师均需掌握）

306. 携带缺陷基因BRCA1者易患的疾病是
    A. 白血病　　　　　　　　　B. 结肠癌　　　　　　　　　　C. 甲状腺癌
    D. 肺癌　　　　　　　　　　E. 乳腺癌

307. 属于乳腺癌特殊类型的是
    A. 小管癌　　　　　　　　　B. 浸润性导管癌　　　　　　　C. 导管原位癌
    D. 小叶原位癌　　　　　　　E. 浸润性小叶癌

308. 下列乳腺癌病理类型中，预后最好的是
    A. 髓样癌　　　　　　　　　B. 导管内癌　　　　　　　　　C. 单纯癌
    D. 黏液腺癌　　　　　　　　E. 硬癌

309. 患者，女性，33岁。左乳肿块2个月。手术中切除活检，见肿瘤剖面较多乳腺导管的断端有黄白色膏样物质溢出。显微镜下：癌细胞分布于乳腺导管内，未突破基底膜并有坏死物质积聚于乳腺导管内。病理诊断应是
    A. 乳腺浸润性导管癌　　　　B. 湿疹样乳腺癌　　　　　　　C. 乳腺粉刺癌
    D. 乳腺黏液癌　　　　　　　E. 乳腺浸润性小叶癌

310. 下述哪种是原位癌？
    A. 小肝癌　　　　　　　　　B. 大肠黏膜下癌　　　　　　　C. 胃黏膜内癌
    D. 早期食管癌　　　　　　　E. 乳腺导管内癌

311. 下列乳腺癌类型中常表现为粉刺癌的是
    A. 浸润性小叶癌　　　　　　B. 浸润性导管癌　　　　　　　C. 导管原位癌
    D. 小叶原位癌　　　　　　　E. 髓样癌

312. 女，50岁。右乳头皮肤脱屑、结痂半年。去除痂皮可见糜烂样创面。刮片细胞学检查：可见大而异型、胞质透明的肿瘤细胞，这种细胞称为
    A. 镜影细胞　　　　　　　　B. L&H型细胞　　　　　　　　C. 陷窝细胞

D. Paget 细胞 E. 多核瘤巨细胞

313. 女,45 岁。体检发现右乳肿块,直径 2cm,活动度差,边界不清。术后病理可见乳腺间质中有串珠样单行癌细胞排列。最可能的诊断是
   A. 髓样癌 B. 导管原位癌 C. 小叶原位癌
   D. 导管浸润癌 E. 小叶浸润癌

314. 女,46 岁。乳房无痛性肿块 2 天。查体:右乳腺外上象限 4cm×3cm 肿物,质硬,边界不清,皮肤呈"橘皮样"改变。该患者若发生淋巴道转移,最早累及的淋巴结是
   A. 尖淋巴结 B. 胸骨旁淋巴结 C. 锁骨上淋巴结
   D. 胸肌淋巴结 E. 胸骨后淋巴结(2024)

第 11 章　内分泌系统疾病

(执业医师及助理医师均需掌握)

315. 结节性甲状腺肿的病理特点为
   A. 滤泡上皮呈柱状增生 B. 滤泡腔内大量胶质贮积 C. 结节包膜完整,边界清晰
   D. 结节呈单发性 E. 小滤泡形成

316. 诊断甲状腺乳头状癌最重要的依据是
   A. 癌细胞核明显异型 B. 癌细胞有大量核分裂象 C. 癌细胞核明显深染
   D. 癌细胞核有粗大核仁 E. 癌细胞核呈毛玻璃状

317. 免疫标记降钙素阳性的甲状腺肿瘤是
   A. 梭形细胞癌 B. 滤泡腺癌 C. 髓样癌
   D. 乳头状癌 E. 巨细胞癌

318. 男,30 岁。颈部包块 6 个月。查体:甲状腺右叶可触及直径 2cm 质硬结节。B 超检查示:甲状腺右叶下极实性结节,2.0cm×1.5cm,边界不规则,内可见细小钙化。行穿刺活检,最可能的病理类型是
   A. 鳞癌 B. 滤泡癌 C. 未分化癌
   D. 乳头状癌 E. 髓样癌(2020)

319. 女,35 岁。颈部肿块 4 年余,随吞咽上下移动。近 3 个月肿块增大明显。手术切除后病理诊断为甲状腺滤泡状腺癌,其最主要的病理诊断依据是
   A. 甲状腺组织内出现乳头结构 B. 甲状腺滤泡上皮细胞明显异型
   C. 甲状腺滤泡上皮细胞侵犯包膜 D. 甲状腺间质中出现大量淀粉样物质
   E. 甲状腺滤泡上皮细胞核呈毛玻璃样改变

320. 男,50 岁。体检发现甲状腺右叶结节,大小 2cm×3cm×3cm,形态不规则。B 超检查提示甲状腺右下叶结节,大小 2cm×3cm,形态欠规则,边界不清,血流丰富。实验室检查:血降钙素 500ng/L。拟行手术治疗,术后标本最可能的病理学特点是
   A. 癌细胞呈巢状排列,间质内淀粉样物质沉积 B. 癌细胞呈巢状排列,间质大量淋巴细胞浸润
   C. 癌细胞呈滤泡状排列,周围血管和包膜浸润 D. 癌细胞核呈毛玻璃样,间质内可见砂粒体
   E. 癌细胞大小不一,核分裂象多见(2023)

321. 男,45 岁。体检发现甲状腺右叶肿物,直径约 3cm。有腹泻、面色潮红、手抖症状。手术标本组织学检查见瘤细胞卵圆形、多角形或梭形,滤泡状排列,间质内无定型物质沉淀。实验室检查:降钙素明显升高。该患者最可能的病理分型是

A. 嗜酸性细胞癌 B. 乳头状癌 C. 滤泡癌
D. 髓样癌 E. 未分化癌(2024)

322. 女性,34岁。面色潮红、腹泻半年。查体:甲状腺左叶单发结节,直径1.5cm,边界不清,血流丰富。在超声引导下细针抽吸活检:镜下细胞呈巢团状排列,无滤泡结构,间质内有淀粉样物质沉积。最可能的诊断是
A. 乳头状癌 B. 滤泡状癌 C. 髓样癌
D. 未分化癌 E. 腺癌(2024)

323. 甲状腺癌中,下列哪一种最常见?
A. 滤泡癌 B. 乳头状癌 C. 髓样癌
D. 梭形细胞癌 E. 巨细胞癌

第12章 流行性脑脊髓膜炎与流行性乙型脑炎

(执业医师及助理医师均需掌握)

324. 流行性乙型脑炎不具有的改变是
A. 血管周围淋巴细胞浸润和血管套形成 B. 筛网状软化灶和脑水肿
C. 蛛网膜下腔以中性粒细胞为主的炎性渗出 D. 胶质结节形成
E. 神经细胞变性、坏死,出现噬神经细胞和卫星现象

325. 流行性乙型脑炎病变最轻微的部位是
A. 脑桥 B. 脊髓 C. 基底核
D. 丘脑 E. 延髓

326. 女,16岁。发热伴头痛、恶心2天,于8月10日入院,呕吐3次,为胃内容物。查体:T39.6℃,BP120/80mmHg。精神萎靡,定向力差。颈抵抗(+),Kernig征及Babinski征均阳性。该患者病变最严重的部位是
A. 大脑皮质和小脑 B. 大脑皮质及丘脑 C. 延髓和脑桥
D. 小脑和丘脑 E. 小脑和脊髓

327. 患流行性脑脊髓膜炎时,脓液主要聚集在
A. 软脑膜与脑皮质之间的腔隙 B. 蛛网膜与软脑膜之间的腔隙
C. 蛛网膜与硬脑膜之间的腔隙 D. 蛛网膜本身的疏松纤维组织间
E. 软脑膜本身的疏松纤维组织间

328. 流行性脑脊髓膜炎典型的病理变化是
A. 神经细胞变性坏死 B. 脑软化灶形成 C. 噬神经细胞现象
D. 蛛网膜下腔脓性渗出物堆积 E. 淋巴细胞袖套状浸润

A. 变质性炎 B. 浆液性炎 C. 纤维蛋白性炎
D. 化脓性炎 E. 增生性炎

329. 流行性脑脊髓膜炎的病变性质是

330. 流行性乙型脑炎的病变性质为

331. 男,5岁。发热、头痛、呕吐4天,昏迷半天,于2月10日入院。查体:T39.6℃,P115次/分,R26次/分,BP60/25mmHg。神志不清,皮肤可见出血点,球结膜水肿,心、肺、腹(-),颈抵抗(+),双侧

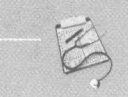

Babinski 征(+)。实验室检查:血 WBC16.4×10⁹/L,N0.88,L0.12。患者抢救无效于次日死亡。其脑组织病理检查最可能出现的结果是

A. 颅底多发性闭塞性动脉内膜炎,引起脑实质损害

B. 软脑膜充血、水肿、出血

C. 脑沟和脑回可见小的肉芽肿、结节和脓肿,蛛网膜下腔有胶样渗出物

D. 病变多发生在灰质、白质交界处,引起脑室扩大、脑积水及蛛网膜炎

E. 脑脊膜血管高度扩张充血,蛛网膜下腔充满黄色脓性渗出物

332. 女,19 岁。因发热伴头痛、烦躁 2 天,于 1 月 28 日入院。查体:T39℃,BP130/80mmHg,精神差,神志清楚,全身散在瘀点、瘀斑,颈抵抗阳性,Kernig 征及 Babinski 征均阳性。实验室检查:腰椎穿刺脑脊液压力 240mmH$_2$O,外观混浊,白细胞 1200×10⁶/L,蛋白质 1.5g/L,糖 2.5mmol/L,氯化物 100 mmol/L。该病蛛网膜切片的病理改变不包括

A. 血管扩张充血　　　　B. 可见大量中性粒细胞　　　　C. 可见纤维蛋白

D. 明显水肿　　　　　　E. 可见大量淋巴细胞和单核细胞

第13章　传染病与寄生虫病

一、结核病(执业医师及助理医师均需掌握)

333. 结核病的基本病变属于

　　A. 急性增生性炎　　　　B. 纤维蛋白性炎　　　　C. 化脓性炎

　　D. 变质性炎　　　　　　E. 特殊性炎

334. 结核病的组织坏死属于

　　A. 凝固性坏死　　　　　B. 液化性坏死　　　　　C. 干酪样坏死

　　D. 坏疽　　　　　　　　E. 纤维蛋白样坏死

335. 结核结节中最具有诊断意义的细胞成分是

　　A. 朗汉斯巨细胞和淋巴细胞　　B. 朗汉斯巨细胞和上皮样细胞　　C. 淋巴细胞和上皮样细胞

　　D. 上皮样细胞和异物巨细胞　　E. 异物巨细胞和成纤维细胞

336. 女孩,6 岁。发热、头痛、呕吐 1 天,伴抽搐、嗜睡 3 小时。服用解热镇痛药无明显效果。查体:体温 39.5℃,脉搏 132 次/分,呼吸 40 次/分,急性面容,神志不清,双侧瞳孔等大,对光反应迟钝,颈抵抗(+),双下肢肌力弱。血常规:白细胞 12×10⁹/L,中性粒细胞 0.7,淋巴细胞 0.3。脑脊液检查:白细胞计数增高,蛋白质轻度增多,糖和氯化物降低。患儿大脑最可能的病理变化是

A. 大脑半球可见脓肿　　　　　　　　B. 蛛网膜下腔大量脓性渗出物集聚

C. 脑桥见大量粟粒性结节　　　　　　D. 脑沟内见大量脓性渗出物集聚

E. 蛛网膜下腔大量胶冻样渗出物集聚(2024)

337. 原发性肺结核病和继发性肺结核病均可见的病理类型是

　　A. 粟粒性肺结核　　　　B. 浸润型肺结核　　　　C. 结核球

　　D. 局灶型肺结核　　　　E. 慢性纤维空洞型肺结核

338. 全身粟粒性结核病常常是肺结核经哪种途径播散的结果?

　　A. 淋巴道　　　　　　　B. 血道　　　　　　　　C. 支气管

　　D. 潜伏的病菌重新繁殖　E. 沿组织间隙蔓延

A. 直肠息肉形成 B. 脾脏白色锥形病灶 C. 回盲部肠腔狭窄
D. 胃壁溃疡形成 E. 肝脏体积增大

339. 肺外结核病最常引起的形态改变是

340. 慢性肺淤血可引起的脏器改变是

341. 成人肺结核最常见的类型是
    A. 局灶型 B. 浸润型 C. 慢性纤维空洞型
    D. 干酪性肺炎 E. 结核性胸膜炎

342. 不属于继发性肺结核临床病理特征的是
    A. 病变多从肺尖开始 B. 主要沿支气管播散 C. 多见于成人
    D. 肺门淋巴结显著肿大 E. 病程较长,渗出、增生、坏死病变并存

343. 肠结核最常见的发病部位是
    A. 直肠 B. 乙状结肠 C. 回盲部
    D. 回肠末段 E. 升结肠

344. 肠结核的溃疡特征是
    A. 溃疡呈"地图状" B. 溃疡长轴与肠管长轴垂直 C. 溃疡长轴与肠管长轴平行
    D. 溃疡呈"火山口样" E. 溃疡不规则,边缘不清晰(2024)

二、伤寒(执业医师及助理医师均需掌握)

345. 伤寒病属于
    A. 变质性炎症 B. 浆液性炎症 C. 增生性炎症
    D. 化脓性炎症 E. 出血性炎症

346. 以单核巨噬细胞增生为特征的疾病是
    A. 细菌性痢疾 B. 大叶性肺炎 C. 风湿性心外膜炎
    D. 伤寒 E. 白喉(2024)

347. 伤寒小结的主要组成细胞是
    A. 类上皮细胞 B. 淋巴细胞 C. 多核巨细胞
    D. 巨噬细胞 E. 浆细胞

348. 伤寒的肠道病变主要发生在
    A. 回肠下段 B. 回盲部 C. 盲肠
    D. 乙状结肠 E. 直肠

349. 肠伤寒坏死灶的主要部位是
    A. 黏膜下层 B. 皱襞内 C. 淋巴组织内
    D. 黏膜层 E. 毛细血管内

350. 伤寒最严重的并发症是
    A. 中毒性脑病 B. 肠穿孔 C. 急性胆囊炎
    D. 肠出血 E. 肺炎

351. 女,18岁。持续发热10天于9月2日来诊。体温逐日升高,伴乏力、纳差。查体:T39.8℃,P80次/分,精神萎靡,腹部可见6个充血性皮疹,腹部胀气,脾肋下可及。实验室检查:血WBC 3.7×10⁹/L。此患者所患疾病的主要病理特点是
    A. 基本病变是小血管炎 B. 全身单核巨噬细胞系统增生性反应
    C. 小肠黏膜苍白、水肿 D. 主要病变在淋巴结和胸腺
    E. 肠黏膜呈弥漫性纤维蛋白渗出性炎症(2022)

三、细菌性痢疾（执业医师及助理医师均需掌握）

352. 女,30岁。腹痛、腹泻伴里急后重3天。最初为稀便,2天后为黏液脓血便,偶见片状灰白色膜状物排出。此病变最可能的炎症类型是
    A. 纤维蛋白性炎 B. 变质性炎 C. 浆液性炎
    D. 出血性炎 E. 化脓性炎（2014、2022）

353. 下述哪项有关中毒性痢疾的描述是不正确的?
    A. 儿童多见 B. 肠道症状轻 C. 多由毒力强的痢疾杆菌引起
    D. 全身症状明显 E. 患者对细菌毒素反应强烈

354. 细菌性痢疾肠道病变最显著的部位是在
    A. 升结肠 B. 横结肠 C. 降结肠
    D. 乙状结肠 E. 乙状结肠和直肠

四、血吸虫病（执业医师及助理医师均需掌握）

355. 血吸虫虫卵引起的病变主要发生在
    A. 大肠壁和肝脏 B. 肠系膜静脉 C. 门静脉
    D. 肺和肠 E. 肝和脾

356. 在血吸虫发育各阶段中,引起人体主要病理改变的是
    A. 尾蚴 B. 毛蚴 C. 成虫
    D. 虫卵 E. 幼虫

357. 男,45岁,湖北渔民。经常腹痛、腹泻,体力逐渐下降半年。当地有类似患者。查体:体温正常,慢性病容,腹膨隆,脾肋下2cm,移动性浊音(+)。血常规:Hb90g/L,WBC2.5×10^9/L,N0.6。该患者所患疾病的病理特点是
    A. 干酪样坏死 B. 肝内门静脉周围纤维化 C. 肝静脉血栓形成
    D. 门静脉血栓形成 E. 肝细胞坏死及假小叶形成

第14章 艾滋病与性传播疾病

一、艾滋病（执业医师及助理医师均需掌握）

358. 获得性免疫缺陷综合征患者主要受损的靶细胞是
    A. $CD4^+T$ 细胞 B. $CD8^+T$ 细胞 C. B_1 细胞
    D. B_2 细胞 E. NK 细胞

359. HIV 主要感染的细胞不包括
    A. $CD4^+T$ 淋巴细胞 B. 单核巨噬细胞 C. 库普弗细胞
    D. B 淋巴细胞 E. 小神经胶质细胞

360. 艾滋病晚期的淋巴结病理改变是
    A. 淋巴滤泡增生 B. 淋巴细胞明显减少 C. 大片坏死
    D. 肉芽肿形成 E. 大量浆细胞浸润（2023）

361. 艾滋病淋巴组织的病理变化不包括
    A. 辅助性T细胞显著减少 B. 髓质内浆细胞增多 C. 淋巴滤泡明显增生
    D. 间质血管明显增生 E. 肉芽肿形成（2024）

362. 艾滋病患者肺部最常见的机会性感染的病原体是
    A. 肺孢子菌   B. 念珠菌   C. 弓形虫
    D. 衣原体   E. 隐球菌
363. 很少引起 AIDS 患者机会性感染的病原体是
    A. 巨细胞病毒   B. 卡氏肺孢子菌   C. EB 病毒
    D. 弓形虫   E. 新型隐球菌

二、淋病和尖锐湿疣(执业医师及助理医师均需掌握)

364. 我国女性中居首位的性传播疾病是
    A. 淋病   B. 尖锐湿疣   C. 生殖器疱疹
    D. 梅毒   E. 艾滋病
365. 光镜下发现下列哪种细胞对尖锐湿疣的诊断价值最大?
    A. 基底细胞   B. 挖空细胞   C. 镜影细胞
    D. 泡沫细胞   E. 毛玻璃样细胞

三、梅毒(执业医师需掌握)

366. 下列关于梅毒树胶肿的叙述,正确的是
    A. 大片干酪样坏死   B. 类上皮细胞丰富   C. 大量朗汉斯巨细胞
    D. 淋巴细胞、浆细胞少见   E. 可见原有血管壁轮廓
367. 梅毒树胶样肿与结核性肉芽肿的主要区别在于前者
    A. 易见朗汉斯巨细胞   B. 见大量中性粒细胞   C. 见干酪样坏死
    D. 见大量浆细胞   E. 见大量上皮样细胞
368. 一期梅毒的特征病变是
    A. 树胶样肿   B. 硬下疳   C. 软下疳
    D. 梅毒疹   E. 闭塞性动脉内膜炎

    A. 黄疸与出血   B. 咽峡炎   C. 关节炎与关节畸形
    D. 脊髓痨与动脉瘤   E. 反复发热与缓解
369. 梅毒螺旋体感染可引起
370. 钩端螺旋体感染可引起

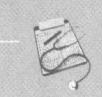

第七篇　病理生理学

（执业医师需掌握）

1. 女性,35岁,乏力1月余。查动脉血氧分压98mmHg,动脉血氧饱和度96%,动脉血氧含量6.5mmol/L。该患者最可能出现的情况是
   A. 肺气肿　　　　　　　　B. 贫血　　　　　　　　C. 室间隔缺损
   D. 房间隔缺损　　　　　　E. 休克（2020）

2. 肺解剖分流增加常见于
   A. 阻塞性肺气肿　　　　　B. 慢性支气管炎　　　　C. 支气管哮喘
   D. 支气管扩张症　　　　　E. 肺纤维化（2023）

   A. PaO_2 为 70mmHg, $PaCO_2$ 为 45mmHg　　　B. PaO_2 为 65mmHg, $PaCO_2$ 为 40mmHg
   C. PaO_2 为 70mmHg, $PaCO_2$ 为 40mmHg　　　D. PaO_2 为 55mmHg, $PaCO_2$ 为 60mmHg
   E. PaO_2 为 50mmHg, $PaCO_2$ 为 40mmHg

3. 诊断Ⅰ型呼吸衰竭的临床指标是

4. 诊断Ⅱ型呼吸衰竭的临床指标是（2019）

5. 下列与死腔样通气描述不符合的是
   A. 正常肺泡通气/血流比值降低　　B. 动脉血 $PaCO_2$ 降低　　C. 动脉血 PaO_2 升高
   D. 动脉血氧含量降低　　　　　　E. 病变肺泡通气/血流比值大于0.8（2021）

6. 急性肾功能不全少尿期高钾血症的主要原因是
   A. 肾排钾减少　　　　　　B. 酸中毒时钾从细胞内溢出　　C. 钾摄入过多
   D. 输入过多库存血　　　　E. 组织分解代谢增强,钾从细胞内溢出（2020）

7. 长期食用腌制食品容易造成的缺氧类型是
   A. 低张性缺氧　　　　　　B. 血液性缺氧　　　　　C. 循环性缺氧
   D. 组织性缺氧　　　　　　E. 乏氧性缺氧（2022）

8. 患者,男,60岁。阵发性心悸、呼吸困难8年。感冒后心悸、呼吸困难、不能平卧、双下肢水肿2天。既往高血压病史20年。查体:T39℃,R18次/分,P100次/分,BP125/85mmHg。颈静脉怒张,双肺底散在湿啰音。HR100次/分,律齐,心尖区可闻及3/6级收缩期吹风样杂音,肝肋下2cm,质软,无触痛,肝颈静脉回流征阳性,双下肢凹陷型水肿。患者下肢水肿的原因不包括
   A. 毛细血管血压增高　　　B. 醛固酮增多　　　　　C. 肾小球滤过率下降
   D. 肾小球滤过分数减小　　E. 肾血流量减少（2022）

9. 急性肾损伤患者出现原尿返漏的原因是
   A. 肾小球滤过率降低　　　B. 肾间质水肿挤压肾小管　　C. 肾小球滤过分数降低
   D. 肾小管上皮细胞坏死、脱落　E. 肾小管的水、钠重吸收减弱（2022）

10. 男性,25岁。右大腿外伤2小时,伴少尿。查体:体温37.1℃,呼吸25次/分,脉搏123次/分,血压80/60mmHg。实验室检查:尿比重1.030,尿钠降低。X线片示右股骨皮质连续性中断。该患者少尿的可能原因是

A. 肾小管重吸收增加   B. 肾血流灌注不足   C. 肾小管上皮细胞坏死
D. 肾小管管型堵塞   E. 水钠潴留(2024)

11. 男，63 岁。上腹疼痛、剧烈呕吐 3 天。动脉血气分析：pH7.6，PaO_2 90mmHg，$PaCO_2$ 44mmHg，HCO_3^- 40mmol/L。血清 Na^+ 132mmol/L，血清 K^+ 3.1mmol/L，血清 Cl^- 80mmol/L。该患者酸碱平衡紊乱的主要机制是

   A. Na^+ 丢失为主   B. K^+ 丢失为主   C. Cl^- 丢失为主
   D. H^+ 丢失为主   E. 水丢失为主(2024)

12. 女性，49 岁。反复呕吐 2 天。查体：T36.5℃，P90 次/分，R22 次/分，BP135/85mmHg。神志清楚，皮肤干燥。上腹部压痛明显，无反跳痛和肌紧张。辅助检查：血清 Na^+ 128mmol/L，血清 K^+ 2.9mmol/L，血清 Cl^- 86mmol/L。该患者的心电图变化可能为

   A. PR 间期缩短，T 波低平   B. ST 段压低，T 波高尖   C. PR 间期延长，T 波高尖
   D. ST 段压低，T 波低平   E. ST 段抬高，T 波高尖(2024)

13. 应激时，交感-肾上腺髓质系统兴奋对机体的不利影响是

   A. 心肌收缩力增强   B. 血小板黏附聚集性增强   C. 脂肪分解增加
   D. 支气管扩张   E. 骨骼肌血管扩张(2024)

第八篇　药理学

第1章　药物代谢动力学与药物效应动力学

一、药物代谢动力学（执业医师及助理医师均需掌握）

1. 可引起首过消除的主要给药途径是
   A. 吸入给药　　　　　B. 舌下给药　　　　　C. 口服给药
   D. 直肠给药　　　　　E. 皮下注射（2015、2022）
2. 引起药物首过消除最主要的器官是
   A. 肝　　　　　　　　B. 肾　　　　　　　　C. 肺
   D. 肠黏膜　　　　　　E. 门静脉
3. 经肠道消化吸收的药物经过肝脏后药物浓度明显下降的原因是
   A. 生物转化　　　　　B. 重吸收　　　　　　C. 首过消除
   D. 首剂效应　　　　　E. 肠肝循环
4. 不影响药物在体内分布的因素是
   A. 药物的脂溶性　　　B. 药物的 pKa　　　　C. 给药剂量
   D. 血脑屏障　　　　　E. 器官和组织的血流量
5. 某弱酸性药物的 pKa 是 3.4，在血浆中的解离百分率约为
   A. 1%　　　　　　　　B. 10%　　　　　　　　C. 90%
   D. 99%　　　　　　　 E. 99.99%
6. 按一级动力学消除的药物特点为
   A. 药物的半衰期与剂量有关　　　　B. 为绝大多数药物的消除方式
   C. 单位时间内实际消除的药量不变　D. 单位时间内实际消除的药量递增
   E. 体内药物经 2~3 个 $t_{1/2}$ 后可基本清除干净
7. 以一级动力学消除的某药物，其半衰期 $t_{1/2}$ 为 8 小时，若按照恒定剂量每隔一个半衰期给药一次，达到稳态血药浓度所需的时间为
   A. 10 小时　　　　　　B. 20 小时　　　　　　C. 30 小时
   D. 40 小时　　　　　　E. 50 小时（2022）
8. 用药的间隔时间主要取决于
   A. 药物与血浆蛋白的结合率　　B. 药物的吸收速度　　C. 药物的排泄速度
   D. 药物的消除速度　　　　　　E. 药物的分布速度
9. 受体阻断药的特点是
   A. 对受体无亲和力，无内在活性　　B. 对受体无亲和力，有内在活性
   C. 对受体有亲和力，无内在活性　　D. 对受体有亲和力，有内在活性
   E. 效应强度与其对受体的亲和力无关

二、药物效应动力学（执业医师及助理医师均需掌握）

10. 停药后血浆中药物浓度降至阈浓度以下仍显现的药理作用称为
    A. 耐受性 B. 后遗效应 C. 特异质反应
    D. 副作用 E. 停药反应

11. 药物副作用
    A. 一般都很严重 B. 发生在大剂量情况下 C. 是可以避免的
    D. 发生在治疗剂量下 E. 产生原因与药物作用的选择性高有关

12. 治疗指数为
    A. 比值越大就越安全 B. ED_{50}/LD_{50} C. ED_{50}/TD_5
    D. 比值越大，药物毒性越大 E. LD_{50}/ED_{50}

13. 化学药品 A 适应证为原发性高血压，现拟用 B 药进行人体生物等效性研究，口服给药剂量为 0.5mg，A 药与 B 药的血药浓度-时间曲线下面积（AUC）分别为 27.2ng/（h·ml）和 23.3ng/（h·ml）。关于 A 药与 B 药生物利用度的描述，正确的是
    A. A 药与 B 药不具有生物等效性 B. A 药的绝对生物利用度是 54%
    C. B 药的绝对生物利用度是 46% D. B 药对 A 药的相对生物利用度为 86%
    E. A 药对 B 药的相对生物利用度为 86%（2023）

第 2 章 胆碱受体激动药、抗胆碱酯酶药与胆碱酯酶复活药

一、毛果芸香碱（执业医师及助理医师均需掌握）

14. 毛果芸香碱的作用是
    A. 缩瞳，降压，调节痉挛 B. 扩瞳，降压，调节痉挛 C. 缩瞳，升压，调节痉挛
    D. 扩瞳，升压，调节痉挛 E. 缩瞳，降压，加重痉挛

二、抗胆碱酯酶药及胆碱酯酶复活药（执业医师及助理医师均需掌握）

15. 临床上，新斯的明禁用于
    A. 麻痹性肠梗阻 B. 机械性肠梗阻 C. 手术后尿潴留
    D. 重症肌无力 E. 筒箭毒碱过量中毒

16. 有机磷酸酯类急性中毒表现为
    A. 腺体分泌减少、胃肠平滑肌兴奋 B. 膀胱逼尿肌松弛、呼吸肌麻痹
    C. 支气管平滑肌松弛、唾液腺分泌增加 D. 神经节兴奋、心血管作用复杂
    E. 脑内乙酰胆碱水平下降、瞳孔扩大

17. 胆碱酯酶复活药不具备的药理作用是
    A. 恢复已经老化的胆碱酯酶活性 B. 解除烟碱样症状
    C. 恢复被抑制的胆碱酯酶活性 D. 与阿托品合用可发挥协同作用
    E. 增高全血胆碱酯酶活性

第3章 M胆碱受体阻断药、肾上腺素受体激动药与阻断药

一、阿托品及肾上腺素受体激动药(执业医师及助理医师均需掌握)

18. 使用过量氯丙嗪的精神病患者,如使用肾上腺素后,主要表现为
    A. 升压 B. 降压 C. 血压不变
    D. 心率减慢 E. 心率不变

    A. 左旋多巴 B. 阿托品 C. 毛果芸香碱
    D. 去甲肾上腺素 E. 酚妥拉明
19. 能直接拮抗心迷走神经兴奋效应的药物是
20. 能拮抗交感缩血管神经效应的药物是
21. 能强烈收缩血管的药物是

    A. 普萘洛尔 B. 去甲肾上腺素 C. 左旋多巴
    D. 酚妥拉明 E. 肾上腺素
22. 临床上常作为升压药使用的药物是
23. 能减弱心肌收缩力并减慢心率的药物是
24. 由交感缩血管神经末梢释放的主要神经递质是

25. 多巴胺药理作用不包括
    A. 减少肾血流量,使尿量减少 B. 对血管平滑肌 β_2 受体作用很弱
    C. 直接激动心脏 β_1 受体 D. 激动血管平滑肌多巴胺受体
    E. 间接促进去甲肾上腺素释放
26. 具有缓解胃肠痉挛作用的自主神经递质受体阻断剂是
    A. 阿替洛尔 B. 阿托品 C. 酚妥拉明
    D. 育亨宾 E. 筒箭毒碱
27. 术前准备时,常用于减少呼吸道腺体和唾液腺分泌的药物是
    A. 山莨菪碱 B. 阿托品 C. 毛果芸香碱
    D. 新斯的明 E. 去氧肾上腺素(2024)
28. 肾上腺素与异丙肾上腺素共同的适应证是
    A. 过敏性休克 B. 房室传导阻滞 C. 局部止血
    D. 支气管哮喘 E. 与局麻药配伍,延长局麻药的作用时间

二、肾上腺素受体阻断药(执业医师及助理医师均需掌握)

29. 普萘洛尔的药理作用为
    A. 拮抗交感神经活性 B. 促进血小板聚集 C. 松弛支气管平滑肌
    D. 升高眼压 E. 促进肾素释放
30. 女,43岁。头晕伴心悸3天。查体:心率120次/分,血压150/93mmHg。使用美托洛尔的药理作用是
    A. 抑制迷走神经 B. 控制水钠重吸收 C. 抑制心肌收缩
    D. 抑制肾素释放 E. 减弱心肌收缩力,减慢心率(2024)
31. β受体阻断药

A. 可使心率加快、心排出量增加 B. 有时可诱发或加重哮喘发作 C. 促进脂肪分解
D. 促进肾素分泌 E. 有升高眼压作用

A. 利尿药 B. α受体阻断药 C. β受体阻断剂
D. 血管紧张素转化酶抑制药 E. 二氢吡啶类钙通道阻滞药

32. 妊娠患者最不宜选用的降压药为
33. 哮喘患者最不宜选用的降压药为

第4章 局部麻醉药与镇静催眠药

一、局部麻醉药（执业医师及助理医师均需掌握）

34. 主要用于表面麻醉的药物是
    A. 丁卡因 B. 普鲁卡因 C. 苯妥英钠
    D. 利多卡因 E. 奎尼丁

35. 局部麻醉药普鲁卡因的特点是
    A. 亲脂性强 B. 不易发生过敏反应 C. 毒性大
    D. 容易成瘾 E. 对黏膜穿透力弱，不适合作表面麻醉

36. 普鲁卡因的麻醉方式不包括
    A. 浸润麻醉 B. 传导麻醉 C. 蛛网膜下腔麻醉
    D. 表面麻醉 E. 硬膜外麻醉（2022）

37. 延缓普鲁卡因局部吸收的药物是
    A. 肾上腺素 B. 胰岛素 C. 庆大霉素
    D. 去甲肾上腺素 E. 异丙肾上腺素

二、镇静催眠药（执业医师及助理医师均需掌握）

38. 苯二氮䓬抗焦虑药物的主要作用为
    A. 精神松弛 B. 肌肉松弛 C. 精神和肌肉都松弛
    D. 阻断多巴胺受体 E. 阻断5-羟色胺受体

39. 不属于苯二氮䓬药物作用特点的是
    A. 具有抗焦虑作用 B. 具有外周性肌松作用 C. 具有镇静作用
    D. 具有催眠作用 E. 用于癫痫持续状态

40. 癫痫持续状态首选的治疗药物是
    A. 苯妥英钠 B. 地西泮 C. 水合氯醛
    D. 异戊巴比妥 E. 苯巴比妥钠

41. 苯二氮䓬类药物的催眠机制是
    A. 增强GABA功能 B. 减弱GABA功能 C. 促进GABA的释放
    D. 减慢GABA的降解 E. 增加神经细胞膜的Cl^-外流

第 5 章　抗癫痫药与抗惊厥药

（执业医师及助理医师均需掌握）

42. 苯妥英钠的不良反应不包括
    A. 牙龈损害　　　　　B. 共济失调　　　　　C. 肾损害
    D. 过敏反应　　　　　E. 贫血（2023）
43. 治疗癫痫小发作的首选药物是
    A. 乙琥胺　　　　　　B. 硫酸镁　　　　　　C. 苯巴比妥
    D. 扑米酮　　　　　　E. 苯妥英钠
44. 能治疗癫痫发作而无镇静催眠作用的药物是
    A. 地西泮　　　　　　B. 苯妥英钠　　　　　C. 苯巴比妥
    D. 扑米酮　　　　　　E. 以上都不是
45. 对各型癫痫都有一定疗效的药物是
    A. 乙琥胺　　　　　　B. 苯妥英钠　　　　　C. 卡马西平
    D. 丙戊酸钠　　　　　E. 苯巴比妥
46. 苯妥英钠不能用于治疗的病症是
    A. 三叉神经痛　　　　B. 舌咽神经痛　　　　C. 癫痫局限性发作
    D. 癫痫大发作　　　　E. 癫痫小发作

    A. 可引起瞳孔扩大　　B. 可引起呼吸抑制　　C. 可引起共济失调
    D. 可引起急性心力衰竭　E. 可引起再生障碍性贫血
47. 吗啡
48. 碳酸锂
49. 乙琥胺

第 6 章　抗帕金森病药与抗精神失常药

一、抗帕金森病药（执业医师需掌握）

50. 左旋多巴治疗帕金森病的药理机制主要是补充
    A. 纹状体中左旋多巴的不足　B. 纹状体中多巴胺的不足　C. 黑质中左旋多巴的不足
    D. 黑质中多巴胺的不足　　　E. 外周左旋多巴的不足
51. 卡比多巴治疗帕金森病的机制是
    A. 抑制中枢氨基酸脱羧酶的活性　　　B. 抑制外周氨基酸脱羧酶的活性
    C. 抑制多巴胺的再摄取　　　　　　　D. 激动中枢多巴胺受体
    E. 激动外周多巴胺受体

二、抗精神失常药（执业医师及助理医师均需掌握）

52. 抗精神病药物的治疗作用与下列通路有关的是
    A. 结节漏斗系统通路　B. 黑质纹状体通路　　C. 中脑-边缘系统通路

D. 小脑大脑皮质通路　　　　　　E. 小脑-颞叶系统通路

A. 房室传导阻滞和甲状腺危象　　　　　　B. 低温麻醉和人工冬眠
C. 异烟肼和链霉素治疗无效的结核病　　　D. 心源性休克和急性肾衰竭
E. 过敏性休克和支气管哮喘急性发作

53. 多巴胺的临床应用是
54. 氯丙嗪的临床应用是

55. 对氯丙嗪的叙述,错误的是
    A. 对刺激前庭引起的呕吐有效　　B. 可使正常人体温下降　　C. 可抑制糖皮质激素的分泌
    D. 可阻断脑内多巴胺受体　　　　E. 可加强苯二氮䓬类药物的催眠作用

56. 不属于氯丙嗪临床应用的选项是
    A. 精神分裂症　　　　　　　　B. 感染中毒性精神病　　　C. 顽固性呃逆
    D. 洋地黄引起的呕吐　　　　　E. 前庭刺激所致晕动症

57. 不属于氯丙嗪不良反应的是
    A. 帕金森综合征　　　　　　　B. 抑制体内催乳素分泌　　C. 急性肌张力障碍
    D. 患者出现坐立不安　　　　　E. 迟发性运动障碍

58. 碳酸锂中毒的早期症状为
    A. 恶心、呕吐等胃肠道反应　　B. 震颤、共济失调　　　　C. 发热、定向障碍
    D. 癫痫大发作　　　　　　　　E. 下肢水肿、多尿

A. 对心肌有奎尼丁样作用　　　　B. 使突触间隙的 NA 浓度下降　　C. 阻断 N 胆碱受体
D. 阻断 D_1、D_2 受体　　　　E. 阻断中枢 5-HT 受体

59. 氯丙嗪作用机制为
60. 丙米嗪作用特点为
61. 碳酸锂作用机制为

第7章　镇痛药与解热镇痛抗炎药

(执业医师及助理医师均需掌握)

A. 地西泮　　　　　　　　　　B. 异丙嗪　　　　　　　　C. 苯妥英钠
D. 氯丙嗪　　　　　　　　　　E. 乙琥胺

62. 治疗脊髓损伤所引起的肌强直的药物是
63. 治疗顽固性呃逆的药物是

64. 产妇临产前 2~4 小时内不宜使用的药物是
    A. 哌替啶　　　　　　　　　　B. 丙磺舒　　　　　　　　C. 对乙酰氨基酚
    D. 喷他佐辛　　　　　　　　　E. 布洛芬(2018)

65. 吗啡的适应证为
    A. 哺乳期妇女止痛　　　　　　B. 分娩止痛　　　　　　　C. 急性严重创伤疼痛
    D. 颅脑外伤疼痛　　　　　　　E. 诊断未明急腹症疼痛

66. 吗啡和哌替啶的共同作用不包括

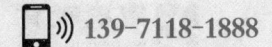

A. 直立性低血压 B. 止泻 C. 成瘾性
D. 镇痛 E. 抑制呼吸

67. 解热镇痛药的解热作用机制是
   A. 抑制中枢 PG 合成 B. 抑制外周 PG 合成 C. 抑制中枢 PG 降解
   D. 抑制外周 PG 降解 E. 增加中枢 PG 释放（2021）

68. 对乙酰氨基酚的药理作用不包括
   A. 可用于感冒发热 B. 对风湿性关节炎有镇痛作用 C. 对痛风性关节炎有镇痛作用
   D. 可缓解头痛和牙痛 E. 在外周组织可抑制环氧化酶

69. 非甾体抗炎药引起急性胃炎的主要机制是
   A. 激活磷脂酶 A B. 抑制弹性蛋白酶 C. 抑制前列腺素合成
   D. 促进胃泌素合成 E. 抑制脂肪酶

70. 既能治疗风湿性关节炎，又有抗血栓形成作用的药物是
   A. 肝素 B. 布洛芬 C. 阿司匹林
   D. 喷他佐辛 E. 哌替啶

第8章　钙通道阻滞药与抗心律失常药

（执业医师及助理医师均需掌握）

71. 下列属于苯烷胺类选择性钙通道阻滞药的是
   A. 硝苯地平 B. 维拉帕米 C. 普尼拉明
   D. 哌克昔林 E. 氟桂利嗪

72. 高血压伴心绞痛及哮喘者，出现肾功能不全时，最适合的治疗药是
   A. 卡托普利 B. 普萘洛尔 C. 硝苯地平
   D. 氢氯噻嗪 E. 哌唑嗪

73. 男，65岁。高血压患者，使用依那普利控制血压不佳，改用氢氯噻嗪、螺内酯、硝苯地平、美托洛尔进行治疗，导致面色潮红、头痛。引起此并发症的药物是
   A. 氢氯噻嗪 B. 螺内酯 C. 硝苯地平
   D. 美托洛尔 E. 依那普利

74. 下列钙通道阻滞药中，主要用于治疗脑血管病的药物是
   A. 维拉帕米 B. 硝苯地平 C. 地尔硫䓬
   D. 普尼拉明 E. 尼莫地平

75. 维拉帕米的作用机制是
   A. 增强心肌收缩力 B. 阻滞 Ca^{2+} 通道 C. 抑制血管紧张素转化酶活性
   D. 加快心率 E. 抑制远曲小管近端 Na^+-Cl^- 共转运子

76. 变异型心绞痛患者首选药物是
   A. 胺碘酮 B. ACEI C. 利多卡因
   D. 硝苯地平 E. 普萘洛尔

77. 稳定型心绞痛首选
   A. 尼莫地平 B. 硝苯地平 C. 氨氯地平
   D. 地尔硫䓬 E. 尼群地平

78. 属于Ic类的抗心律失常药物是
    A. 奎尼丁   B. 利多卡因   C. 普罗帕酮
    D. 胺碘酮   E. 维拉帕米

79. 对心房颤动无治疗作用的药物是
    A. 强心苷   B. 奎尼丁   C. 利多卡因
    D. 维拉帕米   E. 普萘洛尔

80. 与胺碘酮延长心室肌APD作用机制有关的主要离子通道是
    A. Na^+通道   B. Ca^{2+}通道   C. Mg^{2+}通道
    D. Cl^-通道   E. K^+通道

81. 胺碘酮的药理作用是
    A. 增加心肌耗氧量   B. 明显延长心肌不应期 C. 增加心肌自律性
    D. 加快心肌传导   E. 收缩冠状动脉

82. 便秘发生率最高的降压药是
    A. 硝苯地平   B. 维拉帕米   C. 氯沙坦
    D. 普萘洛尔   E. 卡托普利

83. 具有抗心律失常、抗高血压及抗心绞痛作用的药物是
    A. 可乐定   B. 普萘洛尔   C. 利多卡因
    D. 硝酸甘油   E. 氢氯噻嗪

第9章 利尿药与抗高血压药

(执业医师及助理医师均需掌握)

84. 主要作用于髓袢升支粗段皮质部和髓质部的利尿药是
    A. 螺内酯   B. 氨苯蝶啶   C. 甘露醇
    D. 呋塞米   E. 氢氯噻嗪

85. 心力衰竭合并肾衰竭患者利尿药首选
    A. 阿米洛利   B. 氨苯蝶啶   C. 呋塞米
    D. 螺内酯   E. 氢氯噻嗪

86. 具有抗尿崩症作用的药物是
    A. 氢氯噻嗪   B. 螺内酯   C. 甘露醇
    D. 呋塞米   E. 50%葡萄糖

87. 男,45岁。慢性肾小球肾炎、高血压病史3年。规律服用血管紧张素转换酶抑制剂和螺内酯治疗。1周前"上呼吸道感染"后出现尿量减少,近2天尿量约100ml/d。该患者最可能出现的电解质紊乱是
    A. 血钾降低   B. 血镁降低   C. 血钙升高
    D. 血钾升高   E. 血钠升高

88. 男,43岁。高血压病史3年,血压波动于(140~150)/(90~95)mmHg。化验结果:血钙3.2mmol/L,血钾5.0mmol/L,血肌酐100μmol/L,血糖6.1mmol/L,血低密度脂蛋白2.3mmol/L。该患者目前不宜使用噻嗪类利尿药降压的主要原因是
    A. 促进远曲小管由甲状旁腺激素(PTH)调节的钙重吸收
    B. 抑制胰岛素的分泌,升高血糖

C. 减少组织利用葡萄糖,升高胆固醇和低密度脂蛋白
D. 使血液浓缩,血浆渗透压增高,加重肾损害
E. 抑制钙的重吸收(2019)

  A. 氢氯噻嗪   B. 厄贝沙坦   C. 硝苯地平
  D. 福辛普利   E. 美托洛尔

89. 合并痛风的高血压患者不宜选用

90. 合并支气管哮喘的高血压患者不宜选用

91. 女性患者,22岁。在一次车祸中头部严重受伤,颅内压升高。治疗方案中包括选用利尿药,不宜选用的药物是
  A. 呋塞米   B. 甘露醇   C. 螺内酯
  D. 布美他尼   E. 依他尼酸

92. 可引起男子乳房女性化和妇女多毛症的药物是
  A. 甘露醇   B. 螺内酯   C. 呋塞米
  D. 糖皮质激素   E. 氢氯噻嗪

93. 治疗脑水肿的首选药是
  A. 甘露醇   B. 螺内酯   C. 呋塞米
  D. 氯噻嗪   E. 氢氯噻嗪

94. 静脉滴注甘露醇后引起利尿的性质是
  A. 水利尿   B. 排钠性利尿   C. 保钾性利尿
  D. 渗透性利尿   E. 排钾性利尿

95. 利尿药初期的降压机制为
  A. 降低血管壁细胞内 Ca^{2+} 的含量   B. 降低血管壁细胞内 Na^+ 的含量
  C. 降低血管壁对缩血管物质的反应性   D. 排 Na^+ 利尿,降低细胞外液和血容量
  E. 诱导动脉壁产生扩张血管的物质

96. 属于非二氢吡啶类钙通道阻滞药的是
  A. 氨氯地平   B. 维拉帕米   C. 硝苯地平
  D. 非洛地平   E. 吲达帕胺

97. 能抑制血管紧张素转化酶的抗高血压药是
  A. 酚妥拉明   B. 卡托普利   C. 硝酸甘油
  D. 肼屈嗪   E. 硝酸异山梨酯

98. 血管紧张素转化酶抑制药最适用的临床情况是
  A. 高血压伴主动脉瓣狭窄   B. 妊娠期高血压   C. 高血压伴左心室肥厚
  D. 高血压伴高钾血症   E. 高血压伴双侧肾动脉狭窄

  A. 卡托普利   B. 双嘧达莫   C. 低分子肝素
  D. 甲泼尼龙   E. 呋塞米

99. 有可能引起高钾血症的是

100. 必须监测出凝血状况的是

  A. 螺内酯   B. 氨氯地平   C. 氢氯噻嗪
  D. 维拉帕米缓释剂   E. 美托洛尔

101. 高血压伴支气管哮喘患者禁用

102. 高血压伴高钾血症患者禁用

    A. 地尔硫䓬   B. 硝苯地平   C. 氢氯噻嗪

    D. 贝那普利   E. 美托洛尔

103. 高血压伴双侧肾动脉狭窄的患者降压不宜选用

104. 高血压伴痛风的患者降压不宜选用

105. AT_1 受体抑制剂是

    A. 尼群地平   B. 硝苯地平   C. 氨氯地平

    D. 尼莫地平   E. 氯沙坦

106. 在动物实验中，观察氯沙坦的药理作用主要通过测定

    A. 肾素活性   B. ACE 活性   C. 尿量改变

    D. 其抗 AT_1 受体的活性   E. 血管平滑肌细胞内 Ca^{2+} 含量

第 10 章 治疗心力衰竭的药物与治疗冠心病的药物

一、治疗心力衰竭的药物（执业医师及助理医师均需掌握）

107. 卡托普利抗心力衰竭作用的机制是

    A. 增加去甲肾上腺素分泌   B. 减少前列腺素合成   C. 拮抗钙离子的作用

    D. 减少血管紧张素Ⅱ的生成   E. 增加心肌耗氧量

108. 治疗慢性心功能不全和逆转心肌肥厚并能降低病死率的药物是

    A. 强心苷   B. 哌唑嗪   C. 硝酸甘油

    D. 酚妥拉明   E. 卡托普利

109. 强心苷对下列哪种原因所致的慢性心功能不全疗效较好？

    A. 甲状腺功能亢进   B. 维生素 B_1 缺乏   C. 严重二尖瓣狭窄

    D. 先天性心脏病   E. 缩窄性心包炎

110. 强心苷治疗心房颤动的机制主要是

    A. 缩短心房有效不应期   B. 减慢房室传导   C. 抑制窦房结

    D. 直接抑制心房颤动   E. 延长心房不应期

111. 强心苷中毒最常见的心律失常类型是

    A. 房性期前收缩   B. 室上性期前收缩   C. 室性期前收缩

    D. 心房颤动   E. 心室颤动

112. 男，65 岁。腹泻 1 周、心悸 2 天入院。既往有高血压、心房颤动病史。口服培哚普利、华法林、硝酸酯类、地高辛治疗。急诊心电图示频发室性期前收缩、短阵室性心动过速。为明确患者病情变化的原因，应选择的检查是

    A. 地高辛浓度测定   B. 凝血时间测定   C. D-二聚体测定

    D. 血浆脑钠肽测定   E. 心肌坏死标志物测定（2023）

113. 急性左心衰竭合并房颤急性发作时，首选药物是

    A. 胺碘酮   B. 强心苷   C. 奎尼丁

    D. 维拉帕米   E. 利多卡因（2022）

114. 美托洛尔降低心肌收缩力的机制

A. α₁ 受体激动剂 B. α₂ 受体激动剂 C. β₁ 受体阻断剂
D. β₂ 受体阻断剂 E. M 受体激动剂(2022)

二、治疗冠心病的药物(执业医师及助理医师均需掌握)

115. HMG-CoA 还原酶抑制药的药理作用为
    A. 抑制体内胆固醇氧化酶 B. 具有增强细胞免疫作用 C. 使肝 LDL 受体表达减弱
    D. 具有促进细胞分裂作用 E. 阻断 HMG-CoA 转化为甲羟戊酸

116. 硝酸甘油抗心绞痛的作用机制是
    A. 增加心肌供氧量 B. 抑制心肌收缩力 C. 收缩外周血管
    D. 减慢房室传导 E. 释放 NO(2020)

117. 不属于硝酸甘油作用机制的是
    A. 降低室壁张力 B. 降低心肌氧耗量 C. 扩张心外膜血管
    D. 降低左心室舒张末压 E. 降低交感神经活性

118. 普萘洛尔与硝酸酯类合用治疗心绞痛的协同作用是
    A. 增加心室容积 B. 降低心肌耗氧量 C. 加强心肌收缩力
    D. 保护缺血心肌细胞 E. 松弛血管平滑肌

119. 女,65 岁。反复发作劳累时胸骨后疼痛 2 年。合用硝酸甘油和普萘洛尔抗心肌缺血的机制不包括
    A. 协同降低心肌耗氧量 B. 普萘洛尔对抗硝酸甘油引起的反射性心率加快
    C. 共同降低心脏做功 D. 增加冠状动脉供血、降低心肌耗氧
    E. 普萘洛尔可对抗硝酸甘油所致的心室容积增加

120. 男,57 岁。心前区疼痛 2 年。多于安静状态发生,近日于睡眠中突发心前区疼痛。查心电图 ST 段抬高,冠状动脉造影见一过性狭窄。给予硝苯地平治疗的主要药理学依据是
    A. 选择性增加心内膜下心肌供氧量 B. 选择性扩张冠状动脉,增加心肌供血
    C. 显著减慢心率,降低心肌耗氧量 D. 显著抑制心肌收缩力,降低心肌耗氧量
    E. 抑制或逆转心肌肥厚,降低心肌耗氧量

121. 女,70 岁。冠心病、高血压、糖尿病患者。近 1 个月调整用药为阿司匹林、比索洛尔、辛伐他汀、二甲双胍。近 3 天双下肢无力及疼痛,双侧足背动脉搏动一致。实验室检查:血 CK2200U/L,cTnI0.01ng/ml,Scr368μmol/L。出现双下肢无力及疼痛的最可能原因是
    A. 糖尿病足 B. 主动脉夹层 C. 间歇性跛行
    D. 横纹肌溶解 E. 腰椎间盘突出症

122. 男性,65 岁。乏力、肌痛、酱油色尿 1 周。既往高脂血症病史 10 年,长期服用降脂药物。查体:体温 36.5℃,脉搏 89 次/分,呼吸 20 次/分,血压 140/85mmHg。实验室检查:肌酸激酶 1400U/L。引起此不良反应的药物是
    A. 考来烯胺 B. 非诺贝特 C. 阿托伐他汀
    D. 烟酸 E. 依折麦布(2024)

第 11 章　作用于血液及造血器官的药物与组胺受体阻断药

一、肝素与香豆素类(执业医师需掌握)

123. 具有体内、外抗凝血作用的药物是

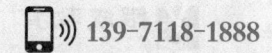

A. 肝素　　　　　　　　B. 阿司匹林　　　　　　C. 香豆素类
D. 链激酶　　　　　　　E. 右旋糖酐

124. 肝素抗凝血作用的主要机制是
A. 阻碍凝血因子Ⅱ、Ⅶ、Ⅸ、Ⅹ的合成　　　B. 抑制血小板聚集
C. 增强 AT Ⅲ对凝血因子的灭活作用　　　D. 降低血中钙离子浓度
E. 促进纤维蛋白溶解

125. 抗凝血酶Ⅲ作用是
A. 封闭凝血因子活性中心　　B. 抑制 PG 合成　　　　C. 抑制血小板聚集
D. 抑制 TXA_2 形成　　　　　E. 增加纤维蛋白溶解

126. 可减弱香豆素类药物抗凝血作用的药物是
A. 甲苯磺丁脲　　　　　B. 奎尼丁　　　　　　　C. 阿司匹林
D. 口服避孕药　　　　　E. 羟基保泰松

127. 下列药物中,属于肝药酶抑制药的是
A. 利福平　　　　　　　B. 苯妥英钠　　　　　　C. 苯巴比妥
D. 西咪替丁　　　　　　E. 双香豆素

128. 链激酶属于
A. 促凝血药　　　　　　B. 纤维蛋白溶解药　　　C. 抗贫血药
D. 抗血小板药　　　　　E. 补血药

A. 环丙沙星　　　　　　B. 阿托品　　　　　　　C. 华法林
D. 普萘洛尔　　　　　　E. 乙胺丁醇

129. 预防心房颤动患者血栓形成的药物是
130. 治疗泌尿生殖道感染的药物是

二、抗贫血药(执业医师及助理医师均需掌握)

131. 叶酸可以治疗
A. 地中海贫血　　　　　B. 缺铁性贫血　　　　　C. 巨幼细胞贫血
D. 溶血性贫血　　　　　E. 出血

三、抗组胺药(执业医师及助理医师均需掌握)

132. 女,25岁。因过敏性鼻炎服用抗组胺药后出现严重的嗜睡、困倦、口干。最可能服用的药物是
A. 西替利嗪　　　　　　B. 非索非那定　　　　　C. 阿司咪唑
D. 氯雷他定　　　　　　E. 氯苯那敏(2024)

A. 中和胃酸　　　　　　B. 促进胃排空　　　　　C. 抑制胃酸分泌
D. 黏膜保护作用　　　　E. 阻断促胃液素受体

133. 雷贝拉唑的主要作用是
134. 雷尼替丁的主要作用是

第12章　作用于呼吸系统与消化系统的药物

一、平喘药(执业医师及助理医师均需掌握)

135. 对 β_2 受体有选择性激动作用的平喘药是

A. 茶碱 B. 肾上腺素 C. 沙丁胺醇
D. 色甘酸钠 E. 异丙肾上腺素

136. 下列药物中,具有强心作用的药物是
 A. 氨茶碱 B. 乙酰唑胺 C. 呋塞米
 D. 甘露醇 E. 氢氯噻嗪

二、抗消化性溃疡药(执业医师及助理医师均需掌握)

137. 奥美拉唑减少胃酸分泌的机制是可抑制
 A. 乳酸脱氢酶 B. Na^+-K^+-ATP 酶 C. H^+-K^+-ATP 酶
 D. HMG-CoA 还原酶 E. 葡萄糖-6-磷酸酶(2022)

138. 特异性抑制胃壁细胞质子泵活性的药物是
 A. 哌仑西平 B. 奥美拉唑 C. 氢氧化镁
 D. 枸橼酸铋钾 E. 雷尼替丁

139. 奥美拉唑对 H^+-K^+-ATP 酶的抑制作用属于
 A. 竞争性抑制 B. 非竞争性抑制 C. 反竞争性抑制
 D. 选择性抑制 E. 不可逆抑制

140. 奥美拉唑的临床应用适应证是
 A. 胃肠平滑肌痉挛 B. 萎缩性胃炎 C. 消化道功能紊乱
 D. 慢性腹泻 E. 消化性溃疡

141. 治疗反流性食管炎效果最好的药物是
 A. 苯海拉明 B. 肾上腺皮质激素 C. 奥美拉唑
 D. 雷尼替丁 E. 异丙嗪

第13章 糖皮质激素类药、抗甲状腺药与降糖药

一、糖皮质激素类药(执业医师及助理医师均需掌握)

142. 关于糖皮质激素抗炎作用的正确叙述是
 A. 对抗各种原因,如物理、生物因素等引起的炎症 B. 能提高机体的防御功能
 C. 促进创口愈合 D. 抑制病原菌生长 E. 直接杀灭病原体

143. 糖皮质激素不用于
 A. 急性粟粒性肺结核 B. 血小板减少症 C. 中毒性休克
 D. 骨质疏松 E. 脑(腺)垂体前叶功能减退

144. 属于糖皮质激素类药物临床应用适应证的是
 A. 糖尿病 B. 消化性溃疡 C. 骨质疏松
 D. 水痘 E. 感染性休克

145. 不属于地塞米松药理作用的是
 A. 刺激骨髓造血功能 B. 抑制体内环氧化酶 C. 稳定溶酶体膜
 D. 可中和细菌毒素 E. 抑制毛细血管和成纤维细胞增生

146. 不属于糖皮质激素类药物抗休克作用机制的是
 A. 稳定溶酶体膜 B. 扩张痉挛收缩的血管 C. 抑制炎症细胞因子释放

D. 增强心肌收缩力　　　　　E. 中和细菌外毒素

(147～148题共用题干)女,48岁。因胆道感染、感染性休克入院。使用去甲肾上腺素后血压仍不易维持,波动较大。加用氢化可的松后血压上升并平稳。治疗第3天时,患者出现精神失常、躁狂。

147. 患者出现精神失常、躁狂是因氢化可的松
　　A. 提高中枢神经的兴奋性　　B. 加速蛋白质的分解代谢　　C. 增强升压药的作用
　　D. 过量引起感染的扩散　　　E. 减少脑组织对葡萄糖的利用

148. 加用氢化可的松后,去甲肾上腺素升压作用增强的这种现象是
　　A. 糖皮质激素的允许作用　　B. 两种药物作用的协同　　C. 糖皮质激素的刺激作用
　　D. 糖皮质激素的抗感染作用　E. 两种药物作用的叠加

二、抗甲状腺药(执业医师需掌握)

　　A. 放射性碘　　　　　　　　B. 酚苄明　　　　　　　　C. 左旋甲状腺素钠
　　D. 丙硫氧嘧啶　　　　　　　E. 溴隐亭

149. 属于抑制激素合成的药物是

150. 属于α受体阻断药的是

三、降糖药(执业医师及助理医师均需掌握)

151. 磺酰脲类药物的药理作用为
　　A. 可使电压依赖性钾通道开放　　　　　B. 可促进胰岛素释放而降血糖
　　C. 不改变体内胰高血糖素水平　　　　　D. 可使电压依赖性钠通道开放
　　E. 能抑制抗利尿激素的分泌

152. 磺酰脲类药物可用于治疗
　　A. 糖尿病合并高热　　　　　B. 胰岛功能尚存的非胰岛素依赖型糖尿病
　　C. 糖尿病并发酮症酸中毒　　D. 胰岛素依赖型糖尿病　　　E. 重症糖尿病

第14章　子宫平滑肌兴奋药

(执业医师及助理医师均需掌握)
2019年新增考点,尚未出题

第15章　β-内酰胺类、大环内酯类与林可霉素类抗生素

一、β-内酰胺类抗生素(执业医师及助理医师均需掌握)

153. 对青霉素G最敏感的病原体是
　　A. 立克次体　　　　　　　　B. 钩端螺旋体　　　　　　C. 衣原体
　　D. 支原体　　　　　　　　　E. 真菌

154. 青霉素抗革兰氏阳性(G^+)菌作用的机制是
　　A. 干扰细菌蛋白质合成　　　B. 抑制细菌核酸代谢　　　C. 抑制细菌脂代谢
　　D. 破坏细菌细胞膜结构　　　E. 抑制细菌细胞壁肽聚糖的合成

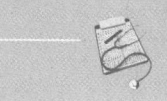

A. 抑制细菌细胞壁合成 B. 抑制细菌蛋白质合成 C. 抑制细菌 DNA 合成
D. 抑制细菌二氢叶酸还原酶 E. 抑制细菌 DNA 依赖的 RNA 聚合酶

155. β-内酰胺类的作用机制是
156. 喹诺酮类的作用机制是

157. 青霉素 G 的主要不良反应是
　　A. 肾损害　　　　　　　B. 过敏　　　　　　　C. 听力减退
　　D. 肝损害　　　　　　　E. 胃肠道反应

158. 不属于第三代头孢菌素作用特点的是
　　A. 对革兰氏阴性菌有较强的作用　　　　B. 对革兰氏阳性菌的作用不如第一、二代
　　C. 对多种 β-内酰胺酶的稳定性弱　　　　D. 对肾基本无毒性
　　E. 作用时间长、体内分布广

159. 女，32岁。发热、腰痛、尿频、尿急 1 个月，近 3 天全身关节酸痛、尿频、尿急加重。体检：体温 39.5℃，白细胞 13×10^9/L，中性粒细胞 86%，尿培养大肠埃希菌阳性，诊断为大肠埃希菌性尿路感染，应首选
　　A. 青霉素　　　　　　　B. 红霉素　　　　　　　C. 灰黄霉素
　　D. 头孢曲松　　　　　　E. 林可霉素

二、大环内酯类抗生素（执业医师及助理医师均需掌握）

160. 可以治疗军团菌、支原体、衣原体感染的药物是
　　A. 人工合成类　　　　　B. 氨基糖苷类抗生素　　C. 四环素类
　　D. 大环内酯类　　　　　E. 头孢类

161. 治疗军团菌病的首选药物是
　　A. 青霉素 G　　　　　　B. 红霉素　　　　　　　C. 四环素
　　D. 氯霉素　　　　　　　E. 头孢唑林

　　A. 真菌感染　　　　　　B. 结核分枝杆菌感染　　C. 肠道寄生虫感染
　　D. 肺炎链球菌感染　　　E. 肠道 G$^-$ 杆菌感染

162. 红霉素主要用于治疗的感染为
163. 阿米卡星主要用于治疗的感染为

三、林可霉素类抗生素（执业医师及助理医师均需掌握）

　　A. 具有较强抗铜绿假单胞菌作用　B. 主要用于金黄色葡萄球菌引起的骨与关节感染
　　C. 为支原体肺炎首选药物　　　　D. 具有抗 DNA 病毒的作用　　　E. 对念珠菌有强大抗菌作用

164. 阿昔洛韦
165. 克林霉素

第 16 章　氨基糖苷类与四环素类抗生素

一、氨基糖苷类抗生素（执业医师及助理医师均需掌握）

166. 氨基糖苷类抗生素的抗菌机制是
　　A. 抑制细菌蛋白质合成　　B. 抑制细菌细胞壁合成　　C. 影响细菌细胞膜通透性

D. 抑制细菌 RNA 合成　　　　E. 抑制细菌 DNA 合成

167. 链霉素和红霉素抗菌作用针对的细菌结构部位是
　　A. 细胞壁上肽聚糖　　　　B. 细胞壁上脂多糖　　　　C. 细胞质中核蛋白体
　　D. 细胞膜上中介体　　　　E. 细胞染色体 DNA

168. 氨基糖苷类抗生素的主要不良反应是
　　A. 抑制骨髓　　　　　　　B. 耳毒性　　　　　　　　C. 肝毒性
　　D. 心脏毒性　　　　　　　E. 消化道反应

169. 链霉素的典型不良反应是
　　A. 灰婴综合征　　　　　　B. 高尿酸血症　　　　　　C. 听神经损害
　　D. 肝功能损害　　　　　　E. 眼球突出（2022）

170. 对铜绿假单胞菌作用最强的氨基糖苷类抗生素是
　　A. 卡那霉素　　　　　　　B. 庆大霉素　　　　　　　C. 阿米卡星
　　D. 妥布霉素　　　　　　　E. 链霉素

二、四环素类抗生素（执业医师及助理医师均需掌握）

　　A. 四环素　　　　　　　　B. 利巴韦林　　　　　　　C. 妥布霉素
　　D. 氟康唑　　　　　　　　E. 林可霉素

171. 对治疗立克次体感染最有效的药物是
172. 能有效控制铜绿假单胞菌感染的药物是
173. 能抑制 DNA 病毒的药物是

　　A. 对病毒感染有效　　　　B. 对念珠菌属的细菌感染有效　　C. 杀灭结核分枝杆菌
　　D. 抑制二氢蝶酸合酶活性　E. 对立克次体感染有效

174. 多西环素的药理作用是
175. 磺胺药的药理作用是

三、氯霉素（执业医师及助理医师均需掌握）

176. 可引起灰婴综合征的抗生素是
　　A. 卡那霉素　　　　　　　B. 庆大霉素　　　　　　　C. 链霉素
　　D. 氯霉素　　　　　　　　E. 四环素

第17章　人工合成的抗菌药、抗病毒药与抗真菌药

一、人工合成的抗菌药（执业医师及助理医师均需掌握）

177. 女，16岁。随旅行团到偏远地区旅游，晚饭后发生腹痛、腹泻。1天腹泻4次，于当地卫生院治疗后好转。第2天烈日下阳光照射后皮肤出现红斑、瘙痒。导致该不良反应的药物可能是
　　A. 头孢他啶　　　　　　　B. 庆大霉素　　　　　　　C. 盐酸小檗碱
　　D. 氧氟沙星　　　　　　　E. 吡喹酮（2023）

178. 第三代喹诺酮类药物的抗菌机制是其抑制了细菌的
　　A. 蛋白质合成　　　　　　B. 细胞壁合成　　　　　　C. DNA 螺旋酶
　　D. 二氢叶酸还原酶　　　　E. 二氢叶酸合成酶

179. 不属于氟喹诺酮类药物药理学特性的是
   A. 抗菌谱广
   B. 口服吸收好
   C. 与其他抗菌药物无交叉耐药性
   D. 不良反应较多
   E. 体内分布较广

180. 孕妇,25 岁。孕 37 周,检查发现小阴唇内侧小菜花状赘生物,同时合并肺部感染。针对该患者抗感染治疗,不能使用的药物是
   A. 红霉素
   B. 喹诺酮类
   C. 头孢菌素类
   D. β-内酰胺类
   E. 青霉素类

二、抗病毒药及抗真菌药(执业医师及助理医师均需掌握)

181. 女,32 岁。恶心、头晕、呕吐 5 天。查体:T38.9℃,R16 次/分,P80 次/分,BP128/80mmHg。心、肺(-)。脑膜刺激征阳性。实验室检查:外周血 WBC15×10^9/L,HIV 抗体阳性。脑脊液:细胞数(200~300)×10^6/L,墨汁染色(+)。患者的治疗药物应选择
   A. 伊曲康唑
   B. 氟康唑
   C. 伏立康唑
   D. 恩替卡韦
   E. 制曲霉素(2022)

   A. 利福平
   B. 利巴韦林
   C. 伯氨喹
   D. 氟康唑
   E. 环磷酰胺

182. 属于广谱抗真菌药物的是
183. 用于治疗麻风病的药物是
184. 用于器官移植排斥反应的药物是

第18章 抗结核药、抗疟药与抗恶性肿瘤药

一、抗结核药(执业医师及助理医师均需掌握)

185. 可引起周围神经炎的药物是
   A. 利福平
   B. 异烟肼
   C. 阿昔洛韦
   D. 吡嗪酰胺
   E. 卡那霉素

186. 治疗麻风和广谱抗菌的药物是
   A. 链霉素
   B. 乙胺丁醇
   C. 异烟肼
   D. 氯喹
   E. 利福平

187. 能诱发"流感综合征"的药物是
   A. 利福平
   B. 多黏菌素
   C. 链霉素
   D. 哌拉西林
   E. 头孢孟多

   A. 磺胺嘧啶
   B. 四环素
   C. 异烟肼
   D. 甲氧苄啶
   E. 环丙沙星

188. 治疗结核病选用的药物是
189. 治疗铜绿假单胞菌感染首选的药物是

   A. 庆大霉素
   B. 乙胺嘧啶
   C. 头孢噻肟
   D. 利福平
   E. 红霉素

190. 治疗嗜肺军团菌肺炎选用的药物是

191. 用于治疗结核病和麻风病的药物是

二、抗疟药(执业医师及助理医师均需掌握)

192. 预防性抗疟药是
    A. 乙胺嘧啶　　　　　　B. 乙胺丁醇　　　　　　C. 异烟肼
    D. 氯喹　　　　　　　　E. 伯氨喹

193. 男,25岁。于8月份突然发病,表现为发冷、寒战、高热、大汗、隔日发作已两周。血涂片查到疟原虫。经氯喹治疗后症状迅速缓解。为防止复发,应联合应用的药物是
    A. 乙胺嘧啶　　　　　　B. 奎宁　　　　　　　　C. 青蒿素
    D. 伯氨喹　　　　　　　E. 甲氟喹

    A. 吡喹酮　　　　　　　B. 乙胺嘧啶　　　　　　C. 氯喹
    D. 伯氨喹　　　　　　　E. 奎宁
194. 控制间日疟发作的首选药物是
195. 防止疟疾复发的药物是

    A. 乙胺嘧啶　　　　　　B. 氯喹　　　　　　　　C. 奎宁
    D. 哌喹　　　　　　　　E. 伯氨喹
196. 控制普通型疟疾发作多选用的药物是
197. 防止疟疾复发选用的药物是

三、抗恶性肿瘤药(执业医师需掌握)

    A. 对心脏的影响最大　　B. 对肾的影响最大　　　C. 对肺毒性最大
    D. 对骨髓抑制最重　　　E. 发生腹泻最重
198. 阿霉素
199. 顺铂

    A. 环磷酰胺　　　　　　B. 甲氨蝶呤　　　　　　C. 长春新碱
    D. 阿霉素　　　　　　　E. 左旋门冬酰胺酶
200. 常引起周围神经炎的化疗药是
201. 常引起心脏毒性的化疗药是

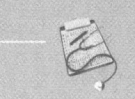

第九篇　内科学

第1章　慢性阻塞性肺疾病与支气管哮喘

一、慢性阻塞性肺疾病（执业医师及助理医师均需掌握）

1. 慢性阻塞性肺疾病（COPD）最主要的发病危险因素是
   A. 空气污染　　　　　　　B. 呼吸道感染　　　　　　C. 寒冷气候
   D. 吸烟　　　　　　　　　E. 过敏

2. 慢性支气管炎的诊断标准是除外其他已知病因所致的慢性咳嗽后，病人每年咳、痰、喘
   A. 至少6个月，持续10年以上　B. 至少1个月，持续3年以上　C. 至少2个月，持续5年以上
   D. 至少6个月，持续5年以上　E. 至少3个月，持续2年以上（2020）

3. 慢性阻塞性肺疾病急性加重最常见的原因是
   A. 空气污染　　　　　　　B. 接触香烟烟雾　　　　　　C. 接触过敏原
   D. 气候变化　　　　　　　E. 感染

4. 慢性阻塞性肺疾病气道炎症最主要的效应细胞是
   A. 肥大细胞　　　　　　　B. 嗜酸性粒细胞　　　　　　C. 中性粒细胞
   D. 巨噬细胞　　　　　　　E. 淋巴细胞

5. 下列细胞因子中，与慢性阻塞性肺疾病慢性气道炎症发病关系最密切的是
   A. IL-4　　　　　　　　　B. IL-5　　　　　　　　　　C. IL-8
   D. IL-10　　　　　　　　 E. IL-13（2017、2022）

6. 慢性阻塞性肺疾病最显著的临床表现是
   A. 活动耐力逐渐下降　　　B. 长期吸烟史　　　　　　　C. 持续性气流受限
   D. 咳嗽、咳痰　　　　　　E. 肺气肿（2024）

7. 女；62岁。间断咳嗽、咳少量白黏痰10年。查体：双肺呼吸音粗，未闻及干、湿啰音。血常规正常，胸部X线片示肺纹理增粗紊乱，肺功能示FEV_1占预计值的百分比为83%，FEV_1/FVC 67%（舒张后）。该患者最可能的诊断是
   A. 支气管哮喘　　　　　　B. 支气管结核　　　　　　　C. 支气管扩张
   D. 慢性阻塞性肺疾病　　　E. 特发性肺纤维化

8. 男，68岁。常规体检胸部X线片示双肺纹理增粗、紊乱。既往体健。吸烟20余年，每天20支。行肺功能检查示FEV_1/FVC 68.5%，FEV_1占预计值的68%，支气管舒张试验FEV_1改善2.5%（30ml）。该患者首先考虑的诊断是
   A. 支气管扩张症　　　　　B. 慢性阻塞性肺疾病　　　　C. 阻塞性肺气肿
   D. 支气管哮喘　　　　　　E. 慢性支气管炎（2022）

9. 评估呼吸气流是否受限最常用的指标是
   A. 残气量/肺总量（RV/TLC）　B. FEV_1占预计值的百分比　C. 峰流速（PEF）

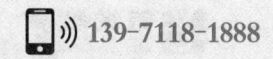

D. FEV_1/FVC E. 用力肺活量(FVC)

10. 目前用于判断慢性阻塞性肺疾病严重程度的肺功能指标是
    A. 用力肺活量(FVC)占预计值的百分比   B. 最大通气量(MVV)占预计值百分比
    C. 一秒率(FEV_1/FVC)   D. 残总比(RV/TLC)
    E. 一秒量(FEV_1)占预计值的百分比

11. 肺功能测定对诊断慢性阻塞性肺疾病有决定性意义的检查项目是
    A. RV/TLC>40%,MVV<预计值80%,FEV_1正常60%
    B. RV/TLC>40%,MVV>预计值80%,FEV_1正常60%
    C. RV/TLC>40%,FEV_1<预计值80%,FEV_1/FVC<70%
    D. RV/TLC<40%,MVV<预计值80%,FEV_1正常60%
    E. RV/TLC<40%,MVV<预计值80%,FEV_1正常60%(2023)

12. 男,60岁。反复咳嗽、咳痰12年,呼吸困难进行性加重半年。查体:桶状胸,双肺呼吸音减弱。胸部X线片示双肺野透亮度增高,膈肌低平。该患者肺功能检查项目中数值最可能增加的是
    A. FEV_1 B. FEV_1/FVC C. FVC
    D. VC   E. FRC(2022)

13. 女,70岁。咳嗽、咳痰20年,气短3年,加重5天。查体:桶状胸,呼气相延长。动脉血气分析示:pH7.35,$PaO_2$55mmHg,$PaCO_2$54mmHg。该患者出现呼吸困难的机制不包括
    A. 阻塞性通气功能障碍   B. 弥散功能障碍   C. 无效腔增加
    D. 限制性通气功能障碍   E. 通气血流比例失衡

14. 慢性阻塞性肺疾病急性加重时,常见的致病菌是
    A. 大肠埃希菌   B. 肺炎链球菌   C. 铜绿假单胞菌
    D. 金黄色葡萄球菌   E. 军团菌(2021)

15. 男,68岁,慢性阻塞性肺疾病(COPD)病史12年。动脉血气分析pH7.36,$PaO_2$43mmHg,$PaCO_2$52mmHg。对该患者可以改善预后的措施是
    A. 预防性使用抗素   B. 吸入糖皮质激素   C. 使用支气管舒张剂
    D. 肺康复锻炼   E. 长期家庭氧疗

16. 目前慢性阻塞性肺疾病最重要的治疗药物是
    A. 支气管舒张剂   B. 吸入糖皮质激素   C. 祛痰药
    D. 抗氧化剂   E. 黏液生成抑制剂

17. 男,60岁。慢性阻塞性肺疾病40年。3天前受凉后出现呼吸困难伴烦躁。社区医院给予"头孢类抗生素、氨茶碱"静脉滴注2天(量不详),服用安定2片,今晨呼之不应。查体:体温39℃,血压160/90mmHg,意识丧失,对光反射减弱,瞳孔等大,无脑膜刺激征,无病理征。最可能的诊断是
    A. 脑血管病   B. 低血糖   C. 低钠血症
    D. 肺性脑病   E. 感染中毒性脑病(2021)

(18~20题共用题干)男,78岁。反复咳嗽、咳痰20年,气短2年,加重伴咳脓痰1周。高血压病史5年。查体:体温37.5℃,血压150/92mmHg。双肺呼吸音低,可闻及散在哮鸣音和湿啰音。外周血白细胞$10.5×10^9$/L,中性粒细胞0.81。

18. 该患者最可能的诊断是
    A. 肺结核   B. 肺脓肿   C. 慢性左心衰竭
    D. 细菌性肺炎   E. 慢性阻塞性肺疾病急性加重期

19. 患者经治疗后体温恢复正常,病情平稳,行胸部X线片检查显示肺纹理增多。为明确诊断,应进行的

第九篇　内科学
第1章　慢性阻塞性肺疾病与支气管哮喘

检查是
- A. 动脉血气分析
- B. 肺功能检查
- C. 超声心动图
- D. 胸部高分辨 CT
- E. 痰细菌培养加药敏试验

20. 此时该患者的首选治疗是
- A. 糖皮质激素
- B. 左氧氟沙星
- C. 阿奇霉素
- D. 盐酸氨溴索
- E. 沙美特罗加布地奈德(2024)

(21~23题共用题干)男性,75岁。咳嗽、咳痰、气促15年,加重2周。冬春季发作,此次受凉后加重,咳黄痰,夜间发作明显,影响睡眠。吸烟30年,每天20支。查体:血压140/90mmHg,精神差,双肺呼吸音低,心率85次/分,律齐。外周血白细胞 $11×10^9/L$,N0.75。胸部X线片示肺纹理紊乱、增多。

21. 该患者最可能的诊断是
- A. 支气管哮喘急性发作
- B. 慢性阻塞性肺疾病急性加重
- C. 间质性肺疾病
- D. 慢性支气管炎
- E. 支气管扩张症

22. 目前首选的治疗是
- A. 抗感染
- B. 止咳、化痰
- C. 鼻导管低流量吸氧
- D. 支气管舒张剂
- E. 糖皮质激素

23. 假设患者超声心动图检查提示右心室增大,肺动脉压50mmHg。应考虑的疾病是
- A. 慢性肺源性心脏病
- B. 肺性脑病
- C. 肺血栓栓塞症
- D. 扩张型心肌病
- E. 急性心肌梗死(2024)

24. COPD患者的预防措施中,不宜采用的是
- A. 接种流感疫苗
- B. 戒烟
- C. 接种肺炎链球菌疫苗
- D. 预防性使用抗生素
- E. 脱离变应原

二、支气管哮喘(执业医师及助理医师均需掌握)

25. 男,21岁。3天前受凉后"感冒",症状已好转。1小时前参加篮球比赛后出现气促。查体:双肺散在哮鸣音,心率84次/分。该患者发病最可能的机制是
- A. 肺血管阻力增加
- B. 心力衰竭
- C. 神经调节失衡
- D. 气道高反应性
- E. 气道重构

26. 支气管哮喘最主要的病理基础是
- A. 支气管痉挛
- B. 气道慢性炎症
- C. 支气管壁纤维化
- D. 支气管狭窄
- E. 支气管黏膜杯状细胞增生

27. 可释放组胺引起哮喘等过敏反应的白细胞是
- A. 中性粒细胞
- B. 单核细胞
- C. 淋巴细胞
- D. 嗜酸性粒细胞
- E. 嗜碱性粒细胞

28. 支气管哮喘属于下列哪型过敏反应?
- A. Ⅰ型
- B. Ⅱ型
- C. Ⅲ型
- D. Ⅳ型
- E. 迟发型

29. 男,35岁。反复咳嗽伴呼吸困难20年,再发1天,吸入"万托林"或口服"氨茶碱片"后可缓解。查体:双肺闻及干啰音。外周血 $WBC7.8×10^9/L$。与该患者发病关系最密切的免疫球蛋白是
- A. IgE
- B. IgD
- C. IgG
- D. IgA
- E. IgM(2020)

30. 女,36岁。发作性喘息、呼吸困难10年,再发加重1小时。既往发作后给予"氨茶碱"可以缓解症状。

查体:体温37.1℃,呼吸36次/分,脉搏128次/分,血压125/78mmHg。精神萎靡,鼻翼煽动,双肺呼吸音粗糙,可闻及广泛哮鸣音。参与喘息急性发作的白细胞介素有

    A. IL-1   B. IL-2   C. IL-3

    D. IL-4   E. IL-8(2022)

31. 女,45岁。间断干咳3年,无低热、咯血等,反复抗生素治疗无效。查体无明显阳性体征,胸部X线片未见明显异常。最可能的诊断是

    A. 支原体肺炎   B. 支气管结核   C. 支气管扩张

    D. 咳嗽变异性哮喘   E. 慢性支气管炎

32. 下列疾病中,最可能于凌晨反复出现咳嗽和气短症状的是

    A. 慢性肺脓肿   B. 慢性支气管炎   C. 支气管哮喘

    D. 肺结核   E. 支气管扩张

33. 女,62岁。反复咳嗽、喘息15年,1个月前搬入新居后再发加重,口服"茶碱类"药物有所缓解。查体:双肺呼吸音低,呼气相延长。胸部X线片未见明显异常。肺功能检查示 $FEV_1/FVC 56\%$,支气管舒张试验示 FEV_1 改善率12%。该患者应首先考虑的诊断是

    A. 慢性阻塞性肺疾病   B. 支气管哮喘   C. 慢性充血性心力衰竭

    D. 过敏性肺炎   E. 嗜酸性粒细胞性肺炎

34. 提示支气管哮喘患者病情危重的是

    A. 呼气相延长   B. 脉压增加   C. 呼吸性碱中毒

    D. 胸腹矛盾运动   E. 烦躁不安

35. 女,41岁。1周前受凉后干咳、胸闷,接触冷空气后明显,无发热,自服"阿奇霉素"无效。既往皮肤常出现瘙痒并起风团,服用"扑尔敏"症状可好转。查体:双肺呼吸音清。胸部X线未见异常。为明确诊断,首选的检查是

    A. 血IgE   B. 肺功能   C. 皮肤过敏原试验

    D. 胸部CT   E. 痰涂片嗜酸性粒细胞计数

36. 女,25岁。突发呼吸困难2天。发病时有鼻痒、打喷嚏症状。既往有类似发作史。查体:R20次/分,P90次/分,双肺呼气相略延长,未闻及干、湿啰音,律齐。行肺功能检查,最可能出现的异常是

    A. 肺活量下降   B. FEV_1/FVC下降   C. CO弥散量下降

    D. 功能残气量下降   E. 肺总量下降

37. 女,31岁。反复发作性干咳伴胸闷3年,多于春季发作,无发热、咯血及夜间阵发性呼吸困难。多次胸部X线检查无异常。常用抗生素治疗效果不明显。无高血压病史。全身体检无阳性体征。为明确诊断,首选的检查是

    A. 胸部CT   B. 心脏超声   C. 支气管激发试验

    D. 动脉血气分析   E. 纤维支气管镜

38. 男,31岁。发作性干咳半年。夜间、凌晨较重,无咳痰、发热、胸痛。胸部X线片无异常发现。近2天症状再次出现,白天不明显。查体:心、肺、腹无明显异常。为明确诊断,首选检查是

    A. 24小时食管pH监测   B. 胸部CT   C. 结核菌素试验

    D. 支气管镜   E. 肺功能检测和支气管舒张试验(2024)

39. 关于心源性哮喘与支气管哮喘区别的正确描述是

    A. 心源性哮喘常伴肺毛细血管楔压升高   B. 支气管哮喘的主要特征是气流受限

    C. 端坐呼吸是支气管哮喘的典型表现   D. 心源性哮喘不会出现 CO_2 潴留

    E. 仅支气管哮喘可闻及肺部干啰音(2024)

40. 支气管哮喘发作时最常见的血气改变是

第九篇 内科学
第1章 慢性阻塞性肺疾病与支气管哮喘

    A. pH 上升,PaO_2 下降,$PaCO_2$ 下降   B. pH 上升,PaO_2 下降,$PaCO_2$ 上升
    C. pH 下降,PaO_2 下降,$PaCO_2$ 下降   D. pH 下降,PaO_2 下降,$PaCO_2$ 上升
    E. pH 正常,PaO_2 下降,$PaCO_2$ 上升(2023)

41. 对支气管哮喘急性发作患者进行血气分析,其中 $PaCO_2$ 增高提示
    A. 病情好转   B. 出现呼吸性碱中毒   C. 病情恶化
    D. 出现心力衰竭   E. 无临床意义(2024)

(42~43题共用题干)男,32 岁。支气管哮喘 20 年,喘息加重 1 周,意识恍惚 1 天来急诊。查体:T37.5℃,P90 次/分。面色暗红,口唇发绀。可见胸腹矛盾运动,双肺呼吸音低,可闻及低调哮鸣音。

42. 该患者此时最可能出现的动脉血气变化是
    A. PaO_2 降低、$PaCO_2$ 升高、pH 升高   B. PaO_2 降低、$PaCO_2$ 正常、pH 降低
    C. PaO_2 降低、$PaCO_2$ 降低、pH 升高   D. PaO_2 降低、$PaCO_2$ 升高、pH 降低
    E. PaO_2 降低、$PaCO_2$ 升高、pH 正常

43. 该患者首选的治疗措施是
    A. 无创通气   B. β_2 受体激动剂雾化吸入   C. 气管插管、机械通气
    D. 面罩吸氧   E. 大剂量糖皮质激素静脉点滴

(44~45题共用题干)男,50 岁。发作性咳嗽、喘憋 30 年,加重 1 周。平素口服"氨茶碱片"有一定效果。近 1 周喘息加重,夜间睡眠差,给予"头孢唑林、氨茶碱"静脉滴注 3 天,仍未见效。既往糖尿病病史 4 年。查体:体温 37.2℃,脉搏 116 次/分,呼吸 28 次/分,血压 150/92mmHg,神志清楚,端坐呼吸,口唇发绀,双肺可闻及广泛哮鸣音和少许湿啰音,心率 116 次/分,律齐,$P_2<A_2$。

44. 该患者最可能的诊断是
    A. COPD 急性发作   B. 支气管扩张症   C. 支气管哮喘急性发作
    D. 急性左心衰竭   E. 急性弥漫性细支气管炎

45. 目前首选检查是
    A. 胸部 X 线片   B. 肺功能   C. 动脉血气分析
    D. 超声心动图   E. 血 D-二聚体(2024)

46. 女性,28 岁。今日凌晨突觉胸闷、呼吸困难急诊。查体:T37.3℃,P100 次/分,R24 次/分。烦躁,双肺可闻及哮鸣音。$PaO_2$78mmHg,$PaCO_2$28mmHg。该患者属于哮喘
    A. 急性发作轻度   B. 急性发作中度   C. 急性发作重度
    D. 急性发作极重度   E. 非急性发作重度

47. 男性,25 岁。因支气管哮喘住院治疗已半月,症状基本控制,今晨花园散步后突发胸痛、胸闷,用氨茶碱、甲泼尼龙静脉滴注后仍不缓解,此时考虑可能有
    A. 支气管哮喘急性发作   B. 自发性气胸   C. 继发感染
    D. 心力衰竭   E. 肺不张

48. 支气管哮喘患者突然出现喘息症状时,为缓解症状宜首选的治疗是
    A. 口服糖皮质激素   B. 口服短效 β_2 受体激动剂   C. 口服氨茶碱
    D. 吸入糖皮质激素   E. 吸入短效 β_2 受体激动剂(2018、2022)

49. 关于支气管哮喘的药物治疗,不正确的是
    A. 规律使用白三烯调节剂   B. 按需使用短效 β_2 受体激动剂
    C. 规律使用吸入糖皮质激素   D. 规律长效 β_2 受体激动剂单药治疗
    E. 规律联合使用吸入糖皮质激素+长效 β_2 受体激动剂

50. 主要作用机制为控制支气管哮喘气道炎症的药物是
    A. 茶碱   B. M 受体拮抗剂   C. 短效 β_2 受体激动剂
    D. 白三烯调节剂   E. H_1 受体拮抗剂

51. 女性,23 岁。发作性喘息 2 年。接触花粉过敏。查体:心律整齐,双肺呼吸音清晰,未闻及哮鸣音。胸部 X 线片未见异常。有助于控制病情,但不用于暂缓急性发作的药物是
    A. 异丙托溴铵   B. 氨茶碱   C. 麻黄碱
    D. 倍氯米松   E. 沙丁胺醇

52. 男,28 岁。发作性喘息 1 年,再发 3 天。查体:R28 次/分,坐位,大汗,口唇发绀,双肺满布哮鸣音。该患者不宜采用的治疗措施是
    A. 静脉点滴糖皮质激素 B. 静脉点滴抗生素   C. 雾化吸入支气管舒张剂
    D. 静脉点滴呼吸兴奋剂 E. 持续吸氧

53. 男,64 岁。COPD 患者,近来活动耐力下降就诊,针对患者因迷走神经张力过高所致气道狭窄,宜选用的药物是
    A. 白三烯调节剂   B. 异丙托溴铵   C. 吸入型糖皮质激素
    D. 沙丁胺醇   E. 茶碱

54. 氨茶碱治疗支气管哮喘急性发作的最主要机制是
    A. 阻断 M 受体   B. 激动 β_2 受体   C. 激动腺苷受体
    D. 抑制磷酸二酯酶   E. 激活鸟苷酸环化酶(2022)

55. 男,24 岁。发作性喘息 2 年,加重 1 周。1 周来有时夜间咳醒伴憋气,可自行缓解。查体:双肺散在哮鸣音。为控制患者夜间症状,下列药物中,宜首选的是
    A. 口服氨茶碱   B. 吸入糖皮质激素   C. 吸入长效 β_2 受体激动剂
    D. 口服糖皮质激素   E. 吸入短效 β_2 受体激动剂

56. 男,20 岁。持续喘息发作 24 小时来急诊,既往哮喘病史 12 年。查体:端坐呼吸,大汗淋漓,发绀,双肺布满哮鸣音。动脉血气分析结果示:pH7.21,$PaCO_2$ 70mmHg,PaO_2 55mmHg。此时应紧急采取的治疗措施是
    A. 机械通气   B. 静脉点滴糖皮质激素   C. 补充液体
    D. 使用广谱抗生素   E. 静脉注射氨茶碱

57. 当支气管哮喘与心源性哮喘一时难以鉴别时,为缓解症状,可采用的药物是
    A. 呋塞米(速尿)   B. 吗啡或哌替啶(度冷丁) C. 氨茶碱
    D. 毛花苷丙(西地兰)   E. 肾上腺素

(58~61 题共用题干)女,48 岁。反复咳嗽、胸闷、气喘 30 年。平素口服茶碱及"止咳祛痰"中药治疗,症状控制不理想。近 1 周来症状再次出现。查体:P86 次/分,R24 次/分,双肺可闻及散在哮鸣音,诊断为"支气管哮喘"。动脉血气分析示:pH7.46,$PaCO_2$ 32mmHg,PaO_2 64mmHg,HCO_3^- 19.3 mmol/L。

58. 该患者目前血气分析检查结果提示低氧血症合并
    A. 代谢性碱中毒   B. 呼吸性碱中毒   C. 代谢性酸中毒
    D. 呼吸性酸中毒   E. 呼吸性碱中毒合并代谢性酸中毒

59. 对该患者首选的药物治疗是
    A. 吸入短效 β_2 受体激动剂   B. 口服茶碱类药物   C. 吸入长效 β_2 受体激动剂
    D. 口服糖皮质激素   E. 联合吸入糖皮质激素及长效 β_2 受体激动剂

60. 为密切监测其病情变化,应首选的方法是
    A. 定期复查肺功能   B. 监测呼气峰流速   C. 监测肺部体征变化

D. 定期监测血氧饱和度　　　　E. 每日评价活动耐力

61. 患者2小时前突发呼吸困难加重。查体：意识清楚，端坐呼吸，双肺呼吸音低，呼气相延长，可闻及低调哮鸣音。心率120次/分，律齐，未闻及杂音。动脉血气分析(鼻导管吸氧5L/min)示 pH7.31、$PaCO_2$ 52mmHg、PaO_2 53mmHg、HCO_3^- 23mmol/L。目前首先应采取的治疗措施是
    A. 静脉滴注呼吸兴奋剂　　　B. 静脉滴注碳酸氢钠　　　C. 静脉滴注氨茶碱
    D. 面罩吸氧(10L/min)　　　E. 机械通气

62. 男，68岁。反复咳嗽、咳痰20余年，气短5年。患者长期使用吸入糖皮质激素及支气管舒张剂治疗，近1周因症状控制欠满意，联合使用某药物治疗。此后出现排尿困难。该患者近来增加的药物最可能是
    A. 祛痰药　　　　　　　　　B. M受体拮抗剂　　　　　　C. 茶碱类
    D. $β_2$受体激动剂　　　　　E. 口服糖皮质激素

第2章　支气管扩张症

(执业医师及助理医师均需掌握)

63. 支气管扩张症最有意义的体征是
    A. 贫血　　　　　　　　　　B. 杵状指　　　　　　　　　C. 固定的局限性湿啰音
    D. 消瘦　　　　　　　　　　E. 多变的哮鸣音

64. 支气管扩张症的典型临床表现是
    A. 咳嗽、咳痰、胸痛　　　　B. 咳嗽、呼吸困难　　　　　C. 顽固性干咳
    D. 低热、咳嗽、咳痰　　　　E. 反复咳嗽、咳痰(2021)

65. 支气管扩张的典型痰液表现为
    A. 大量白色泡沫痰　　　　　B. 大量脓痰，有分层　　　　C. 大量粉红色泡沫痰
    D. 大量乳状痰　　　　　　　E. 大量白色黏液状痰

66. 男，35岁。反复咳嗽、咳痰，间断咯血2年。查体：左下肺局限性湿啰音。胸部X线片显示左下肺纹理增粗、紊乱。该患者最可能的诊断是
    A. 慢性支气管炎　　　　　　B. 支气管肺癌　　　　　　　C. 肺结核
    D. 支气管扩张症　　　　　　E. 慢性阻塞性肺疾病(2024)

67. 男，20岁。反复咳嗽、咳脓痰20年，伴间断咯血。查体：可见杵状指，右下肺可闻及局限性湿啰音。为明确诊断，首选的检查是
    A. 支气管造影　　　　　　　B. 放射性核素扫描　　　　　C. 肺部高分辨率CT
    D. 肺部X线片　　　　　　　E. 纤维支气管镜(2024)

68. 支气管扩张症患者咳血是下列哪个血管损伤所致？
    A. 肺毛细血管　　　　　　　B. 支气管小动脉　　　　　　C. 肺小动脉
    D. 肺大动脉　　　　　　　　E. 支气管静脉(2023)

69. 对明确支气管扩张咯血患者出血部位，最有价值的检查是
    A. 支气管动脉造影　　　　　B. 胸部CT　　　　　　　　　C. 肺动脉造影
    D. 支气管镜　　　　　　　　E. 胸部X线片

70. 女，17岁。反复发作咳嗽、咳痰10年。近3年反复咯血，最多一次量约200ml。现胸部CT示左下叶肺萎缩，可见囊柱状支气管扩张影像。最佳治疗方案是
    A. 吸氧、止血治疗　　　　　B. 抗炎治疗　　　　　　　　C. 解痉、化痰

D. 体位排痰　　　　　　　E. 左下肺叶切除

71. 双侧支气管扩张症患者反复大咯血时,最佳的治疗手段是
   A. 长期口服抗生素预防感染　　B. 支气管动脉栓塞术　　C. 手术切除病变肺组织
   D. 长期口服钙通道阻滞剂　　　E. 支气管镜下介入治疗(2021)

72. 女性,68岁。反复咳嗽、咳痰、间断咯血10年。今日突然咯血300ml,为鲜红色血液。查体:体温37.6℃,脉搏90次/分,呼吸18次/分,血压130/84mmHg。急诊胸部X线片如图所示。该患者的主要治疗是
   A. 静脉滴注广谱抗生素　　　　B. 持续低流量吸氧
   C. 支气管动脉栓塞　　　　　　D. 肺动脉栓塞
   E. 手术切除病变肺组织(2024)

73. 较常出现杵状指(趾)的呼吸系统疾病是
   A. 慢性支气管炎　　　　　　　B. 阻塞性肺气肿
   C. 支气管哮喘　　　　　　　　D. 支气管扩张症
   E. 支原体肺炎

74. 男,34岁。咯鲜血半小时。就诊时仍有鲜血咯出。咳嗽不显著,无咳痰及呼吸困难。既往有类似情况出现,可自行停止。否认慢性心、肺疾病史。查体:双肺呼吸音清晰。胸部X线片未见异常。为明确诊断,首先应进行的检查是
   A. 支气管动脉造影　　　　　　B. 支气管镜　　　　　　C. 肺动脉造影
   D. 上呼吸道检查　　　　　　　E. 胸部CT

75. 反复感染的支气管扩张患者,在抗感染治疗时应覆盖的病原体是
   A. 军团菌　　　　　　　　　　B. 金黄色葡萄球菌　　　C. 肺炎球菌
   D. 白色念珠菌　　　　　　　　E. 铜绿假单胞菌

(76~78题共用题干)女性,25岁。2天前咳血痰,今日咯血量达200ml左右。既往身体健康。体检:体温37.0℃,右肩胛下少量细小啰音,心尖部2/6级柔和收缩期杂音。胸部X线片无异常发现。

76. 该患者首选止血药物是
   A. 垂体后叶素　　　　　　　　B. 安络血　　　　　　　C. 立止血(巴曲酶)
   D. 氨基甲酸　　　　　　　　　E. 6-氨基己酸

77. 为确诊,在咯血停止病情稳定后,首选的检查是
   A. 胸部高分辨CT　　　　　　　B. 痰检查　　　　　　　C. 支气管造影
   D. 纤维支气管镜检查　　　　　E. X线断层摄片

78. 若需做体位引流,患者应取
   A. 半卧位　　　　　　　　　　B. 头低足高左侧卧位　　C. 头低足高右侧卧位
   D. 俯卧位　　　　　　　　　　E. 仰卧位

79. 女,35岁。间断咳嗽、咳痰伴咯血20年,行HRCT检查示右中叶支气管囊状扩张,其余肺叶未见异常。今日再次咯血,量约200ml,给予静脉点滴垂体后叶素治疗,效果欠佳。该患者宜选择的最佳治疗措施为
   A. 手术切除病变肺叶　　　　　B. 换用酚妥拉明静脉滴注　　C. 静脉滴注鱼精蛋白
   D. 支气管镜下止血　　　　　　E. 支气管动脉栓塞

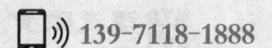

第3章 肺部感染性疾病

一、肺炎概述(执业医师及助理医师均需掌握)

80. 可诊断为医院获得性肺炎的是
    A. 就诊后感染　　　　　　B. 入院前感染　　　　　　C. 入院时感染
    D. 入院后感染　　　　　　E. 新生儿住院分娩时感染(2023)

81. 社区获得性肺炎最常见的病原体是
    A. 肺炎支原体　　　　　　B. 金黄色葡萄球菌　　　　C. 肺炎链球菌
    D. 铜绿假单胞菌　　　　　E. 流感嗜血杆菌(2022)

82. 医院获得性肺炎中,病原体进入肺组织引发肺炎最主要的途径是
    A. 污染空气吸入　　　　　B. 胃食管反流物误吸　　　C. 血源性播散
    D. 口咽部分泌物吸入　　　E. 飞沫吸入(2020)

83. 社区感染性肺炎中最常见的革兰氏阴性菌是
    A. 大肠埃希菌　　　　　　B. 肺炎克雷伯菌　　　　　C. 铜绿假单胞菌
    D. 流感嗜血杆菌　　　　　E. 嗜肺军团菌

84. 男,65岁。发热、咳嗽4天。查体:T39℃,口唇发绀,双下肺可闻及湿啰音。既往体健,否认慢性呼吸系统疾病史。SpO_2 85%。胸部X线片示双下肺感染。下述可作为经验性抗感染治疗首选的药物是
    A. 大环内酯类　　　　　　B. 三代头孢菌素　　　　　C. 氟喹诺酮类+氨基糖苷类
    D. 碳青霉烯类　　　　　　E. β-内酰胺类/β-内酰胺酶抑制剂+氟喹诺酮类

85. 治疗社区获得性肺炎时,可覆盖非典型病原体的抗生素是
    A. 头孢菌素类　　　　　　B. 糖肽类　　　　　　　　C. 青霉素类
    D. 大环内酯类　　　　　　E. 氨基糖苷类

86. 既往身体健康的成人,社区获得性肺炎的常见病原体不包括
    A. 铜绿假单胞菌　　　　　B. 肺炎支原体　　　　　　C. 肺炎衣原体
    D. 流感嗜血杆菌　　　　　E. 肺炎链球菌

87. 社区获得性肺炎在初始治疗72小时后临床症状改善,恢复最慢的指征是
    A. 血清C反应蛋白　　　　　B. 血白细胞　　　　　　　C. 血清降钙素原
    D. 体温　　　　　　　　　E. 胸部X线片(2024)

88. 治疗社区获得性肺炎,抗生素疗程的长短主要取决于
    A. 胸部X线病灶是否好转　 B. 咳嗽、咳痰是否明显改善　C. 肺部体征是否消失
    D. 体温是否恢复正常　　　E. 外周血白细胞计数是否恢复正常(2023)

    A. 肺炎克雷伯菌　　　　　B. 大肠埃希菌　　　　　　C. 铜绿假单胞菌
    D. 金黄色葡萄球菌　　　　E. 流感嗜血杆菌

89. 上述病原体中,最常见于社区获得性肺炎的是
90. 上述病原体感染中,血浆凝固酶检查呈阳性的是

二、肺炎链球菌肺炎与葡萄球菌肺炎(执业医师及助理医师均需掌握)

91. 男,45岁。因咳嗽伴痰中带血7天就诊。查体:体温37.8℃,右下肺可闻及少量湿啰音。为明确诊断,应首选的检查是

A. 胸部X线片　　　　　　　B. 支气管镜　　　　　　　　C. 痰找癌细胞
D. PPD试验　　　　　　　　E. 痰找结核分枝杆菌

92. 女,21岁。咳嗽、咳痰伴发热5天。5天前淋雨后突发寒战、高热,最高体温39.0℃。次日出现咳嗽,咳少量黏痰,之后痰量逐渐增加,颜色变深。无胸痛、咯血。查体:体温38.8℃,脉搏100次/分,血压118/78mmHg。右上肺呼吸音粗糙,可闻及支气管呼吸音。胸部X线片提示右上肺实变。外周血WBC18.7×10⁹/L,N0.90。最可能的诊断为
A. 病毒性肺炎　　　　　　　B. 肺结核　　　　　　　　　C. 金黄色葡萄球菌肺炎
D. 肺炎链球菌肺炎　　　　　E. 肺炎支原体肺炎(2024)

A. 金黄色葡萄球菌　　　　　B. 厌氧菌　　　　　　　　　C. 肺炎克雷伯菌
D. 肺炎链球菌　　　　　　　E. 肺炎支原体

93. 男,56岁。"流感"后出现高热、咳嗽、黄痰伴痰中带血。胸部X线片示右下肺大片状影,其内可见多个圆形透亮区。最可能感染的病原体是

94. 男,66岁。慢性阻塞性肺病患者。"上呼吸道感染"后出现高热、咳嗽、脓痰伴痰中带血。胸部X线片示右上肺大片状影,其内可见多个圆形透亮区,叶间裂略下移。最可能感染的病原体是

95. 肺炎链球菌肺炎的首选治疗药物是
A. 红霉素　　　　　　　　　B. 妥布霉素　　　　　　　　C. 克林霉素
D. 甲硝唑　　　　　　　　　E. 左氧氟沙星(2024)

96. 肺炎链球菌肺炎患者若对青霉素过敏,宜选用的有效抗菌药物是
A. 庆大霉素　　　　　　　　B. 阿米卡星　　　　　　　　C. 链霉素
D. 左氧氟沙星　　　　　　　E. 阿莫西林

97. 女,22岁。受凉后出现寒战、发热、咳嗽、咳少许黏痰3天,自服"感冒药"后热退。查体:T39.5℃,急性病容,右肺呼吸音减弱,语音震颤增强。血WBC13.4×10⁹/L,N0.87。胸部X线片示右下肺大片状模糊阴影。该患者抗感染治疗不宜首选的是
A. 阿莫西林　　　　　　　　B. 阿米卡星　　　　　　　　C. 左氧氟沙星
D. 青霉素　　　　　　　　　E. 头孢曲松

98. 女性,60岁,因慢性支气管炎继发感染住院1月余,2天前高热,咳嗽加重,咳黄色脓痰,后为乳状脓血痰。伴气急发绀,右肩胛下散在湿啰音。白细胞20×10⁹/L,有中毒颗粒。胸部X线片示肺下野大片絮状浓淡不均阴影。最可能的诊断是
A. 肺炎链球菌肺炎　　　　　B. 肺炎克雷伯菌肺炎　　　　C. 金黄色葡萄球菌肺炎
D. 干酪性肺炎　　　　　　　E. 肺脓肿

99. 患者,男性,25岁,2周前感冒后畏寒、发热、咳嗽,1周前咳大量黄色脓痰,痰中带血,经青霉素、头孢噻肟等治疗无效。体检:体温40℃,呼吸急促,双肺中下野闻及湿啰音。血白细胞25×10⁹/L,中性粒细胞0.90。胸部X线片显示双肺中下野斑片状实变阴影,并有多个脓肿和肺气囊肿。本例诊断应首先考虑为
A. 肺炎链球菌肺炎　　　　　B. 葡萄球菌肺炎　　　　　　C. 肺炎克雷伯菌肺炎
D. 支原体肺炎　　　　　　　E. 干酪性肺炎

100. 男性,68岁。因脑梗死住院半月,近1周出现高热、咳嗽、咳血痰。查体:T39.2℃,意识模糊,呼吸急促,口唇发绀,双肺散在湿啰音。血常规WBC20.0×10⁹/L。胸部X线片:右肺大片阴影,其中可见多个气囊腔。该患者最可能的诊断是
A. 金黄色葡萄球菌肺炎　　　B. 肺炎链球菌肺炎　　　　　C. 肺炎支原体肺炎
D. 干酪性肺炎　　　　　　　E. 真菌性肺炎

三、肺炎支原体肺炎与病毒性肺炎(执业医师需掌握)

101. 肺炎支原体肺炎最常见的胸部 X 线片表现是
    A. 早期为下叶间质性改变,肺实变后为边缘模糊的斑片状阴影
    B. 肺叶和小叶实变,叶间隙呈弧形下坠,多发性蜂窝状脓肿形成
    C. 肺叶或肺段实变,呈多发性、周围性肺浸润,可伴气囊肿
    D. 呈叶、段分布的炎性实变阴影,在实变阴影中可见支气管气道征
    E. 病变多在肺上部,呈大片浓密阴影,密度不均,历久不消散,可形成空洞(2024)

102. 女,31 岁。发热伴刺激性干咳 3 天,一周前陪伴 5 岁女儿住院,女儿 4 天前好转已出院。查体:体温 38.5℃,心、肺正常。血常规正常,胸部 X 线片示右下肺少许薄片状阴影。该患者经验性治疗首选的药物是
    A. 阿莫西林 B. 阿奇霉素 C. 头孢呋辛
    D. 奥司他韦 E. 阿米卡星

103. 患者,男性,25 岁。咳嗽半月,呈阵发性干咳,服用阿莫西林和止咳药无效。体检:体温正常,咽充血、心、肺无异常。血白细胞计数正常。胸部 X 线片显示右下肺间质性炎症改变。治疗应首先考虑选用的药物为
    A. 大环内酯类 B. 青霉素类 C. 氨基糖苷类
    D. 氟喹诺酮类 E. 头孢菌素类

104. 男,35 岁。发热、气短 15 天,伴明显刺激性咳嗽、咽痛、头痛。白细胞增高。胸部 X 线片呈双下肺点片状浸润影。最可能的诊断为
    A. 干酪性肺炎 B. 葡萄球菌肺炎 C. 肺炎链球菌肺炎
    D. 支原体肺炎 E. 肺孢子菌肺炎

105. 男,58 岁。因急性胆囊炎住院手术治疗,术后第 3 天体温恢复正常。但术后第 6 天再次出现发热,体温 38.6℃,伴畏寒、咳嗽。胸部 X 线片示右下肺大片状阴影。引起该患者肺部感染的病原体中,最不可能的是
    A. 金黄色葡萄球菌 B. 大肠埃希菌 C. 肺炎支原体
    D. 肺炎克雷伯菌 E. 厌氧菌

106. 男,50 岁。高热伴进行性呼吸困难 4 天。既往体健。查体:T39.4℃,R32 次/分。双肺呼吸音清,未闻及干、湿啰音。胸部 CT 示双肺弥漫分布的磨玻璃影,血 WBC8.5×10^9/L,CRP24mg/L。$SpO_2$88%,患者最可能感染的病原体是
    A. 肺孢子菌 B. 肺炎支原体 C. 病毒
    D. 军团菌 E. 结核分枝杆菌

107. 患者,男,16 岁。咳嗽、乏力、全身酸痛半月。曾使用红霉素治疗 5 天,体温波动于 38.0～39.0℃之间。查体:T38.8℃,R18 次/分,P100 次/分,BP110/78mmHg。双肺呼吸音稍粗糙,未闻及干、湿啰音。胸部 CT 示左下肺斑片状阴影。实验室检查血清支原体 IgM 阳性。首选的抗菌药物是
    A. 莫西沙星 B. 环丙沙星 C. 头孢曲松
    D. 阿奇霉素 E. 青霉素(2022)

108. 女,30 岁,妊娠 14 周。咽痛、咳嗽 3 天。咳嗽为阵发性剧咳,无痰。对青霉素过敏。查体:体温 37.8℃,颈部淋巴结肿大,双肺呼吸音稍粗糙,未闻及干、湿啰音。外周血白细胞 11.0×10^9/L,中性粒细胞 78%。首选的治疗药物是
    A. 利福平 B. 阿奇霉素 C. 左氧氟沙星
    D. 氟康唑 E. 泛昔洛韦(2024)

109. 男,68岁。发热、干咳5天。伴头痛、倦怠、全身肌肉酸痛。胸部X线片显示双肺纹理增多,磨玻璃状阴影,大部分融合。为明确诊断,患者最需要做的检查是
    A. 病原抗原检测　　　　B. 病原抗体检测　　　　C. 痰培养
    D. 病原核酸检测　　　　E. 血培养+药敏试验(2022)

    A. 肺炎链球菌　　　　　B. 葡萄球菌　　　　　　C. 铜绿假单胞菌
    D. 肺炎克雷伯菌　　　　E. 肺炎支原体

110. 不引起肺组织坏死和空洞形成的肺炎致病菌是
111. 最易引起间质性肺炎改变的致病菌是

    A. 金黄色葡萄球菌　　　B. 肺炎链球菌　　　　　C. 肺炎克雷伯菌
    D. 肺炎支原体　　　　　E. 病毒

112. 男,24岁。急性起病,高热伴右胸痛,胸部X线片示右肺下叶实变影,其内可见多发气囊。其感染的病原体最可能是
113. 男,68岁。急性起病,高热伴呼吸衰竭,胸部X线片示双肺弥漫磨玻璃影。其感染的病原体最可能是

    A. 万古霉素　　　　　　B. 红霉素　　　　　　　C. 头孢曲松
    D. 阿莫西林　　　　　　E. 利巴韦林

114. 肺炎支原体肺炎首选的治疗药物是
115. 耐药葡萄球菌肺炎首选的治疗药物是(2024)

    A. 四环素　　　　　　　B. 青霉素　　　　　　　C. 阿奇霉素
    D. 头孢曲松　　　　　　E. 磺胺嘧啶

116. 肺炎链球菌肺炎经验性治疗的抗生素为
117. 肺炎支原体肺炎经验性治疗的抗生素为(2024)

四、其他类型肺炎(执业医师需掌握)

118. 男,70岁。高热、咳嗽、咳脓血痰1周,糖尿病病史10年。查体:T39.5℃,精神差,双肺底可闻及湿啰音。胸部X线片见双下肺斑片状影,多发小气囊腔。血 WBC18.2×10⁹/L,N0.92。该患者最可能感染的病原体是
    A. 肺炎克雷伯菌　　　　B. 肺炎链球菌　　　　　C. 军团菌
    D. 肺炎支原体　　　　　E. 金黄色葡萄球菌

119. 男,73岁。因脑梗死住院治疗1个月,病情基本稳定。3天前受凉后出现发热、咳嗽、咳红色胶冻状黏痰。查体:体温38.7℃,呼吸急促,口唇发绀,右上肺叩诊浊音,可闻及支气管呼吸音和少量湿啰音。胸部X线片示右上肺大片状阴影,其中可见多个空洞。该患者最可能的诊断是
    A. 真菌性肺炎　　　　　B. 厌氧菌肺炎　　　　　C. 干酪性肺炎
    D. 肺炎链球菌肺炎　　　E. 肺炎克雷伯菌肺炎

120. 肺炎克雷伯菌肺炎的X线表现出现叶间隙下坠,其原因是
    A. 细菌在肺泡内生长繁殖,引起组织坏死、液化　　B. 病变中的炎性渗出液黏稠而重
    C. 肺泡内的渗出液由Cohn孔向周围肺泡蔓延　　　D. 肺泡内的纤维蛋白渗出较多
    E. 肺泡内的渗出液含有较多的红、白细胞

121. 男性,70岁。有慢性支气管炎、肺气肿病史。因畏寒、发热,伴咳嗽、气急5天就诊。住院后高热不退,气急、发绀明显,咳黏稠脓性血痰。胸部X线片示右上叶大片密度增高的阴影,内有多个小透亮区,水平叶裂呈弧形下坠。最可能的诊断是

A. 肺炎链球菌肺炎 B. 肺脓肿 C. 肺炎克雷伯菌肺炎
D. 干酪性肺炎 E. 金黄色葡萄球菌肺炎

122. 治疗军团菌病的首选药物是
   A. 青霉素G B. 氯霉素 C. 四环素
   D. 红霉素 E. 土霉素 (2022)

123. 男,73岁。患冠周炎1周,寒战、发热、咳脓痰2天。查体:T39.4℃,右下肺可闻及湿啰音。胸部X线片示右下肺大片状浓密模糊阴影,血WBC20.3×10⁹/L,N0.96。该患者感染的病原菌最可能是
   A. 肺炎克雷伯菌 B. 肺炎链球菌 C. 厌氧菌
   D. 表皮葡萄球菌 E. 金黄色葡萄球菌

124. 患者,女性,32岁。咳嗽3周,气短1天。查体:体温38.8℃,脉搏124次/分,呼吸30次/分,血压124/73mmHg,血氧饱和度89%,浅表淋巴结无肿大,双肺呼吸音粗糙。血清抗HIV(+)。胸部CT示间质性肺炎。可能的诊断是
   A. 肺孢子菌肺炎 B. 病毒性肺炎 C. 肺炎链球菌肺炎
   D. 支原体肺炎 E. 金黄色葡萄球菌肺炎 (2024)

五、肺脓肿(执业医师需掌握)

125. 男,50岁。咳嗽、间断咯血3个月,咳大量脓痰伴发热1周来诊。吸烟史30年。胸部X线片示左下肺阴影伴有空洞,洞壁厚薄不一,有液平,诊断为肺脓肿。该患者应首先考虑的基础疾病是
   A. 支气管囊肿 B. 肺结核 C. 肺血管炎
   D. 支气管肺癌 E. 支气管扩张症

126. 原发性肺脓肿最常见的病原菌是
   A. 厌氧菌 B. 大肠埃希菌 C. 铜绿假单胞菌
   D. 肺炎克雷伯菌 E. 金黄色葡萄球菌

127. 下述疾病中最可能引起金黄色葡萄球菌肺脓肿的是
   A. 皮肤疖肿 B. 牙周脓肿 C. 膈下脓肿
   D. 鼻窦炎 E. 食管穿孔

128. 血源性肺脓肿最常见的病原体是
   A. 流感嗜血杆菌 B. 肺炎克雷伯菌 C. 肺炎链球菌
   D. 铜绿假单胞菌 E. 金黄色葡萄球菌

129. 肺部感染后,易形成肺脓肿空洞的病原体是
   A. 结核分枝杆菌 B. 真菌 C. 肺炎链球菌
   D. 金黄色葡萄球菌 E. 铜绿假单胞菌 (2022)

130. 男性,65岁。因高热、咳臭脓痰1周,诊断为右下肺脓肿。最可能的患病因素是
   A. 睡眠中打鼾 B. 2周内患牙周炎 C. 反流性食管炎
   D. 经常进行户外锻炼 E. 2周前下肢皮肤化脓性感染 (2024)

131. 男,34岁。醉酒后出现高热2天。咳嗽,咳大量臭脓痰。查体:T39.5℃,R16次/分,P100次/分,BP125/85mmHg。右上肺呼吸音粗糙,可闻及局限性湿啰音。心、腹未见阳性体征。胸部X线片示右上肺边缘球形病灶,可见厚壁空洞,其内可见液平面。引起该患者肺部感染最可能的病原体是
   A. 金黄色葡萄球菌 B. 肺炎链球菌 C. 草绿色链球菌
   D. 肺炎克雷伯菌 E. 厌氧菌

132. 患者,女性,55岁。反复咳嗽、咳痰1个月。患者1个月来反复咳嗽,咳黄痰,偶有脓血痰,量约50ml/d。肺部可闻及湿啰音。血常规:WBC19×10⁹/L,N88%。胸部X线片示右下肺大片浓密模糊

浸润阴影,内有空洞1个,可见液平。最可能的诊断是
A. 肺脓肿　　　　　　　B. 肺癌　　　　　　　C. 支气管肺炎
D. 肺囊肿继发感染　　　E. 肺结核(2024)

133. 男,38岁。醉酒后出现发热、咳嗽、咳臭脓痰5天,伴右侧胸痛。查体:T39.2℃,P112次/分,R26次/分,BP130/80mmHg。神志清楚,右中肺少许湿啰音,胸部X线片示右中肺团块状影,可见空洞和气液平。血WBC16.0×10⁹/L,N0.88,L0.10。该患者最可能的诊断是
A. 肺结核　　　　　　　B. 真菌性肺炎　　　　C. 肺脓肿
D. 大叶性肺炎　　　　　E. 肺癌

134. 治疗脆弱拟杆菌感染所致吸入性肺脓肿首选的抗菌药物是
A. 克林霉素　　　　　　B. 红霉素　　　　　　C. 庆大霉素
D. 万古霉素　　　　　　E. 青霉素

(135~136题共用题干)男,45岁。发热、咳脓痰1周。胸部X线片示右下叶背段浸润阴影。用头孢呋辛治疗后体温稍下降,但痰量增多,为脓血痰,有臭味。1周后复查胸部X线片示:大片浸润阴影中出现空洞。

135. 治疗中需加用的药物是
A. 阿米卡星　　　　　　B. 左氧氟沙星　　　　C. 甲硝唑
D. 红霉素　　　　　　　E. 万古霉素

136. 治疗2周后,患者临床症状明显改善,胸部X线片示空洞缩小。抗感染的总疗程应为
A. 8~12周　　　　　　　B. 6~8周　　　　　　　C. 3~6周
D. 2~4周　　　　　　　E. 7~10周

A. 头孢唑啉　　　　　　B. 左氧氟沙星　　　　C. 庆大霉素
D. 克林霉素　　　　　　E. 阿奇霉素

137. 男,14岁。发热、干咳伴全身肌痛2天。胸部X线片示间质性肺炎,同班级中数人有类似症状。首选治疗是

138. 患者,男,42岁。发热3天,咳嗽、咳大量臭脓痰1天。胸部X线片示右下叶空洞影,内有液平。首选治疗是

139. 男,42岁。5个月前咳嗽、咳黄脓痰,经检查诊断为"右下肺脓肿"。现住院治疗4月余,仍间断咯血、发热。复查胸部X线片示右下肺可见空洞,内有液平。此时,应采取的最佳治疗是
A. 经皮穿刺引流　　　　B. 祛痰及体位引流　　C. 纤维支气管镜冲洗、引流
D. 手术切除病变组织　　E. 继续抗感染治疗

第4章　肺结核与肺血栓栓塞症

一、肺结核(执业医师及助理医师均需掌握)

140. 结核分枝杆菌敏感的理化因素是
A. 紫外线　　　　　　　B. 酸　　　　　　　　C. 寒冷
D. 干燥　　　　　　　　E. 碱

141. 结核分枝杆菌的生物学特性中,对临床诊断最有意义的是

A. 菌体结构复杂　　　　B. 多形性　　　　　　　　C. 生长缓慢
D. 抵抗力强　　　　　　E. 抗酸性

142. 下列肺结核类型中,传染性最强的是
A. 慢性纤维空洞性肺结核　　B. 干酪性肺炎　　　　　　C. 原发型肺结核
D. 急性血行播散型肺结核　　E. 慢性血行播散型肺结核

143. 结核病的细胞免疫反应中起主要作用的细胞为
A. T 细胞　　　　　　　　　B. B 细胞　　　　　　　　C. NK 细胞
D. 巨噬细胞　　　　　　　　E. 中性粒细胞

144. 女,24 岁。间断发热、咳嗽 10 余天,最高体温 37.6℃,无痰。既往体健。查体:T37.4℃,P86 次/分,R19 次/分,BP100/70mmHg,右上肺叩诊呈浊音。血常规:WBC8.6×10⁹/L,N0.68。胸部 X 线片示右上肺斑片状阴影,其内可见不规则透亮区。最可能的诊断是
A. 肺囊肿继发感染　　　　　B. 肺结核　　　　　　　　C. 金黄色葡萄球菌肺炎
D. 吸入性肺脓肿　　　　　　E. 肺炎克雷伯菌肺炎

145. 女,28 岁,工人。发热、干咳 1 个月。发病时胸部 X 线片示肺纹理增多,先后使用"青霉素""头孢菌素"抗感染治疗半月余症状未见好转。查体:T39.8℃,消瘦,双侧颈部可触及多个成串小淋巴结,双肺未闻及干、湿啰音。PPD 试验(-),胸部 X 线片示双肺弥漫分布直径约 2mm 的小结节影。该患者最可能的诊断是
A. 真菌性肺炎　　　　　　　B. 过敏性肺炎　　　　　　C. 急性粟粒型肺结核
D. 病毒性肺炎　　　　　　　E. 细菌性肺炎

146. 因肺结核引起的支气管扩张症,湿啰音最常出现的部位是
A. 肺底部　　　　　　　　　B. 肺尖部　　　　　　　　C. 腋窝部
D. 肩胛间区　　　　　　　　E. 双肺弥漫

147. 早期发现肺结核的最主要方法是
A. 询问病史　　　　　　　　B. X 线检查　　　　　　　C. 痰菌检查
D. 血沉检查　　　　　　　　E. 结核变态反应

148. 男,33 岁。咳嗽、痰中带血伴乏力 2 周,胸部 X 线片示左上肺少量斑片状阴影,可见少许不规则透亮区,未见液平。为明确诊断,宜首先采取的措施是
A. 痰细菌培养+药敏　　　　B. 痰细胞学检查　　　　　C. 痰涂片找真菌
D. 痰涂片抗酸染色　　　　　E. 痰涂片找含铁血黄素细胞

149. 判断肺结核传染性最主要的依据是
A. 血沉增快　　　　　　　　B. 反复痰中带血　　　　　C. 结核菌素试验阳性
D. 痰涂片找到抗酸杆菌　　　E. 胸部 X 线片显示空洞性病变

150. 肺结核患者在接受抗结核治疗时,对疗效的考核首先要看
A. 痰菌阴转　　　　　　　　B. 症状消失　　　　　　　C. X 线空洞闭合,炎性阴影消失
D. 血沉正常　　　　　　　　E. 血清结核抗体阴性

151. 下列哪类人群中,PPD 阳性对提示活动性结核病最有价值?
A. 未接种卡介苗的婴幼儿　　B. 接种了卡介苗的婴幼儿
C. 长期发热的患者　　　　　D. 没有任何症状的健康查体者
E. 肺内有结节样病灶伴纵隔淋巴结肿大的成人

152. 判断患者肺结核具有活动性最有价值的结果是
A. 血清结核抗体阳性　　　　B. PPD 试验强阳性　　　　C. 血沉显著增快
D. 痰涂片抗酸杆菌染色阳性　E. 胸部 X 线片示肺部空洞性改变

153. 不属于继发型肺结核的是
    A. 胸内淋巴结结核   B. 浸润性肺结核   C. 干酪性肺炎
    D. 结核球   E. 纤维空洞性肺结核

154. 对未接种卡介苗者,结核菌素试验阳性的解释,最准确的是
    A. 曾感染结核分枝杆菌   B. 曾接触肺结核患者   C. 处于结核病的活动期
    D. 体液免疫功能正常   E. 已获得对结核感染的免疫力

155. 男,24岁。浸润性肺结核患者,使用"异烟肼、利福平、吡嗪酰胺、乙胺丁醇"四联抗结核治疗。治疗过程中患者双手及双足麻木感。首先应采取的措施是
    A. 加用维生素 B_6 B. 停用异烟肼   C. 停用利福平
    D. 停用吡嗪酰胺   E. 停用乙胺丁醇

156. 下列检查结果中,对诊断菌阴肺结核意义最大的是
    A. PPD试验阳性   B. 典型的胸部X线表现   C. 血清抗结核抗体阳性
    D. 痰结核分枝杆菌 PCR 阳性   E. 血 ADA(腺苷脱氨酶)水平增高

157. 女性,16岁。低热、咳嗽1个月。查体:消瘦,右颈部可触及数个绿豆大小淋巴结,稍硬、活动、无压痛,右肺呼吸音稍减弱。胸部X线片见右上钙化灶,右肺门淋巴结肿大。诊断首先考虑的是
    A. 原发型肺结核   B. 浸润性肺结核   C. 血行播散型肺结核
    D. 结核性渗出性胸膜炎   E. 慢性纤维空洞性肺结核

158. 男,35岁。低热伴咳嗽3周,咳少量白痰,使用多种抗生素治疗无效。胸部X线片示右下叶背段斑片状影,有多个不规则空洞,无液平面。为明确诊断,应首先进行的检查是
    A. 痰涂片革兰氏染色   B. 痰涂片抗酸染色   C. 支气管镜
    D. 痰真菌培养   E. 胸部CT

159. 女,32岁。咳嗽、间断咯血3周伴低热、乏力、纳差、进行性消瘦。胸部X线片示右肺上叶虫蚀样空洞。该患者最可能的诊断是
    A. 浸润性肺结核   B. 干酪性肺炎   C. 肺脓肿
    D. 肺癌   E. 支气管扩张

160. 女,24岁。近2个月来常四肢关节疼痛,伴有皮肤结节、红斑。10天前发热(体温38℃),咳嗽,咳少量痰。胸部X线片示右上肺斑片状影伴空洞形成。该患者最可能的诊断是
    A. 肺囊肿继发感染   B. 肺脓肿   C. 肺结核
    D. 支气管肺癌   E. 细菌性肺炎

161. 仅对细胞外碱性环境中的结核分枝杆菌有杀菌作用的药物是
    A. 乙胺丁醇   B. 利福平   C. 异烟肼
    D. 吡嗪酰胺   E. 链霉素

162. 下列抗结核药中不属于杀菌药物的是
    A. 利福平   B. 乙胺丁醇   C. 异烟肼
    D. 链霉素   E. 吡嗪酰胺(2020、2022)

163. 抑制结核分枝杆菌 DNA 与细胞壁合成的抗结核药物是
    A. 异烟肼   B. 利福平   C. 吡嗪酰胺
    D. 乙胺丁醇   E. 链霉素

164. 抗结核化疗时可引起高尿酸血症的药物是
    A. INH   B. RFP   C. EMB
    D. PAS   E. PZA

165. 男,45岁。低热、干咳2周,经胸部X线片诊断为浸润性肺结核。既往有高血压史5年,痛风史3

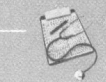

年,口服药物治疗。患者进行抗结核治疗时,应避免使用的药物是
A. 异烟肼　　　　　　　B. 利福平　　　　　　　C. 乙胺丁醇
D. 吡嗪酰胺　　　　　　E. 链霉素

166. 可引起周围神经炎的药物是
A. 利福平　　　　　　　B. 异烟肼　　　　　　　C. 阿昔洛韦
D. 吡嗪酰胺　　　　　　E. 卡那霉素

167. 男,31岁。因低热、咳嗽、痰中带血1月余,诊断为左上肺结核,现正规抗结核治疗(2HRZE/4HR)已4个月。近1周来纳差,肝功能检查示ALT较正常升高4倍。此时应采取的最佳措施是
A. 加用护肝药　　　　　B. 停抗结核药物　　　　C. 改用HE+链霉素
D. 改用HE+对氨基水杨酸　E. 改用HE+左氧氟沙星

168. 女,28岁。发热、咳嗽2个月。胸部X线片示左上肺不规则斑片状阴影。给予抗结核治疗1月余。查体:T36.5℃。巩膜稍黄染,右肺未闻及干、湿啰音。WBC4.3×10⁹/L,NO.55。肝功能检查示ALT、AST正常,TBil40.6μmol/L,DBil17.8μmol/L。该患者目前应首先停用的药物是
A. 利福平　　　　　　　B. 异烟肼　　　　　　　C. 吡嗪酰胺
D. 乙胺丁醇　　　　　　E. 链霉素(2019、2022)

169. 可引起视神经炎的药物是
A. 氨苄西林　　　　　　B. 青霉素　　　　　　　C. 乙胺丁醇
D. 利福平　　　　　　　E. 异烟肼(2024)

170. 女,23岁。确诊肺结核1个月,应用2HRZE/4HR方案进行治疗。近1周无明显诱因出现视力减退。应首先采取的措施是
A. 加用维生素A　　　　B. 停用异烟肼　　　　　C. 停用利福平
D. 停用吡嗪酰胺　　　　E. 停用乙胺丁醇(2024)

171. 乙胺丁醇治疗结核病时联合用药的主要目的是
A. 延长药物半衰期　　　B. 促进药物进入细胞内　C. 延缓耐药性产生
D. 减少不良反应　　　　E. 扩大药物抗菌范围

172. 对初治结核病病例的短程化疗方案主要联用的药物是
A. INH+PZA+RFP　　　　B. SM+INH+PAS　　　　　C. SM+PZA+EMB
D. INH+SM+EMB　　　　　E. PAS+EMB+SM

173. 女,23岁。发热、咳嗽、乏力1个月。体温波动于37.5~38℃之间,咳少量白色黏痰。胸部X线片示右上肺浸润影,右肺门淋巴结肿大。PPD试验(++)。最佳治疗方案是
A. 利福平+异烟肼+乙胺丁醇+吡嗪酰胺2个月,后4个月利福平+异烟肼
B. 利福平+对氨基水杨酸钠,6个月,前2个月加用异烟肼+乙胺丁醇
C. 利福平+乙胺丁醇+对氨基水杨酸钠,6个月
D. 异烟肼+链霉素+对氨基水杨酸钠,6个月
E. 异烟肼+对氨基水杨酸+乙胺丁醇,6个月

A. 利福平　　　　　　　B. 左氧氟沙星　　　　　C. 异烟肼
D. 吡嗪酰胺　　　　　　E. 乙胺丁醇

174. 杀菌作用最强的抗结核药物是

175. 耐多药肺结核的治疗方案中宜增加的药物(2022)

176. 女,22岁。患肺结核近5年,近两个月来低热,咳嗽,痰中带血。2小时前突然咯血不止急诊入院。治疗应首选

A. 输液 B. 镇静剂 C. 氧气吸入
D. 镇咳剂 E. 垂体后叶素

177. 女性,28岁。因肺结核咯血入院,1小时前又咯血约60ml,现在患者感胸闷气促,咯血不畅,继之两手乱抓,不能说话,张口瞪目。应采取的抢救措施是
A. 口对口人工呼吸 B. 高压给氧 C. 垂体后叶素静脉推注
D. 检查口腔并清除血凝块 E. 使呈头低足高位,拍背

178. 预防肺结核流行的根本措施是
A. 卡介苗接种 B. 严格管理、隔离病人 C. 异烟肼预防化疗
D. 合理化疗治愈排菌患者 E. 对患者咳出的痰消毒焚烧

二、肺血栓栓塞症(执业医师及助理医师均需掌握)

179. 肺血栓栓塞症的继发性危险因素中,属于独立危险因素的是
A. 创伤 B. 年龄 C. 骨折
D. 口服避孕药 E. 肿瘤家庭史

180. 肺栓塞引起的血流动力学改变主要是
A. 肺血管通透性增加 B. 肺通气功能障碍 C. 肺内动静脉分流增加
D. 肺通气血流比例失调 E. 左心室后负荷增加(2022)

181. 女,55岁。骨折术后卧床3天,突发呼吸困难。既往高血压病史10年,血压控制良好。查体:血压120/80mmHg。下列体征对鉴别诊断肺栓塞和左心衰竭最有意义的是
A. 呼吸过快 B. 颈静脉怒张 C. 双下肢水肿
D. 心动过速 E. 口唇发绀

182. 男,48岁。突发呼吸困难、胸痛1小时,晕厥10分钟。患者1小时前突发呼吸困难、气促,活动后明显,伴胸部剧烈疼痛,深呼吸时加重。10分钟前询问病史时突然晕厥。查体:体温37.2℃,脉搏100次/分,呼吸22次/分,血压100/80mmHg。表情痛苦,颈静脉充盈,心率100次/分,心尖未闻及杂音。双肺未闻及干、湿啰音,肺动脉瓣区第二心音亢进。腹部平软,无压痛、反跳痛,肝肋下可触及,无移动性浊音,双下肢无水肿。该患者最可能的诊断为
A. 呼吸衰竭 B. 左心衰竭 C. 右心衰竭
D. 肺动脉栓塞 E. 急性心肌梗死(2024)

183. 男,45岁。突发呼吸困难5小时。无高血压病史。查体:血压100/75mmHg,心率100次/分,律齐,颈静脉充盈,双下肢凹陷性水肿。为排除肺栓塞的诊断,应首选的检查是
A. 心电图 B. 血浆D-二聚体测定 C. 超声心动图
D. 动脉血气分析 E. 胸部CT平扫(2024)

184. 确诊肺血栓栓塞症的首选检查是
A. 超声心动图 B. 胸部X线片 C. D-二聚体
D. CT肺动脉造影 E. 下肢深静脉彩超(2024)

185. 男,65岁。1小时前突发晕厥,意识恢复后自觉胸闷、气短。1周前行关节置换术治疗。否认高血压、心脏病病史。查体:血压90/65mmHg,双肺呼吸音清,未闻及干、湿啰音,心率96次/分,P_2亢进。对明确诊断最有价值的检查是
A. 动脉血气分析 B. 头颅CT C. 超声心动图
D. 血D-二聚体 E. CT肺动脉造影

186. 男,57岁。咳嗽、咯血2天,突发呼吸困难1小时。血D-二聚体明显升高,心电图见$S_IQ_{III}T_{III}$,确诊为急性肺栓塞。经rt-PA50mg溶栓治疗后症状改善。此时应采取的治疗措施是

A. 口服华法林 　　　　　B. 皮下注射低分子肝素 　　　C. 口服氯吡格雷
D. 维持 rt-PA 静脉注射 　E. 口服阿司匹林

187. 发生肺血栓栓塞时,应首先考虑溶栓的情况是
A. 剧烈胸痛 　　　　　　B. 持续低血压 　　　　　　　C. 严重低氧血症
D. 明显咯血 　　　　　　E. 合并深静脉血栓形成

188. 女性,68 岁。左髋关节置换术后 2 周出现左下肢疼痛、肿胀。查体:体温 36.2℃,呼吸 35 次/分,脉搏 125 次/分,血压 120/80mmHg。血清 D-二聚体 10.5mg/L。超声检查提示左下肢腘静脉血栓形成。该患者的首选治疗是
A. 氯吡格雷 　　　　　　B. 氨甲苯酸 　　　　　　　　C. 阿司匹林
D. 维生素 K 　　　　　　E. 利伐沙班(2024)

第 5 章　间质性肺疾病与阻塞性睡眠呼吸暂停

(执业医师需掌握)

189. 男性,65 岁。干咳、气短 3 年,加重 1 个月。胸部 HRCT 示双下肺弥漫性网格状影,蜂窝样改变。最可能出现的肺功能改变是
A. RV 增加 　　　　　　　B. TLC 降低 　　　　　　　　C. RV/TLC 降低
D. FEV_1/FVC 下降 　　　E. VC 增加(2024)

第 6 章　肺动脉高压与慢性肺源性心脏病

一、肺动脉高压(执业医师需掌握)

190. 肺动脉高压的诊断标准是静息状态下
A. 右心导管测量平均肺动脉压≥25mmHg　　B. 右心导管测量平均肺动脉压≥30mmHg
C. 超声心动图测量平均肺动脉压≥25mmHg　D. 超声心动图测量平均肺动脉压≥30mmHg
E. 超声心动图测量收缩期肺动脉压≥25mmHg(2023)

191. 主要引起动脉性肺动脉高压的疾病是
A. 睡眠呼吸障碍 　　　　B. 慢性阻塞性肺疾病 　　　　C. 二尖瓣狭窄
D. 特发性肺动脉高压 　　E. 肺动脉栓塞

192. 急性肺源性心脏病最常见的病因是
A. 过敏性肺炎 　　　　　B. 重症肺结核 　　　　　　　C. 慢性阻塞性肺疾病
D. 支气管哮喘 　　　　　E. 肺血栓栓塞

193. 女,36 岁。呼吸困难伴声嘶 2 个月,活动后明显。无慢性咳嗽、咳痰和关节疼痛病史。查体:口唇发绀,颈静脉充盈,肝颈回流征阳性,P_2 亢进,三尖瓣区可闻及 3/6 级收缩期杂音,双下肢水肿。其最可能的诊断是
A. 特发性肺动脉高压 　　B. 风湿性心脏瓣膜病 　　　　C. 房间隔缺损
D. 室间隔缺损 　　　　　E. 扩张型心肌病

194. 女,32 岁。反复胸痛半年,进行性活动后呼吸困难 2 个月。否认慢性咳嗽、咳痰及心脏病史。查体:血压 120/80mmHg,双肺呼吸音低,未闻及干、湿啰音,$P_2>A_2$,三尖瓣区可闻及 3/6 级收缩期杂音,剑

突下可见心脏搏动。右下肢水肿。为确定诊断,最有意义的检查是

  A. 超声心动图　　　　　　B. CT 肺动脉造影　　　　　　C. 肺通气功能

  D. 血气分析　　　　　　　E. 胸部 X 线片

二、慢性肺源性心脏病(执业医师及助理医师均需掌握)

  A. 肺泡毛细血管急性损伤　　B. 支气管肺感染和阻塞　　　　C. 肺弥散功能障碍

  D. 肺动脉高压　　　　　　E. 肺性脑病

195. 肺源性心脏病发病的主要机制是

196. 肺源性心脏病出现精神障碍主要见于

  A. 慢性缺氧所致肺血管重建　B. 缺氧性肺血管收缩　　　　　C. 支气管肺感染和阻塞

  D. 血液黏稠度增加　　　　　E. 气道炎症

197. 肺源性心脏病肺动脉高压形成的解剖因素是

198. 肺源性心脏病肺动脉高压形成的功能因素是

199. 引起继发性肺动脉高压最常见的原因是

  A. 结缔组织病　　　　　　　B. 肺血栓栓塞　　　　　　　　C. 慢性阻塞性肺疾病

  D. 间质性肺炎　　　　　　　E. 肺结核

200. 引起慢性阻塞性肺疾病肺动脉高压最重要的原因是

  A. 肺小动脉原位血栓形成　　B. 肺小动脉内膜增厚　　　　　C. 肺小动脉痉挛

  D. 肺小动脉壁纤维化　　　　E. 肺小动脉微血栓栓塞

201. 肺源性心脏病肺动脉高压形成的多项因素中,可经治疗后明显降低肺动脉压的是

  A. 慢性支气管炎所致血管炎　B. 缺氧性肺血管收缩　　　　　C. 肺气肿压迫肺毛细血管

  D. 慢性缺氧所致血管重建　　E. 肺泡壁破裂所致肺循环阻力增大

202. 男,69 岁。反复咳嗽、咳痰、喘息 20 年,加重 2 周,嗜睡 1 周。无发热、咯血。既往吸烟 30 年,每日约 1 包。查体:T36.8℃,BP160/95mmHg,昏睡状,口唇发绀,颈静脉充盈,肝颈静脉回流征阳性,双肺可闻及哮鸣音和湿啰音,心率 130 次/分,$P_2>A_2$,双下肢水肿,病理征(−)。该患者肺动脉高压形成的最主要机制是

  A. 肺小动脉结构重塑　　　　B. 肺毛细血管静水压升高　　　C. 原位血栓形成

  D. 血红蛋白浓度升高　　　　E. 缺氧、CO_2 潴留致血管收缩

203. 提示肺动脉高压最主要的临床表现是

  A. 肺气肿　　　　　　　　　B. 呼吸衰竭　　　　　　　　　C. P_2 亢进

  D. 剑突下异常搏动　　　　　E. 三尖瓣区收缩期杂音

204. 提示早期慢性肺源性心脏病的临床表现是

  A. 胸闷、呼吸困难　　　　　B. 心悸、心音遥远　　　　　　C. 发绀、乏力、易疲劳

  D. 可见剑突下明显心脏搏动　E. 颈静脉怒张

205. 慢性肺源性心脏病患者提示右心功能不全的主要体征是

  A. 双下肢水肿　　　　　　　B. 肝颈静脉回流征阳性　　　　C. 心脏向左扩大

  D. 肝大,触痛阳性　　　　　E. 肺动脉瓣区第二心音(P_2)亢进

206. 男,54 岁。因"进行性呼吸困难 1 年"就诊,既往体健。查体:口唇轻度发绀,双肺呼吸音清晰,未闻及干、湿啰音,心界无扩大,P_2 亢进、分裂,三尖瓣区可闻及 2/6 级收缩期杂音。左下肢轻度凹陷性水肿,并可见浅静脉曲张。该患者最可能的诊断是

  A. 慢性肺源性心脏病　　　　B. 冠心病　　　　　　　　　　C. 扩张型心肌病

D. 先天性心脏病　　　　　E. 风湿性心脏瓣膜病

207. 慢性肺源性心脏病引起的心律失常最常见的是
　　A. 房室传导阻滞　　　　B. 心房颤动　　　　　C. 室性期前收缩
　　D. 室性心动过速　　　　E. 房性期前收缩和室上性心动过速

208. 慢性肺源性心脏病患者胸部X线片典型的心脏形态特征是
　　A. 心尖上翘　　　　　　B. 心脏向右扩大　　　C. 心脏向左扩大
　　D. 心脏普大　　　　　　E. 心腰部凹陷

209. 心电图改变强烈提示慢性肺源性心脏病的是
　　A. P波增宽,有切迹　　　B. 右束支阻滞　　　　C. $V_1 \sim V_4$ 导联ST-T改变
　　D. 胸前导联顺钟向转位　E. $V_5 \sim V_6$ 导联ST段压低

210. 女,67岁。间断咳嗽、咳痰15年,心悸、气短伴双下肢水肿3天。心电图示胸前导联重度顺钟向转位,V_1 导联呈Rs型,$V_5R/S<1$,$R_{V_1}+S_{V_5}=1.5mV$。该患者最可能的诊断是
　　A. 扩张型心肌病　　　　B. 慢性肺源性心脏病　C. 风湿性心脏瓣膜病
　　D. 心包积液　　　　　　E. 冠心病,心肌梗死

211. 患者,男,67岁,吸烟者。家属发现患者呼之不应半小时送医院。COPD病史30年。查体:血压150/50mmHg,浅昏迷状,球结膜水肿,双肺可闻及干、湿啰音,$A_2<P_2$,下肢水肿。为明确诊断,首选的检查是
　　A. 动脉血气分析　　　　B. 胸部X线片　　　　C. 心脏超声波
　　D. 动态心电图　　　　　E. 肺功能

212. 男,68岁。反复咳嗽、咳痰、气促41年,心悸、水肿5年,近1周来症状加重入院。查体:呼吸急促,双肺可闻及干、湿啰音,P_2 亢进,三尖瓣区闻及3/6级收缩期杂音。肝右肋下4cm,压痛(+),肝颈回流征阳性,下肢水肿。此时首选的治疗是使用
　　A. 正性肌力药　　　　　B. 利尿药　　　　　　C. 血管扩张药
　　D. 抗生素　　　　　　　E. 祛痰药

(213~215题共用题干)男性,71岁,吸烟患者。反复咳嗽、咳痰、气促40余年,胸闷、心悸2年,加重伴发热1周,昏睡3小时入院。入院后查体:血压140/90mmHg,嗜睡状,呼之能应,瞳孔等大等圆,对光反射存在,口唇发绀,双肺可闻及干、湿啰音,心率120次/分,期前收缩3次/分,下肢凹陷性水肿。

213. 该患者最可能的诊断是
　　A. 冠状动脉硬化性心脏病　B. 慢性肺源性心脏病　C. 风湿性心脏病
　　D. 原发性心肌病　　　　　E. 高血压心脏病

214. 假设上述诊断成立,补充体检时还可出现的最主要体征是
　　A. 心音强弱、快慢不等　　B. 心界向左下扩大　　C. 心界向左、右两侧扩大
　　D. 肺动脉瓣区第二心音亢进　E. 心尖区可闻及3/6级粗糙吹风样全收缩期杂音

215. 假设上述诊断成立,其出现昏睡最可能的原因是
　　A. 代谢性碱中毒　　　　B. 中毒性脑病　　　　C. 肺性脑病
　　D. 脑梗死　　　　　　　E. 脑出血

216. 对于COPD引起的肺动脉高压,最重要的治疗措施是
　　A. 静脉推注袢利尿剂　　B. 静脉滴注支气管舒张剂　C. 高浓度吸氧
　　D. 小剂量镇静剂　　　　E. 改善肺通气(2024)

217. 慢性肺源性心脏病急性加重时,使用利尿剂可能引起
　　A. 低钾、低氯性碱中毒　　　　　　B. 代谢性酸中毒

C. 呼吸性酸中毒合并代谢性酸中毒　　D. 稀释性低钠血症
E. 呼吸性碱中毒合并代谢性酸中毒

218. 肺源性心脏病患者心力衰竭使用洋地黄,下述哪项不正确?
A. 避免选用作用快的制剂　　B. 用量为常规量的 1/2~2/3
C. 一般疗效较差　　D. 心率快与慢不能作为疗效指征
E. 不作为首选治疗心功能不全的药物

第7章　胸腔积液与急性呼吸窘迫综合征

一、胸腔积液(执业医师及助理医师均需掌握)

219. 因毛细血管通透性增加而致胸腔积液的疾病是
A. 肝硬化　　B. 左心衰竭　　C. 缩窄性心包炎
D. 类风湿关节炎　　E. 肾病综合征

220. 下列胸腔积液类型中,主要发病机制为淋巴管阻塞所致的是
A. 结缔组织病所致胸腔积液　　B. 恶性胸腔积液　　C. 乳糜胸
D. 类肺炎性胸腔积液　　E. 结核性胸膜炎

221. 结核性胸膜炎的胸液检查,最常见的是
A. 渗出性　　B. 漏出性　　C. 乳糜性
D. 脓性　　E. 血性

222. 女,21 岁。午后发热伴胸闷、气短 1 周入院。胸部 X 线片示左侧胸腔积液(大量)。其气短的最主要的原因是
A. 阻塞性通气功能障碍　　B. 肺组织弥散功能障碍　　C. 限制性通气功能障碍
D. 通气血流比例失调　　E. 动静脉分流

A. 心力衰竭所致胸腔积液　　B. 类风湿关节炎所致胸腔积液　　C. 恶性胸腔积液
D. 乳糜性胸腔积液　　E. 类肺炎性胸腔积液

223. 胸腔积液检查示:总蛋白 15g/L,LDH56U/L,Glu5.4mmol/L,ADA23U/L。最可能的病因是

224. 胸腔积液检查示:有核细胞 2000×10^6/L,单个核 0.94,总蛋白 40g/L,LDH475U/L,Glu2.4mmol/L,ADA12U/L。最可能的病因是

A. 酸碱度(pH)　　B. 乳酸脱氢酶(LDH)　　C. 葡萄糖
D. 胆固醇　　E. 腺苷脱氨酶(ADA)

225. 鉴别结核性胸腔积液和恶性胸腔积液最有价值的胸腔积液生化检查项目是

226. 最常用于判断漏出液和渗出液性质的胸腔积液生化检查项目是

227. 胸腔积液中葡萄糖水平显著降低的情况最常见于
A. 脓胸　　B. 肺血栓栓塞症　　C. 心力衰竭
D. 肾病综合征　　E. 肝硬化

228. 对确诊恶性胸腔积液最有价值的检查是
A. 胸膜活检　　B. 支气管镜检查　　C. 胸部增强 CT
D. 胸腔积液生化检查　　E. 血清肿瘤标志物(2024)

229. 女,31岁。咳嗽2个月,发热、胸闷1周。查体:体温38.5℃,右下肺叩诊实音,呼吸音消失。胸部X线片示右下肺大片致密影,上缘呈弧形。该患者应首选的检查是
　　A. 胸部超声　　　　　　　B. 痰找抗酸杆菌　　　　　C. 支气管镜
　　D. 胸部CT　　　　　　　　E. 痰培养+药敏试验

230. 女,58岁。咳嗽、呼吸困难2周余。查体:体温36.8℃,右侧肋间隙变宽,右下肺叩诊呈浊音,呼吸音及语音共振明显减弱。该患者肺部病变最可能的情况是
　　A. 肺不张　　　　　　　　B. 肺实变　　　　　　　　C. 气胸
　　D. 肺气肿　　　　　　　　E. 胸腔积液

231. 女,50岁。渐进性胸闷、气短3周。右肺叩诊呈实音,听诊右肺呼吸音明显减弱。胸部X线片示右侧大量胸腔积液。胸穿抽出血性胸腔积液700ml。胸腔积液化验CEA明显增高。胸膜病变最可能的病理类型为
　　A. 鳞癌　　　　　　　　　B. 腺癌　　　　　　　　　C. 小细胞癌
　　D. 大细胞癌　　　　　　　E. 恶性胸膜间皮瘤

232. 男,38岁。发热2周,胸闷5天。无咳嗽、咳痰和咯血,曾使用"三代头孢菌素"抗感染治疗无效。查体:T37.8℃,BP140/90mmHg,右下肺呼吸音消失,语音共振减弱。胸部X线片示右下肺大片状密度增高影,上缘呈外高内低弧形。为明确诊断,应首选的检查是
　　A. 胸腔穿刺抽液　　　　　B. 胸部CT　　　　　　　　C. 血肿瘤标志物
　　D. 超声心动图　　　　　　E. 支气管镜

233. 男性,45岁。低热、咳嗽、咳痰2个月。查体:体温37.9℃,脉搏90次/分,呼吸20次/分,血压120/84mmHg,右下肺呼吸音消失。右侧胸腔穿刺抽出淡黄色液体。胸腔积液检查:WBC650×10⁶/L,ADA95U/L,LDH600U/L。最可能的诊断是
　　A. 恶性胸腔积液　　　　　B. 结核性胸腔积液　　　　C. 类肺炎性胸腔积液
　　D. 肺脓肿　　　　　　　　E. 充血性心力衰竭引起的胸腔积液

234. 患者,男性,68岁。咳嗽、咯血1个月。1个月内体重减轻4kg。查体:体温37.8℃,呼吸20次/分,脉搏90次/分,血压120/80mmHg。左肺下野叩诊浊音,呼吸音消失。心率90次/分,律齐,心尖部未闻及杂音。胸部X线片示左侧胸腔积液。胸腔积液常规检查:血性,ADA25U/L,LDH800U/L。该患者最可能的诊断是
　　A. 恶性胸腔积液　　　　　B. 结核性胸腔积液　　　　C. 类肺炎性胸腔积液
　　D. 肺脓肿　　　　　　　　E. 乳糜胸(2024)

235. 女性,58岁。因发热、咳嗽、胸闷、气短1周收住院。查体:T37.5℃,R24次/分,口唇发绀,双下肺叩诊呈浊音,语颤明显减弱,呼吸音消失,腹部隆起,叩诊移动性浊音(+),双侧胸液、腹水呈乳糜样,苏丹染色阴性,胸液、腹水常规均示渗出液,淋巴细胞为主,LDH1200U/L,癌胚抗原(CEA)明显增高,PPD试验(+)。最可能的诊断是
　　A. 化脓性胸膜炎　　　　　B. 结核性胸膜炎　　　　　C. 恶性胸腔积液
　　D. 乳糜样胸腔积液　　　　E. 结缔组织疾病

236. 男,20岁。发热、咳黄色脓痰4天。查体:T39.2℃,右肺闻及湿啰音。胸部X线片示右肺下叶大片致密影。血WBC19×10⁹/L。给予抗生素治疗,2天后症状加重,出现胸痛并呼吸困难,右肺呼吸音明显降低。胸部X线片显示右侧胸腔积液。最可能的诊断是
　　A. 肺炎合并肺脓肿　　　　B. 肺炎合并肺炎旁胸腔积液　　C. 结核性渗出性胸膜炎
　　D. 肺癌合并胸腔积液　　　E. 支气管扩张合并急性感染

237. 男,26岁。发热、咳嗽3天。胸部X线片示右下肺炎,右侧少量胸腔积液。血WBC14.5×10⁹/L,N0.85。给予静脉点滴"头孢曲松"抗感染治疗3天,体温无明显变化。查体示右肩胛线第8肋以下

语颤减弱,叩诊呈实音。此时应采取的措施为
  A. 继续目前治疗   B. 胸腔穿刺抽液检查   C. 痰培养+药敏
  D. 换用阿奇霉素   E. 换用喹诺酮类药物

238. 女,28岁。低热、干咳2周。胸部X线片示右侧中等胸腔积液。胸腔积液检查示有核细胞总数1460×10⁶/L,单核细胞0.85。给予四联抗结核药物治疗。下列对防止该患者出现胸膜肥厚最重要的措施是
  A. 胸腔内注射尿激酶   B. 胸腔内注射糖皮质激素   C. 胸腔内注射抗结核药物
  D. 口服糖皮质激素   E. 反复胸腔穿刺抽取胸腔积液

  A. 每次抽液量<1000ml   B. 加大抗结核药物剂量   C. 每次抽液量以抽尽为止
  D. 合理化疗同时合并用泼尼松   E. 抗结核治疗的同时加用抗菌药

239. 结核性大量胸腔积液患者伴有毒血症症状重时应
240. 结核性大量胸腔积液患者抽液的原则是

(241~243题共用题干)男性,35岁。3个月来低热、盗汗、消瘦,1个月来劳累后气短。查体:体温37.6℃,右下肺触觉语颤减弱,叩诊呈浊音,呼吸音消失。心尖搏动向左移位,心音正常,心率98次/分,律整,无杂音,超声示右侧胸腔中等量积液。

241. 对患者进行初步诊断,首先考虑为
  A. 结核性胸腔积液   B. 病毒性胸腔积液   C. 化脓性胸腔积液
  D. 肿瘤性胸腔积液   E. 支原体性胸腔积液

242. 入院后应采取的最主要诊断措施是
  A. 胸腔穿刺抽液检查   B. 血培养   C. PPD试验
  D. 胸部CT检查   E. 胸腔镜检查

243. 该患者还可能出现的体征是
  A. 右侧肺底下移   B. 气管向左移位   C. 右上肺可闻及管状呼吸音
  D. 双侧胸廓肋间隙变窄   E. 肝界上移

(244~246题共用题干)男,35岁。发热、胸痛1周。胸部X线片示右侧中等量胸腔积液。胸液常规检查示单核细胞比例为85%。

244. 下列检查结果,对提示诊断结核性胸膜炎意义最大的是胸腔积液中
  A. 氯化物含量增加   B. LDH含量增加   C. ADA含量增加
  D. 黏蛋白试验阳性   E. 葡萄糖含量降低

245. 该患者确诊为结核性胸膜炎,为控制患者的胸腔积液,除口服抗结核药物治疗之外,应采取的主要措施为
  A. 口服大剂量糖皮质激素   B. 反复胸腔穿刺抽液   C. 胸腔内注射尿激酶
  D. 胸腔闭式引流   E. 胸腔内注射抗结核药物

246. 给予患者异烟肼+利福平+吡嗪酰胺+乙胺丁醇抗结核治疗,疗程一般应为
  A. 6~9个月   B. 9~12个月   C. 12~18个月
  D. 18~24个月   E. 3~6个月

(247~248题共用题干)男,78岁。因进行性气短2周就诊,无咳嗽、发热、胸痛。胸部X线片示左侧大量胸腔积液。血WBC8.9×10⁹/L,N0.72,Hb110g/L,ESR36mm/h。

247. 为明确诊断,首先应进行的检查是
  A. 支气管镜   B. 胸腔穿刺   C. 胸腔镜
  D. 纵隔镜   E. 胸部CT

248. 假设该患者胸部CT示左侧支气管通畅,左下肺直径2cm分叶状结节影,纵隔可见直径1~2cm的肿大淋巴结。该患者胸腔积液治疗最有效的措施为
    A. 胸膜固定术　　　　B. 手术治疗　　　　C. 反复穿刺抽液
    D. 全身化疗　　　　　E. 免疫治疗

二、急性呼吸窘迫综合征(执业医师需掌握)

249. 急性呼吸窘迫综合征(ARDS)所致顽固性低氧血症的最主要机制是
    A. 肺内动静脉分流增加　　B. 弥散功能障碍　　C. 通气血流比例失衡
    D. 呼吸功增加　　　　　　E. 限制性通气功能障碍(2019、2022)

250. 急性呼吸窘迫综合征最重要的临床特征是
    A. 双肺渗出性病变　　B. 呼吸困难和体位无关　　C. 呼吸频率显著增加
    D. 顽固性低氧血症　　E. 混合性呼吸困难

251. ARDS共同性病理变化有
    A. 气道阻塞　　　　B. 肺部感染　　　　C. 肺不张
    D. 急性心力衰竭　　E. 肺血管内皮和肺泡损害,肺间质水肿

252. 女,34岁。因肺炎住院治疗,给予鼻导管吸氧(3L/min)。动脉血气分析 pH7.46,$PaCO_2$ 30mmHg,PaO_2 66mmHg,SaO_2 95%。该患者的氧合指数为
    A. 200mmHg　　　　B. 300mmHg　　　　C. 320mmHg
    D. 240mmHg　　　　E. 280mmHg

253. 判断急性呼吸窘迫综合征严重程度的指标主要是
    A. 氧分压　　　　　B. 氧合指数　　　　C. 氧饱和度
    D. 二氧化碳分压　　E. 肺泡-动脉氧分压(2024)

254. 急性呼吸窘迫综合征的早期临床表现是
    A. 发绀　　　　B. 呼吸道分泌物增多　　C. 意识障碍
    D. 呼吸窘迫　　E. 体温高

255. 成人急性呼吸窘迫综合征最常见的呼吸特点是
    A. 呼吸浅慢　　B. 呼吸浅快　　C. 呼吸深慢
    D. 呼吸深快　　E. 呼吸不规则

256. 对鉴别急性呼吸窘迫综合征与心源性肺水肿最有价值的检查是
    A. 肺功能　　　B. 超声心动图　　C. 动脉血气分析
    D. 胸部X线片　E. Swan-Ganz导管

257. 男,38岁。因车祸致骨盆、股骨骨折急诊手术。术后1天逐渐出现憋气,烦躁不安。经皮血氧饱和度(SpO_2)监测示:由98%逐渐下降至87%,经面罩给氧(5升/分)后,SpO_2增加至89%,但症状缓解不明显。查体:T37.3℃,P103次/分,R32次/分,BP90/80mmHg。意识清楚,口唇发绀,双肺呼吸音对称,双肺闻及少许湿啰音。该患者最可能的诊断是
    A. 气胸　　　　　B. 肺血栓栓塞　　　C. 腹腔内出血
    D. 急性左心衰竭　E. 急性呼吸窘迫综合征

258. 男,16岁。溺水,经急救后送来急诊。查体:P120次/分,R32次/分,BP95/65mmHg,神志清楚,口唇发绀,双肺可闻及湿啰音。面罩吸氧后氧饱和度监测显示为85%。该患者应立即采取的治疗措施是
    A. 静脉注射地塞米松　B. 静脉注射毛花苷丙　C. 无创通气
    D. 皮下注射吗啡　　　E. 静脉注射呋塞米

(259~261题共用题干)男,51岁。重症肺炎患者,入院后次日病情加重,突发持续性呼吸急促,发绀,

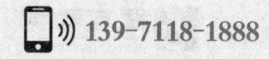

伴烦躁,呼吸频率 38 次/分,心率 108 次/分,律齐,两肺可闻及湿啰音。血气分析:pH7.34,PaO_2 50mmHg,$PaCO_2$ 30mmHg。胸部 X 线片示两中下肺纹理增多,模糊,斑片状阴影,心胸比例正常。

259. 最可能的诊断是
　　A. 肺梗死　　　　　　　　B. 急性左心衰竭　　　　　　C. 自发性气胸
　　D. 肺不张　　　　　　　　E. 急性呼吸窘迫综合征

260. 为缓解患者的呼吸困难,最好采用
　　A. 高频通气　　　　　　　B. 持续气道内正压通气(CPAP)　　C. 呼气末正压通气(PEEP)
　　D. 高浓度吸氧　　　　　　E. 双气道正压通气(Bi-PAP)

261. 对输液的要求是
　　A. 入量>出量(>500ml)　　B. 入量>出量(>1000ml)　　C. 入量=出量
　　D. 入量<出量　　　　　　　E. 不限制胶体溶液

(262～263 题共用题干)女性,21 岁,学生。不慎溺水后 2 小时出现呼吸困难急诊入院。查体:BP90/60mmHg,R40 次/分,P120 次/分。烦躁不安,唇发绀,双肺可闻及湿啰音,胸部 X 线片示双肺呈大片状浸润阴影。

262. 为明确诊断,该患者首选的检查是
　　A. 心电图　　　　　　　　B. 脑部 CT　　　　　　　　　C. 血气分析
　　D. 超声心动图　　　　　　E. 心肌损伤标志物

263. 假设诊断成立,在治疗中应及早使用的是
　　A. 高浓度鼻导管吸氧　　　B. 增加输液量　　　　　　　C. 面罩吸氧
　　D. 输胶体液　　　　　　　E. PEEP

第 8 章　呼吸衰竭与呼吸支持技术

一、呼吸衰竭(执业医师及助理医师均需掌握)

264. 下列疾病中,最常出现Ⅱ型呼吸衰竭的是
　　A. 肺结核　　　　　　　　B. 硅肺　　　　　　　　　　C. 膈肌瘫痪
　　D. 特发性肺纤维化　　　　E. 肺水肿

265. 引起Ⅰ型呼吸衰竭最常见的疾病是
　　A. 慢性支气管炎　　　　　B. 阻塞性肺气肿　　　　　　C. 气管异物
　　D. 膈肌麻痹　　　　　　　E. ARDS

266. 最常并发Ⅱ型呼吸衰竭的疾病是
　　A. 胸膜炎　　　　　　　　B. 肺结核　　　　　　　　　C. 肺炎
　　D. 慢性阻塞性肺疾病　　　E. 特发性肺动脉高压

　　A. PaO_2 为 70mmHg,$PaCO_2$ 为 45mmHg　　B. PaO_2 为 65mmHg,$PaCO_2$ 为 40mmHg
　　C. PaO_2 为 70mmHg,$PaCO_2$ 为 40mmHg　　D. PaO_2 为 55mmHg,$PaCO_2$ 为 60mmHg
　　E. PaO_2 为 50mmHg,$PaCO_2$ 为 40mmHg

267. 诊断Ⅰ型呼吸衰竭的临床指标是
268. 诊断Ⅱ型呼吸衰竭的临床指标是(2021)

A. 机体耗氧量增加   B. 肺内动静脉分流增加   C. 肺泡弥散功能障碍

D. 肺泡通气不足   E. 通气血流比例失调

269. COPD发生Ⅱ型呼吸衰竭的主要机制是

270. 急性肺栓塞发生Ⅰ型呼吸衰竭的最重要机制是（2023）

A. 弥散功能障碍   B. 通气血流比例失调   C. 氧耗量增加

D. 肺内动静脉分流   E. 肺泡通气量下降

271. 肺疾病发生单纯低氧血症最主要的机制是

272. 间质性肺疾病发生Ⅰ型呼吸衰竭最主要的机制是（2020）

273. 男，72岁。咳嗽、咳痰30年，加重伴气短10天。查体：神志清楚，口唇发绀，桶状胸，双肺闻及少许干、湿啰音。胸部X线片示双肺纹理增粗、紊乱。血气分析示：PaO_2 55mmHg，$PaCO_2$ 39mmHg。该患者发生呼吸衰竭最主要的机制是

A. 肺内分流   B. 弥散功能障碍   C. 肺通气不足

D. 氧耗量增加   E. 通气血流比例失调

274. 女，30岁。意识模糊，PaO_2 43mmHg，$PaCO_2$ 53mmHg。该患者血气变化的主要机制是

A. 肺通气功能障碍   B. 肺换气功能障碍   C. 解剖无效腔增加

D. 弥散功能障碍   E. 通气血流比例失调

275. 下列机制所致的低氧血症中，通过氧疗最难纠正的是

A. 弥散功能障碍   B. 肺泡通气量下降   C. 通气血流比例失调

D. 肺内分流   E. 氧耗量增加

276. 女，79岁。1小时前家属发现其呼吸困难而来诊。查体：T36.8℃，R32次/分，BP140/90mmHg。嗜睡，球结膜水肿，皮肤潮湿，口唇发绀，双下肺可闻及细湿啰音和哮鸣音。心率120次/分，双下肢水肿。为明确诊断，进一步检查宜首选

A. 胸部CT   B. 心肌坏死标志物   C. 心电图

D. 头颅CT   E. 动脉血气分析

277. 呼吸衰竭最主要的临床表现是

A. 呼吸费力伴呼气延长   B. 呼吸频率增快   C. 呼吸困难与发绀

D. 神经精神症状   E. 双肺有大量湿啰音

278. 男性，76岁。间断咳嗽、咳痰10年，加重3天。查体：体温37.8℃，呼吸28次/分，脉搏110次/分，血压150/84mmHg，右肺中叶可闻及干、湿啰音。动脉血气分析：pH7.35，PaO_2 54mmHg，$PaCO_2$ 69mmHg，HCO_3^- 18mmol/L。该患者首选的氧疗方式为

A. 高压、高浓度吸氧   B. 高压、低浓度吸氧   C. 低压、高浓度吸氧

D. 常压、低浓度吸氧   E. 低压、吸入纯氧（2024）

279. 女，65岁。间断咳嗽咳痰10年，加重伴呼吸困难2天。血气分析：pH7.35，PaO_2 56mmHg，$PaCO_2$ 46mmHg。给予该患者鼻导管吸氧治疗，如需使用的吸氧浓度为27%，则其氧流量应调整为

A. 1.0L/min   B. 1.5L/min   C. 2.0L/min

D. 2.5L/min   E. 3.0L/min

280. 患者，女性，66岁。慢性阻塞性肺疾病急性加重期。动脉血气分析：pH7.29，PaO_2 50mmHg，$PaCO_2$ 65mmHg，HCO_3^- 30mmol/L，血清 K^+ 5mmol/L。该患者首选的治疗措施是

A. 高流量面罩吸氧   B. 静脉滴注5%碳酸氢钠   C. 静脉滴注呼吸兴奋剂

D. 无创通气   E. 气管切开，机械通气（2024）

281. 男,71岁。COPD患者,长期家庭氧疗。近10天因呼吸困难增加氧流量,1小时前被发现无法唤醒而就诊。查体:昏睡,球结膜充血水肿,双肺呼吸音低,双侧巴氏征阳性。动脉血气分析结果(鼻导管吸氧1.5L/min):pH7.18,PaO_2 71mmHg,$PaCO_2$ 85mmHg。该患者出现意识障碍最可能的原因是
    A. 电解质紊乱　　　　　　　B. 脑梗死　　　　　　　　C. 感染中毒性脑病
    D. 二氧化碳潴留　　　　　　E. 氧中毒

282. 男,74岁。反复咳嗽、咳痰30年,近5年来长期夜间家庭氧疗。1周前因受凉后出现喘息,夜间入睡困难。昨夜自服"舒乐安定"(艾司唑仑)2片,并将吸氧流量提高至4L/min,自觉喘息症状有所改善。今晨家属发现其呼之不应。入院查体:双肺呼吸音低。双侧Babinski征(±)。该患者最可能出现的问题是
    A. 电解质紊乱　　　　　　　B. 氧中毒　　　　　　　　C. 肺性脑病
    D. 镇静剂中毒　　　　　　　E. 脑梗死

283. 男,78岁。反复咳嗽、咳痰50年,心悸、气促10年,再发10天。吸烟40年,30支/日。查体:T36.0℃,P120次/分,R32次/分,BP135/80mmHg,SpO_2 87%(吸氧)。桶状胸,肋间隙增宽,两侧呼吸运动对称,触觉语颤减低,胸部叩诊呈过清音,双肺呼吸音减弱,双肺可闻及细湿啰音和少量哮鸣音。动脉血气分析示pH7.39,PaO_2 50.4mmHg,$PaCO_2$ 56.8mmHg。肺功能检查:FEV_1占预计值的27%,FEV_1/FVC 34%。该患者不宜吸入高浓度氧的原因是高浓度氧可解除
    A. 低氧对外周化学感受器的兴奋作用　　　B. 中枢化学感受器对低氧存在的适应现象
    C. 低氧对呼吸中枢的直接兴奋作用　　　　D. 低氧对中枢化学感受器的兴奋作用
    E. 外周化学感受器对低氧存在的适应现象

284. 患者,男性,58岁。因慢性肺源性心脏病、呼吸衰竭入院。神志清楚。动脉血气分析:PaO_2 30mmHg,$PaCO_2$ 60mmHg。面罩吸氧(氧浓度36%)治疗30分钟后,复查动脉血气分析:PaO_2 70mmHg,$PaCO_2$ 80mmHg。该患者CO_2分压增加最可能的原因是
    A. 氧中毒　　　　　　　　　B. 气道阻力增加　　　　　C. 膈肌疲劳
    D. 心力衰竭加重　　　　　　E. 呼吸中枢抑制

285. 男,65岁。慢性阻塞性肺疾病患者,因受凉后咳嗽、咳痰伴呼吸困难加重2天入院。查体:坐位,喘息貌。球结膜轻度水肿,口唇发绀。双肺可闻及散在哮鸣音,肺底少许湿啰音。动脉血气分析示pH7.21,$PaCO_2$ 65mmHg,PaO_2 52mmHg。该患者宜采取的治疗措施为
    A. 储氧面罩吸氧　　　　　　B. 有创通气　　　　　　　C. 鼻导管吸氧
    D. 普通面罩吸氧　　　　　　E. 无创通气

286. 女,35岁。支气管哮喘重度发作2天,使用氨茶碱、沙丁胺醇、大剂量激素治疗无效。体检:呼吸浅快,口唇发绀,神志不清,双肺哮鸣音较弱。血气分析:PaO_2 50mmHg,$PaCO_2$ 70mmHg。进一步救治措施应为
    A. 静脉推注地塞米松　　　　B. 给予高浓度吸氧　　　　C. 静脉滴注5%碳酸氢钠
    D. 联合应用抗生素静脉滴注　E. 气管插管,机械通气

287. COPD、慢性肺源性心脏病患者发生Ⅱ型呼吸衰竭时,下列治疗措施中不恰当的是
    A. 静脉点滴祛痰药物　　　　B. 雾化吸入支气管舒张剂　C. 持续高浓度吸氧
    D. 无创通气　　　　　　　　E. 静脉点滴糖皮质激素

288. 男,38岁。脓毒性休克患者。动脉血气分析示代谢性酸中毒、Ⅰ型呼吸衰竭。下列治疗措施中可能造成组织缺氧加重的是
    A. 静脉滴注小剂量多巴胺　　B. 静脉滴注糖皮质激素　　C. 补充胶体液
    D. 快速补充碳酸氢钠　　　　E. 快速补充晶体液

(289~291题共用题干)女性,50岁。慢性阻塞性肺疾病(COPD)患者,近1周受凉后咳嗽、气急加重,咳脓痰。血气分析:PaO_2 55mmHg,$PaCO_2$ 75mmHg。

289. 该COPD患者病情发展已出现
    A. Ⅰ型呼吸衰竭　　　　　　B. Ⅱ型呼吸衰竭　　　　　　C. 低氧血症
    D. 高碳酸血症　　　　　　　E. 呼吸性酸中毒

290. 根据血气分析结果,该患者的呼吸功能障碍为
    A. 通气功能障碍　　　　　　B. 换气功能障碍　　　　　　C. 通气和换气功能障碍并存
    D. 通气血流比例增高　　　　E. 肺泡膜增厚所致弥散功能降低

291. 对该患者的最佳治疗措施应为
    A. 联合应用抗生素静脉滴注　　　　　　B. 应用祛痰药和解痉平喘药
    C. 持续给予2L/min流量的氧吸入　　　 D. 控制感染和改善呼吸功能
    E. 应用呼吸兴奋剂以增加通气量

292. 肺弥散功能障碍最常出现
    A. PaO_2 正常,$PaCO_2$ 上升　　　B. PaO_2 下降,$PaCO_2$ 上升　　C. PaO_2 正常,$PaCO_2$ 正常
    D. PaO_2 正常,$PaCO_2$ 下降　　　E. PaO_2 下降,$PaCO_2$ 正常或下降

293. 男,68岁。慢性阻塞性肺疾病、肺心病患者。动脉血气分析:pH 7.19,$PaCO_2$ 75mmHg,PaO_2 50mmHg,HCO_3^- 27.6mmol/L,BE -5mmol/L。该患者最可能的酸碱失调类型是
    A. 单纯呼吸性酸中毒　　　　B. 呼吸性酸中毒合并代谢性碱中毒
    C. 单纯代谢性酸中毒　　　　D. 单纯代谢性碱中毒
    E. 呼吸性酸中毒合并代谢性酸中毒(2024)

    A. pH 7.38,PaO_2 50mmHg,$PaCO_2$ 40mmHg　　　B. pH 7.30,PaO_2 50mmHg,$PaCO_2$ 80mmHg
    C. pH 7.40,PaO_2 60mmHg,$PaCO_2$ 65mmHg　　　D. pH 7.35,PaO_2 80mmHg,$PaCO_2$ 20mmHg
    E. pH 7.25,PaO_2 70mmHg,$PaCO_2$ 30mmHg

294. 代偿性呼吸性酸中毒
295. 代偿性呼吸性碱中毒
296. 失代偿性呼吸性酸中毒

    A. HCO_3^- 升高,BE 降低,pH 升高　　　　B. HCO_3^- 降低,BE 降低,pH 降低
    C. HCO_3^- 降低,BE 降低,pH 降低　　　　D. HCO_3^- 升高,BE 升高,pH 升高
    E. HCO_3^- 升高,BE 降低,pH 降低

297. 符合代谢性酸中毒的检查结果是
298. 符合代谢性碱中毒的检查结果是

二、呼吸支持技术(执业医师需掌握)

299. 下列哪项不适宜用无创通气治疗?
    A. 急性呼吸窘迫综合征　　　B. 有创机械通气的续贯治疗　　　C. 昏迷
    D. 心源性肺水肿　　　　　　E. 慢性阻塞性肺疾病急性加重期

第9章 心力衰竭

（执业医师及助理医师均需掌握）

一、心力衰竭概述（执业医师及助理医师均需掌握）

300. 较易引起低排出量心力衰竭的是
 A. 二尖瓣关闭不全　　B. 维生素 B_1 缺乏　　C. 动静脉瘘
 D. 严重贫血　　E. 甲状腺功能亢进症

301. 最可能引起左心室前负荷增加的是
 A. 二尖瓣狭窄　　B. 肺动脉瓣狭窄　　C. 主动脉瓣关闭不全
 D. 主动脉瓣狭窄　　E. 体循环动脉高压

302. 能增加左心室后负荷的临床情况是
 A. 二尖瓣反流　　B. 高血压　　C. 房间隔缺损
 D. 主动脉瓣反流　　E. 室间隔缺损

303. 慢性心力衰竭症状急性加重的最常见诱因是
 A. 情绪激动　　B. 肺血栓栓塞　　C. 药物治疗不当
 D. 体力活动　　E. 感染

304. 下列属于心力衰竭常见病因的是
 A. 水、电解质平衡紊乱　　B. 肺部感染　　C. 输液过量
 D. 洋地黄用量不当　　E. 冠状动脉粥样硬化性心脏病

305. 患者无心力衰竭的症状和/或体征，但已出现心脏结构的改变，其心功能分期是
 A. A期　　B. B期　　C. C期
 D. D期　　E. 不能分期

306. 按心力衰竭发展阶段分级，临床心力衰竭阶段至少相当于
 A. NYHA 分级 Ⅰ级　　B. NYHA 分级 Ⅱ级　　C. NYHA 分级 Ⅲ级
 D. NYHA 分级 Ⅳ级　　E. Killip 分级 Ⅰ级

307. 男，68岁。劳力性呼吸困难4年，1周前着凉后咳嗽，上述症状加重，不能平卧。查体：BP180/95mmHg，R32次/分，端坐位，无颈静脉怒张，双肺可闻及较密集的干、湿啰音，心界向左下扩大，心率107次/分，腹软，肝脾肋下未触及，双下肢无水肿。该患者的心功能分级为
 A. NYHA Ⅰ级　　B. NYHA Ⅱ级　　C. NYHA Ⅲ级
 D. NYHA Ⅳ级　　E. 全心衰竭

308. 女，71岁。急性前壁心肌梗死2天，轻微活动后喘憋。查体：血压100/60mmHg，双肺底可闻及少量细湿啰音，心率102次/分。该患者的心功能分级为
 A. Killip 分级 Ⅰ级　　B. Killip 分级 Ⅱ级　　C. Killip 分级 Ⅲ级
 D. NYHA 分级 Ⅱ级　　E. NYHA 分级 Ⅲ级

二、慢性心力衰竭（执业医师及助理医师均需掌握）

309. 最有助于提示患者左心衰竭的体征是
 A. 舒张早期奔马律　　B. 心尖部第一心音增强　　C. 开瓣音
 D. 心包叩击音　　E. 主动脉瓣第二心音亢进

310. 患者,男性,50岁。活动后心悸、气短5年,加重伴少尿1周。查体:双肺底可闻及细湿啰音,心尖搏动位于第5肋间锁骨中线外2cm,范围较弥散,心率106次/分,律齐,双下肢凹陷性水肿。最有助于确诊的检查是
    A. 胸部X线片 B. 超声心动图 C. 尿常规
    D. 血常规   E. 心电图

311. 左心衰竭最早出现的症状是
    A. 劳力性呼吸困难 B. 夜间阵发性呼吸困难 C. 端坐呼吸
    D. 咯血   E. 少尿

312. 单纯左心衰竭的典型体征是
    A. 双下肢水肿 B. 双肺底湿啰音 C. 移动性浊音阳性
    D. 肝压痛   E. 颈静脉怒张

313. 提示左心功能不全的脉搏是
    A. 奇脉   B. 迟脉   C. 交替脉
    D. 水冲脉 E. 重搏脉

314. 导致肺水肿最直接的原因是
    A. 肺动脉压升高   B. 右心室压升高   C. 肺静脉压升高
    D. 左心室舒张末压升高 E. 右心房压升高

315. 心力衰竭患者水肿通常首先出现在
    A. 眼睑   B. 双手   C. 颜面
    D. 身体最低部位 E. 腹部

316. 肝颈静脉回流征阳性可见于
    A. 右心衰竭   B. 感染性休克 C. 乙肝后肝硬化
    D. 酒精性肝硬化 E. 急性重症肝炎

317. 男性,73岁。既往慢性肺心病病史22年。近日受凉后出现端坐呼吸、胸闷、气促伴咳嗽、咳痰。有助于右心衰竭诊断的体征是
    A. 心率121次/分   B. 交替脉   C. 颈静脉怒张
    D. 双肺底小水泡音   E. 心尖区舒张期奔马律(2024)

318. 慢性阻塞性肺疾病患者,肺部感染诱发右心功能不全,可能性最小的体征是
    A. 下肢水肿 B. 肝大   C. 颈静脉怒张
    D. 脾大   E. 胸腔积液(2021)

319. 左心衰竭患者合并右心衰竭后,可能减轻左心衰竭时的临床表现是
    A. 颈静脉充盈 B. 恶心 C. 喘憋
    D. 下肢水肿   E. 肝大

320. 既可用于诊断心力衰竭,又可用于评价心力衰竭预后的指标是
    A. 血氧含量 B. 血压   C. BNP和NT-proBNP
    D. 心率   E. 左室舒张期容积(2024)

321. 女性,70岁。急性广泛前壁心肌梗死10小时。查体:端坐位,呼吸30次/分,BP110/60mmHg,心率120次/分,律齐,双肺满布中小湿啰音。该患者最可能合并
    A. 休克   B. 肺部感染   C. 心力衰竭
    D. 呼吸衰竭 E. 心肌梗死后综合征

322. 男,46岁。活动耐力进行性下降5年。近半年来平地步行50米左右即感呼吸急促,并出现双下肢水肿。1周前上呼吸道感染后症状加重,伴夜间阵发性呼吸困难。查体:平卧位,颈静脉怒张,肝颈

静脉回流征阳性,双肺可闻及细湿啰音,双下肢凹陷性水肿。目前该患者的心力衰竭类型为
A. 急性右心衰竭 B. 急性左心衰竭 C. 慢性右心衰竭
D. 全心衰竭 E. 慢性左心衰竭

323. 男,65岁。夜间阵发性呼吸困难1个月,喘憋不能平卧2天,无咳嗽、咳痰。有陈旧性心肌梗死病史。查体:血压130/90mmHg,心率98次/分,无颈静脉怒张,双肺底可闻及细湿啰音,双下肢无水肿。该患者喘憋的最可能原因是
A. 肺炎 B. 左心衰竭 C. 右心衰竭
D. 心肌炎 E. 支气管哮喘

324. 慢性心力衰竭患者长期使用呋塞米需监测
A. 血电解质 B. 糖化血红蛋白 C. 血脂
D. 肝功能 E. 尿渗透压

325. 轻度心力衰竭患者钠摄入量应控制在
A. <1g/d B. 2~3g/d C. 3~4g/d
D. 4~5g/d E. 5~6g/d(2023)

326. 二尖瓣狭窄患者出现急性左心衰竭时,一般不宜采用的治疗措施是
A. 面罩吸氧 B. 静脉注射呋塞米 C. 静脉注射毛花苷丙
D. 静脉滴注硝酸甘油 E. 无创通气

327. 利尿剂治疗心功能不全的机制是
A. 排钠排水 B. 提高心肌收缩力 C. 增加心排血量
D. 减轻水肿 E. 降低动脉压

328. 患者,男性,71岁。高血压20年,规律服用福辛普利及氢氯噻嗪10年。近2年出现活动耐量下降,伴夜间憋醒。1周来患者感心悸,不能平卧。查体:P100次/分,BP130/80mmHg,双肺底可闻及湿啰音,心率128次/分,心律不齐,S_1强弱不等,心尖部可闻及2/6级收缩期杂音。缓解该患者心悸的最适宜药物是
A. 地高辛 B. 利多卡因 C. 美托洛尔
D. 地尔硫䓬 E. 普罗帕酮

329. 慢性心力衰竭时推荐使用的β受体拮抗剂为
A. 所有已上市的β受体拮抗剂 B. 美托洛尔 C. 阿替洛尔
D. 普萘洛尔 E. 吲哚洛尔

330. 女,60岁。慢性心力衰竭2年。查体:血压130/90mmHg,双肺呼吸音清,心率98次/分,律齐,双下肢无水肿。加用美托洛尔治疗,其主要目的是
A. 改善心肌顺应性 B. 降低心脏前负荷 C. 降低心脏后负荷
D. 扩张冠状动脉 E. 降低心肌耗氧量

331. 女,64岁。突发气急4小时,伴咳嗽、咳粉红色泡沫样痰,不能平卧。高血压病史10余年。查体:血压190/110mmHg。心率110次/分,律齐,双肺可闻及干啰音及细湿啰音。治疗措施不正确的是
A. 静脉推注呋塞米 B. 静脉推注美托洛尔 C. 静脉滴注硝普钠
D. 静脉推注吗啡 E. 高流量吸氧

332. 男,56岁。间断活动时喘憋1年余,近期加重,重体力活动即感喘憋,有夜间憋醒。既往高血压病8年余,糖尿病4年余。查体:血压150/100mmHg,双肺呼吸音清,心率76次/分,律齐。患者经药物治疗症状好转,为改善预后需要长期使用的药物是
A. 洋地黄类药物 B. 肾上腺素能受体激动剂 C. 磷酸二酯酶抑制剂
D. 利尿剂 E. 血管紧张素转换酶抑制剂

333. 男,60岁。活动时气短2年,近期加重。既往高血压病史15年,糖尿病病史5年。查体:血压150/100mmHg,双肺底湿啰音,心率72次/分,律齐。超声心动图示左心室扩大,左室射血分数40%。为改善预后,需要长期使用的药物是
    A. 氢氯噻嗪　　　　　　B. 依那普利　　　　　　C. 呋塞米
    D. 硝苯地平　　　　　　E. 单硝酸异山梨酯(2023)

334. 卡托普利治疗慢性心力衰竭的禁忌证是
    A. 支气管哮喘　　　　　B. 消化性溃疡　　　　　C. 糖尿病
    D. 心肌缺血　　　　　　E. 双侧肾静脉狭窄(2023)

335. 适宜使用洋地黄类药物的情况是
    A. 快速心房颤动　　　　B. 三度房室传导阻滞　　C. 预激综合征伴心房颤动
    D. 病态窦房结综合征　　E. 二度Ⅱ型房室传导阻滞

336. 心力衰竭合并快速心房颤动患者,控制心室率首选
    A. 腺苷　　　　　　　　B. 美托洛尔　　　　　　C. 伊布利特
    D. 毛花苷丙　　　　　　E. 维拉帕米(2021)

    A. 电解质紊乱　　　　　B. 肺部感染　　　　　　C. 心律失常
    D. 肝硬化　　　　　　　E. 脑梗死

337. 慢性心力衰竭患者服用利尿剂最常见的并发症是

338. 慢性全心衰竭患者长期体循环淤血所致的严重并发症是

339. 洋地黄中毒时心脏毒性最常见的临床表现是
    A. 心律失常　　　　　　B. 胸痛　　　　　　　　C. 黄视或绿视
    D. 恶心　　　　　　　　E. 咳粉红色泡沫痰

340. 洋地黄中毒的心电图变化最常表现为
    A. 室性期前收缩　　　　B. ST-T呈鱼钩样改变　　C. QT间期缩短
    D. 心房颤动　　　　　　E. 房室传导阻滞

341. 某心源性水肿患者,用地高辛和氢氯噻嗪治疗,2周后患者出现多源性室性期前收缩,其主要原因是
    A. 低血钾　　　　　　　B. 低血钙　　　　　　　C. 低血钠
    D. 高血镁　　　　　　　E. 低氯碱血症

342. 洋地黄中毒所致的室性心动过速忌用
    A. 利多卡因　　　　　　B. 普罗帕酮　　　　　　C. 苯妥英钠
    D. 氯化钾　　　　　　　E. 直流电复律

343. 女性,44岁。因风湿性二尖瓣狭窄伴心房颤动,长期服用地高辛,每天0.25mg。1周来腹泻、恶心、呕吐,进食量少。1天来出现心悸,发作性头晕、黑蒙,有短暂意识丧失。来院查体:平卧位,神清,淡漠,双肺(-),心率38次/分,律整,心尖部可闻及舒张期隆隆样杂音,下肢不肿。患者来院就诊的直接原因是
    A. 二尖瓣狭窄　　　　　B. 腹泻　　　　　　　　C. 进食过少
    D. 血容量不足　　　　　E. 洋地黄中毒

344. 女性,30岁。患风心病二尖瓣狭窄合并关闭不全,心悸、气短、下肢水肿,每日口服地高辛0.25mg、氢氯噻嗪25mg,1个月后感恶心、呕吐。心电图示:窦性心律,心率68次/分,室性期前收缩二联律。治疗应
    A. 改用毒毛花苷K　　　B. 停地高辛,给氯化钾　C. 停地高辛,给呋塞米
    D. 增加地高辛用量　　　E. 电复律

345. 以扩张小动脉为主的扩血管药物应慎用于

A. 重度二尖瓣关闭不全　　B. 重度二尖瓣狭窄　　C. 重度主动脉瓣关闭不全
D. 室间隔缺损　　E. 扩张型心肌病

346. 高血压心脏病引起左心衰竭,使用扩血管药物降压的机制是
A. 增加心肌前负荷　　B. 增加心肌后负荷　　C. 降低心肌前负荷
D. 降低心肌后负荷　　E. 使心肌负荷不变

347. 治疗顽固性心力衰竭首先进行的处理是
A. 做血液超滤　　B. 使用非洋地黄类强心药　　C. 联合应用利尿剂
D. 静脉应用血管扩张剂　　E. 寻找病因

三、急性心力衰竭(执业医师及助理医师均需掌握)

348. 下列临床情况最易引起急性左心衰竭的是
A. 频发室性期前收缩　　B. 二尖瓣腱索断裂　　C. Ⅰ级高血压
D. 反复发作的肺栓塞　　E. 慢性持续性心房颤动

349. 最易引起急性心力衰竭的心律失常是
A. 偶发房性期前收缩　　B. 窦性心动过缓　　C. 偶发室性期前收缩
D. 快速心房颤动　　E. 一度房室传导阻滞

350. 急性肺水肿特征性的临床表现为
A. 左肺底湿啰音　　B. 气促、发绀　　C. 心尖区收缩期杂音
D. 咳大量粉红色泡沫痰　　E. 肺动脉瓣区第二心音亢进

351. 急性左心衰竭典型的体征是
A. 颈动脉异常搏动　　B. 颈静脉怒张　　C. 腹部移动性浊音阳性
D. 肝大　　E. 双肺满布湿啰音

352. 诊断急性心力衰竭的首选检查是
A. 心肌酶学　　B. 胸部 X 线片　　C. 胸部 CT
D. 心电图　　E. 血浆 BNP 或 NT-proBNP 测定(2024)

353. 男,71 岁。突发胸闷、气促、呼吸困难 2 小时。查体:半卧位,双肺可闻及细湿啰音。应首先完成的辅助检查项目是
A. B 型钠尿肽　　B. 动脉血气分析　　C. 心电图
D. 超声心动图　　E. 胸部 X 线片

354. 改善急性左心衰竭症状最有效的药物是
A. 利尿药　　B. 洋地黄　　C. 钙通道阻滞药
D. β 受体拮抗剂　　E. 血管紧张素转换酶抑制剂

355. 下列药物中,治疗急性心源性肺水肿的首选药物是
A. 氨苯蝶啶　　B. 氢氯噻嗪　　C. 螺内酯
D. 呋塞米　　E. 乙酰唑胺

356. 男,60 岁。突发喘憋 1 小时。查体:血压 160/70mmHg,双肺满布湿啰音,心率 105 次/分。该患者最适宜的治疗措施是
A. 口服氨苯蝶啶　　B. 静脉滴注小剂量多巴胺　　C. 静脉推注呋塞米
D. 口服螺内酯　　E. 口服氢氯噻嗪

357. 心肌梗死 24 小时内并发急性左心衰竭时,最不宜应用
A. 吗啡　　B. 洋地黄　　C. 利尿剂
D. 硝酸甘油　　E. 多巴酚丁胺

358. 男,65岁。4小时前情绪激动后突发极度气急,咳白色泡沫痰,伴大汗,不能平卧。既往高血压病史15年,无慢性支气管炎病史。查体:血压200/120mmHg,神志清,表情焦虑,口唇发绀,双肺可闻及喘鸣音及湿啰音。心率110次/分,律齐,心脏各瓣膜听诊区未闻及杂音。抢救措施不正确的是

    A. 静脉注射呋塞米　　　　　B. 皮下注射吗啡　　　　　C. 口服美托洛尔
    D. 静脉滴注硝普钠　　　　　E. 取坐位、吸氧

359. 男,68岁。活动后心悸、气短4年。突发喘憋1小时来诊。高血压病史10年余,平时血压波动于(130~150)/(70~90)mmHg。查体:血压230/100mmHg,端坐位,双肺底可闻及少许湿啰音,心率114次/分。该患者最适宜的治疗是

    A. 口服硝苯地平　　　　　　B. 口服阿替洛尔　　　　　C. 肌内注射利血平
    D. 口服哌唑嗪　　　　　　　E. 静脉滴注硝普钠

360. 男,60岁。突发心悸、气促2小时,满布干、湿啰音,心界扩大,心率110次/分,能平卧。高血压病史20年,未规律服用降压药。查体:血压180/130mmHg,双肺满布干、湿啰音,心界扩大,心率110次/分,心律绝对不齐。对该患者最恰当的治疗组合是

    A. 硝酸甘油、毛花苷丙、美托洛尔　　　　　B. 硝普钠、地尔硫䓬、呋塞米
    C. 硝酸甘油、地尔硫䓬、呋塞米　　　　　　D. 尼尔地平、毛花苷丙、美托洛尔
    E. 硝普钠、毛花苷丙、呋塞米

361. 患者,男,70岁。胆囊切除术后2天静脉输液中突发喘憋1小时,不能平卧。当日静脉补液量3500ml,总出量1500ml。既往史:陈旧性前壁心肌梗死5年,高血压病史20年。查体:T36.5℃,BP160/60mmHg。双肺可闻及湿啰音和哮鸣音,心率97次/分,心律齐。血气分析示:PaO_2 60mmHg,$PaCO_2$ 35mmHg。该患者喘憋最可能的原因是

    A. 气胸　　　　　　　　　　B. 急性肺水肿　　　　　　C. 肺血栓栓塞
    D. 心肌梗死　　　　　　　　E. 支气管哮喘

362. 男,75岁。突发呼吸困难6小时,咳粉红色泡沫痰,强迫坐位。查体:口唇发绀,端坐呼吸,双肺底布满湿啰音。该患者端坐呼吸可以缓解症状的机制是

    A. 改善肺顺应性　　　　　　B. 改善心肌顺应性　　　　C. 降低气道阻力
    D. 减轻心脏前负荷　　　　　E. 减轻心脏后负荷(2024)

    A. 降低心室前负荷　　　　　B. 降低心室后负荷　　　　C. 降低心室前后负荷
    D. 减弱心肌收缩力　　　　　E. 降低心室前后负荷并增加心排血量

363. 硝普钠的作用是

364. 呋塞米(速尿)的作用是(2023)

(365~369题共用题干)男性,65岁。陈旧性广泛前壁心肌梗死7年,活动后胸闷、心悸、气短2年,近1周出现夜间阵发性呼吸困难。体检:端坐呼吸,BP160/90mmHg,P120次/分。P_2亢进,心脏各瓣膜区未闻及杂音。双肺底可闻及细湿啰音,双肺散在哮鸣音。腹平软,肝脾肋下未触及,双下肢无水肿。空腹血糖4.2mmol/L。心电图:V_1~V_6导联ST段压低0.05~0.1mV。血清肌钙蛋白正常。

365. 该患者目前最可能的诊断是

    A. 气道梗阻　　　　　　　　B. 肺动脉栓塞　　　　　　C. 支气管哮喘
    D. 急性心肌梗死　　　　　　E. 急性左心衰竭

366. 该患者暂不宜立即使用

    A. 毛花苷丙　　　　　　　　B. 卡维地洛　　　　　　　C. 硝普钠
    D. 硝酸甘油　　　　　　　　E. 呋塞米

367. 该患者心功能分级为

A. Killip 分级Ⅱ级 B. Killip 分级Ⅲ级 C. Killip 分级Ⅳ级
D. NYHA 分级Ⅲ级 E. NYHA 分级Ⅳ级

368. 该患者血压控制目标至少是
A. 160/90mmHg B. 150/90mmHg C. 140/90mmHg
D. 130/90mmHg E. 130/80mmHg

369. 住院期间测餐后血糖3次，餐后2小时血糖为14.0~16.0mmol/L，其降压药物宜首选
A. 血管紧张素转换酶抑制剂 B. 利尿药 C. α受体拮抗剂
D. 钙通道阻滞剂 E. 硝酸酯类药物

(370~372题共用题干)女,67岁。发现高血压病25年,慢性支气管炎病史10年。活动后心悸、气短3年,突发喘憋4小时。查体:端坐位,BP190/110mmHg,R30次/分,P108次/分,心界向左侧扩大,双肺可闻及哮鸣音,两肺底有较密集的中小水泡音。

370. 该患者突然喘憋的最可能病因是
A. 支气管哮喘 B. 慢性支气管炎急性发作 C. 慢性肺源性心脏病
D. 急性心源性哮喘 E. 肺动脉栓塞

371. 进一步心脏听诊发现心率127次/分,心律不齐。心电图示P波消失,代之以f波,心室律绝对不规律,QRS波群形态正常。该患者心律不齐的最可能诊断是
A. 室性期前收缩 B. 心房颤动 C. 阵发性室性心动过速
D. 阵发性室上性心动过速 E. 二度Ⅰ型房室传导阻滞

372. 该患者目前治疗宜首选
A. 硝普钠 B. 氨茶碱 C. 西地兰
D. 卡维地洛 E. 心律平

第10章 心律失常

(执业医师及助理医师均需掌握)

373. 患者,男,65岁。间歇黑矇伴活动后胸闷、乏力4年,加重1个月。近1个月黑矇次数明显增多。查体:颈静脉无怒张,双肺未闻及干湿性啰音,心界不大,心率61次/分,心律不齐,下肢无水肿。心电图示长短不一的长PP间期,且与短PP间期不呈倍数关系,最长PP间期3.6秒,未见室性逸搏。最可能的诊断是
A. 一度窦房传导阻滞 B. 二度窦房传导阻滞 C. 窦性心动过缓
D. 窦性停搏 E. 窦性心律不齐

374. 男,68岁。近2年反复出现发作性心悸,伴头晕、黑矇。查体:血压135/65mmHg,心率52次/分,律齐,心脏各瓣膜听诊区未闻及杂音。动态心电图:窦性心律为主,平均心率56次/分;RR长间歇35次,最长4.2秒伴房室交界性逸搏;房性期前收缩;短阵房性心动过速;一度房室传导阻滞。最能提示该患者为病态窦房结综合征诊断的动态心电图表现是
A. 一度房室传导阻滞 B. 房性期前收缩
C. 短阵房性心动过速 D. 窦性心律为主,平均心率56次/分
E. RR长间歇35次,最长4.2秒伴房室交界性逸搏

375. 下列心律失常,表现为心律不齐的是
A. 房性期前收缩 B. 一度房室传导阻滞 C. 窦性心动过速

D. 窦性心动过缓　　　　　E. 阵发性室上性心动过速

376. 男,65岁。反复劳力性胸痛3月余。每次持续5~10分钟,休息2~3分钟可自行缓解。既往体健。查体:血压150/90mmHg,心率110次/分,律齐。心电图示窦性心律。为控制心率宜首选的药物是
　　A. 美托洛尔　　　　　　B. 胺碘酮　　　　　　　C. 普罗帕酮
　　D. 维拉帕米　　　　　　E. 美西律

377. 男,18岁,运动员。常规体检发现心跳慢,无自觉不适,平素体健。查体:血压120/80mmHg,心率50次/分。心电图:窦性心动过缓。为初步判断其窦性心动过缓是否为生理性,再次测量患者心率之前应嘱咐其
　　A. 安静休息　　　　　　B. 运动　　　　　　　　C. Valsalva动作
　　D. 深呼气　　　　　　　E. 深吸气

378. 患者,女性,23岁。因心悸1个月就诊。查体:血压120/80mmHg,心率85次/分,律不齐。心电图示:窦性心律,可见提前出现的P波,形态与窦性P波不同,PR间期0.14秒,QRS波群形态正常。该患者心悸最可能的原因是
　　A. 窦性心动过速　　　　B. 心房颤动　　　　　　C. 窦性心动过缓
　　D. 室性期前收缩　　　　E. 房性期前收缩

379. 男性,38岁。因间断心悸1天就诊。查体:心率72次/分,偶可闻及期前收缩。心电图示:提前出现的P波,形态与窦性P波略有不同,PR间期0.13秒,QRS波群形态正常,代偿间歇不完全。该患者最恰当的处理是
　　A. 静脉注射阿托品　　　B. 口服美托洛尔　　　　C. 口服普罗帕酮
　　D. 寻找和去除病因　　　E. 口服胺碘酮

380. 对于无器质性心脏病、无症状的室性期前收缩的患者,应采取的治疗是
　　A. 去除病因和诱因　　　B. 胺碘酮　　　　　　　C. 维拉帕米
　　D. 普罗帕酮　　　　　　E. 美西律

381. 扩张型心肌病合并严重心力衰竭时,治疗频发室性期前收缩首选的药物是
　　A. 胺碘酮　　　　　　　B. 索他洛尔　　　　　　C. 多巴酚丁胺
　　D. 氟卡尼　　　　　　　E. 普罗帕酮

382. 一风湿性心脏病患者,因气急、全身水肿、肝大、颈静脉怒张,服用地高辛半个月后出现室性期前收缩呈二联律,除立即停用洋地黄并补充钾盐外,首选的抗心律失常药应为
　　A. 利多卡因静脉注射　　B. 胺碘酮口服　　　　　C. 苯妥英钠静脉注射
　　D. 维拉帕米　　　　　　E. 普罗帕酮静脉注射

383. 属于Ic类的抗心律失常药物是
　　A. 奎尼丁　　　　　　　B. 利多卡因　　　　　　C. 普罗帕酮
　　D. 胺碘酮　　　　　　　E. 维拉帕米

384. 以下情况最常于听诊时发现心律不齐的是
　　A. 室性心动过速　　　　B. 室上性心动过速　　　C. 室性期前收缩
　　D. 三度房室传导阻滞　　E. 窦性心动过速

385. 不属于阵发性室上性心动过速临床特点的是
　　A. 突发突止　　　　　　B. 心率>150次/分　　　C. 心律绝对规则
　　D. 第一心音强弱不等　　E. 大部分由折返机制引起

386. 男,25岁。突发心悸2小时来诊。查体:心率200次/分,律齐。心电图显示:可见逆行P波,QRS波群宽大畸形。预激综合征病史。治疗应选择
　　A. 静脉推注西地兰　　　B. 静脉推注维拉帕米　　C. 静脉推注普罗帕酮

D. 按摩颈动脉窦　　　　　　E. Valsalva 动作

387. 女,32 岁。阵发心悸 3 个月。发作时心电图示:心室率 240 次/分,Ⅱ、Ⅲ、aVF 导联 P 波倒置,QRS 波群正常,并与 P 波保持固定关系。预防室上性心动过速最有效的方法是
　　A. 口服维拉帕米　　　　　B. 口服胺碘酮　　　　　C. 口服地高辛
　　D. 射频消融术　　　　　　E. 口服美托洛尔

388. 女,40 岁。阵发性心悸 5 年。每次无明显诱因突然发作,憋气后突然终止。发作时心电图示心率 180 次/分,节律规整,QRS 波宽度正常。最可能的诊断是
　　A. 阵发性室性心动过速　　B. 阵发性室上性心动过速　C. 阵发性心房扑动
　　D. 阵发性心房颤动　　　　E. 窦性心动过速(2024)

389. 用刺激迷走神经的方法可以纠正的心律失常是
　　A. 窦性心律不齐　　　　　B. 心房扑动　　　　　　　C. 心房颤动
　　D. 阵发性室上性心动过速　E. 阵发性室性心动过速

390. 按摩颈动脉窦,可降低阵发性室上性心动过速患者的心率,是因为兴奋了
　　A. 交感神经　　　　　　　B. 迷走神经　　　　　　　C. 内脏大神经
　　D. 内脏小神经　　　　　　E. 周围神经(2021)

391. 女,68 岁。突感心悸、胸闷、头晕。心电图示心率 180 次/分,Ⅱ导联可见连续快速规则的 QRS 波群,逆行 P 波。该患者最适宜的治疗药物是
　　A. 维拉帕米　　　　　　　B. 阿托品　　　　　　　　C. 利多卡因
　　D. 奎尼丁　　　　　　　　E. 美西律(2024)

392. 合并急性左心衰竭的阵发性室上性心动过速,最佳治疗是
　　A. 静脉注射维拉帕米　　　B. Valsalva 动作　　　　　C. 直流电复律
　　D. 置入起搏器　　　　　　E. 射频消融

393. 转复长 QT 间期所致尖端扭转型室性心动过速的最适宜药物是
　　A. 硫酸镁　　　　　　　　B. 利多卡因　　　　　　　C. 胺碘酮
　　D. 肾上腺素　　　　　　　E. 普罗帕酮

394. 室性心动过速心电图诊断的最主要依据是
　　A. QRS 波群形态宽大畸形　B. 心室率 100~200 次/分　C. 心室律稍微不规则
　　D. 心室夺获和室性融合波　E. 房室分离,房率>室率

395. 男,22 岁。剧烈活动时突发心悸 1 小时。既往体健。血压 90/60mmHg。心电图示心室率 220 次/分,节律较规则,QRS 波群时限 0.16 秒,可见心室夺获和室性融合波。最可能的诊断是
　　A. 室性心动过速　　　　　B. 心房扑动　　　　　　　C. 房性心动过速
　　D. 窦性心动过速　　　　　E. 阵发性室上性心动过速

396. 治疗无血流动力学障碍的持续性室性心动过速,下列药物应首选
　　A. 毛花苷丙　　　　　　　B. 腺苷　　　　　　　　　C. 利多卡因
　　D. 地尔硫䓬　　　　　　　E. 比索洛尔

397. 男,60 岁。突发胸痛 2 小时,伴乏力、大汗。既往陈旧性心肌梗死病史 4 年。查体:脉搏 180 次/分,血压 80/50mmHg。心电图示室性心动过速。应给予的治疗措施为
　　A. 非同步直流电除颤　　　B. 同步直流电复律　　　　C. 艾司洛尔静脉注射
　　D. 普罗帕酮静脉注射　　　E. 胺碘酮静脉注射(2024)

(398~399 题共用题干)男,58 岁。突发心悸 1 小时。查体:血压 120/80mmHg,心界不大,心率 160 次/分,律稍不规则。心电图示 QRS 波形态畸形,时限>0.12 秒,ST-T 波方向与 QRS 波群主波方

向相反,偶见提前的 QRS 波群,时限正常。

398. 该患者最可能的诊断是
    A. 频发室性期前收缩　　　　B. 阵发性室性心动过速　　　C. 阵发性室上性心动过速
    D. 心房颤动　　　　　　　　E. 频发房性期前收缩

399. 应采取的治疗是
    A. 口服美托洛尔　　　　　　B. 静脉推注西地兰　　　　　C. 静脉推注胺碘酮
    D. 无须治疗　　　　　　　　E. 口服华法林

(400~402 题共用题干)男,70 岁。急性前壁心肌梗死 7 小时,就诊时突然心悸,无头晕。查体:血压 100/70mmHg,双肺呼吸音清,心率 88 次/分,律不齐。心电监测示:频发室性期前收缩。

400. 控制该患者心律失常最适宜的治疗措施是
    A. 静脉注射胺碘酮　　　　　B. 静脉注射肾上腺素　　　　C. 静脉推注普罗帕酮
    D. 皮下注射阿托品　　　　　E. 静脉推注毛花苷丙

401. 患者心悸进行性加重,伴喘憋,不能平卧。查体:血压 90/60mmHg,端坐位,急性病容,双下肺可闻及湿啰音,心率 105 次/分,律不齐。心电监测提示频发室性期前收缩。该患者喘憋的最可能原因是
    A. 急性肺部感染　　　　　　B. 急性左心衰竭　　　　　　C. 急性肺栓塞
    D. 气胸　　　　　　　　　　E. 支气管哮喘

402. 患者喘憋进行性加重,意识模糊。查体:血压 70/40mmHg,心电监测提示室性心动过速。该患者最适宜的治疗措施是
    A. 同步直流电复律　　　　　B. 非同步直流电复律　　　　C. 非同步交流电复律
    D. 静脉推注利多卡因　　　　E. 静脉推注胺碘酮

403. 男,42 岁。风心病二尖瓣狭窄合并心房颤动半年余。现口服地高辛 0.25mg/d,活动后心悸。心电图示:心室率约 130 次/分。控制心律失常最宜采取的措施是
    A. 加用胺碘酮　　　　　　　B. 地高辛加量至 0.5mg/d　　C. 加用索他洛尔
    D. 加用普罗帕酮　　　　　　E. 加用美托洛尔

404. 引起心房颤动最主要的心外疾病是
    A. 慢性支气管炎　　　　　　B. 贫血　　　　　　　　　　C. 甲状腺功能亢进症
    D. 睡眠呼吸暂停综合征　　　E. 肥胖症

405. 心房颤动的心电图特征中最重要的一项是
    A. 窦性 P 波消失　　　　　　B. 出现 f 波　　　　　　　　C. RR 间距不等
    D. QRS 波为室上性　　　　　E. QRS 波宽大畸形

    A. 150~250 次/分　　　　　　B. 260~300 次/分　　　　　　C. 100~120 次/分
    D. 350~600 次/分　　　　　　E. >600 次/分

406. 心房颤动时 f 波的频率是

407. 阵发性室上性心动过速的心室率一般为

408. 男,62 岁。心悸 2 年。查体:呼吸 18 次/分,脉搏 118 次/分,血压 120/70mmHg,心率 166 次/分,心律不齐,心尖区闻及第一心音强弱不等。该患者最可能的诊断是
    A. 房性期前收缩　　　　　　B. 室性期前收缩　　　　　　C. 心房颤动
    D. 室性心动过速　　　　　　E. 阵发性室上性心动过速(2024)

409. 男,35 岁。阵发性心悸 3 年,既往体健。查体:血压 130/80mmHg,双肺未闻及湿啰音,心脏各瓣膜区未闻及杂音。心律不齐,心电图示心室率 140 次/分,P 波消失,代之大小不等的 f 波。该患者最可

能出现的体征是
A. 发绀				B. 二尖瓣面容				C. 脉搏短绌
D. A_2亢进			E. 双下肢水肿

(410~412题共用题干)女性,56岁。风湿性二尖瓣狭窄20年。心悸,气短5年。1个月来咳嗽,咳黄痰,喘憋,不能进行任何体力活动,夜间不能平卧。查体:端坐位,颈静脉怒张,心率130次/分,心律绝对不齐,心音强弱不等,二尖瓣听诊区可闻及舒张期隆隆样杂音及奔马律。

410. 该患者最可能的心律失常为
A. 心房颤动			B. 房性期前收缩			C. 室性期前收缩
D. 窦性心律不齐		E. 二度Ⅰ型房室传导阻滞

411. 该患者颈静脉怒张最可能的原因是
A. 肾功能不全			B. 结核性心包炎			C. 肺部感染
D. 右心功能不全		E. 肝硬化

412. 针对患者的心律失常,首选治疗为
A. 控制心室率			B. 抗凝治疗				C. 利尿药
D. 血管紧张素转换酶抑制剂	E. 硝酸甘油

413. 阵发性心房颤动的治疗原则是
A. 预防复发,发作时控制室率		B. 抗凝治疗,发作时控制室率		C. 抗凝治疗,发作时转复窦律
D. 转复窦律,发作时控制室率		E. 预防复发,发作时转复窦律

414. 持续性心房颤动是指难以自动转复为窦性心律的心房颤动发作持续
A. 24~48小时			B. 72小时以上			C. 7天以上
D. 3个月以上			E. 1年以上

415. 女,55岁。风湿性心脏瓣膜病二尖瓣狭窄15年,心房颤动1年。无活动后心悸和气短,无夜间阵发性呼吸困难。既往无高血压、糖尿病、脑血管病病史。超声心动图提示左心房内径5.3cm。患者抗栓治疗的首选药物是
A. 替罗非班			B. 华法林				C. 氯吡格雷
D. 阿司匹林			E. 潘生丁

416. 患者,女,20岁。心尖部听到一个舒张中期出现的先递减后递增型的隆隆样杂音,伴有第一心音增强;心律表现为节律不规则,第一心音强弱不一致,心率大于脉率。提示该患者的风湿性心脏瓣膜病是
A. 二尖瓣狭窄			B. 二尖瓣关闭不全			C. 二尖瓣狭窄并关闭不全
D. 二尖瓣狭窄并心房颤动	E. 二尖瓣关闭不全并心房颤动

417. 男,64岁。突发心悸4小时就诊。心电图示:P波消失,代之以f波,心室率130次/分,节律绝对不规则。为减慢心室率,应选择的药物是
A. 美托洛尔			B. 阿托品				C. 沙丁胺醇
D. 利多卡因			E. 新斯的明

418. 心房颤动合并左室射血分数(LVEF)降低的病人,不宜使用的药物是
A. 普罗帕酮			B. 胺碘酮				C. 地高辛
D. 美托洛尔			E. 比索洛尔(2024)

419. 二尖瓣狭窄合并心房颤动,转复窦性心律时首选药物是
A. 普罗帕酮			B. 奎尼丁				C. 利多卡因
D. 地高辛			E. 胺碘酮

420. 对于左心室收缩功能正常,且无症状的心房颤动患者,心室率控制目标为

A. 静息时<80次/分   B. 静息时<90次/分   C. 静息时心室率<110次/分
D. 轻微活动时<100次/分   E. 中等活动时<110次/分

(421~422题共用题干)女,70岁。风湿性心脏瓣膜病20年。因心悸5天就诊。查体:自动体位,血压150/70mmHg,心率119次/分,心律绝对不齐,心音强弱不等。心电图示心房颤动。

421. 为控制该患者的心室率不宜首选
   A. 地高辛   B. 美托洛尔   C. 维拉帕米
   D. 硫氮䓬酮   E. 普罗帕酮

422. 宜首选的抗凝治疗是
   A. 华法林   B. 阿司匹林   C. 肝素
   D. 尿激酶   E. 复方丹参片

423. 男,57岁。心房颤动2天。有陈旧性心肌梗死病史2年。药物复律宜首选
   A. 胺碘酮   B. 阿托品   C. 利多卡因
   D. 美托洛尔   E. 普罗帕酮

424. 男,50岁。突发心悸1小时。20年前诊断为"预激综合征"。查体:血压70/50mmHg,心率190次/分,心律绝对不齐。心电图示QRS波宽大畸形。该患者最佳治疗措施是
   A. 静脉推注维拉帕米   B. 颈动脉窦按摩   C. 同步直流电复律
   D. 静脉推注毛花苷丙   E. Valsalva动作

425. 患者,女,67岁。阵发性心房颤动1年,持续心悸2天。既往无高血压病史。2小时前急诊查体:脉搏102次/分,血压110/60mmHg,心率130次/分,心律绝对不齐,心音强弱不等。予普罗帕酮静脉推注后,心悸缓解离院。1小时前因左腹痛再次就诊,无呕吐和腹泻。尿常规正常。该患者腹痛需首先考虑的病因是
   A. 内脏动脉栓塞   B. 主动脉夹层   C. 肝淤血
   D. 肾结石   E. 急性下壁心肌梗死

426. 心房颤动患者服用华法林,凝血酶原时间的国际标准化比值(INR)应控制在
   A. 1.0~1.9   B. 2.0~3.0   C. 3.1~3.5
   D. 3.6~4.0   E. >4.0

427. 最容易引起窦房传导阻滞的是
   A. 高钾血症   B. 饮茶   C. 甲状腺功能亢进症
   D. 交感神经张力过高   E. 贫血

428. 一度房室传导阻滞的心电图PR间期表现是
   A. 正常   B. 大于0.20秒   C. 消失
   D. 逐渐延长   E. 逐渐缩短

429. 女性,18岁。患上呼吸道感染1周后,感心悸,气短,乏力,心率98次/分。心电图示PR间期为0.22秒。应诊断为
   A. 窦性心动过速   B. 窦性心律不齐   C. 二度Ⅰ型房室传导阻滞
   D. 二度Ⅱ型房室传导阻滞   E. 一度房室传导阻滞

   A. P波呈双峰   B. PR间期逐渐延长   C. P波消失,代之以f波
   D. P波与QRS波群完全无关   E. P波逆行型,与QRS波群关系恒定

430. 阵发性室上性心动过速
431. 二度Ⅰ型房室传导阻滞

A. 出现 f 波　　　　　　　　　B. 心室律不规整

C. 出现 F 波　　　　　　　　　D. PR 间期逐渐延长,QRS 波周期性脱漏

E. 刺激迷走神经后心室率明显加快伴心律不齐

432. 提示二度Ⅰ型房室传导阻滞的心电图表现是

433. 提示心房扑动的心电图表现是

434. 心电图示:P 波规律出现,PR 间期为 0.22 秒,每隔 2 个 P 波后有一次 QRS 波群脱漏,心房率 75 次/分,心室率 50 次/分,其诊断应为

A. 一度房室传导阻滞　　　　B. 二度Ⅰ型房室传导阻滞　　　C. 二度Ⅱ型房室传导阻滞

D. 三度房室传导阻滞　　　　E. 房性心动过速伴 3:2 房室传导阻滞

435. 心脏听诊,听到"大炮音"应考虑

A. 二尖瓣狭窄　　　　　　　B. PR 间期缩短　　　　　　　C. 运动或发热

D. 完全性房室传导阻滞　　　E. 甲状腺功能亢进(2021)

436. 女,68 岁。1 年前于坐位早餐时无明显诱因突感心悸,随之意识丧失跌倒,数分钟后意识恢复。无大汗、肢体抽搐、口吐白沫和大小便失禁。1 年来反复发作上述症状 3 次。发作与体位和运动无关。查体:血压 130/70mmHg,心率 48 次/分。心电图示二度Ⅱ型房室传导阻滞。该患者意识丧失最可能的原因是

A. 低血糖　　　　　　　　　B. 迷走神经张力增高　　　　C. 癫痫发作

D. 直立性低血压　　　　　　E. 心律失常

437. 患者,女性,25 岁。胸闷、心悸 1 周。查体:体温 36.8℃,脉搏 36 次/分,呼吸 18 次/分,血压 85/50mmHg,双肺呼吸音清晰,心率 36 次/分,律齐,心尖部未闻及杂音。心电图示三度房室传导阻滞。最佳治疗措施是

A. 静脉滴注肾上腺素　　　　B. 静脉滴注异丙肾上腺素　　　C. 静脉滴注多巴胺

D. 静脉滴注阿托品　　　　　E. 临时起搏器植入(2024)

438. 男,87 岁。高血压病史 10 余年,长期服用钙通道阻滞剂,1 个月前因血压控制不满意加用美托洛尔 25mg,每天 2 次,近 1 周出现乏力、倦怠、间断黑矇。查体:血压 110/70mmHg,心率 50 次/分,心律不齐,各瓣膜区未闻及杂音。心电图示"PR 间期逐渐延长直至 QRS 波群脱漏",最恰当的处理是

A. 植入永久起搏器　　　　　　　　　　　　B. 将美托洛尔调整为 12.5mg,每天 2 次

C. 将美托洛尔调整为 25mg,每天 1 次　　　　D. 停用美托洛尔

E. 将美托洛尔更换为地尔硫䓬 30mg,每天 3 次

439. 男,59 岁。突发持续性胸痛 3 小时,黑矇 1 次。高血压病史 5 年,间断服用降压药物。查体:血压 80/50mmHg,心率 35 次/分,心律齐。心电图示Ⅱ、Ⅲ、aVF 导联 ST 段抬高 0.3mV,三度房室传导阻滞。在植入临时起搏器以前,提高该患者心率的药物治疗措施是

A. 肾上腺素静脉注射　　　　B. 阿托品静脉注射　　　　　C. 多巴酚丁胺静脉滴注

D. 去甲肾上腺素静脉滴注　　E. 异丙肾上腺素静脉滴注

(440~441 题共用题干)男性,32 岁。劳累后心前区不适 2 天。2 周前曾出现发热、腹痛、腹泻等症状,经"对症治疗"好转。查体:体温 38.0℃,呼吸 16 次/分,脉搏 38 次/分,血压 118/84mmHg,双肺未闻及啰音。心率 38 次/分,偶闻及大炮音。实验室检查:血 CK-MB108U/L,肌钙蛋白Ⅰ3.8μg/L。

440. 该患者的主要诊断是

A. 二度Ⅰ型房室传导阻滞　　B. 二度Ⅱ型房室传导阻滞　　C. 三度房室传导阻滞

D. 急性心包炎　　　　　　　E. 急性心肌梗死(2024)

441. 为纠正心律失常,目前应采取的措施是

A. 口服阿托品　　　　　　B. 静滴异丙肾上腺素　　　　C. 植入临时起搏器
D. 立刻植入单腔起搏器　　E. 立刻植入双腔起搏器(2024)

A. 临时心脏起搏器植入　　B. 肾上腺素　　　　　　　　C. 直流电复律
D. 毛花苷丙(西地兰)　　　E. 阿托品

442. 男,45岁。风湿性心脏瓣膜病史20年,心房颤动5年。就诊时,心率160次/分,心房颤动,血压100/70mmHg。治疗宜

443. 男,65岁。急性下壁心肌梗死第2天,心电监测示二度Ⅰ型房室传导阻滞,心室率50次/分,血压110/70mmHg。治疗宜

444. 男,50岁。不明原因晕厥,心电图示宽QRS波型,心动过速,心室率150次/分,血压60/45mmHg。治疗宜

445. 女,30岁。发热3天,晕厥1次。心电图显示三度房室传导阻滞,心室率40次/分。治疗宜

第11章　冠状动脉粥样硬化性心脏病

(执业医师及助理医师均需掌握)

446. 我国冠状动脉粥样硬化性心脏病的主要危险因素是
　　A. 生活节奏快　　　　　　B. 脑力劳动者　　　　　　　C. 进取心强
　　D. 肥胖　　　　　　　　　E. 长期饮酒

447. 下列哪一项不是我国冠心病主要的易感因素?
　　A. 高血压病　　　　　　　B. 高脂血症　　　　　　　　C. 吸烟
　　D. 甲状腺功能亢进症　　　E. 糖尿病

448. 女,32岁。发现血脂升高3年。其父亲和哥哥均患有高脂血症。查体:双侧内眦黄色瘤。实验室检查:血清胆固醇7.5mmol/L,甘油三酯1.7mmol/L,低密度脂蛋白胆固醇3.1mmol/L。最可能的诊断是
　　A. 家族性高甘油三酯血症　B. 家族性高胆固醇血症　　　C. 继发性高甘油三酯血症
　　D. 继发性高胆固醇血症　　E. 原发性混合性高脂血症(2022)

449. 男,50岁。高血压5年。规律服用培哚普利、美托洛尔和阿司匹林治疗,无胸痛。查体无异常。实验室检查:血 TC3.8mmol/L,LDL-C2.0mmol/L,TG5.9mmol/L,HDL-C0.9mmol/L。首选的降脂药物是
　　A. 普罗布考　　　　　　　B. 阿托伐他汀　　　　　　　C. 非诺贝特
　　D. 考来烯胺　　　　　　　E. 依折麦布

450. 属于稳定型心绞痛的类型是
　　A. 梗死后心绞痛　　　　　B. 初发劳力性心绞痛　　　　C. 变异型心绞痛
　　D. 恶化劳力性心绞痛　　　E. 稳定型劳力性心绞痛(2024)

451. 男性,46岁。近1年来在登上3层楼梯后出现胸骨后压榨性疼痛,休息或舌下含服硝酸甘油3分钟后可缓解。既往高血压病史8年,吸烟史20年,每日20支。最可能的诊断是
　　A. 稳定型心绞痛　　　　　B. 不稳定型心绞痛　　　　　C. 变异型心绞痛
　　D. 恶化型心绞痛　　　　　E. 初发型心绞痛(2024)

452. 男,50岁。凌晨2点左右突发胸痛。查体:心界不大,心率75次/分,律齐,心脏未闻及杂音。发作时心电图呈Ⅱ、Ⅲ、aVF导联ST段抬高,约20分钟后恢复正常。该患者最可能的诊断是
　　A. 初发型劳力性心绞痛　　B. 变异型心绞痛　　　　　　C. 急性下壁心肌梗死
　　D. 恶化型劳力性心绞痛　　E. 稳定型心绞痛

453. 男,65岁。活动时心前区闷痛2年,加重3天,休息3~5分钟后缓解,每天发作1~2次。近3天症状加重,每天发作3~4次,每次发作持续时间15~20分钟。2年来规律服用阿司匹林和单硝酸异山梨酯,糖尿病病史8年,吸烟20余年。血总胆固醇6.5mmol/L,肌钙蛋白Ⅰ正常,心电图Ⅱ、Ⅲ、avF导联ST段下斜型压低0.3mV。据目前临床资料,该患者最可能的诊断是
  A. 恶化型心绞痛　　　　　B. 静息型心绞痛　　　　　C. 变异型心绞痛
  D. 初发型心绞痛　　　　　E. 非ST段抬高型心肌梗死

454. 冠心病植入药物洗脱支架者,需要接受阿司匹林及氯吡格雷抗血小板治疗的时间至少为
  A. 1个月　　　　　　　　B. 3个月　　　　　　　　C. 6个月
  D. 9个月　　　　　　　　E. 12个月

455. 急性心肌梗死行PCI手术治疗,抗血小板药物的口服用量是
  A. 阿司匹林300mg+氯吡格雷75mg　　　　B. 阿司匹林100mg+氯吡格雷300mg
  C. 阿司匹林100mg+氯吡格雷600mg　　　　D. 阿司匹林75mg+氯吡格雷300mg
  E. 阿司匹林300mg+氯吡格雷600mg(2023)

456. 男,62岁。1年来劳累时胸痛,休息或含服硝酸甘油后数分钟即可缓解。既往高血压病史10余年,药物控制满意。实验室检查:血LDL-C 2.16mmol/L。改善患者预后的药物不包括
  A. 硝酸异山梨酯　　　　　B. 辛伐他汀　　　　　　　C. 福辛普利
  D. 美托洛尔　　　　　　　E. 阿司匹林

457. 严重冠状动脉狭窄是指冠状动脉狭窄程度达
  A. 50%以上　　　　　　　B. 70%以上　　　　　　　C. 80%以上
  D. 90%以上　　　　　　　E. 95%以上

458. 男,59岁。反复胸痛3天,劳累时发作。休息15分钟或含服硝酸甘油1分钟后可缓解,每天发作3~5次。既往糖尿病病史10年。不适宜立即进行的检查是
  A. 心电图负荷试验　　　　B. 冠状动脉造影　　　　　C. 动态心电图
  D. 静息心电图　　　　　　E. 超声心动图

459. 评价冠状动脉狭窄程度最可靠的检查是
  A. 放射性核素检查　　　　B. 心电图　　　　　　　　C. 冠状动脉造影
  D. 运动负荷试验　　　　　E. 动态心电图

460. 不稳定型心绞痛患者应争取在2小时内进行介入评估的临床情况是
  A. 发作时间较前延长　　　B. 发作时出现左心衰竭　　C. ST段水平型下移
  D. ST段下斜型下移　　　　E. 静息心绞痛发作

461. 男,54岁。发作性胸痛3天,于劳累时发作,休息5分钟可缓解,每天发作3~4次,最近2小时内上述症状发作2次,每次持续20分钟。该患者最恰当的处理措施是
  A. 门诊预约超声心动图检查　　　　　B. 立即收住院行心电图运动负荷试验
  C. 门诊预约动态心电图检查　　　　　D. 立即收住院监测心电图和血肌钙蛋白
  E. 立即收住院行胸部X线片检查

462. 男,62岁。近半年出现活动时胸骨后闷痛,休息5分钟可缓解,无静息痛。约每2个月发作1次,近1个月无发作。吸烟史30年,父亲50岁患心肌梗死。查体无异常。平时心电图正常。对明确诊断最适宜的检查是
  A. 动脉血气分析　　　　　B. 胸部CT　　　　　　　　C. 肺功能检查
  D. 胸痛发作时记录心电图　E. 心电图运动负荷试验

463. 能改善稳定型心绞痛患者临床预后的是
  A. 利多卡因　　　　　　　B. 尿激酶　　　　　　　　C. 速效救心丸

D. 硝酸甘油　　　　　　　E. 阿司匹林

464. 冠状动脉粥样硬化性心脏病患者抗炎稳定斑块的药物是
　　A. 他汀类药物　　　　　B. 抗凝药物　　　　　　C. 抗生素
　　D. 抗血小板药物　　　　E. 硝酸酯类药物

465. 男性,54岁。1年前日常活动后出现胸骨后疼痛,每日2~3次,近2个月发作次数增多,每日5~6次,轻微活动也能诱发,发作时心电图ST段呈一过性水平压低,应诊断为
　　A. 稳定型心绞痛　　　　B. 不稳定型心绞痛　　　C. 心内膜下心肌梗死
　　D. 中间综合征　　　　　E. 变异型心绞痛

466. 女性,57岁。高血压、冠心病患者,近日心前区闷痛发作频繁,伴头胀,测血压为150/100mmHg,心电图示胸痛发作时相关导联ST段一过性抬高。应采取何种药物治疗最为适宜?
　　A. 洋地黄　　　　　　　B. 硝苯地平　　　　　　C. 利多卡因
　　D. β受体拮抗剂　　　　 E. 利尿药

467. 男,45岁,1.75m,体重70kg,每日吸烟20支。其父亲患有冠心病,以下建议中不正确的是
　　A. 可考虑服用阿司匹林　B. 膳食中脂肪含量不超过30%　C. 定期测量血压
　　D. 每日吸烟量不超过10支　E. 每周至少150分钟中等强度有氧运动

468. 男,50岁。劳累时胸痛2年,每于上3层楼梯时症状发作,含服硝酸甘油1~3分钟可缓解。既往高血压史5年,糖尿病病史4年。可改善该患者预后的治疗措施是
　　A. 长期口服他汀类药物　B. 长期口服营养心肌类药物　C. 冠状动脉支架植入术
　　D. 冠状动脉旁路移植术　E. 皮下注射低分子肝素

469. 最可能加重变异型心绞痛的药物是
　　A. 抗血小板药物　　　　B. 硝酸酯类药物　　　　C. 钙通道阻滞药
　　D. 调脂药物　　　　　　E. β受体阻滞剂

470. 动脉粥样硬化性心脏病患者的膳食原则不包括
　　A. 食盐摄入在6~10g/d之间　　　　B. 提高植物性蛋白的摄入,少吃脂肪
　　C. 供给充足的微量营养素和膳食纤维　D. 限制脂肪和胆固醇的摄入
　　E. 限制总能量摄入,保持理想体重(2021)

471. 男性,60岁。心前区阵发性疼痛1个月,多在夜间发作,与活动无关。每次发作15分钟,发作时心电图Ⅱ、Ⅲ、aVF导联ST段抬高。首选治疗的药物是
　　A. 硝酸酯类　　　　　　B. β受体阻滞剂　　　　C. 钙通道阻滞剂
　　D. 洋地黄类　　　　　　E. 胺碘酮

472. 大部分急性心肌梗死的病因是
　　A. 冠状动脉内动脉粥样斑块破裂,血栓形成　B. 冠状动脉痉挛,血栓形成
　　C. 冠状动脉栓塞,继发血栓形成　　　　　　D. 冠状动脉炎,血栓形成
　　E. 动脉粥样斑块逐渐进展直至完全阻塞冠状动脉管腔

473. 心肌梗死最常发生的部位是
　　A. 室间隔后1/3　　　　B. 左心室后壁　　　　　C. 右心室前壁
　　D. 左心室前壁　　　　　E. 左心室侧壁

474. 心绞痛发作时疼痛的典型部位是
　　A. 下颌　　　　　　　　B. 心前区　　　　　　　C. 胸骨后
　　D. 左臂内侧　　　　　　E. 左肩部

475. 心肌梗死最先出现和最突出的症状是
　　A. 恶心、呕吐、腹痛　　B. 剧烈胸痛　　　　　　C. 心力衰竭

D. 心律失常　　　　　　　　E. 发热

476. 男,68岁。持续胸痛2小时,既往体健。查体:血压110/65mmHg,双肺呼吸音清,心率94次/分,心音低钝,$A_2>P_2$。心电图:$V_1\sim V_6$导联ST段弓背向上抬高0.3~0.5mV。实验室检查:血清肌钙蛋白I水平正常。该患者最可能的诊断是
　　A. 急性心肌梗死　　　　　B. 肺血栓栓塞　　　　　　C. 不稳定型心绞痛
　　D. 急性心包炎　　　　　　E. 急性心肌炎

(477~479题共用题干)男,52岁。2年来每于剧烈活动时发作剑突下疼痛,向咽部放射,持续数分钟可自行缓解。2周来发作频繁且有夜间睡眠中发作。2小时前出现剑突下剧烈疼痛,向胸部放射,伴憋闷、大汗,症状持续不缓解,急诊平车入院。既往有高血压病史10年,糖尿病病史5年,有吸烟史。查体:T36.2℃,BP160/80mmHg。急性病容,口唇无发绀,双肺呼吸音清,心率103次/分,心律不齐,期前收缩15次/分,$A_2>P_2$,腹软,无压痛。

477. 接诊时首先需考虑的诊断是
　　A. 急性胰腺炎　　　　　　B. 急性心肌梗死　　　　　C. 消化性溃疡
　　D. 急性胆囊炎　　　　　　E. 急性肺栓塞

478. 最可能引起该患者死亡的原因是
　　A. 上消化道出血　　　　　B. 弥散性血管内凝血　　　C. 急性腹膜炎
　　D. 恶性心律失常　　　　　E. 感染中毒性休克

479. 接诊时该患者需首先完善的检查是
　　A. 血气分析　　　　　　　B. 急诊胃镜　　　　　　　C. 血和尿淀粉酶测定
　　D. 心电图　　　　　　　　E. 急诊腹部B超

480. 导致急性心肌梗死患者早期(24小时内)死亡的主要原因为
　　A. 心力衰竭　　　　　　　B. 心源性休克　　　　　　C. 心律失常
　　D. 心脏破裂　　　　　　　E. 肺栓塞

481. 急性前壁心肌梗死时最常见的心律失常是
　　A. 心房颤动　　　　　　　B. 预激综合征　　　　　　C. 房室传导阻滞
　　D. 非阵发性交界性心动过速　E. 室性期前收缩及室性心动过速

482. 男,65岁。急性前壁心肌梗死3小时,既往有高血压、糖尿病病史,平时血压(140~150)/(70~80)mmHg。查体:血压90/70mmHg,双肺呼吸音清,心率85次/分,律齐。该患者血压降低的最可能原因是
　　A. 主动脉壁硬化　　　　　B. 大动脉弹性降低　　　　C. 心脏每搏输出量降低
　　D. 心率降低　　　　　　　E. 外周阻力降低

483. 患者,女性,70岁。持续胸痛5小时。查体:脉搏100次/分,血压130/90mmHg,双肺底可闻及散在湿啰音,心率100次/分,心尖部未闻及杂音。心电图示$V_1\sim V_5$导联ST段弓背上移0.4mV。该患者临床分级为
　　A. Killip分级Ⅰ级　　　　　B. Killip分级Ⅱ级　　　　　C. Killip分级Ⅲ级
　　D. NYHA分级Ⅱ级　　　　　E. NYHA分级Ⅲ级(2024)

484. 急性心肌梗死后最易并发三度房室传导阻滞的梗死部位是
　　A. 高侧壁　　　　　　　　B. 下壁　　　　　　　　　C. 前壁
　　D. 前间壁　　　　　　　　E. 广泛前壁和高侧壁(2024)

485. 男,65岁。持续胸痛4小时,心电图提示Ⅱ、Ⅲ、aVF导联ST段抬高0.2mV,最可能出现的心律失常是
　　A. 阵发性室上性心动过速　B. 房室传导阻滞　　　　　C. 室性期前收缩

D. 房性期前收缩　　　　　　E. 心房颤动

486. 患者,男性,63岁。排便时突发剧烈胸痛。入院急查心电图示前壁、下壁心肌梗死,脉率40次/分。2小时后复查心电图:P波规律,频率103次/分,QRS波群形态正常,频率40次/分。心脏传导系统可能发生异常的部位是
　　A. 窦房结　　　　　　　B. 结间束　　　　　　　C. 房室结
　　D. 左束支　　　　　　　E. 浦肯野纤维

　　A. $V_1 \sim V_3$　　　　　　B. $V_3 \sim V_5$　　　　　　C. Ⅰ、aVL
　　D. Ⅱ、Ⅲ、aVF　　　　　　E. $V_7 \sim V_9$

487. 高侧壁心肌梗死出现异常Q波的导联是
488. 前间壁心肌缺血时出现ST段下移的导联是
489. 提示急性下壁心肌梗死的心电图导联是(2021)

　　A. 急性前间壁心肌梗死　　B. 急性前壁心肌梗死　　　C. 急性广泛前壁心肌梗死
　　D. 急性前侧壁心肌梗死　　E. 急性下壁心肌梗死

490. Ⅱ、Ⅲ、aVF导联出现异常Q波,ST段抬高
491. $V_3 \sim V_5$导联出现异常Q波,ST段抬高

492. 患者,男,71岁。间断胸闷、胸痛1年,持续性胸痛7小时。查体:体温37.6℃,呼吸18次/分,脉搏98次/分,血压110/70mmHg。神志清楚,表情痛苦,双肺呼吸音清晰,未闻及干、湿啰音。心率98次/分,律齐,心尖部未闻及杂音。肝、脾不大。心电图示Ⅱ、Ⅲ、aVF导联ST段抬高0.4～0.6mV。该患者最可能的诊断是
　　A. 急性下壁心肌梗死　　　B. 急性前壁心肌梗死　　　C. 急性高侧壁心肌梗死
　　D. 不稳定型心绞痛　　　　E. 肺血栓栓塞症(2024)

493. 提示心肌损伤的主要标志物是
　　A. 肌钙蛋白　　　　　　　B. 肌红蛋白　　　　　　　C. 肌酸激酶同工酶
　　D. 谷草转氨酶　　　　　　E. 肌酸磷酸激酶(2024)

494. 急性心肌梗死发生后,最早升高的血清心肌酶是
　　A. 肌酸磷酸激酶　　　　　B. 天冬氨酸氨基转移酶　　C. 乳酸脱氢酶
　　D. 肌酸磷酸激酶同工酶　　E. 肌钙蛋白Ⅰ

495. 急性心肌梗死后最晚恢复正常的心肌坏死标志物是
　　A. 肌红蛋白　　　　　　　B. 肌酸激酶　　　　　　　C. 肌酸激酶同工酶MB
　　D. 天冬氨酸氨基转移酶　　E. 肌钙蛋白

496. 女,74岁。5天前诊断为"急性前壁心肌梗死",今日再感胸痛,随即意识丧失。心电监护和生命体征监测示无脉电活动。该患者意识丧失的最可能原因是
　　A. 心脏破裂　　　　　　　B. 心源性休克　　　　　　C. 乳头肌断裂
　　D. 再发心肌梗死　　　　　E. 室间隔穿孔

497. 男,55岁。急性心肌梗死4周,今晨再发胸痛,持续8小时不缓解,遂来急诊。查体:血压100/60mmHg,心率95次/分,心、肺检查无异常。心电图:Ⅰ、aVL导联ST段弓背向上抬高。血清肌钙蛋白升高。该患者胸痛最可能的原因是
　　A. 心脏破裂　　　　　　　B. 心室膨胀瘤　　　　　　C. 急性心包炎
　　D. 再发急性心肌梗死　　　E. 心绞痛

498. 男,80岁。急性广泛前壁心肌梗死3天后突发呼吸困难加重。查体:胸骨左缘第3～4肋间可闻及

3/6级粗糙的收缩期杂音,伴震颤。最可能的诊断是
   A. 心肌梗死复发   B. 室间隔穿孔   C. 心室壁瘤
   D. 乳头肌功能失调   E. 心肌梗死后综合征(2024)

499. 急性心肌梗死最常见的并发症是
   A. 心肌梗死后综合征   B. 肺动脉栓塞   C. 体循环栓塞
   D. 心室膨胀瘤   E. 心脏乳头肌功能失调或断裂

500. 女,70岁。胸痛14小时入院,诊断为急性心肌梗死。住院第4天患者突感喘憋,症状迅速加重。查体:P120次/分,BP85/50mmHg。面色发灰,口唇发绀,大汗淋漓,双肺可闻及较多湿啰音,心尖部闻及新出现的3/6级收缩期吹风样杂音。该患者喘憋的最可能原因是
   A. 气胸   B. 感染性心内膜炎   C. 肺栓塞
   D. 乳头肌断裂   E. 肺炎

(501~503题共用题干)女,70岁。突发胸闷、喘憋10小时入院。既往高血压病史12年,糖尿病病史5年。查体:BP160/90mmHg,端坐呼吸。双肺可闻及广泛湿啰音及散在哮鸣音。心率128次/分,心律齐,心脏各瓣膜区未闻及杂音。ECG示:$V_1 \sim V_6$ 导联ST段抬高。动脉血气分析:pH7.35,PaO_2 71mmHg,$PaCO_2$ 40mmHg。

501. 该患者目前喘憋最可能的病因是
   A. 肺动脉栓塞   B. 支气管哮喘   C. 糖尿病酮症酸中毒
   D. 急性心肌梗死   E. 肺部感染

502. 最恰当的药物治疗是
   A. 口服华法林   B. 静脉滴注糖皮质激素   C. 静脉推注毛花苷丙
   D. 静脉滴注硝酸甘油   E. 静脉滴注抗生素

503. 患者经治疗后好转。入院第5天,患者突发呼吸困难、咳嗽、咳粉红色泡沫痰。查体:血压150/90mmHg,心尖部可闻及4/6级收缩期杂音。该患者突发呼吸困难的最可能原因为
   A. 肺栓塞进展为肺梗死   B. 再次发生肺栓塞   C. 急性乳头肌功能不全
   D. 哮喘急性发作   E. 肺部感染加重

   A. 左心室血栓脱落   B. 心室膨胀瘤   C. 室间隔穿孔
   D. 心肌梗死后综合征   E. 乳头肌功能失调

504. 急性心肌梗死后1天,心尖区出现收缩中晚期喀喇音和吹风样收缩期杂音,最可能出现的并发症是

505. 心肌梗死后4周,发热、胸痛,超声心动图示心包腔内液性暗区,最可能出现的并发症是

506. 急性心肌梗死并发心脏破裂多发生于起病
   A. 16~20天   B. 20天之后   C. 7天以内
   D. 7~10天   E. 11~15天

507. 心肌梗死患者心脏破裂的最常见部位是
   A. 左心房游离壁   B. 右心房游离壁   C. 室间隔
   D. 左心室游离壁   E. 右心室游离壁

508. 与急性心肌梗死相关的室壁瘤主要发生于
   A. 左心室   B. 左心房   C. 室间隔
   D. 右心室   E. 右心房

509. 患者,男性,70岁。1年前因急性前壁心肌梗死行溶栓治疗,术后无胸痛发作。平日常规服用阿司匹林100mg/d。1年来,每月复查心电图示 $V_2 \sim V_6$ 导联ST段持续抬高。造成这种异常心电图的疾

病可能是
- A. 心包积液
- B. 室壁瘤
- C. 稳定型心绞痛
- D. 变异型心绞痛
- E. 再发急性心肌梗死（2024）

510. 超声心动图上的左心室壁局部于收缩期向外突出呈矛盾运动提示
- A. 限制型心肌病
- B. 室壁瘤
- C. 梗阻性肥厚型心肌病
- D. 扩张型心肌病
- E. 风湿性心脏病

511. 急性心肌梗死第3周出现发热和心包摩擦音。血沉30mm/h，血白细胞6.1×10^9/L，中性粒细胞0.55。可能是
- A. 急性心肌梗死的反应性心包炎
- B. 心脏破裂
- C. 急性心肌梗死后综合征
- D. 伴发病毒性心包炎
- E. 室壁瘤

512. 急性心肌梗死时肌内注射哌替啶的单次用量为
- A. 20~40mg
- B. 160~200mg
- C. 50~100mg
- D. 110~150mg
- E. 5~10mg

(513~514题共用题干) 女，62岁，持续胸痛2小时。2小时前出现胸骨后疼痛，休息后未减轻，逐渐出现呼吸困难。既往有高血压和血脂异常病史。查体：血压130/70mmHg，双肺呼吸音清，心率86次/分，律齐，$A_2>P_2$。心电图：V_1~V_6导联ST段抬高0.4mV，Ⅱ、Ⅲ、aVF导联ST段压低0.2mV。

513. 该患者最可能的诊断为
- A. 变异型心绞痛
- B. 急性心肌炎
- C. 急性心包积液
- D. 急性肺血栓栓塞
- E. 急性心肌梗死

514. 该患者的关键治疗是
- A. 再灌注治疗
- B. 应用糖皮质激素
- C. 应用非甾体抗炎药
- D. 应用华法林
- E. 应用非二氢吡啶类钙通道阻滞剂

515. 男，60岁。突发心前区疼痛2小时。既往有高脂血症和吸烟史，无高血压和出血性疾病史。查体：血压150/90mmHg，双肺呼吸音清，心率89次/分，律齐。心电图示Ⅱ、Ⅲ和aVF导联ST段下斜型压低0.2mV，V_1~V_6导联ST段弓背向上抬高0.3~0.5mV。该患者最关键的治疗是
- A. 口服硝苯地平控释片
- B. 口服速效救心丸
- C. 再灌注治疗
- D. 吸氧
- E. 口服血管紧张素转换酶抑制剂

516. 急性心肌梗死溶栓治疗中常用的溶栓剂是
- A. 肝素
- B. 尿激酶
- C. 去纤酶
- D. 蝮蛇抗栓酶
- E. 阿司匹林

517. 急性心肌梗死时，不宜溶栓治疗的情况是指同时伴有
- A. 血压160/100mmHg
- B. 6个月前腔隙性脑梗死
- C. 主动脉夹层
- D. 2周前曾行桡动脉穿刺
- E. 萎缩性胃炎1年

518. 患者，男性，70岁。胸骨后剧痛3小时。3小时前突发胸骨后剧烈疼痛，伴出汗、乏力，口含硝酸甘油无明显缓解。查体：脉搏90次/分，血压140/70mmHg，双肺未闻及干、湿啰音，心率90次/分，心尖部未闻及杂音。心电图示V_1~V_5导联ST段弓背向上抬高0.3~0.5mV。拟行心肌再灌注治疗，其首选药物是
- A. 美托洛尔
- B. 阿托伐他汀
- C. 阿替普酶
- D. 阿司匹林
- E. 培哚普利（2024）

519. 女，69岁。突发胸骨后压榨样疼痛6小时，持续不缓解。查体：血压160/70mmHg，心率97次/分，

心电图示 $V_1\sim V_6$ 导联 ST 段水平型压低 $0.3\sim 0.5mV$。实验室检查:血清肌钙蛋白 I 增高。该患者不宜采取的治疗是

　　A. 静脉滴注硝酸甘油　　　　B. 皮下注射低分子肝素　　　C. 嚼服阿司匹林

　　D. 吸氧　　　　　　　　　　E. 静脉滴注尿激酶

520. 下壁、右心室心肌梗死患者应慎用的治疗是

　　A. 静脉滴注硝酸甘油　　　　B. 口服氯吡格雷　　　　　　C. 皮下注射低分子肝素

　　D. 口服阿托伐他汀　　　　　E. 口服阿司匹林

521. 可改善急性前壁心肌梗死患者预后的药物是

　　A. β 受体拮抗剂　　　　　　B. 洋地黄　　　　　　　　　C. 利尿药

　　D. 硝酸酯类药　　　　　　　E. 短效二氢吡啶类钙通道阻滞剂

522. 男性,48 岁。急性前壁心肌梗死 15 小时,合并急性左心功能不全,血压 170/100mmHg。治疗其心功能不全应首选

　　A. β 受体拮抗剂　　　　　　B. 地高辛　　　　　　　　　C. 硝普钠

　　D. α 受体拮抗剂　　　　　　E. 卡托普利

523. 急性心肌梗死应用主动脉内气囊反搏术的最佳适应证是并发

　　A. 心源性休克　　　　　　　B. 急性左心衰竭　　　　　　C. 恶性心律失常

　　D. 右心室梗死　　　　　　　E. 慢性肾功能不全

524. 男,68 岁,急性前壁心肌梗死。为预防再梗死和猝死,如无禁忌证,宜尽早使用的药物是

　　A. 硝苯地平　　　　　　　　B. 阿托品　　　　　　　　　C. 美托洛尔

　　D. 地高辛　　　　　　　　　E. 美西律

(525~526 题共用题干)男,74 岁。突发剧烈心前区疼痛,胸闷,气憋,心界向左扩大,心尖区 3/6 级收缩期吹风样杂音,心率 96 次/分,心律不齐,双肺底湿啰音。心电图示:Ⅰ、aVL、V_5、V_6 导联 ST 段抬高,Ⅰ、aVL 导联有异常 Q 波,室性期前收缩。血清 CK-MB 200U/L。

525. 诊断是

　　A. 急性心包炎,肺部感染　　B. 急性前侧壁心肌梗死　　　C. 扩张型心肌病,心力衰竭

　　D. 风心病二尖瓣关闭不全　　E. 风心病二尖瓣狭窄

526. 对此患者心律失常的治疗应首选

　　A. 普罗帕酮　　　　　　　　B. 维拉帕米　　　　　　　　C. 毛花苷丙

　　D. 利多卡因　　　　　　　　E. 苯妥英钠

(527~529 题共用题干)女,75 岁。胸痛 5 小时。心电图示 $V_1\sim V_5$ 导联 ST 段抬高 0.5mV。

527. 对明确诊断最有价值的实验室检查指标是

　　A. 血糖　　　　　　　　　　B. 血脂分析　　　　　　　　C. 肝肾功能

　　D. 血常规　　　　　　　　　E. 血肌钙蛋白

528. 对改善预后最有效的措施是

　　A. 卧床休息　　　　　　　　B. 静脉滴注极化液　　　　　C. 静脉滴注硝酸甘油

　　D. 静脉滴注丹红注射液　　　E. 静脉注射瑞替普酶(rt-PA)

529. 【假设信息】住院第 7 天,患者突然感呼吸困难,不能平卧。查体:双肺闻及细湿啰音,胸骨左缘第 4 肋间闻及收缩期吹风样杂音。对明确诊断最有意义的辅助检查是

　　A. 胸部 X 线片　　　　　　　B. 血 B 型钠尿肽水平　　　　C. 血气分析

　　D. 心电图　　　　　　　　　E. 超声心动图

(530~532题共用题干)男,50岁。持续胸痛8小时,喘憋2小时入院。既往无高血压病史。查体:血压150/70mmHg,端坐位,双肺底可闻及少许湿啰音,心界不大,心率110次/分,律齐,$P_2>A_2$。心电图示Ⅰ、aVL、$V_1\sim V_6$导联ST段抬高0.1~0.4mV,可见病理性Q波。

530. 该患者最可能的诊断是
   A. 急性心包炎　　　　　B. 急性心肌炎　　　　　C. 高血压急症
   D. 急性心肌梗死　　　　E. 肥厚型心肌病

531. 该患者的心功能分级为
   A. Killip分级Ⅰ级　　　B. Killip分级Ⅱ级　　　C. Killip分级Ⅲ级
   D. NYHA分级Ⅲ级　　　E. NYHA分级Ⅳ级

532. 该患者应慎用的药物治疗为
   A. 口服阿司匹林　　　　B. 静脉注射毛花苷丙　　C. 皮下注射吗啡
   D. 静脉注射呋塞米　　　E. 静脉滴注硝酸甘油

(533~534题共用题干)男,69岁。阵发性胸骨后闷痛1周,持续胸痛6小时。高血压病史3年。查体:血压100/70mmHg,心率45次/分,律齐,心脏各瓣膜听诊区未闻及杂音。心电图示:Ⅱ、Ⅲ、aVF导联ST段抬高0.3mV,$V_1\sim V_6$导联ST段下斜型压低0.2mV。

533. 为明确诊断首选的检查是
   A. 血常规　　　　　　　B. 血清肌钙蛋白　　　　C. 血沉
   D. 超声心动图　　　　　E. 胸部X线片

534. 不正确的治疗是
   A. 口服他汀类药物　　　B. 口服抗血小板药物　　C. 口服镇痛药
   D. 口服β受体阻滞剂　　E. 静脉滴注溶栓药

   A. 氯吡格雷　　　　　　B. 呋塞米　　　　　　　C. 阿司匹林
   D. 低分子肝素　　　　　E. 尿激酶

535. 急性右心室ST段抬高心肌梗死患者慎用

536. 急性非ST段抬高心肌梗死不宜选用

第12章　高血压

一、原发性高血压(执业医师及助理医师均需掌握)

537. 我国高血压的诊断标准是未使用降压药物的情况下,血压≥
   A. 120/80mmHg　　　　B. 130/80mmHg　　　　C. 135/80mmHg
   D. 140/90mmHg　　　　E. 150/90mmHg(2023)

538. 男,66岁。发现高血压3年,未治疗。查体:血压150/85mmHg。该患者的血压属于
   A. 正常高值　　　　　　B. 单纯收缩期高血压　　C. 理想血压
   D. 正常血压　　　　　　E. 2级高血压

539. 男,45岁,1年前发现血压170/110mmHg,长期口服氨氯地平等药物治疗。2个月前诊断为糖尿病,口服降糖药治疗,目前血压、血糖均在正常范围。该患者高血压诊断正确的是
   A. 高血压3级,高危　　B. 高血压1级　　　　　C. 高血压3级,很高危
   D. 高血压2级,很高危　E. 高血压2级,高危

540. 男,32岁。发现血压增高3年。近1年血压持续为(170~200)/(130~140)mmHg,近1周头痛、视物模糊。眼底检查发现视盘水肿,最可能的诊断为
   A. 急性视盘病变　　　　　　B. 脑出血　　　　　　　　C. 恶性高血压
   D. 脑梗死　　　　　　　　　E. 高血压脑病

541. 恶性高血压与缓进型高血压的区别要点是
   A. 眼底有无视盘水肿　　　　B. 舒张压高低程度　　　　C. 有无肾功能不全
   D. 有无心功能不全　　　　　E. 有无脑功能障碍

542. 高血压眼底病变Ⅳ级的表现是
   A. 视网膜动静脉交叉压迫　　B. 视盘水肿　　　　　　　C. 视网膜动脉反光增强
   D. 视网膜棉絮状渗出　　　　E. 视网膜动脉变细(2023)

543. 高血压最严重的并发症是
   A. 左心室肥大　　　　　　　B. 颗粒性固缩肾　　　　　C. 脑软化
   D. 脑出血　　　　　　　　　E. 视网膜出血

(544~545题共用题干)男性,34岁。体检:血压140/93mmHg,肥胖,否认家族高血压病史。

544. 今日已测血压一次,若要确诊高血压,则至少还需要
   A. 不同日测量一次　　　　　B. 不同日测量两次　　　　C. 不同日测量三次
   D. 同日测量一次　　　　　　E. 同日测量两次

545. 若该男子确诊为高血压,其余检查正常,出院医嘱不正确的是
   A. 无需控制饮酒　　　　　　B. 戒烟,控制体重　　　　C. 选用两种联合降压药
   D. 口服两种以上降压药　　　E. 出院血压控制<140/90mmHg(2024)

546. 男,66岁。2天前与人争吵时觉头晕,当时测血压140/80mmHg,今天骑车10公里到县医院就诊,到达时测血压160/85mmHg。关于此时该患者的血压诊断,正确的说法是
   A. 诊断为高血压2级,中危
   B. 暂不能诊断高血压,须多次测量安静休息时血压后才可能明确诊断
   C. 诊断为单纯收缩期高血压2级,但须进一步检查后才能明确危险分组
   D. 诊断为高血压1级,低危
   E. 诊断为单纯收缩期高血压2级,中危(2019、2022)

547. 高血压患者应尽量做到
   A. 每人每日食盐量不应超过8g　　　　　B. 饮酒量每日不超过相当于75g乙醇的量
   C. 低或中度强度的等张运动　　　　　　D. 将体重指数(BMI)控制在30 kg/m²
   E. 膳食中脂肪控制在总量的35%以下

548. 无合并症的高血压患者血压控制目标为
   A. <125/75mmHg　　　　　　B. <125/80mmHg　　　　　C. <130/80mmHg
   D. <135/85mmHg　　　　　　E. <140/90mmHg

549. 患者,男性,76岁。高血压病史1年,血压波动于(170~190)/(60~65)mmHg。查体未见明显异常。实验室检查:血常规、尿常规、肾功能、空腹血糖、血脂等均正常,心电图正常。该患者的收缩压控制目标值至少低于
   A. 140mmHg　　　　　　　　B. 170mmHg　　　　　　　C. 130mmHg
   D. 150mmHg　　　　　　　　E. 160mmHg

550. 女,68岁。高血压病史5年,药物治疗后血压波动于(140~170)/(50~80)mmHg。既往有糖尿病病史。该患者的收缩压控制目标应低于

A. 125mmHg　　　　　　　B. 130mmHg　　　　　　　C. 110mmHg
D. 120mmHg　　　　　　　E. 140mmHg

551. 男,75岁。高血压病史16年,平素血压170/70mmHg左右。实验室检查:空腹血糖5.6mmol/L,血肌酐180μmol/L,尿蛋白(++)。该患者收缩压至少应控制在
    A. 130mmHg以下　　　　B. 110mmHg以下　　　　C. 140mmHg以下
    D. 120mmHg以下　　　　E. 150mmHg以下

552. 血肌酐超过265μmol/L时,慎用的降压药是
    A. 依那普利　　　　　　B. 氨氯地平　　　　　　C. 硝苯地平
    D. 美托洛尔　　　　　　E. 阿罗洛尔

553. 伴水肿的轻度高血压患者,应首选
    A. 氢氯噻嗪　　　　　　B. 硝苯地平　　　　　　C. 哌唑嗪
    D. 卡托普利　　　　　　E. 可乐定

554. 老年人收缩期高血压患者降压宜选用
    A. 利尿药氢氯噻嗪　　　B. β受体拮抗剂　　　　C. α受体拮抗剂
    D. 血管紧张素转换酶抑制剂　E. 中枢交感神经抑制药

555. 合并双侧肾动脉狭窄的高血压患者降压不宜首选
    A. 钙通道阻滞剂　　　　B. 血管紧张素转换酶抑制剂　C. 利尿药
    D. β受体拮抗剂　　　　E. α受体拮抗剂

556. 血管紧张素转换酶抑制剂最适用的临床情况是
    A. 高血压伴主动脉瓣狭窄　B. 妊娠期高血压　　　　C. 高血压伴左心室肥厚
    D. 高血压伴高钾血症　　E. 高血压伴双侧肾动脉狭窄

    A. 噻嗪类利尿药　　　　B. α受体拮抗剂　　　　C. 血管紧张素转换酶抑制剂
    D. 二氢吡啶类钙通道阻滞剂　E. β受体拮抗剂

557. 合并低钾血症的高血压患者降压不宜使用的药物是
558. 合并糖尿病的高血压患者,血清肌酐正常,降压治疗宜首选的药物是
559. 最易引起干咳的降压药是
    A. 硝苯地平　　　　　　B. 贝那普利　　　　　　C. 美托洛尔
    D. 氢氯噻嗪　　　　　　E. 地尔硫䓬

560. 高血压伴双侧肾动脉狭窄的患者,不宜使用的降压药物是
561. 高血压合并支气管哮喘的患者,不宜使用的降压药物是(2024)

(562~564题共用题干)患者,女性,58岁。既往高血压病史10年,最高血压166/98mmHg,平时服用硝苯地平缓释片30mg,每日1次,血压控制在150/90mmHg。近来患者出现头晕、口干。血糖8.1mmol/L,eGFR56ml/min,尿蛋白(+)。超声心动图提示左心室肥厚,LVEF52%。

562. 该患者的高血压心血管危险分层属于
    A. 1级,高危　　　　　　B. 2级,高危　　　　　　C. 2级,很高危
    D. 3级,高危　　　　　　E. 3级,很高危

563. 该患者合理的用药方案是
    A. 加用培哚普利　　　　B. 加用可乐定　　　　　C. 硝苯地平缓释片加量
    D. 加用吲达帕胺　　　　E. 加用美托洛尔

564. 该患者血压控制的目标值是小于

A. 120/70mmHg B. 120/80mmHg C. 130/80mmHg
D. 140/90mmHg E. 150/90mmHg（2024）

565. 患者，男性，65岁。高血压病史10余年，既往有痛风病史。查体：血压180/100mmHg，双肺呼吸音清晰，心率50次/分，律齐，心脏各瓣膜区未闻及杂音。实验室检查：血肌酐320μmol/L。该患者最适宜的降压药物是
A. 血管紧张素转换酶抑制剂 B. 噻嗪类利尿药 C. 血管紧张素Ⅱ受体拮抗剂
D. 钙通道阻滞剂 E. β受体拮抗剂

566. 男，74岁。发现血压增高半年。既往糖尿病病史19年，平素血糖控制不佳。就诊时血压180/72mmHg。实验室检查：尿蛋白(++)，尿糖(++)，血肌酐156μmol/L。首选降压药物为
A. α-受体拮抗剂 B. β-受体拮抗剂 C. 血管紧张素Ⅱ受体拮抗剂
D. 利尿剂 E. 长效钙通道阻滞剂（2024）

567. 男，67岁。患高血压18年，2年前患急性前壁心肌梗死，门诊测血压170/100mmHg，心率96次/分，该患者的最佳药物选择是
A. 美托洛尔 B. 维拉帕米 C. 卡托普利
D. 吲达帕胺 E. 哌唑嗪

568. 合并冠状动脉痉挛性心绞痛的高血压患者宜首选
A. β受体拮抗剂 B. 利尿药 C. 血管紧张素转换酶抑制剂
D. 钙通道阻滞剂 E. α受体拮抗剂

569. 女，70岁。高血压病史20年，糖尿病病史17年。血压175/85mmHg，双下肢水肿，心率85次/分，血钾5.7mmol/L，血肌酐456μmol/L，不宜使用的降压药物是
A. 卡托普利 B. 袢利尿剂 C. 硝苯地平
D. α受体阻滞剂 E. 美托洛尔

570. 男性，55岁。高血压病史5年，频繁头痛1周，肥胖，血糖轻度升高。超声心动图示左室壁轻度增厚。适宜选用的降压药是
A. 硝苯地平 B. 普萘洛尔 C. 依那普利
D. 氢氯噻嗪 E. 哌唑嗪

571. 患者，男性，68岁。高血压病史10余年。查体：脉搏56次/分，血压160/90mmHg。实验室检查：血肌酐365μmol/L。该患者首选的降压药物是
A. 维拉帕米 B. 美托洛尔 C. 利血平
D. 氨氯地平 E. 贝那普利

572. 女，80岁。高血压病史20年，间断头晕。既往有痛风史。查体：血压180/90mmHg，心率52次/分，律齐，心脏各瓣膜听诊区未闻及杂音。实验室检查：血肌酐110μmol/L，血钾正常。该患者的最适宜降压治疗方案是
A. 氨氯地平与美托洛尔 B. 氨氯地平与氢氯噻嗪 C. 缬沙坦与美托洛尔
D. 缬沙坦与氨氯地平 E. 缬沙坦与氢氯噻嗪

573. 男，35岁。发现高血压7个月，未服药，改善生活行为后血压为(140~150)/(90~95)mmHg。心率为56次/分。该患者治疗首选的药物是
A. 培哚普利 B. 利血平 C. 维拉帕米
D. 比索洛尔 E. 哌唑嗪

574. 患者，男性，50岁。突发眼底出血1小时。高血压病史10年，规律服用降压药1年，平时血压(140~150)/(95~100)mmHg。查体：血压210/120mmHg，结膜无出血、充血，双肺呼吸音清，心率90

次/分,律齐,双下肢无水肿。治疗宜首选
   A. 肌内注射利血平　　　B. 口服美托洛尔　　　C. 口服卡托普利
   D. 口服氨氯地平　　　　E. 静脉滴注硝普钠

二、继发性高血压(执业医师及助理医师均需掌握)

575. 患者,女性,30岁。间断性头痛、头晕2年。查体:血压190/110mmHg。B超提示左肾动脉狭窄55%,右肾动脉狭窄50%。导致患者血压升高的原因是
   A. 激活交感神经系统　　B. 激活激肽系统　　　C. 心房利钠肽升高
   D. 血管加压素升高　　　E. 激活肾素-血管紧张素-醛固酮系统(2023)

576. 女,34岁。血压210/130mmHg,可以作为肾血管性高血压的主要诊断依据是
   A. 无高血压家族史　　　B. 右上腹连续性高调血管杂音　　C. 近期发生的高血压
   D. 血浆肾素水平增高　　E. 氮质血症

577. 患者,男性,26岁。上肢血压(180~200)/(100~110)mmHg,下肢血压140/80mmHg。体检:肩胛间区可闻及血管杂音,伴震颤。尿17-酮类固醇、17-羟类固醇正常,尿苦杏仁酸正常。其高血压原因应考虑继发于
   A. 库欣综合征　　　　　B. 主动脉缩窄　　　　C. 嗜铬细胞瘤
   D. 原发性醛固酮增多症　E. 单侧肾动脉狭窄

578. 女,45岁。肢体软弱无力、夜尿多2年余,今晨起双下肢不能活动。查:血压170/100mmHg,均匀性轻度肥胖,双下肢松弛性瘫痪,血钾2.4mmol/L。最可能的诊断为
   A. 原发性高血压　　　　B. 嗜铬细胞瘤　　　　C. 肾性高血压
   D. 原发性醛固酮增多症　E. 库欣病

   A. 肾动脉狭窄　　　　　B. 主动脉缩窄　　　　C. 嗜铬细胞瘤
   D. 原发性醛固酮增多症　E. 库欣综合征

579. 血压增高,向心性肥胖,满月脸,皮肤紫纹,最可能的诊断是
580. 上肢血压增高,且明显高于下肢血压,胸骨旁可闻及杂音,最可能的诊断是

第13章　心肌疾病

一、扩张型心肌病(执业医师及助理医师均需掌握)

581. 属于扩张型心肌病特征的是
   A. 主要表现为舒张功能障碍　　　　B. 为伴有特异性系统性疾病的心肌病
   C. 心室扩大,室壁运动普遍减弱　　　D. 心室充盈受限和舒张期容量下降
   E. 右心室心肌被纤维脂肪组织所替代

582. 扩张型心肌病最主要的临床表现为
   A. 充血性心力衰竭　　　B. 猝死　　　　　　　C. 栓塞
   D. 食欲不振　　　　　　E. 肺部感染

583. 扩张型心肌病左、右心室同时衰竭时,与临床症状和体征最有关的因素是
   A. 静脉回流增加　　　　B. 肺淤血　　　　　　C. 心排出量减少
   D. 心律失常　　　　　　E. 心肌缺血

584. 扩张型心肌病典型的超声心动图改变是

A. 收缩期心尖部向外膨出 B. 舒张期室间隔厚度与左心室后壁之比≥1.3
C. 收缩期二尖瓣前叶向前运动 D. 心腔扩大,室壁运动弥漫性减弱,瓣口开放小
E. 瓣膜增厚、钙化、僵硬,瓣口开放受限

585. 男,40岁。活动后心悸、气短15年。活动耐力逐年下降。查体:心尖搏动减弱、范围弥散,心界向两侧扩大,心音减弱,心尖部可闻及2/6级收缩期吹风样杂音。该患者最可能的诊断是
A. 肥厚型心肌病 B. 扩张型心肌病 C. 限制型心肌病
D. 病毒性心肌炎 E. 未扩张型左心室心肌病(2024)

586. 男,36岁。反复活动后心悸、气短2年,加重伴夜间阵发性呼吸困难2天。既往无明确心脏病病史,无吸烟及饮酒史,无糖尿病及甲亢病史。查体:血压100/70mmHg,双肺底可闻及少许湿啰音,心率112次/分,律齐,心尖区可闻及2/6级收缩期吹风样杂音。心电图示非特异性ST-T改变。超声心动图示左室舒张末期内径62mm,室间隔厚9mm,弥漫性室壁运动减弱,LVEF36%。最可能的诊断是
A. 急性冠脉综合征 B. 缺血性心肌病 C. 肥厚型心肌病
D. 扩张型心肌病 E. 急性心肌炎(2024)

587. 男性,32岁。劳累后心悸、气促、下肢水肿6个月。查体心界向两侧扩大,心尖区闻及2/6级收缩期杂音,两肺底有小水泡音。超声心动图示左心室腔增大,心电图提示完全性左束支阻滞。该患者应诊断为
A. 心包炎 B. 扩张型心肌病 C. 急性病毒性心肌炎
D. 二尖瓣狭窄 E. 肺源性心脏病

二、肥厚型心肌病(执业医师及助理医师均需掌握)

588. 诊断肥厚型梗阻性心肌病最有价值的辅助检查是
A. 心电图运动负荷试验 B. 冠状动脉造影 C. 心电图
D. 超声心动图 E. 胸部X线片(2024)

A. 左心室扩大,流出道增宽,室间隔及左心室后壁运动减弱
B. 室间隔非对称性肥厚,舒张期室间隔厚度与左心室后壁之比≥1.3
C. 心前壁之前和心后壁之后有液性暗区
D. 瓣叶有赘生物及瓣叶穿孔
E. 舒张期二尖瓣前叶呈圆拱状,后叶活动度减弱,交界处融合,瓣叶增厚和瓣口面积减少

589. 扩张型心肌病超声心动图显示

590. 肥厚型心肌病超声心动图显示

591. 心包积液超声心动图显示

592. 可使肥厚型心肌病杂音减轻的药物是
A. 多巴胺 B. 美托洛尔 C. 地高辛
D. 硝酸甘油 E. 呋塞米

593. 肥厚梗阻型心肌病心脏杂音的特点是
A. 进食可减弱 B. 下蹲位增强 C. 剧烈活动时减弱
D. 含服硝酸甘油后增强 E. 服用β受体拮抗剂后增强

594. 男,46岁。因心悸、胸痛、劳力性呼吸困难数月就诊。心电图示左心室肥大,Ⅱ、Ⅲ、aVL、aVF导联有病理性Q波。心导管检查示左心室腔与流出道间压差>20mmHg,Brockenbrough现象阳性。诊断是
A. 扩张型心肌病 B. 肥厚型心肌病 C. 限制型心肌病
D. 未定型心肌病 E. 特异性心肌病

595. 男,20岁。踢球时突然一过性意识丧失,后自行恢复。发作时无四肢抽搐、口吐白沫。超声心动图示舒张期室间隔与后壁厚度之比为1.7。SAM现象阳性。该患者意识丧失最可能的病因是
    A. 癔症　　　　　　　　B. 血管迷走性晕厥　　　　C. 体位性低血压
    D. 限制型心肌病　　　　E. 肥厚型梗阻性心肌病

596. 能减轻梗阻性肥厚型心肌病左心室流出道梗阻的药物是
    A. β受体阻滞剂　　　　B. 硝酸甘油　　　　　　　C. 地高辛
    D. 异丙肾上腺素　　　　E. 去甲肾上腺素（2022）

597. 禁忌使用洋地黄的是
    A. 心功能不全　　　　　B. 阵发性室上性心动过速　C. 心房颤动
    D. 梗阻性肥厚型心肌病　E. 心房扑动

(598~600题共用题干)男性,21岁。近半年来反复心悸、胸痛、劳力性呼吸困难,时有头晕或短暂神志丧失。体检发现:心脏轻度增大,心尖部有2/6级收缩期杂音和第四心音,胸骨左缘第3~4肋间闻及较粗糙的喷射性收缩期杂音。

598. 最可能的诊断是
    A. 冠心病心绞痛　　　　B. 二尖瓣关闭不全　　　　C. 主动脉瓣狭窄
    D. 梗阻性肥厚型心肌病　E. 病毒性心肌炎

599. 最有价值的诊断方法是
    A. 胸部X线片　　　　　B. 心电图　　　　　　　　C. 超声心动图
    D. 心脏核素检查　　　　E. 冠状动脉造影

600. 应选用的药物是
    A. 地高辛　　　　　　　B. 硝酸甘油　　　　　　　C. 普萘洛尔
    D. 卡托普利　　　　　　E. 双氢克尿噻（2023）

三、病毒性心肌炎(执业医师及助理医师均需掌握)

601. 引起病毒性心肌炎最常见的病毒是
    A. 风疹病毒　　　　　　B. 呼吸道合胞病毒　　　　C. 流感病毒
    D. 单纯疱疹病毒　　　　E. 柯萨奇B组病毒

602. 不符合病毒性心肌炎体征的是
    A. 心率增快与体温增高　B. 第一心音增强　　　　　C. 可有舒张期奔马律
    D. 可有心包摩擦音　　　E. 心律失常多见

603. 不属于急性病毒性心肌炎常见临床表现的是
    A. 可合并各种心律失常　B. 心动过速与发热程度平行　C. 恶心、呕吐等消化道症状
    D. 常出现器质性心脏杂音　E. 先有发热,然后出现心悸、胸闷

604. 病毒性心肌炎的确诊有赖于
    A. 血肠道病毒核酸阳性　B. 血清柯萨奇B组病毒IgG 1∶640
    C. 心肌组织内病毒的检出　D. 血C反应蛋白水平增高
    E. 血清柯萨奇B组病毒IgM 1∶320以上

605. 女性,25岁。发热、咳嗽、流涕2周后热退,但又出现胸闷、心悸,心率120次/分,心律不齐,偶闻期前收缩。心电图:低电压,T波低平。应首先考虑
    A. 急性心包炎　　　　　B. 扩张型心肌病　　　　　C. 病毒性心肌炎
    D. 风湿性心肌炎　　　　E. 风湿性心脏病（2024）

(606~607题共用题干)男,22岁。3周前发热、流涕、咽痛,T37~38℃。近1周自觉喘憋、心悸和乏力,呈进行性加重。既往体健。查体:T37℃,R22次/分,BP100/65mmHg。颈静脉无怒张,双下肺可闻及湿啰音。实验室检查血肌钙蛋白升高。

606. 该患者最可能的诊断是
　　A. 扩张型心肌病　　　　B. 肥厚型心肌病　　　　C. 急性心肌梗死
　　D. 肺血栓栓塞　　　　　E. 病毒性心肌炎

607. 最有助于确定喘憋原因的辅助检查是
　　A. 血气分析　　　　　　B. 超声心动图　　　　　C. 冠状动脉造影
　　D. 心电图　　　　　　　E. 血常规

第14章　心脏瓣膜病

一、二尖瓣狭窄(执业医师及助理医师均需掌握)

608. 单纯二尖瓣狭窄时,心脏首先发生代偿性肥大和扩张的是
　　A. 左心房　　　　　　　B. 左心室　　　　　　　C. 左心房与左心室同时发生
　　D. 右心房与右心室同时发生　　E. 右心室

609. 风心病严重二尖瓣狭窄突发大咯血是由于
　　A. 肺毛细血管破裂　　　B. 合并肺结核　　　　　C. 急性肺水肿
　　D. 支气管静脉破裂　　　E. 合并支气管扩张(2023)

610. 以下心血管疾病中,最易引起咯血的是
　　A. 二尖瓣狭窄　　　　　B. 肺动脉瓣狭窄　　　　C. 急性心包炎
　　D. 三尖瓣狭窄　　　　　E. 主动脉瓣狭窄

611. 成人心脏正常二尖瓣瓣口面积是
　　A. $0.5~1.0cm^2$　　　B. $2.0~3.0cm^2$　　　C. $4.0~6.0cm^2$
　　D. $6.5~7.5cm^2$　　　E. $8.0~9.0cm^2$

612. 重度二尖瓣狭窄是指二尖瓣瓣口面积
　　A. 小于$2cm^2$　　　　B. $1~2cm^2$　　　　　C. 小于$1cm^2$
　　D. $1.0~1.5cm^2$　　　E. 小于$3cm^2$

613. 下列不符合二尖瓣狭窄患者描述的选项是
　　A. 两颧绀红色　　　　　B. 肺动脉段膨出　　　　C. 左心房增大
　　D. 严重时发生肺水肿　　E. 心音弱而远

614. 提示二尖瓣狭窄合并左心房增大的主要心电图改变是
　　A. 高尖P波　　　　　　B. 双峰P波　　　　　　C. 逆行P波
　　D. QRS波群增宽　　　　E. T波明显倒置

615. 患者,女性,48岁。风湿性心脏瓣膜病10年,喘憋1天。查体:血压120/70mmHg,端坐位,双肺可闻及湿啰音,心率106次/分,律齐,心尖部可闻及舒张期杂音,双下肢无水肿。缓解该患者喘憋的首选药物为
　　A. 胺碘酮　　　　　　　B. 普罗帕酮　　　　　　C. 美托洛尔
　　D. 地高辛　　　　　　　E. 呋塞米

616. 二尖瓣狭窄患者出现右心衰竭时最可能缓解的临床表现是

A. 肝大 B. 颈静脉怒张 C. 肝压痛
D. 双下肢水肿 E. 呼吸困难

617. 可并发脑栓塞的风湿性心脏瓣膜病最常见于
A. 二尖瓣狭窄 B. 二尖瓣关闭不全 C. 主动脉瓣狭窄
D. 主动脉瓣关闭不全 E. 肺动脉瓣狭窄

618. 二尖瓣狭窄时,体循环栓塞最常发生于
A. 脾动脉 B. 脑动脉 C. 肾动脉
D. 下肢动脉 E. 肠系膜动脉

619. 以下疾病最易并发心房颤动的是
A. 二尖瓣关闭不全 B. 二尖瓣狭窄 C. 三尖瓣关闭不全
D. 主动脉瓣关闭不全 E. 主动脉瓣狭窄(2023)

620. 女性,50岁。劳累后呼吸困难、心悸10年。查体:血压98/65mmHg,双颧绀红色,双肺呼吸音粗糙,未闻及湿啰音,心率120次/分,律规则,心尖部可闻及舒张期隆隆样杂音。腹平软,肝、脾肋下未及,双下肢无水肿。为明确诊断,应选择的检查是
A. 胸部X线片 B. 超声心动图 C. 肺血管造影
D. 肺部高分辨CT E. 心电图(2024)

621. 女性,56岁。28年前确诊风心病二尖瓣狭窄。5年来经常出现夜间阵发性呼吸困难和咯血,半年前开始出现腹胀、双下肢水肿,但呼吸困难和咯血发作次数明显减少。与近半年临床表现有关的原因最可能为
A. 二尖瓣狭窄程度减轻 B. 合并肾小球肾炎 C. 合并主动脉瓣狭窄
D. 出现了右心衰竭 E. 二尖瓣钙化

622. 女,34岁。心悸、气短2年。2小时前突然咯鲜红色血液80ml。查体:体温37.1℃,呼吸18次/分,脉搏100次/分,血压120/80mmHg。心率100次/分,律齐,心尖区可闻及舒张期隆隆样杂音,P_2亢进,双下肺可闻及湿啰音。该患者的首选治疗是
A. 静脉滴注垂体后叶素 B. 静脉滴注维生素K_1 C. 静脉输血
D. 静脉注射呋塞米 E. 静脉滴注毛花苷丙(2024)

623. 患者,男,56岁。劳累后心悸5年。查体:脉搏74次/分,血压130/85mmHg,双肺底闻及湿啰音,心率74次/分,律齐,心尖部闻及舒张期杂音,双下肢凹陷性水肿。该患者不宜使用的药物是
A. 利多卡因 B. 普罗帕酮 C. 维拉帕米
D. 地尔硫䓬 E. 洋地黄(2024)

624. 女性,27岁。劳累后心悸、气短5年,近1周间断咯血,无发热。查体:双颊紫红,口唇轻度发绀,颈静脉无怒张。两肺未闻干、湿啰音。心浊音界在胸骨左缘第3肋间向左扩大。心尖部局限性舒张期隆隆样杂音,第一心音亢进。肝不大,下肢无水肿。预防本病的关键在于
A. 注意休息 B. 劳逸结合,增强体质 C. 积极防治高血脂
D. 积极防治风湿热 E. 预防金黄色葡萄球菌感染

(625~627题共用题干)男性,20岁。有四肢关节疼痛病史,近半年来时感心悸,活动后气急,休息后缓解。体检:两颧轻度发绀,听诊心尖区闻及舒张期隆隆样杂音,胸骨左缘第3~4肋间可闻及二尖瓣开放拍击音,P_2亢进、分裂。

625. 应首先考虑的诊断是风心病
A. 二尖瓣狭窄 B. 二尖瓣关闭不全 C. 主动脉瓣狭窄
D. 主动脉瓣关闭不全 E. 二尖瓣狭窄伴关闭不全

626. 该患者入院第二天后体检发现第一心音强弱不等,心律绝对不规则,心率120次/分,脉率100次/分,应考虑并发
　　A. 窦性心动过速　　　　B. 阵发性室上性心动过速　　C. 心房扑动
　　D. 心房颤动　　　　　　E. 窦性心律不齐

627. 首选的治疗药物是
　　A. 普萘洛尔　　　　　　B. 利多卡因　　　　　　　　C. 毛花苷丙
　　D. 苯妥英钠　　　　　　E. 新斯的明

628. 男,40岁。发现风心病10余年。查体:双侧颈部皮肤呈紫红色,心界向左扩大,心腰膨隆。心率96次/分,心尖部可闻及开瓣音及舒张期隆隆样杂音。该患者查体还可能发现的其他阳性体征是
　　A. 肺动脉瓣区舒张早期杂音　B. 胸骨左缘第3肋间收缩期杂音　C. 第二心音减弱
　　D. 第一心音减弱　　　　　　E. 第二心音逆分裂

629. 女,40岁。活动后心悸、气短5年,夜间不能平卧2周。既往有反复关节痛病史。查体:两颊呈紫色,心尖部可闻及舒张期杂音。最有助于确诊的检查是
　　A. 血培养+药敏试验　　B. 血常规　　　　　　　　　C. 胸部X线片
　　D. 超声心动图　　　　　E. 心电图

630. 当风心病二尖瓣狭窄程度加重时
　　A. 心尖部舒张期滚筒样杂音增强,肺动脉瓣第二心音减低
　　B. 心尖部舒张期滚筒样杂音减低,肺动脉瓣第二心音减低
　　C. 心尖部舒张期滚筒样杂音减低,肺动脉瓣第二心音增强
　　D. 心尖部舒张期滚筒样杂音增强,肺动脉瓣第二心音增强
　　E. 心尖部收缩期吹风样杂音和舒张期滚筒样杂音增强

二、二尖瓣关闭不全（执业医师及助理医师均需掌握）

631. 在发达国家,慢性二尖瓣关闭不全的最常见病因是
　　A. 风湿性心脏病　　　　B. 结缔组织病　　　　　　　C. 二尖瓣黏液样变性
　　D. 感染性心内膜炎　　　E. 二尖瓣先天异常

632. 在发展中国家,二尖瓣关闭不全最常见的病因是
　　A. 二尖瓣脱垂　　　　　B. 风湿性心脏病　　　　　　C. 感染性心内膜炎
　　D. 二尖瓣环钙化　　　　E. 冠心病

633. 二尖瓣关闭不全的特异性体征是
　　A. 胸骨左缘第2肋间连续性机器样杂音　B. 胸骨右缘第2肋间收缩期喷射样杂音
　　C. 心尖部全收缩期吹风样杂音　　　　　D. 胸骨左缘第3肋间舒张期叹气样杂音
　　E. 心尖部舒张中晚期隆隆样杂音

634. 患者,女性,23岁。心尖区可闻及收缩中、晚期吹风样杂音及喀喇音。超声心动图可见二尖瓣前叶CD段呈吊床样波形,最可能的诊断是
　　A. 二尖瓣狭窄　　　　　B. 二尖瓣关闭不全　　　　　C. 主动脉瓣狭窄
　　D. 主动脉瓣关闭不全　　E. 二尖瓣脱垂

635. 乳头肌断裂致急性二尖瓣关闭不全时,下列描述正确的是
　　A. 左心室大小无明显变化　　B. 可无症状　　　　　　C. 左心房明显扩大
　　D. 胸部X线片示肺纹理稀疏　E. 心电图示 $S_{V1}+R_{V5}>4.0mV$

636. 女,65岁,冠状动脉介入手术时突感呼吸困难,欲坐起。查体:血压100/70mmHg,心率102次/分,律齐,心尖部新出现收缩期吹风样杂音。该患者杂音的最可能原因是

A. 左心室流出道狭窄　　　　B. 风湿性心脏瓣膜病　　　　C. 主动脉瓣脱垂
D. 急性心包炎　　　　　　　E. 急性二尖瓣关闭不全

637. 女,28岁。劳累后心悸、气短6年,加重伴咳粉红色泡沫样痰1周。查体:心界扩大,心律绝对不齐,心尖部可闻及双期杂音。超声心动图示二尖瓣重度狭窄及中度关闭不全。该患者最恰当的治疗方案是
A. 立即行二尖瓣置换术　　　　B. 先抗心力衰竭治疗,择期行二尖瓣瓣膜修补术
C. 立即行二尖瓣球囊扩张术　　D. 先抗心力衰竭治疗,择期行二尖瓣置换术
E. 抗心力衰竭治疗后口服药物治疗,随访

三、主动脉瓣狭窄(执业医师及助理医师均需掌握)

638. 重度主动脉瓣狭窄的跨主动脉瓣平均压力阶差至少应大于
A. 35mmHg　　　　　　　　B. 40mmHg　　　　　　　　C. 45mmHg
D. 50mmHg　　　　　　　　E. 55mmHg

639. 主动脉瓣中度狭窄时瓣口面积为
A. <0.75cm²　　　　　　　　B. 0.75~1.0cm²　　　　　　C. 1.0~1.5cm²
D. 1.5~2.0cm²　　　　　　　E. 2.0~4.0cm²

640. 女,65岁。发作性左胸痛5年,疼痛放射至左肩,发作持续3~4分钟,休息后可缓解。今日下午劳动时突发晕厥急诊。查体:血压90/50mmHg,神清,心率140次/分,主动脉瓣区可闻及收缩期喷射样杂音伴震颤,杂音向颈部传导,双肺呼吸音清。最可能的诊断是
A. 高血压病　　　　　　　　B. 主动脉扩张　　　　　　　C. 主动脉瓣狭窄
D. 主动脉粥样硬化　　　　　E. 主动脉瓣关闭不全

641. 易导致主动脉瓣狭窄患者晕厥的情况为
A. 服用硫氮䓬酮　　　　　　B. 静坐休息　　　　　　　　C. 剧烈运动
D. 睡眠　　　　　　　　　　E. 窦性心律,心率70次/分

642. 最可能发生晕厥的心脏瓣膜病是
A. 二尖瓣狭窄　　　　　　　B. 主动脉瓣狭窄　　　　　　C. 肺动脉瓣狭窄
D. 二尖瓣关闭不全　　　　　E. 主动脉瓣关闭不全

643. 主动脉瓣狭窄的典型症状是
A. 呼吸困难、心绞痛、晕厥　　B. 呼吸困难、晕厥、咯血　　　C. 晕厥、咯血、心绞痛
D. 呼吸困难、咯血、心绞痛　　E. 呼吸困难、心绞痛、低血压(2023)

644. 主动脉瓣狭窄最常见的并发症是
A. 体循环栓塞　　　　　　　B. 右心衰竭　　　　　　　　C. 心律失常
D. 心脏性猝死　　　　　　　E. 感染性心内膜炎

645. 男,45岁。活动后胸闷、气短5年。近2日气短加重。胸骨右缘第2肋间可闻及4/6级喷射性收缩期杂音。最可能的诊断是
A. 主动脉瓣狭窄　　　　　　B. 稳定型心绞痛　　　　　　C. 急性心包炎
D. 急性冠脉综合征　　　　　E. 限制型心肌病(2024)

646. 女,49岁。劳累后头晕、胸痛3年。查体:体温36.3℃,呼吸18次/分,脉搏83次/分,血压108/72mmHg,双肺呼吸音粗,可闻及少量湿啰音,心率83次/分,律齐,胸骨右缘第2肋间闻及4/6级收缩期喷射性杂音,伴震颤。该患者最可能的诊断为
A. 二尖瓣关闭不全　　　　　B. 动脉导管未闭　　　　　　C. 肥厚型心肌病
D. 主动脉瓣狭窄　　　　　　E. 主动脉瓣关闭不全(2024)

647. 劳累时有心绞痛及晕厥发作的主动脉瓣狭窄患者首选治疗为

A. 静脉滴注硝酸甘油 B. 强心 C. 利尿
D. 主动脉瓣膜置换术 E. 主动脉瓣球囊成形术

648. 主动脉瓣狭窄的手术适应证是
A. 病程>5年 B. 主动脉瓣瓣口面积1.6cm² C. 合并房性期前收缩
D. 主动脉瓣钙化 E. 主动脉瓣静息跨瓣压>50mmHg

649. 女,34岁。风湿性心脏瓣膜病主动脉瓣狭窄9年,进行性活动耐力减低,近1年来,每于剧烈运动中发生晕厥。无高血压、糖尿病、高脂血症病史。查体:BP100/70mmHg。心率78次/分,律齐,主动脉瓣区可闻及收缩期喷射性杂音。超声心动图提示左心室增大,LVEF40%,主动脉瓣瓣口面积1.1cm²,平均压力阶差55mmHg,跨瓣峰速度5.4m/s。对该患者最恰当的处置是
A. 晕厥时硝酸甘油急救 B. 主动脉瓣置换术 C. 口服阿托伐他汀
D. 每日口服单硝酸异山梨酯 E. 避免竞技性运动,其他体力活动不受限

650. 男性,75岁。咳嗽、咳黄痰3天就诊。查体发现主动脉瓣区粗糙的收缩期杂音。超声心动图示主动脉瓣狭窄,左室射血分数0.55,心电图检查正常。对该患者处置方法不正确的是
A. 抗生素 B. 化痰药物 C. 血管紧张素转换酶抑制剂
D. 定期做超声心动图 E. 胸部X线检查

四、主动脉瓣关闭不全(执业医师及助理医师均需掌握)

651. 不是由主动脉瓣病变引起主动脉瓣关闭不全的疾病是
A. 感染性心内膜炎 B. 风湿性心脏病 C. 先天性二叶主动脉瓣
D. 梅毒性主动脉炎 E. 主动脉瓣黏液样变性

652. 患者,男性,64岁。头晕、心悸4~5年,心尖搏动向左下移位,呈抬举性搏动,于胸骨左缘第3~4肋间闻及叹气样舒张期杂音,为递减型,向心尖传导,在心尖区闻及隆隆样舒张早期杂音,股动脉可闻及射枪音。首先应想到的诊断为
A. 二尖瓣狭窄 B. 主动脉瓣关闭不全 C. 二尖瓣关闭不全
D. 主动脉瓣狭窄 E. 室间隔缺损

(653~655题共用题干)男性,50岁。近几年来逐渐出现心悸、乏力、活动后气急。体检发现:心脏向左下扩大,心尖部有舒张期滚筒样杂音,主动脉瓣听诊区闻及舒张期泼水样杂音。

653. 可能的诊断是
A. 二尖瓣关闭不全 B. 二尖瓣狭窄 C. 主动脉瓣狭窄
D. 梗阻性肥厚型心肌病 E. 主动脉瓣关闭不全

654. 最有价值的诊断方法是
A. 胸部X线片 B. 心电图 C. 超声心动图
D. 心脏核素检查 E. 冠状动脉造影

655. 应选用的药物是
A. 地高辛 B. 硝酸甘油 C. 普萘洛尔(心得安)
D. 卡托普利 E. 双氢克尿噻

656. 最常出现周围血管征的风湿性心脏病是
A. 主动脉瓣关闭不全 B. 主动脉瓣狭窄 C. 二尖瓣关闭不全
D. 二尖瓣狭窄 E. 肺动脉瓣狭窄

657. 周围血管征不包括
A. 枪击音 B. 毛细血管搏动征 C. 脉压增大

D. 水冲脉　　　　　　　　E. Duroziez 双重杂音

658. 最有助于诊断主动脉瓣关闭不全的体征是
    A. Graham-Steell 杂音　　B. 心尖抬举样搏动　　C. 心界呈靴形
    D. 脉压增加　　　　　　　E. 胸骨左缘第 3 肋间舒张期杂音

659. 男,15 岁,查体发现水冲脉,主动脉瓣第二听诊区可闻及叹气样舒张期杂音。水冲脉的发生机制是
    A. 收缩压和舒张压均增加,脉压不变　　B. 收缩压升高,舒张压降低,脉压增加
    C. 收缩压降低,舒张压增加,脉压降低　　D. 收缩压和舒张压均降低,脉压不变
    E. 收缩压不变,舒张压升高,脉压降低

660. 女性,43 岁。既往风湿性心脏瓣膜病 25 年。查体:心尖部闻及柔和的舒张早期杂音,胸骨左缘第 3 肋间可闻及舒张期叹气样杂音。该患者还可能出现的体征是
    A. 脉压增大　　　　　　　B. 两侧面颊紫红　　　　C. 咯血
    D. 心腰增粗　　　　　　　E. 左心房增大(2024)

661. 男,65 岁,活动时心悸、气短 1 年余。查体:胸骨左缘第 3 肋间可闻及舒张期叹气样杂音,向心尖部传导,周围血管征阳性。该患者心界叩诊最可能的表现为
    A. 向左下扩大,心腰凹陷　　B. 向左扩大,心腰饱满　　C. 向右侧扩大
    D. 向两侧扩大　　　　　　E. 正常

662. 主动脉瓣关闭不全引起相对性二尖瓣狭窄最常见的表现是
    A. Graham-Steell 杂音　　B. Austin-Flint 杂音　　C. DeMusset 征
    D. Duroziez 征　　　　　　E. Traube 征(2024)

663. 男,65 岁。近 2 年来活动时气喘。查体:血压 130/50mmHg,胸骨左缘第 3 肋间可闻及舒张早期叹气样杂音。与上述心脏病变相关的体征为
    A. Ewart 征　　　　　　　B. 心尖部开瓣音　　　　C. Austin-Flint 杂音
    D. Graham-Steell 杂音　　E. 奇脉

664. 女,43 岁。诊断风湿性心脏瓣膜病 28 年。查体:心前区未触及震颤,胸骨左缘第 3 肋间可闻及舒张期叹气样杂音,心尖部可闻及舒张中、晚期隆隆样杂音,S_1 减弱。最可能的诊断是
    A. 主动脉瓣关闭不全伴二尖瓣器质性狭窄　　B. 主动脉瓣关闭不全伴二尖瓣相对性狭窄
    C. 主动脉瓣器质性狭窄伴二尖瓣器质性狭窄　　D. 主动脉瓣相对性狭窄伴二尖瓣相对性狭窄
    E. 主动脉瓣相对性狭窄伴二尖瓣器质性狭窄(2024)

第 15 章　心包疾病

(执业医师及助理医师均需掌握)

665. 急性心包炎最常见的病因是
    A. 非特异性　　　　　　　B. 化脓性　　　　　　　C. 结核性
    D. 病毒性　　　　　　　　E. 肿瘤性

666. 心包积液的病因不包括
    A. 结核病　　　　　　　　B. 二尖瓣反流　　　　　C. 尿毒症
    D. 甲状腺功能减退症　　　E. 系统性红斑狼疮(2024)

667. Ewart 征见于
    A. 病毒性心肌炎　　　　　B. 大量心包积液　　　　C. 纤维素性心包炎

D. 急性心肌梗死　　　　　E. 肥厚型心肌病(2024)

668. 纤维素性心包炎的典型体征是
   A. 心包叩击音　　　　　B. Ewart 征　　　　　C. 心包摩擦音
   D. 心浊音界扩大　　　　E. 奇脉

669. 急性渗出性心包炎的特异性体征是
   A. 心包摩擦音　　　　　B. 奔马律　　　　　　C. 心音遥远
   D. 脉压增大　　　　　　E. 心前区疼痛(2024)

670. 女,26 岁。持续性心前区疼痛 2 天,咳嗽可加重。查体:胸骨左缘 3~4 肋间可闻及搔抓粗糙摩擦音,屏气后仍可听到。ECG 示:除 aVR 外的所有常规导联 ST 段呈弓背向下抬高。最可能的诊断是
   A. 急性胸膜炎　　　　　B. 急性肺栓塞　　　　C. 变异型心绞痛
   D. 急性心包炎　　　　　E. 急性心肌梗死

671. 下列符合急性心包炎胸痛临床特点的是
   A. 疼痛不放射　　　　　B. 随渗液量的增多而加重　　C. 吞咽动作时减轻
   D. 深呼吸时减轻　　　　E. 咳嗽时加重

672. 女,37 岁。因阵发性室上性心动过速行射频消融术治疗,术中患者突然出现胸闷、烦躁、呼吸困难。查体:血压 80/70mmHg,颈静脉怒张,两肺呼吸音清,心界向两侧扩大,心率 120 次/分,律齐,各瓣膜听诊区未闻及杂音,奇脉(+)。导致其临床表现的机制是
   A. 心排血量增加,静脉压升高　B. 心排血量不变,静脉压升高　C. 心排血量下降,静脉压降低
   D. 心排血量增加,静脉压降低　E. 心排血量下降,静脉压升高

673. 患者,男性,34 岁。发热 1 周伴胸痛,用硝酸甘油无效。查体:心音低钝,有舒张期附加音,血压 110/80mmHg,肘部静脉压 180mmH₂O。心电图:ST 段抬高,弓背向下,未见病理性 Q 波。该患者最可能的诊断是
   A. 急性心肌梗死　　　　B. 缩窄性心包炎　　　C. 变异性心绞痛
   D. 稳定型心绞痛　　　　E. 急性渗出性心包炎

674. 结核性心包炎初期最关键的治疗是
   A. 口服泼尼松　　　　　B. 抗结核治疗　　　　C. 营养支持治疗
   D. 心包穿刺引流　　　　E. 口服利尿药

675. 男,20 岁。低热、气促、腹胀 14 天。查体:心界向两侧扩大,心尖搏动点位于左侧心界内侧,心音低钝,心脏各瓣膜区未闻及杂音。肝肋下 3cm。胸部 X 线片示肺野清晰,心影增大。心电图:窦性心动过速,QRS 波群低电压,广泛性 T 波低平。该患者最可能的诊断是
   A. 缩窄性心包炎　　　　B. 肥厚型心肌病　　　C. 急性心肌梗死
   D. 风湿性心脏病　　　　E. 急性心包炎

676. 心脏压塞时不出现
   A. 心音低钝　　　　　　B. 声音嘶哑　　　　　C. 奇脉
   D. 肝颈静脉反流征阳性　E. 双肺满布干、湿啰音

677. 心脏压塞的特征性体征是
   A. 心音低钝　　　　　　B. 声音嘶哑　　　　　C. 奇脉
   D. 肝颈静脉反流征阳性　E. Ewart 征

678. 急性心包炎心包积液时最突出的症状是
   A. 心前区疼痛　　　　　B. 发热　　　　　　　C. 呼吸困难
   D. 声音嘶哑　　　　　　E. 吞咽困难

679. 发现心包积液最简便准确的方法是

A. 心电图 B. 超声心动图 C. 冠状动脉造影
D. 核素心肌显像 E. 心包穿刺

680. 患者,女性,62岁。干咳、呼吸困难2周,逐渐加重,现不能平卧,无发热。查体:R24次/分,BP85/70mmHg,端坐位,颈静脉怒张,双肺呼吸音减弱,心浊音界向两侧扩大,心率108次/分,律齐,心音低而遥远,心脏各瓣膜区未闻及杂音,奇脉。心电图:窦性心动过速,各导联QRS波低电压。该患者最关键的治疗措施是
A. 静脉滴注抗生素 B. 静脉滴注硝酸甘油 C. 口服美托洛尔
D. 心包穿刺 E. 静脉注射呋塞米

681. 心包穿刺术的绝对禁忌证是
A. 心脏压塞 B. 主动脉夹层 C. 结核性心包炎
D. 化脓性心包炎 E. 肿瘤性心包炎

682. 第一次心包穿刺抽液总量不宜超过
A. 50ml B. 75ml C. 100ml
D. 150ml E. 200ml

(683~685题共用题干)男,44岁。因发热、胸痛伴心包摩擦音,曾用非激素类抗炎药。2周后,呼吸困难加重,心率110次/分,律齐,心音遥远,血压90/70mmHg。肝脏肿大,下肢水肿。

683. 患者近2周出现的病情变化,提示
A. 肾功能不全 B. 心脏压塞 C. 右心功能不全
D. 肝硬化 E. 黏液性水肿

684. 患者还存在具有诊断价值的体征
A. 水冲脉 B. 交替脉 C. 奇脉
D. 重搏脉 E. 短绌脉

685. 首选的治疗措施是
A. 毛花苷丙 B. 呋塞米 C. 抗生素
D. 心包穿刺 E. 体外反搏

686. Beck三联征是指
A. 血压突然下降,颈静脉显著怒张,心音低钝遥远
B. 血压突然下降,颈静脉显著怒张,心音增强
C. 血压突然下降,颈静脉显著塌陷,心音低钝遥远
D. 血压突然下降,颈静脉显著塌陷,心音增强
E. 血压突然升高,颈静脉显著怒张,心音低钝遥远

687. 女,56岁。干咳、呼吸困难2周,逐渐加重,现不能平卧,无发热。查体:R24次/分,BP85/70mmHg,端坐位,颈静脉怒张,双肺呼吸音清,心脏浊音界向两侧扩大,心率106次/分,律齐,心音遥远,心脏各瓣膜听诊区未闻及病理性杂音,奇脉。心电图:窦性心动过速,各导联QRS波低电压。该患者最关键的治疗方案是
A. 口服美托洛尔 B. 静脉滴注硝酸甘油 C. 静脉注射呋塞米
D. 静脉滴注多巴胺 E. 心包穿刺

A. 心包积液 B. 主动脉瓣关闭不全 C. 主动脉瓣狭窄
D. 二尖瓣狭窄 E. 二尖瓣关闭不全

688. 胸部X线片示心影呈"烧瓶样"提示

689. 胸部X线片示心影呈"梨形"提示(2023)

第16章 感染性心内膜炎

(执业医师及助理医师均需掌握)

  A. 立克次体   B. 金黄色葡萄球菌   C. 肺炎球菌
  D. 淋球菌   E. 草绿色链球菌

690. 急性感染性心内膜炎的常见致病菌是
691. 亚急性感染性心内膜炎的常见致病菌是

  A. Janeway损害   B. 瘀点   C. 脾大
  D. Roth斑   E. Osler结节

692. 主要见于急性感染性心内膜炎的体征是
693. 亚急性感染性心内膜炎时发生于视网膜的病变是

694. 与亚急性感染性心内膜炎无关的病变是
  A. 脾大   B. 皮肤环形红斑   C. 肾梗死
  D. 皮肤黏膜出血点   E. 心瓣膜赘生物

695. 男,69岁。8周前"感冒"后持续低热,有主动脉瓣狭窄及关闭不全史,首先应考虑下列哪种诊断?
  A. 结缔组织病   B. 急性感染性心内膜炎   C. 亚急性感染性心内膜炎
  D. 小叶性肺炎   E. 大叶性肺炎

696. 感染性心内膜炎最好发的心脏部位是
  A. 乳头肌   B. 心脏瓣膜   C. 室间隔
  D. 心室内膜   E. 心房内膜

697. 感染性心内膜炎合并心力衰竭最常累及的部位是
  A. 室间隔右室侧壁   B. 二尖瓣   C. 三尖瓣
  D. 肺动脉瓣   E. 主动脉瓣(2022)

698. 最有助于感染性心内膜炎诊断的实验室检查是
  A. 血培养   B. 尿常规   C. 血常规
  D. B超   E. 血沉

699. 男,28岁。感冒后出现发热、咳嗽、咳痰,伴心悸、气短2个月。抗生素治疗后症状有所缓解,但仍有畏寒、发热,间断服用"头孢菌素类"抗生素治疗效果不佳。既往先天性心脏病病史20余年。查体:体温37.9℃,呼吸16次/分,脉搏80次/分,血压118/84mmHg。颈部瘀点。心率80次/分,律齐,胸骨左缘第3~4肋间闻及4/6级粗糙的收缩期杂音,伴震颤。双肺闻及散在湿啰音,腹平软,肝、脾不大,双下肢无水肿。为明确诊断,最有价值的检查是
  A. 超声心动图   B. 右心导管检查   C. 血常规
  D. 胸部X线片   E. 心电图(2024)

700. 女,30岁。持续发热2周,有先天性心脏病病史。入院查体:贫血貌,胸骨左缘第3~4肋间4/6级粗糙收缩期杂音伴震颤,脾肋下2cm,血培养2次阳性。入院后3天突感呼吸困难、胸痛、咯血多次。可能性最大的诊断是
  A. 室间隔缺损合并急性心力衰竭   B. 感染性心内膜炎合并急性肺栓塞

C. 感染性心内膜炎合并肺部感染　　　　D. 室间隔缺损合并肺部感染
E. 室间隔缺损合并支气管扩张症

(701~703题共用题干)女,40岁。发现室间隔缺损38年。3个月前拔牙后持续发热至今。查体：体温37.6℃,睑结膜苍白,皮肤有瘀点,胸骨左缘第3肋间可闻及全收缩期杂音,脾肋下可触及。

701. 该患者最可能的诊断为
　　A. 心肌炎　　　　　　　　B. 心包炎　　　　　　　　C. 左心衰竭
　　D. 心房颤动　　　　　　　E. 感染性心内膜炎

702. 最有助于确诊的检查是
　　A. 腹部B超　　　　　　　B. 血常规　　　　　　　　C. 血培养
　　D. 血清铁　　　　　　　　E. 尿蛋白

703. 首选治疗措施为使用
　　A. 铁剂　　　　　　　　　B. 抗生素类药物　　　　　C. 洋地黄类药物
　　D. 抗心律失常药物　　　　E. 血管紧张素转换酶抑制剂

(704~706题共用题干)男,54岁。发热2周余,体温37.5~38.2℃,未使用抗生素治疗。有风湿性二尖瓣狭窄合并关闭不全病史。超声心动图提示二尖瓣上有赘生物。

704. 入院第1天应为该患者做血培养
　　A. 1次　　　　　　　　　B. 2次　　　　　　　　　C. 3次
　　D. 4次　　　　　　　　　E. 5次

705. 该患者最可能的血培养结果是
　　A. 金黄色葡萄球菌　　　　B. 草绿色链球菌　　　　　C. 肺炎链球菌
　　D. 肠球菌　　　　　　　　E. 淋球菌

706. 该患者首选的抗生素是
　　A. 青霉素　　　　　　　　B. 萘夫西林　　　　　　　C. 苯唑西林
　　D. 庆大霉素　　　　　　　E. 万古霉素

707. 确诊感染性心内膜炎除血培养多次阳性外,还应有
　　A. 结膜出血　　　　　　　B. 心瓣膜赘生物　　　　　C. Janeway损害
　　D. Roth斑　　　　　　　　E. 类风湿因子阳性

708. 属于感染性心内膜炎主要诊断标准的是
　　A. 发热,体温≥38℃　　　B. 细菌性动脉瘤　　　　　C. 原有心脏瓣膜病
　　D. Osler结节　　　　　　E. 超声心动图发现赘生物

709. 亚急性感染性心内膜炎正确的抗菌治疗原则是
　　A. 根据体温变化间断给药　　　B. 大剂量短疗程用药
　　C. 口服抗生素　　　　　　　　D. 药敏结果回报前首选庆大霉素静脉滴注
　　E. 早期应用,争取连续数次血培养后立即静脉滴注抗生素

710. 一亚急性感染性心内膜炎患者,血培养为草绿色链球菌,首选的治疗药物是
　　A. 氨苄西林加庆大霉素　　B. 青霉素加链霉素　　　　C. 头孢氨苄
　　D. 万古霉素　　　　　　　E. 环丙沙星

711. 感染性心内膜炎需行人工瓣膜置换术的适应证是
　　A. 并发脑损害　　　　　　B. 金黄色葡萄球菌性心内膜炎　　C. 心脏杂音的性质发生变化
　　D. 出现Janeway损害　　　E. 真菌性心内膜炎

第17章 主动脉夹层与心脏骤停

一、主动脉夹层(执业医师需掌握)

712. 男性,78岁。晨练时突发胸部撕裂样疼痛并向腰背部放射2小时。既往高血压病史20年。查体:血压170/120mmHg,面色苍白,痛苦面容,四肢湿冷,脉搏细速,双肺呼吸音清晰。急查心电图、心肌酶学未见异常。最可能的诊断是
    A. 主动脉夹层   B. 急性左心衰竭   C. 自发性气胸
    D. 急性心肌梗死   E. 急性肺栓塞(2024)

713. 男,40岁。10小时前搬重物时突发上胸部疼痛,呈撕裂样,并逐渐向下胸部和腹部延伸。高血压病史15年。查体:T36.3℃,BP170/100mmHg(左上肢),BP140/75mmHg(右上肢)。心率105次/分,心律齐。腹平软,Murphy征阴性。CK-MB正常。心电图正常。胸部X线片显示主动脉明显增宽。该患者胸痛最可能的病因是
    A. 急性心肌梗死   B. 变异型心绞痛   C. 主动脉夹层
    D. 急性胆囊炎   E. 急性心包炎(2024)

(714~715题共用题干)男,46岁。突发剧烈胸痛,呈撕裂状,累及胸骨后及上腹部,伴大汗,持续1小时,不缓解。既往高血压病史5年。查体:血压200/110mmHg,双肺呼吸音清,心率100次/分,心律齐,心脏各瓣膜区听诊未闻及杂音。心电图:左心室高电压伴V_4~V_6导联ST段压低0.1mV。

714. 该患者最可能的诊断是
    A. 张力性气胸   B. 不稳定型心绞痛   C. 急性心肌梗死
    D. 肺动脉栓塞   E. 主动脉夹层

715. 最有助于明确诊断的检查是
    A. 超声心动图   B. CT大动脉血管造影 C. 心肌损伤标志物
    D. 胸部X线片   E. 动态心电图(2024)

二、心脏骤停(执业医师及助理医师均需掌握)

716. 心脏破裂的典型表现为
    A. 低血压,心音正常,有电活动   B. 低血压,心音正常,无电活动
    C. 血压测不到,心音消失,有电活动   D. 血压测不到,心音消失,无电活动
    E. 低血压,心音消失,无电活动

717. 35岁前心脏性猝死的主要原因是
    A. 心肌病   B. 心脏瓣膜病   C. 心包炎
    D. 长QT综合征   E. 先天性心脏病

718. 心脏骤停导致不可逆性脑损害,其发作至少持续
    A. 4~6分钟   B. 7~9分钟   C. 30秒
    D. 1~3分钟   E. 10分钟

719. 心脏骤停最重要的诊断依据是
    A. 心音消失   B. 手足抽搐   C. 桡动脉搏动消失
    D. 呼吸断续   E. 呼之不应

720. 女,36岁。患风湿性心脏病10年,近来心悸、胸闷痛、气短、下肢水肿、尿少。数分钟前突然晕倒,意

识丧失,皮肤苍白,唇绀,大动脉搏动扪不到,呼吸停止。其原因是
  A. 脑栓塞   B. 急性左心衰竭   C. 癫痫大发作
  D. 心脏性猝死   E. 急性右心衰竭

721. 心脏骤停发生时最常见的心电图表现是
  A. 室性停搏   B. 窦性停搏   C. 无脉电活动
  D. 心房颤动   E. 心室颤动

722. 发现有人晕倒时,确认所处环境安全后应该立即采取的措施是
  A. 判断意识是否清醒   B. 行人工呼吸   C. 行胸外按压
  D. 报警   E. 大声呼叫救援

723. 心脏性猝死的首要抢救措施是
  A. 开放静脉通道   B. 人工呼吸   C. 胸外按压
  D. 胸前捶击   E. 开放气道(2024)

724. 单人心肺复苏时,胸外心脏按压与人工呼吸的正确操作是
  A. 心脏按压5次,口对口人工呼吸1次   B. 心脏按压6次,口对口人工呼吸1次
  C. 心脏按压12次,口对口人工呼吸2次   D. 心脏按压30次,口对口人工呼吸2次
  E. 心脏按压24次,口对口人工呼吸3次

725. 成人心肺复苏抢救时胸外按压与人工呼吸通气的比例是
  A. 15:2   B. 30:2   C. 10:2
  D. 5:2   E. 40:2

726. 成人心肺复苏的顺序是
  A. ABC   B. ACB   C. CAB
  D. CBA   E. BAC(2022)

727. 胸外按压正确的部位是
  A. 心前区   B. 胸骨下半部   C. 胸骨中上1/3交界处
  D. 胸骨中部   E. 胸骨角

728. 胸外按压的操作方法,下列哪项错误?
  A. 背部垫硬板   B. 部位在锁骨中线第5肋间   C. 按压频率为100~120次/分
  D. 使胸骨下陷至少5cm   E. 每按压30次后进行人工呼吸2次

729. 经首次电除颤未消除心室颤动的最佳处理是
  A. 连续以更高级别的能量进行电除颤2次   B. 连续以更高级别的能量进行电除颤3次
  C. 连续以同样级别的能量进行电除颤2次   D. 连续以同样级别的能量进行电除颤3次
  E. 进行2分钟心肺复苏后再次电除颤

730. 心室颤动最有效的治疗措施是
  A. 胸外按压   B. 电除颤   C. 静脉推注毛花苷丙
  D. 人工呼吸   E. 气管插管

731. 心室颤动时电除颤的能量选择应为
  A. 单相波120J   B. 单相波200J   C. 单相波300J
  D. 单相波360J   E. 双相波100J

732. 男性,45岁。突发心脏骤停,经心肺复苏后血压恢复至90/50mmHg,心率34次/分。为提高患者心率,应选用的药物是
  A. 阿托品   B. 肾上腺素   C. 利多卡因
  D. 碳酸氢钠   E. 多巴酚丁胺(2024)

733. 女,20岁。春天在花园游玩时突然晕倒。查体:脉搏细速,血压40/20mmHg,面色苍白,神志不清。其首要急救措施是
    A. 多巴胺20mg静脉滴注   B. 地塞米松15mg静脉滴注   C. 给氧,严密监护
    D. 肾上腺素1mg皮下注射   E. 安定10mg静脉滴注

734. 男,60岁。突发意识丧失,心电监护示心电波形、振幅与频率均极不规则,无法辨认QRS波群、ST段与T波。该患者应首选
    A. 阿托品0.1mg静脉注射   B. 胺碘酮150mg静脉注射   C. 360J直流电除颤
    D. 美托洛尔5mg静脉注射   E. 利多卡因1~1.5mg/kg静脉注射

(735~736题共用题干)女,38岁。突发心悸伴烦躁和胸闷30分钟,四肢发凉,曾出现黑矇,收入急诊监护病房。查体:血压70/50mmHg,心率180次/分,心律绝对不齐,心音强弱不等,心脏各瓣膜区未闻及杂音。心电图提示"预激综合征伴心房颤动"。

735. 该患者最适宜的处理是
    A. 静脉注射胺碘酮   B. 电转复   C. 静脉注射维拉帕米
    D. 静脉注射普罗帕酮   E. 静脉注射毛花苷丙

736. 在诊疗过程中,该患者突然意识丧失,全身青紫,肢体抽搐,血压测不到,心音消失。心电图QRS-T波完全消失,代之以大小不等、极不匀齐的低小波。该患者需立即采取的治疗措施是
    A. 植入临时起搏器   B. 同步直流电转复   C. 非同步直流电除颤
    D. 植入永久起搏器   E. 心室超速起搏治疗

(737~739题共用题干)男,72岁。排便时突然跌倒,意识丧失,呼吸断续。有陈旧心肌梗死和糖尿病病史,无高血压病史,诊断为心脏骤停。

737. 该患者既往超声心动图检查未发现异常,其心脏骤停最可能的原因是
    A. 冠心病   B. 预激综合征   C. 主动脉瓣狭窄
    D. 梗阻性肥厚型心肌病   E. 主动脉夹层

738. 心电图示心搏停顿,此时首选的药物是
    A. 普鲁卡因胺   B. 肾上腺素   C. 普罗帕酮
    D. 胺碘酮   E. 碳酸氢钠

739. 最佳的给药途径是
    A. 静脉注射   B. 心内注射   C. 肌内注射
    D. 气管内给药   E. 皮下注射

第18章 胃食管反流病、胃炎与消化性溃疡

一、胃食管反流病(执业医师及助理医师均需掌握)

740. 具有降低食管下括约肌压力作用的药物是
    A. 钙通道阻滞剂   B. 质子泵抑制剂   C. β受体拮抗剂
    D. 促胃肠动力剂   E. H_2受体拮抗剂

741. 胃食管反流病的主要发病机制不包括
    A. 夜间胃酸分泌过多   B. 食管下括约肌压力降低   C. 食管酸廓清能力下降
    D. 胃排空异常   E. 异常的食管下括约肌一过性松弛

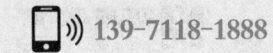

第九篇　内科学
第18章　胃食管反流病、胃炎与消化性溃疡

742. 患者,男,65岁。胸骨后疼痛半年。半年来反复发作胸骨后烧灼样疼痛,伴反酸、咳嗽,凌晨发作明显。心电图、肌电图、胸部X线片均未见异常。其发病机制主要是
   A. 冠状动脉痉挛　　　　　B. 胃痉挛　　　　　　　C. 一过性食管括约肌松弛
   D. 气道高反应性　　　　　E. Oddi 括约肌痉挛

743. 与幽门螺杆菌感染相关性不确定的疾病是
   A. 慢性胃炎　　　　　　　B. 消化性溃疡　　　　　C. 反流性食管炎
   D. 胃黏膜相关淋巴组织淋巴瘤　　E. 胃癌

744. 胃食管反流病的典型症状是
   A. 进行性吞咽困难　　　　B. 慢性咳嗽　　　　　　C. 反流和烧心
   D. 咽部异物感　　　　　　E. 胸痛(2024)

745. 下列胃食管反流病的临床表现中,不属于食管外刺激症状的是
   A. 咳嗽　　　　　　　　　B. 哮喘　　　　　　　　C. 胸痛
   D. 声音嘶哑　　　　　　　E. 咽喉炎

746. 患者,女性,55岁。反酸、烧心、胸骨后疼痛1个月,口服奥美拉唑可缓解。该患者最可能的诊断是
   A. 胃食管反流病　　　　　B. 胃溃疡　　　　　　　C. 十二指肠溃疡
   D. 应激性溃疡　　　　　　E. 急性冠脉综合征(2021、2022)

747. 可确诊反流性食管炎的依据是
   A. 食管测压异常　　　　　B. 胃镜发现食管下段黏膜破损　　C. 食管酸监测异常
   D. 反酸、烧心症状　　　　E. ^{13}C 尿素呼气试验阳性

748. 判断胃食管反流病严重程度与病理生理改变的最准确检查是
   A. 胃镜　　　　　　　　　B. 动态心电图　　　　　C. 食管测压
   D. 食管钡剂造影　　　　　E. 24 小时食管 pH 监测(2023)

749. 女,42岁。烧心半年,无吞咽困难。胃镜检查提示慢性浅表性胃炎。为进一步明确诊断,应进行的检查是
   A. 24 小时食管 pH 监测　　B. 食管脱落细胞学检查　　C. 胸部 CT
   D. 食管 X 线钡剂造影　　　E. 动态心电图

750. 男,60岁。胸骨后疼痛伴反酸3个月。3个月前,进餐后1小时出现胸骨后疼痛,为烧灼样痛,向背部放射。伴反酸、无烧心,感上腹胀满、嗳气。胃镜提示食管下段多发纵行黏膜破损,相互融合。该患者不宜使用的药物是
   A. 雷尼替丁　　　　　　　B. 铝碳酸镁　　　　　　C. 奥美拉唑
   D. 多潘立酮　　　　　　　E. 山莨菪碱(2024)

(751~753题共用题干)男性,58岁。胸骨后疼痛、烧心半年。饮酒后加重,吞咽偶有不畅。查体:腹软,剑突下轻压痛,肝、脾肋下未及。纤维胃镜检查示食管下段见3~4条纵行黏膜破损,部分区域融合并形成溃疡,累及 60% 食管周径。

751. 该患者最可能的诊断是
   A. 反流性食管炎　　　　　B. 白塞氏病　　　　　　C. 食管癌
   D. 贲门失弛缓症　　　　　E. 消化性溃疡

752. 根据纤维胃镜结果,其分级为
   A. A 级　　　　　　　　　B. B 级　　　　　　　　C. C 级
   D. D 级　　　　　　　　　E. E 级

753. 该患者的首选治疗是

A. 美沙拉嗪 B. 外科手术 C. 泼尼松
D. 雷贝拉唑 E. 利福平+异烟肼+乙胺丁醇(2024)

二、急性胃炎(执业医师及助理医师均需掌握)

754. 非甾体抗炎药引起急性胃炎的主要机制是
 A. 激活磷脂酶A B. 抑制弹性蛋白酶 C. 抑制前列腺素合成
 D. 促进胃泌素合成 E. 抑制脂肪酶

755. 急性糜烂出血性胃炎最常见的原因是
 A. 不洁饮食 B. 剧烈呕吐 C. 刺激性食物
 D. 口服抗生素 E. 口服非甾体抗炎药

756. 急性糜烂出血性胃炎的常见病因不包括
 A. 免疫异常 B. 酒精 C. 严重感染
 D. 脑血管意外 E. 药物

 A. 急性糜烂出血性胃炎 B. 慢性浅表性胃窦胃炎 C. 嗜酸性粒细胞性胃炎
 D. 慢性浅表性胃体胃炎 E. 慢性萎缩性胃炎

757. 与胃癌发生相关的疾病是
758. 应用非甾体抗炎药可导致的疾病是

 A. Cushing 溃疡 B. 胃溃疡 C. Curling 溃疡
 D. 食管腐蚀性溃疡 E. 十二指肠溃疡

759. 最易发生癌变的溃疡是
760. 烧伤患者发生的溃疡是(2019、2022)

 A. 十二指肠溃疡出血 B. 急性胃黏膜病变出血 C. 胃癌出血
 D. 胃溃疡出血 E. 食管胃底静脉曲张破裂出血

761. 女,32岁。大量呕血1天。伴恶心,之后出现黑便。既往有饥饿性上腹痛,伴烧心、反酸,进食后可缓解。最可能的诊断为

762. 男,36岁。车祸致胸腹复合伤4天呕血1天,共3次,每次50~100ml,呕血前无不适症状。既往无腹痛史。呕血的原因是

763. 女,32岁。因关节痛口服吲哚美辛治疗5天,上腹痛1天。半小时前呕咖啡样物200ml,呕吐后腹痛缓解。既往无肝病及胃病史。首选的检查是
 A. 胃镜 B. 腹部B超 C. 胃液分析
 D. 腹部CT E. 上消化道X线钡剂造影

764. 男,52岁。头颈部、双上肢浅Ⅱ度烧伤,伤后第3天出现黑便,量约700ml。查体:脉搏107次/分,血压85/60mmHg。最可能的原因是
 A. 慢性胃炎出血 B. 胆道出血 C. 消化性溃疡出血
 D. 食管溃疡出血 E. 应激性溃疡出血

765. 男,65岁。上腹饱满半年,今突发剧烈腹痛,伴大汗。既往类风湿关节炎6年,用双氯芬酸钠治疗。查体:生命体征平稳,心、肺未见异常,全腹压痛。病变可能发生的部位是
 A. 食管 B. 胃 C. 结肠
 D. 空肠 E. 胆囊

766. 患者,女性,72岁。上腹部疼痛1天。患者因"类风湿性关节炎"服用"布洛芬"治疗,3天后出现上

腹部疼痛,伴恶心,呕吐咖啡样胃内容物1次,量约100ml。对于该患者的治疗,不恰当的是
A. 口服奥美拉唑　　　B. 口服硫糖铝　　　C. 口服法莫替丁
D. 急诊胃镜止血　　　E. 停用布洛芬,改用双氯芬酸钠(2024)

(767~769题共用题干)男,45岁。呕血、黑便2天。呕吐2次,为咖啡色胃内容物。黑便3次,为稀便,每次量约150g。晕厥1次,约5分钟,自行缓解。3天前曾服用"止痛药"。查体:体温37.5℃,脉搏130次/分,呼吸18次/分,血压88/68mmHg,神志清楚,皮肤、黏膜苍白,双肺未闻及干、湿啰音,心率130次/分,律规则,腹部平软,剑突下轻压痛,无反跳痛,移动性浊音阴性,肠鸣音亢进。实验室检查:血红蛋白80g/L。

767. 该患者最可能的出血原因是
　　A. 消化性溃疡　　　B. 胃癌　　　C. 贲门黏膜撕裂综合征
　　D. 急性胃黏膜病变　E. 食管胃底曲张静脉破裂

768. 该患者首选治疗药物是
　　A. 垂体后叶素　　　B. 质子泵抑制剂　　　C. 生长抑素
　　D. 低分子肝素　　　E. 胃黏膜保护剂

769. 该患者输血指征是
　　A. 血红蛋白80g/L　　B. 皮肤黏膜苍白、晕厥　　C. 呕血2次
　　D. 黑便3次,每次约150g　E. 心率130次/分,血压88/68mmHg(2024)

三、慢性胃炎(执业医师及助理医师均需掌握)

770. 慢性胃炎最主要的病因是
　　A. 刺激性食物　　　B. 化学损伤　　　C. 幽门螺杆菌感染
　　D. 药物损伤　　　　E. 物理损伤(2022)

771. 慢性胃窦炎最常见的病因是
　　A. 自身免疫反应　　B. 幽门螺杆菌感染　　C. 胃酸分泌过多
　　D. 内因子缺乏　　　E. 淋病奈瑟菌感染(2020)

772. 男,75岁。反复上腹痛20余年,消瘦、黑便3个月。10余年前胃镜检查诊断为"慢性萎缩性胃炎"。本次胃镜检查示:胃皱襞减少,黏膜不平,黏膜下血管透见,胃窦可见直径2cm深溃疡,周边隆起,溃疡周边活检病理学检查,最不可能出现的病理改变是
　　A. 胃腺癌　　　　　B. 胃窦黏膜异型增生　　C. 胃体黏膜主细胞数量减少
　　D. 胃体黏膜壁细胞数量增加　E. 胃窦黏膜肠上皮化生

773. 判断慢性胃炎有无活动的病理学依据是
　　A. 浆细胞浸润　　　B. 淋巴细胞浸润　　　C. 淋巴滤泡形成
　　D. 中性粒细胞浸润　E. 肠上皮化生

774. 下列疾病中,胃癌发病率最高的是
　　A. 十二指肠溃疡　　B. 胃食管反流病　　　C. 慢性浅表性胃炎
　　D. 慢性萎缩性胃炎　E. 十二指肠球炎

775. 男,62岁。上腹部隐痛5年,进食后或情绪不佳时明显。查体:心、肺(-),腹软,上腹部轻压痛。胃镜下见胃黏膜红白相间,黏膜皱襞扁平,黏膜下血管网易见。该患者最可能的诊断是
　　A. 消化性溃疡　　　B. 急性糜烂出血性胃炎　　C. 胃癌
　　D. 慢性非萎缩性胃炎　E. 慢性萎缩性胃炎(2024)

(776~778题共用题干)女,38岁。上腹不适、纳差3年,体重减轻、乏力半年。查体:贫血貌,上腹部

轻压痛,Hb88g/L,MCV115fl。胃镜检查示胃体皱襞稀疏,黏膜血管透见。

776. 该患者应首先考虑的诊断是
A. Menetrier 病　　　　　　B. 慢性浅表性胃炎　　　　　　C. 慢性萎缩性胃炎
D. 慢性淋巴细胞性胃炎　　　E. 胃癌

777. 对诊断最有意义的辅助检查是
A. 血癌胚抗原　　　　　　　B. 血胃泌素　　　　　　　　　C. 血胃蛋白酶原
D. 血壁细胞抗体　　　　　　E. 血抗线粒体抗体 M_2 亚型

778. 该患者发生贫血最可能的机制是
A. 维生素 C 缺乏　　　　　　B. 慢性消化道失血　　　　　　C. 铁吸收障碍
D. 蛋白质吸收障碍　　　　　E. 内因子缺乏

779. 男,65 岁。间断腹胀、上腹隐痛 25 年。胃镜检查提示:胃体黏膜变薄,血管透见,皱襞稀疏。患者可能缺乏的维生素是
A. 维生素 B_4　　　　　　　B. 维生素 C　　　　　　　　　C. 维生素 B_{12}
D. 维生素 B_2　　　　　　　E. 维生素 D(2016、2022)

780. 男,62 岁。上腹胀伴食欲下降 4 年。查体:T36.5℃,P80 次/分,R18 次/分,BP130/80mmHg。双肺呼吸音清,未闻及干、湿啰音,心律齐,腹软,无压痛。胃镜检查:胃黏膜菲薄,可见血管显露。血常规提示大细胞性贫血,血清抗壁细胞抗体阳性。最可能的诊断是
A. 慢性萎缩性胃体炎　　　　B. 慢性萎缩性胃窦炎　　　　　C. 慢性淋巴细胞性胃炎
D. 慢性浅表性胃炎　　　　　E. 消化性溃疡

781. 男,78 岁。反复上腹胀、上腹部不适 20 年。胃镜检查:胃角切迹可见直径 0.3cm 溃疡,底部平坦,边界清楚,胃黏膜苍白、粗糙、皱襞稀疏。其胃黏膜病理检查不可能出现的是
A. 主细胞减少　　　　　　　B. 肠上皮化生　　　　　　　　C. 壁细胞数量增多
D. 淋巴细胞浸润　　　　　　E. 异型增生

782. 男性,30 岁。上腹部不适 5 个月。其父亲有胃癌病史。胃镜检查提示轻度异型增生。该患者经初步治疗后症状缓解,下一步应该采取的治疗措施是
A. 安慰治疗　　　　　　　　B. 胃黏膜剥脱治疗　　　　　　C. 质子泵抑制剂
D. 定期胃镜随访　　　　　　E. 手术治疗(2024)

783. 男,45 岁。间断上腹痛、腹胀伴嗳气 8 年。胃镜检查:胃窦黏膜粗糙,以白为主,黏膜活检病理提示慢性萎缩性胃炎伴中至重度肠上皮化生,快速尿素酶试验阳性。该患者首先应采用的治疗是
A. 应用质子泵抑制剂　　　　B. 应用促胃肠动力剂　　　　　C. 抗幽门螺杆菌治疗
D. 应用抗酸剂　　　　　　　E. 应用止痛剂

784. 男,62 岁。间断上腹痛 10 余年,加重伴餐后上腹胀 3 年。胃镜见幽门前区大弯侧直径 1.5cm 范围黏膜不平,活检病理示重度异型增生。最适当的处理方式是
A. 近期进行胃镜下黏膜切除术　　　　　　　B. 口服质子泵抑制剂治疗,近期复查
C. 口服胃黏膜保护剂,近期复查　　　　　　D. 近期进行胃大部切除术
E. 口服 H_2 受体拮抗剂,近期复查

785. 男,48 岁。上腹不适、纳差 2 年。胃镜检查提示慢性萎缩性胃炎,黏膜病理检查示重度肠上皮化生,为防止癌变。最适合的随访检查方法是
A. 腹部 CT　　　　　　　　B. 腹部 B 超　　　　　　　　　C. 上消化道造影
D. 胃镜　　　　　　　　　　E. 血清肿瘤标志物

786. 女,50 岁。纳差 5 年,面色苍白、乏力半年。胃镜检查见胃体黏膜苍白、变薄、血管透见明显。最可

能的实验室检查结果是
  A. 基础胃酸分泌增加   B. 正细胞正色素性贫血   C. 血液酸水平升高
  D. 血促胃液素水平降低   E. 血维生素 B_{12} 水平降低

四、消化性溃疡(执业医师及助理医师均需掌握)

787. 消化性溃疡发病机制中最重要的攻击因子是
  A. 胃酸、胃蛋白酶   B. 胰酶   C. 胆汁
  D. 精神、心理因素   E. 食物的理化刺激

788. 胃溃疡的主要发病机制是
  A. 胃黏膜屏障受损   B. 胃酸分泌过多   C. 迷走神经功能亢进
  D. 胃泌素分泌增加   E. 胃蠕动增强(2022)

789. 消化性溃疡最常见的发病原因是
  A. 幽门螺杆菌感染   B. 前列腺素合成减少 C. 胃和十二指肠黏膜缺血、缺氧
  D. 急性应激   E. 表皮生长因子合成减少(2024)

790. 溃疡活动期患者不宜服用
  A. 胶体铋   B. 前列腺素制剂   C. 呋喃唑酮
  D. 硫糖铝   E. 布洛芬

791. 男,53岁。上腹胀痛10余年,多于饭后约30分钟加重。半年来上腹痛加重,伴反酸,间断呕吐胃内容物。吸烟15年,饮白酒10年,每日约半斤。患者的病变最可能位于
  A. 十二指肠球部   B. 胃窦   C. 胃体
  D. 贲门   E. 胃底

792. 男,40岁。反复发作上腹不适、疼痛6年。疼痛多发生在餐后约60分钟,1~2小时后逐渐缓解。查体:腹平软,肝脾未触及,上腹轻度压痛,无反跳痛,移动性浊音(-)。上消化道X线钡剂造影:胃小弯侧1.5cm壁外龛影,大弯侧有痉挛性切迹。最可能的诊断是
  A. 胃憩室   B. 胃炎   C. 胃溃疡
  D. 胃癌   E. 胃平滑肌瘤

793. 男,24岁。间断上腹痛2年。多为饥饿痛,餐后缓解。最可能的诊断是
  A. 胃溃疡   B. 十二指肠溃疡   C. 复合性溃疡
  D. 慢性胃炎   E. 胃痉挛(2024)

  A. 无明显节律性   B. 疼痛—排便—加重   C. 进食—疼痛—缓解
  D. 疼痛—进食—缓解   E. 疼痛—排便—缓解

794. 胃溃疡腹痛的规律是
795. 肠易激综合征腹痛的规律是

  A. 持续性腹痛   B. 疼痛—排便—加重   C. 进食—疼痛—缓解
  D. 疼痛—进食—缓解   E. 疼痛—排便—缓解

796. 十二指肠球部溃疡的腹痛规律是
797. 结核性腹膜炎的腹痛规律是

  A. 周期性餐后上腹部疼痛,至下一餐前缓解   B. 渐进加重的上腹部疼痛,向后背放射
  C. 持续性上腹部疼痛,阵发性加重   D. 周期性空腹及夜间上腹部疼痛,进食后可缓解
  E. 反复上腹部胀痛,餐后加重伴嗳气,饮食不节时加重

798. 符合慢性胃炎临床表现的是

799. 典型的胃溃疡疼痛特点是

800. 关于幽门管溃疡的描述,正确的是
   A. 消化性溃疡的特殊类型　　B. 有典型的节律性症状　　C. 不易引起出血
   D. 甲氰咪胍治疗效果良好　　E. 病变发展较慢

801. 以下关于老年人胃溃疡特点的描述,不正确的是
   A. 可无症状　　B. 溃疡常较大　　C. 易合并幽门梗阻
   D. 较多位于胃体上部　　E. 易误诊为胃癌

802. 发生于下列哪个部位的消化性溃疡应特别注意卓-艾综合征?
   A. 胃窦部　　B. 幽门部　　C. 十二指肠球部
   D. 十二指肠降部　　E. 回盲部(2023)

803. 不能提示幽门螺杆菌现症感染的检查是
   A. ^{13}C 呼气试验阳性　　B. 快速尿素酶试验阳性　　C. 胃黏膜组织活检阳性
   D. 血清幽门螺杆菌抗体阳性　　E. 胃黏膜组织 Warthin-Starry 银染色阳性(2024)

   A. 胃组织学检查　　B. 快速尿素酶试验　　C. 幽门螺杆菌培养
   D. ^{14}C 尿素呼气试验　　E. 血清学检查

804. 侵入性检查幽门螺杆菌的首选方法是

805. 行幽门螺杆菌根除治疗后复查的首选方法是

806. 消化性溃疡最常见的并发症是
   A. 腹腔脓肿　　B. 癌变　　C. 出血
   D. 幽门梗阻　　E. 穿孔

807. 十二指肠后壁溃疡最常发生的并发症是
   A. 穿孔　　B. 幽门梗阻　　C. 胆囊炎
   D. 胰腺炎　　E. 出血

808. 不属于十二指肠球部溃疡并发症的是
   A. 急性穿孔　　B. 幽门梗阻　　C. 癌变
   D. 出血　　E. 慢性穿孔

809. 胃十二指肠消化性溃疡穿孔的好发部位是
   A. 十二指肠前壁　　B. 十二指肠球部后壁　　C. 胃小弯
   D. 胃大弯　　E. 胃底

810. 诊断消化性溃疡并发幽门梗阻最有价值的临床表现是
   A. 进食后上腹部饱胀不适　　B. 呕吐物量大　　C. 呕吐物内含大量宿食
   D. 呕吐物内无胆汁　　E. 呕吐后症状可暂时缓解

(811~814题共用题干)男性,40岁。中上腹饥饿性隐痛反复发作10年,伴反酸、嗳气,进食和服用抑酸剂可缓解。

811. 最可能的疾病是
   A. 胃癌　　B. 胰腺癌　　C. 消化性溃疡
   D. 慢性胆囊炎　　E. 慢性胰腺炎

812. 患者4小时前突然出现中上腹剧痛且腹痛持续存在,该患者可能发生的并发症是
   A. 急性胰腺炎并发出血坏死　　B. 胰腺癌并发肠梗阻　　C. 胃癌并发幽门梗阻
   D. 消化性溃疡并发急性穿孔　　E. 急性胆囊炎并发胆汁性腹膜炎

813. 如进行腹部检查，最具诊断价值的体征是
   A. 腹肌紧张　　　　　　　B. 腹壁柔韧感　　　　　　C. 肠鸣音亢进
   D. 肝浊音界消失或缩小　　E. 墨菲征阳性

814. 为确诊此患者，应选择的检查手段是
   A. 血清淀粉酶测定　　　　B. 癌胚抗原测定　　　　　C. 胃镜检查
   D. 腹部 X 线片　　　　　　E. 中腹部 B 超

815. 对降低消化性溃疡复发率最有效的治疗措施是
   A. 抗生素治疗　　　　　　B. 根除幽门螺杆菌治疗　　C. 高选择性迷走神经切断术
   D. 中和剂治疗　　　　　　E. 胃黏膜保护剂治疗

816. 为判断幽门螺杆菌是否被根除，正确的检查时间应在治疗结束后至少
   A. 3 天　　　　　　　　　B. 1 周　　　　　　　　　C. 2 周
   D. 3 周　　　　　　　　　E. 4 周（2018、2022）

817. 男，35 岁。间断上腹隐痛 5 年。饥饿时疼痛加重，进餐后缓解，多于秋季发作，伴上腹胀满、嗳气、反酸等。^{13}C-尿素呼气试验阳性。该患者合适的治疗方案是
   A. 法莫替丁+阿莫西林+克拉霉素+甲硝唑　　B. 奥美拉唑+阿莫西林+克拉霉素+甲硝唑
   C. 枸橼酸铋钾+阿莫西林+克拉霉素+甲硝唑　D. 法莫替丁+枸橼酸铋钾+阿莫西林+克拉霉素
   E. 奥美拉唑+枸橼酸铋钾+阿莫西林+克拉霉素（2024）

   A. 奥美拉唑　　　　　　　B. 巴曲酶　　　　　　　　C. 硫糖铝
   D. 凝血酶　　　　　　　　E. 生长抑素制剂

818. 治疗消化性溃疡并出血时首选
819. 治疗食管静脉曲张破裂出血时首选（2022、2023）

第 19 章　肠结核与结核性腹膜炎

一、肠结核（执业医师需掌握）

820. 肠结核最常见的病因是
   A. 通过污染的血液制品进行传播　　B. 腹腔内结核病灶直接蔓延
   C. 开放性肺结核病人经血道播散　　D. 与非开放性肺结核患者密切接触
   E. 开放性肺结核患者吞咽含有结核分枝杆菌的痰液（2024）

   A. 回盲部　　　　　　　　B. 直肠和乙状结肠　　　　C. 末段回肠
   D. 空肠　　　　　　　　　E. 全结肠

821. 肠结核的好发部位是
822. 克罗恩病的好发部位是

823. 增生型肠结核患者不经常出现的临床表现是
   A. 腹泻　　　　　　　　　B. 便秘　　　　　　　　　C. 腹痛
   D. 腹部包块　　　　　　　E. 发热

824. 女，31 岁。腹泻、便秘交替出现 4 个月，大便多为糊状，无黏液脓血，无里急后重，伴低热、乏力、盗汗。查体：轻度贫血貌，右下腹有轻压痛。粪常规(-)。最可能的诊断是

A. 肠易激综合征　　　　　B. 结肠癌　　　　　　　　C. 溃疡性结肠炎
D. 肠阿米巴病　　　　　　E. 肠结核

825. 肠结核最常见的并发症是
A. 肠穿孔　　　　　　　　B. 下消化道出血　　　　　C. 癌变
D. 肠梗阻　　　　　　　　E. 肠内瘘管

826. 男,28岁。间断腹痛、腹泻1年。伴低热,体温波动在36.8~38.5℃。1年来体重减轻5kg。查体:腹部无膨隆,右下腹可疑肿块。钡剂灌肠检查可见回盲部跳跃征,结肠短缩。最可能的诊断是
A. 肠结核　　　　　　　　B. 克罗恩病　　　　　　　C. 溃疡性结肠炎
D. 结肠癌　　　　　　　　E. 肠阿米巴病(2022)

827. 女,22岁。间断腹泻半年。大便3~4次/天,伴下腹部疼痛。既往有肺结核病史。查体:体温37.5℃,脉搏90次/分。心、肺未见异常。右下腹压痛(+),可触及边界不清的包块。实验室检查:血沉60mm/h。PPD试验(+++)。最可能的诊断是
A. 结肠癌　　　　　　　　B. 肠易激综合征　　　　　C. 细菌性痢疾
D. 肠结核　　　　　　　　E. 克罗恩病

828. 患者,女,20岁。脐周隐痛伴腹泻、低热6个月。ESR64mm/h。结肠镜示回盲部黏膜充血、水肿,可见环形溃疡,边缘呈鼠咬状,肠腔狭窄。最可能的诊断是
A. 伤寒　　　　　　　　　B. 淋巴瘤　　　　　　　　C. 溃疡性结肠炎
D. 克罗恩病　　　　　　　E. 肠结核(2024)

829. 男,32岁。发热、下腹痛、腹泻1个月。体温最高38.1℃,大便3次/日,黄稀便,无脓血。查体:体温37.5℃,脉搏90次/分,呼吸18次/分,血压120/80mmHg。双肺呼吸音清,未闻及干、湿啰音,心律齐,腹软,无压痛。腹部B超示右下腹部肠壁增厚。对诊断最有意义的检查是
A. 腹部X线片　　　　　　B. 腹部CT　　　　　　　　C. 腹腔镜
D. 结肠镜　　　　　　　　E. 下消化道X线钡剂造影

二、结核性腹膜炎(执业医师及助理医师均需掌握)

830. 女,18岁。低热、盗汗3个月,腹胀1个月。B超提示中量腹腔积液。为明确诊断,首选检查是
A. 腹部CT　　　　　　　　B. 腹腔穿刺、腹腔积液检测　C. 结肠镜
D. 腹腔镜　　　　　　　　E. 血清结核抗体检查(2024)

831. 对于诊断结核性腹膜炎最有价值的检查是
A. B超　　　　　　　　　　B. X线片　　　　　　　　　C. 腹腔镜
D. 腹部CT　　　　　　　　E. 腹水穿刺(2024)

832. 结核性腹膜炎不可能出现的体征是
A. 腹部压痛　　　　　　　B. 腹部触诊呈揉面感　　　　C. 移动性浊音阴性
D. 振水音　　　　　　　　E. 腹部包块

833. 女,32岁。脐周胀痛伴低热1月余。腹部B超示腹腔积液。腹水常规有核细胞1000×10⁶/L,淋巴细胞0.90。最可能的诊断是
A. 原发性腹膜炎　　　　　B. 肝硬化腹水　　　　　　C. 结缔组织病
D. 结核性腹膜炎　　　　　E. 腹腔恶性肿瘤

834. 结核性腹膜炎最常见的并发症是
A. 急性肠穿孔　　　　　　B. 慢性肠穿孔　　　　　　C. 感染中毒性休克
D. 肠梗阻　　　　　　　　E. 腹腔脓肿

A. 血性腹水　　　　　　　B. 腹水白细胞数>500×10⁶/L,以多核细胞为主

C. 乳糜性腹水　　　　　D. 腹水比重<1.018,蛋白<25g/L
E. 腹水比重>1.018,蛋白>30g/L,腹水白细胞以单核细胞为主

835. 最支持结核性腹膜炎诊断的是
836. 最支持肝硬化腹水诊断的是

837. 女,20岁。3个月来发热、盗汗、腹痛、腹胀。查体:巩膜无黄染,颈静脉无怒张。腹部移动性浊音(+)。腹水比重1.020,蛋白定量40g/L,白细胞600×10^6/L,单核细胞0.80。最可能的诊断是
　　A. 缩窄性心包炎　　　B. 原发性腹膜炎　　　C. 结核性腹膜炎
　　D. 肝硬化腹水　　　　E. 化脓性腹膜炎

838. 女,37岁。腹胀、腹泻与便秘交替半年,常有午后低热,夜间盗汗。体检:腹壁柔韧感,轻度压痛,肝脾肋下未触及,腹水征(+)。腹水检验:比重1.018,蛋白25g/L,白细胞0.7×10^9/L,中性粒细胞0.30,淋巴细胞0.70,红细胞0.30×10^9/L。最可能的诊断是
　　A. 结核性腹膜炎　　　B. 原发性腹膜炎　　　C. 癌性腹膜炎
　　D. 巨大卵巢囊肿　　　E. 肝静脉阻塞综合征

839. 治疗结核性腹膜炎最重要的方法是
　　A. 大量抽腹水　　　　B. 手术清除病灶　　　C. 卧床休息,加强营养
　　D. 正规的抗结核治疗　E. 腹腔内注入糖皮质激素

第20章　炎症性肠病与功能性胃肠病

一、溃疡性结肠炎(执业医师及助理医师均需掌握)

840. 男,35岁。间断腹泻、脓血便4年,再发1个月,口服抗生素无缓解。结肠镜检示:直肠和乙状结肠弥漫性充血水肿,黏膜粗颗粒样改变,质地脆,易出血。其黏膜活检可能的病理发现是
　　A. 非干酪性肉芽肿　　B. 可见阿米巴滋养体　C. 抗酸染色阳性
　　D. 隐窝脓肿　　　　　E. 干酪性肉芽肿

841. 男,28岁。间断腹痛、发热3年。结肠镜检查:回肠末段见4cm×1cm纵行溃疡,周围黏膜铺路石样改变。活检标本可能出现的主要病理改变是
　　A. 隐窝脓肿　　　　　B. 杯状细胞减少　　　C. 非干酪样肉芽肿
　　D. 干酪样肉芽肿　　　E. 可见包涵体

　　A. 不规则深大溃疡　　B. 多发浅溃疡　　　　C. 纵行溃疡
　　D. 环形溃疡　　　　　E. 烧瓶样溃疡

842. 克罗恩病最典型的肠道溃疡形态是
843. 溃疡性结肠炎最常出现的肠道溃疡形态是

844. 典型溃疡性结肠炎患者的粪便特点是
　　A. 脂肪泻　　　　　　B. 白陶土样便　　　　C. 含泡沫黄稀便
　　D. 大量水样便　　　　E. 黏液脓血便

845. 溃疡性结肠炎的临床表现,错误的是
　　A. 腹痛、便意、便后缓解　B. 左下腹有压痛　　C. 常有腹胀
　　D. 易形成肠瘘　　　　E. 可有发热

846. 女,31岁。间断腹痛、腹泻10个月。大便3~4次/天,无发热。粪便镜检:红细胞及白细胞满视野。应用甲硝唑、左氧氟沙星治疗2周症状无缓解。最可能的诊断是
    A. 阿米巴肠病　　　　　B. 肠易激综合征　　　　C. 慢性细菌性痢疾
    D. 结肠癌　　　　　　　E. 溃疡性结肠炎

847. 溃疡性结肠炎最多见的临床类型是
    A. 初发型　　　　　　　B. 慢性复发型　　　　　C. 慢性持续型
    D. 急性暴发型　　　　　E. 临床终末型

848. 不属于溃疡性结肠炎常见并发症的是
    A. 中毒性巨结肠　　　　B. 直肠结肠出血　　　　C. 癌变
    D. 多发性瘘管　　　　　E. 急性肠穿孔

849. 溃疡性结肠炎并发中毒性巨结肠的常见诱因是
    A. 低血镁　　　　　　　B. 低血钠　　　　　　　C. 低血钾
    D. 低蛋白血症　　　　　E. 低血钙

850. 急性暴发型溃疡性结肠炎最常见的并发症是
    A. 腹腔内脓肿　　　　　B. 肠穿孔　　　　　　　C. 癌变
    D. 肠梗阻　　　　　　　E. 中毒性巨结肠

851. 女,32岁。确诊溃疡性结肠炎6年。腹痛腹泻加重伴高热、腹胀3天,2天来大量便血,腹胀明显。查体:全腹压痛、反跳痛明显,腹部听诊3分钟未闻及肠鸣音。首选的检查是
    A. 结肠镜　　　　　　　B. 腹部B超　　　　　　C. 结肠X线气钡双重造影
    D. 腹部CT　　　　　　　E. 立位腹部X线片

852. 男,36岁。反复腹泻、黏液脓血便2年,加重2周。大便每天10~15次,偶有里急后重。口服"头孢菌素"无效。病情加重时体温升高,维持在38.0~38.5℃。查体:心、肺未见明显异常,腹部平软,全腹无明显压痛、反跳痛,移动性浊音阴性,肠鸣音稍亢进。该患者不宜进行的检查是
    A. 血常规　　　　　　　B. 粪培养　　　　　　　C. 结肠镜
    D. 立位腹部X线片　　　E. 钡剂灌肠（2024）

853. 下列X线钡剂灌肠检查所见不符合溃疡性结肠炎的是
    A. 病情轻微者可正常　　B. 肠壁呈毛刺状或锯齿状　C. 结肠袋消失
    D. 可呈跳跃征　　　　　E. 可见圆形或卵圆形充盈缺损

854. 患者,女性,36岁。反复腹泻2年,间有脓血便,粪培养阴性,多种抗生素治疗无效。为明确诊断,首选的检查是
    A. 腹部X线片　　　　　B. X线胃肠钡餐检查　　　C. 钡剂灌肠造影
    D. 结肠镜检查　　　　　E. 腹部CT

855. 男,36岁。1年来反复出现脓血便,抗生素系统治疗无效。结肠镜检查发现病变位于直肠和乙状结肠,黏膜弥漫性充血水肿,颗粒不平,质脆,血管纹理消失。最可能的诊断为
    A. 结肠癌　　　　　　　B. 溃疡性结肠炎　　　　C. 细菌性痢疾
    D. 克罗恩病　　　　　　E. 肠结核

    A. 肠易激综合征　　　　B. 肠结核　　　　　　　C. 克罗恩病
    D. 溃疡性结肠炎　　　　E. 结肠癌

856. 女,34岁。下腹痛、腹泻、黏液血便6个月。贫血,血沉30mm/h。钡剂灌肠检查示左侧结肠缩短,结肠袋消失,呈"铅管样"。该患者最可能的诊断是

857. 男,24岁。低热、右下腹痛、腹泻3个月。有时腹泻与便秘交替。消瘦,贫血。血沉40mm/h。钡餐

检查:回盲部黏膜粗乱,充盈不佳,呈"跳跃征"。该患者最可能的诊断是

858. 女,30岁。低热、右下腹痛、腹泻伴黏液便9个月。消瘦、贫血。右下腹压痛。血沉40mm/h。钡餐检查:回肠末端有三段肠壁僵硬、狭窄,皱襞粗乱,有"卵石样"充盈缺损及"线样征"。该患者最可能的诊断是

859. 女,32岁。左下腹痛2个月。黄稀便,每日3次。结肠镜示:直肠、乙状结肠糜烂及浅溃疡,大范围充血、水肿。最可能的诊断是
   A. 克罗恩病　　　　　B. 肠结核　　　　　C. 结肠癌
   D. 慢性肠炎　　　　　E. 溃疡性结肠炎

860. 男,30岁。间断黏液脓血便10年,抗生素治疗效果不佳。肠镜示乙状结肠及直肠黏膜广泛充血糜烂,病理检查可见隐窝脓肿。首选的治疗药物是
   A. 蒙脱石散　　　　　B. 地衣芽孢杆菌制剂　　　　　C. 黄连素
   D. 5-氨基水杨酸　　　E. 左氧氟沙星

861. 轻度溃疡性结肠炎的治疗应选用
   A. 甲硝唑　　　　　　B. 美沙拉嗪　　　　　C. 糖皮质激素
   D. 硫唑嘌呤　　　　　E. 甲氨蝶呤（2024）

862. 重型溃疡性结肠炎的治疗首选
   A. 静脉滴注头孢菌素　　B. 静脉滴注甲泼尼龙　　C. 禁食及营养支持
   D. 口服蒙脱石散　　　　E. 口服柳氮磺吡啶（2021、2023）

863. 男,26岁。间断腹泻6个月,大便3~4次/日,带黏液及脓血,无发热及体重下降。结肠镜检查示乙状结肠以下弥漫充血水肿,黏膜颗粒样改变,质脆易出血,病理可见隐窝脓肿,曾连续口服环丙沙星3周,无效。该患者最适宜的治疗是
   A. 口服柳氮磺吡啶　　　B. 禁食及静脉高营养　　C. 静脉用头孢菌素
   D. 口服蒙脱石散　　　　E. 静脉用甲泼尼龙

864. 男,45岁。间断左下腹痛伴腹泻10年。大便每日10余次,为黏液脓血便,伴里急后重。反复多次粪便细菌培养、阿米巴培养均为阴性。抗生素治疗无效。结肠镜检查示距肛门50cm以上可见黏膜粗糙,呈细颗粒状改变,点状多发糜烂及浅溃疡,可见黄色黏液覆盖。该患者的治疗应选择
   A. 美沙拉嗪　　　　　B. 甲硝唑　　　　　C. 糖皮质激素
   D. 蒙脱石散　　　　　E. 环丙沙星（2024）

(865~866题共用题干)男,29岁。间断腹痛、腹泻、黏液脓血便1年,加重2周,大便10余次/日。静脉点滴左氧氟沙星及甲硝唑10天后症状无好转。T39℃, Hb75g/L。粪便培养未见致病菌生长。结肠镜检查示全结肠弥漫性充血、水肿,伴糜烂及不规则浅溃疡。病理为重度慢性炎症,隐窝脓肿形成。

865. 该患者应首先考虑的诊断是
   A. 肠结核　　　　　B. 溃疡性结肠炎　　　　　C. 肠易激综合征
   D. 克罗恩病　　　　E. 慢性细菌性痢疾

866. 该患者首选的治疗药物是
   A. 泼尼松龙　　　　B. 美沙拉嗪　　　　　C. 头孢类抗生素
   D. 异烟肼　　　　　E. 蒙脱石

(867~869题共用题干)男,18岁。反复腹泻、脓血便6个月,抗生素治疗无效。近2周来脓血便2~3次/日,粪便镜检WBC及RBC成堆,细菌培养阴性。

867. 为明确诊断,首选的检查是
    A. 结肠镜　　　　　　　B. 腹部 X 线片　　　　　C. 腹部 CT
    D. 腹部 B 超　　　　　　E. X 线钡剂灌肠
868. 最可能的诊断是
    A. 肠结核　　　　　　　B. 结肠癌　　　　　　　C. 慢性细菌性痢疾
    D. 慢性阿米巴痢疾　　　E. 溃疡性结肠炎
869. 首选的治疗是
    A. 异烟肼　　　　　　　B. 手术治疗　　　　　　C. 左氧氟沙星
    D. 柳氮磺吡啶　　　　　E. 强的松

二、克罗恩病(执业医师需掌握)

870. 女,40 岁。腹泻 1 年。体检发现一肛瘘,结肠镜检查示回盲部铺路石样改变。最可能的诊断是
    A. 结肠癌　　　　　　　B. 溃疡性结肠炎　　　　C. 细菌性痢疾
    D. 克罗恩病　　　　　　E. 肠结核
871. 克罗恩病最常见的并发症是
    A. 癌变　　　　　　　　B. 消化道大出血　　　　C. 急性肠穿孔
    D. 肠梗阻　　　　　　　E. 腹腔脓肿(2024)
872. 女,35 岁。腹泻伴低热 6 个月。既往发生过肛瘘。查体:腹部平软,移动性浊音阴性。结肠镜检查可见回盲部多发纵行溃疡。最可能的诊断是
    A. 肠结核　　　　　　　B. 溃疡性结肠炎　　　　C. 克罗恩病
    D. 盲肠癌　　　　　　　E. 结肠癌(2024)

    A. 小肠肿瘤　　　　　　B. 克罗恩病　　　　　　C. 溃疡性结肠炎
    D. 降结肠癌　　　　　　E. 升结肠癌
873. 男,62 岁。腹胀,右下腹部隐痛 6 个月。阵发性隐痛,乏力,消瘦,近 3 个月贫血,首先应考虑的诊断是
874. 女,24 岁。腹痛,腹泻、便秘交替 2 年。便无脓血和黏液。近 1 年来消瘦、乏力、贫血。下午有时低热。首先考虑的诊断是

875. 克罗恩病的主要手术指征是
    A. 持续性粪隐血阳性　　B. 疑有恶变　　　　　　C. 严重腹泻
    D. 合并结肠息肉　　　　E. 营养不良、体重减轻

(876~878 题共用题干)男,30 岁,间断右下腹痛 1 年,加重伴腹泻 1 个月。大便每日 4~5 次,黄色稀便,无黏液脓血,伴低热,体重减轻 4kg。既往反复发作肛瘘 1 年,曾手术治疗。查体:T37.5℃,右下腹轻压痛,肛门视诊可见肛瘘开口,粪隐血(+++)。肠镜检查发现回肠末端、回盲部多发溃疡,病变间黏膜基本正常。结肠、直肠未见明显异常。

876. 最可能的诊断是
    A. 贝赫切特病　　　　　B. 溃疡性结肠炎　　　　C. 克罗恩病
    D. 淋巴瘤　　　　　　　E. 肠结核
877. 肠黏膜活检病理检查最有助于诊断的发现是
    A. 抗酸染色阳性　　　　B. 淋巴细胞浸润　　　　C. 含铁血黄素沉积
    D. 隐窝脓肿　　　　　　E. 非干酪样肉芽肿
878. 最适宜的治疗是
    A. 益生菌治疗　　　　　B. 抗结核治疗　　　　　C. 抗生素治疗

D. 化疗 E. 英夫利昔单抗治疗

三、功能性消化不良(执业医师需掌握)

879. 功能性消化不良的诊断标准是
   A. 症状 6 个月,连续 2 个月   B. 症状 6 个月,连续 3 个月   C. 症状 12 个月,连续 2 个月
   D. 症状 12 个月,连续 3 个月   E. 症状 12 个月,连续 6 个月(2023)

880. 女,35 岁。早饱、体重下降 1 年。每餐进食约 50g 固体食物即感上腹部饱胀而无法继续进食。胃镜检查:黏膜光滑,花斑,以红为主。该患者胃运动障碍主要为
   A. 胃体蠕动减弱   B. 胃窦蠕动减弱   C. 胃底容受性舒张障碍
   D. 胃排空延迟   E. 幽门痉挛

881. 患者,女,40 岁。进食后上腹饱胀 4 年。每次进食正常餐量就感腹胀。无发热、无呕血、黑便、无乏力、纳差,精神可。查体:腹软,无压痛、反跳痛、肌紧张,肝脾未触及。血常规:肝肾功能未见异常。该患者最可能的诊断是
   A. 功能性消化不良   B. 肠易激综合征   C. 溃疡性结肠炎
   D. 胃癌   E. 胃食管反流病(2020)

882. 女性,38 岁。餐后饱胀不适、嗳气 1 年,加重 1 周。偶有中上腹烧灼痛,无反酸、烧心、恶心、呕吐。胃镜检查示非萎缩性胃炎。最可能的诊断是
   A. 胃溃疡   B. 功能性消化不良   C. 早期胃癌
   D. 胃食管反流病   E. 贲门失弛缓症(2024)

883. 患者,女,20 岁。突发上腹痛,轻轻按压腹部后腹痛减轻。首先考虑的疾病是
   A. 胃溃疡   B. 胃痉挛   C. 胃炎
   D. 急性胃扩张   E. 胃穿孔(2024)

884. 提示结直肠癌诊断的最重要的报警症状是
   A. 腹胀   B. 腹痛   C. 腹泻
   D. 便秘   E. 便血

885. 患者,女性,52 岁。上腹餐后饱胀、早饱 7 个月。查体:心肺腹(-)。上消化道钡剂造影检查未见异常。宜选用的治疗药物是
   A. 质子泵抑制剂   B. 抗幽门螺杆菌药   C. 胃黏膜保护剂
   D. 助消化药   E. 促胃动力药(2022)

四、肠易激综合征(执业医师需掌握)

886. 符合肠易激综合征临床特点的是
   A. 与食物无明显关系   B. 症状多进行性加重   C. 可伴有精神心理障碍
   D. 好发于老年男性   E. 常出现明显的体重下降

887. 青年男性,间断脐周疼痛 1 年。伴腹泻,大便不成形,有黏液,无脓血,便后腹痛减轻。多次纤维结肠镜检查均为阴性。最有助于本病诊断的依据是
   A. 大便不成形   B. 粪便有黏液无脓血   C. 便后腹痛减轻
   D. 长期间断脐周疼痛   E. 纤维结肠镜检查阴性(2022)

(888~890 题共用题干)女,45 岁。腹泻 10 年。精神紧张时加剧,排便前腹痛,排便后腹痛可缓解。大便为糊状,发病以来体重无明显变化。既往体健,平素进食好,睡眠差。查体:T36.5℃,P80 次/分,R18 次/分,BP120/80mmHg。未见皮疹,双肺呼吸音清,未闻及干、湿啰音,心律齐。腹软,无压痛。

888. 最有可能的诊断是
   A. 克罗恩病　　　　　　B. 结肠癌　　　　　　　C. 肠易激综合征
   D. 慢性细菌性痢疾　　　E. 肠结核

889. 为明确诊断，首选的检查是
   A. 结肠镜　　　　　　　B. 小肠镜　　　　　　　C. 腹部血管造影
   D. 腹部CT　　　　　　　E. 全消化道X线钡剂造影

890. 适宜的治疗措施是
   A. 抗生素　　　　　　　B. 微生态制剂　　　　　C. 抗结核治疗
   D. 手术治疗　　　　　　E. 糖皮质激素

(891~892题共用题干) 女，28岁。间断下腹痛4年余，大便2~3次/日，稀便，无脓血，便后下腹痛可缓解。粪常规检查：未见细胞，隐血试验阴性。查体无异常发现。

891. 该患者最可能的诊断是
   A. 溃疡性结肠炎　　　　B. 克罗恩病　　　　　　C. 肠结核
   D. 肠易激综合征　　　　E. 慢性细菌性痢疾

892. 该患者最适合的治疗药物是
   A. 柳氮磺吡啶　　　　　B. 喹诺酮类抗生素　　　C. 泼尼松龙
   D. 异烟肼　　　　　　　E. 匹维溴铵

第21章　脂肪性肝病与肝硬化

一、脂肪性肝病（执业医师需掌握）

893. 女，45岁。平素无不适，无饮酒史。查体：身高160cm，体重79kg，未见肝掌、蜘蛛痣。ALT38U/L，Glu8.1mmol/L，血甘油三酯（TG）35mmol/L。B超提示肝轻度肿大，近场回声弥漫性增强，远场回声逐渐衰减。患者进行肝穿刺活检，最可能的病理表现是
   A. 结节性肝细胞再生　　B. 肝细胞内淤胆　　　　C. 假小叶形成
   D. 肝细胞脂肪变性　　　E. 肝细胞桥接坏死

894. 男性，48岁。右上腹胀痛4个月。伴乏力，无恶心、呕吐、发热。自发病以来尿色稍黄。既往饮白酒15年，每天150~200ml。查体：精神差，巩膜轻度黄染，无肝掌、蜘蛛痣，心、肺无异常，腹软，无压痛，肝脾未触及，移动性浊音阴性。实验室检查：ALT35U/L，AST95U/L。HBsAg(-)，抗HCV(-)。腹部B超示肝实质回声弥漫性增强，远场回声明显衰减。最适宜的治疗是
   A. 营养支持　　　　　　B. 口服泼尼松　　　　　C. 戒酒
   D. 使用保肝药物　　　　E. 抗肝纤维化（2023）

895. 患者，男性，40岁。体检发现肝大。有糖尿病病史5年，近1年来体重明显增加。否认其他病史。查体：肝肋下2cm，质地中等，表面光滑，边缘整齐，无触痛，无其他阳性体征。肝功能检查正常。该患者最可能的诊断是
   A. 脂肪肝　　　　　　　B. 淤血肝　　　　　　　C. 肝硬化
   D. 慢性肝炎　　　　　　E. 肝癌

896. 男，45岁。发热、血ALT升高（ALT42~78U/L）1个月。身高170cm，体重90kg。各项病毒学指标及自身免疫抗体均阴性。腹部B超：肝回声增强，后部衰减。最佳的治疗措施是

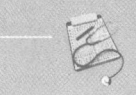

A. 应用降脂药 B. 休息并减少体力活动 C. 应用保肝药物
D. 抗肝纤维化治疗 E. 调整生活方式并减轻体重

二、肝硬化(执业医师及助理医师均需掌握)

897. 我国肝硬化最常见的病因是
   A. 慢性酒精中毒 B. 乙型病毒性肝炎 C. 自身免疫性肝炎
   D. 丙型病毒性肝炎 E. 药物中毒

898. 在肝硬化的发病机制中,形成肝纤维化的主要细胞是
   A. 肝星状细胞 B. 肝细胞 C. Kupffer 细胞
   D. 上皮细胞 E. 内皮细胞

899. 继病因之后,促进肝硬化患者肝功能减退的主要原因是
   A. 营养不良 B. 对激素灭活增加 C. 门静脉高压
   D. 脾功能亢进 E. 腹腔积液(2023)

900. 下列不属于肝硬化门静脉高压症表现的是
   A. 腹壁静脉曲张 B. 食管静脉曲张 C. 脾大
   D. 腹水 E. 肝大

901. 肝硬化失代偿期时,肝功能减退的表现是
   A. 脾大 B. 肝掌、蜘蛛痣 C. 腹壁静脉曲张
   D. 腹水 E. 食管胃底静脉曲张

902. 鉴别肝性和心包疾患引起的腹水,下列哪项最有价值?
   A. 心动过速 B. 肝大 C. 下肢水肿
   D. 颈静脉怒张 E. 脾大

903. 肝硬化腹腔积液形成的决定性因素是
   A. 门静脉高压 B. 低蛋白血症
   C. 肾素-血管紧张素系统被激活 D. 肝脏对醛固酮的灭活作用减弱
   E. 肝脏对抗利尿激素的灭活作用减弱(2024)

904. 肝硬化门静脉高压症最具诊断价值的表现是
   A. 腹腔积液 B. 脾大,脾功能亢进 C. 腹壁静脉曲张
   D. 食管下段、胃底静脉曲张 E. 黄疸

905. 男,40岁。乏力、反复牙龈出血及皮肤出血点1年。乙型肝炎病史10余年。查体:左肋下可触及包块,边界清,质地韧,有切迹,随呼吸移动,无压痛。该包块可能是
   A. 左肾 B. 胰腺癌 C. 脾
   D. 胃癌 E. 肝左叶

906. 肝硬化门静脉高压症患者,出现全血细胞减少最主要的原因是
   A. 营养不良 B. 脾功能亢进 C. 溶血
   D. 消化道出血 E. 病毒感染

907. 患者,男性,45岁。疲乏,贫血4个月入院。既往有乙型肝炎病史10年。查体:睑结膜略苍白,腹软,可见腹壁静脉曲张,肝肋下未触及,脾大,移动性浊音阳性。血 Plt50×10^9/L。该患者血小板减少最可能的原因是
   A. 营养不良 B. 溶血 C. 骨髓抑制
   D. 脾功能亢进 E. 出血

908. 下列各项临床表现中,诊断肝硬化意义最小的是

A. 厌食、乏力 B. 腹水形成 C. 肝掌及蜘蛛痣
D. 男乳女化 E. 腹壁静脉曲张

909. 肝硬化失代偿期最突出的临床表现是
A. 肝性脑病 B. 黄疸 C. 腹腔积液
D. 肝掌、蜘蛛痣 E. 食管胃底曲张静脉破裂(2024)

910. 肝硬化时下列临床表现中与内分泌失调有关的是
A. 夜盲 B. 黄疸 C. 全身恶病质
D. 蜘蛛痣 E. 出血点或出血斑

911. 男性肝硬化患者性欲减退、睾丸萎缩、肝掌的原因是
A. 雄激素过多 B. 肾上腺皮质激素过多 C. 雌激素过多
D. 甲状腺激素过多 E. 醛固酮过多

A. 肝脏质地变硬 B. 蜘蛛痣 C. 大隐静脉曲张
D. 脐周放射状静脉曲张 E. 肝缩小

912. 诊断门静脉高压症侧支循环开放的常见体征是

913. 肝脏功能减退所致的常见体征是

914. 影响肝硬化患者出血倾向的原因不包括
A. 维生素 A 缺乏 B. 毛细血管脆性增加 C. 维生素 K 缺乏
D. 凝血因子合成障碍 E. 血小板质和量异常

915. 男,58岁。乏力、腹胀伴尿少3个月。慢性肝炎史17年。查体:巩膜轻度黄染,肝掌(+),肝肋下未触及,脾肋下4cm,移动性浊音阳性。化验:ALT50U/L,Alb28g/L,AFP10μg/L,HBsAg(+),抗-HCV Ab(−)。最可能的诊断是
A. 慢性乙型肝炎 B. 慢性丙型肝炎 C. 原发性肝癌
D. 原发性胆汁性肝硬化 E. 乙肝肝硬化

916. 肝硬化最常见的并发症是
A. 门静脉血栓形成 B. 原发性肝癌 C. 肝性脑病
D. 上消化道大出血 E. 自发性腹膜炎

917. 患者,男,50岁。呕吐鲜血4小时,呕吐量500ml。既往乙肝病史20年。查体:血压96/62mmHg,颈部有蜘蛛痣,腹部无压痛、反跳痛。与消化道出血最相关的结构是
A. 肠系膜上静脉 B. 肠系膜下静脉 C. 直肠静脉丛
D. 食管静脉丛 E. 脐部静脉丛(2021)

918. 肝硬化最严重的并发症是
A. 上消化道出血 B. 肝肾综合征 C. 电解质紊乱
D. 原发性腹膜炎 E. 肝性脑病

919. 肝硬化最常见的死亡原因是
A. 肝性脑病 B. 上消化道出血 C. 原发性肝癌
D. 自发性腹膜炎 E. 肝肾综合征

920. 乙型肝炎后肝硬化的主要合并症不包括
A. 肝癌 B. 门静脉高压症 C. 急性肠系膜上静脉血栓形成
D. 肝功能衰竭 E. 急性肝静脉血栓形成

921. 男,52岁。反复肝功能异常12年,1个月来尿少,双下肢水肿,腹胀并逐渐加重。3天前腹泻,黄稀水样便3次/日。2天来腹痛、发热,体温38.5℃。该患者最可能的诊断是

A. 结核性腹膜炎　　　　B. 肝硬化并原发性腹膜炎　　　C. 急性细菌性痢疾
D. 急性胰腺炎　　　　　E. 胆系感染

922. 肝硬化患者近期肝进行性增大,应首先考虑的情况是
A. 并发肝癌　　　　　　B. 肝淤血　　　　　　　　　　C. 门静脉高压加重
D. 肝硬化加重　　　　　E. 肝炎活动

923. 男,58岁。反复腹胀、尿少3年,加重伴双下肢水肿、腹围明显增加2周。乙型肝炎病史15年。腹部查体中不可能出现的体征是
A. 腹式呼吸减弱　　　　B. 尺压试验阳性　　　　　　　C. 全腹膨隆
D. 移动性浊音阳性　　　E. 液波震颤阳性

924. 肝硬化自发性细菌性腹膜炎的常见感染途径是
A. 直接扩散　　　　　　B. 上行性感染　　　　　　　　C. 透壁性感染
D. 血行播散　　　　　　E. 淋巴道感染

925. 男,52岁。乏力、腹胀1年,加重伴腹痛2天。慢性乙型肝炎病史12年。查体:体温38.8℃,前胸可见数个蜘蛛痣,腹部饱满,全腹弥漫压痛及反跳痛,移动性浊音阳性。最可能的诊断是
A. 肝癌破裂　　　　　　B. 结核性腹膜炎　　　　　　　C. 自发性腹膜炎
D. 上消化道穿孔　　　　E. 腹膜转移癌

926. 男,38岁。患肝硬化3年。1周来寒战发热,体温38℃左右,全腹痛,腹部明显膨胀,尿量500ml/d。以下体征中,对目前病情判断最有意义的是
A. 全腹压痛及反跳痛　　B. 蜘蛛痣及肝掌　　　　　　　C. 腹部移动性浊音阳性
D. 脾大　　　　　　　　E. 腹壁静脉曲张呈海蛇头样(2020)

(927~929题共用题干)女,38岁。肝硬化腹水患者。1周来低热,腹部隐痛,血白细胞 11×10^9/L,中性粒细胞 0.80。

927. 查体应注意的体征是
A. 蜘蛛痣及肝掌　　　　B. 腹壁静脉曲张　　　　　　　C. 脾大
D. 腹部压痛及反跳痛　　E. 腹部移动性浊音

928. 首先考虑诊断是肝硬化合并
A. 肝肾综合征　　　　　B. 原发性肝癌　　　　　　　　C. 门静脉血栓形成
D. 自发性腹膜炎　　　　E. 急性胆囊炎

929. 治疗措施中最重要的是
A. 限制水、钠摄入　　　B. 大剂量广谱抗生素　　　　　C. 应用利尿药
D. 放腹水　　　　　　　E. 输白蛋白

930. 女,52岁。肝炎肝硬化10年,近3个月腹围明显增大,1周来少尿。无腹痛、发热。查体:腹部无压痛,移动性浊音(+)。实验室检查:血肌酐130 μmol/L,甲胎蛋白正常。最可能的并发症是
A. 肝癌　　　　　　　　B. 自发性腹膜炎　　　　　　　C. 肝肾综合征
D. 门静脉血栓形成　　　E. 继发性腹膜炎

931. 男,45岁。腹胀、乏力半年,加重伴尿量减少3天。尿量100~200ml/d。查体:P80次/分,R19次/分,慢性病容,口唇无发绀,可见蜘蛛痣,巩膜黄染,腹膨隆,无压痛及反跳痛,肝肋下未触及,脾平脐,移动性浊音(+),双下肢凹陷性水肿。实验室检查:WBC2.8×10^9/L,N0.62,HBsAg(+),ALT52U/L,AST86U/L,TBil46μmol/L,BUN18.6mmol/L,Scr258.3μmol/L。最可能的诊断为乙肝肝硬化合并
A. 肝肺综合征　　　　　B. 结核性腹膜炎　　　　　　　C. 肝癌

D. 自发性腹膜炎 E. 肝肾综合征

932. 肝硬化合并自发性细菌性腹膜炎时,选择抗生素的原则是
A. 针对 G^- 杆菌,兼顾 G^+ 球菌 B. 针对 G^+ 球菌,兼顾厌氧菌
C. 针对 G^+ 杆菌,联合抗真菌药物 D. 针对 G^- 球菌,兼顾厌氧菌
E. 针对 G^- 杆菌,联合抗真菌药物

933. 男,45 岁。因肝硬化(失代偿期)入院。1 天前出现明显呼吸困难。查体:体温正常,双肺呼吸音清,血气分析示低氧血症。抗感染治疗无效。最可能发生的并发症是
A. 肺炎 B. 肝肾综合征 C. 肝肺综合征
D. 支气管哮喘 E. 急性左心衰竭

934. 反映肝纤维化的血清学指标是
A. 直接胆红素 B. 白蛋白 C. 胆碱酯酶
D. 丙氨酸氨基转移酶 E. Ⅳ型胶原

935. 反应肝硬化肝脏合成功能减退的指标是
A. 白蛋白 B. 丙氨酸氨基转移酶 C. 乳酸脱氢酶
D. γ-谷氨酰转肽酶 E. 碱性磷酸酶

936. 对判断肝硬化患者预后意义不大的指标是
A. 腹腔积液 B. 白蛋白 C. 血清电解质
D. 凝血酶原时间 E. 肝性脑病

A. 渗出性 B. 血性 C. 乳糜性
D. 介于渗出液、漏出液之间 E. 漏出液

937. 肝硬化并自发性腹膜炎腹水的性质为
938. 结核性腹膜炎腹水的性质为

939. 男,58 岁。反复腹胀、尿少、双下肢水肿 2 年,加重伴腹痛 1 周。口服螺内酯及呋塞米后尿量无明显增加。慢性乙型肝炎病史 15 年。腹腔穿刺抽出淡黄色腹水,腹水白细胞 $750×10^6/L$,中性粒细胞 $580×10^6/L$。以下治疗措施中错误的是
A. 腹水浓缩回输 B. 应用广谱抗生素 C. 限制钠盐摄入
D. 补充白蛋白 E. 腹腔穿刺放液

940. 男性,55 岁。肝硬化 8 年,查体有少量腹水,如患者应用利尿药,首选的是
A. 甘露醇 B. 螺内酯 C. 乙酰唑胺
D. 氢氯噻嗪 E. 呋塞米(2019)

(941~942 题共用题干)女,30 岁。因食欲不振、尿少、腹胀 2 个月住院。19 岁检查时曾发现肝大。体检:消瘦,腹膨隆,肝未触及,脾肋下 3cm,腹部移动性浊音阳性。腹水检查:比重 1.012,黏蛋白定性试验(-),细胞数 $80×10^6/L$。

941. 本病诊断首先考虑是
A. 结核性腹膜炎 B. 肝硬化腹水 C. 原发性肝癌
D. 脾肿瘤 E. 巨大卵巢囊肿

942. 对该患者腹水的治疗,原则上不采用
A. 利尿药 B. 静脉滴注白蛋白 C. 腹腔穿刺放液
D. 腹水浓缩回输 E. 腹腔-颈内静脉分流术

(943~944 题共用题干)男,55 岁。慢性乙型肝炎病史 15 年,乏力、间断下肢水肿 5 年。腹泻 4 天,

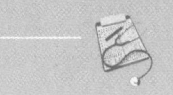

发热、腹胀、尿少3天。查体:全腹压痛,移动性浊音阳性。

943. 最可能的诊断是
    A. 急性细菌性痢疾　　　B. 急性肾衰竭　　　C. 结核性腹膜炎
    D. 自发性腹膜炎　　　　E. 肝癌

944. 对明确诊断,最有帮助的检查是
    A. 腹部B超　　　　　　B. 腹部CT　　　　　C. 粪细菌培养
    D. 结核菌素试验　　　　E. 腹腔穿刺抽液检查

第22章　原发性肝癌与肝性脑病

一、原发性肝癌(执业医师及助理医师均需掌握)

945. 最易并发原发性肝癌的是
    A. 病毒性肝炎后肝硬化　B. 酒精性肝硬化　　　C. 原发性胆汁性肝硬化
    D. 淤血性肝硬化　　　　E. 血吸虫病性肝硬化

946. 原发性肝癌转移最主要的部位是
    A. 肺　　　　　　　　　B. 骨　　　　　　　　C. 肝内
    D. 腹腔内种植　　　　　E. 左锁骨上淋巴结

947. 原发性肝癌肝内播散最主要的途径是
    A. 经肝静脉　　　　　　B. 直接侵犯　　　　　C. 经肝动脉
    D. 经淋巴管　　　　　　E. 经门静脉

948. 原发性肝癌肝外血行转移最多见的部位是
    A. 肺　　　　　　　　　B. 骨　　　　　　　　C. 脑
    D. 脾　　　　　　　　　E. 胰

949. 原发性肝癌最多见的淋巴结转移部位是
    A. 肝门　　　　　　　　B. 胰腺后　　　　　　C. 腹膜后
    D. 主动脉旁　　　　　　E. 锁骨上

950. 原发性肝癌最常见的首发临床表现是
    A. 肝大　　　　　　　　B. 食欲减退　　　　　C. 恶心、呕吐
    D. 肝区疼痛　　　　　　E. 体重下降

951. 肝癌的临床表现中,提示属晚期的表现是
    A. 腹胀、乏力　　　　　B. 肝区疼痛　　　　　C. 食欲不振
    D. 肝区肿块　　　　　　E. 体重下降

952. 男,60岁。慢性乙型病毒性肝炎病史35年,3次查血甲胎蛋白升高。肝脏触诊无异常。肝功能正常。腹部B超示肝内见直径2cm占位性病变。对诊断及治疗最有意义的检查是
    A. 放射性核素扫描　　　B. 腹部CT平扫　　　　C. 腹部增强CT
    D. 腹部X线片　　　　　E. MRCP

953. 男,55岁。慢性乙型肝炎病史15年,肝区隐痛2个月。腹部B超提示肝后叶直径约2cm的低回声结节。对诊断最有意义的实验室检查是
    A. 碱性磷酸酶　　　　　B. 癌胚抗原　　　　　C. γ-谷氨酰转移酶
    D. 甲胎蛋白　　　　　　E. CA19-9

954. 男,58岁。3年前曾行直肠癌根治术,近3个月右上腹及背部胀痛,无发热,大便正常。查体:锁骨上未触及肿大淋巴结,腹平软,未触及肿物,肝肋下未触及。实验室检查:血 WBC10×10⁹/L,AFP 无升高。腹部 B 超示:肝右叶多个实性占位,最大直径约 3cm。首先应考虑的诊断是
    A. 阿米巴肝脓肿   B. 肝血管瘤   C. 多发肝囊肿
    D. 原发性肝癌   E. 肝转移癌

955. 男,43岁。食欲不佳3个月,腹痛、头晕、心悸1天。患者3个月来食欲不佳,纳差,体重减轻5kg。昨天开始出现右上腹痛,逐渐加重。5小时后感头晕、心悸。既往乙型肝炎病史12年。查体:体温37.8℃,脉搏110次/分,呼吸16次/分,血压100/78mmHg。皮肤轻度黄染,前胸壁可见2枚蜘蛛痣,心、肺未见明显异常。腹部平坦,右上腹肌稍紧张,肝肋下3cm,质硬,移动性浊音阴性,肠鸣音减弱。腹腔穿刺抽出血性不凝液体0.5ml。该患者最可能的诊断是
    A. 消化性溃疡穿孔   B. 急性胆囊炎   C. 肝癌破裂出血
    D. 肝硬化自发性腹膜炎   E. 结核性腹膜炎伴细菌性自发性腹膜炎(2024)

956. 男,68岁。乏力、腹胀3个月,加重伴尿少1个月。慢性肝炎病史20余年。查体:巩膜轻度黄染,肝肋下4cm,质硬,脾肋下3cm,移动性浊音阳性,双下肢水肿。对诊断最有意义的实验室检查是
    A. 腹水铁蛋白   B. 血癌胚抗原   C. 血甲胎蛋白
    D. 血 CA125   E. 腹水腺苷脱氨酶

957. 普查原发性肝癌最常用的影像学检查是
    A. 放射性核素肝扫描   B. 肝脏 CT   C. 肝脏 MRI
    D. 肝脏 B 超   E. 腹部 X 线片

958. 有关 AFP 升高的临床意义,正确的是
    A. AFP>200μg/L 时可诊断肝细胞癌   B. 肝转移癌患者 AFP 常显著增高
    C. 肝功异常伴有 AFP 增高常提示合并肝癌 D. 消化道其他肿瘤 AFP 不会升高
    E. 肝细胞癌术后 AFP 又升高提示复发

959. 男,40岁。肝区疼痛3个月,无发热。右肋下触及肝脏,质硬,表面有直径5cm结节,无触痛。既往慢性乙型病毒性肝炎病史10年。为确定诊断,最有意义的检查是
    A. 腹部 CT   B. 穿刺活检   C. 选择性肝动脉造影
    D. 腹部 B 超   E. 腹部 MRI

960. 男,50岁。慢性肝炎史20年,5年前出现食管黏膜下静脉曲张,3个月前发现肝右叶拳头大肿物,甲胎蛋白阳性。正确的诊断是
    A. 慢性肝炎   B. 慢性肝炎伴肝硬化   C. 慢性肝炎伴胆管上皮癌
    D. 慢性肝炎伴食管静脉曲张   E. 肝硬化伴肝细胞肝癌

(961~962题共用题干)患者,男性,45岁。肝炎病史20余年,近2个月来出现右侧季肋部持续性胀痛,伴厌食、乏力和腹胀。查体:右侧肋缘下可触及肿大的肝脏,质地坚硬,边缘不规则。实验室检查:血清 AFP>1000μg/L。

961. 首先考虑的疾病是
    A. 肝硬化   B. 慢性肝炎活动期   C. 原发性肝癌
    D. 细菌性肝脓肿   E. 肝脏血管瘤

962. 有确定诊断意义的检查是
    A. 肝功能检查   B. CT   C. MRI
    D. 肝穿刺针吸细胞学检查   E. 选择性肝动脉造影

963. 肝癌根治性切除术的指征是

A. 大量腹水　　　　　　　B. Child-Pugh 肝功能 B 或 C 级　　C. 血清胆红素显著升高
D. AFP>100μg/L　　　　 E. 肿瘤局限于一叶或一段内(2022)

964. 男,44岁。肝区疼痛2个月。呈持续性钝痛,可放射至右肩背部。发病以来感乏力。乙型肝炎病史15年。查体:体形消瘦,巩膜无黄染,肝肋下3cm,质地稍硬,有结节感。血清 AFP800μg/L。腹部 B 超示肝右叶 8cm×6cm 占位性病变,周边血流量增强,门静脉正常。最理想的治疗方法是
A. 肿瘤切除加放疗　　　　B. 姑息性肝癌切除术　　　　C. 肝癌根治性切除术
D. 肝动脉化疗栓塞　　　　E. 局部射频治疗(2024)

965. 男,53岁。右季肋部胀痛1月余。查体:无黄疸,肝肋缘下3cm,质硬,无腹水征。B 超示肝右叶低回声病灶,约 11cm×10cm,肝左叶见多个小低回声区。AFP>1000μg/L。最佳的治疗措施是
A. 抗感染治疗　　　　　　B. 肝动脉插管栓塞化疗　　　C. 剖腹探查术
D. 放射治疗　　　　　　　E. 中草药治疗

二、肝性脑病(执业医师及助理医师均需掌握)

966. 肝性脑病的诱因不包括
A. 消化道出血　　　　　　B. 高钾性酸中毒　　　　　　C. 便秘
D. 低血糖　　　　　　　　E. 缺氧

967. 肝性脑病的诱因不包括
A. 大量放腹水　　　　　　B. 给予镇静药物　　　　　　C. 口服抗生素
D. 肺部感染　　　　　　　E. 高蛋白饮食(2022)

968. 肝硬化患者,血氨增高的常见诱因是
A. 肠道内细菌活动减弱　　B. 肠道内细菌活动增强　　　C. 高蛋白饮食
D. 糖摄入增多　　　　　　E. 脂肪摄入增多

969. 肝性脑病患者可采取下列哪种溶液灌肠?
A. 肥皂水　　　　　　　　B. 醋酸　　　　　　　　　　C. 地塞米松
D. 谷氨酸钾　　　　　　　E. 精氨酸

970. 治疗肝性脑病时,可以促进氨代谢的药物是
A. 新霉素　　　　　　　　B. 支链氨基酸　　　　　　　C. 乳果糖
D. 氟马西尼　　　　　　　E. L-鸟氨酸-L-天冬氨酸

971. 男,55岁。诊断乙肝肝硬化4年,黑便2天,不认家人,吵闹2小时。下列治疗中不恰当的是
A. 口服利福昔明　　　　　B. 口服地西泮　　　　　　　C. 口服乳果糖
D. 静脉应用生长抑素　　　E. 静脉应用奥美拉唑

972. 肝性脑病患者变化最明显的指标是
A. 血钙　　　　　　　　　B. 血钾　　　　　　　　　　C. 血氨
D. 血淀粉酶　　　　　　　E. 血白蛋白(2024)

973. 肝性脑病前驱期的主要表现是
A. 性格改变　　　　　　　B. 计算能力减退　　　　　　C. 定向力减退
D. Babinski 征阳性　　　　E. 生理反射亢进

974. 女,53岁。腹痛、腹胀、低热4周,表情淡漠、嗜睡1天。腹部 B 超示:肝实质弥漫性病变、脾大及腹水。对该患者诊断最有意义的阳性体征是
A. 肌张力增高　　　　　　B. Babinski 征阳性　　　　　C. 扑翼样震颤阳性
D. 腹壁反射消失　　　　　E. 腱反射亢进

975. 男,58岁。进食高蛋白食物后出现神志不清1天。大量饮酒25年,否认肝炎病史及家族史。查体:

T36.5℃,P80次/分,R18次/分,BP120/80mmHg。面色晦暗,双肺呼吸音清,未闻及干、湿啰音,心律齐,腹软,无压痛,扑翼样震颤(+)。该患者意识障碍最可能的原因是

A. 肝性脑病　　　　　　B. 慢性酒精中毒　　　　　C. 酒精戒断反应
D. 电解质紊乱　　　　　E. 低血糖发作

976. 男,40岁。腹胀、乏力5个月,嗜睡、言语混乱2天。既往患乙型肝炎20年。查体:T36.5℃,P80次/分,R18次/分,BP120/80mmHg。神志不清,消瘦,皮肤巩膜黄染。双肺呼吸音清,未闻及干、湿啰音,心律齐。腹软,无压痛,移动性浊音(+)。诱发患者出现神经精神症状的因素中,最不可能的是

A. 应用大剂量利尿剂　　B. 摄入大量蛋白　　　　　C. 应用苯二氮䓬镇静剂
D. 便秘　　　　　　　　E. 摄入大剂量维生素C

977. 患者,男性,50岁。烦躁、昼睡夜醒2天。肝炎肝硬化病史5年。对明确意识障碍病因,最有意义的实验室检查是

A. 血糖　　　　　　　　B. ALT/AST　　　　　　　　C. 血清蛋白电泳
D. 血氨　　　　　　　　E. 血电解质

978. 男,50岁。肝炎肝硬化10年。门-腔静脉分流术后3年。睡眠倒错、计算能力下降2天,该患者不宜进食的食物种类是

A. 淀粉类食物　　　　　B. 高纤维素食物　　　　　C. 低脂饮食
D. 高维生素食物　　　　E. 高蛋白饮食

979. 能减少肝性脑病患者肠腔内氨吸收入血的最有效措施是

A. 降低肠腔内pH　　　　B. 高蛋白质饮食　　　　　C. 促进肝脏合成尿素
D. 服用益生菌　　　　　E. 抑制肠蠕动(2024)

980. 男,45岁。肝功能异常15年,门-腔静脉分流术后2年,性格改变、睡眠倒错3天。以下处理措施正确的是

A. 输血　　　　　　　　B. 口服乳果糖　　　　　　C. 碱性肥皂水灌肠
D. 静脉滴注抗生素　　　E. 口服巴比妥

981. 乳果糖治疗肝性脑病的作用机制是

A. 促进肝细胞再生　　　B. 抑制肠道细菌增殖　　　C. 吸附肠内毒素
D. 减少肠内氨的形成和吸收　　E. 供给糖,以提供热量

A. 甘露醇　　　　　　　B. 支链氨基酸　　　　　　C. 糖皮质激素
D. 左旋多巴　　　　　　E. 乳果糖

982. 治疗肝性脑病时,为减少肠内毒素生成和吸收,应使用的药物是

983. 治疗肝性脑病时,具有纠正氨基酸代谢紊乱作用的药物是

(984~987题共用题干)男性,45岁。肝硬化病史5年。3天前与朋友聚餐时出现呕血,鲜红色,量约1000ml。患者出现头晕、心悸、出冷汗等。经输血、补液和应用止血药物治疗后病情好转,血压和心率恢复正常。1天前出现睡眠障碍,并出现幻听和言语不清。化验检查示:血氨130μg/dl,血糖5.6mmol/L,尿素氮7.2mmol/L。

984. 最可能的诊断是

A. 尿毒症　　　　　　　B. 脑血管意外　　　　　　C. 乙型脑炎
D. 糖尿病酮症酸中毒　　E. 肝性脑病

985. 首先考虑的治疗方案是

A. 抗生素治疗　　　　　B. 应用降氨药物　　　　　C. 胰岛素治疗
D. 血液透析治疗　　　　E. 应用镇静药物

986. 消化道出血的原因最可能是
    A. 胃癌   B. 胃溃疡   C. 十二指肠溃疡
    D. 食管静脉曲张破裂   E. 胃黏膜病变

987. 为明确出血原因,待病情稳定后,最好进行的检查是
    A. 钡餐透视   B. 吞线试验   C. 胃镜检查
    D. 腹部 B 超   E. 腹部 CT

(988~989 题共用题干)男,60 岁。排柏油样便 2 天,神志恍惚 1 天。既往乙型肝炎病史 15 年。查体:脉搏 110 次/分,血压 90/60mmHg,巩膜黄染,言语不清,衣冠不整,计算能力下降,扑翼样震颤,肌张力增加。脑电图异常。外周血 Hb75g/L。

988. 该患者最可能的诊断是
    A. 精神分裂症   B. 糖尿病酮症酸中毒   C. 脑出血
    D. 缺血缺氧性脑病   E. 肝性脑病

989. 针对其神志异常,适宜治疗是给予
    A. 利福昔明   B. 碳酸氢钠   C. 帕罗西汀
    D. 输血   E. 苯巴比妥(2024)

第 23 章 消化道出血

(执业医师及助理医师均需掌握)

990. 上消化道出血范围是
    A. 贲门以上出血   B. 幽门以上出血   C. Treitz 韧带以上出血
    D. 空回肠交界处以上出血   E. 回盲部以上出血

991. 发生应激性溃疡最常见的部位是
    A. 十二指肠   B. 空肠   C. 口腔
    D. 食管   E. 胃

992. 上消化道出血最常见的病因是
    A. 消化性溃疡   B. 食管贲门黏膜撕裂   C. 胃癌
    D. 胃血管畸形   E. 食管胃底静脉曲张破裂

993. 男,50 岁。呕血、黑便 4 小时。发病前曾食硬质食物。发现 HBsAg 阳性 30 年。查体:P108 次/分,BP90/60mmHg。烦躁、面色苍白、皮肤湿冷。应首先考虑的出血原因是
    A. 急性胃黏膜病变   B. 食管肿瘤   C. 胃溃疡
    D. 十二指肠溃疡   E. 食管胃底静脉曲张破裂

994. 男,22 岁。呕血 1 小时。1 小时前晕车后剧烈呕吐,呕吐物初为胃内容物,后为鲜红色血性液体,约 150ml。无腹痛、发热。既往身体健康。查体:体温 36.8℃,脉搏 96 次/分,呼吸 16 次/分,血压 100/60mmHg,神志清楚,腹软,肝、脾肋下未触及。最可能的诊断是
    A. 急性糜烂出血性胃炎 B. 消化性溃疡出血   C. 恒径动脉破裂
    D. 食管胃底曲张静脉破裂 E. 食管贲门黏膜撕裂综合征(2024)

995. 骨关节炎患者服用阿司匹林后出现黑便,应先考虑
    A. 食管静脉曲张破裂出血 B. 急性胃炎出血   C. 十二指肠溃疡出血
    D. 胃癌出血   E. 反流性食管炎出血

996. 上消化道出血表现为呕血或黑便,主要取决于
　　A. 出血的速度和量　　　B. 出血部位的高低　　　C. 病变的性质
　　D. 凝血机制　　　　　　E. 胃肠蠕动情况
997. 患者排柏油样便最可能出血的部位是
　　A. 胃　　　　　　　　　B. 回肠　　　　　　　　C. 空肠
　　D. 乙状结肠　　　　　　E. 直肠
998. 上消化道出血的特征性表现是
　　A. 贫血　　　　　　　　B. 发热　　　　　　　　C. 呕血与黑粪
　　D. 氮质血症　　　　　　E. 失血性周围循环衰竭
999. 肝硬化食管静脉曲张大出血后,可能出现的表现不包括
　　A. 血尿素氮增高　　　　B. 脾脏缩小　　　　　　C. 腹腔积液减少
　　D. 意识障碍　　　　　　E. 少尿
1000. 对鉴别上、下消化道出血可能有帮助的是
　　A. 粪便潜血阳性　　　　B. 血尿素氮升高　　　　C. 血肌酐升高
　　D. 血红蛋白下降　　　　E. 血氨升高
1001. 成人出现粪便隐血试验阳性时,消化道出血量至少大于
　　A. 10ml　　　　　　　　B. 9ml　　　　　　　　　C. 8ml
　　D. 6ml　　　　　　　　 E. 5ml
1002. 下列疾病可表现为肠鸣音活跃的是
　　A. 上消化道出血　　　　B. 肠系膜上动脉栓塞　　C. 麻痹性肠梗阻
　　D. 急性胰腺炎　　　　　E. 上消化道穿孔
1003. 判断消化道出血是否停止的指标不包括
　　A. 持续性腹痛　　　　　B. 扩容后,血尿素氮增高　C. 仍有呕血、黑便
　　D. 周围循环衰竭仍在加重　E. 进行性血红蛋白下降(2024)
1004. 男,32岁。初冬季上腹痛3年,口服抑酸剂有效。1天来呕血1次,黑便3次。近期因关节痛口服"止痛片"数次。查体:皮肤及巩膜无黄染。腹平软,剑突下压痛(+),肝脾未触及。该患者最可能的出血原因是
　　A. 食管贲门黏膜撕裂综合征　B. 食管胃底静脉曲张破裂　C. 消化性溃疡
　　D. 反流性食管炎　　　　E. 胃癌
1005. 男,45岁。反复上腹痛2年,黑便2天,呕血伴头晕4小时。最适宜的止血治疗方式是
　　A. 急症手术　　　　　　B. 经胃镜止血　　　　　C. 静脉滴注血管加压素
　　D. 冰盐水胃腔灌洗　　　E. 口服凝血酶
1006. 不支持食管静脉曲张破裂出血的是
　　A. 有肝炎史10余年　　　B. 上腹痛伴呕吐咖啡样物　C. 蜘蛛痣
　　D. 脾大　　　　　　　　E. 移动性浊音阳性
1007. 在确定急性上消化道出血的原因时不合适的检查是
　　A. 急诊胃镜　　　　　　B. 急诊X线钡剂造影　　 C. 血常规
　　D. 肝、肾功能检查　　　E. 腹部B超
1008. 患者,男性,57岁。进食后呕吐大量鲜血6小时,既往乙肝病史30余年。为迅速明确出血病因,首选的检查是
　　A. 腹部CT　　　　　　　B. 选择性腹腔动脉造影　 C. 上消化道X线钡餐造影
　　D. 胃镜　　　　　　　　E. 腹部B超

(1009~1011题共用题干)男,22岁,饥饿性上腹痛伴反酸1个月余。2小时前呕血1次,暗红色,量约200ml。体重无明显变化。否认慢性肝病史。查体:贫血貌,腹软,上腹部有压痛,无反跳痛,肝脾肋下未触及。

1009. 应首先考虑的出血原因是
   A. 胃癌　　　　　　　　B. 胃黏膜脱垂　　　　　　C. 食管胃底静脉曲张破裂
   D. 消化性溃疡　　　　　E. 急性糜烂性胃炎

1010. 最有助于确诊的检查是
   A. 腹部X线片　　　　　B. 腹部B超　　　　　　　　C. 胃镜
   D. 腹腔血管造影　　　　E. 腹部CT

1011. 最合适的药物是
   A. 止血环酸　　　　　　B. 法莫替丁　　　　　　　　C. 奥美拉唑
   D. 凝血酶　　　　　　　E. 垂体后叶素

1012. 患者,男性,65岁,上腹部无规律隐痛2个月,因饮酒后呕咖啡样物250ml,柏油样便300ml来诊,无肝病史。查体:BP90/60mmHg,P100次/分,Hb90g/L,上腹部轻度压痛,肝脾肋下未触及。其止血措施最好选择
   A. 维生素K_1静脉滴注　　B. 奥美拉唑静脉注射　　　　C. 6-氨基己酸静脉滴注
   D. 三腔二囊管压迫　　　　E. 垂体后叶素静脉滴注

1013. 男,67岁。20分钟前呕吐咖啡色液体1次,量约300ml,伴上腹不适。否认肝脏病史。1个月来口服阿司匹林。查体:P84次/分,BP130/70mmHg,腹软,剑突下轻压痛,肝脾肋下未触及。最重要的处理措施是
   A. 口服胃黏膜保护剂　　B. 口服阿托品　　　　　　　C. 口服止血剂
   D. 静脉滴注止血剂　　　E. 急诊胃镜及镜下止血

1014. 男,40岁。2小时前呕血,量约300ml,排黑便2次,每次约200g。查体:脉搏108次/分,血压100/60mmHg。神志清楚,胸前可见5枚蜘蛛痣。腹软,无压痛,肝肋下未触及,脾肋下3cm。该患者最适宜的止血措施是
   A. 口服凝血酶　　　　　B. 静脉滴注维生素K_1　　C. 静脉滴注泮托拉唑
   D. 静脉滴注生长抑素　　E. 输注新鲜冰冻血浆(2024)

1015. 肝硬化消化道出血,伴高血压、冠心病患者,下列止血措施中最不恰当的是
   A. 三腔二囊管压迫　　　B. 去甲肾上腺素胃管滴注　　C. 垂体后叶素静脉推注
   D. 6-氨基己酸静脉滴注　E. 冰生理盐水洗胃

(1016~1018题共用题干)男,48岁,呕血5小时。查体:P120次/分,BP95/60mmHg,营养状况差,巩膜明显黄染,腹壁可见静脉曲张,肝未触及,脾肋下6cm,移动性浊音阳性。

1016. 该患者最可能的呕血原因是
   A. 胃癌　　　　　　　　B. 消化性溃疡　　　　　　　C. 急性糜烂出血性胃炎
   D. 胆道出血　　　　　　E. 食管胃底静脉曲张破裂

1017. 当前最有意义的检查是
   A. 腹部X线片　　　　　B. 腹部CT　　　　　　　　　C. 胃镜
   D. 腹部B超　　　　　　E. 上消化道X线钡剂造影

1018. 首先应输注的液体是
   A. 5%葡萄糖溶液　　　　B. 平衡盐溶液　　　　　　　C. 全血
   D. 人血白蛋白　　　　　E. 复方氨基酸溶液

(1019~1021题共用题干)男,49岁,有"慢性胃痛"史多年,因头晕半天,黑便3次,急诊入院。血压80/50mmHg,心率124次/分,面色苍白,冷汗。

1019. 首先考虑
　　A. 急性肠炎　　　　　B. 急性胃出血　　　　　C. 心绞痛
　　D. 心肌梗死　　　　　E. 急性胃穿孔

1020. 急救措施首选
　　A. 抗炎补液治疗　　　B. 开腹探查　　　　　　C. 含服硝酸甘油
　　D. 溶栓治疗　　　　　E. 补液、输血、纠正休克

1021. 待病情稳定后,最能尽快明确诊断的检查是
　　A. 超声心动图　　　　B. CT　　　　　　　　　C. 血生化、心肌酶学
　　D. 胸部X线片　　　　E. 胃镜

第24章　尿液检查与肾小球疾病

一、尿液检查(执业医师及助理医师均需掌握)

1022. 蛋白尿的定义是24小时尿蛋白超过
　　A. 100mg　　　　　　B. 150mg　　　　　　　C. 200mg
　　D. 250mg　　　　　　E. 300mg

1023. 根据蛋白尿的发生机制,尿蛋白可分为五类,下列哪一类是错误的?
　　A. 肾小球性蛋白尿　　B. 肾小管性蛋白尿　　　C. 溢出性蛋白尿
　　D. 分泌性蛋白尿　　　E. 假性蛋白尿

1024. 选择性蛋白尿的特点是
　　A. 溶菌酶为主　　　　B. 白蛋白为主　　　　　C. 本-周蛋白为主
　　D. IgA为主　　　　　 E. β_2-微球蛋白为主

1025. 肾病综合征蛋白尿的分类属于
　　A. 肾小管性蛋白尿　　B. 肾小球性蛋白尿　　　C. 溢出性蛋白尿
　　D. 组织性蛋白尿　　　E. 功能性蛋白尿(2019、2022)

1026. 溢出性蛋白尿的主要成分为
　　A. 白蛋白　　　　　　B. 单克隆轻链蛋白　　　C. β_2-微球蛋白
　　D. Tamm-Horsfall蛋白　E. IgG

1027. 男,70岁。发现大量蛋白尿2周入院。入院后查本周蛋白尿阳性。为明确诊断,检查意义最大的是
　　A. 肾活检　　　　　　B. 骨髓穿刺　　　　　　C. 核素骨扫描
　　D. 全身X线骨摄片　　 E. 血清蛋白电泳

1028. 女,68岁。高血压病史20年,发现尿蛋白3年,尿比重1.010,红细胞0~1个/HPF,尿蛋白0.45g/d,尿蛋白分析β_2-MG、α_1-MG升高。该患者蛋白尿属于
　　A. 组织性　　　　　　B. 溢出性　　　　　　　C. 肾小管性
　　D. 功能性　　　　　　E. 肾小球性

1029. 肾小管性蛋白尿中不会出现的是
　　A. β_2-微球蛋白　　B. 视黄醇结合蛋白　　　C. 溶菌酶
　　D. 免疫球蛋白G　　　E. α_1-微球蛋白

1030. 下列各项指标,异常升高提示肾小球功能障碍的是
   A. 尿 β_2-微球蛋白　　　B. 尿轻链 LAM　　　C. 尿轻链 KAP
   D. 尿 IgG　　　E. 尿 N-乙酰-β-D-氨基葡萄糖苷酶(NAG)(2024)

1031. 女,70 岁。蛋白尿 1 个月,尿蛋白 6g/d,蛋白电泳显示以小分子蛋白为主,呈单株峰。其蛋白尿的性质应该为
   A. 肾小管性蛋白尿　　　B. 肾小球性蛋白尿　　　C. 分泌性蛋白尿
   D. 组织性蛋白尿　　　E. 溢出性蛋白尿

1032. 男,18 岁。每次打完篮球后出现解泡沫尿,休息 1 天后泡沫尿消失。此种尿液应为
   A. 肾小球性蛋白尿　　　B. 肾小管性蛋白尿　　　C. 溢出性蛋白尿
   D. 组织性蛋白尿　　　E. 功能性蛋白尿(2024)

1033. 男,63 岁。2 型糖尿病 14 年,血压升高 5 年,尿蛋白定量 2.6g/d,血肌酐 132μmol/L。其蛋白尿性质应为
   A. 肾小球性　　　B. 功能性　　　C. 肾小管性
   D. 溢出性　　　E. 分泌性

1034. 不出现管型尿的疾病是
   A. 肾病综合征　　　B. 急性肾小球肾炎　　　C. 急进性肾小球肾炎
   D. 急性肾盂肾炎　　　E. 急性膀胱炎

   A. 白细胞管型　　　B. 蜡样管型　　　C. 透明管型
   D. 红细胞管型　　　E. 颗粒管型

1035. 慢性肾衰竭尿中常见的管型为

1036. 急性肾盂肾炎尿中最常见的管型为

   A. 肾小管性蛋白尿　　　B. 混合性蛋白尿　　　C. 肾小球性蛋白尿
   D. 溢出性蛋白尿　　　E. 生理性蛋白尿

1037. 多发性骨髓瘤本周蛋白尿属于

1038. 原发性肾病综合征蛋白尿属于(2019、2022)

1039. 关于血尿描述正确的是
   A. 尿沉渣高倍镜下视野红细胞>5 个　　　B. 尿沉渣低倍镜下视野红细胞>5 个
   C. 尿沉渣高倍镜下视野红细胞>3 个　　　D. 尿沉渣低倍镜下视野红细胞>3 个
   E. 1000ml 尿液含有 10ml 血方可表现为肉眼血尿

1040. 血尿的常见原因不包括
   A. 输尿管结石　　　B. 急性膀胱炎　　　C. IgA 肾病
   D. 单纯性肾囊肿　　　E. 膀胱癌

1041. 肉眼血尿伴有凝血块可见于
   A. 急进性肾小球肾炎　　　B. 急性肾小球肾炎　　　C. 慢性肾小球肾炎
   D. 膀胱癌　　　E. Alport 综合征

1042. 男,38 岁。间断活动后尿色加深 1 周。既往反复痛风发作 2 年。查体:BP120/80mmHg。尿常规:RBC40~50 个/HPF,WBC3~5 个/HPF,尿蛋白(-)。首选的进一步检查是
   A. 尿红细胞形态　　　B. 肾脏增强 CT　　　C. 尿脱落细胞检查
   D. 清洁中段尿培养　　　E. 肾穿刺活检

1043. 男,36 岁。因血尿 2 天入院。查体:血压 140/90mmHg。尿常规:镜下红细胞满视野,尿蛋白(++)。

为明确诊断,该患者首先需完善的检查是
A. 血常规　　　　　　　B. 尿相差显微镜检查　　　　C. 清洁中段尿细菌培养
D. 尿渗透压测定　　　　E. APTT、PT 等凝血功能检查(2024)

1044. 女,18 岁。咽痛、发热 1 天,浓茶色尿半天。首选的检查项目是
A. 尿渗透压　　　　　　B. 尿蛋白定量　　　　　　　C. 尿细菌培养
D. 尿蛋白电泳　　　　　E. 尿常规加沉渣镜检

1045. 鉴别血尿和血红蛋白尿的首选检查是
A. 尿沉渣镜检　　　　　B. 尿蛋白定量　　　　　　　C. 红细胞管型
D. 白细胞管型　　　　　E. 尿蛋白电泳(2023)

1046. 下列提示血尿为肾小球源性的临床表现是
A. 终末血尿　　　　　　B. 尿潜血试验阳性　　　　　C. 变形红细胞尿
D. 肉眼血尿　　　　　　E. 伴蛋白尿(2021)

1047. 不符合肾小球源性血尿的是
A. 可有红细胞管型　　　B. 可伴蛋白尿　　　　　　　C. 无腹痛
D. 变形红细胞尿为主　　E. 尿红细胞呈均一性(2022)

1048. 尿相差显微镜检查示正常红细胞的情况最常属于
A. 慢性肾小球肾炎　　　B. 急性肾小球肾炎　　　　　C. 急性肾盂肾炎
D. Alport 综合征　　　　E. 急进性肾小球肾炎

1049. 原发性肾小球疾病的临床分类不包括
A. 急进性肾小球肾炎　　B. 慢性肾小球肾炎　　　　　C. 肾病综合征
D. 肾盂肾炎　　　　　　E. 无症状性血尿和/或蛋白尿(2010、2023)

1050. 原发性肾小球疾病的病理分型不包括
A. 轻微肾小球病变　　　B. 局灶性节段性病变　　　　C. 肾病综合征
D. 膜性肾病　　　　　　E. 增生性肾炎

1051. 原发性肾小球疾病的发病机制,多数是
A. 链球菌感染所致　　　B. 病毒感染所致　　　　　　C. 药物所致
D. 免疫介导性炎症所致　E. 遗传变异基因所致

二、急性肾小球肾炎(执业医师及助理医师均需掌握)

1052. 男,20 岁。颜面、双下肢水肿伴尿色加深 3 天。2 周前曾有上呼吸道感染。尿常规:RBC(+++),尿蛋白(++)。血 Cr321μmol/L。肾穿刺活检免疫荧光显示肾小球毛细血管壁可见 C3 及 IgG 颗粒状沉积。该患者肾脏损伤的主要免疫学基础是
A. 循环免疫复合物沉积　B. 原位免疫复合物形成　　　C. 自身抗体形成
D. 隐蔽抗原释放　　　　E. Ⅰ型超敏反应(2024)

1053. 女,16 岁,肉眼血尿伴水肿 2 天。半个月前曾患"急性扁桃体炎"。查体:血压 140/95mmHg,眼睑及双下肢水肿。尿红细胞 40~50 个/HPF,尿蛋白(++),血肌酐 55μmol/L。抗链球菌溶血素"O" 500U/ml(正常值<200U/ml),补体 C3 下降。其肾脏病理最可能的表现为
A. 膜性肾病　　　　　　B. 硬化性肾小球肾炎　　　　C. 微小病变型肾病
D. 新月体性肾炎Ⅲ型　　E. 毛细血管内增生性肾小球肾炎

1054. 引起急性肾小球肾炎最常见的病原体为
A. 结核分枝杆菌　　　　B. 金黄色葡萄球菌　　　　　C. 柯萨奇病毒
D. 寄生虫　　　　　　　E. 溶血性链球菌

第九篇　内科学
第24章　尿液检查与肾小球疾病

1055. 急性肾小球肾炎的临床表现中最常见和必不可少的项目是
A. 蛋白尿　　　　　　　　B. 水肿　　　　　　　　C. 镜下血尿
D. 高血压　　　　　　　　E. 肾功能损害

1056. 女,15岁。眼睑水肿3天,2周前患扁桃体炎。尿量400ml/d,尿蛋白(++),尿红细胞10~20个/高倍视野,红细胞管型1~2个/低倍视野。血补体C3降低。其水肿最可能的原因是
A. 大量尿蛋白丢失　　　　B. 抗利尿激素分泌过多　　C. 肾小球滤过率下降
D. 心力衰竭　　　　　　　E. 醛固酮增高

1057. 男性,20岁。上呼吸道感染10天后出现全身水肿、尿量减少1天。查体:血压160/100mmHg。尿常规:红细胞30~40个/HPF,蛋白(++)。外周血血红蛋白130g/L,血肌酐76μmol/L。肾脏超声显示左肾11.2cm×5.4cm×4.1cm,右肾11.4cm×5.5cm×3.7cm。该患者最可能的诊断是
A. 急性肾小球肾炎　　　　B. 急进性肾小球肾炎　　　C. 急性肾盂肾炎
D. 慢性肾盂肾炎　　　　　E. 慢性肾小球肾炎急性发作(2024)

1058. 男,50岁。水肿2周,少尿伴血压升高1周。3周前曾有皮肤感染史。尿常规:尿蛋白(+),沉渣镜检红细胞20~30个/HPF,血肌酐170μmol/L,尿素氮11mmol/L,血C3降低,肾穿刺提示为毛细血管内增生性肾小球肾炎。通常该患者血C3恢复正常的时间约为
A. 2周　　　　　　　　　　B. 8周　　　　　　　　　C. 3个月
D. 半年　　　　　　　　　E. 1年

A. 急性肾小球肾炎　　　　B. 原发性肾病综合征　　　C. 紫癜性肾炎
D. 急进性肾炎　　　　　　E. 狼疮性肾炎

1059. 男,26岁,急起血尿、少尿、水肿、高血压,肾功能急剧恶化。B超提示双肾增大,肾活检可见70%肾小球的肾小囊中有大新月体形成

1060. 女,19岁。以大量蛋白尿伴镜下血尿入院。体检:贫血貌,血压稍增高,血肌酐140μmol/L,血清补体C3降低,血清抗核抗体阳性,抗ds-DNA抗体阳性

1061. 男,15岁。上呼吸道感染后10余天出现腹痛和便血,经泼尼松治疗后好转。第4周出现尿蛋白(++),红细胞15~20个/HPF,肾功能及血清补体C3正常

1062. 女,22岁。咽痛、发热伴咳嗽2周,颜面水肿3天。查体:BP150/100mmHg,全身皮肤无皮疹。尿常规:蛋白(++)。尿沉渣镜检:RBC20~30个/HPF。血肌酐115μmol/L,补体C3降低,ASO升高。下列治疗不适宜的是
A. 抗生素　　　　　　　　B. 休息　　　　　　　　C. 应用激素
D. 利尿　　　　　　　　　E. 控制血压

1063. 急性肾小球肾炎与急进性肾小球肾炎临床相似之处为
A. 中度贫血　　　　　　　B. 预后不佳　　　　　　C. 以急性肾炎综合征起病
D. 肾功能急剧恶化　　　　E. 早期出现急性肾衰竭

1064. 男,15岁。"上呼吸道感染"2周后出现肉眼血尿,血压150/95mmHg,临床诊断为急性肾小球肾炎,控制血压应首选
A. 血管紧张素转换酶抑制剂　B. 血管紧张素Ⅱ受体阻滞剂　C. 钙通道阻滞剂
D. α受体拮抗剂　　　　　　E. 利尿剂

(1065~1068题共用题干)男,19岁。咽痛、发热伴咳嗽2周,眼睑水肿伴肉眼血尿3天。查体:血压150/100mmHg,全身皮肤无皮疹。实验室检查:尿蛋白(++),尿红细胞30~40个/HPF,管型3~5个/HPF,血C3降低,Scr126μmol/L。

1065. 该患者最可能的诊断为
A. 急进性肾小球肾炎　　B. 肾病综合征　　　　　C. 慢性肾小球肾炎
D. 急性肾小球肾炎　　　E. 急性肾盂肾炎

1066. 该患者最可能出现的管型是
A. 白细胞管型　　　　　B. 透明管型　　　　　　C. 上皮细胞管型
D. 红细胞管型　　　　　E. 蜡样管型

1067. 该患者的治疗不包括
A. 休息　　　　　　　　B. 控制血压　　　　　　C. 利尿
D. 抗生素　　　　　　　E. 糖皮质激素

1068. 【假设信息】患者4天后出现尿量进行性减少,肌酐进行性升高,应首先考虑进行的检查是
A. 泌尿系统B超　　　　B. 同位素肾动态显像　　C. 肾穿刺活检
D. 静脉肾盂造影　　　　E. 清洁中段尿培养+药敏

(1069~1070题共用题干)女,20岁。颜面水肿1周,肉眼血尿2天。3周前曾患"化脓性扁桃体炎",经抗生素治疗好转。1周前出现颜面水肿,晨起明显。2天前出现肉眼血尿,无血凝块,尿量约1000ml/d。查体:体温37.1℃,呼吸16次/分,脉搏80次/分,血压160/100mmHg,颜面部水肿,心、肺、腹(-),双肾区无叩痛,双下肢无水肿。尿常规:RBC满视野,WBC0~5个/HPF,Pro(++)。血肌酐100μmol/L。

1069. 对诊断最有提示作用的检查是
A. 肝功能　　　　　　　B. 血清C3　　　　　　　C. 静脉肾盂造影
D. 同位素肾图　　　　　E. 血浆蛋白电泳

1070. 假设患者入院后突然出现全身抽搐,意识不清,5分钟后清醒,自述头疼,测血压200/120mmHg,神经系统查体未发现定位征象。考虑出现的并发症是
A. 颅内感染　　　　　　B. 脑梗死　　　　　　　C. 高血压脑病
D. 脑血管痉挛　　　　　E. 脑出血(2024)

三、急进性肾小球肾炎(执业医师需掌握)

1071. 患者,男性,22岁。水肿,进行性少尿1周。查体:BP155/100mmHg,双下肢水肿。尿RBC20~40个/HPF,蛋白(++)。血肌酐679μmol/L,抗GBM抗体阳性。肾活检病理示新月体性肾小球肾炎。其最重要的发病机制是
A. 循环免疫复合物沉积引起的体液免疫反应　　B. 原位免疫复合物形成引起的体液免疫反应
C. 高血压、蛋白质、高血脂等非免疫因素　　　D. 细胞免疫
E. 遗传因素

1072. Goodpasture综合征导致的肾损伤类型属于
A. 急性间质性肾炎　　　B. 急性肾小管坏死　　　C. 新月体性肾炎
D. 急性肾小球肾炎　　　E. 微小病变型肾病(2022)

1073. 男,22岁。乏力、纳差1个月,水肿、少尿伴血压升高1周。尿蛋白(++),尿RBC30~50个/HPF,血Hb76g/L,补体C3正常,Scr421μmol/L。B超提示双肾增大,血清抗肾小球基底膜抗体阳性。最可能的诊断是
A. 急进性肾小球肾炎Ⅰ型　B. 急进性肾小球肾炎Ⅱ型　C. 急进性肾小球肾炎Ⅲ型
D. 急性肾小球肾炎　　　E. 急性肾小管坏死

1074. 寡免疫复合物型新月体性肾炎最常见的血清学指标变化是
A. 单克隆免疫球蛋白升高　B. 抗中性粒细胞胞质抗体阳性　C. 抗肾小球基底膜抗体阳性

D. 抗核抗体阳性　　　　　　E. 补体下降

1075. 急进性肾小球肾炎Ⅱ型最常见的检测异常是
　　　A. 血冷球蛋白阳性　　　　B. 血抗肾小球基底膜抗体阳性　　C. 血单克隆免疫球蛋白升高
　　　D. 循环免疫复合物阳性　　E. 血抗中性粒细胞胞质抗体(ANCA)阳性

1076. 男,68岁。间断发热1个月,进行性少尿10天。查体:BP165/100mmHg,双中下肺可闻及湿啰音,双下肢水肿。尿常规:RBC40~50个/HPF,Pro(++)。Scr455μmol/L,BUN18.5mmol/L。B超示双肾增大。抗中性粒细胞胞质抗体(ANCA)阳性。最可能的诊断是
　　　A. 急进性肾小球肾炎Ⅰ型　　B. 急进性肾小球肾炎Ⅱ型　　C. 急进性肾小球肾炎Ⅲ型
　　　D. IgA肾病　　　　　　　　E. 急性肾小球肾炎

1077. 急进性肾小球肾炎的病理特征为
　　　A. 肾小球有坏死　　　　　B. 肾小球有大新月体形成　　C. 肾小球明显硬化
　　　D. 肾小球内系膜细胞增生明显　E. 肾小球有大量中性粒细胞浸润

1078. 男,32岁。咽痛、咳嗽7天,水肿、伴少5天。化验:Hb90g/L,尿蛋白(+++),血肌酐500μmol/L,血尿素氮23mmol/L。B超示双肾增大。其最可能的临床诊断是
　　　A. 肾病综合征　　　　　B. 慢性肾小球肾炎　　　　C. 急性肾小球肾炎
　　　D. 急性肾盂肾炎　　　　E. 急进性肾小球肾炎

1079. 男,25岁。肉眼血尿、进行性尿量减少伴恶心、呕吐1周。查体:BP160/90mmHg,双下肢中度凹陷性水肿。尿蛋白(++),尿RBC20~30个/HPF,血Hb90g/L,Scr490μmol/L。B超示双肾增大。最可能的临床诊断是
　　　A. 急性肾盂肾炎　　　　B. 急性间质性肾炎　　　　C. 急进性肾小球肾炎
　　　D. 急性肾小球肾炎　　　E. 慢性肾小球肾炎急性发作

1080. 患者,男,36岁。咳嗽、咯血伴尿少1周。患者1周前无明显诱因出现咳嗽,痰少,偶有咯血,每次量约20ml。每日尿量500~800ml,尿色深。辅助检查:尿常规示RBC5~10个/HPF,WBC0~5个/HPF,Pro(++)。血清抗肾小球基底膜抗体阳性,血肌酐566μmol/L。该患者的治疗首选
　　　A. 糖皮质激素　　　　　B. 糖皮质激素+环磷酰胺　　C. 环磷酰胺
　　　D. 糖皮质激素+环孢素　E. 糖皮质激素+环磷酰胺+血浆置换(2024)

(1081~1082题共用题干)男,25岁。间断咳嗽、咳痰带血1个月,乏力、纳差伴尿少、水肿1周。实验室检查:血WBC8.6×10⁹/L,Hb90g/L;尿沉渣镜检Pro(++),RBC8~10个/HPF;Scr268μmol/L,BUN22.6mmol/L,抗肾小球基底膜抗体(+),ANCA阴性。

1081. 其肾脏最可能的病理类型为
　　　A. 膜性肾病　　　　　　B. 新月体性肾小球肾病　　C. 系膜增生性肾小球肾炎
　　　D. 微小病变性肾病　　　E. 毛细血管内增生性肾小球肾炎

1082. 其最可能的免疫病理所见是
　　　A. 无或仅微量免疫复合物　　　　　B. IgG和C3呈线条状沉积于毛细血管壁
　　　C. IgG和C3呈细颗粒状沿毛细血管壁沉积　D. IgG和C3呈颗粒状沉积于系膜区及毛细血管壁
　　　E. IgG、IgA、IgM、C3呈多部位沉积

四、慢性肾小球肾炎(执业医师及助理医师均需掌握)

1083. 男性,40岁。尿常规异常3年,肾功能异常1年。查体:血压150/100mmHg。尿常规:尿蛋白(++),尿红细胞10~20个/HPF。血肌酐160μmol/L。最可能的诊断是
　　　A. 急性间质性肾炎　　　B. 急进性肾小球肾炎　　　C. 慢性肾小球肾炎
　　　D. 高血压肾损害　　　　E. 肾病综合征(2024)

1084. 男,59岁。双下肢水肿5个月。查体:体温37.1℃,呼吸16次/分,脉搏75次/分,血压158/95mmHg,心、肺(-),腹部平软,肝、脾不大,无移动性浊音,双肾无叩击痛。尿常规:RBC5~10个/HPF,Pro(++),WBC0~5个/HPF。血 Cr120μmol/L。B超示双肾对称性缩小,皮质变薄。对于该患者的治疗,不正确的措施是

    A. 控制蛋白质的摄入量   B. 减少尿蛋白   C. 积极控制高血压

    D. 使用呋塞米利尿   E. 使用糖皮质激素(2024)

    A. 120/70mmHg 以下   B. 125/75mmHg 以下   C. 130/80mmHg 以下

    D. 140/90mmHg 以下   E. 140/85mmHg 以下

1085. 慢性肾小球肾炎患者,尿蛋白≥1g/d,血压应控制在

1086. 慢性肾小球肾炎患者,尿蛋白<1g/d,血压应控制在

    A. β受体拮抗剂   B. 呋塞米   C. 血管紧张素转换酶抑制剂

    D. 钙通道阻滞剂   E. α受体拮抗剂

1087. 慢性肾小球肾炎,主要原因为水钠潴留的高血压,治疗可首选

1088. 治疗慢性肾小球肾炎,可引起高血钾的药物是

(1089~1091题共用题干)男,38岁。间歇性水肿10余年,伴恶心、呕吐1周。查血红蛋白80g/L,血压155/110mmHg,尿蛋白(++),颗粒管型2~3个/HPF,尿比重1.010~1.012。

1089. 可能的诊断是

    A. 肝炎后肝硬化   B. 原发性高血压   C. 慢性肾盂肾炎

    D. 慢性肾小球肾炎   E. 肾病综合征

1090. 该患者还应立即做的检查项目是

    A. 24小时尿蛋白定量   B. 乙肝病毒全套   C. 肝功能全套

    D. 血肌酐、尿素氮   E. 血胆固醇

1091. 为了解该患者双侧肾脏是否已缩小,应首选的检查是

    A. 静脉肾盂造影   B. ECT   C. CT

    D. 放射性核素肾图   E. B超

(1092~1093题共用题干)女,45岁。间断水肿3年,乏力3个月。查体:BP155/110mmHg,双下肢轻度凹陷性水肿。尿 RBC20~30个/HPF,尿蛋白2.1g/d,血 Hb78g/L,Scr342μmol/L,BUN 16.1mmol/L。B超示双肾稍萎缩。

1092. 最可能的临床诊断是

    A. 慢性肾小球肾炎   B. 慢性间质性肾炎   C. 急性肾小球肾炎

    D. 高血压肾损害   E. 肾病综合征

1093. 为改善乏力症状,最有效的治疗措施是

    A. 激素及免疫抑制治疗   B. 利尿治疗   C. 降压治疗

    D. 血液净化治疗   E. 注射促红细胞生成素及补充造血原料

(1094~1097题共用题干)患者,男性,40岁。发现血尿、蛋白尿5年。查体:血压150/90mmHg,双下肢轻度凹陷性水肿。实验室检查:尿 Pro1.0~1.7g/d,尿 RBC5~15个/HPF,Scr100μmol/L。B超示双肾大小正常。

1094. 该患者首先考虑的临床诊断是

    A. 慢性肾小球肾炎   B. 肾病综合征   C. 急性肾小球肾炎

D. 高血压肾损害　　　　　　E. 无症状性血尿和/或蛋白尿

1095. 该患者应首选的进一步检查项目是
　　　A. 肾动脉造影　　　　　　B. 肾活检病理检查　　　　　C. 24 小时尿钠测定
　　　D. 双肾 CT 检查　　　　　　E. 尿找肿瘤细胞

1096. 该患者应首选的降压药物是
　　　A. 袢利尿剂　　　　　　　B. β 受体拮抗剂　　　　　　C. α 受体拮抗剂
　　　D. 钙通道阻滞剂　　　　　E. 血管紧张素转换酶抑制剂

1097. 其治疗的最终目标是
　　　A. 控制血压　　　　　　　B. 消除水肿　　　　　　　　C. 延缓肾脏病进展
　　　D. 消除尿蛋白　　　　　　E. 消除血尿

五、无症状性血尿和/或蛋白尿（大纲不要求，但执业医师常考）

(1098~1100 题共用题干) 女,25 岁。发热、咽痛 2 天后出现肉眼血尿,1 天后肉眼血尿消失,但 6 周后尿沉渣镜检 RBC20~25 个/HPF,以变形红细胞为主,尿蛋白阴性。查体未见异常,BP130/80mmHg。血肌酐正常,ANA 及 ANCA 均阴性,C3 正常。父母及哥哥体健。

1098. 最可能的临床诊断是
　　　A. 急性肾小球肾炎　　　　B. 急进性肾小球肾炎　　　　C. 慢性肾小球肾炎
　　　D. 隐匿型肾小球肾炎　　　E. 肾病综合征

1099. 还应除外的疾病是
　　　A. 薄基底膜肾病　　　　　B. Alport 综合征　　　　　　C. 狼疮肾炎
　　　D. 急性肾小球肾炎　　　　E. 小血管炎

1100. 最合适的处理是
　　　A. 肾活检明确病理类型　　B. 青霉素治疗　　　　　　　C. 肾盂造影
　　　D. 膀胱镜检查　　　　　　E. 定期复查尿常规、血压、肾功能

1101. 女,28 岁。体检发现镜下血尿、蛋白尿半年。无高血压、糖尿病病史。父母体健。查体:BP110/80mmHg,下肢无水肿。尿红细胞 10~15 个/高倍视野,90%变形。尿蛋白定量 0.4g/d,血肌酐 72μmol/L,补体正常,抗核抗体阴性。该患者最可能的诊断是
　　　A. 肾病综合征　　　　　　B. 急性肾小球肾炎　　　　　C. 慢性肾小球肾炎
　　　D. 慢性间质性肾炎　　　　E. 无症状性血尿和/或蛋白尿

1102. 男,19 岁。反复镜下血尿 2 年。无水肿、高血压。尿沉渣镜检红细胞 10~20 个/HPF,变形红细胞为主,尿蛋白阴性,血肌酐 70μmol/L。临床诊断为
　　　A. 泌尿系统肿瘤　　　　　B. 慢性肾小球肾炎　　　　　C. 无症状性血尿
　　　D. 急性肾小球肾炎　　　　E. IgA 肾病

1103. 男,46 岁。发现镜下血尿伴蛋白尿 2 个月。查体:BP120/70mmHg,双下肢无水肿。尿沉渣镜检红细胞 25~30 个/高倍视野,尿蛋白定量 0.8g/d,血肌酐 75μmol/L,白蛋白 41g/L。B 超示双肾大小、形态正常。首先考虑的临床诊断为
　　　A. 急性肾小球肾炎　　　　B. 慢性肾小球肾炎　　　　　C. 急进性肾小球肾炎
　　　D. 肾病综合征　　　　　　E. 无症状性血尿和/或蛋白尿

1104. 隐匿型肾炎可具有的临床特点是
　　　A. 肾功能减退　　　　　　B. 水肿　　　　　　　　　　C. 镜下血尿
　　　D. 高血压　　　　　　　　E. 溢出性蛋白尿

六、肾病综合征（执业医师及助理医师均需掌握）

1105. 肾病综合征最基本的表现是
   A. 尿蛋白定量>3.5g/24h   B. 尿颗粒管型   C. 血浆白蛋白<35g/L
   D. 高度水肿   E. 高脂血症

1106. 诊断肾病综合征的指标不包括
   A. 血清白蛋白<30g/L   B. 高血压   C. 水肿
   D. 高脂血症   E. 24小时尿蛋白>3.5g

1107. 男，32岁。双下肢水肿10天。查体：血压160/84mmHg，双肾区无叩击痛。实验室检查：尿蛋白（++++），红细胞3～5个/HPF。血肌酐124μmol/L，血清白蛋白29g/L。B超示双肾皮质界限不清。该患者最可能的诊断是
   A. 肾病综合征   B. 急进性肾小球肾炎   C. 急性肾小球肾炎
   D. 急性肾损伤   E. 急性肾盂肾炎（2024）

（1108～1109题共用题干）男，15岁。全身水肿1周。查体：BP120/70mmHg，腹部移动性浊音阳性。尿Pro6.5g/d，沉渣RBC0～2个/HPF。血Alb22g/L，TC8mmol/L，BUN6.5mmol/L，Scr98μmol/L。ASO升高。血补体C3为0.88g/L（正常值0.8～1.5g/L）。

1108. 最可能的临床诊断是
   A. 原发性肾病综合征   B. 狼疮肾炎   C. 急进性肾小球肾炎
   D. 急性肾小球肾炎   E. 慢性肾小球肾炎

1109. 最可能的肾脏病理类型是
   A. 新月体性肾炎   B. 膜性肾病   C. 微小病变型肾病
   D. 重症系膜增生性肾炎   E. 系膜毛细血管性肾炎

1110. 不属于原发性肾病综合征常见的病理类型是
   A. 微小病变型肾病   B. 系膜增生性肾炎   C. 毛细血管内增生性肾炎
   D. 膜性肾病   E. 局灶节段性肾小球硬化

1111. 在我国成人中引起原发性肾病综合征最常见的病理类型是
   A. 微小病变型肾病   B. 系膜增生性肾炎   C. 系膜毛细血管性肾炎
   D. 膜性肾病   E. 局灶节段性肾小球硬化

1112. 老年人继发性肾病综合征常见的疾病是
   A. 乙肝病毒相关性肾炎   B. 狼疮肾炎   C. 过敏性紫癜肾炎
   D. 轻链沉积病   E. 糖尿病肾脏病

1113. 引起老年人继发性膜性肾病最常见的病因是
   A. 系统性血管炎   B. 系统性红斑狼疮   C. 过敏性紫癜
   D. 恶性肿瘤   E. 乙肝病毒相关性肾小球肾炎

1114. 儿童肾病综合征常继发于
   A. 糖尿病肾脏病   B. 肾淀粉样变性   C. 骨髓瘤性肾病
   D. 过敏性紫癜肾炎   E. 淋巴瘤（2021）

1115. 男，17岁。双下肢出血点伴关节痛2周，水肿1周。实验室检查：尿红细胞30～40个/高倍视野，尿蛋白4.2g/d，血浆白蛋白28g/L。肾免疫病理示IgA沉积于系膜区。其病因诊断为
   A. IgA肾病   B. 原发性肾病综合征   C. 过敏性紫癜肾炎
   D. 狼疮肾炎   E. 乙肝病毒相关性肾炎

第九篇 内科学
第24章 尿液检查与肾小球疾病

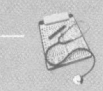

1116. 患者,男,65岁。间断双下肢水肿半年,近1个月加重。体重增加3kg。既往2型糖尿病病史20年、糖尿病视网膜病变病史3年、高血压病史5年,近来血压控制不佳。查体:血压150/80mmHg,双肺闻及少许湿啰音。实验室检查:尿蛋白(+++),RBC(-),尿蛋白定量4.2g/d,血清白蛋白29g/L,血肌酐90μmol/L,血钾3.5mmol/L,血钠120mmol/L。该患者最可能的诊断是
　　A. 糖尿病肾脏病　　　　　B. 高血压肾病　　　　　　C. 血管炎肾病
　　D. 慢性肾小球肾炎　　　　E. 急性肾损伤(2024)

1117. 女,60岁。肾病综合征,肾活检免疫荧光为IgG、C3沿肾小球毛细血管壁颗粒状沉积,光镜下仅见肾小球基底膜增厚,其病理诊断应为
　　A. 微小病变型肾病　　　　B. 局灶节段性肾小球硬化　　C. 系膜增生性肾炎
　　D. 膜增生性肾炎　　　　　E. 膜性肾病

1118. 女,15岁,双下肢水肿1个月。实验室检查:尿RBC25~30个/HPF,尿蛋白定量3.9g/d,肾功能正常,血Alb29g/L,抗核抗体(-),HBsAg阳性。肾脏病理提示膜性肾病。最可能的诊断是
　　A. 狼疮性肾炎　　　　　　B. 原发性肾病综合征　　　　C. 过敏性紫癜肾炎
　　D. 乙肝病毒相关性肾炎　　E. 急性肾小球肾炎

1119. 女孩,10岁。全身水肿2周、尿蛋白定量4.5g/24h,血浆白蛋白20g/L,血脂升高。行肾脏穿刺活检:光镜下肾小球未见异常。现行电镜观察肾小球可能的病理类型是
　　A. 基膜弥漫性增厚　　　　B. 基膜电子致密物沉积　　　C. 脏层上皮细胞足突消失
　　D. 系膜区电子致密物沉积　E. 上皮下驼峰样电子致密物沉积

1120. 男,17岁。原发性肾病综合征,泼尼松60mg/d治疗,2周后尿蛋白转阴。最可能的肾脏病理类型是
　　A. 膜性肾病　　　　　　　B. 膜增生性肾小球肾炎　　　C. 微小病变型肾病
　　D. IgA肾病　　　　　　　 E. 毛细血管内增生性肾小球肾炎

1121. 女,28岁。水肿1周,伴肉眼血尿3天。起病前1周有上呼吸道感染病史。BP155/95mmHg,尿红细胞满视野,尿蛋白4.3g/d,Scr128μmol/L,Alb28g/L,补体C3下降。最合理的处理是
　　A. 尽早肾活检明确病理类型　　B. 休息及对症处理　　C. 激素联合细胞毒药物治疗
　　D. 青霉素治疗　　　　　　　　E. 足量激素治疗

1122. 肾病综合征最常见的并发症为
　　A. 低钠、低钾、低钙血症　B. 呼吸道感染　　　　　　　C. 高凝状态及血栓形成
　　D. 低血容量性休克　　　　E. 急性肾功能不全

1123. 肾病综合征易出现的并发症是
　　A. 心力衰竭　　　　　　　B. 肾性贫血　　　　　　　　C. 高血压脑病
　　D. 肾静脉血栓　　　　　　E. 肾周脓肿

1124. 男性,35岁。因蛋白尿待查入院,24小时尿蛋白定量3.8g,血白蛋白30g/L。肾活检示:轻度系膜增生性肾炎。该患者最不易出现的并发症是
　　A. 感染　　　　　　　　　B. 肾静脉血栓形成　　　　　C. 急性肾衰竭
　　D. 脑卒中　　　　　　　　E. 蛋白营养不良

1125. 最易发生血栓合并症的肾病综合征病理类型是
　　A. 系膜增生性IgA肾病　　B. 膜性肾病　　　　　　　　C. 局灶节段性肾小球硬化
　　D. 微小病变型肾病　　　　E. 系膜增生性肾炎(非IgA肾病)

1126. 肾病综合征患者发生血栓并发症,最常见于
　　A. 肾静脉　　　　　　　　B. 冠状血管　　　　　　　　C. 下肢静脉
　　D. 肺静脉　　　　　　　　E. 下腔静脉

1127. 男,50岁。肾病综合征患者,肾活检病理示膜性肾病。治疗过程中突然出现右侧腰痛,伴肉眼血

尿,B超示右肾体积较前增大。首先考虑的并发症是
A. 急性肾盂肾炎　　　　B. 肾结石　　　　　　C. 肾静脉血栓
D. 泌尿系统结核　　　　E. 泌尿系统肿瘤

(1128~1129题共用题干)男,40岁。双下肢水肿1个月。查体:血压150/100mmHg。尿红细胞3~5个/HPF,尿蛋白5g/d,血白蛋白20g/L,血肌酐70μmol/L。近3天腰痛,尿量减少。复查尿常规:尿红细胞30~50个/HPF。B超示右肾增大。

1128. 血尿加重最可能的原因是
A. 急性过敏性间质肾炎　　B. 肾静脉血栓形成　　C. 合并泌尿系统肿瘤
D. 进展为新月体性肾炎　　E. 尿路感染

1129. 为明确诊断,最重要的检查是
A. 肾血管彩超检查　　　　B. 肾活检　　　　　　C. 尿培养
D. 尿钠排泄分数及尿渗透压　E. ANCA及抗GBM抗体检查

1130. 男,78岁。水肿、大量蛋白尿3周余。肾活检示膜性肾病,近2日出现右下肢水肿加重,胀痛。应首先考虑的并发症是
A. 动脉栓塞　　　　　　B. 痛风发作　　　　　　C. 静脉血栓
D. 静脉曲张　　　　　　E. 淋巴管炎

1131. 女,36岁。已诊断为肾病综合征,近2日右下肢痛、凉,右足背动脉搏动触摸不清,趾端皮肤发绀。应首先考虑的合并症是
A. 下尿路感染　　　　　B. 右下肢静脉血栓　　　C. 心源性休克
D. 急性肾衰竭　　　　　E. 右下肢动脉栓塞

1132. 女,20岁。双下肢及颜面水肿1周。尿蛋白定量4.2g/d,尿RBC0~2个/HPF,血Alb28g/L,Scr78μmol/L,肾活检病理诊断为微小病变型肾病。该患者应用糖皮质激素治疗的最主要机制为
A. 抑制体液免疫　　　　B. 抑制细胞免疫　　　　C. 抑制巨噬细胞功能
D. 抑制补体活化　　　　E. 抑制蛋白合成

1133. 女,15岁。双下肢及颜面水肿2周。查尿蛋白5.2g/d,尿RBC0~2个/HPF,血白蛋白28g/L,Scr90μmol/L,抗核抗体阴性。应首选的治疗措施是
A. 泼尼松足量足疗程　　B. 泼尼松联合环磷酰胺　C. 静脉点滴白蛋白
D. 口服ACEI类药物　　 E. 低分子肝素抗凝

A. 糖尿病肾脏病　　　　B. 紫癜性肾病　　　　　C. IgA肾病
D. 微小病变型肾病　　　E. 肾淀粉样变

1134. 以上疾病首选糖皮质激素治疗的是

1135. 以上疾病禁用糖皮质激素治疗的是

(1136~1137题共用题干)男,35岁。双下肢水肿2周。查体:血压130/80mmHg,双下肢轻度凹陷性水肿。尿常规:蛋白质(+++),红细胞(++)。血浆清蛋白28g/L,血肌酐78μmol/L。尿蛋白定量3.6g/d。肾活检示肾小球系膜轻度增生,系膜区可见免疫复合物沉积。

1136. 最可能的病理诊断为
A. 局灶节段性肾小球硬化　B. 系膜毛细血管性肾小球肾炎　C. 微小病变型肾病
D. 膜性肾病　　　　　　　E. 系膜增生性肾小球肾炎

1137. 首选的治疗药物为
A. 糖皮质激素　　　　　B. 环孢素A　　　　　　C. 霉酚酸酯

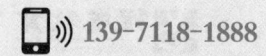

D. 环磷酰胺　　　　　　　　E. 血管紧张素转换酶抑制剂

(1138~1139题共用题干)男,18岁。双下肢及颜面水肿1周。实验室检查:尿Pro12.2g/d,RBC 0~2个/HPF,血Alb18g/L,Scr79μmol/L,ANA(-),乙型肝炎病毒标志物均(-)。

1138. 该患者最可能的肾脏病理类型是
　　A. 微小病变型肾病　　　　B. 膜增生性肾小球肾炎　　　C. 膜性肾病
　　D. 局灶节段性肾小球硬化　E. 毛细血管内增生性肾小球肾炎

1139. 如果经足量糖皮质激素治疗12周无效,其病理类型最可能是
　　A. 微小病变型肾病　　　　B. 膜增生性肾小球肾炎　　　C. 膜性肾病
　　D. 局灶节段性肾小球硬化　E. 毛细血管内增生性肾小球肾炎

1140. 女,40岁。双下肢水肿9天,尿量减少2天。查体:BP150/100mmHg,双下肢重度水肿。尿蛋白(+++),血Alb17g/L。给予口服泼尼松、间断静脉滴注白蛋白及呋塞米。应用白蛋白的目的为
　　A. 治疗原发病　　　　　　B. 缩短激素的疗程　　　　　C. 提高血浆胶体渗透压
　　D. 补充营养　　　　　　　E. 控制血压

1141. 男,19岁。初发肾病综合征,应用泼尼松60mg/d治疗8周,水肿无明显好转,复查尿蛋白仍大于3.5g/d,肾活检提示微小病变型肾病。下一步最适宜的治疗是
　　A. 增加泼尼松剂量　　　　B. 加用人血白蛋白　　　　　C. 加用ACEI/ARB
　　D. 加用免疫抑制剂　　　　E. 大剂量静脉应用免疫球蛋白

1142. 男,15岁。双下肢水肿2周。查体:眼睑轻度水肿,双下肢凹陷性水肿。尿常规:红细胞(-),蛋白(+++),尿蛋白定量4.8g/d,血浆白蛋白19g/L。肾穿刺活检示微小病变型肾病。不恰当的治疗是
　　A. 低盐低脂饮食　　　　　B. 抗凝　　　　　　　　　　C. 糖皮质激素
　　D. 利尿剂　　　　　　　　E. 预防性应用抗生素

1143. 男性,20岁。原发性肾病综合征患者,首次治疗,每日用泼尼松60mg,3周后尿蛋白仍为(++++),此时应
　　A. 改为地塞米松　　　　　B. 将泼尼松加量到80mg/d　　C. 改用环磷酰胺
　　D. 用原量继续观察　　　　E. 减少泼尼松量到40mg/d,加用免疫抑制剂

1144. 患者,女性,68岁。双下肢及颜面水肿1周。实验室检查:尿蛋白8.8g/24h。肾活检病理诊断为膜性肾病。对其主要治疗应是
　　A. 强的松足量足疗程　　　B. 强的松联合环磷酰胺　　　C. 硫唑嘌呤
　　D. 静脉输注白蛋白　　　　E. 口服血管紧张素转换酶抑制剂

1145. 肾病综合征合并脑血栓者,治疗中作用肯定的药物是
　　A. 阿司匹林　　　　　　　B. 双嘧达莫　　　　　　　　C. 低分子肝素
　　D. 低分子右旋糖酐　　　　E. 氯吡格雷

(1146~1148题共用题干)男性,35岁。双下肢水肿2周。查体:血压130/80mmHg,双下肢轻度凹陷性水肿。尿常规:蛋白(++++),红细胞(++)。Scr122μmol/L,血浆Alb28g/L。

1146. 为明确诊断,不需要的检查项目是
　　A. 肾活检　　　　　　　　B. 双肾超声　　　　　　　　C. 肾CT
　　D. 尿蛋白定量　　　　　　E. 血脂

1147. 若肾活检示肾小球系膜轻度增生,系膜区可见免疫复合物沉积,最可能的诊断为
　　A. 系膜增生性肾小球肾炎　B. 系膜毛细血管性肾小球肾炎　C. 微小病变型肾病
　　D. 局灶节段性肾小球硬化　E. 膜性肾病

1148. 若为上述病理类型,首选治疗药物为
    A. 环磷酰胺   B. 环孢素 A   C. 霉酚酸酯
    D. 糖皮质激素   E. 硫唑嘌呤

    A. 卡托普利   B. 环磷酰胺   C. 低分子肝素
    D. 甲泼尼龙   E. 呋塞米
1149. 预防肾病综合征肾静脉血栓形成的药物是
1150. 肾动脉狭窄者慎用的药物是
    A. 双肾 B 超   B. 双肾 CT   C. 静脉肾盂造影
    D. 肾动脉造影   E. 肾活检
1151. 慢性肾盂肾炎主要辅助检查项目应是
1152. 肾病综合征主要辅助检查项目应是

七、IgA 肾病(执业医师需掌握)

1153. IgA 肾病最常见的临床表现是
    A. 水肿   B. 高血压   C. 血尿
    D. 蛋白尿   E. 肾衰竭
1154. IgA 肾病发展过程中加重肾损害最重要的因素是
    A. 反复发作肉眼血尿   B. 水肿   C. 高脂血症
    D. 高血压   E. 血清 IgA 水平升高
1155. 患者,男性,35 岁。发现血尿、蛋白尿 3 周,既往经常有咽炎发作。查体:血压 145/95mmHg,下肢轻度水肿。血肌酐 88μmol/L,尿蛋白定量 1.25g/d,尿红细胞 5~10 个/高倍视野。患者最可能的肾脏病变诊断是
    A. 膜增生性肾炎   B. IgA 肾病   C. 微小病变型肾病
    D. 膜性肾病   E. 新月体性肾炎

(1156~1157 题共用题干)男,22 岁。受凉后出现咽痛、咳嗽、发热,1 天后出现全程肉眼血尿 2 次,无尿频、尿急、尿痛。尿常规:蛋白(++),尿沉渣镜检:红细胞满视野。血肌酐 74μmol/L。
1156. 最可能的疾病是
    A. 急性间质性肾炎   B. 急性肾盂肾炎   C. 急进性肾小球肾炎
    D. 急性肾小球肾炎   E. IgA 肾病
1157. 下列最有助于诊断的检查是
    A. 肾穿刺活检   B. 尿培养   C. 膀胱镜
    D. 泌尿系统 B 超   E. 腹部 CT

第 25 章 急性间质性肾炎与尿路感染

一、急性间质性肾炎(执业医师需掌握)

1158. 女,25 岁。服用"解热镇痛药"2 周后出现皮疹、尿少。患者因患"类风湿关节炎"服用"解热镇痛药",2 周后出现全身散在斑丘疹,同时自觉尿量减少,尿色正常。查体:体温 37.6℃,血压 128/82mmHg,前胸、双腿见散在斑丘疹。心、肺、腹(-),双肾区无叩击痛,双下肢无水肿。尿常规示尿

蛋白(++),白细胞 15~20 个/HPF,红细胞 3~5 个/HPF。血常规示血红蛋白 108g/L,白细胞 8.7×10^9/L,中细粒细胞 0.6,淋巴细胞 0.1,嗜酸性粒细胞 0.2。血肌酐 252μmol/L。血清 ANA(-)。最可能的诊断是

  A. 急性肾小球肾炎   B. 急进性肾小球肾炎   C. 急性肾盂肾炎

  D. 急性间质性肾炎   E. 狼疮性肾炎(2024)

二、尿路感染(执业医师及助理医师均需掌握)

1159. 肾盂肾炎最常见的感染途径是

  A. 上行感染   B. 血行感染   C. 淋巴管道感染

  D. 外伤直接感染   E. 肾周围器官直接感染蔓延

1160. 金黄色葡萄球菌所致尿路感染的主要感染途径是

  A. 上行感染   B. 淋巴道感染   C. 性接触感染

  D. 血行感染   E. 直接感染

1161. 上行性尿路感染是最常见的尿路感染途径,占总尿路感染的

  A. 50%   B. 65%   C. 85%

  D. 70%   E. 95%

1162. 尿路感染的易感因素不包括

  A. 膀胱输尿管反流   B. 留置导尿管   C. 神经源性膀胱

  D. 糖尿病   E. 青年男性

  A. 急性膀胱炎   B. 急性肾盂肾炎   C. 泌尿系统结核

  D. 膀胱结石   E. 膀胱肿瘤

1163. 女性患者,无发热和腰痛,有膀胱刺激征和血尿,最可能的诊断是

1164. 男性患者,有无痛性血尿,最可能的诊断是

  A. 脓尿、菌尿、管型尿   B. 少尿、血尿、蛋白尿、管型尿   C. 多尿、夜尿、尿比重低

  D. 血红蛋白尿   E. 反复咯血伴蛋白尿

1165. 弥漫性毛细血管内增生性肾小球肾炎的主要临床表现是

1166. 急性肾盂肾炎的主要临床表现是

  A. 大肠埃希菌   B. 肠球菌   C. 金黄色葡萄球菌

  D. A 组乙型溶血性链球菌   E. 厌氧菌

1167. 导致尿路感染最常见的致病菌是

1168. 急性膀胱炎最常见的致病菌是

1169. 无症状细菌尿最常见的致病菌是

1170. 诱发急性肾小球肾炎最常见的病原体是

  A. 上皮细胞管型   B. 白细胞管型   C. 颗粒管型

  D. 红细胞管型   E. 脂肪管型

1171. 对急性肾盂肾炎诊断有意义的尿常规检查是

1172. 对急性肾小球肾炎诊断有意义的尿常规检查是

1173. 急性肾盂肾炎的临床表现不包括

  A. 脓尿、血尿   B. 大量蛋白尿   C. 全身炎症反应

  D. 腰痛   E. 尿频、尿急、尿痛(2024)

1174. 诊断尿路感染的最重要依据是
    A. 有尿痛、尿频、尿急症状   B. 腰痛和肾区叩击痛   C. 有真性细菌尿
    D. 有白细胞尿   E. 有蛋白尿

1175. 女,24岁。发热1天后出现肉眼血尿,无尿急、尿频、尿痛。尿常规:蛋白(+),红细胞30~40个/HPF,白细胞10~20个/HPF。为明确诊断,应进行的检查是
    A. 尿蛋白定量   B. 膀胱镜   C. 肾盂造影
    D. 尿细菌培养   E. 血常规检查

1176. 有助于鉴别肾盂肾炎与膀胱炎的尿液检查是
    A. 蛋白定量   B. 白细胞管型   C. 尿培养
    D. 白细胞计数   E. 红细胞计数

1177. 下列检查结果对区分上、下尿路感染没有意义的是
    A. 尿白细胞管型   B. B超示肾盂形态异常   C. 膀胱穿刺培养示大肠埃希菌
    D. 肾区叩痛   E. 外周血WBC明显升高

1178. 女,40岁。畏寒、高热伴腰痛,尿频、尿急、尿痛2天。查体:左侧肾区有压痛和叩击痛,尿WBC 40~50个/HPF,白细胞管型50个/HPF。血WBC15.4×10^9/L,N0.87。最可能的诊断是
    A. 急性膀胱炎   B. 尿路结石   C. 急性肾盂肾炎
    D. 急性肾小球肾炎   E. 尿路综合征

1179. 女性,68岁。发现蛋白尿3天。无尿频、尿急、尿痛。既往糖尿病病史20年。查体:双肾区无叩击痛。尿常规:红细胞5~10个/HPF,白细胞10~20个/HPF,蛋白质(+),尿糖(++)。血常规:血红蛋白112g/L,白细胞4.7×10^9/L,中性粒细胞0.45,血小板214×10^9/L。清洁中段尿培养:大肠埃希菌>10^5CFU/ml,泌尿系统彩超未见明显异常。该患者的诊断是
    A. 无症状菌尿   B. 慢性肾小球肾炎   C. 慢性肾盂肾炎
    D. 急性肾盂肾炎   E. 急性膀胱炎(2024)

1180. 患者,女性,40岁。尿频、尿急2天。查体:腹平软,无压痛,肋脊角无叩击痛。血常规提示WBC 4.3×10^9/L,N45%。尿常规提示RBC5~10个/HPF,WBC45~50个/HPF。最可能的诊断是
    A. 急性肾小球肾炎   B. 急性肾盂肾炎   C. 急性膀胱炎
    D. 输尿管结石   E. 膀胱结石(2024)

(1181~1183题共用题干)患者,女,30岁。1周来发热、尿频、尿急、尿痛伴腰痛,既往无类似病史。查体:体温38.3℃,心、肺检查未见异常,腹软,肝脾肋下未触及,双肾区有叩击痛。化验:尿蛋白(+),白细胞30~50个/HPF,可见白细胞管型。

1181. 对该患者最可能的诊断是
    A. 急性肾小球肾炎   B. 急性尿道炎   C. 急性膀胱炎
    D. 急性肾盂肾炎   E. 尿道综合征

1182. 不宜作为首选的治疗药物是
    A. 喹诺酮类   B. 头孢菌素类   C. 红霉素
    D. 半合成广谱青霉素   E. 克林霉素

1183. 一般用药的疗程是
    A. 3天   B. 7天   C. 14天
    D. 20天   E. 30天

1184. 女性,28岁。尿频尿急尿痛3天,无发热。查体:肾区无叩击痛,血WBC5.6×10^9/L,N0.66。尿沉渣镜检WBC25~30个/HPF。下一步采取的最佳措施是

A. 抗生素治疗 3 天　　　　B. 抗生素治疗 2 周　　　　C. 抗生素治疗 4 周
D. 单剂量抗生素治疗　　　E. 多饮水,不用抗生素(2023)

1185. 女,28 岁。寒战发热伴尿频 3 天。查体:T39.5℃,右肾区叩击痛,尿常规红细胞 5~10 个/高倍视野,白细胞 20~30 个/高倍视野。该患者抗生素治疗的疗程是
A. 3 天　　　　　　　　　B. 1 周　　　　　　　　　C. 4 周
D. 2 周　　　　　　　　　E. 3 周(2023)

1186. 患者,女性,62 岁。尿频、尿急、尿痛 1 天。尿中可见血丝,伴排尿时下腹痛。无发热。不宜采用的检查方法是
A. 膀胱镜检查　　　　　　B. 尿常规检查　　　　　　C. 尿菌落计数
D. 静脉尿路造影　　　　　E. 尿细菌培养+药物敏感试验

1187. 女,42 岁。间断发热、腰痛伴尿频 2 年,每次发作应用抗生素治疗可好转。近半年来夜尿增多。尿常规:尿比重 1.015,RBC0~2 个/HPF,WBC3~5 个/HPF。静脉肾盂造影见肾盂肾盏狭窄变形,肾小盏扩张。首先考虑的诊断是
A. 慢性肾炎　　　　　　　B. 肾积水　　　　　　　　C. 肾囊肿合并感染
D. 慢性肾盂肾炎　　　　　E. 肾结核

1188. 对诊断慢性肾盂肾炎最有意义的是
A. 尿频、尿急、尿痛反复发作　B. 清洁中段尿细菌培养计数>10^5/ml
C. 畏寒发热,尿白细胞增多　　D. 尿亚硝酸盐还原试验阳性　　E. 肾小管功能持续性损害

1189. 需要治疗的无症状细菌尿见于
A. 老年女性　　　　　　　B. 长期留置导尿　　　　　C. 糖尿病
D. 绝经期前非妊娠妇女　　E. 妊娠妇女

第 26 章　急性肾损伤与慢性肾衰竭

一、急性肾损伤(执业医师及助理医师均需掌握)

1190. 可以导致肾前性急性肾损伤的因素为
A. 前列腺增生　　　　　　B. 应用庆大霉素　　　　　C. 输尿管结石
D. 大量丢失体液　　　　　E. 应用马兜铃酸类中药

1191. 女,56 岁。进食不洁食物后出现恶心、呕吐。1 天前少尿,尿量 300ml/d。实验室检查:血肌酐 198μmol/L,尿酸 25μmol/L,尿钠 23mmol/L,尿比重 1.010。患者出现尿少的原因是
A. 肾前性急性肾损伤　　　B. 肾后性急性肾损伤　　　C. 急性肾小管坏死
D. 急性肾小球肾炎　　　　E. 慢性肾衰竭(2024)

1192. 患者,男性,68 岁。高血压 15 年,规律服用氢氯噻嗪和卡托普利降压,近 3 天来腹泻,呈稀水样便,尿量 300~400ml/d。实验室检查:血肌酐 158μmol/L,血尿素氮 19mmol/L,尿渗透压 600mOsm/(kg·H_2O)。患者出现上述异常检测结果的最可能原因是
A. 血容量减低　　　　　　B. 急性间质性肾炎　　　　C. 急性肾小管坏死
D. 药物不良反应　　　　　E. 肾后性梗阻

A. 肾前性急性肾损伤　　　B. 急性肾小管坏死　　　　C. 急性间质性肾炎
D. 急进性肾小球肾炎　　　E. 肾后性急性肾损伤

1193. 因"急性肠炎"静脉输注庆大霉素1周后出现少尿,尿钠>40mmol/L。少尿最可能的原因是

1194. 肝硬化伴大量腹水,进行性尿量减少1周,尿比重1.030,尿红细胞(-),蛋白(-)。少尿最可能的原因是(2023)

  A. 肾后性急性肾衰竭　　B. 肾前性氮质血症　　C. 急性肾小管坏死
  D. 急进性肾炎　　E. 急性间质性肾炎

1195. 充血性心力衰竭加重期出现少尿,血BUN/Scr>20,尿比重1.025,最可能的诊断是

1196. 老年糖尿病肾脏病患者腹部增强CT检查后出现少尿,尿钠54mmol/L,最可能的诊断是

1197. 急性肾衰竭少尿期最常见的血镁、磷、钙代谢异常是
  A. 高镁、高磷、低钙血症　　B. 低镁、高磷、低钙血症　　C. 高镁、低磷、高钙血症
  D. 低镁、高磷、高钙血症　　E. 高镁、高磷、高钙血症

1198. 急性肾衰竭少尿期最危险的内环境紊乱是
  A. 水中毒　　B. 低钠血症　　C. 高钾血症
  D. 代谢性酸中毒　　E. 低钙血症

1199. 急性肾衰竭少尿期最常见的酸碱失衡是
  A. 代谢性酸中毒　　B. 呼吸性酸中毒　　C. 代谢性碱中毒
  D. 呼吸性碱中毒　　E. 呼吸性酸中毒合并代谢性碱中毒

1200. 患者,女性,59岁。因高热、腹泻静脉点滴庆大霉素治疗,5天后出现恶心、呕吐,伴少尿。实验室检查:血白细胞总数及分类正常,尿比重1.010,蛋白(+),红细胞0~2个/HPF,白细胞3~5个/HPF。血肌酐320μmol/L,尿素氮17mmol/L,尿钠100mmol/L。该患者肾衰竭最可能的原因是
  A. 急性肾小管坏死　　B. 急性间质性肾炎　　C. 急进性肾小球肾炎
  D. 肾前性氮质血症　　E. 急性肾小球肾炎

1201. 急性肾衰竭患者少尿期出现水中毒的常见原因是
  A. 钠中毒　　B. 酸中毒　　C. 未严格限制入水量
  D. 体内内生水过多　　E. 抗利尿激素增加

1202. 在急性肾衰竭患者少尿期,需紧急处理的电解质失调是
  A. 低氯血症　　B. 低钠血症　　C. 低钙血症
  D. 高镁血症　　E. 高钾血症

1203. 禁用于肾功能不全患者的抗菌药物是
  A. 青霉素G　　B. 阿莫西林　　C. 头孢曲松
  D. 阿米卡星　　E. 阿奇霉素

1204. 急性肾损伤高钾血症选择血液透析,血钾浓度的下限是
  A. 5.5mmol/L　　B. 6.0mmol/L　　C. 6.5mmol/L
  D. 7.0mmol/L　　E. 7.5 mmol/L

1205. 男,50岁。间断水肿3年,加重伴乏力1个月。3年来反复出现颜面和双下肢水肿,未予诊治。1个月来水肿加重。查体:BP170/85mmHg。双下肢中度水肿。尿常规:尿RBC(-),蛋白(++)。血Hb70g/L,Scr865μmol/L,K⁺6.5mmol/L,Ca²⁺1.79mmol/L,全段甲状旁腺激素(iPTH)710pg/ml。需要紧急处理的临床情况是
  A. 血K⁺6.5mmol/L　　B. 血Ca²⁺1.79mmol/L　　C. Scr865μmol/L
  D. 血Hb70g/L　　E. 血iPTH710pg/ml

1206. 男性,62岁。急性重症胰腺炎患者,于保守治疗中,尿量逐渐减少,无尿2日,出现气促、全身水肿。血压180/92mmHg,心率120/分,听诊闻及两下肺布满细湿啰音。查血钾6.9mmol/L,尿素氮

25.2mmol/L,肌酐 577μmol/L,目前应采取的最有效治疗手段是
　　A. 袢利尿剂静脉注射　　　B. 静脉滴注甘露醇利尿　　C. 口服甘露醇或硫酸镁导泻
　　D. 控制入液量,停止补钾　E. 及时紧急透析

1207. 急性肾衰竭伴高钾血症患者,心率 40 次/分,应首先采取的治疗措施是
　　A. 静脉点滴 5%碳酸氢钠　　B. 静脉滴 10%葡萄糖+胰岛素　C. 口服降钾树脂
　　D. 静脉注射 10%葡萄糖酸钙　E. 血液透析

1208. 常规血液透析的禁忌证是
　　A. 严重代谢性酸中毒　　B. 新发脑出血　　　　C. 肺感染
　　D. 糖尿病　　　　　　　E. 高血压(2019)

(1209~1211 题共用题干)患者,女性,34 岁。宫外孕大出血,血压曾下降至 60/40mmHg,紧急手术,术后 2 天出现少尿,补液 2000ml 后,尿量无明显增加。查体:血压 110/80mmHg,贫血貌,HCO_3^- 21mmol/L,血肌酐 186μmol/L。尿常规:比重 1.015,蛋白(++),血红蛋白 80g/L。

1209. 该患者最可能的诊断
　　A. 肾前性少尿　　　B. 急性肾小管坏死　　C. 急性间质性肾炎
　　D. 尿路梗阻　　　　E. 肾动脉梗阻

1210. 该患者最不可能出现的检查结果是
　　A. 尿钠增高　　　　B. 尿渗透压降低　　　C. 血尿素氮/血肌酐比例升高
　　D. 颗粒管型　　　　E. 尿沉渣镜检可见少量红、白细胞

1211. 下述治疗措施中,正确的是
　　A. 输注新鲜全血　　B. 静脉点滴氯化钾　　C. 血液透析
　　D. 静脉点滴呋塞米　E. 静脉点滴碳酸氢钠

二、慢性肾衰竭(执业医师及助理医师均需掌握)

1212. 男,45 岁。因恶心、呕吐 1 周就诊。检查发现:贫血貌,血压 195/110mmHg,血肌酐 981μmol/L。肾脏 B 超:长轴 7.8cm。最可能的诊断是
　　A. 急性肾小管坏死　　B. 急性间质性肾炎　　C. 急性肾小球肾炎
　　D. 慢性肾衰竭　　　　E. 恶性高血压

1213. 慢性肾脏病(CKD)4 期是指
　　A. $GFR<10ml/(min·1.73m^2)$　　　B. $GFR<15ml/(min·1.73m^2)$
　　C. $GFR 15\sim29ml/(min·1.73m^2)$　D. $GFR 50\sim59ml/(min·1.73m^2)$
　　E. $GFR\geq60ml/(min·1.73m^2)$

1214. 男,27 岁。头晕 1 周,加重伴乏力、心悸、牙龈出血就诊。查体:血压 165/105mmHg。血红蛋白 69g/L,血肌酐 879μmol/L,尿蛋白(++),尿红细胞 2~3 个/HPF。B 超示左肾 8.9cm×4.8cm×4.2cm,右肾 8.6cm×4.7cm×3.9cm,双肾皮质变薄。该患者最可能的诊断为
　　A. CKD3 期　　　　B. CKD4 期　　　　C. CKD5 期
　　D. 急性肾小球肾炎　E. 急进性肾小球肾炎

(1215~1217 题共用题干)患者,男,50 岁。1 年来头晕、乏力,半个月加重伴心悸、纳差、恶心,血压增高为 165/105mmHg。化验尿 Pro(++),沉渣 RBC 4~8 个/HPF,血 Hb 80g/L,Scr 610μmol/L,BUN 25mmol/L。

1215. 根据国际公认的"肾脏病生存质量指导"(K/DOQI)的分期,该患者慢性肾脏疾病的分期是
　　A. 1 期　　　　　B. 2 期　　　　　C. 3 期

D. 4期　　　　　　　E. 5期

1216. 根据肾功能损害程度,该患者符合
   A. 肾储备能力下降期　　B. 氮质血质期　　C. 肾衰竭期
   D. 尿毒症期　　　　　　E. 肾衰竭潜伏期

1217. 该患者最不可能出现的电解质紊乱是
   A. 低镁血症　　　　　　B. 低钠血症　　　C. 低钙血症
   D. 高磷血症　　　　　　E. 代谢性酸中毒

1218. 在我国,目前慢性肾功能不全最常见的病因是
   A. 高血压肾病　　　　　B. 糖尿病肾脏病　　C. 遗传性肾病
   D. 原发性肾小球肾炎　　E. 慢性肾盂肾炎

1219. 引起慢性肾功能不全的最常见继发性肾脏病是
   A. 乙肝相关性肾炎　　　B. 淀粉样变肾病　　C. 糖尿病肾脏病
   D. 良性肾小动脉硬化　　E. 系统性红斑狼疮

   A. 高钙血症　　　　　　B. 高磷血症　　　　C. 低磷血症
   D. 低镁血症　　　　　　E. 低钾血症

1220. 肾病综合征患者长期使用利尿剂常导致的电解质紊乱类型是

1221. 慢性肾脏病5期患者常出现的电解质紊乱类型是(2021)

1222. 慢性肾衰竭患者血清钙、磷变化的特点是
   A. 血钙增高,血磷增高　　B. 血钙降低,血磷降低　　C. 血钙增高,血磷降低
   D. 血钙降低,血磷增高　　E. 血钙正常,血磷降低(2024)

1223. 尿毒症患者高血压最主要的原因是
   A. 肾素增多　　　　　　B. 促红素减少　　　C. 水钠潴留
   D. 血管加压素增多　　　E. 交感神经兴奋

1224. 男,40岁。慢性肾衰竭患者,饮食控制欠佳。突发抽搐,意识丧失,心搏骤停。死亡原因最可能是
   A. 代谢性酸中毒　　　　B. 高血压　　　　　C. 心功能不全
   D. 高钾血症　　　　　　E. 尿毒症脑病

1225. 慢性肾功能不全尿毒症期必有的临床表现是
   A. 贫血　　　　　　　　B. 蛋白尿　　　　　C. 水肿
   D. 高血压　　　　　　　E. 血尿

1226. 慢性肾衰竭进展过程中最早出现的临床表现常为
   A. 消化道症状　　　　　B. 贫血　　　　　　C. 出血
   D. 反复感染　　　　　　E. 骨痛

1227. 慢性肾衰竭一般不会出现
   A. 夜尿增多　　　　　　B. 多尿　　　　　　C. 少尿
   D. 高渗尿　　　　　　　E. 蛋白尿(2021)

1228. 尿毒症患者血液系统的临床表现为
   A. 小细胞低色素性贫血　　B. 白细胞出现,中性粒细胞增加　　C. 血小板异常增多
   D. 贫血常为轻、中度　　　E. 促红细胞生成素增加

1229. 尿毒症患者贫血的最主要原因是
   A. 慢性失血　　　　　　B. 血红蛋白合成障碍　　C. 红细胞寿命缩短

D. 促红细胞生成素缺乏　　E. 铁及叶酸摄入不足（2010、2023）

1230. 有助于鉴别慢性肾衰竭和急性肾衰竭的检查是
A. 尿常规　　B. 尿酸化功能　　C. 肾脏超声
D. 肾脏活检　　E. 血肌酐测定（2024）

1231. 慢性肾功能不全周围神经病变较明显的症状是
A. 弛缓性瘫痪　　B. 震颤　　C. 不宁腿综合征
D. 肌无力　　E. 偏身瘫痪

1232. 慢性肾功能不全继发甲状旁腺功能亢进最主要的原因是
A. 血肌酐增高　　B. 血钾升高　　C. 血磷增高
D. 维生素 D 减少　　E. 酸中毒

1233. 尿毒症患者发生纤维性骨炎的主要原因是
A. 尿钙排泄增多　　B. 继发性甲状旁腺功能亢进　　C. 尿磷排泄减少
D. 营养不良和低蛋白血症　　E. 活性维生素 D 合成障碍

（1234~1235 题共用题干）男,32 岁。全身乏力、头晕、双下肢水肿 1 周。查体:体温 37.1℃,脉搏 102 次/分,呼吸 14 次/分,血压 183/103mmHg,贫血貌,双肺底可闻及湿啰音,心率 102 次/分,律齐,双下肢对称性凹陷性水肿。尿常规:RBC3~5 个/HPF,WBC0~4 个/HPF,Pro(+++)。外周血 Hb71g/L,血浆白蛋白 34g/L,血肌酐 890μmol/L,血钾 5.8mmol/L,血钙 2.01mmol/L,血磷 2.4mmol/L。肾脏 B 超示左肾 7.8cm×3.8cm,右肾 8.1cm×3.1cm,双肾皮质回声增强,皮髓分界不清。

1234. 该患者最可能的诊断是
A. 肾病综合征　　B. 急性肾小球肾炎　　C. 急进性肾小球肾炎
D. 急性肾衰竭　　E. 慢性肾脏病 5 期

1235. 该患者的合理治疗是
A. RAS 阻滞剂降压　　B. 抗生素治疗肺部感染　　C. 肾脏替代治疗
D. 血浆置换　　E. 激素或免疫抑制剂治疗蛋白尿（2024）

（1236~1238 题共用题干）男,38 岁。间歇性水肿 10 余年,伴恶心、呕吐 1 周,血压 155/110mmHg。血常规 Hb80g/L。尿常规:尿蛋白(++),颗粒管型 2~3 个/HPF。Scr485μmol/L。

1236. 原发病的诊断可能是
A. 隐匿型肾炎　　B. 原发性高血压病　　C. 慢性肾盂肾炎
D. 慢性肾小球肾炎　　E. 肾病综合征

1237. 为了判断上述患者是否为慢性肾功能不全,应首选的检查是
A. 肾穿刺　　B. 静脉肾盂造影　　C. 肾脏 CT
D. 肾脏 MRI　　E. 肾脏 B 超

1238. 上例患者肾功能损害分期为
A. 肾功能正常期　　B. 肾功能不全代偿期　　C. 肾功能不全氮质血症期
D. 肾功能衰竭期　　E. 尿毒症晚期

1239. 对控制慢性肾脏病变肾功能进行性减退无明确作用的措施是
A. 限制蛋白质的摄入　　B. 减少蛋白尿　　C. 控制血压
D. 消除水肿　　E. 纠正血脂异常

1240. 女,25 岁。乏力 3 个月。查体:血压 170/105mmHg。化验检查:Hb84g/L。尿常规:蛋白(++),颗粒管型 2~3 个/低倍视野。BUN12.3mmol/L,Scr276.8μmol/L。针对该患者不应采取的措施是

A. 控制血压　　　　　B. 根据尿量适当限水　　　C. 高蛋白饮食
D. 低钠饮食　　　　　E. 低磷饮食

A. 糖皮质激素　　　　B. 磷结合剂　　　　　　　C. 促红细胞生成素
D. 血管紧张素转换酶抑制剂　　E. 碳酸氢钠

1241. 慢性肾功能不全继发甲状旁腺功能亢进症患者应给予
1242. 糖尿病肾脏病大量蛋白尿患者应给予

A. 口服碳酸钙　　　　B. 必需氨基酸疗法　　　　C. 补充 1,25-$(OH)_2D_3$
D. 促红细胞生成素　　E. 血液透析治疗

1243. 慢性肾功能不全出现肾性贫血最合适的治疗药物是
1244. 尿毒症患者伴高钾血症降血钾最有效的疗法是

A. 氢氧化铝凝胶　　　B. 血液透析　　　　　　　C. 口服碳酸氢钠
D. 蛋白同化激素　　　E. 抗生素

1245. 慢性肾功能不全患者血钾>6.5mmol/L 的治疗应选择
1246. 慢性肾功能不全代偿期轻度代谢性酸中毒的治疗应选择

A. 降钾树脂　　　　　B. 碳酸氢钠　　　　　　　C. 促红素
D. 呋塞米　　　　　　E. 活性维生素 D_3

1247. 慢性肾衰竭高钾血症患者的首选治疗是
1248. 慢性肾衰竭继发性甲状旁腺功能亢进的首选治疗是

A. 口服碳酸钙　　　　B. 静脉注射碳酸氢钠　　　C. 补充 1,25-$(OH)_2D_3$
D. 给予促红细胞生成素　　E. 做血液滤过治疗

1249. 慢性肾功能不全伴高磷血症的治疗应首选
1250. 慢性肾功能不全伴心力衰竭的治疗应选

第27章 贫　血

一、贫血概述（执业医师及助理医师均需掌握）

1251. 重度贫血的血红蛋白浓度是
　　A. <30g/L　　　　　　B. 30~59g/L　　　　　　C. 60~89g/L
　　D. 90~100g/L　　　　 E. >100g/L
1252. 属于正细胞正色素性贫血的疾病是
　　A. 慢性失血性贫血　　B. 急性溶血性贫血　　　　C. 缺铁性贫血
　　D. 地中海贫血　　　　E. 营养性巨幼细胞贫血
1253. 下列贫血性疾病中,属于大细胞性贫血的是
　　A. 再生障碍性贫血　　B. 地中海贫血　　　　　　C. 慢性病性贫血
　　D. 缺铁性贫血　　　　E. 恶性贫血
1254. 血红素合成障碍所致的贫血是
　　A. 缺铁性贫血　　　　B. 再生障碍性贫血　　　　C. 海洋性贫血

D. 巨幼细胞贫血　　　　　E. 慢性病性贫血

1255. 属于红细胞破坏过多性贫血的是
　　A. 巨幼细胞贫血　　　　B. 骨髓病性贫血　　　　C. 铁粒幼细胞贫血
　　D. 珠蛋白生成障碍性贫血　E. 慢性病性贫血

　　A. 破碎红细胞　　　　　B. 畸形红细胞　　　　　C. 正常红细胞
　　D. 大细胞　　　　　　　E. 小细胞

1256. 慢性失血性贫血的红细胞形态是
1257. 再生障碍性贫血的红细胞形态是（2022）

　　A. 小细胞低色素性贫血　B. 小细胞正色素性贫血　C. 正细胞低色素性贫血
　　D. 正细胞正色素性贫血　E. 大细胞低色素性贫血

1258. 按红细胞形态学,急性失血性贫血属于
1259. 按红细胞形态学,慢性失血性贫血属于（2023）

　　A. 再生障碍性贫血　　　B. 巨幼细胞贫血　　　　C. 缺铁性贫血
　　D. 慢性失血性贫血　　　E. 海洋性贫血

1260. 属于叶酸缺乏性贫血的是
1261. 属于珠蛋白合成障碍性贫血的是

1262. 再生障碍性贫血的主要原因是
　　A. 骨髓造血功能衰竭　　B. 红细胞破坏过多　　　C. 红细胞寿命缩短
　　D. 造血原料缺乏　　　　E. 红细胞内在缺陷

1263. 由造血干细胞损伤所致的贫血性疾病是
　　A. 溶血性贫血　　　　　B. 再生障碍性贫血　　　C. 巨幼细胞贫血
　　D. 缺铁性贫血　　　　　E. 慢性病性贫血

1264. 下列疾病与引起促红细胞生成素分泌不足而造成贫血无关的是
　　A. 肾功能不全　　　　　B. 垂体功能低下　　　　C. 肿瘤性疾病
　　D. 甲状腺功能减退症　　E. 肝病

1265. 常见贫血的临床表现不包括
　　A. 面色苍白　　　　　　B. 活动后心悸　　　　　C. 头晕
　　D. 乏力　　　　　　　　E. 皮疹

1266. 诊断贫血较为重要的依据是
　　A. 皮肤黏膜颜色　　　　B. 红细胞计数　　　　　C. 血红蛋白浓度
　　D. 红细胞比容　　　　　E. 红细胞平均体积

1267. 外周血反映骨髓幼红细胞增生程度的最可靠指标是
　　A. 血红蛋白及红细胞计数　B. 网织红细胞百分率　　C. 网织红细胞绝对值
　　D. 出现有核红细胞　　　E. 红细胞内出现 Howell-Jolly 小体

1268. 贫血的治疗原则首先是
　　A. 使用抗贫血药物　　　B. 补充造血原料　　　　C. 刺激骨髓造血
　　D. 使用肾上腺糖皮质激素　E. 去除或纠正病因

1269. 慢性病贫血的首选治疗是
　　A. 促红细胞生成素　　　B. 输注浓缩红细胞　　　C. 祛铁剂
　　D. 糖皮质激素　　　　　E. 铁剂（2024）

二、缺铁性贫血（执业医师及助理医师均需掌握）

1270. 下列属于贮存铁的是
 A. 血红蛋白铁 B. 肌红蛋白铁 C. 转铁蛋白结合的铁
 D. 乳铁蛋白结合的铁 E. 含铁血黄素（2010、2023）

1271. 人体铁吸收率最高的部位是
 A. 回肠远段及回盲部 B. 升结肠及降结肠 C. 食管及胃
 D. 十二指肠及空肠上段 E. 空肠下段及回肠近段

1272. 在缺铁性贫血的实验室检查中，最能说明体内贮存铁缺乏的指标是
 A. 小细胞低色素 B. 血清铁降低 C. 总铁结合力升高
 D. 血清铁蛋白降低 E. 骨髓铁染色，铁粒幼细胞减少

1273. 有关铁的描述，正确的是
 A. 食物中的铁以二价铁为主 B. 肠黏膜吸收的铁为二价铁 C. 转铁蛋白结合的铁为二价铁
 D. 血红蛋白中的铁为三价铁 E. 体内铁蛋白中结合的铁为二价铁

1274. 关于铁代谢，下列哪项是正确的？
 A. 正常肠黏膜可吸收三价铁 B. 血清铁离子一般是亚铁离子 C. 维生素 C 能把食物中铁游离化
 D. 铁以 Fe^{2+} 形式运输 E. 切除空肠可导致缺铁性贫血

1275. 缺铁性贫血最常见的病因是
 A. 慢性胃炎 B. 慢性溶血 C. 慢性感染
 D. 慢性肝炎 E. 慢性失血（2023）

1276. 男性，55 岁。3 个月来乏力、面色苍白，体重下降 6kg。既往体健。化验 Hb60g/L，RBC3.0×10^{12}/L，WBC8.2×10^9/L，Plt310×10^9/L，外周血涂片见红细胞中心淡染区扩大。为寻找贫血的原因，首选的检查是
 A. 腹部 B 超 B. 血清铁蛋白 C. 尿常规
 D. 大便潜血 E. 骨髓检查

1277. 患者，男，45 岁。便血、面色苍白 3 个月。血常规：Hb60g/L，MCV72fl，MCHC27%，WBC8.0×10^9/L，Plt138×10^9/L，网织红细胞 0.025。最可能出现的特有临床表现是
 A. 酱油色尿 B. 匙状甲 C. 皮肤瘀斑
 D. 肝脾大 E. 巩膜黄染

1278. 女，20 岁。头晕、乏力 1 年。实验室检查：Hb70g/L，RBC3.0×10^{12}/L，WBC4.1×10^9/L，Plt200×10^9/L，血清铁蛋白 4μg/L。最可能的诊断是
 A. 慢性病性贫血 B. 巨幼细胞贫血 C. 缺铁性贫血
 D. 地中海贫血 E. 骨髓增生异常综合征

1279. 缺铁性贫血患者因组织缺铁而发生的临床表现不包括
 A. 口腔炎、舌炎 B. 匙状甲 C. 吞咽困难
 D. 头晕、乏力 E. 皮肤干燥、皱缩

1280. 缺铁性贫血患者组织缺铁的表现是
 A. 匙状甲 B. 面色苍白 C. 乏力
 D. 头痛、头晕 E. 食欲缺乏（2022）

1281. 缺铁性贫血病人发生 Plummer-Vinson 综合征时的临床特点是
 A. 儿童发育迟缓 B. 智商低 C. 烦躁、易怒
 D. 吞咽困难 E. 异食癖

第九篇 内科学
第27章 贫血

1282. 女,31岁。2年前因胃出血行胃大部切除术,近1年半来头晕,乏力,面色逐渐苍白,平时月经量稍多。检查:Hb76g/L,RBC3.1×10^{12}/L,WBC5.3×10^9/L,网织红细胞0.015。在进行体格检查时,不可能出现的体征是
  A. 皮肤干燥,毛发干燥   B. 行走不稳,深感觉减退   C. 口腔炎、舌乳头萎缩
  D. 指甲变脆,变平或匙状甲   E. 心尖部收缩期吹风样杂音

1283. 成年典型缺铁性贫血患者,下列血象结果中不支持的是
  A. WBC18×10^9/L   B. MCV76fl   C. Ret0.02
  D. MCHC28%   E. Plt350×10^9/L

1284. 下列疾病中,骨髓有核红细胞出现"核老浆幼"现象的是
  A. 巨幼细胞贫血   B. 急性红白血病   C. 骨髓增生异常综合征
  D. 缺铁性贫血   E. 再生障碍性贫血

1285. 女,30岁。乏力、头晕伴月经过多半年。化验:Hb60g/L,RBC3.1×10^{12}/L,WBC7.3×10^9/L,红细胞中心淡染区扩大。该患者最可能的化验结果是
  A. 血清铁降低,总铁结合力降低,红细胞游离原卟啉降低
  B. 血清铁降低,总铁结合力降低,红细胞游离原卟啉增高
  C. 血清铁降低,总铁结合力增高,红细胞游离原卟啉增高
  D. 血清铁增高,总铁结合力增高,红细胞游离原卟啉降低
  E. 血清铁降低,总铁结合力增高,红细胞游离原卟啉降低

1286. 男,30岁。间断腹痛2年,黑便1周伴乏力、活动后气促。胃溃疡病史5年。查体:脉搏112次/分,结膜苍白,腹软,无压痛,肝脾不大,肠鸣音6次/分。最可能出现的血常规检查结果是
  A. RBC5×10^{12}/L   B. MCHC45%   C. MCV104fl
  D. Hb60g/L   E. RDW减小(2023)

  A. 血清铁增加,铁蛋白增加,总铁结合力降低   B. 血清铁降低,铁蛋白升高,总铁结合力升高
  C. 血清铁降低,铁蛋白降低,总铁结合力升高   D. 血清铁降低,铁蛋白降低,总铁结合力降低
  E. 血清铁降低,铁蛋白增加,总铁结合力降低

1287. 缺铁性贫血患者的改变是
1288. 慢性病性贫血患者的改变是

1289. 诊断缺铁性贫血最肯定的依据是
  A. 有慢性失血史   B. 血涂片见典型小细胞低色素性红细胞
  C. 转铁蛋白饱和度降低   D. 骨髓小粒可染铁消失   E. 血清铁降低

1290. 女,22岁。头晕、乏力1年。实验室检查:血Hb70g/L,RBC3.0×10^{12}/L,WBC4.1×10^9/L,Plt200×10^9/L,血清铁蛋白4μg/L。最可能的诊断是
  A. 地中海贫血   B. 慢性病性贫血   C. 巨幼细胞贫血
  D. 缺铁性贫血   E. 骨髓增生异常综合征

1291. 女,25岁。头晕、乏力2个月。既往体健,近1年来月经量明显增多。实验室检查:Hb95g/L,RBC3.5×10^{12}/L,红细胞大小不等,中心淡染区扩大,WBC4.5×10^9/L,Plt310×10^9/L,粪隐血(-)。最根本的治疗措施是
  A. 治疗妇科疾病   B. 给予雄激素   C. 给予铁剂
  D. 给予糖皮质激素   E. 给予维生素B_{12}及叶酸

1292. 缺铁性贫血的补铁治疗中,下列属于无机铁的是
  A. 琥珀酸亚铁   B. 右旋糖酐铁   C. 富马酸亚铁

D. 硫酸亚铁　　　　　　　　　E. 山梨醇铁

1293. 营养性缺铁性贫血的有效治疗药物是
A. 叶酸加维生素 B_{12}　　　B. 硫酸亚铁加维生素 C　　　C. 反复多次输血
D. 口服枸橼酸铁胺　　　　　E. 肌内注射右旋糖酐铁

1294. 缺铁性贫血患者应用铁剂治疗有效的最早指标是
A. 血清铁蛋白上升　　　　　B. 血红蛋白上升　　　　　　C. 网织红细胞上升
D. 血清铁上升　　　　　　　E. 红细胞总数上升

1295. 口服铁剂治疗缺铁性贫血,待血红蛋白正常后,还需继续服用铁剂的时间是
A. 3~7 天　　　　　　　　　B. 1~2 周　　　　　　　　　C. 3~4 周
D. 4~6 个月　　　　　　　　E. 6 个月至 1 年

1296. 女性,30 岁。月经量多已 2 年,近 3 个月来感乏力、头晕、心悸。查血红蛋白 65g/L,白细胞 $6.0×10^9$/L,血小板 $140×10^9$/L。骨髓象:粒/红为 1:1,红细胞增生活跃,中晚幼红细胞 45%,体积小,胞质偏蓝。治疗首选
A. 肌内注射维生素 B_{12}　　B. 口服铁剂　　　　　　　　C. 输血
D. 脾切除　　　　　　　　　E. 口服叶酸

三、巨幼细胞贫血(执业医师需掌握)

1297. 男,71 岁。乏力伴食欲不振半年。查体:贫血貌,心、肺、腹未见异常。化验血常规:WBC $3.0×10^9$/L,Hb88g/L,Plt75$×10^9$/L,MCV122fl,MCH34pg,Ret0.04。该患者最可能的诊断是
A. 再生障碍性贫血　　　　　B. 缺铁性贫血　　　　　　　C. 脾功能亢进
D. 慢性病性贫血　　　　　　E. 巨幼细胞贫血

1298. 女性,46 岁。乏力、纳差 1 年。一直素食。查体:轻度贫血貌。外周血检查:Hb74g/L,MCV124fl,MCHC34%。最可能的诊断是
A. 巨幼细胞贫血　　　　　　B. 再生障碍性贫血　　　　　C. 缺铁性贫血
D. 海洋性贫血　　　　　　　E. 急性白血病(2022)

1299. 孕期出现巨幼细胞贫血主要是由于缺乏
A. 维生素 B_{12}　　　　　　B. 泛酸　　　　　　　　　　C. 叶酸
D. 蛋白质　　　　　　　　　E. 铁(2019、2023)

1300. 下列不属于巨幼细胞贫血实验室检查结果的是
A. 外周血红细胞 MCV 增大　　　　　　　B. 外周血中性粒细胞呈多分叶
C. 骨髓可见巨中、晚幼粒细胞　　　　　　D. 骨髓巨核细胞胞体增大,分叶过多
E. 骨髓有核红细胞呈"幼浆老核"现象

1301. 可采用维生素 B_{12}、叶酸治疗的血液病是
A. 骨髓增生异常综合征　　　B. 再生障碍性贫血　　　　　C. 脾功能亢进
D. 巨幼细胞贫血　　　　　　E. 阵发性睡眠性血红蛋白尿症

A. 地图舌　　　　　　　　　B. 共济失调　　　　　　　　C. 肝脾大
D. 匙状甲　　　　　　　　　E. 杵状指

1302. 上述体征中,符合缺铁性贫血临床表现的是
1303. 上述体征中,符合维生素 B_{12} 缺乏所致巨幼细胞贫血临床表现的是

四、再生障碍性贫血(执业医师及助理医师均需掌握)

1304. 慢性再生障碍性贫血患者最常见的感染是

A. 败血症 B. 肠道感染 C. 尿路感染
D. 上呼吸道感染 E. 皮肤感染

1305. 最容易引起再生障碍性贫血的药物是
A. 氯霉素 B. 磺胺嘧啶 C. 环磷酰胺
D. 保泰松 E. 甲巯咪唑

1306. 患者,男,23岁。头晕、乏力1个月,加重伴鼻出血3天。查体:贫血貌,全身皮肤散在出血点,浅表淋巴结未触及肿大,心、肺及腹部未见异常。实验室检查:Hb75g/L,WBC1.2×10⁹/L,Plt15×10⁹/L,网织红细胞0.002。该患者可能的免疫异常是
A. CD4⁺T细胞比例增高 B. CD8⁺T细胞比例增高 C. TNF水平降低
D. CD25⁺T细胞比例降低 E. γδT细胞比例降低

1307. 患者,男性,20岁。发热伴皮肤出血点1周。查体:浅表淋巴结无肿大,胸骨压痛(-),肝脾肋下未触及。血常规:Hb70g/L,WBC1.5×10⁹/L,N0.20,L0.80,Plt110×10⁹/L,Ret0.001。该患者最可能的诊断是
A. 溶血性贫血 B. 再生障碍性贫血 C. 巨幼细胞贫血
D. 急性白血病 E. 原发免疫性血小板减少症

1308. 下列不符合急性再生障碍性贫血诊断标准的是
A. 贫血进行性加重 B. 脾大 C. Ret<15×10⁹/L
D. 中性粒细胞<0.5×10⁹/L E. Plt<20×10⁹/L

1309. 下列符合重型再生障碍性贫血诊断标准的是
A. 骨髓增生明显异常 B. 血小板<20×10⁹/L C. 中性粒细胞<1.0×10⁹/L
D. 网织红细胞<25×10⁹/L E. 血红蛋白<60g/L(2024)

1310. 男,24岁。头晕、乏力、鼻出血3个月,加重伴牙龈出血1周。查体:皮肤可见出血点,牙龈有渗血,胸骨无压痛,肝脾肋下未触及。实验室检查:Hb60g/L,WBC1.8×10⁹/L,N0.2,L0.80,Plt18×10⁹/L,网织红细胞绝对值11×10⁹/L。骨髓细胞学检查示增生明显低下,全片未见巨核细胞。该患者最可能的诊断是
A. 重型再生障碍性贫血 B. 巨幼细胞贫血 C. 原发免疫性血小板减少症
D. 慢性再生障碍性贫血 E. 急性白血病

1311. 阵发性睡眠性血红蛋白尿症特异性的诊断依据为
A. 红细胞寿命缩短 B. Coombs试验(+) C. 尿含铁血黄素试验(+)
D. Ham试验(+) E. 网织红细胞增高

1312. 男,44岁。头晕、乏力、面色苍白3年。巩膜轻度黄染,脾肋下2cm。血红蛋白56g/L,红细胞1.8×10¹²/L,白细胞2.2×10⁹/L,血小板32×10⁹/L。骨髓增生减低,但红系增生活跃,以中、晚幼红为主,尿Rous试验(+),Ham试验(+),首先考虑
A. 缺铁性贫血 B. 巨幼细胞贫血 C. 再生障碍性贫血
D. 自身免疫性溶血性贫血 E. 阵发性睡眠性血红蛋白尿症

(1313~1315题共用题干)患者,女,28岁。3个月来乏力,1周来发热伴皮肤紫癜和口腔颊黏膜血疱,浅表淋巴结及肝脾均不大,胸骨无压痛。化验:Hb65g/L,RBC2.2×10¹²/L,Ret0.2%,WBC2.4×10⁹/L,分类:N24%,L70%,M6%,Plt10×10⁹/L。胸部X线检查示右下肺炎症。

1313. 对该患者最可能的血液病学诊断是
A. 骨髓增生异常综合征 B. 再生障碍性贫血 C. 急性淋巴细胞白血病
D. 巨幼细胞贫血 E. 溶血性贫血

1314. 为确定诊断,首选的检查是
    A. 血清铁和铁蛋白   B. 血清叶酸和维生素 B_{12} C. 骨髓穿刺
    D. 骨髓活检   E. 胸腹 CT

1315. 根据病史,该患者最急需的治疗是
    A. 抗生素治疗   B. 补充叶酸和维生素 B_{12} C. 雄激素治疗
    D. 血小板成分输注   E. 口服硫酸亚铁

1316. 临床上常用 ATG 治疗的血液病是
    A. 缺铁性贫血   B. 再生障碍性贫血   C. 巨幼细胞贫血
    D. 白血病   E. 骨髓增生异常综合征

1317. 抗胸腺细胞球蛋白(ATG)治疗重型再生障碍性贫血的机制是
    A. 刺激造血干细胞增殖   B. 抑制 T 细胞,使造血功能恢复
    C. 改善骨髓微环境   D. 稳定血管内皮细胞,减少出血   E. 提高体内 EPO 水平

1318. 可进行骨髓移植治疗的贫血是
    A. 巨幼细胞贫血   B. 再生障碍性贫血   C. 自身免疫性溶血性贫血
    D. 慢性病性贫血   E. 缺铁性贫血

五、溶血性贫血(执业医师需掌握)

1319. 血管外溶血时,红细胞破坏的最主要场所是
    A. 骨髓   B. 肾   C. 肝
    D. 脾   E. 心

1320. 可引起红细胞渗透脆性增高的溶血性贫血是
    A. 缺铁性贫血   B. 海洋性贫血   C. 镰状细胞贫血
    D. 遗传性球形细胞增多症 E. 阵发性睡眠性血红蛋白尿症

1321. 主要由于免疫因素异常引起溶血性贫血的情况是
    A. 大面积烧伤   B. 疟疾   C. 血型不合的输血
    D. 毒蛇咬伤   E. 人工心脏瓣膜置换术后

1322. 由红细胞膜异常引起的贫血性疾病是
    A. 蚕豆病   B. 不稳定血红蛋白病   C. 遗传性球形细胞增多症
    D. 镰状细胞贫血   E. 地中海贫血

1323. 诊断溶血性贫血最可靠的实验室检查异常结果是
    A. 血清红细胞生成素减低 B. 血清间接胆红素升高   C. 红细胞渗透脆性增加
    D. 红细胞寿命缩短   E. 外周血红细胞形态异常

1324. 原位溶血见于
    A. 自身免疫性溶血性贫血 B. 巨幼细胞贫血   C. 血型不合输血
    D. 遗传性球形细胞增多症 E. 阵发性睡眠性血红蛋白尿症

    A. 血间接胆红素增高、贫血、网织红细胞增高
    B. 血间接胆红素增高、贫血、网织红细胞正常或升高
    C. 血间接胆红素增高、无贫血、网织红细胞正常
    D. 血间接胆红素正常、贫血、网织红细胞降低
    E. 血间接胆红素正常、贫血、网织红细胞正常

1325. 符合 MDS 的是

1326. 符合再生障碍性贫血的是

1327. 溶血性贫血时,能提示骨髓代偿性增生的实验室检查是
    A. 外周血出现晚幼红细胞　　B. 外周血出现破碎红细胞　　C. 血清胆红素增高
    D. 血清结合珠蛋白降低　　E. 尿含铁血黄素试验阳性

1328. 男性患者,13岁。食蚕豆后突感畏寒,发热,皮肤发黄。血红蛋白70g/L,网织红细胞0.15,尿胆原阳性,胆红素阴性。对明确诊断最重要的检查是
    A. 血总胆红素测定　　B. 酸化血清溶血试验　　C. 抗人球蛋白试验
    D. 骨髓检查　　E. 高铁血红蛋白还原试验(2021)

1329. 慢性再生障碍性贫血患者出现酱油色尿,最特异的诊断性检查是
    A. 热溶血试验　　B. 蔗糖溶血试验　　C. 酸溶血试验
    D. 荧光斑点试验　　E. 抗人球蛋白试验

1330. 下列实验室检查结果支持阵发性睡眠性血红蛋白尿症诊断的是
    A. 红细胞渗透脆性增高　　B. 高铁血红蛋白还原试验阳性　　C. 酸溶血(Ham)试验阳性
    D. 血红蛋白电泳异常　　E. 抗人球蛋白(Coombs)试验阳性(2023)

1331. 男,15岁。贫血伴尿色黄6年,未诊治。其弟弟有类似表现。查体:巩膜轻度黄染,脾肋下2cm。检查:Hb70g/L,MCV70fl,MCHC29%,网织红细胞0.09,尿胆红素(−),尿胆原强阳性。下列检查对诊断最有帮助的是
    A. 酸溶血试验　　B. 自体溶血试验　　C. Coombs试验
    D. 血红蛋白电泳　　E. 红细胞渗透脆性试验

1332. 女,34岁。头晕、乏力、胸闷、气短1周。查体:贫血貌,轻度黄染。实验室检查:外周血Hb69g/L,WBC5.8×10^9/L,Plt206×10^9/L,网织红细胞1.0%。血总胆红素55μmol/L,结合胆红素4.1μmol/L。Coombs试验阳性。该患者最可能的诊断是
    A. 地中海贫血　　B. 阵发性睡眠性血红蛋白尿症　　C. 遗传性球形红细胞增多症
    D. 巨幼细胞贫血　　E. 自身免疫性溶血性贫血(2024)

1333. 女,20岁。头晕、心悸、乏力3个月。查体:贫血貌,浅表淋巴结未触及肿大,巩膜轻度黄染,心、肺未见异常,腹平软,肝肋下1cm,脾肋下3cm。实验室检查:Hb75g/L,RBC2.5×10^{12}/L,WBC8.2×10^9/L,Plt151×10^9/L,网织红细胞0.12,Coombs试验(+)。最可能的诊断是
    A. 缺铁性贫血　　B. 巨幼细胞贫血　　C. Evans综合征
    D. 地中海贫血　　E. 自身免疫性溶血性贫血

1334. 女,25岁,3个月来乏力伴四肢关节痛、脱发,脾肋下1cm。化验:Hb70g/L,WBC7.0×10^9/L,N0.72,L0.25,M0.03,Plt135×10^9/L,网织红细胞0.10,尿蛋白(++),血肌酐93μmol/L,酸溶血试验阴性,骨髓检查示增生明显活跃,粒/红倒置。最可能的诊断是
    A. 自身免疫性溶血性贫血　　B. 骨髓增生异常综合征　　C. 脾功能亢进
    D. 肾性贫血　　E. 阵发性睡眠性血红蛋白尿症

1335. 诊断阵发性睡眠性血红蛋白尿症最有意义的血细胞膜免疫标志是
    A. CD19、CD20　　B. CD3、CD4　　C. CD33、CD34
    D. CD3、CD8　　E. CD55、CD59

1336. 发生温抗体型自身免疫性溶血性贫血时,部分红细胞可出现的异常形态是
    A. 泪滴状　　B. 棘形　　C. 球形
    D. 椭圆形　　E. 镰刀形

1337. 溶血性贫血进行脾切除最有价值的是

A. 海洋性贫血　　　　　B. PNH　　　　　　　　C. 再生障碍性贫血
D. 遗传性球形红细胞增多症　E. 糖皮质激素治疗无效的自身免疫性溶血性贫血

1338. 女,20岁。面色苍白、乏力、心悸1周。实验室检查：Hb65g/L,WBC9.4×10⁹/L,Plt212×10⁹/L, Ret0.12,Coombs试验阳性。该患者首选的治疗措施是
A. 脾切除　　　　　　B. 应用硫唑嘌呤　　　　C. 应用环孢素
D. 应用糖皮质激素　　E. 输注红细胞

(1339~1341题共用题干)女性,15岁。发现贫血、黄疸5年。脾肋下2.5cm,质中。血红蛋白90g/L,网织红细胞0.05,白细胞和血小板均正常。红细胞渗透脆性试验：0.7%盐水溶液开始溶血。其父也有轻度黄疸。

1339. 下列哪种贫血最有可能?
A. 缺铁性贫血　　　　B. 海洋性贫血　　　　　C. 遗传性球形红细胞增多症
D. 遗传性铁粒幼细胞贫血　E. 巨幼细胞贫血

1340. 要明确诊断,最有价值的实验室检查是
A. 周围血涂片　　　　B. 骨髓象　　　　　　　C. 血清总铁结合力
D. 血红蛋白电泳　　　E. 肝功能试验

1341. 考虑治疗措施时应首选
A. 输血　　　　　　　B. 肾上腺皮质激素　　　C. 脾切除
D. 叶酸　　　　　　　E. 维生素B_{12}

第28章　白细胞减少和粒细胞缺乏症

(执业医师及助理医师均需掌握)

1342. 周期性中性粒细胞减少症是由于粒细胞
A. 破坏过多　　　　　B. 释放障碍　　　　　　C. 分布异常
D. 在脾脏滞留　　　　E. 生成减少

1343. 对判断白细胞分布异常最有意义的检查是
A. 氢化可的松试验　　B. 白细胞聚集试验　　　C. 骨髓细胞学检查
D. 骨髓造血干细胞培养　E. 肾上腺素试验

1344. Felty综合征引起的中性粒细胞减少的最可能机制是
A. 生成减少　　　　　B. 成熟障碍　　　　　　C. 免疫性破坏过多
D. 非免疫性破坏过多　E. 分布异常

1345. 重度中性粒细胞减少是指外周血中性粒细胞计数低于
A. 0.5×10⁹/L　　　　B. 1.0×10⁹/L　　　　　C. 1.5×10⁹/L
D. 2.0×10⁹/L　　　　E. 2.5×10⁹/L(2021)

1346. 患者,女,28岁,诊断为Graves病。外周血白细胞6.0×10⁹/L,中性粒细胞3.0×10⁹/L,给予甲巯咪唑治疗3周后出现发热(体温38.5℃)。复查外周血白细胞0.5×10⁹/L,中性粒细胞0.25×10⁹/L。对于该患者的处理,错误的是
A. 选择层流病房　　　　　　　　　B. 立即停用甲巯咪唑,改用甲硫氧嘧啶
C. 经验性应用广谱抗生素　　　　　D. 药敏试验结果出来后调整抗生素
E. 使用粒细胞集落刺激因子(2024)

A. $4.0×10^9/L$ B. $3.0×10^9/L$ C. $2.0×10^9/L$
D. $1.0×10^9/L$ E. $0.5×10^9/L$

1347. 粒细胞缺乏症是指外周血中性粒细胞绝对值低于

1348. 白细胞减少是指外周血白细胞绝对值持续低于（2021）

A. 低增生性白血病   B. 骨髓增生异常综合征   C. 假性粒细胞减少
D. Felty 综合征   E. 巨幼细胞贫血

1349. 由免疫机制引起中性粒细胞减少的疾病是

1350. 由分布异常引起中性粒细胞减少的疾病是

第 29 章　骨髓增生异常性肿瘤与白血病

一、骨髓增生异常性肿瘤（执业医师需掌握）

1351. 男，60 岁，面色逐渐苍白、乏力伴牙龈出血半年。检查：Hb60g/L，WBC$3.3×10^9/L$，Plt$35×10^9/L$。经骨髓穿刺细胞学检查诊断为骨髓增生异常综合征。为进行 FAB 分型，最重要的检查是
A. 网织红细胞计数   B. 骨髓铁染色   C. 染色体检查
D. 骨髓活检   E. 血清铁测定

1352. 女，55 岁。5 个月来乏力、面色苍白，既往体健。化验 Hb72g/L，WBC$3.5×10^9/L$，分类 N65%，L32%，M3%，Plt $45×10^9/L$。骨髓增生明显活跃，原始细胞 15%，可见 Auer 小体，全片见巨核细胞 48 个，易见小巨核细胞，骨髓细胞外铁（++），内铁见环状铁粒幼细胞 10%。临床考虑 MDS，根据 FAB 分型最可能的类型是
A. RA 型   B. RAS 型   C. RAEB 型
D. RAEB-t 型   E. CMML 型

1353. MDS-RCMD 患者不可能出现的异常表现是
A. 难治性贫血   B. 骨髓原始细胞>5%   C. 外周血可见幼稚细胞
D. 血小板减少   E. 骨髓造血祖细胞培养集落形成减少

1354. 骨髓象常见病态造血的疾病是
A. 再生障碍性贫血   B. 慢性失血所致贫血   C. 叶酸缺乏所致贫血
D. 维生素 B_{12} 缺乏所致贫血   E. 骨髓增生异常综合征

1355. MDS 骨髓细胞学检查中，病态造血的典型表现为
A. 异型淋巴细胞增多   B. 原始细胞及幼稚淋巴细胞明显增多
C. 异型早幼粒细胞增多   D. 粒系细胞核分叶减少，胞体增大
E. 红系细胞胞质致密，晚幼粒红细胞胞质灰蓝色（2024）

1356. 下列哪种疾病骨髓红系增生情况与网织红细胞计数不一致？
A. 再生障碍性贫血   B. 缺铁性贫血   C. 急性白血病
D. 自身免疫性溶血性贫血   E. 骨髓增生异常综合征（MDS）

1357. 女，24 岁。头晕、乏力伴月经量增多 1 年。既往体健。查体：下肢皮肤瘀点，肝脾肋下未触及。血常规 Hb60g/L，WBC$2.8×10^9/L$，Plt$38×10^9/L$，Ret0.001。胸骨骨髓细胞学检查：骨髓增生活跃，未见巨核细胞。最可能的诊断是
A. 骨髓增生异常综合征   B. 阵发性睡眠性血红蛋白尿症   C. 原发免疫性血小板减少症

D. 慢性失血性贫血　　　　E. 再生障碍性贫血

二、白血病(执业医师及助理医师均需掌握)

1358. 男性,30岁。1周来发热伴皮肤出血点。化验血呈全血细胞减少,骨髓检查增生极度活跃,原始细胞占骨髓非红系有核细胞的40%,各阶段粒细胞占50%,各阶段单核细胞占30%,诊断急性白血病,其FAB分类的类型是

　　A. M_1　　　　　　　B. M_2　　　　　　　C. M_4
　　D. M_5　　　　　　　E. M_6

1359. 女,35岁。发热、牙龈出血20天。查体:左侧颈部触及一个2cm×2cm大小淋巴结,质韧,无压痛。胸骨压痛(+),肝肋下未触及,脾肋下2cm。血常规:Hb105g/L,WBC3.6×10⁹/L,Plt19×10⁹/L,骨髓细胞学检查示大的原始细胞占0.80,细胞大小均匀一致,胞质内可见明显空泡,PAS(+),其余细胞系受抑。该患者最可能的诊断是

　　A. 急性髓细胞白血病(M_1)　　B. 急性髓细胞白血病(M_2)　　C. 急性淋巴细胞白血病(L_1)
　　D. 急性淋巴细胞白血病(L_2)　　E. 急性淋巴细胞白血病(L_3)

1360. 急性白血病引起贫血最重要的原因是

　　A. 出血　　　　　　　B. 红系增殖受白血病细胞干扰　　C. 无效红细胞形成
　　D. 造血原料缺乏　　　E. 红细胞寿命缩短

(1361~1363题共用题干)男,36岁。5天前发热、咽痛,应用抗生素治疗无效,颈部浅表淋巴结肿大,咽部充血。扁桃体Ⅱ度肿大,下肢少许瘀斑。白细胞16.6×10⁹/L,原始细胞60%,血红蛋白80g/L,血小板34×10⁹/L。

1361. 最可能的诊断是

　　A. 原发免疫性血小板减少症　B. 缺铁性贫血　　　　C. 再生障碍性贫血
　　D. 溶血性贫血　　　　E. 急性白血病

1362. 体检中应特别注意的体征是

　　A. 睑结膜苍白　　　　B. 胸骨压痛　　　　　C. 浅表淋巴结肿大
　　D. 皮肤出血点　　　　E. 心脏杂音

1363. 为明确诊断,应做的检查是

　　A. 血小板抗体　　　　B. 血清铁蛋白　　　　C. 骨髓扫描
　　D. 淋巴结活检　　　　E. 骨髓涂片细胞学检查

(1364~1365题共用题干)男性,28岁。头晕、乏力1个月,发热伴牙龈出血1周。查体:T38℃,皮肤见散在出血点,舌尖有一血疱,浅表淋巴结未触及,巩膜无黄染,胸骨有压痛,心、肺未见异常,腹平软,肝肋下未触及,脾肋下1cm。实验室检查:Hb95g/L,MCV88fl,WBC30×10⁹/L,Plt16×10⁹/L。

1364. 该患者最可能的诊断是

　　A. 慢性再生障碍性贫血　　B. 急性再生障碍性贫血　　C. 急性白血病
　　D. 原发免疫性血小板减少症　E. 巨幼细胞贫血

1365. 导致该患者死亡的最可能原因是

　　A. 咯血　　　　　　　B. 尿血　　　　　　　C. 眼底出血
　　D. 消化道出血　　　　E. 颅内出血(2023)

　　A. 急性粒细胞白血病　　B. 急性早幼粒细胞白血病　　C. 急性单核细胞白血病
　　D. 红白血病　　　　　　E. 急性淋巴细胞白血病

1366. 易导致肝、脾、淋巴结明显肿大的是

第九篇 内科学
第29章 骨髓增生异常性肿瘤与白血病

1367. 可导致弥散性血管内凝血（DIC）的是
1368. 常可导致牙龈肿胀、口腔溃疡的是

  A. 急性淋巴细胞白血病 B. 急性单核细胞白血病 C. 急性粒细胞白血病
  D. 急性巨核细胞白血病 E. 红白血病

1369. 睾丸浸润性肿大常见的白血病类型是
1370. 最易引起中枢神经系统白血病的类型是

1371. 中枢神经系统白血病最常发生于急性白血病的阶段是
  A. 起病时 B. 缓解时 C. 复发时
  D. 耐药时 E. 进展期

1372. 高白细胞性白血病的白细胞数量最低限是
  A. $150\times10^9/L$ B. $80\times10^9/L$ C. $200\times10^9/L$
  D. $100\times10^9/L$ E. $50\times10^9/L$

1373. 男，35岁。牙龈出血、皮肤瘀斑、间断鼻出血10天。既往体健。血常规：Hb64g/L，WBC10.5×10^9/L，Plt26×10^9/L。骨髓细胞学检查：增生明显活跃，胞质中有较多颗粒且MPO染色强阳性的细胞占0.65，其中有的可见成堆Auer小体。若进行流式细胞术检查，此种细胞最可能的细胞免疫学表型是
  A. CD13阳性、HLA-DR阳性 B. CD33阳性、HLA-DR阴性 C. CD14阳性、CD61阳性
  D. CD10阳性、CD19阳性 E. CD14阳性、HLA-DR阴性

1374. 女，31岁。发热伴乏力、牙龈出血1周。化验血常规：Hb100g/L，WBC2.1×10^9/L，Plt65×10^9/L。骨髓细胞学检查：骨髓增生极度活跃，原始细胞占0.80，少数细胞胞质内可见Auer小体，MPO染色（+），PAS(-)，NSE染色（+），且不被NaF抑制，流式细胞术免疫表型：CD34(+)，CD13(+)，CD33(+)。最可能的诊断是
  A. AML-M_2 B. AML-M_3 C. AML-M_4
  D. AML-M_5 E. AML-M_6

1375. 男，25岁。高热1周，头痛、呕吐2天。血常规：Hb87g/L，WBC33.5×10^9/L，Plt30×10^9/L，幼稚细胞占0.82，为判断该类细胞来源，目前最准确的检查技术是
  A. 细胞糖原染色 B. 细胞髓过氧化物酶染色 C. 染色体检查
  D. 流式细胞术检查 E. 细胞非特异性酯酶染色

1376. 患者，男性，25岁。发热伴皮肤出血点2周。查体：双下肢皮肤可见出血点，胸骨下段压痛（+），肝肋下3cm，脾肋下1.5cm。血常规：血红蛋白105g/L，白细胞2.0×10^9/L，分类可见幼稚细胞，血小板35×10^9/L。最可能的诊断是
  A. 再生障碍性贫血 B. 脾功能亢进 C. 巨幼细胞贫血
  D. 急性白血病 E. 阵发性睡眠性血红蛋白尿症

1377. 女，18岁。发热、鼻出血3天。查体：全身浅表淋巴结肿大，最大者2.5cm×2cm大小，胸骨压痛（+），肝脾肋下均可触及边缘。骨髓细胞学检查：骨髓原始细胞占0.65，髓过氧化物酶(-)，非特异性酯酶染色(-)。最可能的诊断是
  A. 急性早幼粒细胞白血病 B. 急性粒-单核细胞白血病 C. 急性单核细胞白血病
  D. 急性淋巴细胞白血病 E. 急性红白血病

1378. 中性粒细胞碱性磷酸酶活性明显增高见于
  A. 慢性粒细胞白血病 B. 类白血病反应 C. 急性粒细胞白血病
  D. 急性淋巴细胞白血病 E. 淋巴瘤

1379. 男,25岁。发热、乏力2周。查体:T38.1℃,贫血貌,牙龈肿胀,胸骨下段压痛(+),脾肋下2cm。血常规:Hb71g/L,WBC31.4×10⁹/L。骨髓细胞学检查见原始细胞占0.68,少数细胞胞质中可见Auer小体,MPO染色为弱阳性。最可能的诊断是
　　A. 急性单核细胞白血病　　　B. 急性红白血病　　　C. 急性淋巴细胞白血病
　　D. 急性巨核细胞白血病　　　E. 急性早幼粒细胞白血病

1380. 女性,28岁。月经量增多1年。近10日来经常鼻出血。肝脾大。血红蛋白90g/L,白细胞20×10⁹/L,血小板30×10⁹/L。骨髓检查:粒细胞系增生旺盛,可见原始细胞。应诊断为
　　A. 缺铁性贫血　　　　　　　B. 再生障碍性贫血　　　C. 原发免疫性血小板减少症
　　D. 溶血性贫血　　　　　　　E. 急性白血病

1381. 女性,30岁。发热伴牙龈出血3周。查体:贫血貌,脾肋下3cm,胸骨压痛(+)。血红蛋白70g/L,白细胞14.0×10⁹/L,血小板35×10⁹/L,骨髓增生明显活跃,原始细胞占62%。为进一步诊断,应首选的检查是
　　A. 染色体核型分析　　　　　B. 细胞化学染色　　　　C. 血清铁测定
　　D. 血细菌培养　　　　　　　E. 抗血小板抗体检测

1382. 患者,男,30岁。高热伴皮肤瘀斑1周。查体:T39℃,胸部和下肢可见瘀斑,浅表淋巴结不大,巩膜不黄,胸骨压痛,右下肺可闻及少许啰音,心率110次/分,律齐,腹软,肝脾未及。检查:Hb75g/L,WBC2.8×10⁹/L,Plt20×10⁹/L。骨穿示增生极度活跃,见大量细胞胞质内有粗大颗粒,易见Auer小体,有的呈柴捆状,POX染色强阳性。最可能诊断是
　　A. 急性淋巴细胞白血病　　　B. 急性单核细胞白血病　　C. 急性粒-单核细胞白血病
　　D. 急性早幼粒细胞白血病　　E. 急性巨核细胞白血病

1383. 男性,40岁。发热伴鼻出血1周,检查牙龈肿胀,肝脾轻度肿大。血红蛋白40g/L,白细胞6.0×10⁹/L,血小板15×10⁹/L。骨髓象原始细胞占60%,髓过氧化物酶染色阳性,非特异性酯酶阳性,阳性反应可被氟化钠抑制。应诊断为
　　A. 急性粒细胞白血病　　　　B. 急性早幼粒细胞白血病　C. 急性淋巴细胞白血病
　　D. 急性红白血病　　　　　　E. 急性单核细胞白血病

1384. 男,35岁。1周来乏力、发热伴牙龈肿胀出血。化验Hb65g/L,WBC3.0×10⁹/L,分类见原幼细胞30%,Plt35×10⁹/L。骨髓检查原始细胞80%,POX染色部分呈弱阳性,非特异性酯酶染色阳性,NaF可抑制。该例急性白血病最可能的FAB分型是
　　A. M₁型　　　　　　　　　　B. M₂型　　　　　　　　C. M₃型
　　D. M₄型　　　　　　　　　　E. M₅型

(1385~1388题共用题干)男性,26岁。5天来鼻及牙龈出血,皮肤瘀斑。血红蛋白55g/L,白细胞10.0×10⁹/L,血小板16×10⁹/L。骨髓穿刺细胞学检查示骨髓增生活跃,幼稚细胞占80%,胞质内有大小不等颗粒及成堆棒状小体,髓过氧化物酶染色强阳性。

1385. 该患者最可能的诊断是
　　A. 急性早幼粒细胞白血病　　B. 急性淋巴细胞白血病　　C. 急性粒细胞白血病
　　D. 慢性粒细胞白血病急变　　E. 急性单核细胞白血病

1386. 患者临床容易出现
　　A. 巨脾　　　　　　　　　　B. DIC　　　　　　　　　C. 严重感染
　　D. 中枢神经系统受侵犯　　　E. 齿龈肿胀

1387. 该患者的诱导缓解治疗首选方案是
　　A. DA　　　　　　　　　　　B. DVLP　　　　　　　　C. ABVD

D. CHOP E. 全反式维 A 酸+砷剂+蒽环类

1388. 获得完全缓解后的治疗策略是
A. 停药,定期随诊 B. 单用全反式维 A 酸维持治疗 C. 定期联合化疗
D. 中剂量阿糖胞苷强化治疗 E. 化疗、砷剂、全反式维 A 酸交替治疗(2024)

(1389~1391题共用题干)男,27岁。发热、头晕、视物模糊1周。血常规示血红蛋白69g/L,白细胞 $15×10^9/L$,分类中可见原始细胞。

1389. 对诊断最有价值的检查是
A. 血涂片碱性磷酸酶染色 B. 骨髓形态学检查 C. 骨髓细胞染色体检查
D. 脑脊液幼稚细胞检查 E. 骨髓细胞化学染色检查

1390. 本患者骨髓涂片中早幼粒细胞占0.60,应诊断为哪型急性非淋巴细胞白血病?
A. M_1 型 B. M_2 型 C. M_3 型
D. M_4 型 E. M_5 型

1391. 本患者首选的诱导治疗为
A. 长春新碱+泼尼松 B. 环磷酰胺+泼尼松 C. 柔红霉素+阿糖胞苷
D. 三尖杉酯碱+阿糖胞苷 E. 全反式维 A 酸

(1392~1394题共用题干)女,25岁,发热伴下肢和腹部皮肤瘀斑5天。查体:双下肢和腹部皮肤有多处瘀斑,双侧颈部、腋窝和腹股沟可触及肿大淋巴结,活动,无压痛,最大者为2cm×2.5cm,胸骨压痛(+),腹软,肝肋下1.5cm,脾肋下2cm。化验:Hb78g/L,WBC18×10^9/L,分类可见原始和幼稚细胞,Plt25×10^9/L,Ret0.002。

1392. 该患者最可能的诊断是
A. 急性淋巴细胞白血病 B. 非霍奇金淋巴瘤 C. 急性粒细胞白血病
D. 霍奇金淋巴瘤 E. 系统性红斑狼疮

1393. 为明确诊断,首选的检查是
A. 骨髓细胞学检查 B. 淋巴结活检 C. 骨髓活检
D. 腹部 B 超 E. ANA 谱

1394. 明确诊断后,首选的治疗措施是
A. ABVD 方案化疗 B. VDLP 方案化疗 C. 给予大剂量糖皮质激素
D. DA 方案化疗 E. CHOP 方案化疗

A. 髓过氧化物酶强阳性 B. 中性粒细胞碱性磷酸酶偏低
C. 细胞内铁染色强阳性 D. 非特异性酯酶染色阳性,可被氟化钠抑制
E. 糖原染色阳性,呈块状或颗粒状

1395. 急性早幼粒细胞白血病常表现为

1396. 急性单核细胞白血病常表现为

1397. 急性淋巴细胞白血病常表现为

1398. 染色体检查结果为 t(15;17)的白血病类型是
A. AML-M_3 B. AML-M_2 C. CML
D. AML-M_5 E. ALL

1399. 男,15岁。因发热、乏力、刷牙时牙龈出血1周入院。查体:T38.5℃,牙龈肿胀,胸骨压痛(+),双下肢小腿出现散在出血点及瘀斑。血常规:Hb80g/L,WBC10.1×10^9/L,Plt30×10^9/L。骨髓增生极度活跃,原始细胞占0.60,POX 染色呈弱阳性,非特异性酯酶染色阳性,可被 NaF 抑制。该患者原始

细胞最可能的免疫表型是

A. CD14⁺   B. CD41⁺   C. CD8⁺
D. CD3⁺   E. CD4⁺

1400. 患者,男性,25 岁。牙龈出血 1 周。骨髓细胞学检查:增生极度活跃,原始淋巴细胞占 0.72,行 VDLP 方案化学治疗 14 天后体温 37.4℃。复查血常规:Hb75g/L,WBC1.4×10⁹/L,分类 N0.10, L0.90,Plt30×10⁹/L。目前首选的治疗是

A. 输注悬浮红细胞   B. 应用抗生素控制感染   C. 输注新鲜血浆
D. 输入浓缩血小板   E. 皮下注射 G-CSF

1401. 男,25 岁。头晕、乏力 1 周,发热伴牙龈出血 2 天。既往体健。查体:T38.2℃,四肢及躯干皮肤可见出血点,胸骨压痛(+),心、肺未见异常,腹平软,肝脾肋下未触及。实验室检查:Hb78g/L,WBC 2.0×10⁹/L,Plt20×10⁹/L。骨髓细胞学检查原始细胞占 0.85,髓过氧化物酶染色(-),非特异性酯酶染色(-)。该患者应选择的化疗方案是

A. VAD 方案   B. VDLP 方案   C. ABVD 方案
D. DA 方案   E. CHOP 方案

1402. 治疗急性白血病的药物中,易引起凝血因子减少的是

A. 阿糖胞苷   B. 长春新碱   C. 柔红霉素
D. 左旋门冬酰胺酶   E. 足叶乙苷

1403. 治疗脑膜白血病首选药物是

A. 长春新碱   B. 环磷酰胺   C. 高三尖杉酯碱
D. 6-巯基嘌呤   E. 甲氨蝶呤

1404. 脾大最显著的疾病是

A. 急性粒细胞白血病   B. 急性淋巴细胞白血病   C. 急性单核细胞白血病
D. 慢性粒细胞白血病   E. 慢性淋巴细胞白血病

1405. 男性,28 岁。因左上腹肿块进行性肿大就诊。查体:肝肋下 2cm,脾肋下 4cm。血红蛋白 140g/L,白细胞 120×10⁹/L,血小板 200×10⁹/L。最可能的诊断为

A. 肝硬化脾功能亢进   B. 急性粒细胞白血病   C. 慢性粒细胞白血病
D. 类白血病反应   E. 骨髓纤维化(2021)

1406. 不支持慢性粒细胞白血病加速期的血常规检查结果是

A. 血小板进行性减少   B. 外周血嗜碱性粒细胞>20%   C. 血小板进行性增加
D. 血红蛋白逐渐下降   E. 外周血原始粒细胞<10%

1407. 患者,男,41 岁。因发热、咽痛 10 天来诊。化验 WBC89×10⁹/L,疑诊为慢性粒细胞白血病(CML)。下列选项中,支持 CML 慢性期的化验结果是

A. 血小板降低   B. NAP 阳性率明显低   C. 外周血可见有核红细胞
D. 骨髓中巨核细胞减少   E. 骨髓中原粒+早幼粒细胞>50%

1408. 慢性粒细胞白血病与类白血病反应最主要的区别是

A. 外周血白细胞计数高   B. 外周血可见中、晚幼粒细胞
C. 脾大   D. 骨髓检查:粒细胞增生活跃   E. Ph 染色体阳性

(1409~1411 题共用题干) 女,65 岁。常规体检发现脾左肋下 5cm。化验:Hb135g/L。WBC 117×10⁹/L,分类中幼粒细胞 5%,晚幼粒细胞 12%,杆状核粒细胞 22%,分叶中性粒细胞 34%,嗜酸性粒细胞 8%,嗜碱性粒细胞 5%,淋巴细胞 14%,Plt560×10⁹/L,NAP(-)。

1409. 为确定诊断,首选的检查是

A. 腹部 CT B. 腹部 B 超 C. 肝功能
D. 血免疫球蛋白 E. 骨髓检查

1410. 进一步应采取的检查是
A. 骨髓干细胞培养 B. 染色体核型 C. 食管造影
D. 同位素扫描 E. 骨髓活检

1411. 最有效的治疗是
A. 羟基脲 B. 脾切除 C. 阿糖胞苷
D. 糖皮质激素 E. 伊马替尼

(1412~1414 题共用题干) 男,35 岁。纳差、腹胀 2 个月。查体:浅表淋巴结未触及,巩膜无黄染,肝肋下未触及,脾肋下 8.5cm,质硬。化验血常规:Hb100g/L,WBC67.7×10^9/L,原始细胞 0.02,早幼粒细胞 0.02,中幼粒细胞 0.13,晚幼粒细胞 0.18,杆状核粒细胞 0.08,分叶核粒细胞 0.37,E0.06,B0.09,L0.04,M0.01,Plt543×10^9/L。

1412. 该患者最可能的诊断是
A. 慢性粒细胞白血病 B. 巨幼细胞贫血 C. 急性早幼粒细胞白血病
D. 骨髓纤维化 E. 慢性淋巴细胞白血病

1413. 该患者最可能的染色体改变是
A. t(15;17)(q22;q21) B. t(8;16)(p11;p13) C. t(8;21)(q22;q22)
D. t(9;22)(q34;q11) E. t(9;21)(q34;q21)

1414. 应首选的治疗药物是
A. 亚砷酸,全反式维 A 酸 B. 维生素 B_{12},叶酸 C. 沙利度胺,红细胞生成素
D. 羟基脲,甲磺酸伊马替尼 E. 苯丁酸氮芥,糖皮质激素

第 30 章 淋巴瘤与多发性骨髓瘤

(执业医师及助理医师均需掌握)

1415. 对霍奇金淋巴瘤最具诊断意义的细胞是
A. R-S 细胞 B. 霍奇金细胞 C. 陷窝细胞
D. 多形性瘤细胞 E. 嗜酸性粒细胞

1416. 患者,男性,18 岁。发热伴颈部淋巴结进行性无痛性肿大 3 个月。最高体温 38.7℃。血常规:WBC 8.0×10^9/L,N0.70,L0.30。骨髓细胞学检查未见异常。淋巴结活检可见里-斯(R-S)细胞。最可能的诊断是
A. 霍奇金淋巴瘤 B. 淋巴结转移癌 C. 非霍奇金淋巴瘤
D. 急性淋巴细胞白血病 E. 急性粒细胞白血病

1417. 病理类型可属于 T 细胞淋巴瘤的是
A. 边缘区淋巴瘤 B. 滤泡性淋巴瘤 C. 间变性大细胞淋巴瘤
D. 套细胞淋巴瘤 E. 黏膜相关性淋巴样组织淋巴瘤

A. 边缘区淋巴瘤 B. 间变性大细胞淋巴瘤 C. Burkitt 淋巴瘤
D. 弥漫性大 B 细胞淋巴瘤 E. 套细胞淋巴瘤

1418. 属于 T 细胞淋巴瘤的是

1419. 属于惰性淋巴瘤的是
　　A. 小无裂细胞型　　B. 滤泡性小裂细胞型　　C. 弥漫性小裂细胞型
　　D. 滤泡性大细胞型　　E. 弥漫性大细胞型

1420. 属于低度恶性淋巴瘤的是

1421. 属于高度恶性淋巴瘤的是

1422. 非霍奇金淋巴瘤的病理类型中,属于中度恶性的是
　　A. 滤泡性小裂细胞型　　B. 小无裂细胞型　　C. 弥漫性小裂细胞型
　　D. 免疫母细胞型　　E. 小淋巴细胞型

1423. 男性,65岁,无痛性双颈部淋巴结肿大半个月,到医院行淋巴结活检病理检查,发现淋巴结结构破坏,弥漫性小淋巴细胞浸润,免疫染色CD20阳性,有t(11;14),表达bcl-1。诊断为非霍奇金淋巴瘤(NHL),最可能的类型是
　　A. 单核细胞样B细胞淋巴瘤　　B. 脾边缘区细胞淋巴瘤　　C. 黏膜相关性淋巴样组织淋巴瘤
　　D. 滤泡性淋巴瘤　　E. 套细胞淋巴瘤

1424. 女,36岁。右侧颈部淋巴结肿大1个月余,左侧颈部淋巴结肿大伴发热1周。既往体健。查体:T38.1℃,双侧颈部可触及数个肿大淋巴结。左侧颈部淋巴结活检示淋巴结结构完全破坏,弥漫性大B细胞浸润,免疫组化:CD20(+),CD30(-),CD5(-)。最可能的诊断是
　　A. 滤泡性淋巴瘤　　B. 间变性大细胞淋巴瘤　　C. 套细胞淋巴瘤
　　D. 霍奇金淋巴瘤　　E. 弥漫性大B细胞淋巴瘤

1425. 霍奇金淋巴瘤特征性的热型是
　　A. 间歇热　　B. 稽留热　　C. 弛张热
　　D. 周期性发热　　E. 不规则热

1426. 霍奇金淋巴瘤最典型的临床表现是
　　A. 发热　　B. 面色苍白　　C. 无痛性淋巴结肿大
　　D. 肝脾大　　E. 体重减轻

1427. 非霍奇金淋巴瘤(NHL)累及胃肠道的最常见部位是
　　A. 食管　　B. 胃　　C. 回肠
　　D. 十二指肠　　E. 结肠

1428. 男,45岁。不明原因发热半个月。查体:T38℃,两侧颈部、腋窝和腹股沟区均可触及肿大淋巴结,最大者3cm×2cm,均质韧,活动,无触痛,肝肋下2cm,脾肋下4cm。颈部淋巴结活检诊断为非霍奇金淋巴瘤。要确定该患者的临床分期,所需的辅助检查不包括
　　A. 盆腔CT　　B. 腹部B超　　C. 骨髓细胞学检查
　　D. 浅表淋巴结B超　　E. 胸部CT

1429. 男,36岁。双侧颈部淋巴结肿大伴发热1周。查体:T38.4℃,颈部和右侧腹股沟区可触及数枚肿大淋巴结,最大者3cm×2cm,均活动,无压痛,心、肺未见异常,腹平软,肝肋下未触及,脾肋下2cm。实验室检查:Hb128g/L,WBC6.0×10⁹/L,Plt120×10⁹/L。左侧颈部淋巴结活检诊断为霍奇金淋巴瘤。根据Ann Arber临床分期标准,该患者的临床分期是
　　A. ⅡB　　B. ⅡEB　　C. ⅢA
　　D. ⅢEB　　E. ⅢSB

1430. 男,40岁。无痛性双侧颈部淋巴结进行性肿大伴发热半个月,发病以来体温最高37.5℃,无盗汗,体重无明显变化。查体:双侧颈部各触及一个2cm×2cm大小淋巴结,左腋窝一个2cm×1cm大小淋巴结,活动,无压痛,腹软,肝脾肋下未触及。化验:Hb126g/L,WBC5.3×10⁹/L,Plt155×10⁹/L。胸腹部

CT 未见明显淋巴结肿大。右侧颈部淋巴结活检为弥漫性大 B 细胞淋巴瘤。最可能的分期是
  A. ⅢA   B. ⅢB   C. ⅡA
  D. ⅡB   E. ⅣB

(1431~1433 题共用题干)男,55 岁。颈部淋巴结进行性肿大 2 个月,发热 2 周。发病以来体重减轻 14kg。查体:T38.7℃,双侧颈部和右腋窝均有数个直径 2~5cm 大小淋巴结,均活动,无压痛,心、肺未见异常,腹平软,肝脾肋下未触及。血常规和骨髓检查均未见异常。左侧颈部淋巴结活检确诊为弥漫性大 B 细胞淋巴瘤。

1431. 为判断该患者淋巴瘤诊断是 A 组或 B 组,还应询问的病史是
  A. 发热类型   B. 皮肤有无瘙痒   C. 是否有盗汗
  D. 食欲情况   E. 睡眠情况

1432. 为判断淋巴瘤临床分期,首选的辅助检查是
  A. 胸腹部 CT   B. 肝功能   C. 肾功能
  D. 心电图   E. 血常规

1433. 该患者的治疗方案应首选
  A. ABVD   B. MOPP   C. VDLP
  D. DA   E. R-CHOP

  A. MOPP 方案   B. ESHAP 方案   C. ABVD 方案
  D. CHOP 方案   E. VDLP 方案

1434. 治疗结节硬化型霍奇金淋巴瘤首选的方案是

1435. 治疗弥漫性大 B 细胞淋巴瘤首选的方案是

(1436~1438 题共用题干)女,58 岁。乏力、低热 1 个月。查体:双侧颈部、腋窝和腹股沟均可触及肿大淋巴结,最大者直径 2cm、质韧、无触痛,胸骨无压痛,肝肋下未触及,脾肋下 3cm。实验室检查:Hb76g/L,WBC5.2×10^9/L,Plt123×10^9/L,网织红细胞 0.14,Coombs 试验(+),尿胆红素(-),尿胆原(+++)。

1436. 最可能的诊断是
  A. 急性粒细胞白血病   B. 淋巴瘤   C. 淋巴结炎
  D. 急性淋巴细胞白血病 E. 骨髓增生异常综合征

1437. 为确诊首选的辅助检查是
  A. 腹部 B 超   B. 骨髓活检   C. 骨髓细胞学检查
  D. 胸部 X 线片   E. 淋巴结活检

1438. 针对该患者的贫血首选的治疗药物是
  A. 泼尼松   B. 促红细胞生成素   C. 环磷酰胺
  D. 环孢素 A   E. 丙种球蛋白

(1439~1441 题共用题干)男,70 岁。乏力、腰痛半个月,既往体健。查体:轻度贫血貌,第 2~4 腰椎局部压痛。实验室检查:血清总蛋白 108g/L,白蛋白 30g/L,血肌酐 177μmol/L。骨髓细胞学检查示骨髓中异常浆细胞占 0.45,腰椎 X 线片示第 2 腰椎压缩性骨折。

1439. 为进一步明确诊断,下一步需做的检查是
  A. 血清 β$_2$-微球蛋白测定 B. 尿本周蛋白测定   C. 尿常规
  D. 血清钙测定   E. 血、尿免疫球蛋白鉴定

1440. 根据目前的临床资料及 Durie 和 Salmon 临床分期标准,该患者最可能临床分期是

A. Ⅰ期B组　　　　　B. Ⅱ期A组　　　　　C. Ⅱ期B组
D. Ⅲ期A组　　　　　E. Ⅲ期B组

1441. 该患者疾病最可能的类型是

A. IgD型　　　　　B. IgG型　　　　　C. IgE型
D. 轻链型　　　　　E. 不分泌型(2019、2022)

1442. 女,65岁。乏力、胸痛1个月。既往体健。查体:轻度贫血貌,双侧肋骨有局部压痛。实验室检查：Hb80g/L,WBC5.6×10⁹/L,Plt120×10⁹/L;血清TP100g/L,Alb27g/L,Scr190μmol/L;骨髓细胞学检查示骨髓中幼浆细胞占0.45。为明确诊断,最重要的检查是

A. 尿本周蛋白测定　　　　　B. 尿常规　　　　　C. 血沉
D. 血、尿免疫固定电泳　　　E. 血清β₂-微球蛋白测定

1443. 女,65岁。头痛、乏力伴腰痛5个月,加重1周。实验室检查:外周血Hb92g/L,WBC7.2×10⁹/L,Plt112×10⁹/L。血清蛋白电泳可见γ区一浓密染色带,单峰突起。腰椎X线片示L₅压缩性骨折。最可能的诊断是

A. 多发性骨髓瘤　　　　　B. 反应性浆细胞增多症　　　　　C. 腰椎转移癌
D. 慢性肾小球肾炎　　　　E. 霍奇金淋巴瘤(2024)

第31章　出血性疾病

一、出血性疾病概述(执业医师及助理医师均需掌握)

1444. 血管壁功能异常见于

A. 特发性紫癜　　　　　B. 血友病　　　　　C. 过敏性紫癜
D. 弥散性血管内凝血　　E. 血小板增高

1445. 血小板消耗过多导致的血小板减少性疾病是

A. 原发免疫性血小板减少症　　B. 弥散性血管内凝血　　C. 白血病
D. 病毒感染　　　　　　　　　E. 再生障碍性贫血

1446. 男,15岁。因拔牙后出血不止2小时来院急诊。查体:皮肤无出血点及瘀斑,拔牙处牙龈渗血不止。心、肺、腹未见异常。最可能出现的异常是

A. 血管壁缺陷　　　　　B. 血小板数量减少　　　　　C. 血小板功能异常
D. 凝血功能障碍　　　　E. 纤溶异常

1447. 下列临床表现不属于凝血机制障碍所致的出血是

A. 迟发出血　　　　　B. 深部血肿　　　　　C. 皮肤出血点、紫癜
D. 关节腔出血　　　　E. 肌肉出血

1448. 血管壁异常所致出血的特点是

A. 内脏出血　　　　　B. 迟发出血　　　　　C. 皮肤黏膜出血
D. 关节腔出血　　　　E. 肌肉出血

1449. 属于纤溶异常的实验室检查是

A. 血vWF测定　　　　B. 血栓素B₂测定　　　　C. 血FDP测定
D. 血TAT测定　　　　E. 血PC测定

1450. 维生素K缺乏时,不会出现的实验室检查结果是

A. PT 延长　　　　　　B. FDP 增加　　　　　　C. CT 延长
D. INR 升高　　　　　　E. APTT 延长

1451. 凝血酶时间(TT)延长见于
A. 纤维蛋白原降低　　　B. 凝血酶原降低　　　　C. 凝血因子Ⅲ降低
D. 凝血因子Ⅷ降低　　　E. 凝血因子Ⅸ降低

1452. 下列凝血因子缺乏时，可引起 PT 和 APTT 同时延长的是
A. FⅦ　　　　　　　　B. FⅧ　　　　　　　　C. FⅨ
D. FⅩ　　　　　　　　E. FⅪ

1453. 男,19 岁。拔牙后出血不止 2 天。查体：心、肺、腹未见异常。实验室检查：Hb115g/L，WBC 5.4×10⁹/L，Plt130×10⁹/L，PT11 秒（正常对照 13 秒），APTT65 秒（正常对照 38 秒），TT16 秒（正常对照 17 秒）。该患者出血最可能的原因是
A. 纤维蛋白原缺乏　　　B. 维生素 K 缺乏　　　　C. 凝血因子 X 缺乏
D. 凝血酶原缺乏　　　　E. 凝血因子 XI 缺乏（2020）

1454. 男,23 岁。发热、右下肢疼痛 1 周。查体：体温 36.5℃，心、肺、腹无明显异常，右下肢腓肠肌肿胀，皮肤青紫，皮温正常。实验室检查：PT12s（正常 11～13s），APTT64s（正常 16～40s）。该患者最可能缺乏的凝血因子是
A. FⅡ　　　　　　　　B. FⅤ　　　　　　　　C. FⅦ
D. FⅧ　　　　　　　　E. FⅩ（2022）

A. 出血时间　　　　　　B. 纤维蛋白原定量　　　C. 血块收缩试验
D. 3P 试验　　　　　　E. 血小板计数

1455. 检查凝血功能的化验是
1456. 检查纤溶异常的化验是

A. 血 vWF 测定　　　　B. PF₃ 有效性测定　　　　C. 血栓素 B₂ 测定
D. 血 PC 测定　　　　　E. 血 D-二聚体测定

1457. 属于抗凝异常的实验室检查是
1458. 属于纤溶异常的实验室检查是

二、过敏性紫癜（执业医师及助理医师均需掌握）

1459. 双下肢对称性紫癜伴荨麻疹者常见于
A. 过敏性紫癜　　　　　B. 再生障碍性贫血　　　C. 激素性紫癜
D. 血小板减少　　　　　E. 特发性血小板增多症

1460. 14 岁,男孩。因腹痛送院就诊。查体：双下肢出现对称性成片状小出血点，尿常规发现血尿(+++)，该患者最可能的诊断是
A. 肾血管畸形　　　　　B. 过敏性紫癜肾炎　　　C. 肾绞痛
D. 急性肾盂肾炎　　　　E. 肾下垂

1461. 女,16 岁。近 3 天双下肢伸侧出现紫癜，分批出现，两侧对称，颜色鲜红，伴腹痛及关节痛，Plt100×10⁹/L，WBC10×10⁹/L，Hb100g/L，凝血时间正常。应首先考虑
A. 原发免疫性血小板减少症　B. 过敏性紫癜　　　　C. 急性白血病
D. 再生障碍性贫血　　　E. 血友病

1462. 符合过敏性紫癜的实验室检查是
A. 血小板减少　　　　　B. 出血时间延长　　　　C. 凝血时间延长

D. 血块收缩不良　　　　　　E. 毛细血管脆性试验可阳性

(1463~1464题共用题干)男,32岁。皮肤反复出现紫癜1个月,加重并出现恶心、腹痛2天。查体：四肢皮肤散在紫癜,心、肺未见异常,腹平软,脐周轻压痛,无反跳痛和肌紧张,肝脾肋下未触及,肠鸣音活跃。

1463. 下述情况对明确病因意义不大的是
　　A. 有无花粉、尘埃过敏　　　B. 应用药物情况　　　C. 有无食用鱼、虾、蟹等
　　D. 发病前有无呼吸道感染　　E. 皮肤紫癜有无瘙痒

1464. 该患者目前不需要的治疗药物是
　　A. 山莨菪碱　　　　　　　　B. 低分子肝素　　　　C. 泼尼松
　　D. 异丙嗪　　　　　　　　　E. 芦丁

三、原发免疫性血小板减少症(执业医师及助理医师均需掌握)

1465. 原发免疫性血小板减少症常见于
　　A. 幼儿　　　　　　　　　　B. 壮年男性　　　　　C. 青年女性
　　D. 老年男性　　　　　　　　E. 老年女性

1466. 原发免疫性血小板减少症可有
　　A. 骨髓巨核细胞消失　　　　B. 凝血时间延长　　　C. 血小板寿命缩短
　　D. 网织红细胞绝对值降低　　E. Coombs试验(+)

1467. 患者,女性,40岁。皮肤出血点及瘀斑、牙龈出血1周。查体：肝脾不大。血常规：Hb110g/L, WBC4.0×10⁹/L, Plt10×10⁹/L。骨髓细胞学检查：巨核细胞95/2cm×2cm,产板型巨核细胞1个。最可能的诊断是
　　A. 急性白血病　　　　　　　B. 原发免疫性血小板减少症　　C. 再生障碍性贫血
　　D. 骨髓增生异常综合征　　　E. 巨幼细胞贫血

1468. 男性,38岁。骨髓穿刺细胞学检查提示骨髓增生异常活跃,巨核细胞增多。最可能的疾病是
　　A. 血栓性血小板减少性紫癜　B. 弥散性血管内凝血　　C. 骨髓增生异常综合征
　　D. 再生障碍性贫血　　　　　E. 原发免疫性血小板减少症(2024)

1469. 下列支持ITP诊断的是
　　A. PAC3阴性　　　　　　　　B. 脾切除有效　　　　C. 肝脾大
　　D. PAIg阴性　　　　　　　　E. 骨髓中产板型巨核细胞增多

1470. 女,25岁。间断牙龈出血、皮肤瘀斑2个月,反复发生口腔溃疡。查体：双下肢和腹部散在瘀斑,浅表淋巴结无肿大,巩膜无黄染,腹软,肝肋下未及,脾肋下刚可触及。化验：Hb121g/L, WBC4.5×10⁹/L, Plt25×10⁹/L。为排除继发免疫性血小板减少性紫癜,最重要的检查是
　　A. 血小板功能　　　　　　　B. 血小板抗体　　　　C. 抗核抗体谱
　　D. 腹部B超　　　　　　　　E. 胸部X线片

1471. 在ITP的免疫抑制治疗中,最常用的免疫抑制剂是
　　A. 长春新碱　　　　　　　　B. 环磷酰胺　　　　　C. 硫唑嘌呤
　　D. 环孢素　　　　　　　　　E. 甲氨蝶呤

1472. 女,28岁。反复牙龈出血和月经增多半年。查体：轻度贫血貌,巩膜无黄染,肝脾肋下未触及。实验室检查：Hb82g/L, RBC4.0×10¹²/L, WBC5.6×10⁹/L, Plt13×10⁹/L。骨髓增生明显活跃,红细胞系占36%,巨核细胞明显增多,产板型巨核细胞少,骨髓内、外铁均减少。该患者最可能的诊断是
　　A. 溶血性贫血　　　　　　　B. 慢性ITP合并缺铁性贫血　　C. 慢性再生障碍性贫血
　　D. 急性白血病　　　　　　　E. 骨髓增生异常综合征

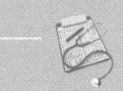

(1473~1475题共用题干)女性,26岁。10天来全身皮肤出血点伴牙龈出血来诊。化验Plt 35×10^9/L,临床诊断为原发免疫性血小板减少症(ITP)。

1473. 支持ITP诊断的是
   A. 皮肤有略高出皮面的紫癜　　B. 面部蝶形红斑　　C. 口腔溃疡
   D. 下肢肌肉血肿　　E. 脾不大

1474. 支持ITP诊断的实验室检查是
   A. 凝血时间延长　　B. 血块收缩良好
   C. 抗核抗体阳性　　D. 骨髓巨核细胞增多,产板型增多
   E. 骨髓巨核细胞增多,幼稚型、颗粒型增多

1475. 该患者的首选治疗是
   A. 糖皮质激素　　B. 脾切除　　C. 血小板输注
   D. 长春新碱　　E. 达那唑

(1476~1478题共用题干)女,32岁。月经量增多伴牙龈出血1周。血常规:Hb90g/L,WBC5.6× 10^9/L,Plt6×10^9/L。骨髓细胞学检查:骨髓增生活跃,全片可见巨核细胞156个,以颗粒型为主,产板型少见。

1476. 该患者最可能的诊断是
   A. 急性髓系白血病　　B. 急性淋巴细胞白血病　　C. 弥散性血管内凝血
   D. 血栓性血小板减少性紫癜　　E. 原发免疫性血小板减少症

1477. 该患者应立即采取的治疗措施为
   A. 补充冷沉淀　　B. 补充新鲜冰冻血浆　　C. 糖皮质激素治疗
   D. 输注血小板悬液　　E. DA方案化疗

1478. 若患者治疗2周后出血症状消失。复查血常规:Hb110g/L,WBC12.7×10^9/L,Plt120×10^9/L。下一步的治疗措施是
   A. 口服达那唑维持治疗　　B. 促血小板生成药物　　C. 利妥昔单抗维持治疗
   D. 脾切除　　E. 口服泼尼松(2024)

四、血友病(执业医师需掌握)

   A. 缺少凝血因子Ⅷ或Ⅸ　　B. 缺少凝血因子Ⅱ和Ⅹ　　C. 缺少凝血因子Ⅳ和Ⅶ
   D. 缺少凝血因子Ⅲ和Ⅹ　　E. 缺少凝血因子Ⅲ和Ⅴ

1479. 血友病患者可能出现的凝血因子异常是

1480. 肠切除术后肠瘘长期禁食患者可能出现的凝血因子异常是(2020、2023)

   A. 肾上腺素试验　　B. 凝血活酶生成及纠正试验　　C. D-二聚体测定
   D. 血小板聚集试验　　E. 毛细血管脆性试验

1481. 确诊血友病的检查是

1482. 了解是否存在纤溶亢进的检查是

1483. 男性,16岁。3天来左膝关节肿胀。自幼于外伤后易出血不止。查体:皮肤黏膜未见出血及紫癜,出血时间为2分钟,凝血时间30分钟,凝血酶原时间正常。疾病分类应为
   A. 纤维蛋白生成障碍　　B. 凝血酶生成障碍　　C. 血小板异常
   D. 凝血活酶生成障碍　　E. 血管壁功能异常

1484. 男性,18岁。自幼有出血倾向。出血时间延长,凝血时间正常,血小板150×10^9/L,血小板黏附率降低,部分凝血活酶时间延长,凝血酶原时间正常。父亲也有类似病史。考虑的诊断是

A. 血友病 B. 血管性血友病 C. 过敏性紫癜
D. 维生素K缺乏 E. 遗传性出血性毛细血管扩张症

五、弥散性血管内凝血（执业医师及助理医师均需掌握）

1485. 诱发DIC最常见的病因为
A. 恶性肿瘤 B. 手术及外伤 C. 革兰氏阴性菌感染
D. 产科意外 E. 代谢性酸中毒

1486. 能同时启动内源和外源性凝血途径引起DIC的是
A. 羊水栓塞 B. 急性早幼粒细胞白血病 C. 广泛创伤
D. 大型手术 E. 严重感染

1487. 男，59岁。畏寒、高热1周余。查体：T39.5℃，P132次/分，R28次/分，BP85/50mmHg。左臂皮肤可见瘀斑，胸骨无压痛，双肺呼吸音粗，右下肺可闻及湿啰音，肝脾肋下未触及。实验室检查：Hb102g/L，WBC16.8×10⁹/L，Plt45×10⁹/L，PT18秒（对照12秒），纤维蛋白原1.19g/L。该患者最可能的诊断是
A. 肺结核 B. 脓毒症 C. 肺部感染合并DIC
D. 急性白血病 E. 肺血栓栓塞症

1488. 女，43岁。乙肝肝硬化10年，近1周来高热伴乏力，出现鼻出血和皮肤多处瘀斑。为确定患者是否并发DIC，最有价值的实验室检查指标是
A. 血浆FⅧ:C下降 B. APTT延长 C. 血浆凝血酶原下降
D. 血浆纤维蛋白原下降 E. PT延长

1489. 急性型DIC高凝期患者的治疗原则，除消除病因、治疗原发病外，应首先考虑
A. 补充水与电解质 B. 应用抗血小板药物 C. 积极抗纤溶治疗
D. 及早应用肝素 E. 输注全血或血浆

1490. 治疗弥散性血管内凝血时，监测肝素用量的试验是
A. 血小板计数 B. 3P试验 C. 出血时间
D. 纤维蛋白原定量 E. APTT（活化部分凝血活酶时间）

1491. 男，45岁。咯血、胸痛4周，经检查诊断为肺栓塞，低分子肝素治疗3天，欲加用华法林，为监测其抗凝治疗的疗效和安全性，应首选的评价指标是
A. APTT B. D-二聚体 C. FDP
D. INR E. 纤维蛋白原

A. 肝素 B. 输新鲜血浆 C. 输新鲜全血
D. 氨基己酸 E. 输浓缩血小板

1492. DIC纤溶亢进期治疗时禁用

1493. DIC消耗性低凝期首选

（1494~1496题共用题干）女，50岁，高热、寒战5天，意识模糊1天。既往体健。查体：T39℃，P120次/分，R22次/分，BP80/50mmHg。皮肤散在出血点和瘀斑，双肺未见异常，心率120次/分，律齐，腹软，肝肋下0.5cm，脾肋下及边。检查：Hb100g/L，WBC25.3×10⁹/L。血培养示大肠埃希菌生长，PT18秒（正常对照13秒），INR2.1，血纤维蛋白原定量108g/L。诊断为大肠埃希菌败血症，可能合并DIC。

1494. 下述检查对确诊DIC意义不大的是
A. 复查血纤维蛋白原定量 B. 复查血小板数 C. 血小板功能
D. APTT E. FDP测定

1495. 下列能反映 DIC 纤溶情况的检查是
    A. 血纤维蛋白原测定   B. 凝血因子Ⅷ:C 活性测定   C. PC、PS 测定
    D. ATⅢ测定   E. D-二聚体测定

1496. 确诊 DIC,需立即进行下列治疗,除了
    A. 抗感染   B. 抗休克   C. 肝素抗凝
    D. 抗纤溶   E. 输新鲜冰冻血浆

第 32 章 输 血

(执业医师及助理医师均需掌握)

1497. 成分输血的优点不包括
    A. 纯度高   B. 保护血液资源   C. 容易制备
    D. 便于保存   E. 疗效好

1498. 保存期内的全血最主要的有效成分是
    A. 红细胞   B. 白细胞   C. 血小板
    D. 凝血因子   E. 免疫球蛋白

1499. 全血在保存过程中,发生了"保存损害",丧失了一些有用成分,它们是
    A. 血小板、粒细胞、不稳定的凝血因子   B. 红细胞、白细胞、血小板
    C. 白细胞、血小板、稳定的凝血因子   D. 白细胞、血小板、纤维蛋白原
    E. 血小板、淋巴细胞、凝血因子Ⅶ

1500. 全血在 4~6℃保存过程中,活性得到较长时间保存的血液成分是
    A. 血小板   B. 凝血因子 V   C. 凝血因子Ⅷ
    D. 红细胞   E. 白细胞

1501. 全血在保存过程中,发生了"保存损害",增加了一些有害物质,其中有
    A. 钾   B. 钠   C. 钙
    D. 铁   E. 镁

1502. 女性,45 岁。准备输注血小板,但血小板从输血科取来时患者突然寒战、高热,体温 40℃、无血尿、酱油色尿。查体:意识清晰,心、肺无异常。此时正确的处理是
    A. 将血小板送回输血科于机器中,在 22℃振荡保存,待患者体温下降后输注
    B. 将血小板放在科室 12℃冰箱保存,待患者体温下降后输注
    C. 将血小板放入病房冰柜中于-20℃保存,待患者体温下降后输注
    D. 将血小板放于护士台干净台面,于常温下保存,待患者体温下降后输注
    E. 直接输注血小板(2024)

1503. 制备洗涤红细胞的主要目的是
    A. 去除红细胞碎片   B. 去除细菌   C. 去除白细胞
    D. 去除血浆蛋白   E. 去除血小板

1504. 去除白细胞和血小板、肝炎病毒和抗 A、B 抗体的红细胞属于
    A. 浓缩红细胞   B. 洗涤红细胞   C. 冰冻红细胞
    D. LPRBC   E. 冷沉淀

1505. 洗涤红细胞的特点是

A. 淋巴细胞含量与全血相同　　B. 血浆蛋白的含量很少　　C. 红细胞含量与全血相同
D. 血小板含量与全血相同　　E. 粒细胞含量与全血相同

1506. 急性大量失血患者需要输注红细胞时,应首选的品种是
A. 悬浮红细胞　　B. 浓缩红细胞　　C. 辐照红细胞
D. 洗涤红细胞　　E. 去白细胞的红细胞

1507. 准备进行骨髓移植的患者需要输血改善贫血症状,首选的血液制品为
A. 全血　　B. 红细胞悬液　　C. 少白细胞的红细胞
D. 洗涤红细胞　　E. 浓缩红细胞(2023)

1508. 不需要通过辐照来预防输血相关移植物抗宿主病的血液成分是
A. 洗涤红细胞　　B. 浓缩血小板　　C. 新鲜冰冻血浆
D. 悬浮红细胞　　E. 浓缩白细胞

1509. 男,20岁。因重型再生障碍性贫血入院,准备10天后接受异基因造血干细胞移植。因大量鼻出血和牙龈出血拟行输血,需要预订的血液成分是
A. 单采血小板　　B. 辐照单采血小板　　C. 辐照冷沉淀
D. 辐照新鲜冰冻血浆　　E. 新鲜冰冻血浆

1510. 为了预防输血相关移植物抗宿主病,输注前需要进行辐照的血液成分是
A. 新鲜冰冻血浆　　B. 普通冰冻血浆　　C. 新鲜血浆
D. 浓缩血小板　　E. 冷沉淀

1511. 对于存在凝血功能障碍的肝病患者,应给予输注
A. 全血　　B. 新鲜冰冻血浆　　C. 白蛋白
D. 血小板　　E. 红细胞悬液

1512. 临床输注冰冻血浆的目的是补充
A. 凝血因子　　B. 白蛋白　　C. 免疫球蛋白
D. α-球蛋白　　E. 电解质

1513. 输注血小板的主要目的是
A. 增加血管致密度　　B. 抑制纤溶活性　　C. 改善止血功能
D. 降低抗凝功能　　E. 加强凝血功能

1514. 女,25岁。足月妊娠,因前置胎盘发生DIC,阴道大出血入院。查体:T35℃,P130次/分,R25次/分,BP90/40mmHg。实验室检查:Hb55g/L,Plt20×10^9/L,血浆纤维蛋白原1.6g/L。不正确的输血处理措施是输注
A. 新鲜冰冻血浆　　B. 浓缩血小板　　C. 普通冰冻血浆
D. 冷沉淀　　E. 悬浮红细胞

1515. 患者,男,16岁。血友病15年。因右下肢肌肉血肿、关节腔出血1周入院。需要输注的血液制品首选
A. 冷沉淀　　B. 全血　　C. 浓缩红细胞
D. 洗涤红细胞　　E. 白细胞

1516. 女,40岁,因患再生障碍性贫血入院治疗,既往曾多次输血。此时应考虑输注
A. 浓缩红细胞　　B. 去白细胞的红细胞　　C. 全血
D. 悬浮红细胞　　E. 辐照红细胞(2023)

1517. 男性,50岁。因胃癌伴重度贫血入院,既往体健,无输血史。术前化验Hb56g/L。为纠正贫血,最适合的输血治疗是
A. 输全血　　B. 输浓缩红细胞　　C. 输洗涤红细胞

D. 输去白细胞的红细胞　　　　E. 输冰冻红细胞

1518. 男,65岁。患再生障碍性贫血2年,多次输血治疗,最近2次输血过程中出现发热,体温达39℃以上,经对症处理症状缓解。此次拟输血改善贫血症状,应输注的血液成分是

　　A. 浓缩红细胞　　　　B. 辐照红细胞　　　　C. 去白细胞的红细胞
　　D. 冰冻红细胞　　　　E. 悬浮红细胞(2018、2023)

1519. 女性,50岁。患重型再生障碍性贫血3年,曾多次输血治疗,最近输血过程中皮肤出现大片荨麻疹和瘙痒。血常规:Hb53g/L,WBC7.8×10^9/L,Plt75×10^9/L。为防止类似不良输血反应,应优先输注的血液制品是

　　A. 辐照红细胞　　　　B. 少白细胞的红细胞　　　　C. 冰冻红细胞
　　D. 洗涤红细胞　　　　E. 灭活病原体的红细胞(2024)

1520. 女,36岁。因前置胎盘大出血入院行手术治疗。术中输注红细胞悬液26单位,机采血小板2个治疗量,手术创面渗血不止。实验室检查:血红蛋白100g/L,血小板90×10^9/L,凝血酶原时间(PT)为21秒(正常对照为11~15秒),血浆纤维蛋白原0.6g/L。此时应输注

　　A. 全血　　　　B. 红细胞悬液　　　　C. 浓缩血小板
　　D. 新鲜冰冻血浆　　　　E. 浓缩白(粒)细胞

1521. 成年患者输注1单位红细胞估计可提升的血红蛋白数量是

　　A. 1g/L　　　　B. 3g/L　　　　C. 5g/L
　　D. 7g/L　　　　E. 10g/L

1522. 成人失血500~800ml,首先考虑输入

　　A. 全血　　　　B. 血浆　　　　C. 浓缩红细胞
　　D. 白蛋白　　　　E. 晶体溶液

1523. 女,30岁,体重45kg。因外伤引起急性失血约600ml,手术治疗后出血停止。术后1天查体:脉搏85次/分,血压95/60mmHg。化验Hb105g/L。患者要求输血,此时应采取的正确措施是

　　A. 输注人血蛋白质4g　　　　B. 输注普通冰冻血浆400ml　　　　C. 输注全血200ml
　　D. 输注新鲜冰冻血浆400ml　　　　E. 无须输注血液或血液制品

1524. 男,30岁。外伤后急性失血约1000ml,给予手术止血,并输注平衡盐溶液和羟乙基淀粉。术后查体:脉搏95次/分,血压100/60mmHg,血红蛋白80g/L。此时应采取的治疗措施是

　　A. 输注红细胞悬液1单位　　　　B. 输注红细胞悬液5单位　　　　C. 输注全血1000ml
　　D. 输注血浆400ml　　　　E. 暂不输血,继续观察

1525. 女,45岁。急性白血病接受化疗过程中诉食欲差、疲乏无力,时有恶心。查体:T37℃,P90次/分,R18次/分,BP110/70mmHg。血常规:Hb90g/L,RBC3.1×10^{12}/L,WBC5.6×10^9/L,Plt65×10^9/L。患者要求输血,此时正确的处理措施是

　　A. 输注悬浮红细胞1单位　　　　B. 输注全血1单位　　　　C. 输注机采血小板1个治疗量
　　D. 输注血浆200ml　　　　E. 不予输血并向患者说明理由

1526. 男,58岁。患肝炎已10余年,因无力、纳差、腹胀20天诊断为乙肝后肝硬化(失代偿期)入院。肝功能试验显著异常,其中白蛋白减低,球蛋白升高,白蛋白与球蛋白比率倒置。为治疗低白蛋白血症,首选的血液制品是

　　A. 全血　　　　B. 新鲜冰冻血浆　　　　C. 普通冰冻血浆
　　D. 冷沉淀　　　　E. 白蛋白

1527. 男,38岁。因胃癌行胃大部分切除术,术前查Hb110g/L,术中失血约1100ml,已输入平衡盐溶液2000ml。术后第1天感胸闷、气促。查体:体温37.0℃,血压100/60mmHg。实验室检查:Hb80g/L,最好应给患者输注

A. 悬浮红细胞 B. 浓缩血小板 C. 全血
D. 普通冰冻血浆 E. 新鲜冰冻血浆

1528. 男,35岁。既往身体健康。因外伤性骨盆骨折入院。查体:神志恍惚,面色苍白,脉搏120次/分,血压90/70mmHg,血红蛋白70g/L。首选的治疗方案是输注
A. 全血 B. 胶体溶液和全血 C. 晶体溶液和全血
D. 晶体溶液和红细胞悬液 E. 新鲜冰冻血浆和红细胞悬液

1529. 健康人血白蛋白(白蛋白)主要用于
A. 补充营养 B. 增强机体抵抗力 C. 低血容量性休克的扩容
D. 自身免疫性疾病的治疗 E. 低丙种球蛋白血症的替代疗法

1530. 下列属于输注血小板禁忌证的是
A. 骨髓造血功能衰竭 B. 血小板功能障碍
C. 血小板减少的患者手术前输注血小板 D. 血栓性血小板减少性紫癜
E. 大量输血所致的稀释性血小板减少

1531. 最能减少输血的并发症且无传染疾病危险的是
A. 输新鲜血 B. 输新鲜冰冻血浆 C. 输浓缩红细胞
D. 输白细胞制剂 E. 自体输血

1532. 贮存式自体输血时,患者血红蛋白量的标准是
A. Hb≥140g/L B. Hb≥130g/L C. Hb≥120g/L
D. Hb≥110g/L E. Hb≥100g/L

1533. 男,35岁,体重75kg。因陈旧性股骨干骨折入院手术。查体:P85次/分,BP125/80mmHg。一般状况良好,心、肺无异常。实验室检查:Hb130g/L,凝血功能检查结果正常,肝、肾功能正常。如果手术中出血,下列输血方案中不应首选的是
A. 术后回收式自体输血 B. 术中回收式自体输血 C. 急性等容血液稀释
D. 术前贮存式自体输血 E. 输注异体红细胞和新鲜冰冻血浆

1534. 男,35岁,体重75kg。因外伤性股骨颈骨折第2次入院手术。患者一般状况良好,BP125/80mmHg,Hb150g/L。血型鉴定为A型,抗体筛查发现存在多种红细胞抗体,交叉配血试验无法配上相容性血液。若需输血,应考虑的输血策略是
A. 输注其亲属的全血 B. 输注O型红细胞 C. 输注洗涤红细胞
D. 贮存式自体输血 E. 输注Rh阴性红细胞

1535. 输血后7~14天发生的输血并发症是
A. 非溶血性发热性输血反应 B. 变态反应 C. 迟发性溶血反应
D. 细菌污染反应 E. 输血相关的急性肺损伤

1536. 女,35岁,因输卵管妊娠破裂出血1小时急诊入院。怀孕3次,自然流产2次,顺产1胎。术前查Hb75g/L,术中输注悬浮红细胞5单位。术后第1天复查Hb100g/L。术后第8天出现皮肤、巩膜黄染,发热,体温38.5℃。检查Hb70g/L。该患者可能发生的输血不良反应是
A. 细菌污染反应 B. 非溶血性发热性输血反应 C. 输血性肝炎
D. 过敏反应 E. 迟发性溶血反应

1537. 女,28岁,妊娠38周。B超示胎儿脐带绕颈2周,拟行剖宫产术。4年前曾因外伤住院,接受输血后出现严重过敏反应。孕妇一般状况良好,心、肝、肾功能正常。血Hb100g/L。术前拟申请备血400ml,应选择的血液成分是
A. 洗涤红细胞 B. 悬浮红细胞 C. 浓缩血小板
D. 新鲜冰冻血浆 E. 冷沉淀

1538. 男,45 岁。行脊柱肿瘤切除术,术中给予输血,输注悬浮红细胞 15 分钟后,血压下降到 70/40mmHg,导尿管中的尿液呈酱油色。患者最可能发生的输血不良反应是
   A. 细菌污染反应　　　　　B. 输血相关急性肺损伤　　　C. 急性溶血性输血反应
   D. 严重过敏反应　　　　　E. 输血相关循环超负荷

1539. 临床上最常见的输血反应是
   A. 非溶血性发热反应　　　B. 变态反应　　　　　　　　C. 过敏反应
   D. 溶血反应　　　　　　　E. 细菌污染反应

1540. 女,30 岁。因再生障碍性贫血 3 个月入院输血治疗。输注悬浮红细胞 30 分钟后出现寒战。既往有输血史。查体:体温 39.5℃,血压 130/75mmHg。患者最可能出现的输血不良反应是
   A. 过敏反应　　　　　　　B. 输血相关循环超负荷　　　C. 输血相关移植物抗宿主病
   D. 非溶血性发热反应　　　E. 急性溶血性输血反应

1541. 免疫性非溶血性发热性输血反应的主要原因和发病机制是
   A. 输入血液中的白细胞和患者血浆中的白细胞抗体发生免疫反应
   B. 输入血液中的红细胞和患者血浆中相应抗体发生免疫反应
   C. 输入血液中的血小板和患者血浆中相应抗体发生免疫反应
   D. 输入血液中的血浆蛋白在患者体内引起变态反应
   E. 输入血液中污染的致热原导致发热性反应

1542. 男,63 岁。皮肤黏膜散在出血点 10 天。既往肝硬化病史多年。给予输注新鲜冰冻血浆治疗。输注开始后 20 分钟,患者出现皮肤瘙痒、荨麻疹表现。此时正确的处理措施是
   A. 停止输注　　　　　　　　B. 减慢输注速度,并给予肾上腺素治疗
   C. 换一袋血浆输注　　　　　D. 减慢输注速度,并给予抗组胺药物治疗
   E. 继续输注,不做任何处理

1543. 男,46 岁。因双眼睑及四肢无力入院。入院诊断:重症肌无力。决定给予血浆置换治疗,置换液为新鲜冰冻血浆。在血浆置换过程中患者出现面部瘙痒、潮红,胸部及四肢出现少量荨麻疹。体检:体温 37.6℃,血压 115/65mmHg。该患者可能出现的输血反应为
   A. 非溶血性发热性输血反应　B. 细菌污染反应　　　　　　C. 过敏反应
   D. 溶血性输血反应　　　　　E. 循环超负荷

1544. 引起变态反应的主要血液成分是
   A. 红细胞　　　　　　　　　B. 血浆　　　　　　　　　　C. 淋巴细胞
   D. 血小板　　　　　　　　　E. 中性粒细胞

1545. 男,40 岁。因急性粒细胞白血病入院。查体:四肢皮肤多处出血点和瘀斑。化验 Plt8×10^9/L。给予单采血小板输注。输注 4 小时后,患者出现胸闷、呼吸困难。急查胸部 X 线片可见弥漫性阴影。患者最可能发生的输血不良反应是
   A. 急性过敏反应　　　　　　B. 急性溶血反应　　　　　　C. 细菌性感染
   D. 循环超负荷　　　　　　　E. 输血相关急性肺损伤

1546. 最容易引起细菌污染反应的血液制品是
   A. 浓缩红细胞　　　　　　　B. 白蛋白　　　　　　　　　C. 新鲜冰冻血浆
   D. 冷沉淀　　　　　　　　　E. 浓缩血小板

1547. 男性,70 岁,体重 50kg,因胃癌进行手术治疗。为补充术中失血,给予输注全血。当全血输注至 1000ml 时,患者突然出现呼吸困难、咳嗽,肺部湿啰音,脉搏 130 次/分,血压 160/90mmHg。患者很可能发生了
   A. 溶血性输血反应　　　　　B. 输血相关变态反应　　　　C. 输血相关循环超负荷

D. 输血相关败血症　　　　　E. 输血相关急性肺损伤

1548. 女,50岁。因外伤骨盆骨折急诊入院手术治疗,术后第5天。查体:P100次/分,BP100/60mmHg。实验室检查:Hb75g/L。当日子女两人各献出全血200ml给患者输注。术后第15天,患者出现腹泻,4~6次/日。查体:T39℃,皮肤出现斑丘疹。实验室检查:Hb56g/L,WBC2.36×10⁹/L,Plt20×10⁹/L,ALT300U/L。该患者可能发生了
A. 急性溶血反应　　　　　B. 输血传播艾滋病　　　　C. 细菌性反应
D. 严重过敏反应　　　　　E. 输血相关移植物抗宿主病

1549. 患者,女,46岁。输浓缩红细胞5单位后出现手足抽搐。查体:脉率106次/分,血压130/80mmHg,意识清楚,瞳孔等大,对光反射正常,腱反射亢进。应诊断为
A. 高钾血症　　　　　　　B. 低钾血症　　　　　　　C. 高钙血症
D. 低钙血症　　　　　　　E. 过敏反应

1550. 急性输血不良反应发生的时间为输血开始后
A. 8小时内　　　　　　　B. 12小时内　　　　　　C. 24小时内
D. 36小时内　　　　　　　E. 48小时内

1551. 不能通过输血传播的病原是
A. 单纯疱疹病毒　　　　　B. EB病毒　　　　　　　C. 巨细胞病毒
D. 肝炎病毒　　　　　　　E. HIV

1552. 传播病毒危险性最大的血液成分是
A. 红细胞　　　　　　　　B. 白细胞　　　　　　　　C. 血小板
D. 血浆　　　　　　　　　E. 冷沉淀

1553. 在我国尚未列入献血者血液筛查的病原体是
A. 艾滋病病毒　　　　　　B. 巨细胞病毒　　　　　　C. 乙型肝炎病毒
D. 丙型肝炎病毒　　　　　E. 梅毒螺旋体

1554. 与输入血液质量有关的早期输血反应为
A. 酸碱平衡失调　　　　　B. 过敏反应　　　　　　　C. 出血倾向
D. 丙型肝炎　　　　　　　E. 疟疾

1555. 患者确需临床输血的,应由经治医师逐项填写的医疗文书是
A. 输血治疗同意书　　　　B. 临床输血申请单　　　　C. 交叉配血报告单
D. 输血反应回报单　　　　E. 同型输血认可书

1556. 为便于追查输血不良反应的原因,血液发出后,受血者和供血者的血样保存于2~6℃冰箱的时间至少
A. 3天　　　　　　　　　B. 4天　　　　　　　　　C. 5天
D. 6天　　　　　　　　　E. 7天

1557. 女性,55岁。因患乙状结肠癌行肿瘤切除、结肠造瘘术。术中顺利,在关腹前,输A型血约50ml,患者突然出现寒战,伤口渗血,导尿为全程血尿。当即认定系输血引起的溶血反应,立即停止输血、进行抢救;同时复查,患者系O型血,即改输O型血400ml。由于发现及时,抢救得当,患者转危为安。经调查发现,系血库工作人员甲将血样试管搞错,导致定错血型,发生溶血反应。甲的行为违反了《临床输血技术规范》的
A. 输血申请规定　　　　　B. 受血者血样采集和送检规定　　C. 交叉配血规定
D. 发血规定　　　　　　　E. 输血规定

1558. 受血者配血试验的血标本必须是输血前
A. 2天之内的　　　　　　B. 3天之内的　　　　　　C. 4天之内的
D. 5天之内的　　　　　　E. 6天之内的

1559. 关于输血基本程序的叙述,错误的是
    A. 血中可以适当加入相应药物
    B. 输血前需要医护人员进行核对
    C. 输血时需要两名医护人员进行核对
    D. 记录输血过程中的不良反应
    E. 输血记录单贴在病历中(2021)

第33章 内分泌疾病总论与下丘脑-垂体疾病

一、内分泌系统概述(执业医师及助理医师均需掌握)

1560. 下列不属于内分泌器官的是
    A. 腺垂体
    B. 肾上腺
    C. 睾丸
    D. 前列腺
    E. 甲状旁腺(2020)

1561. 下列不属于经典内分泌腺的是
    A. 胎盘
    B. 甲状腺
    C. 甲状旁腺
    D. 肾上腺
    E. 垂体(2024)

1562. 不具有内分泌功能的细胞是
    A. 肾上腺髓质细胞
    B. 甲状旁腺主细胞
    C. 胰腺导管细胞
    D. 甲状腺滤泡旁细胞
    E. 甲状腺滤泡上皮细胞(2022、2023)

1563. 下列不属于内分泌腺体功能减退常见原因的是
    A. 肿瘤
    B. 增生
    C. 感染
    D. 药物
    E. 遗传

二、内分泌及代谢疾病概述(执业医师及助理医师均需掌握)

1564. GH兴奋试验有助于明确病因诊断的情况是
    A. 身材矮小
    B. 身材高大
    C. 消瘦
    D. 肥胖
    E. 肢端肥大

1565. 患者,女,40岁。脸色苍白、乏力1年余,月经周期延长,临床疑有内分泌腺功能低下。此时不需做的检查是
    A. 动态功能抑制试验
    B. 动态功能兴奋试验
    C. 靶腺激素测定
    D. 影像学检查
    E. 自身抗体测定

1566. 内分泌疾病定位诊断的方法不包括
    A. B型超声检查
    B. 静脉导管分段取血
    C. 磁共振成像
    D. 放射性核素显像
    E. 血清靶器官激素水平测定

1567. 内分泌疾病检查方法中属于功能诊断检查的是
    A. MRI或CT扫描
    B. 甲状腺核素^{131}I摄取率
    C. B型超声仪探查
    D. 动脉插管造影术
    E. 静脉导管分段取血

1568. 内分泌腺功能减退性疾病的主要治疗措施是
    A. 放疗或化疗
    B. 支持治疗
    C. 病因治疗
    D. 对症治疗
    E. 激素替代治疗(2024)

三、垂体肿瘤(垂体腺瘤、催乳素瘤与生长激素瘤)(执业医师需掌握)

1569. 无功能性垂体腺瘤可能分泌的是

A. 促甲状腺激素　　　　B. 黄体生成素　　　　C. 生长激素
D. α-亚单位　　　　　　E. 泌乳素

1570. 有功能的垂体腺瘤最常见的是
A. ACTH 瘤　　　　　　B. TSH 瘤　　　　　　C. GH 瘤
D. PRL 瘤　　　　　　　E. FSH/LH 瘤

1571. 提示垂体腺瘤有激素分泌功能的表现是
A. 双颞侧头痛　　　　　B. 眼睑下垂　　　　　C. 视野缺损
D. 脑脊液鼻漏　　　　　E. 手足增大

1572. 女性垂体泌乳素腺瘤的典型临床表现是
A. 持续泌乳及头痛　　　B. 视野缺损和视力下降　C. 月经稀发
D. 闭经,泌乳　　　　　　E. 体重增加并糖耐量减低

1573. 女,32 岁。停经、泌乳 1 个月。妇科查体无明显异常。血清催乳素 450μg/L。头颅 MRI 示鞍区占位性病变,大小 2.0cm×1.5cm×1.5cm,密度均匀。最可能的诊断是
A. 神经胶质瘤　　　　　B. 垂体脓肿　　　　　C. 脑转移瘤
D. 垂体腺瘤　　　　　　E. 颅咽管瘤(2024)

1574. 男,38 岁。口干、多饮、多尿 3 个月。查体:唇肥厚,下颌前突,咬合困难,手脚粗大肥厚。实验室检查:空腹血糖 7.2mmol/L,甘油三酯 3.0mmol/L,尿比重 1.020。最可能的诊断是
A. 尿毒症　　　　　　　B. 糖尿病　　　　　　C. 高甘油三酯血症
D. 肢端肥大症　　　　　E. 甲状腺功能减退症

1575. 男,35 岁。面容变丑 10 年,鞋子号码从 42 增加到 44,近半年明显出汗和体力欠佳,并有明显口渴、多饮、勃起功能障碍。查体:血压 160/100mmHg。为明确诊断,首选的检查是
A. T_3、T_4、TSH　　　　B. FSH、LH　　　　　C. 胰岛素低血糖兴奋试验
D. OGTT　　　　　　　　E. 葡萄糖生长激素抑制试验

1576. 女,40 岁。闭经、溢乳半年。磁共振发现垂体 1.5cm×1.0cm 占位性病变,需做激素检查。下列无助于诊断的检查是
A. 生长激素　　　　　　B. 促肾上腺皮质激素　　C. 血管加压素
D. 促甲状腺激素　　　　E. 泌乳素

1577. 不属于垂体腺瘤典型症状或体征的是
A. 癫痫发作　　　　　　B. 停经、泌乳　　　　　C. 双颞侧偏盲
D. 肢端肥大　　　　　　E. 视神经萎缩

1578. 垂体催乳素腺瘤妇女的高催乳素血症长期不予治疗可发生
A. 高血压　　　　　　　B. 低钾血症　　　　　　C. 骨质疏松症
D. 低蛋白血症　　　　　E. 甲状腺功能减退

1579. 疑为垂体腺瘤时,定位诊断首选
A. 脑电图　　　　　　　B. CT　　　　　　　　　C. MRI
D. 放射性核素扫描　　　E. 脑血管造影

1580. 高泌乳素血症的药物治疗首选
A. 赛庚啶　　　　　　　B. 溴隐亭　　　　　　　C. 奥曲肽
D. 酮康唑　　　　　　　E. 黄体酮

1581. 患者,女性,34 岁。非哺乳期出现泌乳 8 周,停经 3 周。按压乳头有少量乳汁溢出。辅助检查:血清催乳素 300μg/L。该患者最合适的治疗是
A. 无须治疗　　　　　　B. 口服溴隐亭　　　　　C. 经蝶窦微创手术

D. 开颅手术　　　　　　　E. 放射治疗(2024)

A. 开颅手术　　　　　　　B. 溴隐亭　　　　　　　C. 放射治疗
D. 经蝶窦手术　　　　　　E. 长效奥曲肽

1582. 巨大生长激素瘤,首选的治疗方法是
1583. 催乳素瘤应首选的治疗方法是

四、腺垂体功能减退症(执业医师及助理医师均需掌握)

1584. 腺垂体功能减退症的最常见原因是
　　A. 希恩(Sheehan)综合征　　B. 各种垂体肿瘤　　　　C. 原发性空蝶鞍症
　　D. 糖尿病血管病变　　　　　E. 颅内感染后遗症

1585. 可引起继发性腺垂体功能减退症的是
　　A. 垂体大腺瘤　　　　　　　B. 希恩综合征　　　　　C. 真菌性垂体脓肿
　　D. 外伤性垂体柄断裂　　　　E. 垂体卒中

1586. 引起希恩综合征的常见原因是
　　A. 垂体腺瘤压迫浸润　　　　B. 产后大出血　　　　　C. 脑垂体卒中
　　D. 垂体腺瘤手术治疗后　　　E. 创伤性垂体柄损伤

1587. 腺垂体功能减退症常表现为
　　A. 皮肤色素沉着　　　　　　B. 继发性糖尿病　　　　C. 尿崩症
　　D. 溢乳-闭经综合征　　　　　E. 长期闭经

1588. 腺垂体功能减退症最早出现的靶腺功能减退是
　　A. 肾上腺皮质功能减退　　　B. 甲状腺功能减退　　　C. 性腺功能减退
　　D. 肾上腺与甲状腺功能减退　E. 甲状腺与性腺功能减退

1589. 产后大出血引起的希恩综合征最早出现的表现是
　　A. 无乳汁分泌　　　　　　　B. 闭经不孕　　　　　　C. 食欲减退
　　D. 怕冷、便秘　　　　　　　E. 毛发稀少

1590. Sheehan 综合征的体征是
　　A. 苦笑面容　　　　　　　　B. 满月脸　　　　　　　C. 面色苍白
　　D. 毛发旺盛　　　　　　　　E. 色素沉着(2022)

1591. 男,45岁。畏寒、乏力、性欲减低1年。2年前曾因脑部肿瘤行放射治疗。多次因低血压、低血钠入院,静脉输注生理盐水治疗可好转。查体:体温36℃,卧位血压 120/70mmHg,心率90次/分,坐位血压 100/60mmHg,心率110次/分。皮肤黏膜干燥,阴毛、腋毛稀疏,睾丸小。实验室检查:血红蛋白103g/L,血细胞比容 30%,血清尿素氮 4mmol/L,血肌酐 88.4μmol/L,血钠 123mmol/L,血钾 3.9mmol/L,血浆渗透压 264mOsm/(kg·H_2O),尿渗透压 354mOsm/(kg·H_2O)。该患者最可能的诊断是
A. 原发性甲状腺功能减退症　B. 抗利尿激素分泌失调综合征　C. 腺垂体功能减退症
D. 直立性低血压　　　　　　E. 原发性肾上腺皮质功能减退症

(1592~1594题共用题干) 女,42岁。10年前分娩后闭经。1周前因不洁饮食出现腹泻,食欲减退,精神萎靡,卧床不起。今日上午被家人发现神志不清来急诊。查体:血压 80/50mmHg,皮肤苍白,毛发稀疏,消瘦,心率90次/分。血糖 2.4mmol/L,血钠 128mmol/L。胸部 X 线片提示"左上肺陈旧性结核"。

1592. 应了解的最重要的既往史是

A. 胃肠道疾病史 B. 糖尿病病史 C. 分娩出血史
D. 结核病病史 E. 进食异常

1593. 低血糖最可能的原因是
A. 长期营养不良 B. 肾上腺结核 C. 慢性胃炎
D. 早期糖尿病 E. 腺垂体功能减退

1594. 最有助于诊断的检查是
A. 肝功能检查 B. 胰腺MRI C. 糖化血红蛋白
D. 垂体激素检查 E. 肾上腺CT

1595. 男,20岁。乏力,皮肤色素沉着1年余,经常感冒,食欲差,偶尔恶心、呕吐。查体:脉搏84次/分,血压90/60mmHg。体型偏瘦,皮肤较黑,掌纹、乳晕、齿龈、颊黏膜等色素沉着明显,余未见异常,最可能的诊断是
A. 库欣综合征 B. 嗜铬细胞瘤 C. 家族性肠息肉病
D. 炎症性肠病 E. 原发性慢性肾上腺皮质功能减退症

1596. 原发性慢性肾上腺皮质功能减退症典型体征是
A. 皮肤紫纹 B. 轻度肥胖 C. 皮肤黏膜色素沉着
D. 皮肤多汗及低热 E. 脉率增快

1597. 严重的腺垂体功能减退症易发生低血糖主要是缺乏
A. PRL及LH B. PRL及TSH C. PRL及ACTH
D. GH及TSH E. GH及ACTH

1598. 腺垂体功能减退症危象最常见的诱发因素是
A. 过度疲劳 B. 感染性疾病 C. 服用镇静剂
D. 激素替代治疗中断 E. 蝶鞍区放射治疗

1599. 女,31岁。2年前分娩时发生出血性休克,至今无月经。目光呆滞,畏寒,嗜睡,性欲低下。妇科检查提示子宫明显小于正常。引起该患者闭经的病变部位在
A. 甲状腺 B. 子宫 C. 卵巢
D. 垂体 E. 下丘脑

1600. 女,43岁。乏力、厌食、嗜睡5年,逐渐加重2年。20年前产后大出血休克,昏迷7小时,产后闭经至今。具体治疗不详,近3年多中断治疗。首选的治疗药物是
A. 雌激素 B. 血管加压素 C. 左旋甲状腺素钠
D. 肾上腺皮质激素 E. 孕激素

1601. 在治疗重症希恩综合征的过程中,单独使用可能诱发垂体危象的是
A. 雄激素 B. 孕激素 C. 氢化可的松
D. 生长激素 E. 左旋甲状腺素钠

(1602~1603题共用题干)女,33岁。产后无乳、闭经4年,昏迷1天。查体:体温35℃,脉搏90次/分,血压80/40mmHg,面色苍白,腋毛、阴毛缺失。实验室检查:血Na$^+$ 126.4mmol/L,K$^+$ 4.5mmol/L,血糖2.6mmol/L。

1602. 该患者最可能的病因为
A. 垂体危象 B. 垂体卒中 C. 低血糖昏迷
D. 黏液性水肿 E. Addison病

1603. 该患者的首选治疗为
A. 静滴升压药 B. 静注高渗葡萄糖 C. 静滴高渗盐水

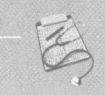

D. 静滴糖皮质激素　　　　E. 静滴甲状腺激素(2022)

五、尿崩症（执业医师需掌握）

1604. 下列属于由内分泌疾病而引起尿量增多的原因是
　　A. 摄水过多　　　　B. 急性肾衰竭多尿期　　　　C. 应用利尿剂
　　D. 中枢性尿崩症　　E. 慢性肾盂肾炎

1605. 尿渗透压降低常见于
　　A. 中枢性尿崩症　　B. 甲状旁腺功能亢进症　　　C. 甲状腺功能亢进症
　　D. 糖尿病　　　　　E. 原发性醛固酮增多症

1606. 肾性与中枢性尿崩症的鉴别方法是
　　A. 禁水(禁饮)试验　　B. 测定尿渗透压和血钠　　C. 测定尿渗透压和比重
　　D. 测定血浆和尿渗透压　E. 加压素试验

1607. 男，25岁。多饮、多尿1个月，尿量约7000ml/24h，喜冷饮。实验室检查：空腹血糖4.6mmol/L，尿比重1.005。为明确诊断，最有价值的检查是
　　A. ACTH兴奋试验　　B. 禁水-加压素试验　　　　C. GH抑制试验
　　D. 糖耐量试验　　　E. 过夜地塞米松抑制试验(2024)

1608. 女性，20岁。口干、多饮、多尿半个月。每日尿量7~8L。尿常规：尿糖(+)，尿比重1.007。禁水试验后尿量无明显减少，血浆渗透压304mOsm/(kg·H₂O)。皮下注射加压素后，尿量减少。该患者的首选治疗药物是
　　A. 卡马西平　　　　B. 呋塞米　　　　　　　　　C. 去氨加压素
　　D. 肾上腺素　　　　E. 氢氯噻嗪(2024)

1609. 患者，男性，30岁。烦渴、多饮、多尿2个月。尿量每天约8000ml，禁饮水7小时后血浆渗透压305mOsm/(kg·H₂O)，尿量110ml/h，尿渗透压250mOsm/(kg·H₂O)，尿比重1.006。皮下注射垂体后叶素3mg后，第2小时尿量25ml，尿渗透压480mOsm/(kg·H₂O)，尿比重1.012。诊断为完全性中枢性尿崩症，首选的处理是
　　A. 嘱限制饮水量　　B. 去氨加压素治疗　　　　　C. 鞍区MRI检查
　　D. 垂体功能检查　　E. 测定血清电解质水平

(1610~1611题共用题干) 女性，20岁。口干、多饮、多尿半个月。每日尿量7~8L。尿比重1.007，血糖4.8mmol/L。禁水试验后尿量无明显减少，测血浆渗透压305mOsm/(kg·H₂O)，尿渗透压200mOsm/(kg·H₂O)。静脉注射去氨加压素后尿量明显减少，测血浆渗透压300mOsm/(kg·H₂O)，尿渗透压550mOsm/(kg·H₂O)。

1610. 该患者最可能的诊断是
　　A. 完全性中枢性尿崩症　　B. 部分性中枢性尿崩症　　C. 完全性肾性尿崩症
　　D. 部分性肾性尿崩症　　　E. 神经性烦渴

1611. 该患者首选治疗药物是
　　A. 鞣酸加压素　　　　B. 去氨加压素　　　　　　C. 氢氯噻嗪
　　D. 氯磺丙脲　　　　　E. 垂体后叶素(2023)

第34章 甲状腺功能亢进症与甲状腺功能减退症

一、甲状腺功能亢进症（执业医师及助理医师均需掌握）

1612. 血中 FT_3、FT_4 和 TSH 均升高时应检查
  A. 甲状腺 ^{131}I 摄取率　　B. 甲状腺 B 超　　C. 甲状腺核素显像
  D. 头颅 MRI　　E. TSH 受体抗体

1613. 甲状腺功能亢进症最主要的原因是
  A. 垂体 TSH 腺瘤　　B. 碘致甲状腺功能亢进症　　C. 甲状腺自主高功能腺瘤
  D. 多结节性毒性甲状腺肿　　E. 弥漫性毒性甲状腺肿（2022）

1614. 引起弥漫性毒性甲状腺肿（Graves 病）基本的原因是
  A. 长期碘摄入不足　　B. 长期碘摄入过多
  C. 各种因素致下丘脑分泌 TRH 过多　　D. 各种原因致垂体分泌 TSH 过多
  E. 遗传易感性和自身免疫功能异常

1615. 男，50 岁。1 年前诊断为"原发性甲状腺功能亢进症"，服用甲巯咪唑治疗，自觉病情好转后停药。半年前情绪激动时心悸、手抖。5 天前发热、咳嗽、咳痰，1 天前恶心、呕吐、神志不清。查体：体温 39.5℃，血压 90/50mmHg，浅昏迷，皮肤潮湿，巩膜黄染，甲状腺Ⅱ度肿大，可闻及杂音，双下肺湿啰音。甲状腺功能：TT_3 升高，TT_4 升高。该患者最可能的诊断为
  A. 甲状腺危象　　B. 急性左心衰竭　　C. 重型肝炎
  D. 感染性休克　　E. 中枢神经系统感染（2024）

1616. 男，30 岁。患甲状腺功能亢进症，突然出现双下肢不能动。检查：双下肢膝腱反射减退，无肌萎缩。血钾测定 2.3mmol/L，你认为最可能是下列哪种情况？
  A. 甲状腺功能亢进性肌病　　B. 周期性瘫痪　　C. 周围神经炎
  D. 重症肌无力　　E. 癔症

1617. 男，38 岁。心悸、多汗、食欲亢进 2 个月。体重下降 3kg，大便 2 次/日，糊状。昨夜聚餐，大量饮用可乐，今晨起乏力，下肢无法活动。查体：T37.1℃，P108 次/分，R18 次/分，BP145/70mmHg，双肺呼吸音清，未闻及干、湿啰音，心律齐，腹软，无压痛。双下肢肌力 1 级，肌张力明显减弱。实验室检查：血 K^+ 2.8mmol/L，Na^+ 140mmol/L，Glu6.4mmol/L。下列检查对明确病因意义最大的是
  A. OGTT　　B. 肾上腺皮质功能　　C. 血气分析
  D. 血儿茶酚胺　　E. 甲状腺功能

1618. 男，31 岁。受凉感冒后出现双下肢软瘫，不能活动 1 小时。既往有甲状腺疾病史。就诊时急查血 K^+ 2.3mmol/L。补钾后 3 小时症状缓解，复查血 K^+ 4.3mmol/L。入院后第 2 天，患者最可能出现的检查结果是
  A. 24 小时尿钾正常，血 TSH 降低　　B. 24 小时尿钾降低，血 TSH 升高
  C. 24 小时尿钾降低，血 TSH 降低　　D. 24 小时尿钾升高，血 TSH 降低
  E. 24 小时尿钾升高，血 TSH 升高

（1619~1620 题共用题干）男，37 岁。多食、易饥、大便次数增多、体重下降 3 个月，发作性软瘫 1 天。查体：P110 次/分，BP150/60mmHg，体型中等匀称，皮肤潮湿。血钾 3.0mmol/L。

1619. 对明确诊断最有帮助的检查是

A. 空腹血糖　　　　　B. 24小时尿游离皮质醇　　　C. 24小时尿儿茶酚胺
D. FT₃、FT₄和TSH　　E. 24小时尿钾

1620. 该患者血钾降低的原因是
A. 腹泻、排钾增多　　B. 钾摄入不足　　　　　C. 尿钾排出增多
D. 出汗、排钾增加　　E. 细胞内外钾分布异常

(1621~1623题共用题干)男,35岁。消瘦、乏力、怕热、手颤2个月,夜间突然出现双下肢软瘫。急诊查:神志清,血压140/80mmHg,心率108次/分,律齐,甲状腺轻度增大,无血管杂音。

1621. 导致患者双下肢软瘫的直接原因可能是
A. 脑栓塞　　　　　　B. 运动神经元病　　　　C. 重症肌无力
D. 呼吸性碱中毒　　　E. 血钾异常

1622. 为明确诊断,应首先进行的检查项目是
A. 头颅CT及血糖测定　　　B. 肌电图及血电解质测定
C. 血气分析及电解质测定　　D. 胸部CT及血抗乙酰胆碱受体抗体测定
E. 血电解质测定及甲状腺功能测定

1623. 此患者的急诊处理为
A. 螺内酯治疗　　　　　　B. 纠正电解质紊乱　　　C. 静脉滴注氯化钾及胰岛素
D. 溴吡斯的明和糖皮质激素　E. 脱水降颅内压治疗

(1624~1626题共用题干)男,28岁。心悸、无力、手颤3个月,大便每天2~3次,不成形,体重下降5kg。1周前诊断为甲状腺功能亢进症,尚未治疗。昨晚饮白酒半斤,呕吐1次,晨起醒来发现双下肢不能活动。

1624. 为明确下肢不能活动的原因首先应测定
A. 血钠　　　　　　　B. 血镁　　　　　　　　C. 血糖
D. 血钾　　　　　　　E. 血钙

1625. 下肢不能活动的紧急处理是
A. 口服大剂量β受体阻滞剂　B. 静脉补钾　　　　　　C. 口服丙硫氧嘧啶
D. 注射B族维生素　　　　　E. 静脉滴注氢化可的松

1626. 为避免再次出现下肢不能活动,甲状腺功能亢进症的治疗应采用
A. 抗甲状腺药物　　　B. 放射性碘　　　　　　C. 肾上腺皮质激素
D. 立即行甲状腺手术　E. 复方碘溶液

A. TSH受体抗体(TRAb)　B. 游离三碘甲腺原氨酸(FT₃)　C. 游离甲状腺素(FT₄)
D. ¹³¹I摄取率　　　　　　　E. 促甲状腺素(TSH)

1627. 反映甲状腺功能变化最早期敏感的指标是

1628. 诊断弥漫性毒性甲状腺肿(GD),预测GD复发的重要指标是(2019、2022)
A. FT₃、FT₄　　　　　B. TT₃、TT₄　　　　　　C. TRAb
D. rT₃　　　　　　　E. 甲状腺¹³¹I摄取率

1629. 诊断甲状腺功能亢进症的首选实验室检查是

1630. 甲状腺功能亢进症内科治疗停药首选实验室检查是

1631. 患者,女性,18岁。心慌、怕热、多汗、体重下降3个月。双手细颤,突眼不明显,甲状腺Ⅰ度弥漫性肿大、质地软、闻及血管杂音,心率108次/分,双肺呼吸音清晰,考虑为Graves病。为明确诊断,首

选检查是

A. 血 TSH、T_3、T_4　　　　B. ^{131}I 摄取率　　　　C. TRAb

D. 甲状腺 B 超　　　　E. 甲状腺放射性核素扫描（2024）

1632. 诊断自主性功能亢进性甲状腺腺瘤最佳的甲状腺检查是

A. B 超　　　　B. 放射性核素扫描　　　　C. CT

D. ^{131}I 摄取率　　　　E. MRI

1633. 患者发生甲状腺功能亢进时，其 ^{131}I 摄取率 2 小时至少超过

A. 15%　　　　B. 20%　　　　C. 25%

D. 30%　　　　E. 35%

（1634~1636 题共用题干）女，17 岁。疲乏无力、心烦、易怒、怕热、多汗半年。易饿、体重下降 11kg，月经量减少，经期仅 1~2 天。查体：血压 140/70mmHg，皮肤微潮，手有细颤，轻微突眼，甲状腺Ⅰ度弥漫性肿大，质软，无触痛。

1634. 该患者最可能的诊断是

A. 亚急性甲状腺炎　　　　B. 糖尿病　　　　C. 单纯性甲状腺肿

D. 自主神经功能紊乱　　　　E. Graves 病

1635. 明确诊断的主要检查是

A. 甲状腺放射性核素扫描　　　　B. 垂体功能测定　　　　C. 血甲状腺素水平测定

D. 口服葡萄糖耐量试验　　　　E. 甲状腺 ^{131}I 摄取率

1636. 最可能的检查结果是

A. FT_3 及 FT_4 升高　　　　B. TSH 升高　　　　C. 甲状腺 ^{131}I 摄取率降低

D. 继发性垂体功能降低　　　　E. 血糖升高

1637. 女，40 岁。发现颈部肿大 6 年，近半年来常感心悸，多汗，食量加大。检查：无突眼，甲状腺Ⅱ度肿大、结节状，脉搏 116 次/分，心、肺、腹无异常发现。其诊断可能是

A. 结节性甲状腺肿　　　　B. 原发性甲状腺功能亢进　　　　C. 继发性甲状腺功能亢进

D. 高功能甲状腺腺瘤　　　　E. 甲状腺腺瘤

1638. 抗甲状腺药物的主要作用是

A. 抑制甲状腺组织对碘的吸收　　B. 抑制甲状腺激素合成　　C. 减少 T_4 转化为 T_3

D. 抑制甲状腺自身免疫反应　　　E. 促进甲状腺激素分解代谢

1639. 甲状腺功能亢进症患者行 ^{131}I 治疗后，发生永久性甲状腺功能减退症的原因是

A. 甲状腺组织细胞遭破坏　　B. 甲状腺激素合成障碍　　C. 甲状腺腺体发育障碍

D. 甲状腺激素代谢异常　　　E. 组织对甲状腺激素抵抗

1640. 女，47 岁。心悸、怕热、出汗 6 个月，体重下降约 5kg。查体：BP120/60mmHg，皮肤潮湿，双手有细颤，眼裂较大，眼球未突出，甲状腺Ⅰ度肿大，质软。双肺呼吸音清晰，心率 100 次/分，律齐，双下肢无水肿。血 WBC3.3×10^9/L。该患者的最佳治疗选择是

A. 复方碘溶液　　　　B. 抗甲状腺药物　　　　C. 甲状腺手术

D. 放射性碘　　　　E. 左旋甲状腺素钠

1641. 可选择放射性核素治疗的疾病是

A. 原发性甲状腺功能减退症　　B. 原发性甲状旁腺功能亢进症　　C. 原发性甲状腺功能亢进症

D. 特发性中枢性尿崩症　　　　E. 肾上腺皮质功能减退症

1642. 14 岁初中二年级女学生，患 Graves 病，治疗宜选用

A. 抗甲状腺药物　　　　B. 立即手术治疗　　　　C. ^{131}I 治疗

D. 镇静剂　　　　　　　　　E. 鼓励多食海带

1643. 下列不属于抗甲状腺药物副作用的是
   A. 乳酸酸中毒　　　　　B. 血管炎　　　　　　　C. 粒细胞缺乏症
   D. 皮疹　　　　　　　　E. 中毒性肝病

1644. 甲状腺功能亢进症的患者,停用他巴唑的指征是
   A. 全身酸痛、出汗　　　B. 突眼加重、流泪　　　C. 胃肠道症状、肝大
   D. 白细胞<3×10^9/L　　　E. 心悸、头昏、抽搐

1645. 男性,28 岁。心悸、怕热、多汗、消瘦、易饿 4 个月。甲状腺弥漫性Ⅰ度肿大。血 TSH 降低,T_3 和 T_4 增高,诊断为甲状腺功能亢进症。他巴唑 30mg/d,20 天后血白细胞 2.2×10^9/L。甲状腺功能亢进症的下一步治疗宜选
   A. 他巴唑剂量减半再用　　　B. 他巴唑与升白细胞药合用　　　C. 改用丙硫氧嘧啶
   D. 核素^{131}I 治疗　　　　　E. 白细胞恢复正常后立即手术治疗

1646. 女性,38 岁。Graves 病甲状腺次全切除术后 10 年。近 4 个月心悸、怕热、多汗、手颤抖,体重下降 5kg。血 TSH、FT_3、FT_4 检查证实甲状腺功能亢进症复发,服他巴唑 2 周后因严重药疹而停药。下一步治疗应
   A. 他巴唑加抗过敏药物　　　B. 改用丙硫氧嘧啶　　　C. 改用 β 受体阻滞剂
   D. 再次手术治疗　　　　　　E. 用核素^{131}I 治疗

1647. 女,28 岁。21 岁时因心悸、怕热、多汗、消瘦就诊,确诊为 Graves 病,他巴唑治疗 2 年。25 岁时甲状腺功能亢进症复发,再次他巴唑治疗,2 个月后甲状腺功能正常,继续治疗 1 年半停药。最近 2 个月甲状腺功能亢进症的症状、体征再现,查血 T_3、T_4 及 TSH 确诊为甲状腺功能亢进症第 2 次复发。患者结婚 5 年,尚未生育,希望治疗甲状腺功能亢进症后妊娠,甲状腺功能亢进症的治疗拟
   A. 大剂量碘剂　　　　　　　B. 再次他巴唑治疗,疗程延长至 3~4 年
   C. 直接行甲状腺大部切除　　D. 用他巴唑,甲状腺功能正常后行甲状腺大部切除
   E. 用他巴唑,甲状腺功能正常后加用^{131}I 治疗

1648. 女性,32 岁。心悸、怕热、多汗、停经 6 周。查体:体温 37.0℃,呼吸 16 次/分,脉搏 86 次/分,血压 130/74mmHg,双侧甲状腺弥漫性Ⅱ度肿大,眼球突出。实验室检查:血清 TT_3、TT_4、FT_3、FT_4 均升高,TSH 下降,TRAb 阳性。B 超提示宫内孕。下列治疗措施,正确的是
   A. 普萘洛尔　　　　　　B. 手术治疗　　　　　　C. ^{131}碘治疗
   D. 丙硫氧嘧啶　　　　　E. 碘剂(2024)

1649. 甲状腺功能亢进症患者的手术禁忌证是
   A. 妊娠早期重度甲亢　　B. 高功能腺瘤　　　　　C. 中高度 Graves 病
   D. 青少年患者　　　　　E. 胸骨后甲状腺肿伴甲亢

1650. 女,36 岁。心悸、怕热、多汗 3 个多月,体重下降 5kg。查体:无突眼,双手细颤,甲状腺Ⅱ度肿大,可闻及血管杂音,心率 108 次/分。结合实验室检查确诊为 Graves 病。白细胞 3.0×10^9/L,肝功能 ALT46U/L,AST36U/L。患者能否用核素^{131}I 治疗的关键检查是
   A. 肝功能　　　　　　　B. 血白细胞计数　　　　C. 抗甲状腺抗体水平
   D. 甲状腺核素扫描　　　E. 甲状腺^{131}I 摄取率

1651. 女,21 岁。心悸、怕热、多汗 3 个月,考虑 Graves 病。白细胞 4.0×10^9/L,中性粒细胞 2.5×10^9/L。给予甲巯咪唑和美托洛尔治疗 2 周后,复查白细胞 1.0×10^9/L,中性粒细胞 0.4×10^9/L。中性粒细胞缺乏最可能的原因是
   A. 粒细胞分布异常　　　B. β 受体阻断剂副作用　　C. 甲亢病情加重

D. 抗甲状腺药物副作用　　E. 叶酸或维生素 B_{12} 缺乏

1652. 在外周组织,能抑制 T_4 转换为 T_3 的抗甲状腺药物是
　　A. 甲硫氧嘧啶　　　　B. 丙硫氧嘧啶　　　　C. 甲巯咪唑
　　D. 卡比马唑　　　　　E. 普萘洛尔(2022)

(1653～1655题共用题干)女,59岁。乏力伴心悸、多汗、手颤、易饿3个月,脾气暴躁。每天大便4～5次,不成形。体重下降6.0kg。查体:甲状腺Ⅱ度肿大,质软,心率110次/分,律齐,心音有力。

1653. 该患者最可能的诊断是
　　A. 1型糖尿病　　　　　B. 溃疡性结肠炎　　　　C. 2型糖尿病
　　D. 甲状腺功能亢进症　　E. 更年期综合征

1654. 目前确定诊断的主要检查项目是
　　A. 口服葡萄糖耐量试验　B. 结肠镜检查　　　　　C. 胰岛素释放试验
　　D. 甲状腺功能测定　　　E. 甲状腺^{131}I 摄取率

1655. 该患者适宜的治疗是
　　A. 胰岛素　　　　　　　B. 口服泼尼松　　　　　C. 口服降血糖药
　　D. ^{131}I 治疗　　　　E. 抗甲状腺药物

(1656～1658题共用题干)女,17岁。疲乏无力、心悸、怕热、多食半年。大便3次/日,不成形。体重下降约11kg。查体:BP140/70mmHg,身高168cm,体重46kg。皮肤潮,手有细颤,轻微突眼,甲状腺Ⅰ度弥漫性肿大,质软,无触痛,心率108次/分。抗甲状腺药物治疗2个月后症状明显缓解。

1656. 此例抗甲状腺药物的作用机制是
　　A. 破坏甲状腺滤泡细胞　B. 阻断甲状腺激素的作用　C. 抑制甲状腺激素的合成
　　D. 加速甲状腺激素的消除代谢　E. 减少甲状腺组织

1657. 治疗中可能发生的最严重不良反应是
　　A. 粒细胞减少　　　　　B. 转氨酶轻度增高　　　C. 药疹
　　D. 永久性甲状腺功能低下　E. 甲状腺肿大

1658. 抗甲状腺药物治疗的疗程是
　　A. 6个月　　　　　　　B. 9个月　　　　　　　C. 1年
　　D. 1年半以上　　　　　E. 3个月

(1659～1661题共用题干)男,36岁。心悸、怕热、手颤、乏力1年。大便不成形,每天3～4次,体重下降11kg。查体:脉搏90次/分,血压128/90mmHg。皮肤潮湿,双手细颤,双眼突出,甲状腺弥漫性Ⅱ度肿大,可闻及血管杂音。心率104次/分,律不齐,心音强弱不等。腹平软,肝脾肋下未及,双下肢无水肿。

1659. 为明确诊断,首选检查是
　　A. 甲状腺^{131}I 摄取率　B. 血 TSH、T_3、T_4　　C. T_3 抑制试验
　　D. TRH 兴奋试验　　　E. 抗甲状腺抗体

1660. 心律不齐最可能是
　　A. 窦性心律不齐　　　　B. 阵发性期前收缩　　　C. 心房颤动
　　D. 心房扑动　　　　　　E. 二度房室传导阻滞

1661. 患者治疗首选
　　A. 丙硫氧嘧啶　　　　　B. 立即行甲状腺大部分切除　C. 核素^{131}I
　　D. 心得安　　　　　　　E. 复方碘溶液

(1662~1663题共用题干)患者,女,25岁。半月来怕热、心悸、出汗多,体重下降5kg。查体:血压120/65mmHg,无突眼,甲状腺轻度弥漫性肿大,可闻及血管杂音,心率120次/分,心律整。

1662. 对患者首选的治疗方案是
   A. 口服抗甲状腺药物　　B. 口服β受体阻断剂　　C. 放射性^{131}I治疗
   D. 口服碘剂　　　　　　E. 口服甲状腺素片

1663. 若治疗8周后原症状消失,但甲状腺肿加重,下一步的治疗方法是
   A. 继续原治疗　　　　　B. 加服左甲状腺素($L\text{-}T_4$)　　C. 加用另一种抗甲状腺药物
   D. 加大碘剂用量　　　　E. 手术治疗

二、甲状腺功能减退症(执业医师及助理医师均需掌握)

1664. 原发性甲状腺功能减退症最常见的病因是
   A. 桥本甲状腺炎　　　　B. 亚急性甲状腺炎　　　C. 单纯性甲状腺肿
   D. 碘摄入不足　　　　　E. 甲状腺肿瘤(2024)

1665. 早期确诊甲状腺功能减退症的实验室检查是
   A. 甲状腺抗体的测定　　B. TRH兴奋试验　　　　C. 血清T_3、T_4、TSH测定
   D. 甲状腺扫描　　　　　E. 骨龄测定

1666. 用于鉴别原发性与继发性甲状腺功能减退症的指标是
   A. TSH　　　　　　　　B. TT_3　　　　　　　　C. TT_4
   D. FT_3　　　　　　　E. FT_4

1667. 原发性甲状腺功能减退症血中升高的是
   A. TT_3　　　　　　　B. FT_3　　　　　　　　C. TRAb
   D. rT_3　　　　　　　E. TSH

1668. 甲状腺功能减退症患者最早出现变化的指标是血清
   A. TSH　　　　　　　　B. FT_3、FT_4　　　　　C. TT_3、TT_4
   D. TRAb　　　　　　　E. TPOAb(2024)

1669. 女,41岁。头晕、乏力、畏寒、嗜睡半年。半年来体重增加5kg,无腹痛、腹胀。查体:甲状腺Ⅰ度肿大,质韧,无压痛。皮肤无瘀斑,双下肢非凹陷性水肿。该患者最可能的诊断是
   A. 单纯性甲状腺肿　　　B. 原发性甲状腺功能亢进症　　C. 继发性甲状腺功能亢进症
   D. 甲状腺功能减退症　　E. 心力衰竭(2024)

1670. 女,32岁。怕冷、嗜睡2个月。查体:脉率56次/分,表情呆滞,反应迟钝,眼睑水肿,皮肤干燥。最可能的甲状腺功能表现是
   A. TT_3正常,TT_4正常,TSH减少　　　　B. TT_3下降,TT_4下降,TSH增加
   C. TT_3增加,TT_4增加,TSH减少　　　　D. TT_3增加,TT_4增加,TSH增加
   E. TT_3正常,TT_4正常,TSH增加(2023)

1671. 继发性甲状腺功能减退症治疗用
   A. 甲状腺素　　　　　　B. α受体阻断剂　　　　C. 复方碘溶液
   D. 氢化可的松　　　　　E. 去氨升压素

1672. 女,42岁。乏力、怕冷、便秘伴声音嘶哑1年,体重增加8kg,经检查诊断为甲状腺功能减退症。拟用左甲状腺素替代治疗,最适宜的起始剂量为
   A. 125μg　　　　　　　B. 100μg　　　　　　　C. 75μg
   D. 50μg　　　　　　　E. 25μg

1673. 男性,65岁,因声音嘶哑、反应迟缓、水肿入院,诊断为慢性淋巴性甲状腺炎、甲状腺功能减退症,有

黏液性水肿、心包积液。经左甲状腺素($L-T_4$)每日 25μg 起始，逐渐递增剂量治疗后，上述症状、体征已基本消失。调整 $L-T_4$ 剂量是依据

  A. TSH   B. TT_3 C. TT_4

  D. FT_3 E. FT_4

1674. 下列情况可诱发黏液水肿性昏迷，除了

  A. 替代治疗中断   B. 使用镇静剂   C. 寒冷

  D. 手术   E. 饱餐

1675. 预防甲状腺功能减退症黏液水肿性昏迷的关键是

  A. 坚持甲状腺激素替代治疗   B. 水摄入量不宜过多   C. 禁用镇静、安眠药

  D. 增强免疫力   E. 避免过度劳累

第 35 章　库欣综合征与原发性醛固酮增多症

(执业医师需掌握)

1676. 库欣综合征(皮质醇增多症)最常见的病因是

  A. 肾上腺皮质腺瘤   B. 肾上腺皮质癌   C. 垂体 ACTH 分泌过多

  D. 异位 ACTH 综合征   E. 医源性皮质醇增多症

1677. 血 ACTH 水平不升高的库欣综合征，其病因可能是

  A. 垂体 ACTH 微腺瘤   B. 垂体 ACTH 细胞增生   C. 支气管类癌

  D. 小细胞肺癌   E. 肾上腺皮质腺瘤

1678. 库欣病是指下列哪种病因引起的皮质醇增多症？

  A. 原发于肾上腺本身的肿瘤   B. 垂体分泌 ACTH 过多   C. 垂体外癌瘤产生 ACTH

  D. 大剂量应用糖皮质激素   E. 不依赖 ACTH 的双侧肾上腺结节性增生

1679. 库欣综合征分泌过多的激素是

  A. 肾上腺素   B. 去甲肾上腺素   C. 醛固酮

  D. 肾素   E. 皮质醇

1680. 库欣综合征女性患者有显著的男性化表现,最可能的诊断是

  A. 服用过量类固醇皮质激素   B. 垂体 ACTH 分泌腺瘤   C. 异位 ACTH 分泌综合征

  D. 肾上腺皮质腺瘤   E. 肾上腺皮质癌

1681. 小剂量地塞米松抑制试验适用于

  A. 醛固酮增多症定性   B. 肾上腺皮质醇增多症定性   C. 肾上腺皮质醇增多症定位

  D. 肾上腺皮质功能减退症定性   E. 肾上腺皮质功能减退症定位

1682. 女,52 岁。进行性体重增加伴头晕、腰痛 2 年。查体:BP180/112mmHg,多毛,脸圆,有痤疮。实验室检查:尿糖(++),血浆皮质醇:早 8 时 810nmol/L(正常 165～441nmol/L),下午 4 时 752nmol/L(正常 55～248nmol/L),午夜 12 时 770nmol/L(正常 55～138nmol/L),初步诊断为库欣综合征。为进一步明确诊断,应进行的检查是

  A. 葡萄糖耐量试验   B. ACTH 兴奋试验   C. 酚妥拉明抑制试验

  D. 地塞米松抑制试验   E. 螺内酯抑制试验

1683. 女,40 岁。向心性肥胖伴乏力 3 年。查体:BP180/110mmHg,满月脸,多血质,皮肤可见宽大紫纹,血糖 12.8mmol/L,血钾 3.8mmol/L,尿皮质醇增高,小剂量地塞米松抑制试验不能被抑制,但大剂

第九篇 内科学
第35章 库欣综合征与原发性醛固酮增多症

量地塞米松抑制试验能被抑制。为明确病因,除肾上腺CT检查外,最需要进行的检查是
A. 鞍区MRI　　　　　　B. 肾区B超　　　　　　C. 胸部CT
D. 肾动脉造影　　　　　E. 头颅X线片

1684. 肾上腺皮质肿瘤引起的库欣综合征与库欣病的鉴别,最有意义的试验检查是
A. 血皮质醇昼夜节律消失　　B. 葡萄糖耐量试验　　　C. 测试24小时尿17-羟类固醇
D. 小剂量地塞米松抑制试验　　E. 大剂量地塞米松抑制试验

1685. 鉴别肥胖症与皮质醇增多症最有意义的试验为
A. 小剂量地塞米松抑制试验　B. 大剂量地塞米松抑制试验　C. VMA测定
D. 酚苄明试验　　　　　　　E. 尿17-羟类固醇和17-酮类固醇测定

1686. 女,60岁。双下肢水肿。查体:血压145/95mmHg,腰围95cm,双下肢纤细,大腿内侧紫纹,宽度1.5cm,双下肢凹陷性水肿(++)。实验室检查:血糖7.0mmol/L,血钠142mmol/L,血钾3.5mmol/L,血皮质醇(早8点)23.89μg/dL(正常值8~20μg/dL),血ACTH83.57pg/ml(正常值10~60pg/ml),过夜地塞米松抑制试验后测血皮质醇(早8点)23.06μg/dL。该患者诊断为
A. 肾上腺皮质癌　　　　　B. 肾上腺皮质腺瘤　　　　C. 医源性库欣综合征
D. 依赖ACTH的库欣综合征　E. 不依赖ACTH的库欣综合征(2024)

(1687~1688题共用题干)女,28岁。脸部变圆伴血压升高6个月,闭经2个月,无高血压家族史。查体:BP160/100mmHg,向心性肥胖,满月脸,水牛背,腹部见宽大紫纹,双下肢水肿。实验室检查:血钠149mmol/L,血钾3.2mmol/L。

1687. 该患者最可能的诊断是
A. 单纯性肥胖　　　　　　B. 原发性醛固酮增多症　　C. 库欣综合征
D. 妊娠　　　　　　　　　E. 嗜铬细胞癌

1688. 为明确诊断,该患者首先要做的检查是
A. 肾素、醛固酮　　　　　B. 泌乳素　　　　　　　　C. 尿绒毛膜促性腺激素
D. 肾上腺素　　　　　　　E. 促肾上腺皮质激素、皮质醇

(1689~1691题共用题干)女,45岁。脸圆、变红1年,体重增加、月经稀发6个月。查体:血压160/100mmHg,向心性肥胖,皮肤薄,面部痤疮较多,下颌小胡须,全身毳毛增多,腹部、大腿根部可见宽大紫纹。血钾3.3mmol/L,空腹血糖15.4mmol/L。

1689. 该患者最可能的诊断是
A. 原发性醛固酮增多症　　B. 原发性高血压　　　　　C. 女性男性化
D. 库欣综合征　　　　　　E. 糖尿病

1690. 定性诊断最主要的检查是
A. 血ACTH测定　　　　　　B. 大剂量地塞米松抑制试验　C. 小剂量地塞米松抑制试验
D. 血皮质醇测定　　　　　E. 血醛固酮测定

1691. 有助于了解其病因或病变部位的检查是
A. OGTT　　　　　　　　　B. 大剂量地塞米松抑制试验　C. 小剂量地塞米松抑制试验
D. 血皮质醇测定　　　　　E. 血醛固酮测定

(1692~1693题共用题干)女性,28岁。因向心性肥胖、多血质、紫纹就诊,小剂量地塞米松抑制试验不能被抑制,诊断为库欣综合征。

1692. 该患者下一步定位诊断应选择
A. 血浆皮质醇测定　　　　B. OGTT　　　　　　　　　C. ARR测定

D. GH 抑制试验　　　　　　E. 大剂量地塞米松抑制试验

1693. 若上述试验阳性,该患者最可能的诊断是
A. 肾上腺皮质癌　　　　　B. 肾上腺皮质腺瘤　　　　　C. 库欣病
D. 异位 ACTH 综合征　　　E. 肾上腺皮质结节性增生(2024)

(1694～1696题共用题干)女,26岁。产后面色变红、肥胖1年半,乏力、头痛加重半年,并口渴、多饮,夜间尿量达 1700ml,比白天多。查体:血压 170/120mmHg,脉率 110 次/分,向心性肥胖,面色红黑,皮肤色素沉着,皮肤薄,乳晕及指关节伸侧色较深,腹壁、腋窝及腘窝周围有紫纹,双下肢有可凹性水肿。

1694. 最可能的诊断是
A. 产后高血压伴肥胖　　　B. 2 型糖尿病　　　　　　　C. 醛固酮增多症
D. 库欣综合征　　　　　　E. 肾上腺嗜铬细胞瘤

1695. 对诊断最有提示意义的是血中
A. 血脂增高　　　　　　　B. 血糖增高　　　　　　　　C. 醛固酮增多
D. 皮质醇增多　　　　　　E. 肾上腺素增多

1696. 为明确诊断,应选择
A. ACTH 兴奋试验　　　　B. 小剂量地塞米松抑制试验　C. 糖耐量试验
D. 螺内酯试验　　　　　　E. 24 小时尿儿茶酚胺测定

(1697～1699题共用题干)女性,35岁,脸圆、脸红、向心性肥胖1年余,患者感明显乏力与口干。腹部皮肤可见紫纹,皮肤薄。血压 160/80mmHg。闭经 1 年。

1697. 对定性诊断最有帮助的实验室检查是
A. 24 小时游离皮质醇测定　　B. 大剂量地塞米松抑制试验　　C. 小剂量地塞米松抑制试验
D. 早 8 点血皮质醇检测　　　E. 下午 4 点皮质醇水平检测

1698. 如果该患者行胸部 CT 检查发现左肺有占位性病变,考虑的可能诊断是
A. 库欣病　　　　　　　　B. 异位 ACTH 综合征　　　　C. 肺部肿瘤
D. 肺部感染　　　　　　　E. 肺结核

1699. 要明确左肺占位性病变与本病是否相关,需要进行的检查为
A. 大剂量地塞米松抑制试验　B. 血 ACTH　　　　　　　　C. 过夜皮质醇节律+抑制试验
D. 生长抑素(受体)显像　　　E. 胸部 MRI

(1700～1701题共用题干)女,28岁。发现血压升高3年,下肢无力1年。无高血压家族史。查体:血压 160/100mmHg,无向心性肥胖,无满月脸和水牛背,未见紫纹,双下肢无水肿。实验室检查:尿比重 1.005,尿 pH7.0,余正常。血钠 149mmol/L,血钾 3.1mmol/L,肝、肾功能正常。

1700. 该患者最可能的诊断是
A. 嗜铬细胞瘤　　　　　　B. 慢性肾小球肾炎　　　　　C. 库欣综合征
D. 原发性醛固酮增多症　　E. 1 型糖尿病

1701. 患者高血压的特效治疗药物是
A. ARB　　　　　　　　　B. 螺内酯　　　　　　　　　C. ACEI
D. α 受体阻断剂　　　　　E. β 受体阻断剂

1702. 患者,女性,35 岁。头晕 3 年,夜尿增多 1 年。查体:体温 36.5℃,脉搏 80 次/分,呼吸 18 次/分,血压 170/100mmHg,BMI22kg/m²。体格检查正常。血钾 2.8mmol/L。最有助于诊断的实验室检查是测定血浆

A. 肾素,醛固酮　　　　　B. 生长激素　　　　　　C. 甲状腺激素
D. ACTH,皮质醇　　　　E. 儿茶酚胺(2022)

1703. 男,42岁。高血压1年,乏力1周,未服药。查体:血压160/100mmHg,心率76次/分,律齐,腹软,全腹叩诊呈鼓音,肠鸣音1次/分。实验室检查:血钾2.9mmol/L。腹部B超示左侧肾上腺结节1.5cm×1.5cm。最有助于明确诊断的筛查指标是
A. 血气分析　　　　　　B. 血浆游离苄肾上腺素水平　C. 血浆肾素水平
D. 血促肾上腺皮质激素水平　E. 血浆醛固酮/肾素活性比值

1704. 患者,男,32岁。头昏、乏力1周。既往高血压病史3年。否认糖尿病、肾炎病史。查体:体温36.8℃,脉搏68次/分,呼吸18次/分,血压170/104mmHg,面色苍白,心、肺、腹未见异常,下肢无水肿。血肌酐126μmol/L,血钾2.9mmol/L。尿蛋白阴性。为明确诊断,应做的检查是
A. 肾上腺CT　　　　　B. 24小时尿蛋白定量　　　C. X线片
D. 超声心动图　　　　　E. 肾脏血管超声(2024)

1705. 女,66岁。乏力1个月,既往高血压病史4年。查体:血压150/70mmHg,心率67次/分,律齐,腹软,腹部未闻及血管杂音。实验室检查:血钾2.9mmol/L,血肾素水平降低,醛固酮水平增高。CT示左侧肾上腺增生。该患者的最适宜降压药物是
A. 氢氯噻嗪　　　　　　B. 美托洛尔　　　　　　C. 呋塞米
D. 螺内酯　　　　　　　E. 普萘洛尔

1706. 多数原发性醛固酮增多症的最佳治疗是
A. 口服螺内酯　　　　　B. 口服钙拮抗剂　　　　　C. 手术治疗
D. 口服氨苯蝶啶　　　　E. 口服阿米洛利

第36章　原发性慢性肾上腺皮质功能减退症与嗜铬细胞瘤

(执业医师需掌握)

1707. 女,67岁。5年来出现进行性乏力、纳差,逐渐加重,且不能耐受饥饿。既往有肺结核病史。查体:血压90/60mmHg,肤色黑,掌纹处明显,双肺呼吸音清,心率90次/分,腹软,无明显压痛。该患者的最可能诊断是
A. 黑棘皮病　　　　　　B. 艾迪生病(Addison病)　C. 肺结核
D. 肝硬化　　　　　　　E. 纳尔逊综合征(Nelson综合征)

1708. 女,28岁。恶心、呕吐、乏力、头晕1周。近2个月体重减低,皮肤变黑。查体:卧位血压90/60mmHg,心率84次/分,立位血压75/50mmHg,心率99次/分,身高169cm,体重50kg,皮肤黑,甲状腺I度肿大。心、肺、腹未见异常。实验室检查:血钠124mmol/L,血钾5.8mmol/L,血糖3.5mmol/L。该患者最可能的诊断是
A. 甲状腺功能减退　　　B. 垂体卒中　　　　　　　C. 真菌感染
D. 慢性肾衰竭　　　　　E. 原发性慢性肾上腺皮质功能减退症

1709. 对原发性慢性肾上腺皮质功能减退症的诊断最有意义的血检结果是
A. 醛固酮下降　　　　　B. 血糖下降　　　　　　　C. 血钠下降
D. 皮质醇下降　　　　　E. ACTH下降

1710. 原发性慢性肾上腺皮质功能减退症典型体征是
A. 皮肤紫纹　　　　　　B. 轻度肥胖　　　　　　　C. 皮肤黏膜色素沉着

D. 皮肤多汗及低热　　　　E. 脉率增快

1711. 患者,男性,31岁。乏力、皮肤颜色变黑2年。1周前受凉后出现恶心、呕吐。血 Na^+ 120mmol/L,血 K^+ 5.8mmol/L。可能的病变部位是
    A. 肾上腺　　　　　　　B. 肾脏　　　　　　　　C. 垂体前叶
    D. 垂体后叶　　　　　　E. 下丘脑

1712. 患者,女性,25岁。乏力,皮肤色素沉着3年余。经常感冒,食欲差,偶尔恶心、呕吐。查体:脉搏90次/分,血压90/60mmHg,全身皮肤较黑,掌纹、乳晕色深,齿龈、颊黏膜也可见色素沉着,余未见异常。该患者的替代治疗应用
    A. 氢化可的松　　　　　B. 地塞米松　　　　　　C. 泼尼松
    D. 甲泼尼松　　　　　　E. 泼尼松龙

1713. 男,42岁。2年前诊断为原发性慢性肾上腺皮质功能减退症,长期口服氢化可的松(30mg/d)替代治疗。近2天发热38℃,咽痛。目前氢化可的松应
    A. 改用等效量的地塞米松　B. 因有感染而暂时停用　C. 剂量减少1/2
    D. 剂量维持不变　　　　　E. 剂量增加为2～3倍

1714. 下列关于嗜铬细胞瘤患者的代谢紊乱,错误的是
    A. 基础代谢率可增高　　B. 血糖升高　　　　　　C. 血游离脂肪酸增高
    D. 血钾可升高　　　　　E. 血钙可升高

1715. 女,50岁,3个月来发作性头晕、头痛伴面色苍白、心悸、冷汗,共发作3次,每次持续20分钟到2小时,发作时测血压(180～210)/(110～130)mmHg,平时血压正常。查体:血压120/90mmHg,体型偏瘦,皮肤微潮,心率90次/分,律齐,四肢末端稍凉。该患者首先考虑的诊断是
    A. 原发性高血压　　　　B. 原发性醛固酮增多症　C. 嗜铬细胞瘤
    D. 甲状腺功能亢进症　　E. 围绝经期综合征

1716. 有高血压的内分泌疾病中,尿儿茶酚胺增多见于
    A. 甲状腺功能亢进症　　B. 库欣综合征　　　　　C. 肢端肥大症
    D. 原发性醛固酮增多症　E. 嗜铬细胞瘤

1717. 女,22岁。阵发性心悸、头痛、大汗3个月余。多在体位变化、情绪激动时发作,体重减轻约5kg。发作时面色苍白,多汗,血压最高时达220/110mmHg,心率100次/分,静脉注射酚妥拉明后1分钟血压可降至150/100mmHg。肾上腺CT示右肾上腺有一直径约5cm类球形占位。最可能的诊断是
    A. 肾病综合征　　　　　B. 嗜铬细胞瘤　　　　　C. 库欣综合征
    D. 甲状腺功能亢进　　　E. 原发性醛固酮增多症

1718. 女,36岁。发作性血压升高8个月,发作时血压为210/110mmHg,伴面色苍白、大汗、心悸。发作间歇期血压正常。最有助于诊断的是
    A. 螺内酯试验阳性　　　B. 地塞米松抑制试验阳性　C. 颅内蝶鞍X线检查阳性
    D. 血压增高时血和尿儿茶酚胺及香草基杏仁酸水平明显增高
    E. 血压增高时血和尿17-羟类固醇及17-酮类固醇水平明显增高

1719. 男,30岁。发作性头晕、头痛,伴面色苍白、心悸、冷汗9个月。每次持续20分钟左右,发作时血压(180～220)/(110～140)mmHg,平素血压正常。查体:血压120/80mmHg,体型偏瘦,心率90次/分,律齐,四肢末端稍凉。对明确诊断最有帮助的是在发作时检测
    A. 血皮质醇　　　　　　B. 血电解质　　　　　　C. 血儿茶酚胺
    D. 血醛固酮　　　　　　E. 血浆肾素活性

1720. 嗜铬细胞瘤术前最常用的降压药物是
    A. α受体阻滞剂　　　　B. β受体阻滞剂　　　　C. ACEI

D. ARB　　　　　　　　E. 钙通道阻滞剂（2024）

1721. 不宜单独用于治疗嗜铬细胞瘤的药物是
A. 哌唑嗪　　　　　　B. 阿替洛尔　　　　　　C. 酚妥拉明
D. 硝普钠　　　　　　E. 酚苄明

第37章　糖尿病与低血糖症

一、糖尿病（执业医师及助理医师均需掌握）

1722. 糖尿病的病理生理改变是
A. 葡萄糖耐量减低　　B. 胰岛素绝对或相对分泌不足　　C. 胰高血糖素分泌过多
D. 生长激素分泌过多　E. 糖皮质激素分泌过多

1723. 2型糖尿病的主要病理生理改变是
A. 胰岛素分泌绝对不足　　B. 胰岛素受体功能异常　　C. 胰高血糖素分泌过多
D. 胰岛素抵抗和分泌相对不足　　E. 自身免疫介导胰岛β细胞破坏

1724. MODY的发病是由于
A. β细胞胰岛素分泌不足　　B. 以胰岛素抵抗为主，伴胰岛素分泌不足
C. 常染色体显性遗传　　D. 胰岛素作用遗传性缺陷　　E. 线粒体基因突变

1725. 患者，女性，28岁。妊娠28周，口服葡萄糖耐量试验血糖水平：空腹、1小时、2小时、3小时分别为5.0mmol/L、9.5mmol/L、9.0mmol/L、8.5mmol/L。1周后早餐后2小时血糖为8.7mmol/L。患者系初次妊娠，既往无糖尿病史。最可能的诊断为
A. 糖耐量正常　　　　B. 糖尿病合并妊娠　　　　C. 妊娠期糖尿病
D. 妊娠期糖耐量减低　E. 特殊类型糖尿病

1726. 区分1型、2型糖尿病最有意义的检查是
A. 血浆胰岛素水平测定　　B. 糖化血红蛋白测定　　C. 口服葡萄糖耐量试验
D. 血酮体水平测定　　E. 糖尿病相关抗体测定

1727. 下列不符合1型糖尿病特点的是
A. 容易发生酮症酸中毒　　B. 常伴有胰岛素抵抗　　C. 罕见高渗性非酮症性昏迷
D. 对胰岛素敏感　　E. 血浆胰岛素水平明显降低

1728. 2型糖尿病的特点是
A. 都有"三多一少"表现　　B. 患者体型均较肥胖　　C. 患者空腹血糖都增高
D. 空腹尿糖均呈阳性　　E. 少数以酮症酸中毒为首发表现

1729. 以下属于糖尿病急性并发症的是
A. 急性心肌梗死　　B. 高渗高血糖综合征　　C. 脑血管意外
D. 肾衰竭　　E. 糖尿病视网膜病变

1730. 属于糖尿病微血管病变的是
A. 脑血管意外　　　　B. 冠心病　　　　　　　C. 糖尿病肾脏病
D. 肾动脉狭窄　　　　E. 下肢坏疽

1731. 下列提示糖尿病微血管病变的是
A. 足部溃疡　　　　　B. 心肌梗死　　　　　　C. 眼底出血
D. 脑卒中　　　　　　E. 高血压

1732. 男,62岁。体检发现尿蛋白4个月。既往糖尿病病史8年,2年前因糖尿病视网膜病变行激光治疗,高血压病史5年。查体:血压150/80mmHg,双下肢轻度凹陷性水肿。尿常规:蛋白(++),红细胞(-)。尿蛋白定量2.6g/d。该患者蛋白尿的分类首先考虑为
  A. 溢出性蛋白尿　　　　B. 分泌性蛋白尿　　　　C. 肾小球性蛋白尿
  D. 组织性蛋白尿　　　　E. 肾小管性蛋白尿

1733. 女,64岁。近2个月出现双下肢水肿。2型糖尿病病史10年。查体:血压140/100mmHg,神志清楚,营养差,甲状腺无肿大,双肺未闻及干、湿啰音,心率70次/分,律齐,肝脾未触及,双下肢明显凹陷性水肿。实验室检查:空腹血糖9.6mmol/L,血清总胆固醇7.6mmol/L,血浆白蛋白28g/L。为明确水肿原因,首先应进行的检查是
  A. 肾功能　　　　　　　B. 双肾B超　　　　　　C. 双肾CT
  D. 肝功能　　　　　　　E. 尿蛋白定量

1734. 女,42岁。多饮、多食10年,空腹血糖经常高于10.8mmol/L。近两个月来眼睑及下肢轻度水肿,血压160/100mmHg,尿蛋白(++)。最可能的诊断为
  A. 糖尿病肾脏病　　　　B. 原发性高血压　　　　C. 糖尿病合并肾盂肾炎
  D. 肾小球肾炎　　　　　E. 糖尿病酮症酸中毒

1735. 患者,女性,54岁。双下肢水肿7天。既往糖尿病病史15年,高血压病史10年。查体:体温37.1℃,呼吸14次/分,脉搏78次/分,血压145/89mmHg。实验室检查:尿蛋白(+++),尿糖阳性,尿酮体阴性。最可能的诊断是
  A. 糖尿病肾脏病　　　　B. 慢性肾小球肾炎　　　C. 慢性肾盂肾炎
  D. 高血压肾损害　　　　E. 急性肾盂肾炎(2022)

1736. 女,65岁。糖尿病12年,视物模糊3个月。眼底检查:视网膜微血管瘤,少量出血伴棉絮状软性渗出。患者糖尿病视网膜病变分期为
  A. Ⅰ期　　　　　　　　B. Ⅱ期　　　　　　　　C. Ⅲ期
  D. Ⅳ期　　　　　　　　E. Ⅴ期(2023)

1737. 糖尿病最常见的神经病变是
  A. 周围神经炎　　　　　B. 动眼神经麻痹　　　　C. 坐骨神经痛
  D. 自主神经病变　　　　E. 腕管综合征

1738. 患者,女性,48岁。患1型糖尿病30年,长期使用胰岛素皮下注射治疗。主诉最近半年来经常感到双足趾针扎样刺痛,双足有穿着袜子的异常感觉。根据病史,应考虑患者出现的并发症是
  A. 下肢动脉粥样硬化　　B. 糖尿病肾脏病　　　　C. 植物神经功能紊乱
  D. 低血糖　　　　　　　E. 周围神经病变

1739. 男,40岁。患糖尿病10余年,尿蛋白阴性,近1个月感下腹部胀,排尿不畅伴尿失禁。B超显示"膀胱扩大,尿潴留"。其原因应考虑
  A. 糖尿病自主神经病变　B. 糖尿病合并泌尿系统感染　C. 糖尿病合并慢性前列腺炎
  D. 糖尿病肾脏病　　　　E. 糖尿病合并泌尿系统结石

1740. 下列属于糖尿病自主神经病变表现的是
  A. 直立性低血压　　　　B. 动眼神经麻痹　　　　C. 肌张力减低
  D. 共济失调　　　　　　E. 肢端感觉异常

1741. 对糖尿病检验结果的解释,正确的是
  A. 尿糖阴性可以排除糖尿病　　　　　　B. 尿糖阳性可以诊断为糖尿病
  C. 尿酮阳性仅见于糖尿病　　　　　　　D. 空腹血糖正常可以排除糖尿病
  E. 餐后2小时血糖正常可以是糖尿病

1742. 有关糖尿病的诊断,正确的是
   A. 尿糖阴性可排除糖尿病　　　　　B. 两次 OGTT 仍不能诊断时应做第 3 次
   C. 空腹血糖升高是重要的诊断指标　　D. 糖耐量减低是糖尿病的一个亚型
   E. 空腹血糖正常可排除糖尿病

1743. 标准口服葡萄糖耐量试验葡萄糖负荷量为
   A. 60g　　　　　　　　B. 65g　　　　　　　　C. 70g
   D. 75g　　　　　　　　E. 80g

1744. 女,35 岁。身高 162cm,体重 56kg,近 3 个月来觉口渴、多饮。查空腹血糖 6.8mmol/L,无糖尿病家族史。为确定有无糖尿病,最有意义的实验室检查是
   A. 餐后 2 小时血糖　　　B. 血谷氨酸脱羧酶抗体　　C. 口服葡萄糖耐量试验
   D. 糖化血红蛋白　　　　E. 24 小时尿糖定量

   A. 血糖　　　　　　　　B. 胰岛素　　　　　　　　C. 糖化血红蛋白
   D. C 肽　　　　　　　　E. 糖化血浆白蛋白

1745. 糖尿病患者使用胰岛素控制血糖,反映胰岛功能的指标是
1746. 反映糖尿病患者血糖长期控制情况的指标是

   A. 24 小时尿糖测定　　　B. 餐后 2 小时血糖测定　　C. 糖化血红蛋白测定
   D. 口服葡萄糖耐量试验　　E. 胰岛素释放试验

1747. 对糖尿病诊断首选
1748. 反映两个月血糖水平的是
1749. 对糖尿病分型首选

1750. 依据糖尿病诊断标准,确诊糖尿病选用
   A. 全血血糖　　　　　　B. 血浆血糖　　　　　　　C. 糖化血红蛋白
   D. 尿糖定性　　　　　　E. 24 小时尿糖定量

1751. 糖尿病的诊断是糖尿病症状加上随机血糖
   A. ≥7.1mmol/L　　　　B. ≥9.1mmol/L　　　　　C. ≥10.1mmol/L
   D. ≥11.1mmol/L　　　　E. ≥12.1mmol/L

1752. 女,48 岁。健康体检发现空腹血糖偏高。次日上午行 75g 口服葡萄糖耐量试验,血糖结果:服糖前 6.8mmol/L,服糖后 1 小时 12.2mmol/L,2 小时 7.6mmol/L,3 小时 5.8mmol/L。目前该患者的诊断是
   A. 2 型糖尿病　　　　　B. 糖耐量正常　　　　　　C. 糖耐量减低
   D. 1 型糖尿病　　　　　E. 空腹血糖调节受损

1753. 葡萄糖耐量试验结果示空腹血糖 5.5mmol/L,葡萄糖负荷后 2 小时血糖 8.5mmol/L,诊断是
   A. 糖耐量减低　　　　　B. 1 型糖尿病　　　　　　C. 2 型糖尿病
   D. 空腹血糖受损　　　　E. 正常血糖

1754. 女,42 岁。近半年感烦渴,体重未明显减轻。口服葡萄糖耐量试验结果为空腹血糖 5.3mmol/L,餐后 2 小时血糖 13.0mmol/L,糖化血红蛋白 6.8%。该患者可能的诊断是
   A. 正常血糖　　　　　　B. 空腹血糖受损　　　　　C. 糖耐量偏低
   D. 糖尿病　　　　　　　E. 糖尿病肾脏病(2024)

1755. 患者,男孩,10 岁。多饮、多食、多尿 2 个月。体重下降 2kg。查体:体温 36.5℃,脉搏 100 次/分,血压 120/80mmHg。测空腹血糖 12.0mmol/L。该患者可能缺乏的激素是
   A. 胰岛素　　　　　　　B. 胰高血糖素　　　　　　C. 去甲肾上腺素

D. 肾上腺素　　　　　　E. 生长激素(2024)

A. 空腹血糖5.5mmol/L,餐后2小时血糖7.2mmol/L
B. 空腹血糖5.8mmol/L,餐后2小时血糖10.2mmol/L
C. 空腹血糖6.8mmol/L,餐后2小时血糖7.5mmol/L
D. 空腹血糖7.8mmol/L,餐后2小时血糖11.5mmol/L
E. 空腹血糖2.7mmol/L,餐后2小时血糖3.9mmol/L

1756. 属于正常血糖水平的是

1757. 可诊断糖尿病的血糖水平是

1758. 男,56岁。陈旧前壁心肌梗死1年,糖尿病病史3年,无高血压病史,有吸烟史。查体:血压130/80mmHg,心率67次/分,律齐。该患者血低密度脂蛋白胆固醇的治疗目标值是低于
A. 1.80mmol/L　　　B. 2.59mmol/L　　　C. 3.11mmol/L
D. 3.37mmol/L　　　E. 4.14mmol/L

1759. 糖尿病患者最基础的治疗措施是
A. 饮食治疗　　　　B. 适当体育锻炼　　　C. 双胍类降血糖药
D. 磺酰脲类降血糖药　E. 胰岛素

1760. 反映糖尿病病情控制的指标是
A. 空腹及餐后2小时血糖　　B. 尿糖定性　　　C. 血清胰岛素水平
D. 口服葡萄糖耐量试验　　　E. 血清胰岛素细胞抗体

1761. 2型糖尿病患者血糖控制良好的目标是HbA1c小于
A. 7.0%　　　　　　B. 6.5%　　　　　　C. 6.0%
D. 5.5%　　　　　　E. 7.5%

(1762~1763题共用题干)女,55岁。糖尿病病史1年,服用二甲双胍治疗出现明显胃肠道反应,改为格列齐特缓释片30mg/d治疗6个月,复查空腹血糖6.5mmol/L,餐后2小时血糖10mmol/L,HbA1c7.5%,时有午餐前心慌、出汗。查体:BP150/90mmHg,双下肢水肿,BMI30kg/m²。

1762. 该患者心慌、出汗的原因最可能是
A. 低血糖　　　　　B. 过敏反应　　　　C. 高血压
D. 焦虑　　　　　　E. 心律失常

1763. 该患者目前最合理的治疗是改用
A. 瑞格列奈　　　　B. 阿卡波糖　　　　C. 吡格列酮
D. 甘精胰岛素　　　E. 格列吡嗪

A. 罗格列酮　　　　B. 吡格列酮　　　　C. 阿卡波糖
D. 格列齐特　　　　E. 二甲双胍

1764. 促进胰岛素分泌的药物是

1765. 延缓肠道碳水化合物吸收的药物是

A. 双胍类　　　　　B. 噻唑烷二酮类　　C. 磺酰脲类
D. 格列奈类　　　　E. α-葡萄糖苷酶抑制剂

1766. 刺激餐后胰岛素早期分泌的降血糖药是

1767. 严重心功能不全患者不宜使用的降血糖药是

1768. 男,52岁。初诊2型糖尿病2个月,每日进主食量约500g,身高171cm,体重90kg,BMI30.8kg/m²。

实验室检查:空腹血糖7.5mmol/L,餐后2小时血糖12.8mmol/L,糖化血红蛋白7.2%。目前首选的治疗药物是

A. 格列本脲　　　　　　B. 吡格列酮　　　　　　C. 阿卡波糖
D. 二甲双胍　　　　　　E. 那格列奈

1769. 男,59岁。体检发现血糖升高。既往体健。查体:体温36.5℃,脉搏80次/分,呼吸18次/分,血压120/80mmHg,BMI29kg/m²,腹型肥胖。75g葡萄糖耐量试验结果如下。实验室检查:HbA1c7.9%,ALT86U/L,AST34U/L,Scr101μmol/L。腹部超声提示中度脂肪肝。患者首选的降糖药物是

	空腹	30分钟	1小时	2小时
血糖(mmol/L)	8.0	14.5	13.7	12.1
胰岛素(μU/ml)	13.2	87.6	100.4	94.3

A. 胰岛素　　　　　　　B. 罗格列酮　　　　　　C. 二甲双胍
D. 阿卡波糖　　　　　　E. 那格列奈

1770. α-葡萄糖苷酶抑制剂的最佳服用时间是

A. 晨起空腹时　　　　　B. 餐前半小时　　　　　C. 与进餐同时
D. 餐后半小时　　　　　E. 任何时间

1771. α-葡萄糖苷酶抑制剂最常见的不良反应是

A. 腹胀和腹泻　　　　　B. 肝功能异常　　　　　C. 肾功能异常
D. 严重低血糖　　　　　E. 乳酸性酸中毒

1772. 二甲双胍最主要的不良反应是

A. 消化道反应　　　　　B. 乳酸性酸中毒　　　　C. 皮肤过敏反应
D. 低血糖　　　　　　　E. 维生素B_{12}缺乏(2022)

1773. 容易引起乳酸性酸中毒的口服降糖药是

A. 磺酰脲类　　　　　　B. 双胍类　　　　　　　C. α-葡萄糖苷酶抑制剂
D. 格列奈类　　　　　　E. 噻唑烷二酮类(2024)

1774. 可升高2型糖尿病患者血中胰高血糖素样肽-1(GLP-1)水平的药物是

A. 二甲双胍　　　　　　B. 格列美脲　　　　　　C. 西格列汀
D. 阿卡波糖　　　　　　E. 吡格列酮

(1775~1776题共用题干)患者,男性,40岁。体检发现空腹血糖升高2个月。2次查空腹血糖分别为7.8mmol/L、7.4mmol/L,无口干、多饮、多食、多尿、体重下降。查体:身高170cm,体重90kg,BMI31.1kg/m²,余无异常。实验室检查:HbA1c7.8%。

1775. 该患者首选的治疗药物是

A. 罗格列酮　　　　　　B. 胰岛素　　　　　　　C. 阿卡波糖
D. 二甲双胍　　　　　　E. 格列本脲

1776. 药物治疗2个月后,空腹血糖降至6.2mmol/L,餐后2小时血糖9~10mmol/L。拟采用药物联合治疗,首选的治疗药物是

A. 罗格列酮　　　　　　B. 格列本脲　　　　　　C. 胰岛素
D. 二甲双胍　　　　　　E. 阿卡波糖

A. 阿卡波糖　　　　　　B. 胰岛素　　　　　　　C. 格列美脲
D. 吡格列酮　　　　　　E. 二甲双胍

1777. 主要减少肝糖输出的药物是

1778. 属于过氧化物酶增殖体活化因子受体γ激动剂的是

    A. 噻唑烷二酮类   B. 格列奈类   C. α-葡萄糖苷酶抑制剂
    D. 磺酰脲类   E. 双胍类

1779. 容易引起严重低血糖的药物是

1780. 减少肝脏葡萄糖输出的药物是

(1781~1783题共用题干)男,45岁。体检发现空腹血糖8mmol/L,餐后2小时血糖13mmol/L,血清甘油三酯3.5mmol/L,总胆固醇5.0mmol/L,低密度脂蛋白3.6mmol/L。无明显不适,半年内体重下降10kg。查体:BP160/110mmHg,BMI28kg/m²。心、肺查体无阳性发现。

1781. 首选的降血糖药物是

    A. 阿卡波糖   B. 瑞格列奈   C. 罗格列酮
    D. 二甲双胍   E. 格列本脲

1782. 降血压首选的治疗药物是

    A. α受体阻滞剂   B. 血管紧张素转换酶抑制剂   C. 钙离子拮抗剂
    D. 利尿剂   E. β受体阻断剂

1783. 该患者首选的调脂药物是

    A. 他汀类   B. 多烯酸乙酯   C. 贝特类
    D. 维生素E   E. 烟酸类

(1784~1786题共用题干)男,45岁。体检发现血糖升高,空腹血糖7.6mmol/L,餐后2小时血糖13.6mmol/L,HbA1c7.8%。查体:BP150/100mmHg,BMI28kg/m²,心、肺、腹查体未见明显异常。

1784. 该患者HbA1c控制目标应小于

    A. 5.5%   B. 6.0%   C. 6.5%
    D. 7.0%   E. 7.5%

1785. 在控制饮食和运动基础上首选的降血糖药物是

    A. 二甲双胍   B. 阿卡波糖   C. 那格列奈
    D. 吡格列酮   E. 格列美脲

1786. 该患者首选的降血压药物是

    A. 氨氯地平   B. 美托洛尔   C. 哌唑嗪
    D. 氢氯噻嗪   E. 氯沙坦

1787. 男,52岁。初诊2型糖尿病2个月,每日进主食量约500g。身高171cm,体重90kg,BMI30.8kg/m²。查空腹血糖5.5mmol/L,餐后2小时血糖12.8mmol/L,糖化血红蛋白7.2%。目前治疗不宜选用的降血糖药物是

    A. 噻唑烷二酮类   B. 磺酰脲类   C. α-葡萄糖苷酶抑制剂
    D. 双胍类   E. 格列奈类

1788. 男,72岁。活动后气促1个月。既往糖尿病病史20年。长期使用长效胰岛素、阿卡波糖、瑞格列奈、格列本脲、罗格列酮等控制血糖。实验室检查:空腹血糖5.2mmol/L,餐后2小时血糖6.5mmol/L。超声心动图示左室射血分数42%。目前患者不宜使用的降糖药物是

    A. 阿卡波糖   B. 长效胰岛素   C. 瑞格列奈
    D. 格列本脲   E. 罗格列酮(2023)

1789. 糖尿病患者胰岛素治疗最主要的不良反应是

A. 注射处红肿疼痛 B. 注射处脂肪萎缩 C. 发生低血糖
D. 荨麻疹样皮疹 E. 过敏性休克

1790. 女,71岁。2型糖尿病病史8年,瑞格列奈2mg,口服,每日3次,近期血糖控制不佳。既往高血压病史10年,冠心病病史5年。身高158cm,体重50kg,BMI20kg/m²。实验室检查:空腹血糖12.5mmol/L,三餐后2小时血糖分别为7.8mmol/L、8.4mmol/L和8.1mmol/L,夜间血糖10.5mmol/L,糖化血红蛋白9.2%。目前最适宜的治疗是加用
A. 长效胰岛素 B. 噻唑烷二酮降糖药 C. α-葡萄糖苷酶抑制药
D. 磺脲类降糖药 E. 双胍类降糖药

1791. 男,59岁。2型糖尿病病史16年。二甲双胍0.25g及格列齐特80mg,每日3次,糖尿病控制良好,近2个月感乏力,体重下降4~5kg,肠镜检查发现乙状结肠癌拟手术治疗。围手术期糖尿病处理
A. 停口服降糖药,减少饮食量 B. 改用长效胰岛素
C. 胰岛素及其增敏剂联合治疗 D. 改用短效胰岛素
E. 改用α-葡萄糖苷酶抑制剂

1792. 男,50岁。多饮、多尿、体重减轻1个月后,颈后痛2周。查体:体温38.6℃,BMI27.5kg/m²,神志清楚,颈后4cm×3cm溃疡,表面有脓性分泌物。空腹血糖9.2mmol/L,尿糖(++),尿酮体(-)。外科清创换药和抗生素治疗的同时,为控制血糖,最应采取的治疗措施是
A. 单纯饮食控制 B. 应用磺酰脲类降糖药 C. 应用双胍类降糖药
D. 应用胰岛素 E. 应用α-葡萄糖苷酶抑制剂

(1793~1795题共用题干)男,59岁。2型糖尿病病史7年,口服格列本脲15mg/d和二甲双胍2g/d治疗。8个月前眼底检查可见微血管瘤、出血和硬性渗出。近1个月来视力明显减退,眼底检查可见视网膜新生血管形成和玻璃体积血。血压160/100mmHg,BMI28.4kg/m²。空腹血糖7.1mmol/L,餐后2小时血糖14.6mmol/L,糖化血红蛋白7.6%。

1793. 目前该患者糖尿病视网膜病变的分期为
A. Ⅰ期 B. Ⅱ期 C. Ⅲ期
D. Ⅳ期 E. Ⅴ期

1794. 对该患者糖尿病的治疗应调整为
A. 格列本脲加量 B. 改用胰岛素 C. 二甲双胍加量
D. 加用噻唑烷二酮类药 E. 加用α-葡萄糖苷酶抑制剂

1795. 对该患者糖尿病视网膜病变最合适的治疗为
A. 降血压治疗 B. 抗纤溶治疗 C. 激光治疗
D. 扩血管治疗 E. 抗凝治疗

(1796~1798题共用题干)女,48岁。近1个月感口渴,饮水量增加至每天2000ml。身高156cm,体重71kg。空腹血糖10.0mmol/L,餐后血糖14.0mmol/L,系初次发现血糖高,过去无糖尿病病史。

1796. 给患者的治疗建议
A. 饮食及运动治疗 B. 双胍类降血糖药 C. 磺酰脲类降血糖药
D. α-葡萄糖苷酶抑制剂 E. 胰岛素

1797. 按以上建议治疗3个月后空腹血糖8.6mmol/L,餐后血糖12.5mmol/L。进一步治疗建议
A. 氯磺丙脲 B. 格列齐特 C. 二甲双胍
D. 阿卡波糖 E. 正规胰岛素

1798. 4年后该患者被发现有浸润性肺结核,降血糖治疗宜
A. 原降血糖药增加剂量 B. 改用降血糖作用更强的口服降血糖药

C. 增加一种降血糖药 D. 双胍类、磺酰脲类、α-葡萄糖苷酶抑制剂联合使用
E. 胰岛素治疗

A. 饮食治疗 B. 正规胰岛素 C. 精蛋白锌胰岛素
D. 口服降血糖药 E. 口服降血糖药加小剂量胰岛素

1799. 1型糖尿病治疗选择
1800. 2型糖尿病并发急性感染时治疗选择

A. 半慢胰岛素锌混悬液 B. 慢胰岛素锌混悬液 C. 中性精蛋白锌胰岛素
D. 低精蛋白锌胰岛素 E. 精蛋白锌胰岛素

1801. 速效胰岛素是
1802. 长效胰岛素是

(1803~1805题共用题干)女,64岁。2型糖尿病6年,口服格列本脲15mg/d和二甲双胍1.5g/d治疗。查体:血压170/100mmHg,双肺呼吸音清,心率76次/分,律齐,肝脾未触及,双下肢无水肿。空腹血糖9.6mmol/L,餐后血糖14.2mmol/L,血肌酐96μmol/L,血钾4.1mmol/L,24小时尿蛋白0.7g。

1803. 目前应诊断为糖尿病肾脏病的
A. Ⅰ期 B. Ⅱ期 C. Ⅲ期
D. Ⅳ期 E. Ⅴ期

1804. 对糖尿病治疗调整应选择
A. 二甲双胍加量 B. 加用噻唑烷二酮类药 C. 加用α-葡萄糖苷酶抑制剂
D. 改用胰岛素 E. 格列本脲加量

1805. 对糖尿病肾脏病首选治疗为
A. 利尿剂 B. 血管紧张素受体阻断剂 C. 单胺氧化酶抑制剂
D. α受体阻断剂 E. β受体阻断剂

(1806~1808题共用题干)女性,38岁。糖尿病12年,每日皮下注射人混合胰岛素,早餐前30U,晚餐前24U,每日进餐规律,主食量300g。近来查空腹血糖12.5mmol/L,餐后血糖7.6~9.0mmol/L。

1806. 该患者血糖控制不佳的可能原因是
A. 存在胰岛素抵抗 B. 晚餐主食过多或过少 C. 未加口服降糖药物
D. 产生胰岛素抗体 E. Somogyi效应或黎明现象

1807. 为确定空腹高血糖的原因,最有意义的检查是
A. 多次测定空腹血糖 B. 多次测定餐后血糖 C. 测定糖化血红蛋白
D. 夜间血糖监测 E. 口服葡萄糖耐量试验

1808. 较为合适的处理是
A. 调整进餐量 B. 调整胰岛素剂量 C. 加磺酰脲类降糖药物
D. 加双胍类降糖药物 E. 改用口服降糖药物

(1809~1811题共用题干)女性,58岁。2型糖尿病15年,长期口服格列本脲10mg/d。查体:血压145/90mmHg,心、肺和腹部检查未见异常,双下肢无水肿。眼底检查:视网膜病变Ⅲ期。空腹血糖6.8mmol/L,餐后2小时血糖10.6mmol/L,血尿素氮6.2mmol/L,血肌酐92.5μmol/L。尿常规检查尿糖50mmol/L,蛋白阴性。

1809. 为排除糖尿病肾脏病,最需要的实验室检查是
A. 尿酸化功能试验 B. 尿相差显微镜检 C. 肌酐清除率

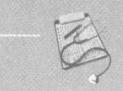

D. 尿微量白蛋白　　　　　E. 24小时尿蛋白定量

1810. 糖尿病治疗应选择
    A. 磺酰脲类降血糖药加量　　B. 双胍类降血糖药　　　　C. α-葡萄糖苷酶抑制剂
    D. 噻唑烷二酮类　　　　　　E. 胰岛素

1811. 经检查为糖尿病肾脏病,治疗应首选
    A. 利尿剂　　　　　　　　　B. 血管紧张素转换酶抑制剂　　C. α受体阻断剂
    D. β受体阻断剂　　　　　　E. 钙离子拮抗剂

(1812~1813题共用题干)患者,女性,33岁。血糖升高2年,给予二甲双胍、西格列汀联合低精胰岛素降血糖治疗,目前血糖控制良好。

1812. 针对该患者,不必要的监测措施是
    A. 每月监测1次空腹血糖　　　　　　　B. 每3~6个月检测1次糖化血红蛋白
    C. 每年进行1次冠状动脉造影　　　　　D. 每年检查1次眼底情况
    E. 每年进行1次颈动脉和下肢动脉彩超

1813. 如果该患者计划妊娠,应将治疗方案调整为
    A. 继续当前治疗方案
    B. 停用口服降糖药物,改用胰岛素控制血糖
    C. 停用降糖药物,改饮食、运动控制血糖
    D. 停用口服降糖药物,使用GLP-1受体激动剂控制血糖
    E. 使用二甲双胍、阿卡波糖控制血糖(2024)

    A. 晚餐碳水化合物摄入过多　B. 夜间曾发生低血糖　　　　C. 夜间肝脏葡萄糖产生过多
    D. 清晨胰岛素作用不足　　　E. 清晨胰岛素拮抗激素增多

1814. Somogyi效应的原因是

1815. 黎明现象的原因是(2021)

1816. 糖尿病的高危因素不包括
    A. 年龄在45岁以上　　　　　B. 巨大胎儿分娩者　　　　　C. 共同生活者患有糖尿病
    D. 曾有糖调节受损　　　　　E. 肥胖(BMI≥28kg/m^2)

1817. 对于高血压合并2型糖尿病患者,下列药物中有利于延缓糖尿病肾脏病进展的是
    A. 缬沙坦　　　　　　　　　B. 氢氯噻嗪　　　　　　　　C. 硝苯地平
    D. 吲达帕胺　　　　　　　　E. 普萘洛尔

1818. 糖尿病酮症酸中毒患者外周血中浓度显著升高的物质是
    A. 乳酸　　　　　　　　　　B. 丙酮酸　　　　　　　　　C. 乙酰乙酸
    D. 甘油三酯　　　　　　　　E. 尿酸(2023)

1819. 糖尿病酮症酸中毒时,患者的呼吸气味可呈
    A. 酒精味　　　　　　　　　B. 蒜臭味　　　　　　　　　C. 腥臭味
    D. 烂苹果味　　　　　　　　E. 苦杏仁味

1820. 患者,女,20岁。多饮、多尿、纳差伴体重下降半年。身高161cm,体重55kg。血糖19.2mmol/L,尿酮(++)。降血糖治疗的最佳选择是
    A. 双胍类降糖药　　　　　　B. 磺酰脲类降糖药　　　　　C. 短效胰岛素治疗
    D. 长效胰岛素治疗　　　　　E. 混合胰岛素治疗(2024)

(1821~1822题共用题干)女,20岁。1型糖尿病病史10年,平时每日4次胰岛素强化治疗,近2日

发热、咽痛、食欲不佳、摄食少,自行停用胰岛素,晨起家属发现患者答非所问,急诊就诊。查体:T38.5℃,精神差,轻度脱水貌。实验室检查:血钾4.8mmol/L,血钠142mmol/L,血糖19.1mmol/L,尿酮体(+++),血pH7.25,尿量40~50ml/h。

1821. 目前该患者合理的胰岛素使用方法是
   A. 静脉小剂量短效胰岛素治疗   B. 静脉大剂量短效胰岛素治疗
   C. 使用基础胰岛素皮下注射治疗   D. 改用两次预混胰岛素皮下注射治疗
   E. 恢复4次胰岛素皮下注射治疗

1822. 关于纠正电解质及酸碱平衡紊乱,应立即采取的治疗措施是
   A. 补碱、补钠治疗   B. 补碱、补钾治疗   C. 补钠治疗
   D. 补钾、补钠治疗   E. 补碱、补钾、补钠治疗

1823. 男,68岁。近2周来多饮,多尿,食欲减退,精神差,软弱无力。今晨被发现神志不清而就诊。血压80/60mmHg,血糖38.1mmol/L,尿糖(++++),尿酮体(±)。最可能的诊断是
   A. 脑出血   B. 脑血栓形成   C. 糖尿病酮症酸中毒
   D. 高渗高血糖综合征   E. 乳酸性酸中毒

1824. 抢救糖尿病酮症酸中毒患者应用碳酸氢钠的指征是
   A. 出现低钾血症   B. 常规应用   C. 出现严重心律失常
   D. 合并严重感染   E. 血pH≤6.9

(1825~1827题共用题干)男,20岁。神志不清2小时入院,既往患1型糖尿病5年,长期皮下注射胰岛素,近3天因腹泻停用。体检:血压70/50mmHg。皮肤中度失水征,呼吸深大,有烂苹果味,心率130次/分。

1825. 最可能的诊断为
   A. 高渗高血糖综合征   B. 糖尿病酮症酸中毒   C. 糖尿病乳酸性酸中毒
   D. 低血糖昏迷   E. 感染性休克

1826. 最可能与诊断无关的检查是
   A. 血气分析   B. 血电解质测定   C. 血糖
   D. 尿糖、尿酮   E. 血培养

1827. 需立即采取的治疗措施是
   A. 静脉滴注5%碳酸氢钠   B. 纠正水、电解质平衡紊乱   C. 恢复皮下注射胰岛素
   D. 补液加有效抗生素   E. 补液同时静脉滴注胰岛素

(1828~1830题共用题干)女,21岁。1型糖尿病8年,平素4次(R-R-R-N)胰岛素皮下注射治疗,定期查糖化血红蛋白7.5%~8%。2日前患者受凉后发热,体温37.5~38℃,因食欲不佳,自行停用胰岛素,改用阿卡波糖治疗,渐出现恶心、食欲不振、呕吐少量胃内容物,尿中有异味。查体:P102次/分,BP90/60mmHg,体重55kg,轻度脱水貌,精神萎靡。实验室检查:随机血糖26.5mmol/L,血K^+4.8mmol/L,血Na^+144mmol/L,尿糖(++++),尿酮体(+++),动脉血气分析pH7.25。

1828. 该患者目前最佳胰岛素治疗方案是
   A. 常规人胰岛素持续静脉滴注,起始量5.5U/h
   B. 恢复4次胰岛素注射治疗,并适当增加剂量
   C. 常规人胰岛素持续静脉滴注,起始量11U/h
   D. 长效胰岛素类似物持续静脉滴注,起始量5.5U/h
   E. 速效胰岛素类似物持续静脉滴注,起始量11U/h

1829. 该患者血清 pH 降低,合理的治疗是
　　A. 静脉滴注生理盐水　　　　　　　B. 静脉滴注 1.25%碳酸氢钠,至尿酮体转阴
　　C. 静脉滴注 5%碳酸氢钠,至血清 pH 正常　D. 静脉滴注 5%碳酸氢钠,至尿酮体转阴
　　E. 静脉滴注 1.25%碳酸氢钠,至血清 pH 正常
1830. 患者入院后尿量约 50ml/h,复查血钾 4.0mmol/L,关于补钾治疗,应采取
　　A. 开始口服补钾　　　　　　B. 观察尿量如果有进一步的增加,则补钾
　　C. 开始静脉补钾　　　　　　D. 每 2 小时测定血钾,低于 3.5mmol/L 开始补钾
　　E. 两次测血钾均正常,不需要补钾
1831. 患者,女性,16 岁。口干、多饮、多尿 1 周,神志模糊 1 天。查体:体温 36.9℃,脉搏 80 次/分,呼吸 26 次/分,血压 120/80mmHg,呼吸深快,双肺呼吸音清,未闻及干、湿啰音,呼气中有烂苹果味,心律齐,腹软,无压痛,病理反射阴性。治疗的关键是
　　A. 纠正电解质紊乱　　　　B. 防治并发症　　　　C. 大量补液
　　D. 皮下注射胰岛素　　　　E. 纠正酸中毒
1832. 糖尿病高渗高血糖综合征常见于
　　A. 1 型糖尿病　　　　　　B. 青少年 2 型糖尿病　　　C. 老年 2 型糖尿病
　　D. 2 型糖尿病合并妊娠　　E. 饮食控制不佳的 2 型糖尿病

二、低血糖症(执业医师及助理医师均需掌握)

1833. 低血糖症是指血浆葡萄糖浓度低于
　　A. 2.0mmol/L　　　　　B. 2.8mmol/L　　　　C. 3.0mmol/L
　　D. 3.3mmol/L　　　　　E. 4.0mmol/L
1834. 女,60 岁。1 周前家人发现晨起不能唤醒,急诊查血糖 2.1mmol/L。既往无糖尿病病史。查体:血压 120/85mmHg,心率 105 次/分,BMI 为 32kg/m²。此时,该患者最有可能异常的激素是
　　A. 糖皮质激素　　　　　B. 生长激素　　　　　C. 胰岛素
　　D. 胰高血糖素　　　　　E. 甲状腺激素
1835. 具有典型 Whipple 三联征的疾病是
　　A. 胰岛素瘤　　　　　　B. 胃泌素瘤　　　　　C. 肠肽瘤
　　D. 胰高血糖素瘤　　　　E. 生长抑素瘤
1836. 有关低血糖症的论述中,正确的是
　　A. 口服 α-葡萄糖苷酶抑制剂易发生低血糖　B. 低血糖可伴有精神症状
　　C. 2 型糖尿病患者不表现为低血糖　　　　D. 胰岛素瘤患者较少出现空腹低血糖
　　E. 腺垂体功能减退患者低血糖时血胰岛素升高
1837. 男,56 岁。糖尿病患者,用胰岛素治疗,晚 10 时突起心慌,多汗,软弱,继而神志不清。查体:脉搏 120 次/分。尿糖(-),尿酮(-),血尿素氮 10.0mmol/L。最可能为
　　A. 低血糖症　　　　　　B. 高渗高血糖综合征　　C. 糖尿病酮症酸中毒
　　D. 脑血管意外　　　　　E. 尿毒症脑病

三、胰岛素瘤(执业医师需掌握)

1838. 男,48 岁。2 年前因"胃溃疡穿孔"行胃次全切除术。近 5 个月常于清晨空腹时出现精神症状,进食后缓解。今晨被家人发现神志不清送来急诊。查血糖 2.2mmol/L,静脉注射葡萄糖溶液后逐渐清醒。低血糖最可能的原因是
　　A. 自主神经功能紊乱　　B. 营养不良　　　　　C. 胃次全切除术后

D. 胰岛素瘤　　　　　　　E. 反应性低血糖

1839. 患者,女性,45岁。间断发作心悸、大汗、手抖6个月余。发作时伴饥饿感,无黑矇、眩晕等。查体:血压140/90mmHg,睑结膜无苍白。心率88次/分,律齐。发作时测血压与平素无明显变化。心悸反复发作最可能的病因是
A. 贫血　　　　　　　　　B. 心律失常　　　　　　　　C. 低血糖症
D. 急性心肌炎　　　　　　E. 甲状腺功能亢进症

1840. 下列各项诊断胰岛素瘤的方法中,效果不佳的是
A. Whipple 三联征　　　　B. 血胰岛素测定　　　　　　C. 术前B超检查
D. 选择性动脉造影　　　　E. CT和MRI

(1841~1843题共用题干)女性,35岁。晨起时头晕、乏力4个月。4个月前,患者发现晨起未进食时头晕、乏力,进食后可缓解。近3个月体重增加5kg。今晨患者家属发现患者无法唤醒,送至医院急诊。既往身体健康。查体:体温37.0℃,呼吸16次/分,脉搏85次/分,血压120/78mmHg。心、肺、腹(-)。急查血糖1.5mmol/L。

1841. 最可能的诊断是
A. 胰岛素瘤　　　　　　　B. 早期糖尿病　　　　　　　C. 糖尿病酮症酸中毒
D. 腺垂体功能减退　　　　E. 甲状腺功能减退症

1842. 为明确诊断,患者症状发作时应做的检查是
A. 血糖、胰岛素和C肽　　B. 糖化血红蛋白　　　　　　C. 血ACTH和皮质醇
D. 血清T_3、T_4和TSH　　E. 肿瘤标记物

1843. 确诊后,该患者的最佳治疗是
A. 饮食控制　　　　　　　B. 口服普萘洛尔　　　　　　C. 口服二氮嗪
D. 口服双胍类药物　　　　E. 手术治疗(2024)

第38章　高尿酸血症与骨质疏松症

1844. 男,50岁。反复发作第一跖趾关节红、肿、热、痛2年。常于饮酒后出现,每次持续1周左右。既往双肾结石病史3年,高脂血症5年。实验室检查:血尿酸630μmol/L,血肌酐96μmol/L。不宜使用的药物是
A. 布洛芬　　　　　　　　B. 苯溴马隆　　　　　　　　C. 糖皮质激素
D. 别嘌醇　　　　　　　　E. 秋水仙碱(2024)

1845. 男,34岁。1天前食用海鲜后出现左侧第一跖趾关节红、肿、热、痛。既往身体健康。血尿酸523μmol/L。不适合单独使用的药物是
A. 芬必得　　　　　　　　B. 糖皮质激素　　　　　　　C. 秋水仙碱
D. 别嘌醇　　　　　　　　E. 依托考昔(2024)

第39章　风湿性疾病

一、风湿性疾病总论(执业医师及助理医师均需掌握)

1846. 风湿性疾病属于慢性疾病,它主要累及

A. 肾   B. 心   C. 肺
D. 骨骼肌肉系统   E. 中枢神经系统

1847. 关于风湿性疾病的临床特点,不正确的是
A. 病程多呈慢性经过   B. 临床表现差异很大   C. 反复发作与缓解交替出现
D. 免疫学异常表现复杂   E. 对治疗反应的个体差异不大

1848. 属于弥漫性结缔组织病的是
A. 强直性脊柱炎   B. 骨关节炎   C. 风湿热
D. 系统性血管炎   E. 莱姆病(2024)

A. 骨关节炎   B. 强直性脊柱炎   C. 风湿热
D. 痛风   E. 类风湿关节炎

1849. 以上疾病,属于弥漫性结缔组织病的是
1850. 以上疾病,属于感染相关性风湿病的是(2020)

A. 骨关节炎   B. 类风湿关节炎   C. 抗磷脂综合征
D. 痛风关节炎   E. 银屑病关节炎

1851. 属于脊柱关节炎的风湿性疾病是
1852. 属于退行性变的风湿性疾病是(2023)

A. 附着点炎   B. 小血管炎   C. 滑膜炎
D. 肌炎   E. 关节腔炎症

1853. 类风湿关节炎的基本病理变化是
1854. 系统性红斑狼疮的基本病理变化是

1855. 以软骨变性破坏为主要病理改变的风湿病是
A. 类风湿关节炎   B. 强直性脊柱炎   C. 风湿热关节受累
D. 骨关节炎   E. 痛风关节炎

1856. 下列属于抗磷脂抗体的是
A. 抗核抗体   B. 类风湿因子   C. 狼疮抗凝物
D. 抗 Sm 抗体   E. 抗 ENA 抗体

1857. 抗角蛋白抗体谱的检查有助于类风湿关节炎的早期诊断。下列选项中,属于此类抗体的是
A. 抗核周因子抗体   B. 抗核抗体   C. 抗 RNP 抗体
D. 抗组蛋白抗体   E. 狼疮抗凝物

1858. 下列选项中,不属于改变病情的抗风湿药物是
A. 青霉胺   B. 氯喹   C. 萘普生
D. 甲氨蝶呤   E. 硫唑嘌呤

二、类风湿关节炎(执业医师及助理医师均需掌握)

1859. 在类风湿关节炎发病中起主要作用的细胞是
A. $CD3^+$ T 细胞   B. $CD4^+$ T 细胞   C. $CD8^+$ T 细胞
D. B 细胞   E. 巨噬细胞

1860. 类风湿关节炎的主要表现是
A. 游走性大关节肿痛   B. 全身关节肿痛伴发热、皮疹   C. 对称性小关节肿痛伴晨僵
D. 腰骶痛伴晨僵   E. 多关节肿痛伴四肢末梢感觉障碍

1861. 类风湿关节炎最常见累及的关节是
　　A. 髋关节　　　　　　　　B. 肘关节　　　　　　　　C. 膝关节
　　D. 肩关节　　　　　　　　E. 四肢小关节

1862. 以下关节中,类风湿关节炎较少累及的是
　　A. 髋关节　　　　　　　　B. 掌指关节　　　　　　　C. 跖趾关节
　　D. 近端指间关节　　　　　E. 腕关节

1863. 类风湿关节炎的基本病理改变是
　　A. 血管炎　　　　　　　　B. 滑膜炎　　　　　　　　C. 骨髓炎
　　D. 肌腱鞘炎　　　　　　　E. 软骨炎

1864. 类风湿关节炎的临床特点不包括
　　A. 类风湿因子常阳性　　　B. 晨僵持续时间大于 1 小时　　C. 多关节、小关节受累
　　D. 反复发作虹膜睫状体炎　E. 非甾体抗炎药能改善关节疼痛

1865. 女性,48 岁。多关节肿痛 3 年。3 年来双手指间关节、双腕、双膝关节及足趾关节肿痛,间断发作,每次持续 2~4 周不等。1 年前在外院检测血清 RF 阳性,未行特殊治疗。为明确诊断,敏感性和特异性最高的检查项目是
　　A. 血清 HLA-B27 阳性　　　B. C 反应蛋白升高　　　　C. 血尿酸升高
　　D. 血沉升高　　　　　　　E. 抗环瓜氨酸肽抗体阳性(2024)

1866. 类风湿关节炎(RA)患者中可以查到类风湿因子(RF),因此 RF
　　A. 是诊断 RA 的必备条件　B. 一旦出现,将不会发生改变　C. 可随疾病的变化而变化
　　D. 正常人不会出现　　　　E. 在其他自身免疫病中不会出现

1867. 在常规临床工作中测得的 RF 类型是
　　A. IgG　　　　　　　　　　B. IgA　　　　　　　　　　C. IgM
　　D. IgD　　　　　　　　　　E. IgE

1868. 患者,女,56 岁。多关节肿痛 6 个月。实验室检查:ESR50mm/h,CRP30mg/L,RF(+),抗 CCP 抗体(+)。该患者体内能与 RF 结合的免疫球蛋白是
　　A. IgA　　　　　　　　　　B. IgD　　　　　　　　　　C. IgE
　　D. IgG　　　　　　　　　　E. IgM(2024)

1869. 类风湿关节炎的诊断标准中有对称关节
　　A. 皮疹　　　　　　　　　B. 晨僵　　　　　　　　　C. 发热
　　D. 活动障碍　　　　　　　E. 肢体麻木

1870. 按诊断标准,下列哪项不是诊断类风湿关节炎的必备关节表现
　　A. 关节肿痛>6 周　　　　　B. 对称性关节肿　　　　　C. 腕、掌指、间关节肿
　　D. 关节畸形　　　　　　　E. 晨僵

1871. 女,65 岁。多关节肿痛 2 年,晨僵约 1 小时。查体:双手掌指关节对称性肿胀、压痛。双手 X 线片:双侧第 2、3 掌指关节骨破坏。该疾病主要的治疗药物不包括
　　A. 羟氯喹　　　　　　　　B. 来氟米特　　　　　　　C. 柳氮磺吡啶
　　D. 甲氨蝶呤　　　　　　　E. 别嘌醇

1872. 女,22 岁。关节肿痛 7 个月。累及双手近端指间关节、双腕及双踝关节,晨僵大于 1 小时。无发热、皮疹。实验室检查:血沉 48mm/h,抗核抗体(-)。双手 X 线片:骨质疏松,近端指间关节间隙狭窄,可见囊性变。最可能的诊断是
　　A. 系统性红斑狼疮　　　　B. 类风湿关节炎　　　　　C. 脊柱关节炎
　　D. 骨关节炎　　　　　　　E. 风湿性关节炎

1873. 女,40岁。双腕、双肘和足趾关节肿胀、疼痛6个月。晨僵大于1小时,活动后减轻。不伴发热、脱发、皮疹及光过敏等。实验室检查:血沉39mm/h,抗环瓜氨酸肽抗体阳性。最可能的诊断是
    A. 骨关节炎　　　　　　　B. 强直性脊柱炎　　　　　C. 风湿性关节炎
    D. 痛风关节炎　　　　　　E. 类风湿关节炎

1874. 治疗类风湿关节炎首选的改变病情抗风湿药物是
    A. 甲氨蝶呤　　　　　　　B. 糖皮质激素　　　　　　C. 非甾体抗炎药
    D. 环磷酰胺　　　　　　　E. 羟氯喹(2023)

1875. 不属于治疗类风湿关节炎的药物是
    A. 双氯芬酸钠　　　　　　B. 青霉素　　　　　　　　C. 雷公藤总苷
    D. 甲氨蝶呤　　　　　　　E. 泼尼松

1876. 一类风湿关节炎患者,病程持续1年余,有对称性多关节肿痛,未经治疗,三大常规及肝肾功能检查正常。首选方案为
    A. 一种非甾体抗炎药　　　B. 两种非甾体抗炎药联合使用　　C. 慢作用药
    D. 慢作用药加非甾体抗炎药　　E. 慢作用药加糖皮质激素

1877. 女性,50岁。对称性多关节肿痛伴晨僵1年余,血RF1:40(+),ESR100mm/h。目前暂不考虑的治疗措施是
    A. 非甾体抗炎药　　　　　B. 泼尼松　　　　　　　　C. 环磷酰胺
    D. 甲氨蝶呤　　　　　　　E. 关节手术

(1878~1879题共用题干)女,54岁。双腕、双手近端指间关节、掌指关节肿痛3年,晨僵1小时。查体:双腕、双手2~4掌指关节及3~4近端指间关节肿胀,压痛(+)。ANA(-)。

1878. 最可能的诊断是
    A. 强直性脊柱炎　　　　　B. 类风湿关节炎　　　　　C. 反应性关节炎
    D. 骨关节炎　　　　　　　E. 痛风关节炎

1879. 该患者关节病变的基本病理特征是
    A. 血管炎　　　　　　　　B. 软骨炎　　　　　　　　C. 滑膜炎
    D. 附着点炎　　　　　　　E. 韧带炎

(1880~1881题共用题干)女性,45岁。双手和膝关节肿痛伴晨僵1年。体检:肘部可及皮下结节,质硬,无触痛。

1880. 诊断首先考虑
    A. 系统性硬化症　　　　　B. 骨关节炎　　　　　　　C. 痛风
    D. 类风湿关节炎　　　　　E. 风湿性关节炎

1881. 最有助于确定诊断的是
    A. 关节影像检查　　　　　B. 滑液检查　　　　　　　C. 抗核抗体
    D. ESR　　　　　　　　　 E. CRP(2023)

(1882~1883题共用题干)女,40岁。反复手关节痛1年,曾诊断为类风湿关节炎,间断使用理疗和非甾体抗炎药,症状有缓解,近月来低热,关节痛加重,肘后出现多个皮下结节。检查ESR40mm/h,心脏彩超发现小量心包积液,考虑为类风湿关节炎活动期。

1882. 对疾病活动性诊断最有意义的检查是
    A. C反应蛋白　　　　　　 B. 心包积液病理　　　　　C. 类风湿因子效价
    D. 关节影像学　　　　　　E. 补体

1883. 最适宜的治疗措施是
　　A. 维持原治疗方案　　　　B. 改用皮质激素　　　　C. 加用青霉素
　　D. 选用慢作用抗风湿药　　E. 应用皮质激素加慢作用抗风湿药

(1884~1885题共用题干) 女性, 50岁。类风湿关节炎病史7年, 治疗不正规。近3个月来感双手指关节痛加重, 晨僵约1小时。查体: 双手第2~4掌指关节(MCP2~4)肿胀、左手1~4近端指间关节(PIP1~4)肿胀, 压痛明显, 右手PIP2和PIP3肿胀伴压痛, 双侧腕关节肿胀并屈伸明显受限。双手X线提示骨质疏松, 双腕关节各骨融合, 双手掌指关节和近端指间关节间隙变窄。

1884. 此患者双手X线达到类风湿关节炎的分期是
　　A. Ⅰ期　　　　　　　　B. Ⅱ期　　　　　　　　C. Ⅲ期
　　D. Ⅳ期　　　　　　　　E. 无法分期

1885. 此患者的治疗方案中, 除非甾体抗炎药对症治疗外, 应该首选的慢作用抗风湿药是
　　A. 糖皮质激素　　　　　B. 柳氮磺吡啶　　　　　C. 雷公藤总苷
　　D. 金诺芬　　　　　　　E. 甲氨蝶呤

三、系统性红斑狼疮 (执业医师及助理医师均需掌握)

1886. 与系统性红斑狼疮发病有关的因素不包括
　　A. 遗传　　　　　　　　B. 病毒感染　　　　　　C. 紫外线照射
　　D. 雌激素　　　　　　　E. 雄激素

1887. 系统性红斑狼疮患者的典型皮肤损害为
　　A. 环形红斑　　　　　　B. 结节性红斑　　　　　C. 面部蝶形红斑
　　D. 多形性红斑　　　　　E. 网状青斑

1888. 能够加重关节受损的体征是
　　A. Janeway损害　　　　B. Jaccoud损害　　　　C. Osler结节
　　D. Roth斑　　　　　　　E. Caplan征 (2024)

1889. 系统性红斑狼疮的心血管损害中, 最多见的是
　　A. 心肌炎　　　　　　　B. 心内膜炎　　　　　　C. 心包炎
　　D. 心功能不全　　　　　E. 心律失常

　　A. 抗SSA抗体　　　　　B. 抗Sm抗体　　　　　C. 抗磷脂抗体
　　D. 抗dsDNA抗体　　　　E. 抗RNP抗体

1890. 虽为系统性红斑狼疮标记性抗体, 但与疾病活动性无关的是
1891. 与系统性红斑狼疮疾病活动性密切相关的自身抗体是

1892. 与狼疮肾损害关系最密切的自身抗体是
　　A. 抗dsDNA抗体　　　　B. 抗RNP抗体　　　　　C. 抗SSB抗体
　　D. 抗Sm抗体　　　　　 E. 抗SSA抗体

1893. 与系统性红斑狼疮患者发生雷诺现象相关的自身抗体是
　　A. 抗Sm抗体　　　　　 B. 抗RNP抗体　　　　　C. 抗dsDNA抗体
　　D. 抗SSA抗体　　　　　E. ANA

1894. 确诊系统性红斑狼疮最有价值的自身抗体是
　　A. 抗SSA抗体　　　　　B. 抗RNP抗体　　　　　C. 抗dsDNA抗体
　　D. ANA　　　　　　　　E. 抗SSB抗体

1895. 诊断系统性红斑狼疮最有价值的自身抗体是

A. 抗 Sm 抗体   B. 抗环瓜氨酸多肽抗体   C. 抗 SSA 抗体
D. 抗 Scl-70 抗体   E. 抗核抗体

1896. 女,35 岁。确诊系统性红斑狼疮,用泼尼松 50mg/d 治疗 1 个月病情稳定,随后激素逐渐减量,至泼尼松 25mg/d 时出现发热,体温 38.4℃。对鉴别发热原因意义不大的检查是

A. 血沉   B. 血常规   C. 抗双链 DNA 抗体
D. 补体   E. 血培养

1897. 女,25 岁。双手关节肿胀、疼痛 2 个月,面部蝶形红斑、发热 1 周。血白细胞 2.1×10^9/L,血红蛋白 90g/L,血小板 65×10^9/L。尿蛋白(++),红细胞(++)。胸部 X 线片示双侧少量胸腔积液。对明确诊断最有价值的检查是

A. 手关节 X 线片   B. 骨髓穿刺   C. 胸腔穿刺
D. 肾脏穿刺活检   E. 抗核抗体谱

1898. 女,30 岁。面色苍白半年,2 个月前诊断为系统性红斑狼疮。查体:贫血貌,皮肤、巩膜轻度黄染,脾肋下 2cm。血常规:Hb78g/L,WBC4.4×10^9/L,Plt72×10^9/L,Ret0.14。最可能出现结果异常的实验室检查是

A. Ham 试验   B. Coombs 试验   C. 尿 Rous 试验
D. 红细胞渗透脆性试验   E. 异丙醇试验

1899. 女性,18 岁。双手关节疼痛 6 个月。查体:体温 38.4℃,面部红斑,四肢皮肤散在瘀点,双手关节肿胀、压痛,无畸形。实验室检查:Hb72g/L,WBC2.8×10^9/L,Plt45×10^9/L。尿蛋白 2.0g/L。红细胞沉降率 52mm/h。最可能的诊断是

A. 急性中毒   B. 系统性红斑狼疮   C. 甲状腺功能亢进症
D. 急性白血病   E. 类风湿关节炎(2024)

(1900~1901 题共用题干)女,38 岁。发热、皮疹、脱发和口腔溃疡 6 个月。查体:T39.0℃,面部有充血性红斑,双手近端指间关节压痛,轻度肿胀,双下肢凹陷性水肿。实验室检查:尿蛋白(+++),尿红细胞(+++),24 小时尿蛋白 3.8g。Plt88×10^9/L,ANA1:640,抗 SSA 抗体(+),抗双链 DNA 抗体(+),补体 C3 低下。

1900. 不能提示患者疾病处于活动期的指标是

A. 补体 C3 低下   B. 尿蛋白(+++)   C. 抗双链 DNA 抗体(+)
D. 血小板减少   E. 抗 SSA(+)

1901. 最佳治疗方案是泼尼松 1mg/(kg·d)联合

A. 布洛芬   B. 血浆置换   C. 环磷酰胺
D. 青霉素   E. 柳氮磺吡啶

1902. 女,20 岁。发热伴口腔溃疡、关节痛 1 个月。血 WBC3.2×10^9/L,抗核抗体(+),抗 dsDNA(+),尿常规正常。首选的治疗药物是

A. 青霉素   B. 布洛芬   C. 泼尼松
D. 利血生   E. 阿司匹林

1903. 狼疮性肾炎诱导期治疗中,以下免疫抑制剂中首选的是

A. 硫唑嘌呤   B. 甲氨蝶呤   C. 环磷酰胺
D. 来氟米特   E. 雷公藤

1904. 使用环磷酰胺治疗系统性红斑狼疮的指征是

A. 口腔溃疡   B. 关节炎   C. 肾炎
D. 浆膜炎   E. 蝶形红斑

(1905~1906题共用题干)女,30岁。关节胀痛伴发热2个月,其间癫痫大发作3次。查体:体温38.5℃,脉搏90次/分,血压100/75mmHg。口腔黏膜散在溃疡,双腕和双膝关节轻度肿胀、压痛。血常规 Hb78g/L,RBC2.5×10^{12}/L,WBC3.7×10^9/L,N0.60,Plt80×10^9/L。实验室检查:血ESR50mm/h,RF阳性。尿蛋白(+++)。

1905. 为明确诊断,最有价值的辅助检查是
A. 脑脊液检查 B. 骨髓细胞学检查 C. 抗核抗体谱
D. 颅脑CT E. 关节X线片

1906. 目前合理的治疗措施是
A. 小剂量糖皮质激素 B. 糖皮质激素冲击 C. 环磷酰胺冲击
D. 甲氨蝶呤 E. 非甾体抗炎药(2024)

1907. 女,20岁。系统性红斑狼疮患者,狼疮性肾炎,尿蛋白持续(++),足量糖皮质激素治疗4周后无效,应
A. 加大激素用量 B. 加用免疫抑制剂 C. 加抗疟药
D. 雷公藤 E. 加利尿药

1908. 应用大量环磷酰胺间歇静脉冲击治疗系统性红斑狼疮的主要作用是
A. 减轻心肌损害 B. 防止肾纤维化与肾功能恶化 C. 减轻血管炎性损害
D. 防止中枢神经系统损害 E. 增加血小板,防止溶血

A. 利妥昔单抗 B. 布洛芬 C. 来氟米特
D. 羟氯喹 E. 甲氨蝶呤

1909. 有助于降低系统性红斑狼疮病情复发的基础用药是

1910. 治疗类风湿关节炎首选的改变病情抗风湿药是

(1911~1913题共用题干)女,30岁,近2个月中等发热,全身肌痛,四肢关节肿痛,口腔溃疡。尿常规示红细胞(+),蛋白(++)。

1911. 最可能的诊断是
A. 类风湿关节炎 B. 败血症 C. 皮肌炎
D. 系统性红斑狼疮 E. 急性肾小球肾炎

1912. 免疫学检查最可能出现的抗体是
A. 抗核抗体 B. 抗Jo-1抗体 C. 抗Scl-70抗体
D. 类风湿因子 E. 抗中性粒细胞胞质抗体

1913. 为缓解病情,首选的药物是
A. 抗生素 B. 糖皮质激素 C. 非甾体抗炎药
D. 镇痛药 E. 抗疟药

四、抗磷脂综合征(执业医师需掌握)

1914. 提示与习惯性流产有相关性的检查是
A. 抗着丝点抗体 B. 抗磷脂抗体 C. 抗RNP抗体
D. 抗组蛋白抗体 E. 抗中性粒细胞胞质抗体

1915. 与动、静脉血栓形成及反复流产相关的自身抗体是
A. 抗核抗体 B. 抗心磷脂抗体 C. 抗Sm抗体
D. 抗dsDNA抗体 E. 抗SSA抗体

1916. 女,30岁。4年前血小板减少,2年前间断面部红斑伴低热。实验室检查:抗核抗体(+),抗心磷脂抗体(+),诊断为系统性红斑狼疮。此次妊娠6个月,胎死宫内,同时出现左下肢深静脉血栓。考

虑合并的疾病是
　　A. 妊娠期高血压疾病　　　B. 干燥综合征　　　　　C. 弥散性血管内凝血
　　D. 抗磷脂抗体综合征　　　E. 血栓闭塞性脉管炎

五、脊柱关节炎（执业医师需掌握）

1917. 男,25岁。腰痛2年。有过2次左眼虹膜炎发作。查体:左足跟轻度肿胀,压痛(+),右膝肿胀及压痛(+),浮髌试验(+)。实验室检查:HLA-B27(+),血沉32mm/h。最可能的诊断是
　　A. 脊柱关节炎　　　　　　B. 白塞病　　　　　　　C. 类风湿关节炎
　　D. 痛风关节炎　　　　　　E. 感染性关节炎(2024)

六、骨关节炎（执业医师及助理医师均需掌握）

1918. 肥胖是下列哪种风湿病的易感因素？
　　A. 强直性脊柱炎　　　　　B. 骨关节炎　　　　　　C. 类风湿关节炎
　　D. 反应性关节炎　　　　　E. 风湿性关节炎

1919. 骨关节炎的主要病变是
　　A. 化脓性感染　　　　　　B. 特异性炎症　　　　　C. 骨质疏松
　　D. 滑膜增生与血管翳形成　E. 关节软骨退变和继发性骨质增生(2024)

1920. 骨关节炎最常累及的外周关节是
　　A. 远端指间关节、腕关节、膝关节　　　　B. 腕关节、膝关节、髋关节
　　C. 远端指间关节、腕关节、肘关节　　　　D. 远端指间关节、膝关节、髋关节
　　E. 远端指间关节、腕关节、髋关节

1921. 骨关节炎最典型的X线表现是
　　A. 软骨下骨硬化　　　　　B. 关节间隙变窄　　　　C. 关节软骨侵蚀
　　D. 关节肿胀　　　　　　　E. 关节周围骨质疏松

1922. 女,65岁。左膝关节严重疼痛,步行距离小于500m。查体:左膝关节屈曲挛缩畸形,活动受限。负重位膝关节正位X线片显示左膝内侧关节间隙消失,骨质硬化,边缘骨赘增生。最可能的诊断是
　　A. 骨关节炎　　　　　　　B. 痛风关节炎　　　　　C. 化脓性关节炎
　　D. 骨关节结核　　　　　　E. 风湿性关节炎(2023)

1923. 属于骨关节炎导致的畸形变是
　　A. 纽扣样畸形　　　　　　B. 方形手　　　　　　　C. 手关节尺侧偏斜
　　D. 天鹅颈样畸形　　　　　E. 杵状指

1924. 患者,女性,65岁。右膝关节内侧严重疼痛,下蹲和下楼困难,步行距离500米。查体:右膝关节明显内翻畸形,屈伸受限,关节活动度(ROM):100°-20°-0°。负重位双膝关节X线片显示右膝内侧间隙明显狭窄,关节周边骨质增生,胫骨关节软骨磨损,关节面硬化,胫骨上下极骨赘形成。最合适的治疗方案是
　　A. 人工膝关节置换术　　　B. 关节镜清理术　　　　C. 关节融合术
　　D. 关节腔药物注射　　　　E. 口服非甾体抗炎药

1925. 男,70岁。上、下楼梯时双膝关节疼痛2年。查体:双手远端指间关节背侧可见Heberden结节,双膝活动有摩擦感。实验室检查:ESR正常,RF15U/ml(正常<20U/ml)。最可能的诊断是
　　A. 痛风关节炎　　　　　　B. 类风湿关节炎　　　　C. 半月板损伤
　　D. 风湿性关节炎　　　　　E. 骨关节炎

1926. 缓解骨关节炎疼痛的首选药物是
　　A. 透明质酸钠　　　　　　B. 氨基葡萄糖　　　　　C. 对乙酰氨基酚

D. 泼尼松 　　　　　　E. 碳酸钙

A. 青霉素　　　　　B. 甲氨蝶呤　　　　　C. 环孢素 A
D. 泼尼松　　　　　E. 氨基葡萄糖

1927. 上述药物中,治疗类风湿关节炎首选的改善病情抗风湿药是

1928. 上述药物中,治疗骨关节炎的常用药是

七、强直性脊柱炎(执业医师需掌握)

1929. 与强直性脊柱炎发病密切相关的易感基因是
A. HLA-DR2　　　　　B. HLA-DR3　　　　　C. HLA-DR4
D. HLA-DR5　　　　　E. HLA-B27(2023)

1930. 以慢性下腰痛和下肢大关节不对称关节炎为特征性临床表现的疾病是
A. 类风湿关节炎　　　B. 腰肌劳损　　　　　C. 痛风关节炎
D. 腰椎间盘突出症　　E. 强直性脊柱炎

1931. 关于强直性脊柱炎和类风湿性关节炎的说法,错误的是
A. 两者都有晨僵　　　　　　　　　B. 肿瘤坏死因子拮抗剂对两者治疗都有效
C. 前者 RF 阴性,后者多为阳性　　D. 前者会导致颈椎受累,后者无颈椎受累
E. 前者以中轴关节损害为主,后者以外周小关节损害为主(2024)

1932. 男性,31 岁。腰背痛、骶髂关节痛 2 年。疼痛在休息时加重,活动后可缓解。查体:骶髂关节压痛,枕墙距>0。实验室检查:ESR 40mm/h,RF 阴性。X 线片检查示骶髂关节间隙狭窄,无明显骨质增生。最可能的诊断是
A. 腰椎间盘突出症　　B. 脊柱结核　　　　　C. 类风湿关节炎
D. 腰肌劳损　　　　　E. 强直性脊柱炎(2024)

(1933~1934 题共用题干)男,25 岁。因右膝关节肿痛 2 周就诊,腰痛 3 年。查体:右膝关节肿胀,有压痛,浮髌试验阳性,左侧"4"字征阳性,左侧骶髂关节压痛阳性。

1933. 最有意义的检查是
A. 骶髂关节 X 线片　　B. 血沉　　　　　　　C. 类风湿因子
D. 抗"O"　　　　　　E. HLA-B27

1934. 检查类风湿因子、抗"O"均阴性,血沉 28mm/h,HLA-B27 阳性。骶髂关节 X 线片提示:左侧间隙狭窄,边缘不整,可见骨破坏。最可能的诊断是
A. 类风湿关节炎　　　B. 骨关节炎　　　　　C. 风湿性多肌炎
D. 化脓性关节炎　　　E. 强直性脊柱炎

A. 脊椎呈"竹节"样　　B. 骨膜反应呈三角形　　C. 骨端膨胀呈肥皂泡样
D. 有死骨形成并有包壳　E. 长管骨干骺区有骨性疣状突起

1935. 强直性脊柱炎的特征性 X 线片变化

1936. 骨巨细胞瘤的特征性 X 线片变化

(1937~1938 题共用题干)男,25 岁。右膝关节和左足跟肿痛 4 周,曾有下半夜腰痛病史 4 年。查体:右膝肿胀压痛,浮髌征阳性,左侧"4"字征阳性,左侧骶髂关节压痛,左侧足跟肿胀压痛。

1937. 对诊断最有价值的检查是
A. 类风湿因子　　　　B. 骶髂关节 X 线片　　C. 抗 CCP 抗体
D. 右膝关节 X 线片　　E. HLA-B27

1938. 化验回报:类风湿因子和抗 CCP 抗体阴性,HLA-B27 阳性,右膝关节 X 线片正常,骶髂关节 X 线片显示双侧髂骨边缘虫蚀样破坏,可采取的治疗措施是
A. 碳酸氢钠+苯溴马隆　　B. 柳氮磺吡啶+关节内注射倍他米松
C. 青霉素+甲氨蝶呤　　D. 氨基葡萄糖+双醋瑞因　　E. 青霉素+阿奇霉素

(1939~1940题共用题干)男,38 岁。右膝关节、右踝关节持续性肿痛 2 个月。既往腰痛 14 年,伴晨僵,活动后改善。查体:右膝及右踝关节肿胀,有压痛,右膝关节积液,枕墙距 2cm,双侧"4"字试验(+)。实验室检查:血常规 WBC13.2×10⁹/L,Plt383×10⁹/L。ESR78mm/h,RF(-),HLA-B27(+)。

1939. 最可能的诊断是
A. 风湿性关节炎　　B. 化脓性关节炎　　C. 骨关节炎
D. 类风湿关节炎　　E. 强直性脊柱炎

1940. 首选的治疗药物是
A. 青霉胺　　B. 硫酸氨基葡萄糖　　C. 柳氮磺吡啶
D. 秋水仙碱　　E. 羟基氯喹

1941. 改善外周型强直性脊柱炎患者病情最常用的药物是
A. 阿司匹林　　B. 柳氮磺吡啶　　C. 甲氨蝶呤
D. 糖皮质激素　　E. 抗肿瘤坏死因子拮抗剂

八、痛风(执业医师及助理医师均需掌握)

1942. 男,72 岁。发作性关节肿痛 2 年。查体:左膝关节红肿,压痛,浮髌试验阳性。实验室检查:血沉 45mm/h,血尿酸增高。最可能的诊断是
A. 类风湿关节炎　　B. 感染性关节炎　　C. 银屑病关节炎
D. 反应性关节炎　　E. 痛风关节炎

1943. 急性痛风关节炎的主要临床特点不包括
A. 常伴高尿酸血症　　B. 秋水仙碱治疗可迅速缓解关节炎症状
C. 疼痛剧烈,初次发作常呈自限性　　D. 单侧第一掌指关节肿痛最为常见
E. 在偏振光显微镜下,关节液内发现呈双折光的针形尿酸盐结晶

1944. 男,32 岁。多次于饮酒后关节红肿疼痛发作,累及的关节包括第一跖趾关节、踝或膝关节。该患者最可能出现的检查结果是
A. 血尿酸水平升高　　B. X 线片示骶髂关节炎　　C. 血 HLA-B27(+)
D. 尿渗透压降低　　E. 关节腔穿刺液呈脓性

1945. 男,50 岁。吃海鲜后夜间突发左足第一跖趾关节剧烈疼痛 1 天。查体:关节局部红肿,压痛明显。既往无类似发作。化验:血尿酸 602μmol/L。目前最主要的治疗药物是
A. 苯溴马隆　　B. 别嘌醇　　C. 抗生素
D. 非甾体抗炎药　　E. 甲氨蝶呤

1946. 男,50 岁。反复发作第一跖趾关节红肿热痛 2 年。常于饮酒后出现,每次持续 1 周左右。既往:双肾结石 3 年,高脂血症 5 年。实验室检查:血尿酸 630μmol/L,血肌酐 96μmol/L。不宜使用的药物是
A. 布洛芬　　B. 苯溴马隆　　C. 糖皮质激素
D. 别嘌醇　　E. 秋水仙碱

第40章 中毒与中暑

一、中毒概述（执业医师及助理医师均需掌握）

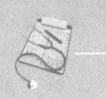

1947. 中毒后临床表现为双侧瞳孔散大的毒物是
   A. 阿托品　　　　　　B. 有机磷杀虫药　　　　C. 吗啡
   D. 氯丙嗪　　　　　　E. 阿片类药物

1948. 治疗口服毒物中毒时最常用的吸附剂是
   A. 树脂　　　　　　　B. 食用油　　　　　　　C. 牛奶
   D. 活性炭　　　　　　E. 鸡蛋清

1949. 氰化物中毒时，患者的呼吸气味可呈
   A. 烂苹果味　　　　　B. 蒜臭味　　　　　　　C. 腥臭味
   D. 酒味　　　　　　　E. 苦杏仁味

1950. 某化工厂工人，在一次事故中出现头痛、胸闷、心悸、震颤等症状急诊住院。查体：皮肤黏膜呈樱桃红色，呼出气中有苦杏仁味，疑为急性职业中毒。最可能的毒物是
   A. 一氧化碳　　　　　B. 硫化氢　　　　　　　C. 砷化氢
   D. 苯胺　　　　　　　E. 氰化物（2023）

1951. 下列关于中毒诊治过程的描述，错误的是
   A. 了解既往史、药物服用史　　B. 待毒物标本检验结果回报后治疗
   C. 进行系统的体格检查　　　　D. 了解工作环境、毒物接触史　　E. 留取可能含毒物的相关标本

1952. 抢救经呼吸道吸入的急性中毒，首先采取的措施是
   A. 清除尚未吸收的毒物　　B. 排出已吸收的毒物　　C. 使用解毒剂
   D. 对症治疗　　　　　　　E. 立即脱离现场及急救

1953. 关于急性中毒的治疗原则，不正确的是
   A. 立即终止接触毒物　　　　　　　　B. 酸性毒物污染皮肤、黏膜后应用碱性液体冲洗、中和
   C. 根据患者不同情况进行对症治疗　　D. 及早使用特效解毒剂和拮抗剂
   E. 迅速清除进入体内已经被吸收或尚未被吸收的毒物

1954. 患者，女性，20岁。半小时前口服敌敌畏20ml。查体：体温36.5℃，脉搏65次/分，呼吸18次/分，血压135/78mmHg。烦躁不安，口吐白沫，全身皮肤潮湿，呼气有明显大蒜味。除给予阿托品和解磷定外，目前还应给予的治疗措施是
   A. 机械通气　　　　　　B. 静脉注射甘露醇　　　C. 洗胃
   D. 催吐　　　　　　　　E. 口服地西泮（2024）

1955. 下列物品中毒抢救时，禁忌洗胃的是
   A. 有机磷农药　　　　　B. 浓硫酸　　　　　　　C. 杀鼠剂
   D. 安眠药　　　　　　　E. 阿托品

1956. 女，40岁。1小时前服敌百虫200ml。查体：躁动，瞳孔缩小，四肢强直，肺部可闻及湿啰音。下列处理措施不恰当的是
   A. 药物导泻　　　　　　B. 清洗呕吐物污染的皮肤　　C. 静脉应用阿托品
   D. 应用解磷定　　　　　E. 2%碳酸氢钠溶液洗胃

1957. 男性，30岁，电镀工。工作半小时后突然出现头痛、头晕、乏力，伴恶心、呕吐。入院诊断为轻度氰

化物中毒,该患者最适合的治疗措施是
A. 吸氧　　　　　　　　B. 静脉注射葡萄糖　　　　C. 对症治疗
D. 心肺复苏　　　　　　E. 静脉注射亚硝酸钠和硫代硫酸钠(2024)

1958. 男,35岁,某化工厂员工。工作时吸入有毒气体,立即送医院治疗。自觉胸闷,无其他症状。查体无异常发现。4小时前胸闷、气促症状加重,咳粉红色泡沫痰。该患者首选的治疗药物是
A. 解磷定　　　　　　　B. 亚甲蓝　　　　　　　　C. 金属螯合剂
D. 糖皮质激素　　　　　E. 亚硝酸钠和硫代硫酸钠(2024)

1959. 患者误服强碱性溶液后,不能用来口服治疗的是
A. 牛奶　　　　　　　　B. 蛋清　　　　　　　　　C. 冷生理盐水
D. 弱酸性液体　　　　　E. 弱碱性液体

A. 1:5000 高锰酸钾　　B. 2%碳酸氢钠　　　　　C. 0.3%H_2O_2
D. 0.3%氧化镁　　　　　E. 5%硫酸钠

1960. 有机磷(对硫磷)农药中毒的洗胃液

1961. 镇静药物中毒的洗胃液是

A. 生物毒类中毒　　　　B. 乙二醇中毒　　　　　　C. 氯酸盐中毒
D. 导眠能中毒　　　　　E. 短效巴比妥类中毒

1962. 血液透析治疗急性中毒的首选治疗指征是

1963. 最适于血浆置换治疗的中毒是

A. 依地酸钙钠　　　　　B. 亚甲蓝　　　　　　　　C. 二巯基丁二钠
D. 氟马西尼　　　　　　E. 纳洛酮

1964. 阿片类麻醉药的解毒药是

1965. 亚硝酸盐中毒的解毒药是

二、急性有机磷农药中毒(执业医师及助理医师均需掌握)

1966. 有机磷农药生产或使用过程中,导致人体中毒的主要途径是
A. 消化道　　　　　　　B. 皮肤　　　　　　　　　C. 黏膜
D. 呼吸道　　　　　　　E. 消化道和黏膜

1967. 有机磷农药中毒的临床表现中属于毒蕈碱样症状的是
A. 心动过速　　　　　　B. 支气管平滑肌痉挛　　　C. 肌肉震颤
D. 昏迷、酣睡　　　　　E. 肌无力

1968. 属于有机磷杀虫药中毒的毒蕈碱样症状(M样症状)的是
A. 头晕　　　　　　　　B. 皮肤水疱　　　　　　　C. 瞳孔缩小
D. 昏迷　　　　　　　　E. 肌纤维颤动

1969. 有机磷农药中毒,属于烟碱样症状的是
A. 恶心、呕吐、腹痛　　B. 多汗、流涎、流泪、流涕　C. 咳嗽、气促、肺水肿
D. 心跳缓慢和瞳孔缩小　E. 肌纤维颤动,肌肉强直性痉挛

1970. 女,21岁。1小时前被人发现昏迷,身边有空瓶,瓶内有刺激性气味。查体:脉搏60次/分,全身大汗,呼吸有蒜臭味,瞳孔针尖大小,两肺满布湿啰音。最可能的诊断是
A. 糖尿病酮症酸中毒　　B. 镇静催眠药中毒　　　　C. 有机磷杀虫药中毒
D. 乙醇中毒　　　　　　E. 一氧化碳中毒

1971. 有机磷农药中毒最常见的死亡原因是
　　A. 急性心力衰竭　　　　B. 中间型综合征　　　　C. 呼吸衰竭
　　D. 心律失常　　　　　　E. 休克

1972. 女,29岁。病史不清,被人发现昏迷,身边有敌敌畏空瓶。查体:T36.2℃,P56次/分,R29次/分,BP110/85mmHg。昏迷,瞳孔缩小,口腔较多分泌物,皮肤湿冷,两肺闻及广泛湿啰音。胆碱酯酶活性55%。该患者在院内治疗第2天不可能出现的并发症是
　　A. 呼吸衰竭　　　　　　B. 心律失常　　　　　　C. 肺水肿
　　D. 迟发性多发神经病　　E. 休克

1973. 中间型综合征常发生在有机磷中毒后
　　A. 4~12小时　　　　　B. 24~96小时　　　　　C. 7~9天
　　D. 12~24天　　　　　　E. 30~60天

1974. 女,35岁。因误服有机磷农药半小时,意识障碍逐渐加重入院。经洗胃、导泻,应用阿托品、氯解磷定,对症支持等治疗后意识恢复,症状好转。3天后患者突然出现视物模糊、面瘫、呼吸困难,并再次出现意识障碍,大小便失禁。查体:T36.7℃,P65次/分,R15次/分,BP135/75mmHg,肌力3级。SpO_2 93%,目前出现的情况最可能的原因是
　　A. 有机磷中毒加重　　　　B. 急性有机磷中毒迟发型脑病　　　C. 中间型综合征
　　D. 急性脑卒中　　　　　　E. 急性有机磷中毒迟发性多发性神经病变

1975. 男性,32岁。因口服敌敌畏重度中毒1小时入院,经阿托品、氯解磷定等各项治疗3天后神志清醒,中毒症状缓解,体征消失,再用阿托品口服维持6天,查全血胆碱酯酶活性仍处于80%左右,究其原因,最可能是
　　A. 高毒类毒物中毒　　　　B. 胃、肠、胆管内仍有残毒在吸收
　　C. 用解毒药剂量不足　　　D. 肝脏解毒功能差　　　　　　　　E. 红细胞再生尚不足

1976. 胆碱酯酶复能药的药理作用中不包括
　　A. 提高全血胆碱酯酶活性　　　　　　B. 恢复被抑制的胆碱酯酶活性
　　C. 恢复已经老化的胆碱酯酶活性　　　D. 减轻烟碱样症状
　　E. 与磷酰化胆碱酯酶中的磷形成结合物

1977. 女性,22岁。口服不详农药60ml后,呕吐、流涎、走路不稳、视物模糊、呼吸困难,口中有大蒜样气味。最重要的实验室检查是
　　A. 血液胆碱酯酶活性　　B. 血电解质　　　　　　C. 尿中磷分解产物检测
　　D. 肝、肾功能检查　　　E. 血气分析

1978. 下列符合中度有机磷中毒时的胆碱酯酶活性是
　　A. 35%　　　　　　　　B. 25%　　　　　　　　C. 15%
　　D. 10%　　　　　　　　E. 5%

1979. 男,30岁。服毒自杀,被发现后急送医院。查体:昏迷状态,呼吸急促,皮肤湿冷,双侧瞳孔如针尖大小。使用阿托品治疗后,提示治疗效果不满意的指标是
　　A. 颜面潮红　　　　　　B. 口干、皮肤干燥　　　C. 心率加快
　　D. 瞳孔大小无变化　　　E. 肺部啰音减少

1980. 女,35岁。与家人吵架后服敌百虫100ml,30分钟后被急送医院。查体:昏迷状态,呼吸困难,皮肤湿冷,双瞳孔如针尖大小。正确的紧急处理是
　　A. 气管插管气道保护后硫酸铜溶液洗胃+导泻　　B. 直接应用大量生理盐水洗胃+导泻
　　C. 直接应用硫酸铜溶液洗胃+导泻　　　　　　　D. 气管插管气道保护后2%碳酸氢钠溶液洗胃
　　E. 气管插管气道保护后应用大量温水洗胃+导泻

1981. 阿托品对有机磷中毒的哪种症状无效?
　　A. 瞳孔缩小　　　　B. 流涎　　　　　　C. 流汗
　　D. 腹痛腹泻　　　　E. 骨骼肌震颤

1982. 女,30岁,4小时前口服敌百虫。查体:躁动,瞳孔缩小,肺部湿啰音。错误的处置是
　　A. 应用阿托品　　　B. 应用解磷定　　　C. 吸氧
　　D. 应用抗生素　　　E. 地西泮肌内注射

1983. 治疗急性有机磷中毒致肺水肿的主要药物是
　　A. 西地兰　　　　　B. 阿托品　　　　　C. 解磷定
　　D. 地西泮　　　　　E. 地塞米松

　　A. 阿托品　　　　　B. 解磷定　　　　　C. 美解眠
　　D. 尼可刹米　　　　E. 甘露醇

1984. 解除有机磷中毒时烟碱样毒性作用,首选
1985. 解除有机磷中毒时毒蕈碱样毒性作用,首选

三、灭鼠药中毒(执业医师需掌握)

1986. 男性,35岁。鼻腔和牙龈出血不止1天。家属称发病前曾在楼梯处吃了颗粒状不明物品。查体:嗜睡,双瞳孔等大等圆,皮下瘀斑,鼻腔、牙龈渗血,心、肺未见异常,腹平软,肝、脾肋下未触及,无移动性浊音。实验室检查:APTT显著延长,血浆凝血因子Ⅱ、Ⅶ、Ⅸ、Ⅹ活性明显降低。最适合的治疗药物是
　　A. 地塞米松　　　　B. 糖皮质激素　　　C. 鱼精蛋白
　　D. 人凝血因子　　　E. 维生素K_1(2024)

四、急性毒品中毒(执业医师需掌握)

1987. 解救海洛因导致的呼吸抑制,其首选药物是
　　A. 氯解磷定　　　　B. 氟马西尼　　　　C. 美沙酮
　　D. 纳洛酮　　　　　E. 阿托品(2024)

五、镇静催眠药中毒(执业医师需掌握)

六、亚硝酸盐中毒(执业医师需掌握)

七、急性一氧化碳中毒(执业医师及助理医师均需掌握)

1988. CO中毒的发病机制为
　　A. 还原血红蛋白增多　B. 抑制呼吸中枢　　C. 形成COHb
　　D. 心肌受损　　　　E. 抑制胆碱酯酶

1989. 一氧化碳中毒时,最容易损害的器官或组织是
　　A. 眼睛　　　　　　B. 外周神经　　　　C. 肝
　　D. 肾　　　　　　　E. 脑

1990. 不属于急性一氧化碳中度中毒的临床表现是
　　A. 口唇呈樱桃红色　B. 运动失调　　　　C. 视物模糊
　　D. 肺水肿　　　　　E. 判断力降低

1991. 一氧化碳中毒患者,口唇可呈现的颜色为
　　A. 苍白　　　　　　B. 深红　　　　　　C. 樱桃红色
　　D. 青紫　　　　　　E. 青黑(2024)

1992. 北方农村某农户,冬季采用炉灶取暖,家中老年人晨起后感到胸闷,呼吸困难,皮肤黏膜呈樱桃红色。引起这些症状的污染物最可能是
    A. 二氧化氮   B. 甲醛   C. 一氧化碳
    D. 二氧化碳   E. 二氧化硫

1993. 重度 CO 中毒时,血 COHb 浓度至少应达到
    A. 10%   B. 20%   C. 30%
    D. 40%   E. 60%

1994. 女,36 岁。因急性一氧化碳中毒入院,治疗 1 周后症状消失出院。2 个月后突然出现意识障碍。既往无高血压及脑血管病史。最可能的诊断是
    A. 脑出血   B. 脑梗死   C. 肝性脑病
    D. 中毒迟发脑病   E. 中间型综合征

1995. 男性,50 岁。因急性中度一氧化碳中毒、意识障碍入院治疗,经吸氧、支持及对症治疗后,患者意识恢复,好转出院。2 周后患者突然出现失语、不能站立、偏瘫、大小便失禁。查体:体温 36.5℃,脉搏 85 次/分,呼吸 16 次/分,血压 125/70mmHg,双侧病理反射阳性。首先需要考虑的诊断是
    A. 中枢神经系统感染   B. 急性脑梗死   C. 急性脑出血
    D. 药物中毒   E. 急性一氧化碳中毒迟发脑病

1996. 对一氧化碳中毒有确诊价值的是
    A. 血氧饱和度下降   B. 皮肤黏膜樱桃红色   C. 呼吸困难
    D. 血氧血红蛋白浓度降低 E. 血碳氧血红蛋白浓度升高

1997. 女,56 岁。冬天采用煤炉取暖过夜。清晨被家人发现昏迷不醒急送医院。查体:口唇樱桃红色。对诊断最有帮助的检查是
    A. 血胆碱酯酶活性   B. 血气分析   C. 血糖测定
    D. 血 COHb 测定   E. 颅脑 CT

1998. 一氧化碳中毒现场急救首先采取
    A. 吸氧   B. 建立静脉通道   C. 就地心肺复苏
    D. 清洗皮肤   E. 撤离现场

1999. 男性,60 岁。在家中浴室洗澡,2 小时后被发现已昏迷,呼吸不规则,有间歇性暂停,室内烧煤炉取暖,门窗紧闭。现场急救的首要措施是立即
    A. 吸入高浓度氧   B. 使呼吸道通畅   C. 口对口人工呼吸
    D. 撤离现场   E. 给予呼吸兴奋剂

2000. 重症一氧化碳中毒患者的最有效治疗措施是
    A. 鼻导管间断低流量吸氧 B. 高压氧舱治疗   C. 吸入纯氧
    D. 鼻导管持续低流量吸氧 E. 面罩吸氧

2001. 女性,62 岁。冬季房屋内烧煤炉取暖,次日晨被发现昏迷。查体:呼吸 20 次/分,心率 97 次/分,昏迷,口唇呈樱桃红色。最适宜的治疗是
    A. 静脉用抗生素   B. 静脉用呼吸兴奋剂   C. 静脉用甘露醇
    D. 高压氧舱治疗   E. 机械通气

2002. 救治急性一氧化碳中毒患者时最主要的措施是
    A. 立即终止一氧化碳吸入并开始氧疗   B. 静脉补液,注射甘露醇、葡萄糖、速尿
    C. 给予呼吸兴奋剂   D. 给予神经细胞营养剂
    E. 应用洋地黄

2003. 男,25 岁。早晨被发现意识不清仰面倒在床上,床旁有呕吐物,房间内用煤炉取暖。急送医院。查

体:T36.5℃,P65次/分,R25次/分,BP95/65mmHg。昏迷状态,呼吸困难,面色潮红,口唇呈轻度发绀,双瞳孔等圆等大,两肺可闻及湿啰音,以右侧为著,SpO$_2$85%。目前应立即采取的处理措施是

  A. 立即高压氧舱治疗   B. 无创通气   C. 吸氧、应用糖皮质激素

  D. 高浓度吸氧、强心利尿   E. 气管插管、清理气道、机械通气

八、中暑(执业医师及助理医师均需掌握)

2004. 中暑的常见病因是

  A. 高温环境   B. 代谢增强   C. 散热增强

  D. 排汗功能亢进   E. 体温过高(2024)

2005. 患者,男性,19岁。在烈日下打篮球1小时,大汗后出现头痛、头晕、胸痛、心悸、恶心,并有腹肌疼痛。体温38.3℃,脉搏108次/分,血压90/60mmHg,神志清楚,面色潮红,双肺未闻及干、湿啰音,心律齐。最可能的诊断是

  A. 热痉挛   B. 热衰竭   C. 热射病

  D. 低血糖   E. 脱水

2006. 工人,38岁。在烧制车间连续工作4小时。感头痛、腹痛、呕吐、晕厥、抽搐10分钟。体格检查:体温40.1℃,脉搏120次/分,呼吸21次/分,血压110/75mmHg,浅昏迷,心、肺未见异常,腹软,无压痛、反跳痛。颅脑CT检查未见明显异常。最可能的诊断是

  A. 热射病   B. 热痉挛   C. 热衰竭

  D. 中暑先兆   E. 癫痫发作(2024)

2007. 患者,男性,26岁。在气温34℃时,负重跑步5公里后突发意识不清伴痉挛、抽搐2小时。查体:体温41.5℃,脉搏166次/分,呼吸28次/分,血压100/42mmHg,瞳孔等大等圆,心尖部第一心音低钝,四肢肌张力高。最关键的治疗措施是

  A. 氧疗   B. 甘露醇   C. 应用抗癫痫药物

  D. 应用镇静药   E. 降温治疗

第十篇 外科学

第1章 无菌术

（执业医师及助理医师均需掌握）

1. 手术区皮肤消毒范围边缘至少距手术切口
   A. 10cm   B. 13cm   C. 15cm
   D. 17cm   E. 20cm
2. 消毒用医用酒精的常用浓度是
   A. 40%   B. 30%   C. 90%
   D. 70%   E. 50%（2018）

第2章 外科病人的体液和酸碱平衡失调

（执业医师及助理医师均需掌握）

3. 外科病人最易发生的水和钠代谢紊乱是
   A. 原发性脱水   B. 低渗性脱水   C. 等渗性脱水
   D. 高渗性脱水   E. 水过多
4. 男，65岁。间断腹痛伴呕吐、乏力、少尿6小时，呕吐量大，无口渴。5年前行"急性重症胰腺炎腹腔引流术"。此时患者最可能出现的水、电解质平衡紊乱是
   A. 高钾血症   B. 低渗性脱水   C. 等渗性脱水
   D. 高渗性脱水   E. 稀释性低钠血症
5. 等渗性脱水的临床表现为
   A. 尿比重<1.010   B. 休克常伴有代谢性酸中毒   C. 明显口渴
   D. 血清Na^+降低   E. 短期内体液的丧失达体重3%时有休克
6. 男，20岁。10000m长跑后晕倒，眼窝下陷，神志欠清。急查血钾5.3mmol/L，血钠155mmol/L。该患者最可能的水、电解质平衡紊乱类型是
   A. 高渗性脱水   B. 低渗性脱水   C. 等渗性脱水
   D. 低钠血症   E. 高钾血症
7. 治疗高渗性脱水理想的液体是
   A. 5%碳酸氢钠液   B. 10%葡萄糖液   C. 0.9%氯化钠液
   D. 0.45%氯化钠液   E. 平衡盐溶液
8. 高渗性脱水患者常见的临床表现是
   A. 兴奋、手足麻木   B. 头晕、视力减退   C. 淡漠、反应迟缓
   D. 呆滞、嗜睡   E. 口渴、谵妄

第十篇 外科学
第2章 外科病人的体液和酸碱平衡失调

9. 男,25岁,煤矿工人。被困井下9天,获救后诉口渴,体重由70kg降至57kg,血钠155mmol/L,血钾4.0mmol/L。其水、电解质代谢紊乱的类型是
   A. 高渗性脱水　　　　　　B. 低渗性脱水　　　　　　C. 等渗性脱水
   D. 低钠血症　　　　　　　E. 高钾血症

10. 低渗性脱水的常见病因是
    A. 大量出汗　　　　　　　B. 摄入水不足　　　　　　C. 急性机械性肠梗阻
    D. 急性化脓性腹膜炎　　　E. 大量使用利尿酸类利尿药

11. 下列溶液中,适合治疗等渗性脱水的是
    A. 平衡盐溶液　　　　　　B. 5%葡萄糖液　　　　　　C. 0.45%氯化钠液
    D. 10%葡萄糖液　　　　　E. 3%氯化钠液

12. 仅用等渗盐水纠正等渗性脱水时,可导致
    A. 高钠血症　　　　　　　B. 高氯血症　　　　　　　C. 水过多
    D. 代谢性碱中毒　　　　　E. 低钙血症

13. 等渗性脱水伴酸中毒的患者,在补充等渗盐水和碱性溶液,纠正脱水酸中毒后需注意可能发生
    A. 低钠血症　　　　　　　B. 低镁血症　　　　　　　C. 低钾血症
    D. 低氯血症　　　　　　　E. 低磷血症

14. 女,50岁。恶心呕吐伴乏力、少尿6小时,呕吐量大,无口渴。2年前有腹部手术史。此时患者最可能出现的水、电解质平衡紊乱是
    A. 高渗性脱水　　　　　　B. 稀释性低钠血症　　　　C. 低渗性脱水
    D. 等渗性脱水　　　　　　E. 高钾血症

15. 男,32岁。大量呕吐、腹泻、少尿1天。查体:体温36.5℃,脉搏110次/分,呼吸24次/分,血压85/55mmHg,体重70kg,脉搏细速,双肺呼吸音清,未闻及干、湿啰音,心率110次/分,心律齐,腹软,无压痛。估计体液丢失量至少是
    A. 2100ml　　　　　　　　B. 2800ml　　　　　　　　C. 3500ml
    D. 4200ml　　　　　　　　E. 4900ml

16. 女性,50岁。因反复呕吐5天入院。血清钠118mmol/L,脉搏120次/分,血压70/50mmHg。应诊断为
    A. 轻度缺钠　　　　　　　B. 中度缺钠　　　　　　　C. 重度缺钠
    D. 中度脱水　　　　　　　E. 重度脱水

17. 男,56岁。因吞咽、饮水困难2周,现有乏力、尿少、极度口渴来诊。查体:血压正常,唇干,眼窝凹陷,烦躁不安,出现躁狂、幻觉,有时昏迷。该患者应考虑为
    A. 中度低渗性脱水　　　　B. 中度等渗性脱水　　　　C. 重度等渗性脱水
    D. 中度高渗性脱水　　　　E. 重度高渗性脱水

18. 高渗性脱水和低渗性脱水共有的表现为
    A. 血红蛋白浓度升高　　　B. 明显口渴感　　　　　　C. 尿比重增高
    D. 血细胞比容降低　　　　E. 腱反射减弱

19. 女,50岁。体重60kg。因反复呕吐5天入院。血清钠130mmol/L。入院当天应补充的钠量是
    A. 25.5g　　　　　　　　　B. 21g　　　　　　　　　　C. 4.5g
    D. 15g　　　　　　　　　　E. 10.5g

20. 男,36岁。胃溃疡穿孔修补术后1年,近1周因粘连性肠梗阻行胃肠减压,每日引流液约1000ml,测血钠125mmol/L,血钾3.54mmol/L,血pH7.36。此时静脉补液治疗应首选的液体是
    A. 林格氏液　　　　　　　B. 高渗盐水　　　　　　　C. 低渗盐水
    D. 碳酸氢钠　　　　　　　E. 高渗葡萄糖

21. 高钾血症的病因不包括
    A. 应用祥利尿剂 B. 应用螺内酯 C. 挤压综合征
    D. 大量输入库存血 E. 慢性肾衰竭

22. 高血压患者,长期服用氨苯蝶啶。心电图提示T波高尖。应诊断为
    A. 高钾血症 B. 低钾血症 C. 高钙血症
    D. 低钙血症 E. 代谢性碱中毒(2022)

23. 患者术后输注大量10%葡萄糖溶液和胰岛素维持机体需要,容易发生的电解质紊乱是
    A. 高钾血症 B. 低钾血症 C. 高钠血症
    D. 低钠血症 E. 低钙血症(2024)

    A. 高钾血症 B. 低钾血症 C. 低钠血症
    D. 高渗性脱水 E. 低渗性脱水

24. 高热时容易引起的水电解质紊乱是

25. 挤压综合征容易引起的水电解质紊乱是(2024)

26. 高钾血症常见的临床表现是
    A. 心动过缓 B. 肠蠕动消失 C. 四肢肌张力增强
    D. 腹胀 E. 恶心、呕吐

27. 患者,女性,65岁。因少尿诊断为慢性肾功能不全。血生化检测:Na^+ 136mmol/L,K^+ 6.0mmol/L,Ca^{2+} 2.1mmol/L,CO_2CP 25mmol/L。下列处理措施不正确的是
    A. 使用氨苯蝶啶 B. 停用含钾药物 C. 静脉滴注葡萄糖+胰岛素
    D. 静脉滴注葡萄糖酸钙 E. 静脉滴注碳酸氢钠溶液

28. 男,40岁。腹胀、呕吐3天。呕吐物为宿食。既往十二指肠溃疡病史10年。为纠正患者可能存在的水、电解质代谢紊乱和酸碱平衡失调,补液首选
    A. 生理盐水 B. 5%葡萄糖水+10%氯化钾 C. 5%碳酸氢钠溶液
    D. 5%葡萄糖盐水 E. 5%葡萄糖盐水+1.86%乳酸钠溶液(2023)

29. 常以肌无力为最早表现的电解质紊乱是
    A. 低钙血症 B. 高钙血症 C. 高磷血症
    D. 低钾血症 E. 高钾血症

30. 低钾血症一般不表现为
    A. 碱中毒 B. 碱性尿 C. 心电图出现U波
    D. 恶心、呕吐 E. 腱反射减弱

31. 急性肠梗阻患者血清钾检测值为2.9mmol/L,临床上一般不表现为
    A. 四肢无力 B. ST段降低 C. 皮肤苍白
    D. 反常性酸性尿 E. 口苦

32. 关于低钾血症的临床表现,错误的是
    A. 肌无力为最早的临床表现 B. 均有典型的心电图改变 C. 常与镁缺乏同时存在
    D. 严重时可发生多尿 E. 发生碱中毒时尿呈酸性

33. 女性,45岁。幽门梗阻行持续胃肠减压半月余,每日补10%葡萄糖2500ml,5%葡萄糖盐水1000ml,10%氯化钾30ml。2天前开始出现全腹膨胀,无压痛及反跳痛,肠鸣音消失,每日尿量1500ml左右。最可能的原因是
    A. 低钾血症 B. 低钠血症 C. 高钾血症
    D. 高钠血症 E. 低钙血症

第十篇 外科学
第2章 外科病人的体液和酸碱平衡失调

34. 患者,女性,65岁。反复腹痛伴停止排气排便5天,少尿2天。查体:体温37.8℃,脉搏111次/分,呼吸22次/分,血压80/50mmHg,全腹膨隆,全腹无压痛、反跳痛,未触及包块,肠鸣音减弱。血清电解质:K^+ 2.35mmol/L,Na^+ 137mmol/L,Cl^- 106mmol/L。正确的治疗措施是
   A. 见尿后补钾 B. 静脉少量补充氯化钾溶液 C. 利尿后补钾
   D. 口服补钾   E. 静脉大量补充氯化钾溶液

35. 低钾血症的患者,补钾后病情仍无改善时,应首先考虑缺乏
   A. 镁 B. 磷 C. 钠
   D. 氯 E. 钙

36. 外周静脉输液时,5%葡萄糖氯化钠注射液500ml中,最多可加入10%氯化钾
   A. 10ml B. 15ml C. 20ml
   D. 25ml E. 5ml

(37~39题共用题干)男性,45岁。因幽门梗阻、胃次全切除术第5天,术后排气3次,但腹胀逐渐加重,恶心,无呕吐,腹胀明显,无压痛、反跳痛,肠鸣音弱,心电图示T波降低。

37. 根据目前情况应诊断为
   A. 绞窄性肠梗阻 B. 弥漫性腹膜炎 C. 吻合口瘘
   D. 低血钾   E. 低血钙

38. 为明确诊断,首先应进行的检查是
   A. 腹部B超 B. 腹部穿刺 C. 测定血钾
   D. 胃肠造影 E. 腹部CT

39. 纠正低钾血症时,必须
   A. 先补钾离子 B. 先补氯离子 C. 先输5%葡萄糖溶液
   D. 尿量>40ml/h E. 先纠正代谢性酸中毒

40. 代谢性酸中毒患者一般不表现为
   A. 面部潮红 B. 心率加快 C. 呼吸深而快
   D. 尿液呈中性 E. 呼气有酮味

41. 男,56岁。上腹部创伤高位肠瘘5天。血压90/60mmHg,血pH7.2,HCO_3^- 15mmol/L。该患者酸碱平衡失调的类型是
   A. 呼吸性碱中毒 B. 代谢性碱中毒 C. 呼吸性酸中毒
   D. 代谢性酸中毒 E. 呼吸性酸中毒合并代谢性酸中毒

42. 代谢性碱中毒常伴发
   A. 低钾血症 B. 低钙血症 C. 低钠血症
   D. 低磷血症 E. 低镁血症

43. 低钾性碱中毒常出现于
   A. 尿毒症 B. 持续胃肠减压 C. 术后少尿
   D. 挤压创伤 E. 输血过量

44. 女性,40岁。反复呕吐2天,因幽门梗阻入院。测得血钾2.9mmol/L,血钠130mmol/L,血氯70mmol/L。最可能的情况是
   A. 低钾、高钠、低氯、碱中毒 B. 低钾、低钠、低氯、酸中毒 C. 低钾、低钠、高氯、碱中毒
   D. 低钾、低钠、低氯、碱中毒 E. 低钾、高钠、高氯、酸中毒

45. 患者,男,52岁。上腹痛伴呕吐2天。既往"胃炎"病史10年。查体:脱水貌,上腹部压痛,但无反跳痛和肌紧张。动脉血气分析结果:pH7.54,BE+7.0mmol/L,血钾3.1mmol/L。该患者水、电解质及酸

碱失调类型是

A. 低钾伴代谢性酸中毒　　B. 低钾伴代谢性碱中毒　　C. 高钾伴代谢性酸中毒

D. 高钾伴代谢性碱中毒　　E. 低钾伴中度脱水(2024)

46. 患者急查血气分析和血清电解质,结果显示 pH7.55, Na⁺142mmol/L, K⁺2.5mmol/L, Cl⁻70mmol/L。应诊断为

A. 低钾、低钠血症　　B. 低钠、低氯血症,呼吸性酸中毒

C. 低钠、低氯血症　　D. 低钾、低氯血症,代谢性酸中毒

E. 低钾、低氯血症,代谢性碱中毒(2022)

47. 女性,35 岁。下肢广泛挤压伤 10 小时。测血钾 6mmol/L,血钠 138mmol/L,血氯 105mmol/L。最可能发生的酸碱平衡失调是

A. 代谢性碱中毒　　B. 代谢性酸中毒　　C. 呼吸性碱中毒

D. 呼吸性酸中毒　　E. 呼吸性酸中毒合并代谢性碱中毒

48. 女,40 岁,体重 50kg。胃大部切除术后 2 天,HCO_3^- 16mmol/L。输液时应首选

A. 5%葡萄糖氯化钠溶液　　B. 含 5%碳酸氢钠 50ml 的葡萄糖溶液

C. 含 5%碳酸氢钠 100ml 的葡萄糖溶液　　D. 含 5%碳酸氢钠 150ml 的葡萄糖溶液

E. 含 5%碳酸氢钠 200ml 的葡萄糖溶液

49. 严重的代谢性酸中毒纠正后,最要警惕的电解质紊乱是

A. 高磷血症　　B. 高钙血症　　C. 低钙血症

D. 高钾血症　　E. 高镁血症(2021)

A. 呼吸性酸中毒　　B. 代谢性酸中毒　　C. 呼吸性碱中毒

D. 代谢性碱中毒　　E. 呼吸性酸中毒合并代谢性酸中毒

50. 幽门梗阻患者可发生

51. 重度肺气肿患者可发生

52. 外科临床上最常见的酸碱失衡是

(53~55题共用题干)男性,60 岁。粘连性肠梗阻 5 天,出现呼吸深快。查体:面部潮红,心率 110 次/分,血压 90/60mmHg,腱反射减弱。化验:血 pH7.20,血浆 HCO_3^- 15mmol/L。

53. 该患者酸碱失衡诊断为

A. 呼吸性酸中毒　　B. 代谢性酸中毒　　C. 呼吸性碱中毒

D. 代谢性碱中毒　　E. 呼吸性酸中毒合并代谢性酸中毒

54. 首选治疗措施是

A. 辅助呼吸,加速 CO_2 排出　　B. 静脉滴注生理盐水　　C. 静脉滴注 5%碳酸氢钠

D. 快速输入高渗糖水　　E. 静脉滴注 5%葡萄糖盐水

55. 如果输液后,患者出现手足抽搐,应立即静脉注射

A. 5%碳酸氢钠　　B. 地西泮(安定)　　C. 硫喷妥钠

D. 5%葡萄糖盐水　　E. 10%葡萄糖酸钙

A. $PaCO_2$ 升高　　B. $PaCO_2$ 降低　　C. HCO_3^- 增多

D. HCO_3^- 减少　　E. 阴离子间隙降低

56. 代谢性酸中毒主要是由于体内

57. 代谢性碱中毒主要是由于体内

A. 长期胃肠减压 B. 反复呕吐 C. 盐皮质激素过多
D. 长期饥饿状态 E. 挤压综合征

58. 高钾血症的常见原因是
59. 代谢性酸中毒的常见病因是

第3章 休 克

(执业医师及助理医师均需掌握)

60. 外科最常见的休克
   A. 感染性休克 B. 心源性休克和低血容量性休克
   C. 心源性休克 D. 低血容量性休克和感染性休克
   E. 失血性休克(2024)

61. 各类型休克的根本变化是
   A. 代谢性酸中毒 B. 脉搏快 C. 尿量减少
   D. 组织灌注不足 E. 低血压

62. 抗休克的最基本措施是
   A. 输氧 B. 使用血管活性药物 C. 纠正代谢性酸中毒
   D. 补充血容量 E. 控制原发病

63. 休克在微循环衰竭期最突出的情况是
   A. 血管内高凝状态 B. 后括约肌收缩状态 C. 代谢性碱中毒
   D. 前括约肌收缩状态 E. 毛细血管内"可进可出"

64. 关于治疗休克的叙述,错误的是
   A. 失血性休克的治疗是扩容 B. 感染性休克时,可大剂量应用糖皮质激素
   C. 感染性休克时,应首先使用升压药 D. 感染性休克应恢复有效循环血量
   E. 失血性休克时,止血是不可忽视的主要手段

65. 患者,男,40岁。高处坠落伤2小时。查体:体温36.8℃,脉搏130次/分,呼吸18次/分,血压75/57mmHg。神志尚清,口渴,面色苍白,估计该患者失血量为
   A. 300~500ml B. 600~800ml C. 800~1600ml
   D. 1600~2000ml E. 2000ml以上

66. 休克代偿期表现不包括
   A. 舒张压升高 B. 兴奋 C. 过度通气
   D. 烦躁 E. 血压下降(2022)

67. 男,55岁。车祸后6小时。6小时来未排尿,置导尿管导出黄色尿液50ml。查体:体温36.5℃,脉搏140次/分,呼吸28次/分,血压65/50mmHg,意识模糊,双肺呼吸音清,未闻及干、湿啰音,心律齐,腹部膨隆,四肢冰冷。最可能的诊断为
   A. 轻度休克,神经源性休克 B. 中度休克,神经源性休克 C. 中度休克,低血容量性休克
   D. 重度休克,神经源性休克 E. 重度休克,低血容量性休克(2019)

68. 男,50岁。转移性右下腹痛2天,体温38.5℃。既往糖尿病病史10年。给予抗炎补液治疗。白细胞19.2×10^9/L,中性粒细胞0.91。呼吸20次/分,脉搏110次/分,血压130/80mmHg。入院2小时后患者疼痛加重,烦躁不安。体温40℃,呼吸28次/分,血压70/50mmHg,腹肌紧张,压痛明显。患者可能

的休克类型是
A. 感染性　　　　　　　　B. 失血性　　　　　　　　C. 神经源性
D. 过敏性　　　　　　　　E. 心源性(2020)

69. 女,25 岁。右上腹刀刺伤 1 小时,烦躁、恶心、呕吐。查体:脉搏 106 次/分,血压 110/80mmHg。腹肌紧张,有局限压痛、反跳痛。中心静脉压 4cmH$_2$O,血红蛋白 100g/L,血细胞比容 0.35。首先应进行的处理是
A. 镇静、止痛　　　　　　B. 胃肠减压　　　　　　　C. 抗生素静脉滴注
D. 快速输全血　　　　　　E. 快速输平衡盐溶液

70. 休克期反映器官血流灌注最简单可靠的指标是
A. 收缩压　　　　　　　　B. 舒张压　　　　　　　　C. 脉压
D. 脉率　　　　　　　　　E. 尿量

71. 休克指数的计算方法是
A. 收缩压和舒张压之比　　B. 心率与收缩压之比　　　C. 脉率与舒张压之比
D. 脉率与脉压之比　　　　E. 脉率与收缩压之比

72. 休克监测中最常用的项目是
A. 心脏指数　　　　　　　B. 血气分析　　　　　　　C. 肺毛细血管楔压
D. 中心静脉压　　　　　　E. 心排血量

73. 休克纠正后,提示急性肾衰竭的表现是
A. 血压正常,尿量>30ml/h,尿比重降低　　B. 血压正常,尿量<25ml/h,尿比重降低
C. 血压偏高,尿量>30ml/h,尿比重降低　　D. 血压偏低,尿量<25ml/h,尿比重升高
E. 血压偏低,尿量<30ml/h,尿比重升高(2024)

74. 休克患者动态监测中心静脉压值为 25cmH$_2$O,表示
A. 肺梗死　　　　　　　　B. 静脉血管床过度收缩　　C. 肺循环阻力增加
D. 血容量不足　　　　　　E. 充血性心力衰竭

75. 血压下降在休克中的意义为
A. 是诊断休克的唯一依据　B. 是休克最常见的临床表现　C. 是估计休克程度的主要指标
D. 是休克最早的指标　　　E. 是组织细胞缺氧的主要指标

76. 抗休克治疗后,下列提示微循环改善的指标中,临床上最有意义的是
A. 脉率减慢　　　　　　　B. 尿量已达 30ml/h　　　　C. 肤色转红润
D. 神志变清楚　　　　　　E. 肢端温度上升

77. 诊断休克失代偿期的必备条件是
A. 脉率>90 次/分　　　　 B. 收缩压<90mmHg　　　　C. 脉压<20mmHg
D. 尿量<35ml/h　　　　　E. 中心静脉压<5cmH$_2$O(2022)

78. 抗休克治疗时,与病情好转、尿量增加直接相关的指标是
A. 肾血流灌注　　　　　　B. 心排血量　　　　　　　C. 动脉舒张压
D. 肺毛细血管楔压　　　　E. 中心静脉压(2022)

79. 判断休克已纠正,除血压正常外,尿量每小时应稳定在
A. 25ml 以上　　　　　　　B. 30ml 以上　　　　　　　C. 40ml 以上
D. 50ml 以上　　　　　　　E. 60ml 以上

80. 迅速出血后出现休克症状,表明至少已丢失全身总血量的
A. 10%　　　　　　　　　B. 15%　　　　　　　　　 C. 20%
D. 25%　　　　　　　　　E. 30%

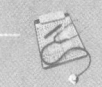

81. 男,50岁。门静脉高压症食管胃底静脉曲张破裂出血,给予三腔管压迫止血及快速输液输血治疗,出血停止。此时,心率150次/分,血压80/60mmHg,中心静脉压20cmH$_2$O。提示该患者最可能是
    A. 血容量不足　　　　　B. 血容量严重不足　　　　C. 心功能不全
    D. 容量血管过度收缩　　E. 肝性脑病

82. 女性,43岁。失血性休克患者经充分补液及纠酸治疗后,测得患者血压70/52mmHg,中心静脉压(CVP)15cmH$_2$O,进一步治疗措施是
    A. 静脉滴注平衡盐溶液　　B. 静脉滴注广谱抗生素　　C. 给予升压药物
    D. 给予扩血管药物　　　　E. 给予小剂量糖皮质激素(2024)

83. 休克患者中心静脉压为5cmH$_2$O,血压80/65mmHg,处理原则为
    A. 适当补液　　　　　B. 使用强心药物　　　　C. 用扩血管药物
    D. 补液试验　　　　　E. 充分补液

84. 患者,女性,64岁。大量呕血1天,给予禁食、外周补液治疗。查体:脉搏100次/分,血压90/60mmHg,中心静脉压5cmH$_2$O。10分钟内静脉输入等渗盐水250ml后,测得血压110/70mmHg,中心静脉压5cmH$_2$O。提示病情最可能的情况是
    A. 创伤反应　　　　　B. 心力衰竭　　　　　C. 血容量不足
    D. 血容量相对过多　　E. 容量血管过度收缩

85. 治疗休克时,收缩压88mmHg,但中心静脉压16cmH$_2$O,错误的判断是
    A. 心功能不全　　　　B. 静脉血管床过度收缩　　C. 血容量充足
    D. 肺循环阻力增加　　E. 充血性心力衰竭

86. 男,50岁。行胃癌根治术后2小时腹腔引流出不凝血800ml。血压86/60mmHg,中心静脉压由8cmH$_2$O降至4cmH$_2$O。此时应采取的最恰当措施是
    A. 给予血管收缩药　　B. 补液观察　　　　　C. 再次手术止血
    D. 内镜电凝止血　　　E. 输血观察

87. 男,25岁。因车祸伤致肝破裂、失血性休克,经急诊手术后腹腔出血得到控制。给予充分补液后脉搏100次/分,血压125/82mmHg,中心静脉压15cmH$_2$O。目前首选的治疗措施是
    A. 继续补液　　　　　B. 补液试验　　　　　C. 给予强心剂
    D. 给予血管扩张剂　　E. 给予糖皮质激素(2023)

    A. 心功能不全,血容量正常　　　　B. 血容量不足
    C. 容量血管过度收缩　　　　　　　D. 心功能不全或血容量相对过多
    E. 心功能不全或血容量不足

88. 中心静脉压低,血压低提示
89. 中心静脉压高,血压低提示

    A. 尿量少,CVP很高　　B. 尿量少,CVP较低　　C. 尿量多,CVP很低
    D. 尿量多,CVP正常　　E. 尿量多,CVP偏高

90. 说明抗休克治疗时液体已补足的是
91. 说明抗休克治疗时血容量仍不足的是

    A. 动脉血压降低,尿量减少　　B. 动脉血压升高,尿量减少　　C. 动脉血压升高,尿量增加
    D. 动脉血压降低,尿量增加　　E. 动脉血压和尿量无显著改变

92. 重症急性胰腺炎患者出现血压下降,给予快速补液后,患者可出现的临床表现是
93. 重度失血患者失代偿时可出现的临床表现是

94. 肾动脉狭窄患者可出现的临床表现是(2018)

(95~97题共用题干)男性,30岁。从3楼跌下,左腹部跌伤,左第6、7、8肋骨骨折,脾破裂,肠破裂。入院时精神紧张,体温38.5℃,面色苍白,肢端冰冷,脉搏细数,110次/分,血压130/100mmHg,尿量减少。

95. 该患者的休克状态应属于
    A. 休克前期   B. 中度休克   C. 重度休克
    D. 暖休克   E. 冷休克

96. 目前不宜马上进行的检查是
    A. 血常规   B. 腹腔穿刺   C. 静脉肾盂造影
    D. 中心静脉压测定   E. 测定二氧化碳结合力

97. 首先考虑的治疗措施为
    A. 静脉输注血管收缩药物   B. 立即剖腹探查   C. 迅速补充血容量
    D. 大剂量应用抗生素   E. 滴注利尿剂改善肾功能

(98~100题共用题干)患者,男性,45岁。双侧股骨干骨折3小时,体温36.5℃,脉搏细弱,血压60/40mmHg,四肢冰冷,无尿。

98. 首先考虑的诊断是
    A. 轻度休克   B. 感染性休克   C. 中度休克
    D. 重度休克   E. 高排低阻型休克

99. 首选的治疗措施是
    A. 静脉注射强心药物   B. 立即手术治疗   C. 迅速补充血容量
    D. 利尿剂改善肾功能   E. 应用抗生素

100. 该患者应采取的体位是
    A. 平卧位
    B. 下肢抬高10°
    C. 头和躯干提高10°
    D. 头和躯干抬高20°~30°,下肢抬高15°~20°
    E. 头和躯干抬高40°~50°,下肢抬高30°~40°

101. 创伤性休克早期最常出现的酸碱失衡类型是
    A. 呼吸性碱中毒   B. 代谢性碱中毒   C. 代谢性酸中毒
    D. 呼吸性酸中毒   E. 代谢性酸中毒合并呼吸性碱中毒

102. 感染性休克的常见病原体为
    A. 革兰氏阴性细菌   B. 革兰氏阳性细菌   C. 病毒
    D. 支原体   E. 钩端螺旋体

103. 感染性休克的临床特点是
    A. 暖休克患者神志淡漠或嗜睡   B. 冷休克患者,每小时尿量大于30ml
    C. 暖休克患者,每小时尿量大于30ml   D. 冷休克患者脉搏慢、搏动清楚
    E. 暖休克患者毛细血管充盈时间延长

104. 男性,40岁。腹痛、发热48小时,血压80/60mmHg,神志清楚,面色苍白,四肢湿冷,全腹肌紧张,肠鸣音消失。诊断为
    A. 低血容量性休克   B. 感染性休克   C. 神经源性休克
    D. 心源性休克   E. 过敏性休克

105. 应用糖皮质激素治疗感染性休克时,其使用量为常规用量的
    A. 1/4   B. 1/2   C. 2倍

D. 5 倍　　　　　　　　　　　E. 10 倍以上

106. 感染性休克大剂量应用糖皮质激素治疗的时间最长不宜超过
    A. 1 天　　　　　　　　　　B. 5 天　　　　　　　　　　C. 3 天
    D. 7 天　　　　　　　　　　E. 2 天

107. 外科救治感染性休克时不正确的做法是
    A. 应用抗菌药物　　　　　　B. 补充血容量　　　　　　　C. 待休克好转后手术处理感染灶
    D. 使用糖皮质激素　　　　　E. 采用血管扩张药物治疗

108. 感染性休克手术治疗时机是
    A. 即刻手术　　　　　　　　B. 短期抗休克治疗后　　　　C. 抗休克治疗无效时
    D. 感染灶局限化以后　　　　E. 感染灶即将破溃前

109. 男,22 岁。咳嗽伴发热 3 天,给予青霉素静脉滴注抗感染治疗,用药后患者突然出现气急、胸闷、烦躁不安。查体:体温 38.5℃,脉搏 140 次/分,呼吸 37 次/分,血压 75/40mmHg,面色苍白,大汗淋漓,两肺可闻及喘鸣音,身体多部位红色皮疹。最可能的原因是
    A. 急性左心衰竭　　　　　　B. 哮喘急性发作　　　　　　C. 过敏性休克
    D. 急性呼吸窘迫综合征　　　E. 感染性休克

第 4 章　外科病人的代谢与营养治疗

(执业医师及助理医师均需掌握)

110. 手术创伤并术后禁食期间,病人机体代谢变化为
    A. 蛋白分解减少、糖异生减少、脂肪分解减少　　　B. 蛋白分解增加、糖异生减少、脂肪分解增加
    C. 蛋白分解增加、糖异生增加、脂肪分解增加　　　D. 蛋白分解增加、糖异生减少、脂肪分解减少
    E. 蛋白分解减少、糖异生增加、脂肪分解增加

111. 关于外科手术病人术后能量代谢的叙述,错误的是
    A. 葡萄糖分解增加　　　　　B. 负氮平衡　　　　　　　　C. 脂肪动员增加
    D. 蛋白质分解增加　　　　　E. 机体代谢加快(2022)

112. 机体处于应激,如创伤、手术、感染等情况下,能量代谢的变化中,错误的是
    A. 机体处于负氮平衡　　　　B. 脂肪动员加速　　　　　　C. 蛋白质分解加速
    D. 处理葡萄糖能力增强　　　E. 机体出现高代谢和分解代谢

113. 在饥饿早期,机体首先进行的供能形式是
    A. 酮体供能　　　　　　　　B. 肌蛋白分解　　　　　　　C. 消耗储备糖原
    D. 糖异生作用　　　　　　　E. 脂肪酸供能

114. 排除体液因素,提示成人存在营养不良的指标是实际体重至少比标准体重低
    A. 10%　　　　　　　　　　B. 20%　　　　　　　　　　C. 25%
    D. 30%　　　　　　　　　　E. 35%

115. 机体发生创伤后,营养状况的评估指标中不包括的是
    A. 血小板测定　　　　　　　B. 体重　　　　　　　　　　C. 白蛋白测定
    D. 皮褶厚度　　　　　　　　E. 淋巴细胞测定(2018)

116. 手术前评估患者营养状况的指标不包括
    A. 血浆前白蛋白　　　　　　B. 血浆白蛋白　　　　　　　C. 血浆转铁蛋白

D. 外周血血小板计数　　　　E. 外周血淋巴细胞计数（2023）

117. 女，60岁。身高170cm，体重65kg。每天所需基本热量约为
    A. 1200kcal　　　　　　　B. 1600kcal　　　　　　　C. 2200kcal
    D. 1000kcal　　　　　　　E. 2900kcal

118. 患者，男性，60岁，体重55kg。全胃切除术后5天，左上腹疼痛，腹腔引流管内可见少量肠液。查体：体温37.2℃，脉搏100次/分，呼吸19次/分，血压130/80mmHg，左上腹轻压痛，无反跳痛、肌紧张。予禁食、肠外营养。该患者的实际静息能量消耗（REE）约是
    A. 60%　　　　　　　　　B. 80%　　　　　　　　　C. 100%
    D. 140%　　　　　　　　E. 200%

119. 一般的择期手术患者的静息能量消耗值（REE）约增加
    A. 10%　　　　　　　　　B. 20%　　　　　　　　　C. 30%
    D. 40%　　　　　　　　　E. 50%

    A. 氮平衡试验　　　　　　B. 三头肌皮褶厚度　　　　C. 血清转铁蛋白
    D. 上臂中部周长　　　　　E. 肌酐/身高指数

120. 反映机体蛋白质营养状况的是
121. 评价患者营养摄入水平和分解代谢状况的是

122. 肠外营养的技术性并发症中最严重的是
    A. 神经损伤　　　　　　　B. 空气栓塞　　　　　　　C. 胸导管损伤
    D. 气胸　　　　　　　　　E. 血胸

123. 男，75岁。因胃癌行全胃切除术，术前患者营养状况良好，无水、电解质代谢紊乱。预计需行全胃肠外营养5~7天，为其配制的全营养混合液中不必加入
    A. 脂溶性维生素　　　　　B. 氨基酸溶液　　　　　　C. 电解质溶液
    D. 水溶性维生素　　　　　E. 脂肪乳剂

124. 肠外营养液常用的成分不包括
    A. 低分子右旋糖酐　　　　B. 脂肪乳剂　　　　　　　C. 复方氨基酸溶液
    D. 无机盐溶液　　　　　　E. 维生素溶液

125. 应用全胃肠外营养时，氮和热卡之比（g/kcal）应为
    A. 1：(50~80)　　　　　　B. 1：(100~120)　　　　　C. 1：(150~200)
    D. 1：(210~240)　　　　　E. 1：250以上（2021）

    A. 急性胃肠炎　　　　　　B. 吸入性肺炎　　　　　　C. 急性胰腺炎
    D. 急性胆管炎　　　　　　E. 全身性感染

126. 鼻饲肠内营养时最易发生的并发症是
127. 肠外营养时最易发生的并发症是

    A. 短肠综合征　　　　　　B. 冠状动脉搭桥手术后　　C. 肺癌根治手术后
    D. 长期昏迷患者　　　　　E. 直肠癌Miles术后

128. 需要接受肠内营养的是
129. 需要接受肠外营养的是

130. 长期肠外营养支持者，应选择的穿刺血管是
    A. 颈内静脉　　　　　　　B. 大隐静脉　　　　　　　C. 颈外静脉

D. 足背静脉　　　　　　　　　E. 头静脉

131. 患者，男，55岁。车祸后行脾切除、小肠大段破裂修补术后，转入ICU。当前，营养治疗应选择
    A. 插胃管行肠内营养　　　　B. 插十二指肠管行肠内营养　　　C. 空肠造瘘行肠内营养
    D. 经周围静脉行肠外营养　　E. 锁骨下静脉穿刺置管行肠外营养（2024）

132. 男，26岁。因肠系膜血管缺血性疾病行小肠近全切除术后2个月，术后第2天开始接受全胃肠外营养支持治疗。现患者出现皮肤干燥、鳞状脱屑、脱发及伤口愈合延迟。其最可能的原因是营养液中缺乏
    A. 维生素A　　　　　　　　B. 电解质　　　　　　　　　C. 微量元素
    D. 氨基酸　　　　　　　　　E. 必需脂肪酸（2020）

133. 肠内营养并发症与输入速度及溶液浓度有关的是
    A. 误吸　　　　　　　　　　B. 腹胀、腹泻　　　　　　　C. 肠炎
    D. 肠道细菌移位　　　　　　E. 胆囊结石

134. 肠内营养最常出现的并发症是
    A. 胆汁淤积　　　　　　　　B. 胆石形成　　　　　　　　C. 误吸
    D. 肠源性感染　　　　　　　E. 肝酶谱升高

135. 通过胃管肠内营养时，判断有胃潴留的标准是在停止输营养液30分钟后，回抽量至少大于
    A. 100ml　　　　　　　　　 B. 150ml　　　　　　　　　　C. 200ml
    D. 250ml　　　　　　　　　 E. 350ml

136. 女性，70岁。急性脑梗死伴意识障碍，留置鼻胃管进行肠内营养治疗，2周后出现胃潴留，量约400ml/d。对该患者的适宜处理是
    A. 行空肠造瘘，给予肠内营养　　　　　　B. 改用鼻空肠管，给予肠内营养
    C. 停用肠内营养，改用肠外营养　　　　　D. 继续留置鼻胃管，减少肠内营养液用量
    E. 加用促胃肠动力药，观察胃潴留情况（2024）

137. 外科病人鼻饲输注营养液时，为预防吸入性肺炎最主要的措施是
    A. 尽量减少液体总量　　　　B. 降低营养液浓度　　　　　C. 输注营养液时采取半卧位
    D. 同时给予促胃动力药　　　E. 控制营养液输注速度

138. 长期肠外营养引起肝脂肪变性的主要原因是
    A. 过高的能量供给　　　　　B. 输注白蛋白过量　　　　　C. 胆汁淤积
    D. 糖与氨基酸配比不合理　　E. 维生素配比不合理

139. 回肠肠瘘患者所用的肠内营养制剂应该是
    A. 以肽类为主　　　　　　　B. 以脂类为主　　　　　　　C. 增加维生素
    D. 减少糖类　　　　　　　　E. 增加纤维素（2018）

140. 男，56岁。全胃切除术后3天行肠内营养，第4天出现腹泻。分析原因不包括
    A. 营养液温度过低　　　　　B. 营养液污染　　　　　　　C. 小肠对脂肪耐受改变
    D. 肠腔内渗透压过高　　　　E. 营养液输注速度过慢

141. 男性，70岁。胃癌行全胃切除术后3天。术后经中心静脉行肠外营养支持。腹腔引流管及导尿管均未拔除。2小时前突发寒战、高热，伴轻度烦躁。查体：体温39.6℃，脉搏115次/分，呼吸25次/分，血压95/55mmHg，双肺未闻及干、湿啰音，腹部切口无红肿、渗液，中上腹轻压痛，无反跳痛及肌紧张。腹腔引流管通畅，引流液清亮，每天约50ml。导尿管通畅，颜色淡黄。该患者发热最可能的原因是
    A. 手术切口感染　　　　　　B. 腹腔脓肿　　　　　　　　C. 肺部感染
    D. 尿路感染　　　　　　　　E. 中心静脉导管相关性感染（2024）

(142~144题共用题干)女,50岁。因患短肠综合征给予全胃肠外营养治疗。应用1周后患者出现昏迷,但尿内无酮体。患者既往曾有空腹血糖增高(11mmol/L)。

142. 此患者的诊断是
   A. 高渗高血糖综合征　　B. 肝性脑病　　C. 静脉导管相关性感染
   D. 糖尿病酮症酸中毒　　E. 代谢性酸中毒

143. 此病的发病机制是由于
   A. 肾功能损害　　B. 等渗性脱水　　C. 输液导管细菌滋生
   D. 肝功能损害　　E. 内源性胰岛素分泌不足

144. 此病的主要预防措施是
   A. 保护肾功能　　B. 加强保肝　　C. 加强导管护理、无菌操作
   D. 预防酸中毒发生　　E. 开始1周内注意葡萄糖输注的浓度、速度和与胰岛素的比例

(145~147题共用题干)患者,男性,62岁。自5米高处坠落半小时,自述口渴。查体:脉搏98次/分,呼吸35次/分,血压128/95mmHg。表皮多处擦伤,腹部略隆起。腹部B超提示肝、脾被膜不连续,腹腔内有游离积液。

145. 估计此时患者总出血量(ml)为
   A. <180　　B. 200~800　　C. 900~1200
   D. 1300~1500　　E. >1600

146. 该患者诊断为腹外伤,肝脾破裂,行脾切除、肝破裂修补术,并给予中心静脉插管补液。术后第7天突然寒战,体温39.5℃,无尿频、尿痛,无腹痛、腹泻。查体:腹部听诊未见异常,腹部切口愈合良好,无压痛。该患者发热最可能原因是
   A. 脾感染　　B. 腹腔脓肿　　C. 肝脓肿
   D. 坠积性肺炎　　E. 静脉导管相关性感染

147. 对本次发热应首先采取的措施是
   A. 应用抗生素　　B. 拔除中心静脉导管　　C. 脓肿穿刺引流
   D. 对症退热治疗　　E. 应用糖皮质激素

第5章　外科感染

一、外科感染概论(执业医师需掌握)

148. 关于外科感染的特点,错误的是
   A. 多为混合性感染　　B. 有明显的局部症状　　C. 常需外科处理感染
   D. 伴器质性病变　　E. 不会引起严重的全身性感染

149. 二重感染的原因是
   A. 全身免疫力低下　　B. 使用多种抗菌药物　　C. 使用免疫抑制剂
   D. 细菌种类多　　E. 正常菌群寄生部位改变

150. 属于特异性感染的是
   A. 疖　　B. 痈　　C. 丹毒
   D. 急性化脓性腱鞘炎　　E. 气性坏疽

151. 不能引起特异性感染的是

A. 破伤风杆菌 B. 结核分枝杆菌 C. 乙型溶血性链球菌
D. 真菌 E. 梭状芽胞杆菌

152. 女,50岁。右侧乳腺癌行术前化疗4周期,施行右侧乳腺癌根治术后7天,发热1天。既往有糖尿病病史10年。检查手术切口见局部有红、肿、压痛。拆除红肿处切口缝线,取脓液做细菌培养,最可能的病原菌是
 A. 铜绿假单胞菌 B. 白色念珠菌 C. 金黄色葡萄球菌
 D. 克雷伯菌 E. 变形杆菌

153. 男,28岁。右大腿清创缝合术后6天,发热,局部伤口红肿,范围较大,疼痛明显。伤口局部见稀薄脓液,淡红色,量多,无异味。最可能感染的致病菌是
 A. 大肠埃希菌 B. 铜绿假单胞菌 C. 溶血性链球菌
 D. 金黄色葡萄球菌 E. 无芽胞厌氧菌(2018、2023)

二、浅部组织和手部细菌性感染(执业医师及助理医师均需掌握)

154. 相邻多个毛囊及其周围组织的急性化脓性感染称为
 A. 痈 B. 疖 C. 丹毒
 D. 疖病 E. 蜂窝织炎

155. 下列疾病的患者中,最易合并疖病的是
 A. 消化性溃疡 B. 糖尿病 C. 门静脉高压症
 D. 胃癌 E. 肝炎

156. 女,50岁。背部皮肤红肿5天,初起为小片皮肤硬肿,中央多个脓点,范围约6cm,随后肿胀范围增大,疼痛渐加重,伴畏寒、发热。有糖尿病病史10年。最可能的诊断是
 A. 丹毒 B. 痈 C. 疖
 D. 急性蜂窝织炎 E. 皮脂腺囊肿感染

157. 男,62岁。项背部皮肤红肿7天。初起时为小片皮肤硬肿,约3cm×2cm,有多个脓点,随后皮肤肿胀范围增大,出现浸润性水肿,局部疼痛加重,周围皮肤呈紫褐色,范围约6cm×5cm,体温39.2℃。既往糖尿病病史15年。下列处理方法,正确的是
 A. 红外线理疗 B. 50%硫酸镁湿敷 C. 作"+"形切口引流
 D. 切缘应达到病变边缘 E. 一期清创后缝合(2024)

158. 男,12岁。10天前出现上唇部红肿,见脓头,自行挤压排脓液后出现发热,体温最高达39.9℃,寒战、头痛剧烈,神志不清。其最可能的并发症是
 A. 颌下淋巴结炎 B. 眼眶内感染 C. 海绵状静脉窦炎
 D. 面部蜂窝织炎 E. 化脓性上颌窦炎

159. 很少发生化脓的软组织感染是
 A. 疖 B. 痈 C. 急性蜂窝织炎
 D. 丹毒 E. 急性淋巴结炎

160. 男性,70岁。上唇一个毛囊尖处出现红肿、疼痛的结节,中央部有灰黄色小脓栓形成,错误的处置是
 A. 休息 B. 外敷鱼石脂软膏 C. 挤出脓栓,以利引流
 D. 应用抗生素 E. 湿热敷

161. 男,62岁。背部皮肤红肿7天。初起时为小片皮肤硬肿约3cm×2cm,有多个脓点,随后皮肤肿胀范围增大,出现浸润性水肿,局部疼痛加重,表面皮肤呈紫褐色,范围约为6cm×5cm,体温39.2℃。既往有糖尿病病史。来院就诊,拟手术治疗,下列处理方法不正确的是
 A. 清除脓液及失活的组织 B. 切口线应超过病变边缘 C. 切口内可填塞纱条

D. 一期缝合切口　　　　　　E. 作"++"形切口

162. 急性蜂窝织炎最主要的致病菌是
    A. 厌氧菌　　　　　　　　B. 肺炎链球菌　　　　　　C. 铜绿假单胞菌
    D. 表皮葡萄球菌　　　　　E. 溶血性链球菌

163. 男，39岁。3天前突然发热、畏寒，左下肢片状红疹，微隆起，色鲜红，中间稍淡，边界清楚，伴有烧灼样疼痛。有足癣史10余年。其最可能感染的病原体是
    A. 真菌　　　　　　　　　B. 腐生葡萄球菌　　　　　C. 表皮葡萄球菌
    D. 乙型溶血性链球菌　　　E. 金黄色葡萄球菌(2017、2023)

164. 关于下肢丹毒临床表现的描述，正确的是
    A. 常累及双侧肢体　　　　B. 界限清楚　　　　　　　C. 局部多呈紫红色
    D. 局部硬肿　　　　　　　E. 在中央部的表面有脓栓

165. 男，30岁。喉结下肿痛1周。肿胀渐至颈中部，能讲话。查体：体温38.7℃，血压100/60mmHg，右颈部明显肿胀、压痛、皮肤不红、无波动。WBC15×10⁹/L，血培养阴性。该患者最可能的诊断是
    A. 急性颌下腺炎　　　　　B. 急性淋巴管炎　　　　　C. 颈部蜂窝织炎
    D. 急性咽喉炎　　　　　　E. 急性腮腺炎

166. 男性，20岁。左足外伤3天。未经特殊处理。3天后左小腿出现两条向近心端延伸的红线，触痛明显。最可能的诊断是
    A. 急性管状淋巴管炎　　　B. 急性网状淋巴管炎　　　C. 急性淋巴结炎
    D. 急性蜂窝织炎　　　　　E. 急性浅静脉炎(2024)

167. 女，30岁。左手示指末节皮下感染5天，伴剧烈跳痛，肿胀明显。需切开引流，正确的切口应是
    A. 经甲床切开　　　　　　B. 经甲沟切开　　　　　　C. 指末端鱼口状切口
    D. 指侧面纵切口　　　　　E. 末节指腹横切口

168. 患者，男性，25岁。左手示指红、肿、热、痛2天。4天前曾被木刺刺伤左手示指。实验室检查：WBC12×10⁹/L，N0.79。该患者最可能感染的致病菌是
    A. 大肠埃希菌　　　　　　B. 金黄色葡萄球菌　　　　C. 铜绿假单胞菌
    D. 破伤风梭菌　　　　　　E. 草绿色链球菌

169. 示指腱鞘炎易蔓延至
    A. 掌中间隙　　　　　　　B. 鱼际间隙　　　　　　　C. 桡侧滑液囊
    D. 尺侧滑液囊　　　　　　E. 中指骨膜下间隙

170. 掌深部间隙感染处理原则错误的是
    A. 抬高患侧上肢　　　　　B. 早期静脉滴注大剂量青霉素　　C. 纵轴切开引流
    D. 切口不超过手掌远侧横纹　　E. 切口常选在手背肿胀明显处

    A. 大肠埃希菌　　　　　　B. 拟杆菌　　　　　　　　C. 铜绿假单胞菌
    D. 乙型溶血性链球菌　　　E. 金黄色葡萄球菌

171. 痈的致病菌是
172. 丹毒的致病菌是
173. 脓液恶臭，普通细菌培养阴性的是

    A. "+"形切口　　　　　　B. 指末端鱼口状切口　　　C. 末节指侧面纵切口
    D. 弧形切口　　　　　　　E. 放射状切口

174. 痈的切口形状是
175. 脓性指头炎的切口形状是(2021)

(176~177题共用题干)男,50岁,颈后肿痛5天,疼痛逐渐加重,伴畏寒、发热。有糖尿病病史10年。查体:颈后红肿,范围约5cm,边界不清,中央多个脓点。

176. 该患者最可能的诊断是
 A. 皮脂腺囊肿感染　　　B. 颈部丹毒　　　C. 颈部痈
 D. 颈部疖　　　E. 蜂窝织炎

177. 若行切开引流术,下列错误的处理措施是
 A. 切口线不宜超过病变边缘　　　B. 未化脓但颜色已暗紫的组织也要清除
 C. 切口线要深达筋膜　　　D. 可行"++"形切口切开引流
 E. 创面内填塞敷料压迫止血

(178~181题共用题干)男,16岁。发热4天伴纳差2天。检查:血压114/70mmHg,左脚趾甲沟部红肿破溃。血白细胞计数为 $20×10^9/L$,中性粒细胞0.89。

178. 初步诊断是
 A. 左脚趾甲沟炎　　　B. 左脚趾坏疽　　　C. 左侧小腿丹毒
 D. 左小腿蜂窝织炎　　　E. 感染性休克

179. 左脚趾经切开引流处理后应给予
 A. 大剂量青霉素　　　B. 糖皮质激素　　　C. 退热剂
 D. 庆大霉素　　　E. 维生素

180. 经处理3天后患者体温升高,且血压和血小板计数下降,此时患者可能合并有
 A. 脓毒症　　　B. DIC　　　C. 感染性休克
 D. 多器官衰竭　　　E. 菌血症

181. 经血培养证实金黄色葡萄球菌阳性,根据经验首选的抗生素是
 A. 阿米卡星　　　B. 环丙沙星　　　C. 红霉素
 D. 万古霉素　　　E. 甲硝唑

(182~184题共用题干)女性,45岁。被鱼刺刺伤右手示指尖2天,右手示指尖针刺样痛半天就诊。查体:体温36.8℃,右手示指轻度肿胀、压痛,但压力不高,皮肤不红。

182. 最可能的诊断是
 A. 甲沟炎　　　B. 指头炎　　　C. 指骨骨髓炎
 D. 腱鞘炎　　　E. 滑囊炎

183. 下列处理错误的是
 A. 抗生素控制感染　　　B. 保持右手下垂,以利于血液循环
 C. 鱼石脂软膏外敷右手示指　　　D. 金黄散糊剂敷贴右手示指　　　E. 右手示指理疗

184. 患者右手示指肿胀加重,伴有剧烈搏动性跳痛,此时作切开引流,正确的操作是
 A. 右手示指末端做鱼口形切口　　　B. 末指侧面纵切口,远侧应超过甲沟的1/2
 C. 末节侧面纵切口,近侧超过指节横纹　　　D. 脓腔较大时,宜做对口引流
 E. 突出切口的脂肪不应剪去,以防损伤血管、神经

三、脓毒症(执业医师及助理医师均需掌握)

185. 革兰氏阳性菌所致的脓毒症很少表现为
 A. 稽留热　　　B. 转移性脓肿　　　C. 寒战
 D. 皮疹　　　E. 昏迷

186. 脓毒症早期典型的临床表现是

A. 呼吸困难 B. 休克 C. 少尿
D. 昏迷 E. 寒战、高热

187. 为提高脓毒症血培养的阳性率,抽血的最佳时间是
A. 每天晚间 B. 寒战发热后 C. 寒战发热时
D. 寒战发热前 E. 每天早晨

188. 脓毒症时,可导致低体温、低白细胞、低血压的致病菌是
A. 肺炎链球菌 B. 金黄色葡萄球菌 C. 变形杆菌
D. 溶血性链球菌 E. 破伤风梭菌

189. 下列致病菌导致的脓毒症中,常伴高热、皮疹、转移性脓肿的是
A. 铜绿假单胞菌 B. 肺炎链球菌 C. 新型隐球菌
D. 金黄色葡萄球菌 E. 变形杆菌(2024)

190. 患者,男性,13岁,学生。持续畏寒、发热1周,神志不清半天。病前有右足刺伤史。查体:体温39.5℃,脉搏123次/分,血压65/45mmHg,右足跟部红肿。血常规:WBC24.3×10⁹/L,N0.89,L0.11。导致本病最可能的病原体是
A. 革兰氏阴性菌 B. 真菌 C. 革兰氏阳性菌
D. 病毒 E. 寄生虫

191. 关于脓毒症治疗的叙述,正确的是
A. 均需应用抗真菌药物 B. 等待培养结果再选用抗生素 C. 尽早处理原发感染灶
D. 尽量选用窄谱抗生素 E. 首要的措施是加强抗生素的应用

192. 女,45岁。前额部疖肿10天,多次挤压排脓。今突发寒战、高热,伴头晕,无抽搐。查体:体温40℃,脉搏90次/分,呼吸26次/分,血压100/70mmHg,神志清楚,前额红肿,伴脓头,胸壁及肢体皮下可见瘀斑。血WBC20.2×10⁹/L,核左移。血培养(-)。该患者目前的主要诊断是
A. 脓毒症 B. 额部蜂窝织炎 C. 菌血症
D. 颅内感染 E. 感染性休克

193. 在脓毒症的综合性治疗中,最关键的措施是
A. 应用抗菌药物 B. 保护重要脏器功能 C. 全身支持治疗
D. 对症治疗 E. 处理原发感染灶

(194~195题共用题干)男,50岁。右大腿被撞伤12天。局部肿痛,行走困难。近3天寒战、发热,体温最高达40℃,伴恶心、烦躁。查体:脉搏110次/分,呼吸22次/分,血压100/70mmHg,重病容。扁桃体肿大,双肺呼吸音粗糙,右大腿外侧明显肿胀,压痛(+),局部无波动感。血WBC24×10⁹/L。

194. 为明确诊断,最有意义的检查方法是
A. 咽拭子培养 B. 正侧位胸部X线片 C. 右大腿肿胀处B超检查
D. 血常规+血沉 E. 患者高热时行血培养检查

195. 若采取多种治疗未好转,体温每日仍波动于38~40℃之间,呼吸深快,右大腿肿痛加重,有波动感。脉搏120次/分,血压90/50mmHg。应采取的主要治疗措施是
A. 积极补液、抗休克 B. 联合静脉滴注抗生素 C. 纠正代谢性酸中毒
D. 脓肿穿刺并切开引流 E. 大剂量应用糖皮质激素

(196~197题共用题干)女性,35岁。脾切除、小肠切除吻合术后第5天,已排气,头痛、恶心、腹胀,随后出现寒战,四肢发绀。体温39.6℃,脉搏108次/分,血压135/85mmHg,近24小时尿量650ml。轻度腹胀,腹软,全腹轻度压痛,无反跳痛,肌紧张。肠鸣音3次/分。

196. 最有可能出现异常的是

A. 白细胞计数   B. 尿常规检查   C. 立位腹部透视
D. 腹部超声检查   E. 血清钾离子

197. 最可能的原因为
   A. 小肠吻合口漏   B. 手术后创面出血   C. 急性肾衰竭
   D. 革兰氏阴性菌感染   E. 高位肠梗阻

   A. 金黄色葡萄球菌   B. 溶血性链球菌   C. 大肠埃希菌
   D. 铜绿假单胞菌   E. 大肠埃希菌和厌氧菌

198. 脓液稠厚,有恶臭或粪臭,其病原菌可能是
199. 脓液稠厚,黄色,不臭,其病原菌可能是
200. 常伴有转移性脓肿的病原菌可能是
201. 大面积烧伤创面感染最常见的病原菌是
202. 虽易引起败血症,但一般不发生转移性脓肿的病原菌可能是

四、破伤风(执业医师及助理医师均需掌握)

203. 男,25岁。1周前右足底被铁钉刺伤,未作清创处理。近日,感头痛、咬肌紧张酸胀,诊断为破伤风。其发病机制中错误的是
   A. 破伤风梭菌产生的内毒素引起症状   B. 痉挛毒素是引起症状的主要毒素
   C. 溶血毒素引起组织局部坏死和心肌损害   D. 破伤风是一种毒血症
   E. 毒素也可影响交感神经

204. 诱发破伤风全身肌肉痉挛不常见的因素是
   A. 光线   B. 温度   C. 声音
   D. 震动   E. 碰触

205. 破伤风患者典型的症状是在肌紧张性收缩的基础上,发生阵发性肌肉强烈痉挛,通常最先受影响的肌群是
   A. 面部表情肌   B. 咀嚼肌   C. 颈部肌群
   D. 背部肌群   E. 四肢肌(2018)

206. 破伤风的典型症状是肌紧张性收缩,最晚受累的肌肉是
   A. 四肢肌   B. 背腹肌   C. 膈肌
   D. 面部表情肌   E. 咀嚼肌(2023)

207. 女,65岁。左手示指外伤11天,阵发性肌痉挛3天。查体:神志清,查体合作,苦笑面容。左手示指指间可见伤口,已结痂。最可能感染的病原体是
   A. 艰难梭菌   B. 大肠埃希菌   C. 金黄色葡萄球菌
   D. 产气荚膜梭菌   E. 破伤风梭菌

208. 破伤风患者易发生的并发症不包括
   A. 昏迷   B. 窒息   C. 心力衰竭
   D. 肺部感染   E. 骨折

209. 男,50岁。右足底被刺伤1周。阵发性肌痉挛,临床诊断为破伤风。最严重的临床表现是
   A. 呼吸肌痉挛   B. 呼吸肌断裂   C. 牙关紧闭
   D. 咬肌紧张   E. 角弓反张(2024)

210. 男,21岁。足底被锈铁钉刺伤8天,四肢抽搐2天,发作时头颈部后仰、强直,牙关紧闭,口唇青紫,大汗淋漓。该患者最严重的并发症是
   A. 骨折   B. 舌咬伤   C. 肺部感染

D. 窒息　　　　　　　　E. 脑疝（2023）

211. 男，8岁。足部刺伤1小时，已接受计划性混合疫苗注射。为预防破伤风，最重要的处置是
    A. 刺伤部切开不予缝合　　　B. 注射破伤风抗毒素750U　　C. 注射破伤风抗毒素1500U
    D. 注射破伤风抗毒素3000U　 E. 注射破伤风类毒素0.5ml

212. 注射破伤风抗毒素（TAT）的目的是
    A. 对易感人群进行预防接种　　　　　B. 对可疑或确诊的破伤风患者进行紧急预防或治疗
    C. 杀灭伤口中繁殖的破伤风梭菌　　　D. 主要用于儿童的预防接种
    E. 中和与神经细胞结合的毒素

213. 男，45岁。右足底外伤5小时，伤口深，及时彻底清创后，破伤风抗毒素（TAT）皮试阳性。首先考虑给予注射
    A. 破伤风类毒素　　　　　　B. 人体破伤风免疫球蛋白　　　C. 破伤风抗毒素（脱敏注射）
    D. 青霉素　　　　　　　　　E. 白喉、百日咳、破伤风三联疫苗

214. 破伤风的综合治疗措施中，不正确的是
    A. 连续应用破伤风抗毒素　　B. 避免声、光刺激　　　　　　C. 保持呼吸道通畅
    D. 防止交叉感染　　　　　　E. 应用镇静药物

（215～216题共用题干）男，40岁。田间劳动时右足底被割破，伤口长2cm，深达肌腱，自行包扎。10天后感乏力、畏光、咀嚼无力、下肢痛，无神经系统疾病史。查体：满面大汗，苦笑脸，张口困难，角弓反张，阵发性四肢痉挛，心、肺查体无异常，腹肌强直，无压痛。

215. 该患者早期典型的症状是
    A. 四肢抽搐　　　　　　　　B. 畏光　　　　　　　　　　　C. 咀嚼无力
    D. 全身乏力　　　　　　　　E. 张口困难

216. 下列治疗措施中最重要的是
    A. 控制肌肉痉挛　　　　　　B. 中和血中毒素　　　　　　　C. 应用大剂量青霉素
    D. 纠正水、电解质失衡　　　E. 吸氧

（217～220题共用题干）男性，10岁。右足底被锈铁钉刺伤10天，突然出现张口困难，继之出现苦笑面容，角弓反张，声响及触碰患者可诱发上述症状，患者神志清楚，不发热。

217. 该病致病菌属于
    A. 革兰氏阴性大肠埃希菌　　B. 革兰氏阴性厌氧拟杆菌　　　C. 革兰氏阴性变形杆菌
    D. 革兰氏阳性梭状芽胞梭菌　E. 革兰氏阳性厌氧芽胞梭菌

218. 这种细菌感染发病率占污染者的百分比（%）是
    A. 0.1～0.2　　　　　　　　B. 0.3～0.4　　　　　　　　　C. 0.5～0.6
    D. 0.7～0.8　　　　　　　　E. 1.0～2.0

219. 该病属于
    A. 毒血症　　　　　　　　　B. 菌血症　　　　　　　　　　C. 败血症
    D. 脓血症　　　　　　　　　E. 脓毒血症

220. 对机体威胁最大的是
    A. 肌肉断裂　　　　　　　　B. 骨折　　　　　　　　　　　C. 尿潴留
    D. 持续性呼吸肌痉挛　　　　E. 营养障碍

五、气性坏疽（执业医师需掌握）

221. 男，45岁。右脚心被铁钉刺伤24小时，伤处红肿，剧痛，周围边界不清，创口中心皮肤坏死。最可能

感染的致病菌是
  A. 梭状芽胞杆菌　　　　　　B. 表皮葡萄球菌　　　　　　C. 铜绿假单胞菌
  D. 金黄色葡萄球菌　　　　　E. 乙型溶血性链球菌

222. 男性,45岁。5天前耕地时右下肢被拖拉机压伤,已清创缝合,现突然出现伤肢胀裂样剧痛,伤口周围皮肤变黑,伤口裂开,肌肉呈熟肉状,其周围有捻发音,渗出物恶臭。可诊断为
  A. 芽胞菌性蜂窝织炎　　　　B. 厌氧性链球菌性蜂窝织炎　　C. 大肠埃希菌性蜂窝织炎
  D. 梭状芽胞杆菌感染　　　　E. 变形杆菌感染

223. 男,35岁。被倒塌的房屋压伤左下肢6小时入院。查体:体温37℃,脉搏108次/分,呼吸28次/分,左小腿大片肌肉撕脱,伤口处留有大量污物,急诊行清创处理。术后3天,患者体温逐步上升,烦躁不安,大量出汗,尿量明显减少。查体:左下肢明显肿胀,见大量恶臭浆液血性渗出物,皮下可触及捻发音。下面处理措施,不正确的是
  A. 病变区多处切开　　　　　B. 整块切除受累肌肉　　　　C. 术后勤换敷料
  D. 应用高压氧治疗　　　　　E. 首选氨基糖苷类抗生素

(224~227题共用题干)男,20岁。左小腿外伤5天。5天前左小腿被石板砸伤,导致左小腿开放性创伤。当时X线片检查示左胫骨中段线性骨折,无移位,行清创缝合后石膏外固定。1天前患者突发呼吸困难,大汗淋漓。查体:体温38.9℃,脉搏125次/分,呼吸25次/分,血压145/90mmHg,打开外固定石膏见左小腿肿胀,伤口有血性稀薄液体渗出,恶臭味,皮肤可见大理石样斑纹。伤口渗出物涂片染色见革兰氏阳性粗大杆菌。

224. 最可能的诊断是
  A. 产气性皮下蜂窝织炎　　　B. 脓毒血症　　　　　　　　C. 气性坏疽
  D. 骨筋膜室综合征　　　　　E. 厌氧性链球菌感染

225. 出现这种情况的原因是
  A. 未切开筋膜减压　　　　　B. 未接种破伤风疫苗　　　　C. 未使用抗生素
  D. 清创不彻底　　　　　　　E. 石膏外固定太紧

226. 该患者的下一步治疗,不正确的是
  A. 高压氧舱治疗　　　　　　B. 输注新鲜血浆　　　　　　C. 左小腿多处切开引流
  D. 卡那霉素抗感染治疗　　　E. 若积极治疗不能控制感染,可行左腿截肢术

227. 预防此类疾病最关键的措施是
  A. 避免使用止血带　　　　　B. 石膏包扎不宜过紧　　　　C. 早行筋膜切开减张
  D. 应用大剂量抗生素　　　　E. 尽早彻底清创(2024)

六、抗菌药物的合理应用(执业医师需掌握)

228. 需要术前预防性使用抗生素的手术是
  A. 乳房纤维腺瘤切除术　　　B. 腹股沟斜疝修补术　　　　C. 甲状腺腺瘤切除术
  D. 大隐静脉剥脱术　　　　　E. 腹主动脉瘤切除术(2024)

229. 手术前不需要预防性使用抗生素的是
  A. 先天性心脏病手术　　　　B. 乳腺癌根治术　　　　　　C. 肾移植术
  D. 甲状腺腺瘤切除术　　　　E. 无张力疝修补术

230. 一般不需要全身使用抗生素的外科感染是
  A. 疖　　　　　　　　　　　B. 痈　　　　　　　　　　　C. 丹毒
  D. 急性化脓性腱鞘炎　　　　E. 气性坏疽(2023)

第6章 创伤与烧伤

一、创伤（执业医师及助理医师均需掌握）

231. 患者,男,45岁。骑车时摔倒。左前臂可见皮肤破损、肿胀。查体:体温36.5℃,脉搏80次/分,呼吸18次/分,血压120/80mmHg,双肺呼吸音清,未闻及干、湿啰音,心律齐,腹软,无压痛。血常规:Hb120g/L,WBC9.6×10⁹/L,Plt186×10⁹/L。X线片提示左前臂桡骨中段骨折。其创伤分类是
    A. 轻度开放伤　　　　B. 轻度闭合伤　　　　C. 中度开放伤
    D. 中度闭合伤　　　　E. 重度闭合伤

232. 一患者车祸后2小时送至医院,诉咳嗽、胸部疼痛。查体:体温36.5℃,脉搏130次/分,呼吸30次/分,血压90/60mmHg,神志清楚,右胸部压痛明显,右肺呼吸音低,右下肢有骨折征。胸部X线片示右侧液气胸。患者创伤种类为
    A. 穿透伤　　　　　　B. 盲管伤　　　　　　C. 开放伤
    D. 挤压伤　　　　　　E. 闭合伤

233. 下列哪项因素有利于创伤修复和伤口愈合？
    A. 细菌感染　　　　　B. 血液循环障碍　　　C. 异物存留
    D. 局部制动　　　　　E. 服用糖皮质激素类药物

234. 某建筑物突然坍塌,搜救员发现一伤员脸部擦伤,手臂轻微渗血,其余四肢无异常。根据伤员情况,应该给予标记的颜色是
    A. 红色　　　　　　　B. 黄色　　　　　　　C. 绿色
    D. 黑色　　　　　　　E. 不标记(2024)

235. 下列处理中,不属于现场急救措施的是
    A. 判断伤者意识情况　B. 伤口清创缝合　　　C. 保持呼吸道通畅
    D. 制动骨折部位　　　E. 迅速将伤者送往附近医院

236. 男,30岁。由高处坠落,引起骨盆骨折及股骨开放性骨折,伤口大量出血。现场急救治疗首先应进行
    A. 抗休克　　　　　　B. 下肢临时固定　　　C. 清创缝合
    D. 加压包扎止血　　　E. 骨折复位

237. 男,55岁。车祸伤现场。查体:体温36.5℃,脉搏100次/分,呼吸22次/分,血压100/60mmHg,意识模糊,呼吸浅促,右侧颞部皮肤裂口1cm,裂口内见搏动性出血,双肺呼吸音清,未闻及干、湿啰音,心律齐,腹软,无压痛。现场紧急的止血方法是
    A. 填塞法　　　　　　B. 局部止血剂　　　　C. 止血带法
    D. 指压法　　　　　　E. 三角巾包扎法

238. 止血带法止血,总使用时间一般不超过
    A. 1小时　　　　　　B. 2小时　　　　　　C. 4小时
    D. 6小时　　　　　　E. 8小时

239. 女,22岁。左额部被刀划伤12小时就诊。查体:左额部有3cm长伤口,深及骨膜,有血痂,伤口周边无红肿。宜采取的处理方法是
    A. 清创后二期缝合　　B. 清创后一期缝合　　C. 清创后放置橡胶片引流
    D. 伤口敷料覆盖　　　E. 局部应用抗生素

240. 男,45岁。左腿车轮碾压伤2小时。查体:T37.2℃,P145次/分,R28次/分,BP89/55mmHg。神志

淡漠,面色苍白,口唇干燥,两肺呼吸音清,腹软,无压痛。左小腿中部开放性外伤,伤口近端在院外已用止血带缚扎30分钟,伤口无明显渗血,足背动脉搏动弱。此时该患者处理措施中错误的是

  A. 备血　　　　　　　　B. 补充血容量　　　　　　C. 做好术前准备,急诊手术
  D. 中心静脉置管　　　　E. 放开止血带,以免远端肢体缺血

241. 男,25岁。跌倒致左下颌部皮肤裂口2.5cm,自行压迫贴敷6小时后,伤口红肿、渗血。其适应的处理方法是

  A. 一般换药　　　　　　B. 清创后延期缝合　　　　C. 清创止血包扎
  D. 清创后一期缝合　　　E. 清洗伤口加压包扎

242. 患者,女性,35岁。右小腿前不慎被锄头砸伤2小时,右胫前皮肤创口3cm,未见畸形。清创术中,错误的处理是

  A. 清创后放置引流片　　B. 清洗创口周围皮肤　　　C. 上下纵行延长切口
  D. 清除泥沙等异物　　　E. 过氧化氢冲洗

243. 软组织挫伤早期正确的处理是

  A. 理疗　　　　　　　　B. 应用镇痛药　　　　　　C. 冷敷
  D. 热敷　　　　　　　　E. 局部使用抗生素

244. 患者,女,30岁。不慎摔伤左踝部2小时。感局部疼痛。查体:左踝部肿胀、压痛,无反常活动。下列处理不正确的是

  A. 立即按摩　　　　　　B. 冰敷　　　　　　　　　C. 固定踝部
  D. 抬高患肢　　　　　　E. 石膏固定

(245~247题共用题干)地震现场,一工人左腰及下肢被倒塌砖墙压住,震后6小时救出,4小时送抵医院。诉口渴,尿少,呈暗红色。检查:脉搏120次/分,血压95/70mmHg,左下肢明显肿胀,皮肤有散在淤血斑及水疱,足背动脉搏动较健侧弱,趾端凉,无骨折征。

245. 诊断首先考虑

  A. 感染性休克　　　　　B. 肾挫伤　　　　　　　　C. 左下肢挫伤
  D. 左下肢血栓形成　　　E. 挤压综合征

246. 静脉输液宜首选

  A. 全血　　　　　　　　B. 血浆　　　　　　　　　C. 右旋糖酐
  D. 5%葡萄糖溶液　　　　E. 等渗盐水+1.25%碳酸氢钠溶液

247. 首先应采取的处理是

  A. 止痛　　　　　　　　B. 左下肢固定　　　　　　C. 镇静
  D. 胸腔闭式引流　　　　E. 吸氧

二、火器伤(执业医师需掌握)

248. 男,46岁。右大腿火器贯通伤5小时。伤口在现场已行包扎处理。查体:体温37.8℃,脉搏128次/分,呼吸18次/分,血压80/50mmHg,口唇苍白,右大腿火器贯通伤,深达筋膜层,右足背动脉搏动稍弱,伤口无出血。首先应进行的处理是

  A. 肌内注射破伤风抗毒素　　B. 静脉滴注广谱抗生素　　C. 快速补充血容量
  D. DSA确定动脉损伤部位　　E. 伤口清创,充分引流,延期缝合(2024)

249. 初期处理火器伤清创后伤口应做一期缝合的是

  A. 臀部　　　　　　　　B. 腰部　　　　　　　　　C. 膝关节腔
  D. 上臂　　　　　　　　E. 手掌

250. 二期处理火器伤延期缝合应在清创处理后的

A. 12小时至1天 B. 2~3天 C. 3~5天
D. 8~14天 E. 14天以后

251. 男,20岁。演习时被手榴弹炸伤右侧大腿3小时。外院已行伤口止血处理。查体:体温37.0℃,脉搏70次/分,呼吸15次/分,血压125/80mmHg。心、肺、腹未见异常。右大腿中段淤血,肿胀严重,压痛明显,伤口深及筋膜,内无弹片,无活动性出血,右足背动脉搏动微弱,足背屈时疼痛剧烈。该患者适宜的治疗是
 A. 切开深筋膜减压,二期缝合 B. 彻底清创,放置引流管,一期缝合
 C. 彻底清创,敞开不缝合 D. 直接一期缝合 E. 放置引流,二期缝合(2024)

(252~253题共用题干)男,32岁。右大腿枪弹伤4小时。伤口已经在院外经过初步处理。查体:T37.8℃,P141次/分,R28次/分,BP72/43mmHg。面色苍白,呼吸急促。双肺呼吸音清晰,心律齐。腹软,无压痛。大腿中下1/3处对穿性伤口,已经用纱布覆盖包扎,无明显渗血。足背动脉搏动弱。

252. 该患者首要的处理措施是
 A. 拆开纱布,检查伤口 B. 急诊清创缝合 C. 注射破伤风抗毒素(TAT)
 D. 建立静脉通道,补充血容量 E. DSA检查了解有无血管损伤

253. 若对该患者行清创术,以下措施不正确的是
 A. 沿大腿纵轴切开探查,切除创缘皮肤1~2mm
 B. 伤口内放置引流物 C. 若有大血管损伤,尽量修补
 D. 伤口近端绕扎止血带 E. 若清创彻底,一期缝合伤口

三、热力烧伤(执业医师及助理医师均需掌握)

254. 男,50岁,厨师。右上肢烫伤,创面与本人手指并拢的2只手掌等大,相当于其体表面积的
 A. 1.0% B. 1.5% C. 2.0%
 D. 2.5% E. 3.0%

255. 女,49岁。烧伤后3小时入院。双大腿、小腿及足部布满大小不等的水疱,可见潮红创面,疼痛明显。该患者的烧伤面积是
 A. 45% B. 20% C. 40%
 D. 35% E. 32%

256. 成年男性右侧膝关节以下烧伤,其烧伤面积占人体体表面积的百分比为
 A. 5% B. 6% C. 8%
 D. 10% E. 13%

257. 成年女性,背部、会阴和双臀部烧伤时,烧伤面积估计是
 A. 22% B. 24% C. 16%
 D. 18% E. 20%

258. 女,36岁。不慎跌入热水池中烫伤双下肢(不包括臀部)。按新九分法估算,其烧伤面积是
 A. 43% B. 41% C. 40%
 D. 39% E. 42%

259. 男,26岁。在工厂被锅炉高温蒸汽烫伤双上肢,伤处红肿明显,有大小不一的水疱形成,内含淡黄澄清液体,创面红润、潮湿。对该患者病情描述正确的是
 A. 患处痛觉迟钝 B. 愈后一般无色素沉着 C. 愈后常有瘢痕增生
 D. 未伤及皮肤的真皮层 E. 如不感染,1~2周内愈合

260. 烧伤深度达表皮生发层与真皮乳头层的是
 A. 深Ⅱ度 B. Ⅲ度 C. Ⅲ度以上

D. Ⅰ度　　　　　　　　　　E. 浅Ⅱ度

261. 男性,50岁。上肢被开水烫伤,皮肤见多数较大水疱。其烧伤累及皮肤的深度为
　　 A. 表皮　　　　　　　　B. 真皮浅层　　　　　　　C. 真皮深层
　　 D. 皮肤全层　　　　　　E. 皮肤及皮下组织

262. 浅Ⅱ度烧伤创面特征是
　　 A. 局部红肿　　　　　　B. 局部水疱　　　　　　　C. 红白相间
　　 D. 可见网状栓塞血管　　E. 焦黄无水疱

263. 女,50岁。2小时前被烧伤双臀、双下肢(不包括双足),创面有大小不一的水疱,剧痛。请计算烧伤深度和面积
　　 A. 浅Ⅱ度烧伤,40%　　 B. 浅Ⅱ度烧伤,47%　　　　C. 深Ⅱ度烧伤,40%
　　 D. Ⅲ度烧伤,40%　　　 E. Ⅲ度烧伤,47%(2017)

264. 深Ⅱ度烧伤,若无感染等并发症,通常愈合时间为
　　 A. 2~3日　　　　　　　B. 1周　　　　　　　　　C. 2周
　　 D. 3~4周　　　　　　　E. 5周以上

265. 重度烧伤是指Ⅲ度烧伤面积
　　 A. 不足10%　　　　　　B. 11%~20%　　　　　　　C. 20%~29%
　　 D. 30%~39%　　　　　　E. 40%以上

266. 男,52岁。烧伤患者,烧伤总面积35%,其中Ⅲ度烧伤面积10%。该患者属于烧伤的类型是
　　 A. 轻度烧伤　　　　　　B. 中度烧伤　　　　　　　C. 重度烧伤
　　 D. 特重烧伤　　　　　　E. 小面积烧伤

267. 符合中度烧伤的Ⅱ度烧伤面积范围是
　　 A. 51%~60%　　　　　　B. 11%~30%　　　　　　　C. 5%~10%
　　 D. 41%~50%　　　　　　E. 31%~40%

268. 下列属于重度烧伤的是
　　 A. 烧伤总面积55%　　　B. Ⅰ度烧伤30%　　　　　C. Ⅰ度烧伤25%
　　 D. Ⅱ度烧伤8%　　　　 E. Ⅱ度烧伤45%(2024)

269. 患者,女,30岁。臀部、会阴及双侧大腿烧伤2小时。查体:散在水疱,红白相间,疼痛迟钝。其烧伤面积及烧伤深度为
　　 A. 28%,中度　　　　　　B. 32%,中度　　　　　　　C. 34%,重度
　　 D. 35%,轻度　　　　　　E. 64%,重度

270. 女性,25岁。开水烫伤1小时。感患部剧烈疼痛。双下肢(不包括臀部)有大小不一的水疱。该患者烫伤深度和面积分别是
　　 A. 浅Ⅱ度,40%　　　　　B. 浅Ⅱ度,41%　　　　　　C. 深Ⅱ度,40%
　　 D. 深Ⅱ度,41%　　　　　E. Ⅲ度,46%(2023)

271. 女性,33岁。右手臂烫伤3小时。查体:右手前臂红肿,可见大小不等的水疱,破损处创面潮红。其烧伤面积及烧伤深度是
　　 A. 轻度,Ⅰ度　　　　　　B. 轻度,浅Ⅱ度　　　　　　C. 轻度,深Ⅱ度
　　 D. 中度,浅Ⅱ度　　　　　E. 中度,深Ⅱ度(2024)

272. 男性,28岁。头面部及颈部烧伤1小时。1小时前,因火灾导致头面部及颈部烧伤,伴呼吸困难。查体:鼻毛烧焦,头面颈部及前臂烧伤,颈部黑色焦痂,裸露部分伤口基底呈灰白色。首选治疗措施是
　　 A. 气管插管　　　　　　　B. 气管切开　　　　　　　C. 进行焦痂创面清创
　　 D. 焦痂创面切开　　　　　E. 应用抗生素预防感染(2024)

273. 男性,8岁。右手烧伤,有水疱、剧痛。在现场急救中,为减轻疼痛,最正确的方法是
    A. 安慰和鼓励伤者   B. 肌内注射地西泮   C. 肌内注射哌替啶
    D. 抽吸水疱   E. 将手浸入冷水中

274. 女,39岁。在工厂被锅炉高温蒸汽灼伤右足背。现场急救的措施中错误的是
    A. 干净敷料包扎   B. 使用盐酸哌替啶镇痛   C. 将衣裤用冷水冲淋后取下
    D. 伤处立即用清水连续冲洗 E. 碘酊消毒伤处

275. 烧伤现场的急救措施不包括
    A. 立即用清水冲洗创面   B. 干净纱布覆盖创面   C. 脱去着火的衣物
    D. 碘附擦拭创面   E. 立即转移到安全通风的地方(2022)

276. 深Ⅱ度烧伤创面处理不正确的是
    A. 去除水疱皮   B. 创面使用抗生素预防感染   C. 油质纱布包扎创面
    D. 面部创面不包扎   E. 1:2000氯己定清洗创面,去除异物

277. 男,20岁。右大腿前皮肤烧伤3小时,面积约为8%,布满数个大水疱,创面湿润,痛觉明显。其创面处理应是
    A. 新洁尔灭消毒烧伤处,包扎   B. 烧伤处涂碘酒,覆盖敷料
    C. 将水疱消毒后穿刺抽液,定时换药   D. 消毒后将水疱全部剪除,包扎
    E. 暴露伤口,观察

278. 患者,男,51岁。烧伤半小时。体温36.2℃,心率112/分,血压85/60mmHg,呼吸24次/分,痛苦貌,神志清,全身Ⅱ度烧伤面积达50%。患者休克的主要原因是
    A. 低血容量   B. 过敏和继发感染   C. 继发感染
    D. 心输出量减少   E. 组织坏死

(279~280题共用题干)男,40岁。体重60kg,右上肢肩关节以下、右下肢膝关节以下烧伤深度为浅Ⅱ度至深Ⅱ度,右足部烧伤深度为Ⅲ度。

279. 该患者的烧伤总面积为
    A. 20%   B. 38%   C. 37%
    D. 19%   E. 18%

280. 该患者第一个24小时的补液量应为
    A. 2500ml   B. 1700ml   C. 2000ml
    D. 3700ml   E. 4000ml

281. 患者,男性,55岁。大面积烧伤5天,突发寒战、高热伴意识不清1天。查体:体温35.6℃,脉搏120次/分,血压90/55mmHg。血WBC2.7×10⁹/L。该患者最可能感染的致病菌是
    A. 革兰氏阴性菌   B. 金黄色葡萄球菌   C. 肠球菌
    D. 溶血性链球菌   E. 白色念珠菌

282. 男孩,3岁,体重16kg,双下肢开水烫伤。查体:血压85/60mmHg,烦躁不安,双下肢(包括臀部)Ⅱ度烧伤,尿量15ml/h。第一个24小时补液量约为
    A. 100ml   B. 200ml   C. 2300ml
    D. 3000ml   E. 4000ml

283. 男性,体重50kg,躯干部(不包括会阴)、双臀及双大腿Ⅱ度烧伤,双小腿及双足Ⅲ度烧伤,第一个24小时应补充的胶体量约为
    A. 1500ml   B. 1800ml   C. 2700ml
    D. 3200ml   E. 3600ml

第十篇 外科学
第7章 围术期处理

284. 男,25岁,体重50kg。Ⅱ度以上烧伤面积40%,其第1个24小时的前8小时内补液量为
    A. 1000ml B. 1500ml C. 2000ml
    D. 2500ml E. 3000ml

(285~286题共用题干)男,32岁。后背及双上臂沸水烫伤4小时。查体:T37.4℃,P100次/分,R20次/分,BP130/90mmHg。意识清楚。后背及双上臂红肿明显,大量水疱,基底发红,疼痛明显。

285. 该患者烧伤深度及严重程度分度是
    A. 浅Ⅱ度,轻度烧伤 B. 浅Ⅱ度,中度烧伤 C. 深Ⅱ度,轻度烧伤
    D. 深Ⅱ度,中度烧伤 E. 深Ⅱ度,重度烧伤

286. 对该患者创面的处理措施正确的是
    A. 穿刺抽出水疱液 B. 70%酒精消毒创面 C. 剪除水疱的皮
    D. 患肢包扎固定 E. 干燥无菌纱布覆盖包扎

(287~289题共用题干)男,40岁。烧伤后3小时入院。疼痛剧烈,感口渴。面色苍白,心率150次/分,血压85/65mmHg,头颈部、躯干部布满大小不等的水疱,可见潮红创面,两上肢呈焦黄色,无水疱。

287. 该病员的烧伤总面积估计为
    A. 7×9% B. 6×9% C. 5×9%
    D. 4×9% E. 3×9%

288. 该病员Ⅲ度烧伤面积为
    A. 1×9% B. 2×9% C. 3×9%
    D. 4×9% E. 5×9%

289. 其中Ⅲ度创面的处理原则是
    A. 休克期常规切痂 B. 开始补液后2小时内切痂 C. 休克期过后半个月内切痂
    D. 常规分次切痂 E. 争取复苏平稳,据病情尽早切痂

四、电烧伤(执业医师需掌握)

290. 与电源直接接触所致电烧伤的主要特点是
    A. 有明显的坏死层面 B. 电流"出口"处较"入口"处损伤重
    C. 局部渗出较一般烧伤轻 D. 伤后坏死范围一般不会再扩大
    E. 损伤范围通常外小内大

291. 电击伤主要损害
    A. 心脏 B. 肺 C. 肝
    D. 肾 E. 皮肤

292. 男性,47岁。因电击伤致心搏骤停,经初级复苏后转入病房,首先应检查
    A. 脑功能 B. 肾功能 C. 循环功能
    D. 肝功能 E. 呼吸功能

第7章 围术期处理

(执业医师及助理医师均需掌握)

293. 手术患者术前12小时禁食,4小时禁水是为了

A. 减少术后感染　　　　　B. 防止术后腹胀　　　　　C. 防止吻合口瘘
D. 防止术后伤口裂开　　　E. 防止麻醉或手术中呕吐

294. 患者,55岁。因结肠癌准备行结肠癌根治术,胃肠道术前准备事项,正确的是
A. 术前1天口服肠道抗菌药物　　B. 术前1天禁食　　　　C. 术前4小时开始禁水
D. 术前4天开始进流质饮食　　　E. 幽门梗阻者需用5%葡萄糖洗胃(2024)

295. 按手术期限,下列属于限期手术的是
A. 慢性阑尾炎切除术　　　B. 直肠癌根治术　　　　　C. 完全性肠梗阻造瘘术
D. 可复性股疝修补术　　　E. 急性上消化道穿孔修补术

296. 男,40岁。右上臂刀割伤16小时。查体:右上臂外侧纵行伤口,长约4cm,边缘整齐。清创后,应放置的伤口内引流物是
A. 凡士林纱条　　　　　　B. 负压吸引管　　　　　　C. 乳胶管
D. 烟卷纱条　　　　　　　E. 生理盐水纱条

297. 择期手术患者需进行营养支持治疗的是血浆白蛋白
A. <30g/L　　　　　　　B. <31g/L　　　　　　　C. <32g/L
D. <33g/L　　　　　　　E. <34g/L

298. 急性上呼吸道感染患者拟行腹腔镜胆囊切除术,手术需延期至急性上呼吸道感染治愈后
A. 1~3天　　　　　　　B. 3~5天　　　　　　　C. 5~7天
D. 7~14天　　　　　　E. 14~21天(2023)

299. 男,65岁。左腹股沟可复性斜疝,拟于硬膜外麻醉下手术治疗。自服"阿司匹林"1年,术前需停用阿司匹林时间至少是
A. 2天　　　　　　　　B. 3天　　　　　　　　C. 5天
D. 7天　　　　　　　　E. 10天

300. 疝手术病人入院时血压150/96mmHg,针对此血压值正确的处理是
A. 术前用降压药　　　　B. 术前不用降压药　　　C. 术中用降压药
D. 术后不用降压药　　　E. 术前术后均用降压药

301. 男,70岁。右腹股沟区可复性肿物15年。查体:脉搏84次/分,呼吸20次/分,血压160/110mmHg。糖尿病病史7年,口服降糖药治疗,空腹血糖近1个月来维持在6.2~9.0mmol/L。吸烟20余年,20~30支/日。欲行右腹股沟无张力疝修补术,围手术期处理错误的是
A. 术前禁食12小时　　　　B. 术前戒烟2周　　　　C. 口服降压药控制血压
D. 术前应用胰岛素降低血糖　　E. 练习床上排便

302. 男,45岁。突发呕鲜血2小时,量约400ml。发现HBsAg(+)20年。查体:体温36.5℃,脉搏80次/分,呼吸18次/分,血压120/80mmHg。巩膜无黄染,双肺呼吸音清,未闻及干、湿啰音,心律齐。腹膨隆,无压痛、反跳痛、肌紧张,肝脏肋下未触及,脾脏肋下4cm,移动性浊音(+)。准备急症手术治疗,术前检查中不包括
A. 腹水常规检查　　　　B. 肾功能测定　　　　C. 出、凝血功能测定
D. 血清电解质测定　　　E. 肝功能测定

303. 男,49岁。拟行甲状腺癌根治术。既往有2型糖尿病病史10余年,平素糖尿病饮食,长期口服短效降糖药控制血糖。术前正确的处理措施是
A. 提前1天改服长效降糖药　　B. 提前1周换用普通胰岛素　　C. 提前3天换用普通胰岛素
D. 术中皮下注射胰岛素　　　　E. 服用降糖药至手术前1天晚上

304. 重症糖尿病患者施行择期手术前,血糖和尿糖应控制在
A. 血糖5.6~11.2mmol/L,尿糖(+~++)　　　　B. 血糖5.6mmol/L以下,尿糖阴性

C. 血糖 11.2mmol/L 以下,尿糖阴性　　　D. 血糖小于 5.6mmol/L,尿糖(+)

E. 血糖大于 11.2mmol/L,尿糖(+)

305. 针对糖尿病患者的术前准备,下列正确的是
    A. 口服长效降糖药者,应在术前 1 天停药　　B. 既往用胰岛素者,手术日晨也需要胰岛素
    C. 既往仅饮食控制病情者,改用胰岛素控制　　D. 合并酮症酸中毒者,暂不实施择期手术
    E. 禁食患者需要葡萄糖加胰岛素维持血糖值较低水平

306. 女,68 岁。确诊为右肺癌,拟行手术治疗。既往糖尿病病史 10 年,高血压病史 3 年。入院查体:血压 180/110mmHg,空腹血糖 12mmol/L。关于术前准备措施,错误的是
    A. 观察病情　　B. 将血糖降至 5.6~11.2mmol/L　　C. 给予患者心理安慰
    D. 将血压快速降至正常　　E. 不可以将血压快速降至正常(2022)

307. 腹部手术后能进食的主要依据为
    A. 胃管抽出澄清胃液　　B. 患者已下床活动　　C. 患者有明显饥饿感
    D. 肠鸣音增强　　E. 肛门排气后

308. 下列切口不宜放置纱条引流的是
    A. 腹壁切口感染　　B. 脓性指头炎切开　　C. 掌中间隙脓肿切开
    D. 体表脓肿切开　　E. 乳腺癌改良根治术

309. 腹部手术后,原则上鼓励早期活动,其理由不包括
    A. 促进切口愈合　　B. 改善全身血液循环　　C. 减少深静脉血栓形成
    D. 减少肺部并发症　　E. 减少腹腔感染

310. 男性,45 岁。胃癌患者行开腹胃癌根治术。既往无糖尿病、高血压病史。伤口正常愈合,拆线时间一般为术后
    A. 4~5 天　　B. 6~7 天　　C. 7~9 天
    D. 10~12 天　　E. 12 天以上(2024)

    A. 4~5 天　　B. 6~7 天　　C. 7~9 天
    D. 10~12 天　　E. 14 天

311. 头、面、颈部手术切口拆线的时间应为术后

312. 减张缝线拆除时间应为术后

313. 患者,男性,64 岁。拟行胃癌根治术,平素吸烟 20 支/日。查体:体温 37.5℃,脉搏 90 次/分,血压 155/95mmHg。血 K^+ 3.0mmol/L,Alb35g/L。正确的术前准备是
    A. 静脉补充人血白蛋白　　B. 口服肠道抗生素　　C. 术前 3 天戒烟
    D. 补钾　　E. 降低血压至正常

314. 切口"乙级愈合"的表现不包括
    A. 积液　　B. 红肿　　C. 血肿
    D. 硬结　　E. 化脓

315. 患者腹部手术后无明显不适,应采取的体位是
    A. 低半坐位　　B. 高半坐位　　C. 15°~30°头高脚低位
    D. 平卧位　　E. 下肢抬高 15°~20°,头部和躯干抬高 20°~30°(2023)

316. 患者,女性,56 岁。全身麻醉下行右乳腺癌改良根治术后 2 小时。查体:体温 36.9℃,脉搏 85 次/分,呼吸 21 次/分,血压 130/85mmHg,意识清醒。此时宜采取的体位是
    A. 斜坡卧位　　B. 仰卧位　　C. 头低脚高位
    D. 侧卧位　　E. 高半坐位卧式

317. 女,55岁。垂体腺瘤切除术后1小时。查体:脉搏96次/分,呼吸30次/分,血压110/55mmHg,神志清楚。可采取的体位是
　　A. 高半坐位　　　　　　　　B. 平卧位　　　　　　　　C. 侧卧位
　　D. 下肢抬高15°~20°　　　　E. 15°~30°头高脚低斜坡卧位

318. 蛛网膜下腔麻醉术后12小时内应采取的体位是
　　A. 半卧位　　　　　　　　　B. 俯卧位　　　　　　　　C. 头高脚低位
　　D. 平卧位　　　　　　　　　E. 侧卧位

(319~321题共用题干)女,72岁。胃癌根治术后第6天,出现上腹剧烈疼痛,逐渐加重,伴恶心、呕吐、腹胀。腹腔引流管引出咖啡色混浊液体。查体:腹膜刺激征(+)。腹部B超提示腹腔积液。

319. 最可能的诊断是
　　A. 急性胰腺炎　　　　　　　B. 吻合口漏　　　　　　　C. 急性梗阻性化脓性胆管炎
　　D. 急性胆囊炎　　　　　　　E. 肠系膜血管缺血性疾病

320. 应采取的治疗措施中不包括
　　A. 胃肠减压　　　　　　　　B. 禁食　　　　　　　　　C. 肠外营养支持
　　D. 应用生长抑素　　　　　　E. 吗啡止痛

321. 针对该患者,非手术治疗中最重要的措施是
　　A. 洗胃　　　　　　　　　　B. 抗生素治疗　　　　　　C. 低压灌肠
　　D. 止痛　　　　　　　　　　E. 胃肠减压

　　A. 小肠切除吻合术　　　　　B. 化脓性阑尾炎手术　　　C. 腹腔镜疝修补术
　　D. 胃后壁穿孔手术　　　　　E. 结肠脾曲癌引起的急性肠梗阻手术

322. 属于Ⅰ类切口的手术是
323. 属于Ⅱ类切口的手术是

324. 男,70岁。因急性胆囊炎行胆囊切除术,术后第8天,上腹部切口拆线时可见切口敷料被少许渗液浸染,切口中段局部皮肤微红,可触及结节,有轻压痛,无脓液渗出,无波动感。此患者切口愈合情况是
　　A. Ⅰ/乙　　　　　　　　　　B. Ⅱ/甲　　　　　　　　　C. Ⅱ/乙
　　D. Ⅱ/丙　　　　　　　　　　E. Ⅲ/乙 (2024)

325. 引起手术切口血肿最主要的原因是
　　A. 伤口裂口　　　　　　　　B. 术前服用阿司匹林　　　C. 高血压控制不满意
　　D. 术中止血不彻底　　　　　E. 伤口感染继发出血

326. 男,62岁。全麻下腹膜后肿瘤切除术后3日,晨起剧烈咳嗽后觉腹部切口剧痛。查体:生命体征平稳,切口敷料湿透。检查:切口更换敷料发现小肠自切口膨出。在病房中的紧急处理措施正确的是
　　A. 立即还纳小肠　　　　　　B. 无菌敷料覆盖小肠及切口　C. 无菌盐水清洗后还纳小肠
　　D. 局麻下分层缝合切口　　　E. 局麻下全层缝合切口

327. 对于腹部手术后切口化脓性感染,错误的处理是
　　A. 应用抗菌药物　　　　　　B. 切口内放置引流条　　　C. 局部理疗
　　D. 拆除缝线,敞开切口　　　E. 切开引流冲洗后立即缝合

328. 预防术后肺不张最主要的措施是
　　A. 应用大量抗生素　　　　　B. 雾化吸入　　　　　　　C. 多翻身,多做深呼吸,鼓励咳嗽
　　D. 应用祛痰药物　　　　　　E. 氧气吸入

329. 患者,女性,74岁。行胃癌根治术后7天,剧烈咳嗽后腹正中伤口内有大量淡红色液体流出。最可能出现的情况是
   A. 切口内血肿　　　　　　B. 切口皮下积液　　　　　　C. 切口裂开
   D. 切口下异物　　　　　　E. 切口感染

330. 急性阑尾炎手术后尿潴留的恰当处理是
   A. 使用利尿剂　　　　　　B. 耻骨上膀胱造瘘　　　　　　C. 无菌导尿后拔出导尿管
   D. 无菌导尿后留置导尿管　　E. 下床自行排尿

第8章　颅内压增高与脑疝

一、颅内压增高(执业医师及助理医师均需掌握)

331. 颅内压增高的常见原因不包括
   A. 硬脑膜外血肿　　　　　B. 脑水肿　　　　　　　　　C. 梗阻性脑积水
   D. 颅骨缺损　　　　　　　E. 脑肿瘤

332. 以下生理性与病理性因素中,不影响颅内压力变化的是
   A. 脑脊液动力学改变　　　B. 颅骨的完整性　　　　　　C. 脑组织肿胀
   D. 脑组织血流改变　　　　E. 颅骨密度改变

333. 颅内压增高的早期表现不包括
   A. 视乳头水肿　　　　　　B. 喷射性呕吐　　　　　　　C. 头痛
   D. 肢体活动障碍　　　　　E. 嗜睡、反应迟钝(2022)

334. 急性颅内压增高时患者早期生命体征改变为
   A. 血压升高,脉搏变缓,脉压变小　　　B. 血压升高,脉搏增快,脉压增大
   C. 血压降低,脉搏变缓,脉压变小　　　D. 血压降低,脉搏增快,脉压变小
   E. 血压升高,脉搏变缓,脉压增大

335. 颅内压增高的主要临床表现是
   A. 头晕、恶心　　　　　　B. 头痛、呕吐、视乳头水肿　　C. 咳嗽、咳痰
   D. 腹痛、腹泻　　　　　　E. 头晕、视物模糊、视乳头水肿(2024)

336. 男,80岁。2个月前轻微头部外伤。半个月前出现头痛,间断呕吐,并逐渐出现左侧肢体无力。CT见右侧顶枕新月形低密度影,中线明显移位。首选的治疗措施是
   A. 钻孔血肿引流　　　　　B. 开颅手术血肿清除　　　　C. 静脉滴注脱水剂
   D. 静脉滴注止血剂　　　　E. 静脉滴注抗生素

337. 男,35岁。突发剧烈头痛伴恶心呕吐、烦躁不安1天。查体:双眼视力重度减退、双颞侧偏盲。急诊CT示鞍区椭圆形占位性病变,3cm×2cm×2cm大小,内呈高密度影,可见液平面,幕上脑室扩大。应采取的有效治疗措施是
   A. 立即给予糖皮质激素治疗　　B. 立即给予神经营养药　　C. 急症手术视神经减压
   D. 迅速给予镇静处理　　　　　E. 保守治疗,病情稳定后手术治疗

338. 颅内压增高时不正确的处理是
   A. 应用脱水剂　　　　　　B. 高位灌肠　　　　　　　　C. 密切观察生命体征
   D. 轻泻剂疏通大便　　　　E. 液体摄入量限制在每日1500~2000ml

339. 颅内压增高导致的昏迷,合并呼吸道梗阻时,最快速有效的处理措施是

A. 吸氧 B. 气管插管 C. 气管切开
D. 应用呼吸兴奋剂 E. 及时清除呼吸道分泌物(2024)

二、脑疝（执业医师需掌握）

340. 腰穿的禁忌证是
   A. 脑动脉硬化 B. 神经系统变性病 C. 急性脊髓炎
   D. 后颅窝占位病变 E. 神经系统炎症

341. 左侧小脑幕切迹疝最确切的解释是
   A. 脑干受压左移 B. 左侧基底节受压左移 C. 左侧小脑幕的移位
   D. 左侧小脑幕挤压脑干 E. 左侧颞叶钩回通过小脑幕切迹被推挤至幕下

342. 女,40岁。跌倒时枕部着地,30分钟后昏迷。抢救措施中不恰当的是
   A. 立即经静脉给予脱水剂 B. 腰椎穿刺确定有无颅内出血 C. 立即输入止血剂
   D. 静脉输入抗生素预防感染 E. 保持呼吸道通畅

   A. 颅内动脉瘤 B. 后颅凹肿瘤 C. 颞部巨大硬脑膜外血肿
   D. 脑挫裂伤 E. 脑膜膨出

343. 易造成蛛网膜下腔出血的疾病是

344. 易造成枕骨大孔疝的疾病是

345. 易造成小脑幕裂孔疝的疾病是

346. 枕骨大孔疝的临床表现不包括
   A. 昏迷 B. 呕吐 C. 颈项强直
   D. 双侧瞳孔大小多变 E. 尿崩

347. 女性,60岁。因枕部疼痛就诊,头颅MRI显示第四脑室肿瘤。第2天患者突然出现意识丧失、呼吸停止。应首先考虑的情况是
   A. 右脑颞叶钩回疝 B. 左侧颞叶钩回疝 C. 大脑镰下疝
   D. 小脑扁桃体疝 E. 小脑幕切迹疝(2024)

348. 急性小脑幕切迹疝,患侧瞳孔扩大的病理机制是
   A. 视神经受损 B. 动眼神经受刺激 C. 交感神经受刺激
   D. 动眼神经损伤 E. 脑干受压

349. 小脑幕切迹疝最有意义的临床定位体征是
   A. 患侧肢体活动减少或消失 B. 对侧腹壁反射消失 C. 患侧瞳孔散大
   D. 对侧肢体腱反射亢进 E. 患侧下肢病理反射阳性

350. 男,28岁。车祸后出现短暂昏迷。醒后轻微头痛,逐渐至剧烈头痛、频繁呕吐,伤后3小时意识丧失。查体:昏迷,右侧瞳孔散大,对光反射消失,左侧肢体瘫痪。头颅X线片显示右颞骨骨折,且向颅底方向延伸。其主要临床诊断是
   A. 脑震荡 B. 脑干损伤 C. 颅底骨折
   D. 脑疝 E. 脑挫裂伤

351. 高血压脑出血患者来院时昏迷,已脑疝,应首先采取的急救措施是
   A. 开颅手术 B. 腰穿放脑脊液 C. 脑室穿刺
   D. 静脉快速滴注甘露醇 E. 静脉注射50%葡萄糖

352. 女性,35岁。35分钟前自汽车上跌下,左枕部着地,伤后昏迷未醒,枕部头皮挫伤,双侧瞳孔散大,对光反射弱,四肢强直,双下肢病理征阳性。在急诊室输20%甘露醇250ml后,左侧瞳孔缩小。下

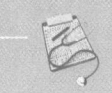

一步的治疗措施是
A. 左侧颞肌下减压术　　　　B. 右侧颞肌下减压术　　　　C. 枕部开颅减压术
D. 右额开颅血肿清除术　　　E. 左额开颅血肿清除术

(353~355题共用题干)女,67岁。车祸后即昏迷,伤后2小时被送至医院。查体:昏迷状态,左顶枕部有一直径4cm头皮血肿,右侧瞳孔散大,对光反射消失,左侧肢体肌张力增高,病理反射阳性。头颅CT示右额颞部骨板下新月形高密度影。

353. 该患者最可能的诊断是
　　A. 右额颞脑内血肿,脑疝　　　　B. 右额颞急性硬脑膜下积液,脑疝
　　C. 右额颞脑挫伤,脑疝　　　　　D. 右额颞急性硬脑膜外血肿,脑疝
　　E. 右额颞急性硬脑膜下血肿,脑疝

354. 该患者颅内出血最可能来自
　　A. 硬脑膜中动脉　　　　B. 矢状窦　　　　　　C. 脑表面小血管
　　D. 大脑中动脉　　　　　E. 蛛网膜颗粒

355. 需要立即采取的治疗措施是
　　A. 冬眠疗法　　　　　　B. 止血,抗感染　　　　C. 气管切开
　　D. 颅内血肿清除术　　　E. 激素治疗

(356~358题共用题干)患者,男性,40岁。因头晕20天,烦躁、频繁呕吐1天入院。入院体检:生命体征不平稳,头部MRI显示第四脑室肿瘤伴幕上脑室扩大。

356. 患者可能发生的脑疝是
　　A. 脑中心疝　　　　　　B. 小脑幕切迹疝　　　　C. 小脑幕切迹上疝
　　D. 枕骨大孔疝　　　　　E. 大脑镰疝

357. 如术前突发脑疝,最有效的措施是
　　A. 高压灌肠　　　　　　B. 使用脱水药　　　　　C. 腰穿放脑脊液
　　D. 给予镇静、镇痛药　　E. 脑室穿刺引流

358. 脑脊液快速流出后患者突然昏迷,双瞳散大,光反应迟钝。首先考虑的原因是
　　A. 肿瘤卒中　　　　　　B. 穿刺损伤　　　　　　C. 小脑幕切迹上疝
　　D. 休克　　　　　　　　E. 低颅内压

第9章　颅脑损伤与颅内肿瘤

一、颅脑损伤概述
2024年执业医师新增考点

二、头皮损伤(执业医师及助理医师均需掌握)

359. 头皮裂伤时,在未使用抗生素的情况下,清创缝合时间不得超过
　　A. 8小时　　　　　　　　B. 12小时　　　　　　　C. 16小时
　　D. 20小时　　　　　　　E. 24小时

360. 头皮裂伤可在24小时内清创缝合的原因是
　　A. 头皮神经丰富　　　　B. 头皮具有垂直纤维带　　C. 头皮血供丰富

D. 头皮坚韧　　　　　　　　E. 头皮富有毛囊结构

361. 头部外伤后,最常扪及头皮下波动的是
　　A. 皮下血肿　　　　　　　B. 帽状腱膜下血肿　　　　　C. 骨膜下血肿
　　D. 皮下积液　　　　　　　E. 皮下积脓

362. 巨大帽状腱膜下血肿的处理原则是
　　A. 热敷　　　　　　　　　B. 冷敷　　　　　　　　　　C. 预防感染
　　D. 抽吸引流　　　　　　　E. 穿刺抽吸、加压包扎(2021)

363. 男性,20岁。因交通事故头顶部可见直径10cm血肿,意识清楚,无恶心、呕吐。重要处理措施是
　　A. 血压、脉搏、呼吸监测　　B. 注意意识状态　　　　　　C. 穿刺抽吸头皮下血肿
　　D. 给予镇静剂　　　　　　E. 给予脱水剂

三、颅骨骨折(执业医师及助理医师均需掌握)

364. 诊断颅盖线形骨折主要依靠
　　A. CT　　　　　　　　　　B. MRI　　　　　　　　　　C. X线片
　　D. B超　　　　　　　　　 E. 脑血管造影(2019)

365. 闭合性颅盖线形骨折的主要诊断依据是
　　A. 触诊局部有凹陷感　　　B. 有骨擦音　　　　　　　　C. 头皮肿胀,有波动感
　　D. 头颅X线平片　　　　　 E. 出现神经系统损伤体征(2023)

366. 关于颅骨骨折的叙述,下列哪项不正确?
　　A. 骨折线跨过硬脑膜中动脉沟时须防硬脑膜外血肿的发生
　　B. 运动区部位的凹陷性骨折禁忌手术复位　　C. 颅底骨折有脑脊液耳、鼻漏时禁忌堵塞耳、鼻道
　　D. 颅底骨折属内开放性颅脑损伤　　　　　　E. 颅盖骨折的诊断主要依靠X线片

367. 患者,男性,40岁。车祸外伤后10小时,当时无昏迷。入院时查体:神志清楚,答话切题,右侧肢体肌力4级,霍夫曼征阳性。头颅X线片及CT均提示左顶骨凹陷性骨折,直径3cm,深度2cm。正确的处理措施是
　　A. 抗感染治疗　　　　　　B. 手术摘除骨折碎片　　　　C. 脱水治疗
　　D. 观察病情变化　　　　　E. 保守治疗,应用神经营养剂

368. 颅前窝骨折造成的"熊猫眼"征是指
　　A. 双眼视网膜出血　　　　B. 双额部皮肤青紫　　　　　C. 乳突部皮下淤血
　　D. 双侧视乳头水肿　　　　E. 眶周广泛淤血斑

369. 女性,22岁。车祸后鼻腔溢出血性液体1小时。查体:鼻腔内可见淡红色血性液流出。CT显示颅前窝骨折。该骨折最易损伤的神经是
　　A. 眶上神经　　　　　　　B. 视神经　　　　　　　　　C. 鼻睫神经
　　D. 动眼神经　　　　　　　E. 嗅神经(2024)

370. 提示颅后窝骨折的临床表现是
　　A. 脑脊液鼻漏　　　　　　B. Battle征　　　　　　　　C. 视神经损伤
　　D. "眼镜"征　　　　　　　E. 嗅神经损伤

371. 闭合性颅脑损伤不包括
　　A. 头皮裂伤　　　　　　　B. 颅底骨折　　　　　　　　C. 脑震荡
　　D. 颅盖骨线状骨折　　　　E. 颅骨凹陷骨折

372. 关于颅底骨折的叙述,不正确的是
　　A. 颅前窝骨折可有"熊猫眼"征　　　　　　　B. 诊断依据主要是临床表现

C. X线片可显示颅内积气　　　　　　D. CT无法显示颅底骨折

E. 单纯性颅底骨折可保守治疗(2023)

373. 颅底骨折通常的诊断依据是

　　A. 脑脊液鼻、耳漏　　　　B. 头痛伴呕吐　　　　C. 偏瘫

　　D. 头皮血肿　　　　　　　E. 昏迷

374. 开放性颅脑损伤特有的临床表现是

　　A. 颅骨骨折　　　　　　　B. 头皮裂伤　　　　　C. 头皮血肿

　　D. 脑脊液漏　　　　　　　E. 头皮裂伤伴颅骨骨折

375. 女,35岁。车祸后昏迷,被送至医院3小时后清醒。查体:神志尚清,双侧眶周青紫,右鼻孔有血性液体流出,嗅觉丧失,能遵嘱活动。临床诊断颅底骨折最可靠的依据是

　　A. 右鼻孔流出血性液体　　B. 同向性偏盲　　　　　C. 嗅觉丧失

　　D. 眶周青紫　　　　　　　E. 伤后昏迷时间较长(2021)

376. 患者,女性,35岁。骑自行车不慎摔伤头部3小时。查体:神志清楚,右侧外耳道流出血性液体。最可能的诊断为

　　A. 枕骨骨折　　　　　　　B. 颞骨鳞部骨折　　　　C. 颅前窝骨折

　　D. 颅中窝骨折　　　　　　E. 颅后窝骨折(2024)

377. 男性,28岁。头部外伤3小时。伤后当即昏迷约15分钟,醒后出现头痛、呕吐。入院查体:神志尚清,右耳道可见少量血性液体流出。最可能的诊断为

　　A. 脑震荡合并颅前窝骨折　　B. 脑挫伤合并颅中窝骨折　　C. 脑震荡合并颅后窝骨折

　　D. 脑挫伤合并颅前窝骨折　　E. 脑震荡合并颅中窝骨折(2017、2022)

378. 男,25岁。头部摔伤,着力点位于右侧颞枕部,就医时出现"熊猫眼"征,鼻孔流出血性液体。最可能的诊断是

　　A. 颅前窝骨折　　　　　　B. 双眼眼睑挫伤　　　　C. 双眼结膜出血

　　D. 双侧视神经损伤　　　　E. 脑震荡(2023)

379. 治疗脑脊液鼻漏,错误的处理是

　　A. 注射抗生素　　　　　　B. 鼻腔填塞　　　　　　C. 卧床休息

　　D. 抬高头位　　　　　　　E. 应用镇静剂

四、颅脑损伤(执业医师及助理医师均需掌握)

380. 下列属于对冲性脑挫裂伤的是

　　A. 着力点处大脑凸面的损伤　　　　　B. 左枕着力出现右额颞极的损伤

　　C. 枕部着力出现枕叶的损伤　　　　　D. 额部着力出现额叶的损伤

　　E. 左颞顶着力出现左顶叶的损伤

381. 脑震荡的临床表现不包括

　　A. 意识障碍不超过30分钟　　B. 意识障碍期肌腱反射消失　　C. 醒后常有头晕、头痛、恶心呕吐

　　D. 逆行性遗忘　　　　　　　E. 腰穿脑脊液红细胞 $1000×10^6/L$

382. 男,23岁。头部外伤3小时。3小时前头部被钝器打后立即出现意识障碍,15分钟后清醒。查体:神志清楚,不能回忆起受伤经过,神经系统检查无异常发现。最可能的诊断是

　　A. 脑挫裂伤　　　　　　　B. 弥漫性轴索损伤　　　C. 脑干损伤

　　D. 脑震荡　　　　　　　　E. 硬脑膜外血肿(2024)

383. 女,38岁。头部受伤昏迷约50分钟,头颅CT示左额叶脑挫裂伤。最不可能出现的临床表现是

　　A. 肢体单瘫或偏瘫　　　　B. 同向偏盲　　　　　　C. 嗅觉丧失

D. 癫痫　　　　　　　　　E. 颈项强直

384. 关于脑干损伤,错误的是
　　 A. 原发昏迷　　　　　　B. 双侧瞳孔大小多变　　　C. 双侧病理征阳性
　　 D. 高热　　　　　　　　E. 尿崩

385. 男,28 岁。车祸后昏迷 3 周。查体:昏迷,压眶反射消失,颈后仰伸,四肢强直性伸直,上肢内收、过度旋前和下肢内收、内旋、踝跖屈。该患者的损害水平在
　　 A. 脊髓　　　　　　　　B. 脑干　　　　　　　　　C. 大脑皮质
　　 D. 小脑　　　　　　　　E. 基底节

386. 男,48 岁。摔倒后枕部着地。昏迷 30 分钟。急诊头颅 CT 检查示双额颞叶高低密度混杂影,最可能的诊断是
　　 A. 脑干损伤　　　　　　B. 脑震荡　　　　　　　　C. 蛛网膜下腔出血
　　 D. 脑挫裂伤　　　　　　E. 硬脑膜下血肿

387. 急性硬脑膜外血肿最常合并的颅脑损伤是
　　 A. 脑积水　　　　　　　B. 脑挫伤　　　　　　　　C. 颅骨骨折
　　 D. 脑干损伤　　　　　　E. 脑水肿

388. 急性硬脑膜外血肿患者出现的中间清醒期的长短主要取决于
　　 A. 出血的来源　　　　　B. 血肿形成的速度　　　　C. 血肿部位
　　 D. 原发性颅脑损伤的程度　E. 血肿的体积

389. 硬脑膜外血肿 CT 扫描的典型影像学改变是
　　 A. 双凸镜形高密度影　　B. 双凸镜形低密度影　　　C. 新月形高密度影
　　 D. 不规则高密度影　　　E. 高低密度混杂影(2024)

390. 男,21 岁。右侧颞部受击伤后昏迷 30 分钟,清醒 5 小时后又转入昏迷,伴右侧瞳孔放大,左侧肢体瘫痪。首先考虑的诊断是
　　 A. 脑干损伤　　　　　　B. 左侧脑内血肿　　　　　C. 右侧脑挫伤
　　 D. 右侧急性硬脑膜外血肿　E. 右侧急性硬脑膜下血肿

391. 男,80 岁。半个月前出现头痛、间断呕吐,并逐渐出现左侧肢体无力。3 个月前有头部外伤史。头颅 CT 示右顶枕新月形低密度影。最可能的诊断是
　　 A. 急性硬脑膜外血肿　　B. 硬脑膜下积脓　　　　　C. 慢性硬脑膜下血肿
　　 D. 慢性硬脑膜外血肿　　E. 急性硬脑膜下血肿

392. 男,35 岁。头部外伤后昏迷 1 小时,出现右侧肢体瘫痪,后逐渐好转。头颅 CT 示颅内有散在高密度影。应考虑为
　　 A. 脑内血肿　　　　　　B. 急性硬脑膜外血肿　　　C. 急性硬脑膜下血肿
　　 D. 脑震荡　　　　　　　E. 脑挫裂伤

393. 头部外伤后腰椎穿刺检查脑脊液呈血性,最常见的临床情况是
　　 A. 脑震荡　　　　　　　B. 急性颅内血肿　　　　　C. 脑挫裂伤
　　 D. 急性硬脑膜外血肿　　E. 急性硬脑膜下血肿

394. 引起患者浅昏迷、瞳孔不等大及其他阳性体征的最可能原因是
　　 A. 枕骨大孔疝　　　　　B. 小脑幕切迹疝　　　　　C. 左侧动眼神经麻痹
　　 D. 左侧视神经损害　　　E. 脑干功能障碍

395. 开放性颅脑损伤最基本的处理原则是
　　 A. 应用激素　　　　　　B. 应用镇静剂　　　　　　C. 清除颅内深部挫伤脑组织
　　 D. 及时应用血管扩张剂　E. 清创后严密修补缝合硬脑膜

第十篇 外科学
第9章 颅脑损伤与颅内肿瘤

(396~397题共用题干)男性,22岁。头部外伤3小时。3小时前,头部被钝器击伤,伤后立即昏迷,约15分钟后清醒,清醒后对受伤经历记忆模糊,感持续性头痛。查体:神志清楚,双瞳孔等大等圆,四肢活动自如。

396. 为明确诊断,首选检查是
    A. 脑电图检查　　　　　　B. 头颅CT扫描　　　　　　C. 脑血管造影
    D. 头颅X线片　　　　　　E. 腰椎穿刺脑脊液检查

397. 首选的治疗方案是
    A. 卧床休息,密切观察　　　B. 脱水治疗　　　　　　　C. 神经营养治疗
    D. 脑室穿刺引流　　　　　　E. 手术治疗(2024)

(398~399题共用题干)男,25岁。头部外伤昏迷5分钟后清醒,送医院途中再度陷入昏迷,伴呕吐。体检:浅昏迷,双侧瞳孔等大等圆,对光反射迟钝,左侧肢体肌力Ⅳ级,巴宾斯基征阳性。

398. 最可能的诊断是
    A. 脑震荡　　　　　　　　　B. 脑挫裂伤　　　　　　　C. 硬脑膜外血肿
    D. 硬脑膜下血肿　　　　　　E. 脑内血肿

399. 若行CT检查,典型表现是
    A. 颅内无异常　　　　　　　　　　B. 颅内散在点状高密度影　　C. 脑内圆形高密度影
    D. 颅骨内板下新月形高密度影　　　E. 颅骨内板与脑表面之间双凸镜形高密度影

(400~402题共用题干)男,17岁。骑摩托车时不慎摔倒,左颞顶部着地,短暂昏迷后清醒。伤后30分钟送医院,急诊头颅CT示左颞顶颅骨骨折。2小时后头痛加剧,逐渐昏迷,左侧瞳孔散大,右侧肢体瘫痪。

400. 该患者左侧瞳孔散大的原因是
    A. 动眼神经受刺激　　　　　B. 动眼神经麻痹　　　　　C. 动眼神经核功能丧失
    D. 眼神经受损　　　　　　　E. 面神经受损

401. 首先考虑的诊断是
    A. 颈椎损伤、颈髓受压　　　　　　　　　　B. 脑挫裂伤、脑干损伤
    C. 急性硬脑膜外血肿、小脑幕切迹疝　　　　D. 急性硬脑膜下血肿、脑挫裂伤
    E. 急性硬脑膜下血肿、枕骨大孔疝

402. 应采取的有效治疗措施是
    A. 急诊行颈椎牵引术　　　　　B. 应用抗生素　　　　　　C. 急诊行血肿清除减压术
    D. 立即应用降颅内压药物　　　E. 立即收入病房,观察生命体征变化

(403~405题共用题干)男,45岁。车祸致左枕部着地,当即意识丧失,送至附近医院途中右侧肢体间断性抽搐伴喷射状呕吐3次。查体:P56次/分,BP160/95mmHg,浅昏迷、躁动,右侧瞳孔直径约4mm,左侧2mm;对光反射右侧存在,左侧消失;右侧肌力3级,左侧肌力5级;左枕部头皮血肿,颈项强直。

403. 最主要的诊断是
    A. 右额急性硬脑膜下血肿伴左小脑幕切迹疝　　B. 右额急性硬脑膜下血肿伴右小脑幕切迹疝
    C. 左额广泛脑挫裂伤伴左小脑幕切迹疝　　　　D. 左额急性硬脑膜下血肿伴左小脑幕切迹疝
    E. 左额急性硬脑膜下血肿伴右小脑幕切迹疝

404. 颅内出血的来源是
    A. 板障静脉　　　　　　　　B. 脑表面小血管　　　　　C. 下矢状窦
    D. 横窦　　　　　　　　　　E. 硬脑膜中动脉

405. 优先采取的处理措施是
   A. 给予消炎药和神经营养药   B. 适量输液和给予脱水剂   C. 注射止血剂和输血
   D. 制动并注射镇静剂   E. 维持呼吸道通畅

(406~408题共用题干)女，45岁。车祸致头部外伤伴昏迷1小时入院。查体：P55次/分，R12次/分，BP170/100mmHg。右侧顶枕部头皮血肿。GCS评分7分，左侧瞳孔直径4mm，对光反射消失，右侧瞳孔直径2mm，右侧肢体偏瘫。头颅CT：左颞叶脑内高密度影，体积约60ml，左额、颞底面广泛斑点状高密度影致同侧脑室受压，中线向右移位1.5cm。

406. 最可能的诊断是
   A. 急性硬脑膜外血肿   B. 急性硬脑膜下血肿   C. 脑挫裂伤伴脑内血肿
   D. 脑震荡   E. 外伤性脑积水

407. 可能的损伤机制是
   A. 减速性损伤   B. 加速性损伤   C. 切线性损伤
   D. 挤压伤   E. 挥鞭伤

408. 最适宜采取的治疗措施为
   A. 急诊开颅手术   B. 腰椎穿刺排放脑脊液   C. 脑室外引流
   D. 大量应用激素   E. 绝对卧床休息

五、颅内肿瘤（执业医师需掌握）

409. 颅内肿瘤中最多见的是
   A. 转移瘤   B. 脑膜瘤   C. 神经上皮性肿瘤
   D. 垂体腺瘤   E. 胆脂瘤

410. 颅内肿瘤非定位症状的是
   A. 头痛、视乳头水肿   B. 癫痫、幻嗅   C. 肢体运动和感觉障碍
   D. 视力、视野障碍   E. 眼睑下垂、眼球运动障碍

411. 女，23岁。跟邻居吵架时突发剧烈头痛、呕吐、视物双影2小时。平时偶有一侧头痛，严重时伴畏光、恶心、呕吐。查体：右眼睑下垂，右瞳孔散大，对光反射消失，右眼向上、下、内活动受限，颈强直。急诊首选的辅助检查是
   A. 腰椎穿刺   B. 头颅CT   C. 头颅MRI
   D. DSA   E. 经颅多普勒超声

412. 老年人最常见的硬脊膜外肿瘤是
   A. 脊膜瘤   B. 淋巴瘤   C. 转移瘤
   D. 胶质瘤   E. 脊索瘤

413. 脑膜瘤复发的重要因素是
   A. 年龄   B. 组织类型   C. 肿瘤部位
   D. 性别   E. 术后肿瘤残余

414. 与大脑半球肿瘤临床表现不符的是
   A. 多尿   B. 进行性感觉障碍   C. 癫痫发作
   D. 精神症状   E. 视野缺损

415. 额叶中央区胶质瘤最常见的临床表现是
   A. 肢体无力   B. 弱视   C. 象限盲
   D. 命名性失语   E. 失认

416. 脑血管畸形中最常见的类型是

A. 毛细血管扩张 　　　　B. 静脉畸形 　　　　C. 动静脉瘘
D. 海绵状血管畸形 　　　E. 动静脉畸形

417. 男,45岁。右眼睑下垂伴复视2个月。既往有蛛网膜下腔出血病史。查体:右眼球外斜位,右侧瞳孔散大,对光反射消失。增强CT检查显示鞍旁右侧有一直径约0.5cm圆形高密度影,其周围无脑水肿征。首先考虑的诊断是
A. 鞍旁脑膜瘤 　　　　B. 颈内动脉-后交通动脉瘤 　　　　C. 三叉神经鞘瘤
D. 颞叶胶质瘤 　　　　E. 颞叶脑肿瘤(2019、2022)

418. 脑干胶质瘤最早出现的临床表现常为
A. 颅神经麻痹 　　　　B. 脑积水 　　　　C. 癫痫
D. 视乳头水肿 　　　　E. 头痛

419. 颅内肿瘤若表现为精神症状,常考虑的肿瘤部位为
A. 顶叶 　　　　　　　B. 小脑 　　　　　C. 额叶
D. 枕叶 　　　　　　　E. 岛叶

420. 女孩,5岁。头痛、呕吐、步行不稳3个月。查体:神志清楚,精神差,双侧视乳头水肿。该患者最可能的诊断是
A. 小脑髓母细胞瘤 　　B. 颞叶胶质母细胞瘤 　　C. 矢状窦旁脑膜瘤
D. 顶叶恶性淋巴瘤 　　E. 枕叶星形细胞瘤

(421~423题共用题干)男,38岁。因反复左侧头痛半年,加重伴呕吐3天于急诊留观。查体:浅昏迷,双侧瞳孔左侧3mm,右侧2mm,对光反射迟钝。右侧肢体肌力4级,右侧Babinski征阳性。

421. 最可能的诊断是
A. 脑梗死 　　　　　　B. 颅内血肿 　　　　C. 颅脑肿瘤
D. 蛛网膜下腔出血 　　E. 脑膜脑炎

422. 为明确诊断应首选的最简捷的检查方法是
A. 经颅彩色多普勒超声 　B. 脑电图 　　　　C. 头颅MRI
D. 头颅X线片 　　　　　E. 头颅CT

423. 基本治疗原则是
A. 实施开颅去骨瓣减压 　B. 去病因治疗 　　C. 给予镇静治疗
D. 镇痛 　　　　　　　　E. 高压氧治疗

第10章　甲状腺与甲状旁腺疾病

一、甲状腺的应用解剖(执业医师及助理医师均需掌握)

424. 一患者行甲状腺次全切除术后出现声音嘶哑。喉镜检查显示左侧声带麻痹,分析手术中可能损伤的结构是
A. 舌下神经 　　　　　B. 喉上神经 　　　　C. 舌咽神经
D. 左侧喉返神经 　　　E. 右侧喉返神经

425. 女,23岁。因原发性甲状腺功能亢进症在气管插管全麻下行甲状腺双侧次全切除术,术后清醒拔出气管导管后患者出现呼吸困难,伴有失声,无手足麻木。查体:体温37.3℃,脉搏92次/分,呼吸28次/分,血压130/70mmHg,面红无发绀,颈部不肿,引流管通畅,有少许血液流出。引起该患者呼吸

困难最可能的原因是
A. 双侧喉返神经损伤　　　　B. 甲状腺危象　　　　　　　C. 喉上神经损伤
D. 伤口出血　　　　　　　　E. 甲状旁腺损伤

426. 甲状腺癌根治术时，Ⅵ区(中央区)淋巴结清扫是指清扫
A. 颈内静脉中群淋巴结　　　B. 颈后三角淋巴结　　　　　C. 颏下和颌下淋巴结
D. 前上纵隔淋巴结　　　　　E. 颈总动脉内缘至气管旁的淋巴结(2022)

427. 甲状旁腺激素对血液中钙、磷浓度的调节作用表现为
A. 降低血钙浓度，升高血磷浓度　　　　B. 升高血钙浓度，降低血磷浓度
C. 升高血钙浓度，不影响血磷浓度　　　D. 降低血钙浓度，不影响血磷浓度
E. 升高血钙、血磷浓度

(428~430题共用题干) 女性，30岁。在颈丛麻醉下施行甲状腺腺瘤切除术，手术顺利。

428. 该患者返回病房时的体位是
A. 平卧6小时，改半卧位　　B. 平卧12小时，改半卧位　　C. 半卧位
D. 头低足高位　　　　　　　E. 下肢抬高15°~20°，头部抬高20°~30°

429. 术后患者出现饮水呛咳症状，最可能的原因是
A. 喉返神经损伤　　　　　　B. 喉上神经内支损伤　　　　C. 喉上神经外支损伤
D. 喉头水肿　　　　　　　　E. 气管塌陷

430. 该患者的拆线时间为术后
A. 2~3天　　　　　　　　　B. 4~5天　　　　　　　　　C. 6~7天
D. 8~9天　　　　　　　　　E. 10~12天

二、单纯性甲状腺肿(执业医师需掌握)

431. 青春期甲状腺Ⅱ度肿大最佳的治疗方法是
A. 多食含碘食物　　　　　　B. 甲状腺次全切除术　　　　C. 放射性碘治疗
D. 口服碘剂　　　　　　　　E. 口服小剂量甲状腺素片

432. 单纯性甲状腺肿的特点是甲状腺肿和
A. 抗甲状腺抗体阳性　　　　B. 核素扫描为"热结节"　　　C. 摄^{131}I率降低
D. 甲状腺功能正常　　　　　E. TSH降低

433. 地方性甲状腺肿的主要病因是
A. 自身免疫性甲状腺炎　　　B. 碘摄入过多　　　　　　　C. 甲状腺素合成障碍
D. 碘摄入不足　　　　　　　E. 致甲状腺肿物质损伤

434. 女性，16岁。体检发现双侧甲状腺Ⅱ度弥漫性肿大，无压痛，未触及结节。甲状腺摄^{131}I率2小时15%，24小时35%。最可能的诊断是
A. 甲状腺功能减退症　　　　B. 甲状腺功能亢进症　　　　C. 桥本甲状腺炎
D. 结节性甲状腺肿　　　　　E. 生理性甲状腺肿(2023)

435. 女，17岁。颈部肿大1年，无怕热、多食、易激动。查体：脉率、血压正常，甲状腺弥漫性肿大，质地柔软，未触及结节，表面光滑。采用的最佳治疗措施是
A. 多吃含碘丰富的食物　　　B. 小剂量甲状腺素治疗　　　C. 口服甲硫氧嘧啶治疗
D. 注射^{131}I治疗　　　　　E. 甲状腺大部切除术

436. 女，56岁。颈前肿大20余年就诊。查体：甲状腺Ⅲ度肿大，质地硬，多个结节，最大结节直径5.0cm，随吞咽活动，气管轻度左移。血T_3、T_4、TSH正常，TgAb、TPOAb阴性。气管正侧位X线片示气管局

部受压、向左侧移位。最佳的处理措施是
A. 长期服用甲状腺素　　　B. 定期检测甲状腺功能　　　C. 手术治疗
D. 多食含碘丰富的食物　　E. 禁用含碘药物

437. 不属于结节性甲状腺肿手术指征的是
A. 病程较长　　　　　　　B. 有压迫症状　　　　　　　C. 胸骨后甲状腺肿
D. 伴有甲状腺功能亢进　　E. 疑有癌变

438. 胸骨后甲状腺肿的治疗首选
A. 甲状腺手术　　　　　　B. 抗甲状腺药物　　　　　　C. 复方碘剂
D. 放射性碘　　　　　　　E. 普萘洛尔(2020、2022)

439. 男,46岁。甲状腺多发结节10年,近1个月来结节有明显增大,吞咽有异物感。B超检查见双侧甲状腺多发结节伴囊性变,延伸至胸骨后4cm。测T_4轻度增高。该患者最主要的手术指征是
A. T_4轻度增高　　　　　　B. 病程太长　　　　　　　　C. 近期甲状腺增大
D. 吞咽有异物感　　　　　E. 胸骨后甲状腺肿

440. 女性,56岁。颈粗20余年。查体甲状腺Ⅲ度肿大,多个结节,最大达5.0cm,诊断为单纯性结节性甲状腺肿。因气管受压,于3周前接受了手术治疗。术后处理是
A. 不需用药,定期观察　　B. 多食含碘丰富的食物　　　C. 忌用含碘食物或药物
D. 长期服用甲状腺素片　　E. 核素^{131}I治疗

三、甲状腺功能亢进症的外科治疗(执业医师及助理医师均需掌握)

441. 最常见的甲状腺功能亢进症是
A. 继发于结节性甲状腺肿　B. 高功能腺瘤　　　　　　　C. 继发于甲状腺癌
D. 原发性甲亢　　　　　　E. 继发于甲状腺炎

442. 甲状腺功能亢进症手术治疗的适应证是
A. 青少年患者　　　　　　B. 中度甲亢内科治疗无效者　C. 甲状腺Ⅰ度肿大
D. 症状较轻者　　　　　　E. 合并不稳定型心绞痛者

443. 应及时行患侧叶甲状腺大部切除术的疾病是
A. 高功能甲状腺腺瘤　　　B. 甲状腺乳头状癌　　　　　C. 单纯性弥漫性甲状腺肿
D. 桥本病　　　　　　　　E. 青少年原发性甲亢

444. 女,52岁。心悸、手心出汗6个月。体重下降3kg。查体:体温37.1℃,呼吸15次/分,脉搏90次/分,血压130/74mmHg,甲状腺左叶触及一大小2cm×2cm的结节,质硬,可随吞咽上下活动,心、肺、腹(-)。放射性核素扫描显示甲状腺左叶有一高度浓集区。该患者最合适的治疗是
A. 口服丙硫氧嘧啶　　　　B. 口服碘剂　　　　　　　　C. ^{131}I放射治疗
D. 手术治疗　　　　　　　E. 口服普萘洛尔(2024)

445. 女,36岁。颈前包块10年,心慌、气短、怕热、多汗半年。查体:脉搏110次/分,血压160/70mmHg,无突眼,甲状腺触及多个结节,中等硬度,表面光滑,随咽可上下移动。实验室检查:T_3、T_4增高,TSH降低,TPOAb及TGAb均阴性。最可能的诊断是
A. 弥漫性毒性甲状腺肿　　B. 结节性毒性甲状腺肿　　　C. 慢性淋巴细胞性甲状腺炎
D. 甲状腺自主高功能腺瘤　E. 单纯性甲状腺肿

446. 甲状腺功能亢进症患者的手术禁忌证是
A. 中度Graves病　　　　　B. 胸骨后甲状腺肿伴甲亢　　C. 高功能腺瘤
D. 妊娠早期重度甲亢　　　E. 青少年患者

447. 轻度甲状腺功能亢进症患者的基础代谢率测定值范围是

A. 30%~40%　　　　　　B. 10%~20%　　　　　　C. 1%~10%
D. 20%~30%　　　　　　E. 40%~50%

A. 血清甲状腺球蛋白升高　　B. 血清降钙素升高　　　　C. 血清甲状腺旁腺激素升高
D. 血清促甲状腺激素升高　　E. 血清 T_3、T_4 升高

448. 甲状腺滤泡状癌行甲状腺切除术后复发
449. 甲状腺高功能腺瘤

(450~452题共用题干)患者,女性,35岁。颈前区肿块10年,近年来易出汗、心悸,渐感呼吸困难。体检:晨起心率104次/分,血压120/60mmHg,无突眼,甲状腺Ⅱ度肿大,结节状。心电图示窦性心律不齐。

450. 初步诊断最可能是
　　A. 原发性甲状腺功能亢进　　B. 单纯性甲状腺肿　　　C. 继发性甲状腺功能亢进
　　D. 桥本甲状腺炎　　　　　　E. 亚急性甲状腺炎
451. 确诊的主要根据是
　　A. 颈部 CT　　　　　　　　B. 血 T_3、T_4 值　　　　C. 甲状腺 B 超
　　D. 颈部 X 线检查　　　　　E. MRI
452. 最佳的治疗方法是
　　A. 内科药物治疗　　　　　　B. 甲状腺大部切除术　　C. 甲状腺全切术
　　D. 放射性核素治疗　　　　　E. 外放射治疗

453. 女,25岁,妊娠26周。颈部增粗伴憋气1个月。查体:脉搏100次/分,血压100/70mmHg。甲状腺Ⅲ度肿大,气管左偏。实验室检查:T_3、T_4 高于正常。首选的治疗方法是
　　A. 口服甲状腺素片　　　　　B. 口服丙硫氧嘧啶　　　C. 外放射治疗
　　D. 同位素 ^{131}I 治疗　　　　E. 手术治疗

454. 女,36岁。发现颈部包块2年,包块逐渐增大,无甲状腺功能亢进表现,目前有憋闷感。查体:右侧甲状腺可触及4cm×3cm包块,光滑,质韧,随吞咽上下移动,无压痛,未触及肿大淋巴结。核素扫描:甲状腺右叶温结节。建议手术治疗,最主要的依据是
　　A. 易发生继发感染　　　　　B. 用力后包块易破裂　　C. 可继发甲状腺功能亢进
　　D. 有压迫症状　　　　　　　E. 易发生恶变

455. 甲状腺功能亢进症术前准备必须进行的检查不包括
　　A. 基础代谢率　　　　　　　B. 心电图　　　　　　　C. 颈部 X 线片
　　D. 喉镜　　　　　　　　　　E. 锁骨上淋巴结超声(2024)

456. 女,28岁。甲状腺肿大3年。性情急躁、怕热、多汗、心悸、食欲强但消瘦。有哮喘病史。拟行手术治疗,其术前药物准备措施应首选的是
　　A. 单用复方碘剂　　　　　　B. 单用硫脲类药物　　　C. 单用普萘洛尔
　　D. 普萘洛尔和硫脲类药物　　E. 先用硫脲类药物,后加用复方碘剂

457. 为抑制甲状腺功能亢进患者甲状腺素的释放,外科手术前选择的常用药物是
　　A. 甲巯咪唑　　　　　　　　B. 复方碘溶液　　　　　C. 卡比马唑
　　D. 丙硫氧嘧啶　　　　　　　E. 普萘洛尔

458. 复方碘溶液主要用于
　　A. 亚急性甲状腺炎　　　　　B. 甲状腺功能亢进症术后复发　　C. 甲状腺癌
　　D. 甲状腺功能减退症　　　　E. 甲状腺功能亢进症的术前准备

第十篇 外科学
第10章 甲状腺与甲状旁腺疾病

459. 甲状腺功能亢进症患者术前准备可以手术的基础代谢率,至少降至
   A. +10%以下   B. +20%以下   C. +25%以下
   D. +30%以下   E. +35%以下

460. 能使90%~95%的甲状腺功能亢进症获得痊愈的最常用、有效的治疗方法是
   A. 口服硫脲类药物治疗   B. 甲状腺大部切除术   C. 口服碘剂治疗
   D. 饮食治疗   E. 硫脲类药物加普萘洛尔联合治疗

461. 甲状腺大部切除后48小时内,需注意最危急的并发症为
   A. 喉上神经内侧支损伤   B. 喉返神经单侧损伤   C. 手足抽搐
   D. 呼吸困难和窒息   E. 甲状腺危象(2021)

462. 女,55岁。因甲状腺功能亢进症行甲状腺次全切除术后1小时,突感呼吸困难。查体:面色青紫。引起呼吸困难最可能的原因是
   A. 气管塌陷   B. 双侧喉返神经损伤   C. 切口内出血
   D. 喉上神经内外支损伤   E. 甲状腺危象(2019)

463. 女,28岁。因甲状腺功能亢进症行甲状腺次全切除,术后12小时突发呼吸困难。查体:面色青紫,颈部皮肤肿胀。引起呼吸困难最可能的原因是
   A. 气管塌陷   B. 甲状腺危象   C. 切口内出血
   D. 喉上神经损伤   E. 喉返神经损伤(2022)

464. 甲状腺功能亢进症术后呼吸困难多发生于术后
   A. 6小时以内   B. 12小时以内   C. 24小时以内
   D. 48小时以内   E. 72小时以内

465. 女,31岁。甲状腺次全切除术后6小时。见憋气、烦躁,迅速加重。查体:脉搏110次/分,血压120/90mmHg,神志清楚,颈部肿胀,口唇发绀,无声音嘶哑,呼吸急促,双肺呼吸音粗,未闻及啰音。此时应给予的紧急处理措施是
   A. 立即面罩高流量吸氧   B. 半坐位,充分吸痰   C. 立即注射呼吸兴奋剂
   D. 保持引流管通畅   E. 开放伤口,根据情况行气管切开

466. 女,30岁。患甲状腺功能亢进症3年。经药物治疗和术前准备,行甲状腺大部切除术。术后6小时突然出现颈前部肿胀伴严重呼吸困难,最可能的原因是
   A. 喉上神经损伤   B. 切口内出血压迫气管 C. 喉返神经损伤
   D. 甲状腺危象   E. 甲状旁腺损伤

467. 女,30岁。因甲状腺功能亢进症行甲状腺大部切除术后3小时,切口深面进行性肿胀,患者出现呼吸困难。紧急行气管插管后,呼吸困难解除。下一步最佳处理措施是
   A. 拆开手术切口探查   B. 静脉应用广谱抗生素 C. 静脉注射葡萄糖酸钙
   D. 静脉应用大剂量激素   E. 静脉注射止血药物

468. 女性,45岁。甲状腺癌行甲状腺全切除后1天。突发颜面部、四肢麻木伴手足抽搐1小时。查体:体温37.4℃,脉搏109次/分,呼吸18次/分,血压100/60mmHg。神志清楚,腱反射亢进。应立即给予的治疗措施是
   A. 静脉滴注甲泼尼龙   B. 静脉注射10%葡萄糖酸钙 C. 静脉注射呋塞米
   D. 静脉注射地西泮   E. 静脉滴注平衡盐溶液(2024)

469. 下列不符合甲状腺危象表现的是
   A. 高热达39℃以上   B. 心率>140次/分   C. 厌食
   D. 恶心、呕吐、腹泻   E. 白细胞总数和中性粒细胞计数常减低

470. 为预防甲状腺功能亢进症术后出现甲状腺危象,最关键的措施是

A. 术后用冬眠合剂镇静　　B. 吸氧　　C. 术后给予氢化可的松
D. 术后补钙　　E. 术前使基础代谢率降至正常范围

A. 手足抽搐　　B. 呼吸困难和窒息　　C. 呛咳
D. 声音嘶哑　　E. 高热、呕吐、心率增快、大汗淋漓

471. 甲状旁腺损伤常表现为
472. 甲状腺危象常表现为

(473~475题共用题干)患者,女,45岁。近1年来盗汗、心悸、易怒,食量增加。检查:突眼,心率110次/分,血压126/84mmHg,甲状腺弥漫性肿大Ⅲ度,心律齐,无杂音,举手颤动明显。查血 T_3、T_4 高于正常值。诊断为原发性甲状腺功能亢进症,经抗甲状腺药物治疗后复发,拟行甲状腺双侧次全切除术。

473. 若用丙硫氧嘧啶+碘剂作术前准备,未达到手术要求的表现是
A. 心率在90~100次/分　　B. 血 T_3、T_4 值均正常　　C. 甲状腺缩小变硬
D. 甲亢症状缓解　　E. 基础代谢率低于+20%

474. 该患者手术后最危急的并发症是
A. 手术区出血压迫气管　　B. 双侧喉上神经损伤　　C. 一侧喉返神经损伤
D. 甲状腺危象　　E. 手术切口化脓性感染

475. 若术后发生甲状腺功能减退,其诊断的主要依据是
A. 四肢乏力、盗汗　　B. T_3、T_4 值持续低于正常值下限　　C. 食欲下降或厌食
D. 颈部皮肤水肿　　E. B超示残余甲状腺内结节性肿大

(476~478题共用题干)女性,32岁。颈前肿大饱满2个月。性情急躁,易激动,多汗,消瘦。检查:脉搏106次/分,血压140/80mmHg,双手颤动,甲状腺Ⅲ度弥漫性肿大,无结节和包块,周围淋巴结无肿大。FT_3、FT_4 增高。

476. 最有效的治疗方法是
A. 抗甲状腺药物　　B. 增加含碘丰富的食品　　C. 放射性^{131}I
D. 甲状腺大部切除术　　E. 中药治疗

477. 若需要手术治疗,术前碘剂准备常规应用时间为
A. 3天　　B. 5天　　C. 10天
D. 14天　　E. 20天

478. 术后16小时若出现呼吸困难,坐立不安,首选处理措施是
A. 吸氧　　B. 应用镇静剂　　C. 气管插管
D. 气管切开　　E. 剪开缝线,敞开切口

(479~481题共用题干)患者,女性,26岁。因甲状腺功能亢进症行甲状腺大部切除术,术后第2天出现手足抽搐。

479. 最可能的原因是
A. 喉上或喉返神经损伤　　B. 甲状腺功能低下　　C. 甲状腺危象
D. 喉头水肿　　E. 甲状旁腺功能低下

480. 采用的治疗方法是
A. 颈部理疗　　B. 口服甲状腺素片　　C. 口服复方碘化钾溶液
D. 气管切开　　E. 静脉注射10%葡萄糖酸钙

481. 该患者发作性手足抽搐1个月未缓解,且逐渐加重,最有效的治疗方法是

A. 静脉注射10%氯化钠　　　　B. 口服葡萄糖酸钙　　　　C. 口服乳酸钙
D. 口服双氢速甾醇油剂　　　　E. 口服维生素 D_3

(482~485题共用题干)女,25岁。发现心悸、盗汗、易怒1年,伴有饮食量增加、消瘦。查体:血压110/80mmHg,心率116次/分,重度突眼,甲状腺弥漫性肿大,深入胸骨后上纵隔内。测血 T_3、T_4 值高于参考值上限1倍。

482. 该患者的诊断是
    A. Graves 病　　　　　　　　B. 高功能腺瘤　　　　　　C. 结节性甲状腺肿
    D. 亚急性甲状腺炎　　　　　E. 慢性淋巴细胞性甲状腺炎

483. 对患者应尽早手术治疗,其适应证是
    A. TSH 增高　　　　　　　　B. T_3、T_4 值显著升高　　C. 甲状腺弥漫性肿大
    D. 甲状腺位于胸骨后　　　　E. 重度突眼

484. 该患者术前最适合的药物准备是
    A. 丙硫氧嘧啶　　　　　　　B. 碘剂　　　　　　　　　　C. 抗甲状腺药+碘剂
    D. 抗甲状腺药+普萘洛尔　　E. 普萘洛尔

485. 该患者行双侧甲状腺次全切除术,术后第2天发生四肢抽搐。有效的处理方法应是
    A. 口服钙剂　　　　　　　　B. 10%葡萄糖酸钙静脉点滴　C. 口服镇静剂
    D. 口服碘剂　　　　　　　　E. 气管切开防窒息

(486~488题共用题干)男,48岁,颈增粗20年,近1年消瘦10kg,并有心悸。体检发现双侧甲状腺多个结节。基础代谢率+31%,2小时内甲状腺摄碘29%。

486. 最可能的诊断是
    A. 单纯性甲状腺肿　　　　　B. 结节性甲状腺肿　　　　　C. 原发性甲状腺功能亢进症
    D. 继发性甲状腺功能亢进症　E. 甲状腺肿瘤

487. 最有效的治疗是
    A. 长期抗甲状腺药物治疗　　B. 手术治疗　　　　　　　　C. 放射治疗
    D. 甲状腺素治疗　　　　　　E. 中医治疗

488. 甲状腺手术后1天,患者手足抽搐的处理方法是立即
    A. 测定血清钙浓度　　　　　B. 口服钙剂　　　　　　　　C. 口服双氢速甾醇
    D. 行甲状旁腺移植术　　　　E. 静脉注射10%葡萄糖酸钙10~20ml

四、亚急性甲状腺炎(执业医师需掌握)

489. 女性,40岁。发热、颈部增粗1周。2周前曾患"感冒"治愈。查体:体温38.5℃,甲状腺Ⅱ度肿大,质硬,有触痛。最可能的诊断是
    A. 单纯性甲状腺肿　　　　　B. 结节性甲状腺肿　　　　　C. 甲状腺自主高功能腺瘤
    D. 亚急性甲状腺炎　　　　　E. 桥本甲状腺炎(2024)

490. 在病程的不同阶段,甲状腺功能可以分别出现亢进和减退的情况最常见于
    A. 亚急性甲状腺炎　　　　　B. 结节性甲状腺肿　　　　　C. Graves 病
    D. 甲状腺腺瘤　　　　　　　E. 桥本甲状腺炎

五、慢性淋巴细胞性甲状腺炎(大纲不作要求,但执业医师及助理医师均常考)

491. 女性,44岁。健康体检发现甲状腺肿大就诊。查体甲状腺对称性Ⅱ度肿大,表面不平,中等硬度,无触痛,无血管杂音,心率78次/分。拟诊为慢性淋巴细胞性甲状腺炎,有助于确诊的首选检查是
    A. TSH、FT_3、FT_4　　　　B. 抗甲状腺抗体　　　　　　C. 甲状腺B型超声

D. 甲状腺吸^{131}I率　　　　　E. 甲状腺 CT

A. 单纯性甲状腺肿　　　B. Graves 病　　　　C. 慢性淋巴细胞性甲状腺炎
D. 结节性甲状腺肿　　　E. 亚急性甲状腺炎

492. TgAb、TPOAb 阳性率最高的疾病是
493. 恶性突眼常见于

六、甲状腺癌（执业医师及助理医师均需掌握）

494. 关于甲状腺乳头状癌特点的描述,正确的是
    A. 多见于老年人　　　B. 常见于男性　　　　C. 生长快、恶性程度高
    D. 呈多中心倾向　　　E. 主要经血行转移

495. 甲状腺恶性肿瘤最常见的病理类型是
    A. 乳头状癌　　　　　B. 未分化癌　　　　　C. 滤泡状腺癌
    D. 髓样癌　　　　　　E. 鳞状细胞癌

496. 与甲状腺髓样癌有关的激素是
    A. 甲状腺素　　　　　B. 促甲状腺素　　　　C. 降钙素
    D. 促甲状腺激素释放激素　　E. 胰高血糖素

497. 关于甲状腺滤泡状癌,正确的是
    A. 多见于儿童　　　　B. 生长慢,属低度恶性　C. 预后优于乳头状癌
    D. 有侵入血管的倾向　E. 来源于滤泡旁降钙素分泌细胞

498. 关于甲状腺髓样癌,论述错误的是
    A. 甲状腺髓样癌起源于甲状腺滤泡上皮　　B. 髓样癌占甲状腺癌的 7%
    C. 甲状腺髓样癌的肿瘤标志物是降钙素　　D. 手术原则同乳头状癌
    E. 可兼有淋巴和血行转移

499. 女性,42 岁。右颈侧肿块 2 个月余,如蚕豆大,可活动,无压痛,无发热及咳嗽。鼻咽部无异常。甲状腺峡部可扪及直径 0.5cm 大小结节。其最可能的诊断是
    A. 慢性淋巴结炎　　　B. 甲状腺癌转移　　　C. 淋巴结结核
    D. 肺癌转移　　　　　E. 鼻咽癌转移

500. 女,20 岁。甲状腺肿大 5 年,右侧叶明显,无不适,近年来出现 Horner 综合征。其诊断最可能是
    A. 甲状腺腺瘤　　　　B. 桥本甲状腺炎　　　C. 单纯性甲状腺肿
    D. Graves 病　　　　　E. 甲状腺癌

501. 甲状腺癌预后最好的病理类型是
    A. 鳞状细胞癌　　　　B. 乳头状癌　　　　　C. 髓样癌
    D. 滤泡状腺癌　　　　E. 未分化癌

502. 女,40 岁。甲状腺右叶结节 2 年,大小 1.5cm×1.0cm,未触及颈部淋巴结肿大。穿刺活组织病理检查示甲状腺乳头状癌。骨扫描示肱骨转移。其临床分期为
    A. Ⅰ期　　　　　　　B. Ⅱ期　　　　　　　C. Ⅲ期
    D. Ⅳ期　　　　　　　E. 无法分期(2019)

503. 左侧甲状腺乳头状癌,伴同侧第Ⅳ区淋巴结转移,适宜的手术方式为
    A. 甲状腺全切除+改良根治性颈淋巴结清扫术
    B. 甲状腺左叶切除+改良根治性颈淋巴结清扫术
    C. 甲状腺次全切除术+根治性颈淋巴结清扫术
    D. 甲状腺左叶切除+Ⅵ区淋巴结清扫术

E. 甲状腺全切除+扩大根治性颈淋巴结清扫术(2022)

504. 甲状腺癌颈部淋巴结的最小清扫范围是
   A. Ⅱ区清扫　　　　　　B. Ⅲ区清扫　　　　　　C. Ⅳ区清扫
   D. Ⅴ区清扫　　　　　　E. Ⅵ区清扫(2023)

   A. 乳头状癌　　　　　　B. 滤泡状腺癌　　　　　C. 未分化癌
   D. 髓样癌　　　　　　　E. 转移癌

505. 分泌大量降钙素的甲状腺癌是
506. 恶性程度最高的甲状腺癌是

(507~509题共用题干)女,60岁。颈部肿块4个月,生长快,无疼痛。查体发现甲状腺右叶直径3cm的肿块,质硬,边界不清,吞咽时活动度小。

507. 以下体征中,对诊断最有意义的是
   A. 心脏扩大　　　　　　B. 气管移位　　　　　　C. 颈部淋巴结肿大
   D. 心率快　　　　　　　E. 脉压增大

508. 若细针穿刺细胞学检查诊断为甲状腺癌,治疗首选
   A. 手术治疗　　　　　　B. 外放射治疗　　　　　C. 放射性治疗
   D. 口服甲状腺干制剂治疗　E. 化疗

509. 若术中冷冻切片报告为良性肿瘤,而行患侧甲状腺大部切除,术后石蜡切片报告为甲状腺乳头状癌。下一步的治疗首选
   A. 外放射治疗　　　　　B. 重新手术,行甲状腺患侧、峡部全切,对侧大部切除术
   C. 放射性治疗　　　　　D. 口服甲状腺干制剂治疗　E. 化疗

七、甲状腺结节(大纲不要求,但执业医师常考)

510. 对甲状腺结节的诊断,首先进行的辅助检查是
   A. 放射性核素扫描　　　B. 甲状腺B超　　　　　　C. 穿刺细胞学
   D. 颈部MRI　　　　　　E. 颈部CT

511. 鉴别甲状腺结节囊实性最常用的方法是
   A. 血甲状腺激素水平　　B. 吸^{131}I率　　　　　　C. B超检查
   D. 放射性核素扫描　　　E. MRI或CT

512. 女,22岁。颈前肿物3个月。查体:右叶甲状腺可触及一质硬结节,直径2cm。同侧颈淋巴结可触及2个,质中,活动。B型超声:甲状腺右叶一低回声实性团块。为明确肿物性质,首选检查是
   A. 放射性核素扫描　　　B. 血清降钙素测定　　　C. 针吸细胞学检查
   D. 颈部软组织显像　　　E. 右侧颈淋巴结活检

513. 女,35岁。右颈前肿块4个月。肿块生长快,无疼痛。查体:甲状腺右叶肿块,大小4cm×3cm,质地硬,表面不光滑,吞咽时上下移动度小。对诊断最有意义的体检结果是
   A. 气管向左侧移位　　　B. 喉镜下见声带充血水肿　C. 局部听诊闻及血管杂音
   D. 颈前浅静脉怒张　　　E. 右颈部淋巴结肿大

514. 对诊断甲状腺癌最有意义的临床表现除甲状腺肿物外,还伴有
   A. 吞咽困难　　　　　　B. 声音嘶哑　　　　　　C. 体重减轻
   D. 明显疼痛　　　　　　E. 明显憋气

515. 女,35岁。发现左颈部前一无痛性肿块1年,约1cm大小,近1个月来出现声音嘶哑。查体:甲状腺左下极质硬结节,直径1.5cm,随吞咽活动,颈部未触及肿大淋巴结。最可能的诊断是

A. 甲状腺囊肿 B. 甲状舌骨囊肿 C. 甲状腺癌
D. 甲状腺腺瘤 E. 结节性甲状腺肿

八、甲状旁腺功能亢进症（执业医师需掌握）

516. 女，60岁。食欲不振伴恶心、呕吐3个月。既往有多次骨折病史。实验室检查：血 Ca^{2+} 3.3mmol/L，血清甲状旁腺激素高于正常值。骨密度检查示重度骨质疏松。为明确诊断，首选的检查是
  A. 血清CEA监测 B. 胃镜 C. 上消化道钡餐透视
  D. 头颅CT E. 颈部B超

517. 患者，女，45岁。反复肾结石5年，全身骨痛1年。实验室检查：血钙2.76mmol/L，血磷0.8mmol/L（正常值0.8~1.6mmol/L），ALP350U/L（参考值30~100U/L）。最有助于明确诊断的实验室检查指标是
  A. ACTH B. TSH C. PTH
  D. LH E. GH

518. 男性，40岁。反复肾结石4年。最近肾区疼痛，口渴，夜尿增多。查体：体温36.5℃，脉搏80次/分，呼吸18次/分，血压120/80mmHg，肺部听诊未闻及干、湿啰音。最有意义的检查指标是血清
  A. TSH B. PTH C. ACTH
  D. GH E. FSH（2022）

519. 男，60岁。体检发现血钙2.9mmol/L，血磷0.6mmol/L，PTH升高。为明确诊断，最特异性的检查是
  A. 颈部B超 B. 颈部X线片 C. 颈部CT
  D. 颈部MRI E. ^{99m}Tc-MIBI核素显像（2020、2023）

520. 符合甲状旁腺功能亢进症的实验室检查结果是
  A. 低血钙、低血磷和高尿钙 B. 高血钙、低血磷和低尿钙 C. 高血钙、高血磷和低尿钙
  D. 低血钙、高血磷和高尿钙 E. 高血钙、低血磷和高尿钙（2018、2020）

521. 患者，男性，58岁。腰痛5年。身高变矮6cm，胸椎后凸畸形，腰椎轻压痛。B超示左肾结石。实验室检查：血钙3.5mmol/L，血磷0.5mmol/L，血Cr144μmol/L。该患者血钙升高的主要原因
  A. 慢性肾功能衰竭 B. 继发性甲状旁腺功能亢进症 C. 肿瘤相关性高钙血症
  D. 维生素D中毒 E. 原发性甲状旁腺功能亢进症（2024）

九、颈部肿块（大纲不要求，但执业医师常考）

522. 不发生于颈侧区的疾病是
  A. 胸腺咽管囊肿 B. 囊状淋巴管瘤 C. 颈动脉体瘤
  D. 血管瘤 E. 甲状舌管囊肿

523. 男，50岁。右侧颈部肿块3个月。查体：右侧颈部胸锁乳突肌上部前缘有一直径约2cm肿块，肿块有膨胀性搏动。下一步处理措施正确的是
  A. 局麻下手术活检 B. 穿刺细胞学检查 C. 局部热敷、按摩
  D. 切开引流 E. 超声多普勒检查

第11章 乳房疾病

一、急性乳腺炎（执业医师及助理医师均需掌握）

524. 急性乳腺炎最常发生在产后

A. 1个月 B. 3个月 C. 4个月
D. 5个月 E. 6个月

525. 发生哺乳期急性乳腺炎的主要病因是
A. 乳晕皮肤皲裂 B. 乳汁淤积，细菌入侵 C. 乳腺组织发育不良
D. 乳汁分泌障碍 E. 乳腺囊性增生病

526. 患者，女，25岁。自然分娩后3周，母乳喂养。右乳外上红肿、疼痛伴发热3天。查体：体温39.3℃，右乳外上象限5cm范围皮肤红肿、触痛，波动感明显。实验室检查：WBC16.6×10^9/L。最主要的治疗措施是
A. 应用广谱抗生素 B. 停止哺乳 C. 切开引流
D. 脓液穿刺抽吸 E. 局部热敷（2021）

527. 乳房后脓肿切开引流最好采用
A. 乳房表面放射状切口 B. 乳房表面横切口 C. 乳晕边缘弧形切口
D. 乳房下缘弧形切口 E. 乳房外侧斜切口

528. 乳房脓肿切开引流处理错误的是
A. 可以作对口引流 B. 应作放射状切开
C. 切开乳管充分引流 D. 乳晕下脓肿应沿乳晕边缘作弧形切口
E. 深部脓肿可沿乳房下缘作弧形切口

529. 初产妇哺乳期预防急性乳腺炎的措施错误的是
A. 养成定时哺乳习惯 B. 抗生素预防感染 C. 防止乳头皮肤损伤
D. 注意婴幼儿口腔卫生 E. 避免乳汁淤积

(530~531题共用题干) 患者，女，30岁，哺乳期。左乳房胀痛、发热2天。查体：体温39.4℃，脉搏106次/分。左乳房外上象限6cm×4cm范围红肿，有明显压痛和波动感。急行切开引流术。

530. 错误的手术措施是
A. 脓腔最低处引流 B. 按轮辐方向做切口
C. 行对口引流 D. 切开扩张的乳腺导管充分引流
E. 切开后用手指探入脓腔间隔膜

531. 术后抗感染治疗针对的主要致病菌是
A. 白色葡萄球菌 B. 金黄色葡萄球菌 C. 表皮葡萄球菌
D. 腐生葡萄球菌 E. 溶血性链球菌

二、乳腺增生症与乳腺纤维腺瘤（执业医师及助理医师均需掌握）

532. 女，20岁。左乳肿块2年，生长缓慢。查体：左乳外上象限扪及2.5cm分叶肿块，质硬、光滑、边界清楚，活动，无压痛，左侧腋窝未扪及肿大淋巴结。最可能的诊断是
A. 乳腺癌 B. 乳房纤维腺瘤 C. 乳房肉瘤
D. 乳腺囊性增生症 E. 乳管内乳头状瘤

533. 女，34岁。双侧乳房胀痛5年余。胀痛症状在月经前出现，自己在乳房触及不规则的"包块"，来月经后症状缓解，"包块"变小，另外与情绪和疲劳有一定关系。对这种疾病的描述，错误的是
A. 多在双侧乳房出现不适症状 B. 癌变发生率高，视为癌前病变
C. 腺体可能会发生增生、萎缩等变化 D. 常见于25~45岁的女性
E. 一般认为与内分泌紊乱有关

534. 女性，42岁。双侧乳房胀痛4个月。患者双侧乳房胀痛，月经前3~5天明显，月经后自行缓解。查体：双侧乳腺触及多发实性结节，质韧，与周围正常乳腺组织分界不清，与皮肤无粘连，无乳头溢液。该患

者最可能的诊断是

A. 乳腺癌　　　　　　　　B. 乳腺囊性增生病　　　　C. 乳腺纤维腺瘤
D. 乳管内乳头状瘤　　　　E. 乳腺炎（2024）

535. 中年妇女乳头鲜红色血性溢液应首先考虑

A. 乳管内乳头状瘤　　　　B. 乳腺囊性增生病　　　　C. 乳腺纤维腺瘤
D. 乳腺导管扩张症　　　　E. 乳腺癌

A. 乳腺癌　　　　　　　　B. 乳腺纤维腺瘤　　　　　C. 乳房囊性增生病
D. 乳管内乳头状瘤　　　　E. 乳房肉瘤

536. 女，32岁。主诉右乳房肿痛，与月经周期有关，检查乳房有多个结节状肿块，边界不清，可推动。诊断首先考虑

537. 女，25岁。右乳房外上象限有一肿块，3cm×3cm，质韧、光滑、边界清楚、易推动。诊断首先考虑

三、乳腺癌（执业医师及助理医师均需掌握）

538. 不属于乳腺癌高危因素的是

A. 绝经年龄早　　　　　　B. 产后未哺乳　　　　　　C. 肥胖
D. BRCA1 基因突变　　　　E. 一级亲属乳腺癌发病史（2023）

539. 乳腺癌最多发的部位在乳房的

A. 外上象限　　　　　　　B. 内上象限　　　　　　　C. 外下象限
D. 内下象限　　　　　　　E. 乳晕区

540. 患者，女，58岁。左乳房无痛性肿物2个月。查体：左乳外上象限有3cm×5cm肿块，表面不光滑，边界不清，与皮肤粘连，腋窝淋巴结肿大。最可能的诊断是

A. 乳房纤维腺瘤　　　　　B. 乳房结核　　　　　　　C. 乳腺癌
D. 乳腺囊性增生病　　　　E. 乳腺导管内乳头状瘤（2024）

541. 预后最好的乳腺癌病理类型是

A. 硬癌　　　　　　　　　B. 单纯癌　　　　　　　　C. 导管内癌
D. 黏液腺癌　　　　　　　E. 髓样癌

542. 乳腺癌中，一般分化低、预后较差的病理类型是

A. 浸润性小叶癌　　　　　B. 髓样癌　　　　　　　　C. 小管癌
D. 乳头状癌　　　　　　　E. 黏液腺癌

543. 乳腺癌局部表现中提示预后最差的是

A. 乳头内陷，偏向一侧　　B. 乳头湿疹样变　　　　　C. 皮肤红肿、炎症样变
D. 局部皮肤呈"酒窝征"　　E. 皮肤呈橘皮样变

544. 女性，46岁。左乳头刺痒，伴乳晕发红、糜烂3个月。查体双侧腋窝无肿大淋巴结，乳头分泌物涂片细胞学检查见癌细胞。该患者癌变的类型是

A. 乳头湿疹样乳腺癌　　　B. 髓样癌　　　　　　　　C. 鳞状细胞癌
D. 黏液细胞癌　　　　　　E. 大汗腺样癌

545. 女，45岁。左乳外上象限扪及4~5cm质硬肿块，与皮肤、胸肌无粘连，左腋窝扪及肿大孤立的质硬淋巴结，活检穿刺细胞学检查见癌细胞。其余体检未见异常。其TNM分期是

A. $T_3N_1M_0$　　　　　　B. $T_4N_1M_0$　　　　　　C. $T_2N_1M_0$
D. $T_2N_2M_0$　　　　　　E. $T_1N_1M_0$

546. 女，48岁。左乳肿块2年，发现时约小枣大小，未就诊。肿块逐渐增大，近3个月增长速度加快。查体：左乳可触及8cm×5cm肿块，表面皮肤红肿呈橘皮样改变，左侧腋窝扪及肿大、质硬、融合的淋巴

结,左侧锁骨上区扪及一枚质硬淋巴结 2cm×1cm,可推动。首选的治疗是
   A. 放疗　　　　　　　　B. 内分泌治疗　　　　　C. 免疫治疗
   D. 根治性手术　　　　　E. 化疗

547. 乳腺癌患者,发现同侧腋下及胸骨旁有淋巴结转移,但一般情况尚可。宜行
   A. 乳腺癌扩大根治术　　B. 单纯乳房切除术　　　C. 乳腺癌根治术
   D. 改良根治术　　　　　E. 放疗加化疗

548. 乳腺癌腋下淋巴结转移的常用术式是
   A. 保留乳房的乳腺癌切除术　　B. 乳腺癌改良根治术　　C. 乳腺癌根治术
   D. 乳腺癌扩大根治术　　　　　E. 全乳房切除术

549. 目前国内治疗Ⅰ、Ⅱ期乳腺癌最常用的手术方式是
   A. 乳腺癌根治术　　　　B. 保留乳房的乳腺癌切除术　　C. 乳腺癌改良根治术
   D. 全乳房切除术　　　　E. 乳腺癌扩大根治术

550. 患者,女,35 岁。右乳房肿块半个月。查体:右乳房外上象限 10 点处约 5cm 肿物,边界不清。B 超示周边有毛刺、钙化。应采取的手术方式为
   A. 保留乳房的乳腺癌切除术　　B. 单纯肿瘤切除术　　C. 全乳房切除术
   D. 乳腺癌根治术　　　　　　　E. 乳腺癌改良根治术+腋窝淋巴结清扫

551. 乳腺癌扩大根治术的切除范围包括
   A. 乳房及同侧腋窝脂肪淋巴组织
   B. 乳房、胸大肌、胸小肌及其筋膜
   C. 乳房、胸大肌、胸小肌及同侧腋窝脂肪淋巴组织
   D. 乳房、胸大肌、胸小肌及同侧腋窝、锁骨上脂肪淋巴组织
   E. 乳房、胸大肌、胸小肌及同侧腋窝、胸骨旁脂肪淋巴组织

552. 乳腺癌术后必须辅以放疗、化疗的术式是
   A. 乳腺癌根治术　　　　B. 乳腺癌扩大根治术　　C. 乳腺癌改良根治术
   D. 全乳房切除术　　　　E. 保留乳房的乳腺癌切除术

553. 乳腺癌术后是否选择内分泌治疗的主要依据是
   A. 是否绝经　　　　　　B. 病理类型　　　　　　C. 手术方式
   D. ER、PR 表达　　　　　E. 患者的愿望

554. 女性,76 岁,因乳腺癌行手术治疗,术后病理检查结果:浸润性导管癌,2cm×2cm 大小,淋巴结无转移,ER(++),PR(+),术后最佳治疗应选
   A. 放疗　　　　　　　　B. 化疗　　　　　　　　C. 内分泌治疗
   D. 生物免疫治疗　　　　E. 中医中药

555. 女性,40 岁,月经正常,右乳腺癌根治术后。病理报告为右乳腺浸润性导管癌,右腋窝淋巴结(4/20)转移,雌激素、孕激素受体检测均为阴性。最适合的治疗是
   A. 应用芳香化酶抑制药　　B. 应用他莫昔芬　　　　C. 联合化疗
   D. 应用雄激素受体抑制剂　E. 卵巢切除

556. 雌激素受体阳性的乳腺癌在根治术后最常用的激素治疗方法是
   A. 卵巢切除　　　　　　B. 口服三苯氧胺　　　　C. 口服甲地孕酮
   D. 肌内注射丙酸睾酮　　E. 口服泼尼松

(557~558 题共用题干)女性,66 岁。左乳房肿块 3 年。近半年来增大明显。查体:左乳皮肤凹陷,外上象限触及一肿块,大小 3.0cm×2.5cm,质硬,不可推动,乳头无内陷,挤压乳头无溢液。左锁骨

上方触及2枚淋巴结,最大直径约1.5cm,质韧,可推动。

557. 该患者乳房皮肤凹陷的可能原因是
    A. 侵犯Cooper韧带   B. 侵犯皮下淋巴管   C. 侵犯乳管
    D. 侵犯毛细血管   E. 肿瘤形状不规则

558. 为明确诊断,首选检查为
    A. 乳腺超声   B. 乳腺MRI   C. 乳腺增强CT
    D. 空芯针穿刺活检   E. 胸部X线片(2024)

(559~560题共用题干)女,55岁。右乳房肿块6个月,不伴疼痛,无乳头溢液。查体:右乳外上象限可触及6cm×5cm肿块,质硬,边界不清,右腋窝可触及数个肿大淋巴结,部分融合。

559. 肿块穿刺活检确诊为乳腺癌后,首选治疗方法是
    A. 保乳手术   B. 改良根治术   C. 放射治疗
    D. 术前化疗   E. 靶向治疗

560. 确定该患者是否需要进行内分泌治疗的指征是
    A. *HER2* 表达情况   B. 肿瘤大小   C. ER表达情况
    D. 是否伴有淋巴结转移   E. 是否伴有全身转移

(561~562题共用题干)女,28岁。左乳皮肤水肿、发红2个月,口服抗生素未见好转。查体:体温37.0℃,左乳皮肤发红、水肿,呈"橘皮样",乳头内陷,乳房质地变硬,无触痛,未扪及肿块。左腋下扪及多个肿大淋巴结,质硬、融合、无触痛。血常规:WBC8.0×10^9/L,N0.67。

561. 首先应考虑的诊断是
    A. 炎性乳腺癌   B. 急性乳腺炎   C. 乳房后脓肿
    D. 乳汁淤积   E. 乳腺囊性增生症

562. 最佳治疗方案是
    A. 穿刺活检后行左乳房切除   B. 静脉应用广谱抗生素   C. 局部按摩
    D. 局部热敷、理疗   E. 穿刺活检后化疗

(563~564题共用题干)患者,女,45岁。左乳房包块5个月,乳房无不适症状。有时感左肩背部不适,隐痛。查体:一般情况好,左乳房外上象限可触及3cm×2cm包块,质硬,不光滑,活动,无压痛。左腋窝触及3枚肿大淋巴结。钼靶摄片:左乳房2cm×2cm高密度影,周边有毛刺,中央有细砂样钙化点。

563. 若患者拟行手术治疗,预防术后感染最重要的措施是
    A. 缝合前彻底冲洗   B. 术前纠正贫血和低蛋白血症   C. 遵守无菌操作
    D. 安置有效的术后引流   E. 术前、术中、术后应用广谱抗生素

564. 患者术后3年出现腰背部疼痛,逐渐加重,为明确诊断首选的主要检查是
    A. PET-CT   B. CEA   C. CA153
    D. 同位素骨扫描   E. 免疫指标检测

(565~566题共用题干)女,33岁。发现左乳房包块10天,无不适症状。查体:乳房视诊无异常,左乳房外上象限可触及1.5cm×1.5cm包块,质硬,不光滑,活动度良好,左腋窝未触及肿大淋巴结。钼靶X线片检查示1.5cm×1.5cm密度增高影,周边有小毛刺,中央可见聚集细小钙化点。

565. 准备手术治疗,以下可选择的术式中,必须在术后放疗的是
    A. 乳腺癌根治术   B. 保留乳房的乳腺癌切除术   C. 全乳房切除术
    D. 保留胸大肌的改良根治术   E. 保留胸大、小肌的改良根治术

566. 术后10天拟行综合治疗,决定是否可用靶向治疗(曲妥珠单抗)的肿瘤标志物是
   A. ER B. *HER*2 C. *P*53
   D. Ki67 E. PR(2018、2022)

(567~568题共用题干)女,40岁。左乳腺癌施行了乳腺癌改良根治术,肿瘤直径3cm,ER、PR均阳性,*C-ERBB*2阴性,腋窝淋巴结检查无转移。

567. 术后首选的治疗是
   A. 放疗 B. 化疗 C. 内分泌治疗
   D. 免疫治疗 E. 靶向治疗

568. 术后内分泌治疗药物首选
   A. 三苯氧胺 B. 依西美坦 C. 米曲唑
   D. 阿那曲唑 E. 甲地孕酮

(569~571题共用题干)女,38岁。已婚,右乳外上象限可触及一直径3cm包块,同侧腋窝触到肿大淋巴结,其他器官系统未见异常。

569. 询问病史时,对诊断帮助最小的是
   A. 家族中有乳腺癌病史 B. EB病毒感染史 C. 结婚年龄
   D. 生育史 E. 月经史

570. 若体检结果为$T_2N_1M_0$,按TNM分期法应属于
   A. 0期 B. I期 C. II期
   D. III期 E. IV期

571. 术后病理诊断为乳腺导管浸润癌伴同侧腋窝淋巴结转移,将行粒子加速器治疗,预期疗效属于
   A. 高度敏感 B. 中度敏感 C. 低度敏感
   D. 不敏感 E. 可能使病情加重

第12章 胸部损伤与脓胸

一、肋骨骨折(执业医师及助理医师均需掌握)

572. 胸外伤中,最易发生骨折的肋骨是
   A. 第1肋骨 B. 第2、3肋骨 C. 第4~7肋骨
   D. 第8~10肋骨 E. 第11、12肋骨

573. 连枷胸最突出的症状是
   A. 胸壁吸吮伤口 B. 皮下气肿 C. 纵隔扑动
   D. 反常呼吸运动 E. 气管偏向患侧(2023)

574. 造成浮动胸壁的原因是
   A. 单根两处肋骨骨折 B. 单根单处肋骨骨折 C. 多根多处肋骨骨折
   D. 多根单处肋骨骨折 E. 单根多处肋骨骨折

575. 女性,25岁。自行车撞伤右胸1天,胸痛,不敢深呼吸。查体见右锁骨中线第5肋有压痛。为明确有无肋骨骨折,在病史或查体方面最需补充
   A. 受伤后有无呕吐 B. 是否有血痰 C. 受伤后意识是否清楚
   D. 局部是否有血肿 E. 胸廓挤压试验是否阳性

(576~577题共用题干)男,28岁。左胸外伤后1小时,胸痛、呼吸困难。查体:血压120/80mmHg,心率100次/分。左前外侧胸壁皮下淤血,局部约6cm×6cm的区域反常呼吸运动。

576. 目前明确的诊断是
　　A. 气胸　　　　　　　　B. 血胸　　　　　　　　C. 肋骨骨折
　　D. 支气管断裂　　　　　E. 胸腹联合伤

577. 胸部X线片发现左侧胸腔2cm气液平面,最可能合并的是
　　A. 气胸　　　　　　　　B. 血气胸　　　　　　　C. 脓胸
　　D. 肺水肿　　　　　　　E. 支气管断裂

578. 男,47岁。从3m高处坠落致左胸外伤8小时。查体:体温36.5℃,脉搏95次/分,呼吸16次/分,血压100/60mmHg。神清,气管居中,反常呼吸运动,左胸壁可触及多根多处肋骨断端,左肺呼吸音明显减弱。最佳治疗方案首选
　　A. 镇静止痛,鼓励排痰　　B. 胸壁加压包扎　　　　C. 开胸探查,肋骨固定
　　D. 胸腔闭式引流　　　　E. 胸腔穿刺排气排液

579. 男,50岁。从1.5m高处摔下,右胸着地。体格检查:神清,呼吸34次/分,心率100次/分,血压130/75mmHg,右胸壁畸形,无伤口,出现反常呼吸运动,双肺呼吸音粗,无干、湿啰音。身体其余部分无损伤。现场急救的最重要处理是
　　A. 静脉输液治疗　　　　　B. 给氧、镇静、镇痛治疗
　　C. 加压包扎,迅速消除反常呼吸　　D. 行气管插管、人工控制呼吸
　　E. 行气管切开术

580. 闭合性肋骨骨折的一般处理原则,错误的是
　　A. 提早下地活动　　　　　B. 多根多处肋骨骨折做肋骨固定
　　C. 酌情使用镇痛、镇静剂　D. 使用抗生素控制感染
　　E. 鼓励患者咳嗽、排痰

581. 不适用于连枷胸的处理措施是
　　A. 开胸骨折固定　　　　　B. 浮动胸壁牵引　　　　C. 胸壁加压、包扎固定
　　D. 胸腔镜骨折固定　　　　E. 气管插管吸痰,给氧辅助呼吸

二、气胸(执业医师及助理医师均需掌握)

582. 开放性气胸是指
　　A. 肺裂伤　　　　　　　　B. 支气管破裂　　　　　C. 胸部存在伤口
　　D. 胸部伤口深达肌层　　　E. 胸部伤口与胸膜腔相通

583. 可致纵隔扑动的疾病是
　　A. 闭合性气胸　　　　　　B. 张力性气胸　　　　　C. 开放性气胸
　　D. 血气胸　　　　　　　　E. 脓胸

584. 以下不属于张力性气胸临床表现的是
　　A. 纵隔明显向患侧移位　　B. 患侧胸膜腔压力升高　 C. 重度呼吸困难
　　D. 发生皮下气肿　　　　　E. 患侧肺萎陷,健侧肺扩张受限

585. 不符合张力性气胸病理生理改变的是
　　A. 严重皮下纵隔气肿　　　B. 血压下降、脉速　　　 C. 肺破口形成活瓣
　　D. 纵隔摆动　　　　　　　E. 患侧肺萎陷,纵隔向健侧移位

586. 男,26岁。车祸伤1小时。查体:脉搏130次/分,呼吸32次/分,血压80/50mmHg。气管右移,左侧胸廓饱满,胸壁皮肤捻发感,左肺呼吸音消失。胸部X线片示左肺完全压缩。最可能的诊断是

A. 左侧闭合性气胸　　　　B. 左侧张力性气胸　　　　C. 左侧开放性气胸
D. 左侧肺部裂伤　　　　　E. 左侧血胸(2024)

587. 男性,67岁。既往慢性阻塞性肺疾病病史7年。4天前症状加重,经抗感染、祛痰治疗后好转。1天前突发左侧胸痛,感呼吸困难。查体:口唇发绀,左侧呼吸音明显减低。最可能的诊断是
A. 肺栓塞　　　　　　　　B. 急性心肌梗死　　　　　C. 气胸
D. 急性胸膜炎　　　　　　E. 肺炎(2024)

588. 男,17岁,瘦高体型。运动后出现右侧胸痛2小时。为针刺样疼痛,伴呼吸困难。查体:体温36.8℃,呼吸24次/分,血压118/78mmHg,唇无发绀,气管左移,右肺叩诊鼓音,呼吸音减弱,未闻及干、湿啰音,左肺呼吸音清晰。最可能的诊断为
A. 急性心肌梗死　　　　　B. 心绞痛　　　　　　　　C. 自发性气胸
D. 胸腔积液　　　　　　　E. 肺不张(2024)

589. 男,73岁。右上肺癌根治术后第5天突发高热,胸腔闭式引流管内持续大量气体溢出。胸部X线片示:右侧液气胸。最可能的原因是
A. 食管破裂　　　　　　　B. 支气管胸膜瘘　　　　　C. 肺边缘漏气
D. 自发性气胸　　　　　　E. 肺大疱破裂

590. 男性,25岁。左胸刀刺伤1小时来院。呼吸困难、发绀,胸部广泛皮下气肿,脉细速,左胸叩诊鼓音,呼吸音消失,气管右偏。应立即
A. 吸氧输血输液　　　　　B. 用宽胶布固定胸壁　　　C. 行左侧肋间神经封闭
D. 用粗针头穿刺左胸腔减压　E. 气管插管接呼吸机

591. 男,18岁。胸痛伴呼吸困难1天。查体:瘦高体型。胸部X线片示右侧气胸,纵隔明显左移。患者既往有类似症状,但程度较轻。此时应采取的诊治措施不包括
A. 右侧胸腔闭式引流　　　B. 胸腔镜手术　　　　　　C. 右侧胸腔穿刺抽气
D. 面罩吸氧　　　　　　　E. 无创通气

592. 男性,20岁。被刀刺伤,当你赶到现场,见患者神志清楚,血压、脉搏在正常范围,刀口在右肩胛下第7肋间,可听见气体进出口的声音。立即采取的措施是
A. 吸氧　　　　　　　　　B. 输液　　　　　　　　　C. 用无菌敷料包扎伤口
D. 立即行胸腔闭式引流　　E. 胸腔穿刺

593. 闭合性气胸患者,胸部X线检查显示右侧肺野压缩10%,恰当的处理措施是
A. 穿刺抽气　　　　　　　B. 胸腔闭式引流　　　　　C. 手术治疗
D. 吸氧、观察　　　　　　E. 静脉滴注抗生素

594. 男性,20岁。右胸撞伤后疼痛,呼吸20次/分,脉搏85次/分,胸廓挤压征阳性,胸部X线片示右肺压缩5%。最适当的处理是
A. 胸膜腔穿刺抽气　　　　B. 胸腔闭式引流　　　　　C. 镇痛观察
D. 输液　　　　　　　　　E. 吸氧

595. 男,18岁。自觉胸闷、气促10天,活动后加重。查体:左侧呼吸音明显减弱。胸部X线片示左侧气胸,左肺压缩40%,肋膈角可见小液平面。既往无类似病史。首选处理方法是
A. 吸氧观察　　　　　　　B. 胸腔闭式引流　　　　　C. 胸腔镜检查
D. 腹腔镜检查　　　　　　E. 开胸探查

A. 肺功能测定　　　　　　B. 胸部立位X线片　　　　C. 动脉血气分析
D. 特异性变应原检测　　　E. 血清IgE测定

596. 女,25岁。剧烈活动后胸闷、喘息发作24小时。查体:血压130/90mmHg,口唇发绀、大汗、呼吸急

促,双肺可闻及哮鸣音。为评估该患者的病情严重程度,应进行的检查是

597. 男,23岁。剧烈活动后胸闷、气短4小时。查体:呼吸24次/分,血压120/80mmHg,左肺呼吸音消失,心率102次/分,心律齐,心尖部未闻及杂音。为明确诊断,首选检查是(2024)

(598~600题共用题干)男,73岁。慢性咳嗽、咳痰20余年,每年持续3~4个月,近2~3年出现活动后气短,有时双下肢水肿。今日晨起突感左上胸针刺样疼痛,与呼吸有关,继之出现呼吸困难、大汗,不能平卧,来院就诊。

598. 该患者呼吸困难最可能的原因是
A. 自发性气胸　　　　　B. 急性胸膜炎　　　　　C. 急性肺栓塞
D. 急性心肌梗死　　　　E. 急性心力衰竭

599. 该患者查体最可能出现的阳性体征是
A. 左肺闻及胸膜摩擦音　　B. 心尖部闻及第四心音奔马律　　C. 双下肺闻及中等量湿啰音
D. 左肺叩诊鼓音　　　　　E. 三尖瓣区闻及粗糙的反流性杂音

600. 对明确诊断最有价值的检查是
A. 心肌坏死标志物　　　B. 动脉血气分析　　　　C. 胸部X线片
D. D-二聚体　　　　　　E. 超声心动图

(601~602题共用题干)男,28岁。车祸后胸痛、呼吸困难40分钟。曾咳出少量血痰,无恶心、呕吐,无腹胀、腹痛,无意识障碍。查体:脉搏118次/分,呼吸22次/分,血压90/60mmHg。气管右偏,左侧胸壁皮肤淤青,无皮下气肿,左侧第4、5、7肋骨触痛明显,可触及骨擦感,左胸叩诊鼓音,呼吸音减弱,心律齐,未闻及心脏杂音。腹软,无压痛,肝脾肋下未触及。四肢活动尚可,病理反射未引出。辅助检查:Hb100g/L,RBC3.2×10¹²/L。胸部X线片示左侧第4、5、7肋骨骨折,左侧气胸,肺组织压缩约70%,左侧胸腔中等量积液。

601. 需要立即给予的处理是
A. 穿刺排气减压　　　　B. 胸腔闭式引流　　　　C. 静脉输血
D. 剖腹探查　　　　　　E. 加压包扎固定胸壁

602. 根据患者目前病情推断,最有可能合并存在的情况是
A. 连枷胸　　　　　　　B. 张力性气胸　　　　　C. 创伤性窒息
D. 血胸　　　　　　　　E. 肺爆震伤

(603~605题共用题干)患者,男,30岁。既往体健。半小时前从4m高处摔下,左胸疼痛,呼吸困难,急诊。神清合作,轻度发绀,左前胸壁10cm×10cm皮下瘀斑,胸壁浮动,可触及骨擦感,两肺未闻及湿啰音。胸部X线片示左第4、5、6肋各有两处骨折,肋膈角稍钝。

603. 此时患者的呼吸困难主要不是
A. 胸壁软化　　　　　　B. 纵隔扑动　　　　　　C. 静脉血回心障碍
D. 精神过度紧张　　　　E. 缺氧,二氧化碳潴留

604. 此时应采取的急诊处理是
A. 吸痰　　　　　　　　B. 气管切开　　　　　　C. 胸壁包扎固定、止痛
D. 气管插管　　　　　　E. 呼吸机辅助呼吸

605. 2小时后患者呼吸困难加重,咳嗽,颈、胸部出现皮下气肿,左侧呼吸音消失。再次胸部X线检查示左肺被压缩约85%,未见液平面,此时应
A. 立即开胸探查　　　　B. 行胸腔闭式引流　　　C. 气管插管
D. 呼吸机辅助呼吸　　　E. 气管切开

(606~608题共用题干)男性,30岁。30分钟前被刀刺伤右前胸部,咳血痰,呼吸困难。体检:血压107/78mmHg,脉搏96次/分,右前胸有轻度皮下气肿,右锁骨中线第4肋间可见3cm长创口,随呼吸有气体进出伤口响声。

606. 该患者纵隔的位置是
   A. 右偏 B. 左偏 C. 正中位
   D. 在右侧与正中间摆动 E. 在左侧与正中间摆动

607. 此时应采取的急救措施是
   A. 吸氧 B. 静脉穿刺输液 C. 摄胸部X线片
   D. 立即闭合胸部创口 E. 立即剖胸探查

608. 该患者半小时后被收入病房,患者呼吸困难,轻度发绀,右胸部皮下气肿明显加重。胸部X线片示右肺完全萎陷,纵隔向左侧偏移,右侧平膈肌水平可见液平面。正规处理是
   A. 立即输血 B. 准备行手术探查 C. 伤口清创并行胸腔闭式引流
   D. 用注射器穿刺排气 E. 继续观察

三、血胸(执业医师需掌握)

609. 男性,30岁。右胸外伤后2小时,呼吸困难。气管左移,右侧呼吸音消失,叩诊右侧实音。应考虑为
   A. 血胸 B. 肋骨骨折 C. 脓胸
   D. 肺栓塞 E. 张力性气胸

610. 进行性血胸的诊断依据不包括
   A. 脉搏快、血压持续下降 B. 胸腔引流连续3小时,总量300ml
   C. Hb、RBC反复测定呈持续下降 D. 胸膜腔穿刺抽不出血,但X线示胸内阴影增大
   E. 经输血补液后血压不回升,且逐渐下降

611. 男,26岁。左胸锐器伤后1小时,血压90/60mmHg,心率90次/分。胸部X线片示左肺压缩90%,伴宽大液平,清创缝合闭式引流,2小时引流约700ml,血压80/50mmHg,心率110次/分,伤后无尿。最关键的处理措施是
   A. 开胸探查 B. 强心利尿 C. 输血补液
   D. 吸氧 E. 抗生素治疗

612. 男,19岁。1小时前被刺伤左胸,急诊血压80/50mmHg,心率120次/分,伤口不断有血液流出,快速输入血浆代用品及血液制品1000ml后,血压仍未见改善。积极的抢救措施应该是
   A. 内科医师会诊,纠正休克 B. 心电图检查,排除心脏疾患
   C. 缝合伤口,加压包扎 D. 体外心脏按压,增加心搏出量
   E. 继续输血补液,立即准备开胸探查止血

613. 血胸欲行胸腔闭式引流术的最佳引流位置是
   A. 腋前线第6~8肋间 B. 腋前线与腋中线第6~8肋间 C. 腋中线第6~8肋间
   D. 腋后线第6~8肋间 E. 腋中线与腋后线之间第6~8肋间

614. 关于胸腔闭式引流的描述,正确的是
   A. 拔管时在患者深呼气屏气时拔除引流管
   B. 气胸插管部位在腋中线与腋后线之间第6或7肋间隙
   C. 引流管深入胸腔3~5cm
   D. 闭式引流要保证胸腔内气、液体克服5~6cmH$_2$O
   E. 每日要观察导管是否通畅与引流的质和量

(615~616题共用题干)患者,男,20岁。右胸刀刺伤2小时就诊。既往体健。查体:体温36.5℃,脉

搏120次/分,呼吸24次/分,血压80/50mmHg,面色苍白,皮肤潮湿,右胸腋前线第5肋间2cm伤口,有血液流出,右胸叩诊实音,呼吸音减弱。急行胸腔闭式引流,引流出血性液体约600ml,1小时内又引流出血性液体300ml。

615. 此时首先考虑的诊断是
A. 进行性血胸 B. 创伤性湿肺 C. 心脏压塞
D. 迟发性血胸 E. 凝固性血胸

616. 最有效的处置措施是
A. 输液、输血 B. 开胸探查 C. 调整引流管位置
D. 镇静、吸氧 E. 气管插管呼吸机辅助呼吸

四、脓胸(执业医师需掌握)

617. 急性脓胸最常继发于
A. 肺部感染 B. 胸部开放性损伤 C. 膈下脓肿
D. 脓毒血症 E. 胸外科手术后

618. 引起脓胸最常见的病原菌是
A. 肠球菌 B. 肺炎链球菌 C. 溶血性链球菌
D. 流感嗜血杆菌 E. 金黄色葡萄球菌

619. 可致纵隔向患侧移位的疾病是
A. 闭合性气胸 B. 开放性气胸 C. 张力性气胸
D. 慢性脓胸 E. 急性脓胸

620. 女,45岁。2周前发热、咳嗽、咳黄痰、胸闷、胸痛,经抗炎治疗好转。现再次高热,咳嗽无痰,感胸闷。查体:体温38.5℃,脉搏115次/分,呼吸25次/分,气管明显左移,右肺语颤减弱,叩诊呈实音,呼吸音消失。血 WBC22×10^9/L,N0.89。该患者首先考虑的诊断是
A. 脓胸 B. 肺不张 C. 肺炎链球菌肺炎
D. 肺脓肿 E. 阻塞性肺炎

621. 确诊脓胸的最佳检查方法是
A. 胸部B超 B. 胸部磁共振 C. 胸部X线片
D. 胸腔穿刺 E. 胸部CT

622. 不适用于治疗慢性脓胸的术式是
A. 胸腔闭式引流术 B. 胸膜纤维板剥除术 C. 胸廓成形术
D. 肺叶切除术 E. 胸膜肺切除术

623. 患者,男,40岁。因肺大疱于3个月前行右肺上、中叶切除。3天来发热,体温39℃,WBC19×10^9/L。胸部X线片示右上肺野可见液平面,胸穿抽出黄白色黏稠液体,伴臭味。当前治疗应首先选择
A. 胸膜纤维板剥脱术 B. 余肺全部切除术 C. 胸膜腔闭式引流术
D. 胸廓成形术 E. 胸膜全肺切除术

624. 患者,男性,18岁。2个月前因急性脓胸经多次胸腔穿刺抽脓及抗菌治疗后,仍有低热、消瘦。胸部X线片示右胸仍可见包裹性脓腔。入院后行胸腔闭式引流术,每天引流脓液30~50ml,胸部X线片及胸部CT显示右下胸部有一10cm×6cm残腔,壁厚约2mm,未见钙化,肺内未见病变。进一步治疗应选择
A. 继续改进胸腔引流 B. 将闭式引流改为开放引流 C. 胸膜纤维板剥脱术
D. 胸膜全肺切除术 E. 改善全身情况,消除中毒症状和营养不良

625. 患者,男性,40岁。左侧慢性脓胸伴左下肺支气管扩张,左下肺不张,左下肺支气管胸膜瘘。最适宜

的手术方式是
A. 支气管瘘缝合术
B. 胸膜纤维板剥除术
C. 胸廓改形术
D. 左下肺叶切除术
E. 病肺切除加胸膜纤维板剥除术

第13章 肺癌、食管癌与纵隔肿瘤

一、肺癌（执业医师及助理医师均需掌握）

626. 预后最差的肺癌是
    A. 鳞状细胞癌
    B. 小细胞癌
    C. 腺癌
    D. 大细胞癌
    E. 细支气管肺泡癌

627. 早期中心型肺癌的常见症状是
    A. 高热、胸痛
    B. 声嘶
    C. 上肢及颜面部肿胀
    D. 咳嗽、血痰
    E. 胸闷、呼吸困难

628. 下列表现属于肺癌副癌综合征的是
    A. 杵状指
    B. 声音嘶哑
    C. 胸壁静脉曲张
    D. 吞咽困难
    E. 一侧眼睑下垂、瞳孔缩小

629. 最有可能引起副肿瘤综合征的肺癌类型是
    A. 小细胞癌
    B. 鳞状细胞癌
    C. 腺鳞癌
    D. 肉瘤样癌
    E. 乳头状腺癌

630. 肺癌患者出现声音嘶哑提示肿瘤侵犯
    A. 上腔静脉
    B. 喉返神经
    C. 颈交感神经节
    D. 腋神经
    E. 隆突

631. 肺癌患者出现杵状指提示
    A. 肿瘤恶性程度高
    B. 肿瘤类型为小细胞癌
    C. 肿瘤类型为鳞癌
    D. 肿瘤已经扩散转移
    E. 肿瘤出现非转移性胸外表现

632. 鉴别中心型肺癌和周围型肺癌最有价值的检查是
    A. 血肿瘤标志物
    B. 胸部正侧位X线片
    C. 胸部CT
    D. 胸部核磁共振
    E. 痰细胞学

633. 肺癌普查首选的检查方法是
    A. 胸部B超
    B. 胸部CT
    C. 支气管镜
    D. 胸部X线片
    E. 肿瘤标志物检测

634. 提高人群肺癌筛查检出率的首选方法是
    A. 血清肿瘤标志物
    B. 高分辨CT
    C. PET-CT
    D. 低剂量CT
    E. 痰细胞学检查

635. 周围型肺癌的典型X线影像特点不包括
    A. 团块有毛刺
    B. 薄壁空洞，内见液平
    C. 胸膜凹陷征
    D. 孤立性团块影
    E. 团块呈分叶状

636. 健康体检时，胸部X线片发现肺内靠近胸膜的孤立性小结节，此时应首先进行的检查是
    A. 定期复查胸部X线片
    B. 支气管镜
    C. 痰细胞学
    D. 胸部CT
    E. 经皮穿刺活检

637. 女,65岁。体检时胸部X线示右下肺直径约2cm大小的类圆形结节影。患者无自觉症状,否认吸烟史。查体:双肺呼吸音清,未闻及干、湿啰音。为进一步明确诊断,下列检查中应首选的是
　　A. 痰细胞学检查　　　　　　B. 血清肿瘤标志物　　　　　　C. 支气管镜检查
　　D. 胸部增强CT　　　　　　　E. 密切观察,定期复查胸部X线片

638. 男,38岁。健康体检胸部X线片发现右肺上叶后段直径约2cm高密度结节影,边界欠清楚。查体:体温36.5℃,脉搏72次/分,双肺呼吸音清,未闻及干、湿啰音。为明确诊断,应首选的检查是
　　A. MRI　　　　　　　　　　　B. 支气管镜　　　　　　　　　C. 胸部CT
　　D. PET-CT　　　　　　　　　 E. 肺相关肿瘤标志物

639. 男,58岁。慢性咳嗽4年,痰中带血、乏力、体重减轻2个月。吸烟史30年,每天20支。胸部X线片示左上肺可见一密度较高的圆形阴影,边界不清。该患者最可能出现肿大的浅表淋巴结是
　　A. 颈深部淋巴结上群　　　　 B. 颈深部淋巴结下群　　　　　C. 左锁骨上淋巴结
　　D. 右锁骨上淋巴结　　　　　 E. 颈前淋巴结(2024)

640. 肺癌血行转移最常见的远处部位是
　　A. 肠　　　　　　　　　　　　B. 胃　　　　　　　　　　　　C. 肾
　　D. 脾　　　　　　　　　　　　E. 脑

641. 男,57岁。干咳1个月,胸部CT示左肺门肿块,左主支气管狭窄,纵隔及左肺门淋巴结肿大,支气管镜活检病理示"小细胞肺癌"。该患者应首选的治疗措施是
　　A. 放疗　　　　　　　　　　　B. 靶向治疗　　　　　　　　　C. 生物治疗
　　D. 手术　　　　　　　　　　　E. 化疗

642. 男性,60岁。咳嗽伴痰中带血半年、声音嘶哑3个月。吸烟40年,每天20支。查体:双肺未闻及干、湿啰音,右锁骨上窝触及肿大淋巴结,大小约1cm×1cm,质硬,活动差。最可能的诊断是
　　A. 胰腺癌　　　　　　　　　　B. 淋巴瘤　　　　　　　　　　C. 肺癌
　　D. 食管癌　　　　　　　　　　E. 肺结核(2024)

643. 男,59岁。近1个月低热、胸闷、咳嗽、咳痰、痰中带有血丝。查体:右锁骨上淋巴结肿大,大小1.5cm×1.0cm×1.0cm,质韧,固定。胸片见右肺门有一高密度影。该患者最可能的诊断是
　　A. 支气管肺癌　　　　　　　　B. 支气管扩张症　　　　　　　C. 肺结核
　　D. 肺脓肿　　　　　　　　　　E. 支气管肺炎(2024)

644. 男,50岁。刺激性干咳30天。肺部CT示左上叶厚壁空洞,内壁凹凸不平。最可能的诊断为
　　A. 肺曲霉病　　　　　　　　　B. 肺脓肿　　　　　　　　　　C. 肺癌
　　D. 肺结核　　　　　　　　　　E. 肺囊肿继发感染(2024)

645. 男,68岁。咳嗽伴痰中带血半年,头面部肿胀3个月。查体:双侧颈静脉怒张,上胸部浅静脉曲张。胸部X线片示右侧肺门占位性病变,上纵隔增宽。该患者头面部肿胀的原因是
　　A. 抗利尿激素分泌异常　　　　B. 上腔静脉阻塞　　　　　　　C. 淋巴管阻塞
　　D. 心包积液　　　　　　　　　E. 肾功能不全(2024)

646. 男,69岁。刺激性干咳、胸闷、右胸痛4个月。查体:体温37.5℃,脉搏92次/分,呼吸20次/分,血压128/78mmHg。消瘦,右锁骨上淋巴结肿大,质硬,活动度差,右上肺呼吸音减低。胸部CT示右肺门块状阴影,大小为6cm×4cm,右侧第4后肋骨质破坏,纵隔淋巴结肿大。支气管镜活检病理提示肺小细胞癌。该患者的首选治疗是
　　A. 放射治疗　　　　　　　　　B. 靶向治疗　　　　　　　　　C. 化学治疗
　　D. 免疫治疗　　　　　　　　　E. 手术治疗(2024)

　　A. 腺鳞癌　　　　　　　　　　B. 大细胞肺癌　　　　　　　　C. 小细胞肺癌

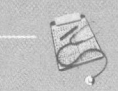

D. 鳞癌　　　　　　　　　E. 腺癌
647. 早期出现纵隔淋巴结广泛转移的肺癌类型是
648. 最常出现癌性空洞的肺癌类型是

(649~650题共用题干)男,63岁。咳嗽、痰中带血丝半年余,吸烟40余年。胸部X线片示右上肺近肺门处肿块影。

649. 为明确病理诊断,首选的检查是
　　A. 开胸活检　　　　　　B. 胸腔镜活检　　　　　　C. 纵隔镜活检
　　D. 经胸壁肺穿刺活检　　E. 支气管镜活检
650. 如拟手术治疗,下列不属于手术禁忌证的是
　　A. 对侧肺门淋巴结转移　　B. 肝转移　　　　　　　　C. 锁骨上淋巴结转移
　　D. 同侧肺门淋巴结转移　　E. 脑转移

(651~652题共用题干)女,62岁。咳嗽、痰中带血伴胸闷1个月余。既往体健,吸烟30年,30支/天。查体:体温36.5℃,右侧肺部可闻及少量湿啰音。实验室检查:血 WBC $8×10^9$/L。胸部X线片及胸部CT如下图(考题翻拍,不清晰)。

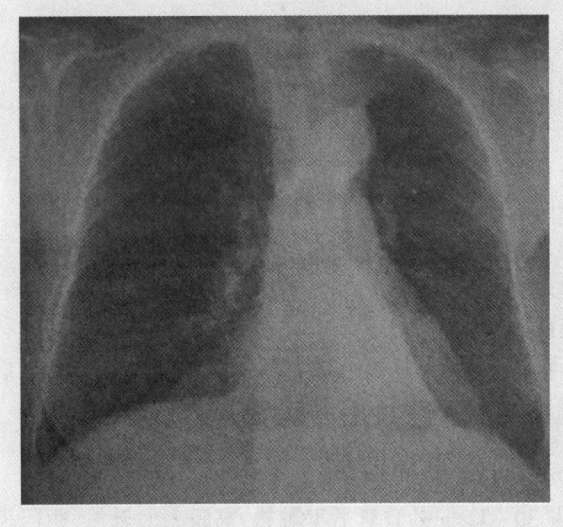

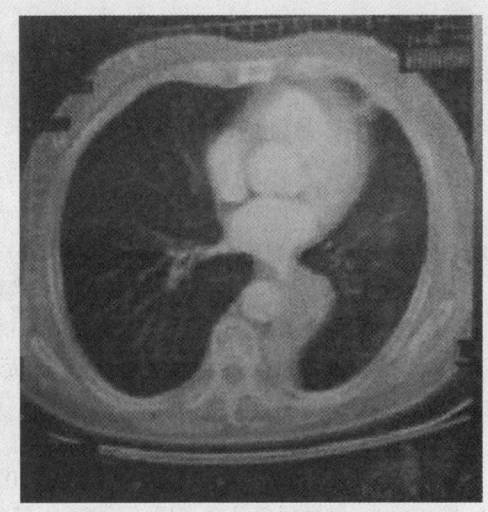

651. 初步诊断首先考虑
　　A. 中央型肺癌　　　　　B. 后纵隔肿瘤　　　　　　C. 浸润型肺结核
　　D. 大叶性肺炎　　　　　E. 支气管扩张
652. 为进一步明确诊断,首选的检查是
　　A. 胸腔镜　　　　　　　B. 纵隔镜　　　　　　　　C. PET-CT
　　D. 磁共振　　　　　　　E. 纤维支气管镜

(653~655题共用题干)男,70岁。痰中带血1个月余。吸烟10年,40支/天。胸部X线片:右肺门大块影伴右上肺不张。支气管镜见右上叶开口内新生物。

653. 初步诊断首先考虑的肺癌类型是
　　A. 周围型　　　　　　　B. 弥漫型　　　　　　　　C. 结节型
　　D. 中心型　　　　　　　E. 混合型
654. 该患者肺癌的病理类型是

A. 鳞癌 B. 腺癌 C. 小细胞癌
D. 大细胞癌 E. 腺鳞癌

655. 该患者首选的下一步检查是
A. 头颅CT B. 全身骨扫描 C. 腹部CT
D. 胸部CT E. 肝、肾、肾上腺B型超声

二、食管癌（执业医师及助理医师均需掌握）

656. 食管癌分型不包括
A. 髓质型 B. 缩窄、硬化型 C. 蕈伞型
D. 溃疡型 E. 梗阻型

657. 食管癌最常见的发生部位是
A. 胸上段 B. 胸中段 C. 胸下段
D. 腹段 E. 颈段

658. 早期食管癌的症状是
A. 持续胸背痛 B. 声嘶 C. 进食呛咳
D. 吞咽困难 E. 进食哽噎

659. 食管癌的早期临床表现不包括
A. 食管内异物感 B. 胸骨后针刺样疼痛 C. 咽下食物时哽噎感
D. 进行性吞咽困难 E. 上腹部烧灼感

660. 典型的食管癌症状特点是
A. 胸痛 B. 持续性胸骨后异物感 C. 反酸、烧心伴吞咽困难
D. 渐进性加重的吞咽困难 E. 间断吞咽困难伴呕吐

661. 食管癌的X线表现不包括
A. 食管僵硬 B. 黏膜皱襞增粗 C. 黏膜呈串珠样改变
D. 黏膜皱襞撕裂 E. 充盈缺损或龛影

662. 男，60岁。进食哽噎、烧灼感2个月。钡剂造影显示食管下段黏膜紊乱、断裂、管壁僵硬。该患者最可能的诊断是
A. 食管癌 B. 食管炎 C. 胃食管反流病
D. 胃炎 E. 胃癌（2024）

663. 男，62岁。进食哽噎月余。胃镜检查：距门齿30～32cm处食管后壁肿物，黏膜表面破溃，距门齿38～40cm处黏膜粗糙、隆起，两处活检均为高分化鳞癌。心、肺及肝功能正常。未见其他部位转移征象。最佳治疗方案是
A. 二线药物化疗 B. 静脉营养支持 C. 食管癌放射治疗
D. 食管癌根治术 E. 胃造瘘肠内营养

664. 男，75岁。进行性吞咽困难3个月余，目前能进半流食。胃镜检查：食管距门齿20cm处发现一长约6cm菜花样肿物，病理报告为鳞状细胞癌。其最佳治疗方法为
A. 放疗 B. 胃造瘘术 C. 食管癌根治术
D. 姑息性食管癌切除术 E. 化疗

665. 女性，23岁。间歇性吞咽困难3年，X线钡餐检查显示食管下端呈鸟嘴样狭窄。可能性最大的是
A. 食管下段癌 B. 贲门失弛缓症 C. 食管炎
D. 食管瘢痕性狭窄 E. 食管平滑肌瘤

666. 男，67岁。因食管下段癌行左侧开胸手术。术后10天进流质饮食后出现胸闷、高热、气短、呼吸音

低。查体:体温 39.6℃,呼吸 18 次/分,脉搏 100 次/分,血压 128/82mmHg。胸部 X 线片提示左侧胸腔液气平面。最可能的诊断是

 A. 急性脓胸   B. 吸入性肺炎   C. 胃食管反流病
 D. 乳糜胸   E. 吻合口瘘(2024)

(667~669 题共用题干)男性,62 岁。近 2 个月来常有吞咽困难,伴隐痛,但可进半流质饮食,自感体力不支,逐渐消瘦。

667. 该患者首先考虑的诊断是
 A. 食管炎   B. 食管憩室   C. 食管癌
 D. 食管平滑肌瘤   E. 贲门失弛缓症

668. 对诊断最有价值的检查是
 A. 胸部 X 线片   B. 食管吞钡   C. 食管拉网
 D. 纤维食管镜+活检   E. 纵隔 CT

669. 经检查见食管病变位于主动脉弓至肺下静脉平面,该部位是食管解剖分段的
 A. 颈段   B. 胸上段   C. 胸中段
 D. 胸下段   E. 腹段

(670~672 题共用题干)男性,44 岁。进食不适 3 年余,偶有吞咽困难,未予重视。近半年来吞咽不适逐渐加重就诊。

670. 为明确诊断,下列检查效果最差的是
 A. 食管吞钡造影   B. 食管镜   C. 超声内镜
 D. 正位胸部 X 线片   E. 胸部 CT

671. 食管吞钡造影结果:食管中段钡剂通过缓慢,黏膜光整,可见充盈缺损,呈瀑布征。依据造影结果应诊断为
 A. 食管裂孔疝   B. 食管囊肿   C. 食管癌
 D. 食管平滑肌瘤   E. 食管憩室

672. 最佳治疗方案应该选择
 A. 改良贲门折叠术   B. 局部切除术   C. 胃食管弓上吻合术
 D. 胃食管颈部吻合术   E. 结肠代食管术

(673~675 题共用题干)男,49 岁。既往体健,因头晕半天,黑便 3 次,急诊入院。血压 80/50mmHg,心率 124 次/分,面色苍白,冷汗。

673. 首先考虑
 A. 急性肠炎   B. 急性胃穿孔   C. 心绞痛
 D. 心肌梗死   E. 食管下段癌出血

674. 急救措施首选
 A. 抗炎补液治疗   B. 开腹探查   C. 含服硝酸甘油
 D. 溶栓治疗   E. 输血、补液,纠正休克

675. 最能尽快明确诊断的检查是
 A. 超声心动图   B. CT   C. 血生化、心肌酶
 D. 胸部 X 线片   E. 胃镜

三、纵隔肿瘤(执业医师需掌握)

676. 胸腺瘤好发部位是

A. 前上纵隔 B. 前下纵隔 C. 后上纵隔
D. 后下纵隔 E. 中纵隔(内脏器官纵隔)

677. 女,22岁。双眼睑下垂1年余,诊断为重症肌无力。胸部CT发现前上纵隔占位,大小约2cm×2cm×1cm。最可能的诊断是
A. 神经纤维瘤 B. 胸内甲状腺 C. 胸腺瘤
D. 畸胎瘤 E. 淋巴瘤

678. 最常见的后纵隔肿瘤是
A. 脂肪瘤 B. 神经源性肿瘤 C. 淋巴瘤
D. 胸腺瘤 E. 畸胎瘤

679. 纵隔畸胎瘤好发部位是
A. 前上纵隔 B. 后上纵隔 C. 前纵隔
D. 后纵隔 E. 中纵隔

680. 女性,38岁。健康查体发现右前上纵隔椭圆形阴影,边界清晰,密度均匀,与周围组织界线明显。首先考虑诊断可能是
A. 胸腺瘤 B. 淋巴瘤 C. 神经源性肿瘤
D. 心包囊肿 E. 支气管囊肿

681. 女,55岁。健康体检发现右胸8cm×7cm占位,如下图。最可能的诊断是
A. 胸腺瘤 B. 心包囊肿 C. 神经源性肿瘤
D. 胸内甲状腺 E. 中心型肺癌

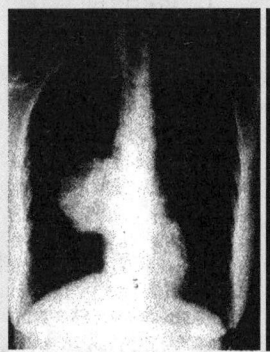

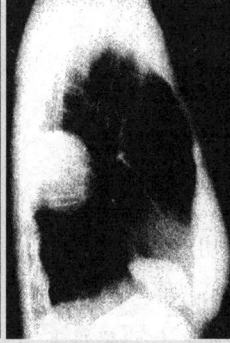

胸部X线片(正位)　　胸部X线片(侧位)　　胸部CT

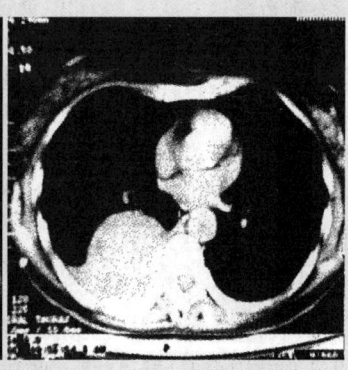

(682~683题共用题干)女,48岁。胸闷不适半年,近来出现进行性四肢无力。胸部X线片发现右前上纵隔阴影。

682. 该患者首先考虑的诊断是
A. 食管囊肿 B. 胸腺瘤 C. 神经源性肿瘤
D. 胸内甲状腺 E. 支气管囊肿

683. 该患者首选的治疗措施是
A. 介入治疗 B. 射频治疗 C. 化疗
D. 放疗 E. 手术治疗

第14章 腹外疝

（执业医师及助理医师均需掌握）

684. 疝囊壁的一部分为腹内容物时称为
    A. 嵌顿性疝　　　　B. Littre 疝　　　　C. Richter 疝
    D. 滑动疝　　　　　E. 绞窄性疝

685. 男性,59 岁。因右腹股沟斜疝行手术治疗。术中发现疝囊壁的一部分由盲肠组成。此时的诊断为
    A. Richter 疝　　　B. Littre 疝　　　　C. 滑动疝
    D. 难复性疝　　　　E. 易复性疝

686. 嵌顿疝内容物是小肠憩室称为
    A. 闭孔疝　　　　　B. Richter 疝　　　　C. Littre 疝
    D. 腹股沟滑动性疝　E. 股疝

687. 最容易发生疝内容物坏死的临床类型是
    A. 难复性疝　　　　B. 易复性疝　　　　C. 滑动性疝
    D. 嵌顿性疝　　　　E. 绞窄性疝

688. 腹股沟疝的诊断首先需要明确的是
    A. 是否为嵌顿性或绞窄性　　　　　　B. 疝块是否落入阴囊
    C. 压迫内环口,疝内容物是否仍会突出　D. 疝囊在腹壁下动脉的内侧还是外侧
    E. 疝囊在精索前还是在精索后（2024）

689. 嵌顿性疝与绞窄性疝最主要的区别是
    A. 是否出现恶心、呕吐　B. 疝内容物是否水肿　　C. 疝内容物能否还纳
    D. 是否出现低血压　　　E. 疝内容物有无血运障碍（2022）

690. 成人腹股沟管的长度应为
    A. 2～3cm　　　　　B. 4～5cm　　　　　C. 6～7cm
    D. 8～9cm　　　　　E. 10～12cm

691. 腹股沟斜疝患者疝还纳后,使肿物不再出现的压迫部位是
    A. 海氏三角　　　　B. 腹股沟韧带中点　　C. 阴囊根部
    D. 斜疝外环　　　　E. 腹股沟韧带中点上方 2cm

692. 女,50 岁。腹痛、停止排气排便 6 小时。6 小时前剧烈咳嗽后右腹股沟区突然出现一包块,伴阵发性腹痛,发病后一直未排气排便。查体:腹胀明显,肠鸣音亢进,可闻及气过水声。右腹股沟韧带下方可触及一半圆形肿块,大小 3cm×2cm×2cm,压痛明显。该包块内侧组织结构为
    A. 股静脉　　　　　B. 耻骨梳韧带　　　　C. 腹股沟韧带
    D. 腔隙韧带　　　　E. 子宫圆韧带（2023）

693. 构成腹股沟管前壁的组织结构是
    A. 腹横肌　　　　　B. 腹横筋膜　　　　　C. 腹股沟韧带
    D. 腔隙韧带　　　　E. 腹外斜肌腱膜

694. 穿过股管下口的结构是
    A. 股动脉　　　　　B. 股静脉　　　　　C. 股神经
    D. 大隐静脉　　　　E. 子宫圆韧带或精索

695. 临床上最易发生嵌顿的疝是
    A. 腹股沟直疝　　　　　　　B. 小儿脐疝　　　　　　　　C. 腹股沟斜疝
    D. 白线疝　　　　　　　　　E. 股疝

696. 自 Hesselbach 三角向外突出的疝称为
    A. 股疝　　　　　　　　　　B. 腹股沟直疝　　　　　　　C. 腹股沟斜疝
    D. 脐疝　　　　　　　　　　E. 白线疝

697. 先天性腹股沟斜疝发生的最主要原因是
    A. 腹外斜肌发育不全　　　　B. 腹横筋膜发育不全　　　　C. 腹膜鞘突不闭锁
    D. 腹横肌发育不全　　　　　E. 腹内斜肌发育不全

698. 男,74 岁。腹股沟疝修补术后 2 年,复发 3 个月,要求再次手术治疗。考虑患者年老、腹壁薄弱,最适宜的术式是
    A. Bassini 法　　　　　　　 B. McVay 法　　　　　　　　C. Halsted 法
    D. Ferguson 法　　　　　　 E. Lichtenstein 法

699. 多发生于年老体弱者的腹外疝是
    A. 股疝　　　　　　　　　　B. 白线疝　　　　　　　　　C. 腹股沟直疝
    D. 腹股沟斜疝　　　　　　　E. 脐疝(2018)

700. 老年人最常见的不容易发生嵌顿的腹外疝是
    A. 腹股沟直疝　　　　　　　B. 腹股沟斜疝　　　　　　　C. 股疝
    D. 切口疝　　　　　　　　　E. 脐疝(2022)

701. 腹股沟直疝最有诊断意义的临床表现是
    A. 按压深环仍复出　　　　　B. 容易发生嵌顿　　　　　　C. 疝囊颈位于腹壁下动脉外侧
    D. 疝块呈梨形　　　　　　　E. 最常见于中年人

702. 以下关于腹股沟直疝的描述,正确的是
    A. 多数能进入阴囊　　　　　B. 多见于儿童和青壮年　　　C. 疝囊颈在腹壁下动脉外侧
    D. 极少发生嵌顿　　　　　　E. 回纳后压住腹股沟管内环,疝块不再突出

703. 腹股沟斜疝与直疝最有意义的鉴别点是
    A. 发病年龄　　　　　　　　B. 突出途径　　　　　　　　C. 疝块外形
    D. 疝内容物是否进入阴囊　　E. 还纳疝内容物后,压迫深环疝内容物是否再突出

704. 男,30 岁。右下腹可复性包块 2 年。查体:右侧腹股沟区可见梨形包块,平卧回纳后压住腹股沟管深环不再突出,无压痛。以下最可能的情况是
    A. 直疝三角部分腹壁薄弱　　B. 精索在疝囊前外侧　　　　C. 疝囊颈位于腹壁下动脉外侧
    D. 盲肠是疝囊壁的一部分　　E. 部分膀胱为疝囊壁的一部分

705. 男,70 岁。右腹股沟区肿块 3 年,平卧消失。查体:右耻骨结节外上方有一半球形肿块,未进入阴囊,可用手回纳,压住腹股沟韧带中点上方咳嗽时仍可见肿块突出。最可能的诊断是
    A. 股疝　　　　　　　　　　B. 腹股沟斜疝　　　　　　　C. 腹股沟直疝
    D. 精索鞘膜积液　　　　　　E. 交通性鞘膜积液

706. 男,63 岁。右腹股沟区可复性包块 6 个月。平卧时包块可还纳入腹腔。查体:右侧腹股沟区有一大小约为 5cm×4cm 的包块,可还纳回腹腔,按压内环口后包块不再复现。最可能的诊断为
    A. 睾丸鞘膜积液　　　　　　B. 股疝　　　　　　　　　　C. 腹股沟直疝
    D. 腹股沟斜疝　　　　　　　E. 腹股沟皮下脂肪瘤(2024)

707. 患者,男,71 岁。左侧腹股沟区有一包块,大小 3cm×4cm×4cm,站立时出现,平卧时消失。最可能的诊断是

A. 腹股沟斜疝　　　　　　B. 腹股沟直疝　　　　　　C. 股疝
D. 嵌顿疝　　　　　　　　E. 脐疝(2022)

708. 男,58岁。左腹股沟区可复性包块5年。2天前感冒后出现咳嗽,3小时前自觉包块进入阴囊,不能还纳伴疼痛。疼痛呈持续性胀痛,伴恶心、呕吐。查体:体温36.5℃,脉搏80次/分,呼吸18次/分,血压120/80mmHg,双肺呼吸清,未闻及干、湿啰音,心律齐,腹软,左侧阴囊内可触及包块,触痛明显,包块透光试验阴性。最可能的诊断是
A. 阴囊急性蜂窝织炎　　　B. 睾丸恶性肿瘤并内出血　　C. 腹股沟直疝嵌顿
D. 腹股沟斜疝嵌顿　　　　E. 睾丸鞘膜积液和感染

709. 行滑动性斜疝修补术时,应特别注意切开疝囊,因为易误伤
A. 空肠　　　　　　　　　B. 盲肠　　　　　　　　　C. 肠系膜血管
D. 回肠　　　　　　　　　E. 大网膜血管

710. 男,56岁。右腹股沟包块5年,伴胀痛,平卧位包块不能完全回纳,同时有便秘、消化不良。包块部位听诊可闻及肠鸣音。手术治疗时,应特别注意不要误伤
A. 腹壁下动脉　　　　　　B. 精索内动脉　　　　　　C. 盲肠
D. 精索内静脉　　　　　　E. 髂腹下神经和髂腹股沟神经

711. 腹股沟疝处理原则,正确的是
A. 2岁以下,疝环直径小于1.5cm的婴幼儿可暂不手术
B. 如果伴有引起腹内压增高的疾病,必须处理后再择期手术
C. 无张力疝修补术强调必须高位结扎疝囊
D. 加强腹股沟管前壁是最常用的方法
E. 嵌顿时间在6小时内的疝应首先试行手法复位

712. 男性,6个月大。哭闹时,右侧腹股沟隆起肿块,平静时肿块可自行消失。最佳处理方法是
A. 绷带压住腹股沟管深环,观察　　　　B. 尽早施行疝囊高位结扎术
C. 施行加强前壁的疝修补术　　　　　　D. 施行加强后壁的疝修补术
E. 施行无张力疝修补术

713. 儿童腹股沟疝的首选术式是
A. 单纯疝囊高位结扎术　　B. 弗格逊(Ferguson)法　　C. 麦克凡(McVay)法
D. 巴西尼(Bassini)法　　　E. 疝成形术

714. 女,62岁。右侧股疝嵌顿10小时。查体:腹胀明显,右下腹局限性压痛(+),肌紧张,肠鸣音亢进。右侧腹股沟韧带下方隆起肿块,有压痛。手术时发现小肠坏死,行坏死小肠切除后,下一步正确的手术措施是
A. 单纯疝囊高位结扎术　　B. McVay法疝修补术　　　　C. Bassini法疝修补术
D. Halsted法疝修补术　　　E. Ferguson法疝修补术

715. 男,74岁。左腹股沟可复性包块10年,不能回纳8小时,以左腹股沟斜疝嵌顿急诊手术,术中见部分嵌顿小肠肠管色暗,无蠕动,行部分肠切除。此时不宜行疝修补术的理由是
A. 术前准备不充分　　　　B. 术后易出现腹胀　　　　C. 患者年龄大,伤口愈合能力低
D. 术后易继发手术野感染　E. 术后易发生上呼吸道感染

716. 男性,80岁。右腹股沟斜疝2小时来诊,既往有可复性腹股沟肿物史30年。检查:右侧腹股沟至阴囊10cm×6cm嵌顿疝,皮肤无红肿。首选的治疗方法是
A. 试行手法复位　　　　　　　　　　　B. 手术复位并行疝囊高位结扎术
C. 手术复位并行加强腹股沟管疝修补术　D. 手术复位并行无张力疝修补术
E. 手法复位并行加强腹股沟管疝修补术

717. 男性,26岁。右侧腹股沟区发现可复性肿块4年。6小时前患者发现肿块突然增大、剧烈疼痛。查体:右侧腹股沟区有6cm×5cm椭圆形肿块,触痛明显,腹部无压痛、反跳痛、腹肌紧张。首选的有效治疗是
   A. 禁食、补液   B. 手法复位   C. 应用镇痛或镇静剂
   D. 急诊手术   E. 应用抗生素

718. 女,52岁,肥胖。右腹股沟韧带下方卵圆窝处可见3cm×3cm半球状突起,局部有胀痛感。平卧时突起可变小、变软,但有时不完全消失。查体:卵圆窝处咳嗽冲击感不明显。最常用的手术方式是
   A. McVay法   B. Halsted法   C. Bassini法
   D. Ferguson法   E. Shouldice法

719. 中年妇女,剧咳后右股卵圆窝部肿物突然增大、变硬,疼痛难忍,第2天用手法还纳后,出现剧烈持续性下腹痛,并有明显的腹肌紧张、压痛与反跳痛。最可能的诊断为
   A. 难复性疝   B. 嵌顿性疝   C. 绞窄性疝
   D. 易复性疝   E. 急性腹膜炎

720. 女,51岁。1小时前因咳嗽突发右下腹疼痛,右腹股沟出现肿块。查体:全腹轻压痛,无腹肌紧张,肠鸣音亢进,右侧腹股沟韧带下方呈半球形隆起,不能回纳,有轻压痛。应采取的正确措施是
   A. 急诊手术复位,行McVay法疝修补术   B. 急诊手术复位,行Ferguson法疝修补术
   C. 及时手法复位,密切观察   D. 密切观察,病情加重及时手术
   E. 应用抗生素、止痛剂观察

721. 女,44岁。突发右下腹疼痛伴呕吐、停止排气排便6小时。查体:P110次/分,血压120/80mmHg,右侧腹股沟韧带下方卵圆窝处可及半球形包块,压痛明显,不能还纳。下一步处理正确的是
   A. 立即扩容补液   B. 手法还纳包块   C. 立即手术治疗
   D. 密切观察病情变化   E. 应用吗啡,缓解疼痛

   A. 腹股沟斜疝   B. 腹股沟直疝   C. 股疝
   D. 脐疝   E. 切口疝

722. 多见于老年人的是
723. 多见于中年女性的是
724. 多见于儿童及青壮年的是

   A. 乙状结肠   B. 大网膜   C. 小肠
   D. 膀胱   E. 横结肠

725. 难复性疝不易回纳的内容物最多见的是
726. 腹外疝最多见的疝内容物是

   A. Ferguson法   B. Bassini法   C. Halsted法
   D. Shouldice法   E. McVay法

727. 在精索前方将腹内斜肌下缘、联合腱与腹股沟韧带缝合的疝修补方法是
728. 在精索后方将腹内斜肌下缘、联合腱与腹股沟韧带缝合的疝修补方法是
729. 重点行腹横筋膜加强缝合的疝修补方法是
730. 加强腹股沟管前壁的疝修补术是
731. 常用于股疝的疝修补方法是(2022)

   A. 股疝   B. 腹股沟斜疝   C. 腹股沟直疝
   D. 睾丸鞘膜积液   E. 交通性鞘膜积液

732. 右侧腹股沟韧带下方半球形隆起,轻压痛,回纳后肿块不能完全消失。最可能的诊断是
733. 左侧腹股沟可复性包块,半球形肿物,质软,压迫内环口,用力咳嗽后肿物仍突出。最可能的诊断是(2024)

(734~735题共用题干)男性,74岁。右侧腹股沟区可复性肿块8年。查体:患者直立时,在腹股沟内侧端、耻骨结节外上方有一4cm×4cm半球形肿物,未进入阴囊,平卧后自行消失。

734. 该患者最可能的诊断是
    A. 股疝   B. 隐睾   C. 交通性鞘膜积液
    D. 腹股沟斜疝   E. 腹股沟直疝

735. 该患者最有效的治疗方法是
    A. 疝囊高位结扎术   B. 禁烟、控制呼吸道感染   C. 注射硬化剂
    D. 疝修补术   E. 用棉线束带或绷带压迫内环口

(736~738题共用题干)男,6个月,出生不久哭闹时右阴囊有一包块,平卧安静时包块明显缩小或消失。2小时前因哭闹包块掉出,伴呕吐,不停哭闹,精神萎靡,右阴囊可见一似梨状包块。

736. 最有诊断价值的检查方法是
    A. 测定血生化   B. 腹部X线片   C. 测定白细胞计数与分类
    D. 直肠活检   E. B型超声检查

737. 最可能的诊断是
    A. 交通性鞘膜积液   B. 睾丸炎   C. 嵌顿疝
    D. 睾丸发育异常   E. 睾丸扭转

738. 最有效的治疗措施是
    A. 应用镇静剂   B. 用止痛剂   C. 静脉补液、纠正酸碱失衡
    D. 试行手法复位   E. 抗生素治疗(2024)

(739~741题共用题干)患者,女性,75岁。右大腿卵圆窝部反复出现圆形包块10年。此次因便秘突出包块过大,用力还纳后右下腹持续疼痛伴呕吐而求医。下腹压痛,肌紧张,叩诊肝浊音界缩小,肠鸣音消失。

739. 此时对诊断最有帮助的检查是
    A. 血常规   B. 子宫及附件B超检查   C. 立位做腹部X线片
    D. 诊断性腹腔穿刺   E. 肛门直肠指诊

740. 最可能的诊断为
    A. 急性输卵管炎   B. 急性阑尾炎穿孔   C. 卵巢囊肿蒂扭转
    D. 外伤性肠破裂   E. 急性盆腔炎

741. 对此患者的处置中,不适当的是
    A. 禁食、静脉输液   B. 使用抗生素   C. 半卧位
    D. 胃肠减压   E. 严密观察血压,如有下降即行手术治疗

(742~743题共用题干)女,51岁。右腹股沟下方包块3年,平卧后可变小,4小时前搬重物后包块突然增大,并出现胀痛,逐渐加重。1小时前出现右下腹阵发性绞痛。查体:表情痛苦,肠鸣音亢进,可闻及气过水声。右腹股沟下方可及3cm×3cm包块,触痛明显,无搏动感,平卧手法还纳未成功。

742. 如行外科治疗,传统术式中最常用的是
    A. McVay法   B. Bassini法   C. Halsted法
    D. Ferguson法   E. Shouldice法

743. 在处理疝囊后,一般将切断的腹股沟韧带修复后缝合在
　　A. 精索后方与腹外斜肌腱膜上　　　B. 精索前方与联合腱上
　　C. 精索后方与联合腱上　　　　　　D. 精索前方与腹外斜肌腱膜上
　　E. 耻骨肌筋膜上

第15章　腹部损伤

一、腹部损伤概论(执业医师及助理医师均需掌握)

744. 对腹膜刺激最轻的是
　　A. 血液　　　　　　B. 肠液　　　　　　C. 胰液
　　D. 胆汁　　　　　　E. 胃液

745. 破裂后液体进入腹腔引起腹膜刺激征最严重的腹部实质脏器是
　　A. 肾上腺　　　　　B. 肾脏　　　　　　C. 肝脏
　　D. 胰腺　　　　　　E. 脾脏

746. 腹部空腔脏器破裂最主要的临床表现是
　　A. 胃肠道症状　　　B. 腹膜刺激征　　　C. 全身感染症状
　　D. 气腹征　　　　　E. 肠麻痹

747. 腹部闭合性损伤时,不支持腹腔内脏损伤诊断的是
　　A. 早期出现休克　　B. 腹膜刺激征　　　C. 有气腹征
　　D. 移动性浊音(+)　E. 肠鸣音活跃

748. 男性,20岁。创伤10分钟来院,神志清楚,面色苍白,右股外侧可见3cm长创口,无出血,肢体无反常活动,血压90/60mmHg,脉搏122次/分,呼吸28次/分,患者自觉腹胀,排气1次。不正确的急诊处置是
　　A. 生命体征监护　　B. 右股X线检查　　　C. 腹部超声检查
　　D. 建立静脉输液通道　E. 立位胸腹部透视检查

749. 对疑有腹腔内空腔脏器破裂的腹部闭合性损伤患者,在观察期内处理错误的是
　　A. 使用广谱抗生素　B. 注射止痛剂　　　C. 禁饮食
　　D. 胃肠减压　　　　E. 补充血容量

750. 腹部闭合性损伤行剖腹探查的指征不包括
　　A. 膈下游离气体　　B. 腹穿抽出不凝血　C. 恶心、呕吐加剧
　　D. 全身情况恶化　　E. 腹膜刺激征进行性加重(2022)

751. 患者,男,42岁。腹部撞伤3小时,持续性腹痛,未排尿。查体:体温37.5℃,脉搏110次/分,血压90/60mmHg,腹式呼吸受限,腹稍胀,全腹肌紧张,压痛(+),腹部移动性浊音(+),肠鸣音消失。实验室检查:Hb100g/L,WBC12×10^9/L。最佳治疗方案是
　　A. 胃肠减压观察　　B. 广谱抗生素治疗观察　C. 急症剖腹探查
　　D. 导尿,留置尿管观察　E. 抗休克治疗观察

752. 腹部损伤时作诊断性腹腔穿刺,抽出不凝固血液,最可能的诊断为
　　A. 空腔脏器破裂　　B. 误穿入腹腔血管　　C. 前腹壁血肿
　　D. 实质性器官破裂　E. 后腹膜间隙血肿(2018,2022)

753. 男,33岁。右上腹外伤2小时。查体:脉搏120次/分,呼吸28次/分,血压90/60mmHg,全腹有压

痛、反跳痛，以右上腹为著，移动性浊音(+)。最有意义的辅助检查是
- A. 腹部B超
- B. 立位腹部X线片
- C. 腹部CT
- D. 诊断性腹腔穿刺
- E. 腹部MRI

754. 腹部损伤有腹内脏器损伤时，诊断性腹腔穿刺的诊断阳性率至少可达
- A. 50%
- B. 80%
- C. 90%
- D. 40%
- E. 30%

755. 患者，女性，50岁。车祸致腹部损伤3小时。伤后腹痛、腹胀。在急诊室非手术治疗观察期间，最重要的措施是
- A. 实验室检查的动态监测
- B. 腹部B超的动态检查
- C. 腹部X线检查
- D. 全面了解损伤经过
- E. 观察腹部体征的变化

756. 下列情况禁用诊断性腹腔穿刺术的是
- A. 小儿及老年人
- B. 精神状态不正常者
- C. 严重腹胀者
- D. 昏迷者
- E. 病史不清者

757. 腹部闭合性损伤行剖腹探查手术时，应最先探查的器官是
- A. 胰腺
- B. 结肠
- C. 肝、脾
- D. 胃、十二指肠
- E. 盆腔器官 (2023)

758. 腹部闭合性损伤时，最常受到损伤的空腔脏器是
- A. 胃
- B. 十二指肠
- C. 小肠
- D. 升结肠
- E. 乙状结肠

759. 腹部闭合性损伤中最易损伤的实质性器官是
- A. 肝脏
- B. 脾脏
- C. 胰腺
- D. 肾脏
- E. 肾上腺

760. 腹部闭合性损伤合并休克的处理原则是
- A. 急诊剖腹探查
- B. 输血并给止血药
- C. 积极抗休克同时剖腹探查
- D. 输血并给抗生素
- E. 积极抗休克，休克纠正后手术探查

761. 患者，男，29岁。左下胸受压，伴腹痛、恶心、呕吐入院。检查：面色苍白，四肢湿冷，脉搏120次/分，血压80/60mmHg。腹腔穿刺抽出不凝血液。应采取正确的处理原则是
- A. 直接送手术室手术
- B. 大量快速输液，纠正休克
- C. 积极抗休克，同时迅速手术
- D. 休克好转后再手术
- E. 抗感染、止血

- A. 胰破裂
- B. 肝破裂
- C. 小肠损伤
- D. 肾损伤
- E. 结肠损伤

762. 可引起外伤性血腹症的损伤是

763. 腹腔穿刺抽出稀薄的肠内容物应考虑
- A. X线检查有膈下游离气体
- B. 移动性浊音阳性
- C. 白细胞计数增高
- D. 腹腔穿刺抽出不凝血液
- E. 立位腹部X线片可见气液平面

764. 诊断脾破裂最有意义的检查结果是

765. 诊断胃穿孔最有价值的检查结果是

二、肝脾破裂（执业医师及助理医师均需掌握）

766. 肝、脾损伤后可能发生的主要危险是
- A. 腹腔内出血
- B. 腹膜炎
- C. 全身感染

D. 肠麻痹　　　　　　　　　　E. 胃肠道出血

767. 男,26岁。因腹部外伤急诊入院,行剖腹探查,见肝右叶8cm长裂口,较深,有不易控制的动脉性出血。术中最有效的止血方法是
A. 用纱布或绷带条压迫止血　　　　B. 全身和局部同时应用止血药物
C. 填塞大网膜后缝合裂口　　　　　D. 阻断肝门血流后止血
E. 明胶海绵或氧化纤维填入裂口

768. 患者,男,28岁。右上腹撞伤后腹痛2小时。查体:脉搏140次/分,呼吸24次/分,血压80/40mmHg,神志清,面色苍白,双肺呼吸音清,腹部膨隆,腹式呼吸减弱,全腹压痛,以右上腹为著,伴反跳痛,肝区叩痛(+),肝浊音界无缩小。腹穿抽出不凝固血。血常规 Hb78g/L,WBC13.5×10⁹/L,N0.68,Plt135×10⁹/L。最可能的诊断是
A. 脾破裂　　　　　　B. 右肾裂伤　　　　　　C. 小肠破裂
D. 肝破裂　　　　　　E. 横结肠破裂

769. 患者,女性,30岁。被汽车撞伤左季肋部1小时来诊。查体:体温37.5℃,脉搏110次/分,血压90/50mmHg。腹平坦,左上腹肌略紧张,局部压痛,全腹有反跳痛,有移动性浊音(+),听诊未闻肠鸣音。首选的检查是
A. 平卧位腹部X线　　　B. 胸部X线　　　　　　C. 腹部CT
D. 上消化道钡餐透视　　E. 诊断性腹腔穿刺

770. 男,34岁。左上腹外伤3小时。3小时前左上腹被木棍撞击后,感剧痛。查体:体温37.2℃,脉搏110次/分,呼吸18次/分,血压80/60mmHg,面色苍白,四肢湿冷,左上腹腹肌紧张,轻度压痛,无明显反跳痛,移动性浊音(±)。最可能的诊断是
A. 脾破裂　　　　　　B. 肝破裂　　　　　　　C. 十二指肠破裂
D. 胰腺破裂　　　　　E. 胃破裂(2024)

771. 脾破裂术前最重要的治疗措施是
A. 控制感染　　　　　B. 应用止血药　　　　　C. 止痛
D. 补充血容量　　　　E. 补充营养

772. 患者,男,20岁。持续性左上腹痛2小时。查体:体温38.7℃,脉搏128次/分,呼吸24次/分,血压60/40mmHg。谵妄,全身皮肤湿冷。左侧季肋部皮下淤血,全腹压痛,反跳痛(+),移动性浊音(+),肠鸣音未闻及。紧急的处理措施是
A. 休克纠正后手术治疗　　B. 应用镇痛剂　　　　　C. 升压药纠正血压
D. 抗休克的同时手术治疗　　E. 立即输血

773. 脾切除术后引起凶险性感染的病原菌主要是
A. 肺炎球菌　　　　　　B. 大肠埃希菌　　　　　C. 金黄色葡萄球菌
D. 痢疾杆菌　　　　　　E. 草绿色链球菌

(774~776题共用题干)患者,女,16岁。被倒塌的房屋压伤后腹痛伴呕吐1小时。查体:脉搏140次/分,呼吸26次/分,血压80/54mmHg。神志清,痛苦面容,腹肌紧张,有压痛和反跳痛,移动性浊音(+),肠鸣音消失。

774. 伤后1小时,对判断有无腹部脏器损伤价值最小的实验室检查结果是
A. 粪便常规有大量红细胞　　B. 尿中可见大量红细胞　　C. 血细胞比容下降
D. 红细胞及血红蛋白下降　　E. 白细胞及中性粒细胞比例升高

775. 若行急症手术,原则上应首先探查
A. 空肠和回肠　　　　　B. 肝脏和脾脏　　　　　C. 结肠和直肠

D. 胃和大网膜　　　　　　　E. 十二指肠和胰腺

776. 非手术治疗,最主要的措施是
A. 应用止血药物　　　　　B. 应用止痛药物　　　　　C. 快速补充血容量
D. 使用大剂量抗菌药物　　E. 给予一次大剂量糖皮质激素

(777~780题共用题干)患者,男,24岁。背重物时突然晕倒2小时。查体:脉搏130次/分,呼吸30次/分,血压80/60mmHg。神志清楚,面色苍白,腹胀,轻度压痛及反跳痛,移动性浊音(+),肠鸣音弱,左下胸有皮肤瘀斑痕迹。自诉1周前因车祸撞伤过左下胸部,曾卧床休息2天。

777. 此患者最可能的诊断是
A. 脾破裂　　　　　　　　B. 胃破裂　　　　　　　　C. 小肠破裂
D. 肾破裂　　　　　　　　E. 结肠破裂

778. 为进一步明确诊断,首选的辅助检查是
A. CT　　　　　　　　　　B. B超　　　　　　　　　　C. MRI
D. 腹部X线片　　　　　　E. 胸部X线片

779. 此患者腹腔穿刺最可能的结果是
A. 不凝血　　　　　　　　B. 含胆汁　　　　　　　　C. 有粪臭
D. 含食物残渣　　　　　　E. 有尿味

780. 此患者手术方式应采取
A. 脾切除　　　　　　　　B. 胃破裂修补　　　　　　C. 小肠切除、吻合
D. 肾切除　　　　　　　　E. 结肠造瘘

三、其他腹部脏器损伤(执业医师需掌握)

781. 男,36岁。上腹部被汽车方向盘挤压3小时,剑突下疼痛,并呕吐血性液体约150ml来院。此时检查主要注意的体征是
A. 腹肌紧张反跳痛　　　　B. 肝区叩痛　　　　　　　C. 局限性上腹部疼痛
D. 皮下气肿　　　　　　　E. 腹壁挫伤伴淤血

782. 女性,50岁。3个月前被自行车把撞伤上腹部。近3周来上腹隆起,进食后上腹胀满伴恶心、呕吐。查体:上腹部扪及18cm×13cm囊性肿块。钡餐透视见横结肠下移。最可能的诊断是
A. 胰腺囊腺瘤　　　　　　B. 腹膜后血肿　　　　　　C. 胰腺假性囊肿
D. 肠系膜囊肿　　　　　　E. 脾包膜下血肿

783. 男,35岁。3周前上腹部被自行车把撞伤。近5天来上腹持续性胀痛,餐后加重,伴恶心、呕吐。查体:体温38.5℃,上腹偏左明显膨隆,可扪及边界不清的痛性肿块,不活动。首选的检查应当是
A. 胸、腹部X线透视　　　B. 胃肠道钡餐透视　　　　C. 纤维十二指肠镜检查
D. 腹部B超检查　　　　　E. 腹腔动脉造影

784. 女,45岁。被汽车撞伤4小时,出现右上腹及背部疼痛,向右肩部放射,呕吐物为血性。查体:体温36.5℃,脉搏100次/分,呼吸18次/分,血压110/70mmHg,神志清楚,双肺呼吸音清,未闻及干、湿啰音,心律齐,上腹部轻压痛,无明显肌紧张,直肠指检可在骶前触及捻发感,腹部X线片见腹膜后积气。应首先考虑损伤的脏器为
A. 右肺部损伤　　　　　　B. 肝脏损伤　　　　　　　C. 右肾损伤
D. 十二指肠损伤　　　　　E. 脾脏损伤

785. 男性,25岁。腹部被倒墙压伤,中腹部剧痛伴呕吐3小时。查体:体温38℃,血压120/86mmHg,腹胀明显,腹肌紧张,压痛、反跳痛阳性,肠鸣音消失。最可能的诊断是

A. 腹壁挫伤 B. 腹膜后血肿 C. 肝破裂
D. 小肠破裂 E. 右肾挫伤

786. 男,26岁。腹部撞伤6小时。腹痛先位于脐周,后蔓延至全腹。查体:血压100/85mmHg,神志清楚,全腹压痛、反跳痛(+)、肌紧张,移动性浊音(+)。血常规:WBC11×10^9/L,Hb140g/L。腹部平片示膈下游离气体。首先考虑的诊断是
A. 脾破裂 B. 肠破裂 C. 肝破裂
D. 胰腺损伤 E. 肾损伤

787. 判断有无小肠破裂最有价值的检查方法是
A. CT检查 B. 腹部X线片 C. B型超声检查
D. 腹腔穿刺和腹腔灌洗术 E. 选择性肠系血管造影

788. 男,35岁。左下腹外伤后24小时。入院时有弥漫性腹膜炎,行剖腹探查术。术中见腹腔内有黄色脓液及粪便,降结肠下段有一0.5cm穿孔,有粪便溢出。最合适的术式是
A. 单纯结肠穿孔修补术 B. 穿孔处修补,横结肠造瘘 C. 左半结肠切除术
D. 单纯腹腔引流术 E. 降结肠穿孔处切除,端端吻合术

789. 十二指肠降段腹膜后部分外伤性破裂典型临床表现是
A. 全腹痛,明显腹膜刺激征,移动性浊音(+)
B. 全腹痛,轻度腹膜刺激征
C. 全腹痛,明显腹膜刺激征,肝浊音界消失
D. 右上腹和腰背部痛,明显腹膜刺激征,肝浊音界消失
E. 右上腹和腰背部痛,无明显腹膜刺激征

790. 关于结肠损伤的描述,不正确的是
A. 结肠损伤发生率低于小肠损伤
B. 结肠内细菌多,一旦损伤,继发腹腔感染较严重
C. 腹部闭合性损伤中,结肠损伤易漏诊
D. 结肠内细菌多,一旦损伤,腹膜炎会很早表现出来
E. 部分结肠位居腹膜后,损伤常导致腹膜后感染

791. 腹部钝性损伤,腹壁未破裂却导致腹内下列某一脏器破裂时,出现腹膜炎症状最晚的是
A. 胃 B. 十二指肠球部 C. 空肠
D. 回肠 E. 结肠

792. 男,23岁。高处坠落,肛门部刺伤1小时。血液自肛门排出,直肠指检发现直肠前壁长约2cm纵行裂伤。能保证直肠伤口愈合的关键措施是
A. 乙状结肠造瘘 B. 损伤肠段切除一期吻合 C. 经肛门伤口清创缝合
D. 直肠伤口置管引流 E. 留置肛管

793. 男,28岁。腰背及臀部挤压伤后1小时。查体:脉搏96次/分,血压140/80mmHg。痛苦貌,腹部膨隆,轻压痛,无反跳痛,肠鸣音弱,腰肋部可见瘀斑。急症剖腹探查见后腹膜完整,腹膜后见10cm×8cm×2cm血肿,观察其大小无变化。该患者术后的治疗中最重要的是
A. 纠正水、电解质代谢紊乱 B. 防治感染 C. 防治肝肾功能障碍
D. 纠正贫血 E. 纠正低蛋白血症

A. 不凝的血性液体 B. 黄绿色透明液体,无臭味 C. 稀脓性液体,略带臭味
D. 淡黄色透明液体 E. 黄绿色稠厚液体,带有粪便样特殊臭味

794. 脾破裂的腹腔穿刺液性质为

795. 胃十二指肠急性穿孔的腹腔穿刺液性质为

   A. 腹膜炎出现早　　　　　　B. 腹膜炎严重,呈板状腹　　　C. 腹膜炎出现较晚,但较重
   D. 腹膜炎出现较晚且较轻　　E. 无腹膜刺激征

796. 结肠破裂

797. 胰腺损伤

(798~800题共用题干)男,45岁。8个月前骑电动车时摔倒,上腹部被车把撞伤,伴腹痛,经治疗后缓解。6个月前觉上腹部逐渐隆起,伴上腹饱胀,近日来常恶心、呕吐。查体:上腹部可触及直径约10cm包块,无肌紧张、压痛、反跳痛。

798. 应首选的检查是
   A. 腹部 CT　　　　　　　　B. 腹部 B 超　　　　　　　　C. 立位腹部 X 线片
   D. 腹部 MRI　　　　　　　　E. 胃镜

799. 影像学检查提示该患者上腹 10cm×10cm 囊性肿物,最可能的诊断是
   A. 腹膜后血肿　　　　　　　B. 膈疝　　　　　　　　　　C. 肝左叶囊肿
   D. 胰腺假性囊肿　　　　　　E. 十二指肠憩室

800. 该患者最合适的手术方式是
   A. 腹膜后血肿清除术　　　　B. 膈疝修补术　　　　　　　C. 肝左叶囊肿开窗术
   D. 胰腺囊肿内引流术　　　　E. 十二指肠憩室修补术

(801~802题共用题干)男,16岁。左上腹被车撞伤2小时,伤后腹痛,呕吐胃内容物1次,自觉头晕、乏力、口渴、心慌。查体:脉搏110次/分,血压85/60mmHg,面色苍白,四肢湿冷,左上腹见4cm×5cm 皮下瘀斑,全腹有压痛,无反跳痛及肌紧张,移动性浊音阳性,肠鸣音较弱。

801. 根据患者症状与体征,最可能的诊断是
   A. 肝破裂　　　　　　　　　B. 脾破裂　　　　　　　　　C. 空回肠破裂
   D. 结肠破裂　　　　　　　　E. 胰腺损伤

802. 为明确诊断,最简便而重要的检查方法是
   A. 腹部 X 线透视　　　　　　B. 消化道钡剂造影　　　　　C. 腹部 CT 扫描
   D. 诊断性腹腔穿刺　　　　　E. 血常规加血细胞比容测定

(803~806题共用题干)男性,37岁。急刹车致使方向盘挤压上腹部16小时,上腹部、腰部及右肩疼痛,持续性,伴恶心、呕吐。查体:体温38.4℃,上腹部肌紧张明显,有压痛,反跳痛不明显,无移动性浊音,肠鸣音存在,怀疑胰腺损伤。

803. 对明确诊断帮助不大的是
   A. B 超　　　　　　　　　　B. CT　　　　　　　　　　　C. 血细胞比容
   D. 尿淀粉酶　　　　　　　　E. 血淀粉酶

804. 如果行剖腹探查术,术中最有可能发现合并损伤的脏器是
   A. 十二指肠　　　　　　　　B. 胆总管　　　　　　　　　C. 横结肠
   D. 右肾　　　　　　　　　　E. 脾

805. 胰腺损伤在各种腹部损伤中所占比例为
   A. 1%~2%　　　　　　　　　B. 5%~10%　　　　　　　　　C. 16%~20%
   D. 25%~35%　　　　　　　　E. 40%~50%

806. 如果处理不当,最可能的远期并发症是
   A. 胆总管狭窄　　　　　　　B. 胰腺真性囊肿　　　　　　C. 脂肪泻

D. 胰腺假性囊肿　　　　　　E. 横结肠梗阻

第16章　急性化脓性腹膜炎

（执业医师及助理医师均需掌握）

807. 关于腹膜解剖生理的叙述，正确的是
    A. 腹膜分为壁腹膜、脏腹膜、肠系膜和网膜四个部分
    B. 腹膜有很多皱襞，因此具有较大的表面积，相当于人体皮肤表面积的1.7~2倍
    C. 腹膜上具有丰富的腺体，急性炎症时能够分泌大量的液体以稀释有害物质
    D. 正常情况下，腹腔内有75~100ml澄清液体和少量气体以润滑、间隔腹腔内的脏器
    E. 腹膜具有很强的吸收能力，能够吸收腹腔内的积液、血液和细菌毒素

808. 引起继发性腹膜炎的病因不包括
    A. 急性阑尾炎　　　　　　B. 溃疡穿孔　　　　　　C. 胆囊穿孔
    D. 肝硬化腹水感染　　　　E. 手术污染

809. 急性化脓性腹膜炎的常见原因应除外
    A. 腹腔内脏器穿孔　　　　B. 损伤引起的腹壁或内脏破裂　　　　C. 血源性感染
    D. 手术污染　　　　　　　E. 吻合口瘘

810. 属于原发性腹膜炎的疾病是
    A. 绞窄性肠梗阻　　　　　B. 阑尾穿孔　　　　　　C. 胆囊炎穿孔
    D. 胃溃疡穿孔　　　　　　E. 女性生殖道细菌上行感染（2024）

811. 男性，48岁。上腹部疼痛2周。既往乙型肝炎病史15年。查体：体温38.5℃，脉搏90次/分，呼吸17次/分，血压128/80mmHg。面色晦暗，肝掌，前胸壁见1枚蜘蛛痣，皮肤无黄染，心率90次/分，心律规则，腹部膨隆，全腹压痛及反跳痛，移动性浊音阳性，肠鸣音减弱。该患者最可能的诊断是
    A. 急性化脓性腹膜炎　　　B. 继发性腹膜炎　　　　C. 原发性腹膜炎
    D. 原发性肝癌　　　　　　E. 门静脉高压症（2024）

812. 继发性腹膜炎最突出的腹痛特点是
    A. 疼痛程度随时间变化　　B. 腹痛范围有大小变化　　C. 原发病灶处疼痛最显著
    D. 疼痛呈阵发性加剧　　　E. 肛门排气、排便后腹痛可缓解

813. 男，30岁。十二指肠溃疡3年。8小时前突发上腹部疼痛。查体：全腹肌紧张，压痛、反跳痛（+）。立位腹部X线片示右侧膈下游离气体。继发感染的常见细菌是
    A. 金黄色葡萄球菌　　　　B. 变形杆菌　　　　　　C. 肺炎克雷伯菌
    D. 大肠埃希菌　　　　　　E. 铜绿假单胞菌

814. 原发性腹膜炎患者细菌进入腹腔最常见的途径是
    A. 直接播散　　　　　　　B. 血行播散　　　　　　C. 上行性感染
    D. 透壁性感染　　　　　　E. 空腔脏器穿孔

815. 急性腹膜炎最主要的临床症状是
    A. 腹痛　　　　　　　　　B. 恶心、呕吐　　　　　C. 发热
    D. 腹泻　　　　　　　　　E. 腹胀

816. 符合继发性腹膜炎腹痛特点的是
    A. 剧烈、持续性全腹痛　　B. 阵发性全腹绞痛　　　C. 疼痛与进食有关

D. 高热后全腹痛	E. 逐渐加重的阵发性腹痛

817. 腹膜炎的主要标志是
   A. 明显的腹胀	B. 剧烈的腹绞痛	C. 腹部移动性浊音
   D. 肠鸣音减弱或消失	E. 腹膜刺激征

818. 腹膜炎典型的三联征是
   A. 腹痛、腹泻、肌紧张	B. 压痛、反跳痛、腹肌紧张	C. 腹痛、腹泻、压痛
   D. 压痛、反跳痛、腹部包块	E. 腹痛、腹泻、腹部包块

819. 判断急性化脓性腹膜炎病情变化的标志性体征是
   A. 腹式呼吸减弱或消失	B. 腹部压痛、腹肌紧张和反跳痛
   C. 移动性浊音阳性	D. 腹胀
   E. 肠鸣音减弱或消失（2023）

820. 女，45 岁。突发持续性中上腹痛，阵发加重 2 小时。疼痛向背部放射，频繁呕吐。查体：腹肌紧张，全腹明显压痛和反跳痛，移动性浊音阳性。血 WBC$15×10^9$/L。心电图示心房颤动。为进一步确诊，最有意义的检查是
   A. 尿三胆	B. 凝血功能	C. 腹部 X 线片
   D. 诊断性腹腔穿刺	E. B 超

821. 男，44 岁。因急性继发性腹膜炎入院，行非手术治疗，观察 10 小时。若决定手术治疗，不属于其手术适应证的是
   A. 呼吸性碱中毒	B. 出现休克	C. 腹痛进行性加重
   D. 腹腔积液增多	E. 病因诊断不明

822. 在多数情况下，继发性腹膜炎最主要的治疗方法是
   A. 静脉注射抗生素	B. 胃肠减压	C. 营养支持
   D. 手术治疗	E. 腹腔灌洗

823. 无休克的急性腹膜炎非手术治疗时，应采取的体位是
   A. 左侧卧位	B. 右侧卧位	C. 平卧位
   D. 半卧位	E. 头、躯干和下肢各抬高约 20°

824. 患者因急性弥漫性腹膜炎需急症手术，正确的原则和步骤不包括
   A. 寻找引起腹膜炎的原发灶	B. 用生理盐水冲洗腹腔至清洁
   C. 术后一般放置腹腔引流	D. 关腹前在腹腔内用抗生素控制感染
   E. 根据怀疑病变脏器的部位确定手术切口

825. 男性，60 岁。阑尾切除术后第 6 天起上腹隐痛，伴发热、寒战，体温高达 39.5℃，无腹泻。右下胸叩痛，呼吸音减弱。腹稍胀，右上腹压痛，腹肌软，未及肿块，肠鸣音不亢进。最可能的诊断是
   A. 右侧肺炎	B. 右侧肺不张	C. 膈下脓肿
   D. 盆腔脓肿	E. 小肠梗阻

826. 患者，女性，65 岁。阑尾切除术后 5 天，里急后重伴黏液便 1 天。查体：体温 38.5℃，脉搏 90 次/分，呼吸 18 次/分，血压 100/70mmHg。心、肺未见异常，腹部切口无红肿，愈合良好。肛门指检触及直肠前壁一肿块，有波动感，有压痛。最可能的诊断是
   A. 盆腔脓肿	B. 腹腔脓肿	C. 肛周脓肿
   D. 骨盆直肠间隙脓肿	E. 直肠肿瘤（2024）

827. 女，27 岁，已婚。急性腹膜炎后 7 天，体温升至 38.9℃，自觉全身不适，食欲差，大便次数增多并有里急后重感，当天出现膀胱刺激征。最简便的检查手段是
   A. 腹部 B 超检查	B. 肛门镜检查	C. 腹腔穿刺

D. 后穹隆穿刺　　　　　　　　E. 直肠前壁穿刺

828. 女,42岁。因胃溃疡穿孔行胃大部切除术后6天,发热,下腹痛3小时。最高体温38.2℃,有里急后重感。查体:体温36.5℃,脉搏80次/分,呼吸18次/分,血压120/80mmHg,双肺呼吸音清,未闻及干、湿啰音,心律齐,腹软,手术切口愈合良好。最简便易行又有诊断意义的检查是
　　A. 粪常规　　　　　　　B. 立位腹部X线片　　　　　C. 腹部B超检查
　　D. 直肠指检　　　　　　E. 腹腔诊断性穿刺

829. 患者,男,45岁。腹部撞伤后脐周疼痛2小时,呈持续性,伴恶心,无呕吐,腹痛范围迅速扩大。查体:脉搏126次/分,血压146/90mmHg,全腹肌紧张,压痛和反跳痛阳性,肠鸣音消失。准备剖腹探查,手术治疗的原则不包括
　　A. 处理原发病灶　　　　　　　　　　　B. 尽量分离粘连组织
　　C. 留置引流管,保证引流管通畅　　　　D. 术后禁食并行胃肠减压
　　E. 关腹前用生理盐水反复冲洗腹腔

　　A. 变形杆菌　　　　　　B. 大肠埃希菌　　　　　　C. 肺炎链球菌
　　D. 铜绿假单胞菌　　　　E. 厌氧拟杆菌

830. 引起继发性腹膜炎的细菌主要是
831. 通过血行播散引起的原发性腹膜炎的致病菌主要是

　　A. 左旁正中　　　　　　B. 右肋缘下　　　　　　　C. 左肋缘下
　　D. 正中　　　　　　　　E. 右旁正中

832. 病因不明的急性腹膜炎行剖腹探查时,手术切口一般多选择
833. 病因不明的腹部闭合性损伤行剖腹探查时,手术切口一般多选择

(834~835题共用题干)男,33岁。急性腹膜炎术后7天,发热,为弛张热,伴乏力、盗汗、纳差,右上腹、肋下持续性钝痛,深呼吸及咳嗽时疼痛加重。腹部B超及CT示肝右叶上方、膈肌下见6cm×4cm气液平面。诊断性穿刺可抽出脓液。

834. 若决定行切开引流,为防止脓液流入腹腔再次引起弥漫性腹膜炎,最主要的措施是
　　A. 进入脓腔分离时,不要破坏粘连层　　B. 切开引流同时应用有效抗生素
　　C. 选择合理切口,显露充分　　　　　　D. 麻醉效果良好,便于操作
　　E. 吸净脓液,低压灌洗后留置负压引流

835. 最常用的抗生素是
　　A. 第二代头孢菌素　　　B. 半合成青霉素　　　　　C. 第三代头孢菌素
　　D. 氨基糖苷类　　　　　E. 克林霉素

(836~837题共用题干)患者,男,33岁。因急性坏疽性阑尾炎行阑尾切除,术后第10天出现发热,体温39.2℃,腹胀、恶心,肛门有下坠感,里急后重,曾排便4次,为黏液样便。

836. 此时首先应选用的检查是
　　A. 大便培养　　　　　　B. 腹部X线片　　　　　　C. 血常规
　　D. 腹部B超　　　　　　E. 直肠指诊

837. 诊断明确后,除抗感染和支持疗法外,以下处理措施应首选的是
　　A. 经下腹正中切口进入腹腔引流　　　　B. 经直肠穿刺抽液定位后切开引流
　　C. 经原麦氏切口进入腹腔引流　　　　　D. 腹腔透热理疗
　　E. 温盐水加甲硝唑保留灌肠

第17章 消化性溃疡与胃癌

一、消化性溃疡（执业医师及助理医师均需掌握）

838. 区分胃幽门与十二指肠的解剖标志是
    A. 胃网膜右动脉　　　　B. 胃短静脉　　　　C. 幽门前静脉
    D. 胃冠状静脉　　　　　E. 胃十二指肠动脉

839. 以下不属于消化性溃疡手术治疗指征的是
    A. 内科治疗无效　　　　B. 常于夜间发作腹痛　　　C. 胃巨大溃疡
    D. 饱餐后胃溃疡穿孔　　E. 十二指肠溃疡合并幽门梗阻

840. 对十二指肠溃疡急性穿孔的描述，错误的是
    A. 部分患者既往无溃疡病症状　　　　B. 男性发病率高于女性
    C. 穿孔部位最多见于十二指肠前壁　　D. 明确诊断后，均应行急症手术治疗
    E. 大部分立位腹部X线片可见膈下游离气体

841. 消化性溃疡穿孔的早期临床表现不包括
    A. 寒战高热　　　　　B. 恶心呕吐　　　　　C. 有局限性压痛和反跳痛
    D. 腹肌紧张　　　　　E. 肠鸣音减弱或消失

842. 为明确胃十二指肠溃疡穿孔的诊断，首选检查是
    A. 腹部立位X线平片　　B. B超　　　　　　　C. 增强CT
    D. 胃镜　　　　　　　　E. PET-CT（2023）

843. 消化性溃疡合并急性穿孔患者不宜做的检查是
    A. 胃镜　　　　　　　　B. B型超声　　　　　C. 心电图
    D. 立位X线平片　　　　E. 腹部CT（2024）

844. 幽门梗阻患者，下列术前准备最重要的是
    A. 纠正碱中毒　　　　　B. 生理盐水洗胃　　　C. 低渗盐水洗胃
    D. 高渗盐水洗胃　　　　E. 口服抗菌药物

845. 男，32岁。周期性空腹及夜间上腹痛3年，口服抑酸剂可以缓解。饱餐后突发上腹剧烈疼痛2小时，不能忍耐。查体：全腹压痛、反跳痛(+)。该患者最可能出现的其他体征是
    A. 肋脊点压痛阳性　　　B. 肠鸣音亢进　　　　C. 肝浊音界消失
    D. 振水音阳性　　　　　E. 莫菲（Murphy）征阳性

846. 男，56岁。间断上腹痛2年。服用"雷尼替丁"后可缓解。2小时前，再次发作上腹部疼痛，且进行性加重，疼痛剧烈，难以忍受。查体：体温38.6℃，呼吸23次/分，血压125/74mmHg。腹部平坦，全腹腹肌紧张，明显压痛、反跳痛，移动性浊音阳性，肠鸣音消失。对诊断最有价值的检查结果是
    A. 胸部X线平片示胸腔内积气　　　　B. 立位腹部X线片示膈下游离气体
    C. B超示腹腔液性暗区　　　　　　　D. 立位腹部X线片示腹腔及盆腔内积气
    E. 诊断性腹腔穿刺抽出不凝血（2024）

847. 女性，34岁。上腹部疼痛3年，右下腹疼痛12小时。体温37.8℃，既往有溃疡病史，拟诊急性阑尾炎行手术探查。术中发现右髂窝内有较多淡黄色混浊液体，阑尾外观无异常。应考虑的原发病为
    A. 急性盆腔炎　　　　　B. 原发性腹膜炎　　　C. 单纯性阑尾炎
    D. 右侧输尿管结石伴感染　　　　　E. 十二指肠溃疡穿孔

848. 采取非手术方法治疗急性消化性溃疡穿孔,错误的措施是
　　A. 静脉输液、营养支持　　　　B. 胃肠减压　　　　　　　　C. 静脉应用糖皮质激素
　　D. 静脉应用抗生素　　　　　　E. 静脉应用质子泵抑制剂(2023)

849. 关于胃溃疡穿孔修补手术,不正确的叙述是
　　A. 应取穿孔处组织做病理检查　　　　B. 缝针应贯穿全层
　　C. 不能缝合到胃壁的肌层　　　　　　D. 穿孔处胃壁水肿时打结要松紧适度
　　E. 将游离大网膜覆盖于修补部位并固定(2024)

850. 男,55岁。胃溃疡病史5年。近1个月来症状加重,2小时前餐后突发上腹部剧痛,并扩散至全腹,诊断为胃溃疡穿孔。最佳的治疗方法是
　　A. 非手术治疗　　　　　　　　B. 穿孔修补术　　　　　　　C. 全胃切除术
　　D. 胃大部切除术　　　　　　　E. 穿孔修补加选择性迷走神经切断术

851. 女性,40岁。胃溃疡穿孔保守治疗24小时后症状加重,拟行手术治疗。1年前因为溃疡穿孔行修补术。其手术过程中处理错误的是
　　A. 从原切口进入　　　　　　　B. 全身麻醉　　　　　　　　C. 胃大部切除术
　　D. 放置腹腔引流管　　　　　　E. 甲硝唑及生理盐水清洗腹腔至清洁

852. 男,45岁。5年来每于餐后半小时出现上腹饱胀、疼痛,持续约2小时后可自行缓解,常有反酸、嗳气,偶有大便颜色发黑。近期行上消化道X线钡剂造影提示胃窦小弯侧1cm大小壁外龛影,边缘光滑。该患者若手术治疗,常采用的术式是
　　A. 全胃切除术　　　　　　　　B. 毕Ⅰ式胃大部切除术　　　C. 毕Ⅱ式胃大部切除术
　　D. 选择性迷走神经切断术　　　E. 高选择性迷走神经切断术

853. 男,64岁。突发上腹痛3小时,持续性,由上腹扩展到全腹,伴恶心、呕吐。查体:脉搏110次/分,血压139/96mmHg。呼吸浅快,腹胀,腹肌紧张,压痛和反跳痛阳性,肝浊音界消失,肠鸣音消失。下列术前处理措施中最重要的是
　　A. 补液　　　　　　　　　　　B. 胃肠减压　　　　　　　　C. 应用抗生素
　　D. 半卧位　　　　　　　　　　E. 吸氧

854. 女,34岁。腹胀伴呕吐3天。呕吐物为隔夜宿食,不含胆汁,呕吐后腹部不适可缓解。查体:上腹饱满,可闻及气过水音,肠鸣音正常。若行纤维胃镜检查,提示的疾病最可能是
　　A. 慢性萎缩性胃炎　　　　　　B. 急性糜烂出血性胃炎　　　C. 胃癌
　　D. 胃食管反流病　　　　　　　E. 十二指肠溃疡伴幽门梗阻(2024)

855. 男,52岁。上腹部疼痛反复发作5年,近7天出现腹胀、呕吐。经X线钡餐检查诊断为十二指肠溃疡伴幽门梗阻。最适宜的手术方式是
　　A. 毕Ⅰ式胃大部切除术　　　　B. 毕Ⅱ式胃大部切除术　　　C. 胃空肠吻合术
　　D. 迷走神经干切断术　　　　　E. 选择性胃迷走神经切断术

856. 男,52岁。呕吐、消瘦10天,多于下午或晚间呕吐,量大,多为宿食,不含胆汁和酸水。查体:消瘦,双肺未闻及干、湿啰音。上腹部膨隆,可见胃蠕动波,有振水音。钡餐检查24小时后钡剂仍滞留在胃内。心电图:ST段延长,T波倒置。首选的术式是
　　A. 迷走神经干切断+胃窦切除术　　　　B. 胃空肠吻合术
　　C. 胃大部切除术　　　　　　　　　　　D. 高选择性迷走神经切断+胃引流术
　　E. 选择性迷走神经切断+胃引流术

857. 采用高选择性迷走神经切断术治疗十二指肠溃疡的主要依据是
　　A. 溃疡很少恶变　　　　　　　B. 能够减少胃酸分泌　　　　C. 患者年龄大于70岁
　　D. 能防治幽门螺杆菌感染　　　E. 溃疡病灶小

第十篇 外科学
第17章 消化性溃疡与胃癌

858. 男,38岁。突然呕血1天,呕吐物为血,混有食物,共4次,每次约100ml,伴头晕。既往消化性溃疡病史6年。查体:脉搏110次/分,血压100/70mmHg,贫血貌,巩膜无黄染,腹平软,无压痛,未触及包块,腹水征(-)。临床确定出血部位应特别注意检查
   A. 贲门部和十二指肠前壁   B. 胃底部和十二指肠球后部   C. 胃小弯和十二指肠后壁
   D. 幽门和十二指肠前壁   E. 胃大弯和十二指肠侧壁

859. 对十二指肠溃疡采用选择性迷走神经切断术时,附加幽门成形术的作用是
   A. 降低溃疡复发率   B. 利于消化与吸收   C. 防止发生腹泻
   D. 避免发生胃潴留   E. 进一步减少胃酸

860. 行胃高选择性迷走神经切断术时,作为保留分支标志的是其
   A. 胃后支   B. 胃前支   C. 肝胆支
   D. 腹腔支   E. 鸦爪支

861. 胃窦部溃疡的最佳手术方式是
   A. 胃大部切除胃十二指肠吻合术   B. 胃大部切除胃空肠吻合术
   C. 高选择性迷走神经切断术   D. 胃窦切除、选择性迷走神经切断术
   E. 迷走神经干切断术

862. 属于胃大部切除术后远期并发症的是
   A. 倾倒综合征   B. 术后胃瘫   C. 吻合口瘘
   D. 十二指肠残端破裂   E. 术后出血(2024)

863. 属于胃十二指肠溃疡手术后早期并发症的是
   A. 术后胃瘫   B. 营养性并发症   C. 早期倾倒综合征
   D. 残胃癌   E. 碱性反流性胃炎

864. 胃大部切除术后24小时以内的胃出血,最常见的原因是
   A. 凝血障碍   B. 吻合口张力过高   C. 术中止血不确切
   D. 吻合口感染   E. 吻合口黏膜脱落坏死

865. 男,68岁。因胃溃疡出血行毕Ⅰ式胃大部切除术。术后第6天,有肛门排气后开始进流质饮食,进食后腹胀并呕吐,呕吐物中含胆汁。腹部可见胃型,无蠕动波。X线片示残胃内大量胃液潴留。产生此症状最可能的原因是
   A. 近端空肠梗阻   B. 远端空肠梗阻   C. 残胃蠕动功能障碍
   D. 吻合口水肿   E. 吻合口不全梗阻

866. 胃大部切除术后患者,发生早期倾倒综合征的最晚时间是餐后
   A. 10分钟   B. 20分钟   C. 30分钟
   D. 40分钟   E. 50分钟

867. 男性,38岁。胃大部切除、毕Ⅱ式吻合术后20天,进食后30分钟上腹突然胀痛,喷射性呕吐大量不含食物的胆汁,吐后腹痛消失。最可能的原因是
   A. 吻合口梗阻   B. 急性完全性输入袢梗阻   C. 慢性不完全性输入袢梗阻
   D. 输出袢梗阻   E. 倾倒综合征

868. 患者,男,48岁。因消化性溃疡穿孔行毕Ⅱ式胃大部切除术,术后第5天突发持续性剧烈腹痛,伴发热。查体:体温39.8℃,呼吸20次/分,脉搏100次/分,血压115/96mmHg,表情痛苦,双肺未闻及湿啰音,腹肌紧张,右上腹明显压痛、反跳痛,未闻及肠鸣音,无移动性浊音。导致患者剧烈腹痛的原因可能是
   A. 十二指肠残端破裂   B. 腹腔出血   C. 术后胃瘫
   D. 输入袢梗阻   E. 细菌性肝脓肿(2024)

869. 男,32岁。因十二指肠溃疡行 Billroth Ⅱ式胃大部切除术后6个月。术后出现反酸、烧心症状,应用抑酸剂治疗无效。上述症状逐渐加重,并呕吐胆汁样物,上腹部及胸骨后烧灼样疼痛,体重减轻。查体:贫血貌,消瘦,营养不良,巩膜无黄染。胃液中无游离酸。胃镜检查见黏膜充血、水肿、糜烂。最适当的治疗措施是
   A. 采用少食多餐方式　　　B. 应用 H₂受体拮抗剂　　　C. 长期应用消胆胺治疗
   D. 注意餐后勿平卧　　　　E. 行 Roux-en-Y 胃空肠吻合术

870. 胃大部切除术后发生残胃癌的最短时间是术后
   A. 1年　　　B. 5年　　　C. 10年
   D. 15年　　　E. 20年

871. 男,62岁。因胃溃疡行胃大部切除术后22年。近半年来进食后上腹胀,有时恶心,无呕吐。近2个月大便发黑,消瘦,乏力。查体:舟状腹,剑突下触及6cm×4cm包块,稍硬,活动,轻压痛。首先应考虑
   A. 溃疡复发　　　　　　　B. 术后输入袢梗阻　　　　C. 术后输出袢梗阻
   D. 术后倾倒综合征　　　　E. 残胃癌

   A. 瘢痕性幽门梗阻　　　　B. 胃十二指肠溃疡大出血　　C. 胃十二指肠溃疡急性穿孔
   D. 十二指肠溃疡并球部变形　E. 穿透性十二指肠溃疡

872. 胃十二指肠溃疡手术的绝对适应证是
873. 大多数可经非手术治疗好转的是

   A. 急性输入袢梗阻　　　　B. 慢性输入袢梗阻　　　　C. 输出袢梗阻
   D. 吻合口狭窄　　　　　　E. 急性胃扩张

874. 胃大部切除术毕Ⅱ式吻合后,呕吐物为大量胆汁,不含食物,属于
875. 胃大部切除术毕Ⅱ式吻合后,呕吐物量少,不含胆汁,属于

   A. 倾倒综合征　　　　　　B. 输出袢梗阻　　　　　　C. 低血糖综合征
   D. 碱性反流性胃炎　　　　E. 慢性不完全性输入袢梗阻

876. 胃大部切除术后患者,进食后20分钟,出现心悸、乏力、出汗、头晕
877. 胃大部切除术后3个月,出现上腹部及胸骨后烧灼样疼痛,进食加重,呕吐胆汁样液体

(878~880题共用题干)男,25岁。突感上腹部剧痛。检查:血压130/80mmHg,脉搏110次/分,板状腹,肠鸣音消失。血红蛋白120g/L,血白细胞8.0×10⁹/L。

878. 首先应采取的检查为
   A. 腹部立位 X 线片　　　B. 腹部 B 超　　　　　　C. 腹腔穿刺
   D. 腹部 MRI　　　　　　E. 腹部 CT

879. 以下提示病情危险的是
   A. 恶心呕吐频繁　　　　　B. 体温持续升高,寒战　　C. 脉搏加快,体温升高
   D. 腹痛加重,大汗淋漓　　E. 脉搏加快,体温下降

880. 若腹腔穿刺抽出较多液体,应尽早采取的治疗措施是
   A. 手术探查　　　　　　　B. 胃肠减压,输液　　　　C. 镇静、镇痛治疗
   D. 全量应用抗生素　　　　E. 输液,纠正水、电解质代谢紊乱

(881~884题共用题干)男,32岁。突发上腹剧痛2小时,蔓延至右下腹及全腹。既往有"胃痛"病史10余年,未诊治。查体:板状腹,压痛、反跳痛(+),肝浊音界消失。

881. 初步诊断应首先考虑

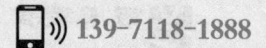

第十篇 外科学
第 17 章 消化性溃疡与胃癌

A. 绞窄性肠梗阻 　　　　B. 急性阑尾炎合并穿孔 　　　　C. 急性出血坏死性胰腺炎
D. 急性胆囊炎合并穿孔 　　E. 胃十二指肠溃疡急性穿孔

882. 首选的检查方法是
　　A. 血生化 　　　　　　B. 立位腹部 X 线片 　　　　　C. 血淀粉酶
　　D. 腹部 B 超 　　　　　E. 腹部 CT

883. 决定是否手术治疗,术前最长的观察治疗时间(指上腹剧痛后)是
　　A. 1~2 小时 　　　　　B. 3~5 小时 　　　　　　　　C. 6~8 小时
　　D. 10~12 小时 　　　　E. 14~16 小时

884. 非手术治疗中最重要的措施是
　　A. 止痛 　　　　　　　B. 胃肠减压 　　　　　　　　C. 抗生素治疗
　　D. 洗胃 　　　　　　　E. 低压灌肠

(885~886 题共用题干)男,32 岁。间断上腹痛 3 年。多为饥饿痛,进食后可缓解,疼痛以夜间为重。2 小时前饮酒及饱餐后上腹剧痛,呈持续性。查体:全腹压痛,反跳痛,肌紧张,肝浊音界消失,未闻及肠鸣音。

885. 最可能的诊断是
　　A. 急性胰腺炎 　　　　B. 胆囊穿孔 　　　　　　　　C. 原发性肝癌
　　D. 胃溃疡穿孔 　　　　E. 十二指肠溃疡穿孔

886. 治疗应选择
　　A. 纤维胃镜 　　　　　B. 保护胃黏膜 　　　　　　　C. 生长抑素
　　D. 手术治疗 　　　　　E. 抑制胃酸分泌(2024)

(887~888 题共用题干)男,65 岁。大量呕血、黑便 1 天。既往有胃溃疡病史 20 年,曾有多次出血史。查体:脉搏 126 次/分,血压 86/50mmHg,神情紧张,烦躁,手足湿冷,腹软,上腹部压痛(+),肠鸣音亢进。血常规:Hb90g/L,血细胞比容 0.30。心电图示窦性心动过速。

887. 对该患者目前首选的重要治疗措施是
　　A. 输注浓缩红细胞 　　　B. 立即静脉注射止血药物 　　C. 立即静脉滴注垂体后叶素
　　D. 快速静脉滴注平衡盐溶液 　E. 冰盐水 200ml+去甲肾上腺素 8mg 胃内灌注

888. 经急诊胃镜发现胃角切迹大溃疡,活动性出血明显,决定行胃大部切除术,为达到治疗效果,至少应切除胃的
　　A. 30%左右 　　　　　B. 50%左右 　　　　　　　　C. 80%左右
　　D. 40%左右 　　　　　E. 60%左右

(889~891 题共用题干)男性,60 岁。因胃溃疡合并多次大出血,行胃大部切除术。

889. 该患者术后 5 天出现黑便,最可能的原因是
　　A. 小弯侧关闭止血不确切 　B. 吻合口出血 　　　　　　C. 吻合口部分黏膜坏死脱落
　　D. 应激性溃疡 　　　　　　E. 术后胃内残余血

890. 术后 10 天,已进流质饮食,突然出现呕吐,禁食后症状好转。钡餐检查见残胃蠕动无力,残胃扩张,胃肠吻合口通过欠佳。该患者可选择的治疗措施不包括
　　A. 胃肠减压 　　　　　B. 输血 　　　　　　　　　　C. 应用皮质激素
　　D. 肌内注射新斯的明 　E. 即刻手术

891. 该患者术后可能出现的营养性并发症不包括
　　A. 体重减轻 　　　　　B. 溶血性贫血 　　　　　　　C. 腹泻

D. 脂肪泻　　　　　　　　　E. 骨病

二、胃癌(执业医师及助理医师均需掌握)

892. 胃癌的发生部位,最多见于
　　A. 胃贲门部　　　　　　　B. 胃大弯　　　　　　　　C. 胃小弯
　　D. 胃窦部　　　　　　　　E. 胃底部

893. 女,65岁。上腹痛1年。胃镜检查见胃窦2cm大小溃疡,边缘不规则,胃壁僵硬,基底部白苔,质脆,易出血。其最佳手术方法是
　　A. 胃窦切除术　　　　　　B. 全胃切除术　　　　　　C. 根治性胃切除术
　　D. 胃空肠吻合术　　　　　E. 单纯胃大部切除术

894. 男,68岁。胃体癌,侵及浆膜层。探查肝脏、盆腔无转移,根治手术关腹前应用温热蒸馏水反复冲洗腹腔。其主要目的是防止
　　A. 肿瘤血行转移　　　　　B. 肿瘤腹膜种植转移　　　C. 肿瘤淋巴转移
　　D. 术后肠粘连　　　　　　E. 肿瘤直接蔓延

895. 早期胃癌是指
　　A. 无症状的癌　　　　　　B. 直径<2cm的癌　　　　C. 直径<1cm的癌
　　D. 侵犯黏膜层及肌层的癌　E. 侵犯黏膜及黏膜下层的癌

896. 确定早期胃癌最重要的指标是
　　A. 肿瘤生长部位　　　　　B. 肿瘤直径　　　　　　　C. 肿瘤浸润范围
　　D. 肿瘤浸润深度　　　　　E. 是否淋巴转移

897. 男,58岁。上腹胀、隐痛2个月,伴食欲减退,乏力,消瘦,大便发黑。查体:消瘦,浅表淋巴结无肿大。上消化道钡剂造影见胃窦部小弯黏膜紊乱,可见直径3.5cm不规则充盈缺损,胃壁僵直。其最常见的转移途径是
　　A. 胃肠道内转移　　　　　B. 淋巴转移　　　　　　　C. 直接浸润
　　D. 血行转移　　　　　　　E. 腹腔内种植

898. 女,50岁。胃癌根治术后半年出现肛门下坠、里急后重。肛诊直肠前窝有一3cm×2cm实性包块,提示转移癌。其转移方式是
　　A. 种植转移　　　　　　　B. 跳跃式转移　　　　　　C. 血行转移
　　D. 淋巴转移　　　　　　　E. 直接蔓延

899. 胃体部癌肿发生淋巴转移,一般首先受累的淋巴结群位于
　　A. 腹主动脉旁　　　　　　B. 腹腔动脉旁　　　　　　C. 胃大弯
　　D. 肝十二指肠韧带　　　　E. 结肠中动脉旁

900. 男,56岁。上腹不适、进食后饱胀2个月,时有恶心、呕吐,上腹部隐痛,无烧心、反酸。查体:体温36.5℃,脉搏80次/分,呼吸18次/分,血压120/80mmHg。身高170cm,体重52kg,心、肺、腹查体未见异常,上腹部轻压痛,无肌紧张、反跳痛。胃镜在胃体小弯侧见直径2.5cm溃疡,上有污秽苔,质脆易出血,其转移灶最常见的部位是
　　A. 骨　　　　　　　　　　B. 胰　　　　　　　　　　C. 肺
　　D. 肝　　　　　　　　　　E. 脑

901. 提示胃恶性溃疡最重要的临床表现是
　　A. 呕吐宿食　　　　　　　B. 上腹隐痛　　　　　　　C. 反酸、烧心
　　D. 反复黑便及贫血　　　　E. 腹胀

902. 患者,男,68岁。饱餐后腹胀、腹痛、呕吐1周。近期体重下降7kg。既往有类似情况发生。2年前

胃镜检查提示"消化性溃疡",间断口服抑酸药物治疗,最近自觉药物效果欠佳。查体:贫血貌,全腹软,轻压痛。最可能的诊断是

A. 胃癌　　　　　　　　B. 十二指肠溃疡　　　　　C. 胃溃疡
D. 食管癌　　　　　　　E. 慢性非萎缩性胃炎(2024)

903. 在胃癌的各种检查方法中,术前即能明确肿瘤浸润深度的是
A. 腹部 CT　　　　　　　B. 腹部 MRI　　　　　　　C. PET
D. 电子胃镜　　　　　　E. X 线钡餐检查(2022、2023)

904. 男,41 岁。胃部不适、食欲减退 3 个月。胃镜检查发现胃窦前壁直径 0.5cm 的浅溃疡,幽门螺杆菌阳性。超声胃镜示病变侵及浅肌层,病理可见印戒细胞。最适当的治疗是
A. 根除幽门螺杆菌治疗　　B. 应用质子泵抑制剂　　　C. 经胃镜病变黏膜切除术
D. 手术治疗　　　　　　　E. 应用胃黏膜保护剂

905. 男,55 岁。食欲下降、消瘦半年。胃镜示:胃窦大弯溃疡 1.2cm×1.0cm,边缘隆起。超声胃镜:黏膜下层及浅肌层结构不清。病理:胃腺癌。幽门螺杆菌阳性。最适宜的治疗是
A. 手术治疗　　　　　　　B. 放疗　　　　　　　　　C. 化疗
D. 胃镜下切除　　　　　　E. 抗幽门螺杆菌治疗

906. 不能行胃癌根治手术的是
A. 子宫直肠窝转移　　　　　B. 肝十二指肠韧带内淋巴结转移
C. 脾门部淋巴结转移　　　　D. 癌组织浸润胰尾部时　　E. 癌组织浸润横结肠时

907. 胃癌诊断明确后,已不适宜行胃癌根治手术且预后差的是
A. 合并完全性幽门梗阻　　B. 胃大弯癌肿已与横结肠粘连　　C. 持续性粪隐血阳性
D. 合并中等量癌性腹水　　E. 进展期胃癌

908. 男,51 岁。上腹部胀痛 8 个月,突发剧痛 2 小时。消瘦,贫血貌,左锁骨上淋巴结肿大 1.8cm×1.5cm,质硬。全腹肌紧张,上腹明显压痛、反跳痛(+)。腹部 X 线透视可见膈下游离气体。下一步治疗最合理的术式为
A. 胃空肠吻合术　　　　　B. 姑息性胃大部切除术　　　C. 胃造瘘术
D. 穿孔修补术　　　　　　E. 胃癌根治术

(909~911 题共用题干)男性,50 岁。"胃痛"史 15 年。近年来消瘦、乏力,持续性呕吐宿食,胃痛规律改变,伴腰背痛。

909. 最可能的诊断是
A. 胃窦癌　　　　　　　　B. 多发性溃疡　　　　　　　C. 瘢痕性幽门梗阻
D. 萎缩性胃炎　　　　　　E. 胃后壁溃疡浸润至胰腺

910. 对诊断最有价值的检查方法是
A. 胃液酸度测定　　　　　B. 查胃液脱落细胞　　　　　C. 纤维胃镜检查
D. 四环素荧光试验　　　　E. CT 检查

911. 最可能出现的电解质酸碱失衡是
A. 高氯高钾酸中毒　　　　B. 高氯高钾碱中毒　　　　　C. 低氯低钾酸中毒
D. 低氯低钾碱中毒　　　　E. 高氯低钾碱中毒

第18章 肠梗阻与阑尾炎

一、肠梗阻（执业医师及助理医师均需掌握）

912. 引起单纯性机械性肠梗阻最常见的原因是
    A. 腹膜后巨大血肿　　　B. 肠壁肿瘤　　　C. 肠蛔虫症
    D. 先天性肠道闭锁　　　E. 腹内手术或炎症后形成的粘连

913. 阑尾残株炎所致的肠梗阻是
    A. 动力性肠梗阻　　　B. 粘连性肠梗阻　　　C. 单纯性肠梗阻
    D. 肠扭转　　　E. 粪石梗阻

914. 下列哪项不是机械性肠梗阻的原因？
    A. 肿瘤　　　B. 嵌顿疝　　　C. 粪块阻塞
    D. 粘连带压迫　　　E. 弥漫性腹膜炎

915. 属于绞窄性肠梗阻的是
    A. 粘连性肠梗阻　　　B. 肠蛔虫堵塞　　　C. 腹腔肿块压迫所致肠梗阻
    D. 肠扭转　　　E. 炎症性狭窄所致肠梗阻

916. 关于低位小肠梗阻的描述，正确的是
    A. 梗阻多位于空肠　　　B. 腹胀及腹痛不明显　　　C. 呕吐物只是胃内容物
    D. 呕吐症状出现早　　　E. 腹部X线片可见多个阶梯状气液平面

917. 急性机械性肠梗阻引起的首要病理生理改变是
    A. 呼吸衰竭　　　B. 感染　　　C. 体液丧失
    D. 毒素中毒　　　E. 休克

918. 肠梗阻的四大典型临床表现是
    A. 腹痛、腹胀、呕吐、停止排便排气　　　B. 腹痛、腹胀、呕吐、肠鸣音亢进
    C. 腹痛、肠型、呕吐、停止排便排气　　　D. 腹痛、肠型、腹胀、停止排便排气
    E. 腹痛、呕吐、停止排便排气、肠鸣音减弱

919. 单纯机械性肠梗阻腹痛最主要的特点是
    A. 持续性绞痛　　　B. 持续性胀痛　　　C. 持续性隐痛
    D. 间歇性隐痛　　　E. 阵发性绞痛

920. 有肠绞窄的机械性肠梗阻临床征象表现为
    A. 剧烈的阵发性腹痛，肠鸣音亢进　　　B. 腹部明显隆起、对称
    C. 呕吐物、胃肠减压液内有胆汁　　　D. 有明显腹膜刺激征
    E. 腹部X线片见孤立、突出的胀大肠袢随时间而改变位置

921. 在鉴别单纯性肠梗阻与绞窄性肠梗阻时，最有意义的化验检查项目是
    A. 血气分析　　　B. 血红蛋白测定　　　C. 血白细胞计数
    D. 尿常规检查　　　E. 呕吐物隐血试验

922. 女，43岁。腹痛16小时，呈持续性、阵发性加重，伴呕吐，无肛门排气。查体：全腹肌紧张，有压痛及反跳痛。行腹腔穿刺抽出的液体呈血性，伴臭味。最可能的诊断是
    A. 绞窄性肠梗阻　　　B. 胃十二指肠溃疡穿孔　　　C. 急性阑尾炎穿孔
    D. 结核性腹膜炎　　　E. 急性重症胰腺炎

第十篇 外科学
第18章 肠梗阻与阑尾炎

923. 男性,31岁。有胃溃疡穿孔手术史,3天前出现腹胀、腹痛伴呕吐、肛门停止排便排气。经检查诊断为肠梗阻,现最为重要的是了解梗阻的
   A. 原因   B. 部位   C. 程度
   D. 发生速度   E. 是否绞窄

924. 患者,男,63岁。突发腹痛,停止排气排便1天。既往曾因十二指肠溃疡行胃大部切除术。查体:体温37.8℃,脉搏100次/分,血压100/80mmHg,全腹压痛,反跳痛(+)。立即拍摄腹部X线片见多发气液平面。诊断性腹腔穿刺抽出血性液体。该患者下一步首选的处理是
   A. 立即肛管排气   B. 快速补液,扩容   C. 立即手术探查
   D. 全消化道X线钡剂造影   E. 严密观察病情12小时

925. 最常见的大肠梗阻的原因是
   A. 结肠扭转   B. 肠粘连   C. 结肠憩室
   D. 克罗恩病   E. 结肠癌

926. 老年人初发机械性肠梗阻最常见的病因是
   A. 蛔虫团块阻塞   B. 乙状结肠扭转   C. 腹股沟疝嵌顿
   D. 小肠扭转   E. 肿瘤

927. 男,56岁,阵发性腹痛6天,伴恶心、腹胀2天入院,无发热。体检:腹部膨隆,见肠型。肠鸣音亢进,有气过水声。腹部X线片见腹中部扩张,小肠呈"阶梯状"液平,结肠内少量积气。可能的诊断是
   A. 麻痹性肠梗阻   B. 低位小肠梗阻   C. 高位小肠梗阻
   D. 坏死性小肠炎   E. 乙状结肠扭转

928. 患者,男,40岁。腹痛、腹胀2天。患者2天前无明显诱因出现下腹部阵发性疼痛,逐渐加剧,后转为持续性疼痛。伴腹胀,呕吐胃内容物2次,量共约300ml。2天来,肛门未排气、排便。10年前因急性阑尾炎行阑尾切除术,术后恢复好。查体:右下腹有长约4cm切口瘢痕,腹胀,下腹轻压痛,无反跳痛,无移动性浊音,肠鸣音亢进。最可能的诊断是
   A. 肠扭转   B. 麻痹性肠梗阻   C. 机械性肠梗阻
   D. 痉挛性肠梗阻   E. 绞窄性肠梗阻(2024)

929. 肠梗阻患者保守治疗期间,病情进展需手术的最主要指征是
   A. 肠鸣音减弱或消失   B. 腹痛加重   C. 呕吐频繁和量大
   D. 腹膜刺激征加重   E. 腹胀程度加重

930. 男性,65岁。腹痛、腹胀、停止排气排便6小时。呕吐胃内容物2次,每次约150ml。20年前行阑尾切除。查体:体温37℃,脉搏85次/分,血压115/85mmHg。腹部膨隆,右下腹肌紧张,轻压痛,无反跳痛。目前首要的治疗是
   A. 广谱抗生素   B. 补液   C. 纠正水、电解质紊乱
   D. 手术治疗   E. 禁食,胃肠减压(2024)

931. 男性,2岁。因突发阵发性腹痛,哭闹,伴呕吐和果酱样血便6小时来诊。查体:腹肌软,脐右上方触及肿块,有压痛,右下腹触诊有空虚感。首选检查方法是
   A. 腹部B超   B. 空气或钡剂灌肠   C. 腹部CT
   D. 腹部磁共振   E. 腹腔穿刺

932. 患儿,男,1岁。腹痛、哭闹、呕吐,伴果酱样血便3天,发热1天。查体:面色苍白,出汗。腹肌紧张,有压痛和反跳痛,脐右上方扪及腊肠样肿块,右下腹空虚。最佳处理为
   A. 空气灌肠   B. 钡剂灌肠   C. 结肠镜检查
   D. 急诊手术   E. 抗感染治疗

933. 婴儿肠套叠的三大典型临床表现是

A. 腹痛、血便、腹部肿块 　　　B. 腹痛、哭闹、腹部肿块 　　　C. 腹痛、呕吐、腹部肿块
D. 腹痛、血便、呕吐 　　　　　E. 腹痛、腹胀、呕吐

934. 男性,70岁。腹胀、腹痛、呕吐3小时。3小时前患者出现腹胀、腹痛,以左下腹为甚,为持续性,无阵发性加重。呕吐粪样物1次,量约150ml。呕吐后腹胀无明显缓解。既往便秘病史10年。查体:体温37.2℃,脉搏80次/分,血压140/100mmHg。心、肺无明显异常。腹部膨隆,左下腹为甚,全腹轻度压痛,左下腹稍重,肠鸣音减弱。钡剂灌肠见直肠、乙状结肠狭窄,横结肠扩张。最可能的诊断是

A. 小肠扭转 　　　　　　　B. 乙状结肠扭转 　　　　　C. 粪石性肠梗阻
D. 克罗恩病 　　　　　　　E. 结肠癌（2024）

A. 单纯性肠梗阻 　　　　　B. 绞窄性肠梗阻 　　　　　C. 痉挛性肠梗阻
D. 麻痹性肠梗阻 　　　　　E. 机械性肠梗阻

935. 急性小肠扭转一般应及时手术治疗,因为其易发生
936. 外伤性腹膜后巨大血肿易发生

A. 乙状结肠扭转 　　　　　B. 粘连性肠梗阻 　　　　　C. 结肠癌致肠梗阻
D. 肠套叠 　　　　　　　　E. 小肠扭转

937. 小儿肠梗阻最常见的原因是
938. 成人机械性肠梗阻最常见的原因是

A. 横结肠 　　　　　　　　B. 十二指肠 　　　　　　　C. 乙状结肠
D. 升结肠 　　　　　　　　E. 小肠

939. 青壮年肠扭转最常见的部位是
940. 老年人肠扭转最常见的部位是

A. 充盈缺损 　　　　　　　B. 鹅卵石征 　　　　　　　C. 杯口征
D. 铅管征 　　　　　　　　E. 鸟嘴征

941. 克罗恩病的典型X线征象是
942. 乙状结肠扭转的典型X线征象是

(943~944题共用题干)男,1岁。突然哭闹4小时,阵发性发作,不发作时如正常,发作时面色苍白伴呕吐,为所食牛奶,大便如果酱样。

943. 发作时查体,最可能的腹部体征是
A. 全腹胀,可见肠型 　　　B. 肝浊音界消失 　　　　　C. 肠鸣音减弱或消失
D. 全腹肌紧张 　　　　　　E. 右腹部可扪及腊肠形肿物

944. 常规首选的治疗方法是
A. 急症剖腹探查 　　　　　B. 低压空气灌肠 　　　　　C. 静脉滴注抗生素
D. 胃肠减压 　　　　　　　E. 镇静和止痛药物

(945~947题共用题干)男,68岁。阵发性腹痛1年,自觉有"气块"在腹中窜动,起初大便次数增加,近3个月腹胀、便秘,近3天无肛门排气、排便,呕吐物有粪便臭味,一直乏力和低热。

945. 根据病史考虑肠梗阻应为
A. 高位完全性梗阻 　　　　B. 低位不完全性梗阻 　　　C. 血运性肠梗阻
D. 高位不完全性梗阻 　　　E. 低位完全性梗阻

946. 该患者引起梗阻的病因最可能的是
A. 粪块 　　　　　　　　　B. 炎性狭窄 　　　　　　　C. 肠系膜血栓

D. 肿瘤　　　　　　　　　　　E. 粘连带

947. 禁忌使用的检查是
　　A. 结肠镜　　　　　　　B. 立位腹部X线片　　　　C. 腹部B超
　　D. 腹部CT　　　　　　　E. 全消化道钡餐造影

二、急性阑尾炎（执业医师及助理医师均需掌握）

948. 支配阑尾的神经是交感神经腹腔丛和
　　A. 内脏小神经　　　　　B. 第10胸神经　　　　　C. 第12胸神经
　　D. 内脏大神经　　　　　E. 第1腰神经

949. 右下腹麦氏点压痛、反跳痛、肌紧张是急性阑尾炎的典型体征。其发生的主要机制是
　　A. 炎症致盲肠痉挛　　　B. 内脏神经反射　　　　C. 炎症致阑尾痉挛
　　D. 阑尾腔压力增高　　　E. 炎症刺激壁层腹膜

950. 患者，女性，28岁。腹痛10小时。起初上腹痛伴恶心、呕吐，之后局限在右下腹，持续性痛伴阵发性加剧。1小时前腹痛从右下腹扩散到全腹，发热。查体：体温39.1℃，急性病容，全腹肌紧张，压痛和反跳痛(+)，右下腹最明显。血常规：WBC19.1×10^9/L，N0.91。考虑病情变化的主要解剖学基础是
　　A. 阑尾动脉为终末血管，出现梗阻缺血坏死
　　B. 阑尾黏膜内有丰富淋巴系统，出现肿胀梗阻
　　C. 阑尾在盲肠的开口狭小，出现阻塞
　　D. 阑尾蠕动慢而弱，进入的残渣和粪便嵌顿引起坏死
　　E. 阑尾长，阑尾系膜短，出现扭转坏死

951. 造成阑尾管腔阻塞从而诱发急性阑尾炎的最常见原因是
　　A. 阑尾肿瘤压迫　　　　B. 食物残渣进入阑尾管腔　　C. 阑尾壁淋巴滤泡增生
　　D. 蛔虫进入阑尾管腔　　E. 粪石阻塞管腔

952. 阑尾解剖位置的体表投影应当是
　　A. 通过脐横线与右锁骨中线的交点　　　　B. 右髂前上棘至脐连线的中内1/3处
　　C. 右腹股沟中点与脐连线的中外1/3处　　D. 右髂前上棘至脐连线的中外1/3处
　　E. 位置不定，经常变异

953. 急性单纯性阑尾炎时，最不符合临床表现的是
　　A. 局部腹肌紧张　　　　B. 脐周疼痛　　　　　　C. 白细胞计数轻度升高
　　D. 右下腹局限性压痛　　E. 有低热表现

954. 女，30岁。转移性右下腹痛5天，加重伴畏寒、发热2天。查体：全腹肌紧张，有明显压痛和反跳痛，麦氏点压痛明显，肠鸣音消失。腹腔穿刺抽出脓性液体，细菌培养结果最有可能是
　　A. 粪链球菌　　　　　　B. 铜绿假单胞菌　　　　C. 变形杆菌
　　D. 金黄色葡萄球菌　　　E. 大肠埃希菌

955. 急性阑尾炎患者，当腹痛尚未转移至右下腹时，在诊断上具有重要意义的是
　　A. 已出现发热　　　　　B. 有白细胞显著升高　　C. 已有脐周压痛反跳痛
　　D. 压痛已固定在右下腹　E. 脐区及右下腹具有压痛反跳痛

956. 急性阑尾炎闭孔内肌试验阳性提示阑尾的位置是
　　A. 盲肠后位　　　　　　B. 盆位　　　　　　　　C. 盲肠外位
　　D. 回肠前位　　　　　　E. 回肠后位

957. 可判断阑尾位于盲肠后位的阳性体征是
　　A. 结肠充气试验阳性　　B. 闭孔内肌试验阳性　　C. 腰大肌试验阳性

D. Murphy 征阳性　　　　　　E. Cullen 征阳性(2024)

958. 患者,男,29岁。急性化脓性阑尾炎7天,非手术治疗,突发高热,寒战,右季肋区疼痛。查体:体温38.5℃,皮肤、巩膜轻度黄染,右季肋区叩痛。实验室检查:ALT、AST、总胆红素均轻度升高。腹部超声提示肝脏可见数个液性暗区。最可能的诊断是
　　A. 细菌性肝脓肿　　　　　B. 肝棘球蚴病　　　　　　C. 阿米巴肝脓肿
　　D. 胆管囊肿继发感染　　　E. 肝转移癌

959. 男,28岁。急性化脓性阑尾炎接受阑尾切除术后5小时,再次出现腹痛,伴烦躁、焦虑。查体:体温37.8℃,脉搏130次/分,血压80/60mmHg,面色苍白,皮肤湿冷,双肺呼吸音清,未闻及干、湿啰音,腹胀,全腹轻度压痛,轻度肌紧张,未闻及肠鸣音。该患者首先要注意排除的危急情况是
　　A. 术后出血　　　　　　　B. 肠瘘　　　　　　　　　C. 粘连性肠梗阻
　　D. 盆腔脓肿　　　　　　　E. 切口裂开

960. 阑尾切除术后最常见的并发症是
　　A. 出血　　　　　　　　　B. 粪瘘　　　　　　　　　C. 腹腔脓肿
　　D. 切口感染　　　　　　　E. 粘连性肠梗阻

961. 患者,女,58岁。上腹部疼痛5天,3天前转移至右下腹,5小时前突然出现右下腹剧烈疼痛,伴全腹压痛,右下腹较重,有反跳痛,腹肌紧张,WBC13.8×10^9/L,N 80%。手术后4天,患者切口处出现跳痛,检查发现切口红肿、化脓,患者术后的并发症为
　　A. 切口感染　　　　　　　B. 残株炎　　　　　　　　C. 腹腔内出血
　　D. 外瘘形成　　　　　　　E. 门静脉炎

962. 患者,女,58岁。上腹痛5天,3天前转移至右下腹,1天前突然出现右下腹剧烈疼痛,伴全腹压痛,右下腹较重,有反跳痛,腹肌紧张。辅助检查:WBC13.8×10^9/L,N0.83。该患者手术切口的最佳位置是
　　A. 麦氏切口　　　　　　　B. 上腹正中切口　　　　　C. 下腹正中切口
　　D. 左下腹切口　　　　　　E. 右下腹经腹直肌切口

963. 阑尾周围脓肿非手术治疗治愈,择期行阑尾切除的时间是治愈后
　　A. 1周　　　　　　　　　 B. 2周　　　　　　　　　 C. 1个月
　　D. 2个月　　　　　　　　 E. 3个月

　　A. 阑尾坏疽穿孔　　　　　B. 阑尾类癌　　　　　　　C. 形成阑尾周围脓肿
　　D. 门静脉炎　　　　　　　E. 细菌性肝脓肿

964. 急性阑尾炎患者,未及时就诊,出现右下腹包块,有压痛,最可能的情况是

965. 急性阑尾炎患者,出现寒战、高热及巩膜黄染,最可能的情况是

(966~968题共用题干)男,25岁。晨起觉脐周疼痛,伴恶心。午后觉右下腹明显疼痛,不能忍受。查体:体温38.0℃,血压110/80mmHg,右下腹肌紧张,压痛、反跳痛阳性。

966. 该患者最可能的诊断是
　　A. 十二指肠溃疡穿孔　　　B. 肠系膜上动脉栓塞　　　C. 急性肠梗阻
　　D. 急性阑尾炎　　　　　　E. 急性胆囊炎

967. 为明确诊断,首选的检查是
　　A. 诊断性腹腔穿刺　　　　B. 胃镜　　　　　　　　　C. 腹部B超
　　D. 腹部CT　　　　　　　　E. 上消化道X线钡剂造影

968. 该患者行手术治疗,手术后6小时两次出现腹痛,烦躁焦虑。查体:脉搏110次/分,血压80/60mmHg,面色苍白,皮肤湿冷,腹稍胀,全腹压痛,轻度肌紧张,肠鸣音减弱。最有可能的术后并发

症是

A. 消化道穿孔　　　　B. 肠系膜血栓栓塞　　　　C. 肠坏死
D. 腹腔内出血　　　　E. 急性肠梗阻

(969~971题共用题干) 男性,29岁。转移性右下腹痛伴发热36小时入院,诊断为急性阑尾炎。

969. 医师查体时,让患者仰卧,使右髋和右股屈曲,然后医师向内旋转其下肢,引起患者右下腹疼痛。提示其阑尾位置

A. 位于右上腹部　　　　B. 在右下腹麦氏点深面　　　　C. 靠近闭孔内肌
D. 位于腰大肌前方　　　　E. 靠近脐部

970. 入院后腹痛加重,伴有寒战,体温40℃,巩膜轻度黄染,剑突下压痛,右下腹肌紧张,右下腹明显压痛、反跳痛。最可能的诊断是

A. 急性阑尾穿孔　　　　B. 阑尾炎合并胃穿孔　　　　C. 腹膜炎引起溶血性黄疸
D. 门静脉炎　　　　E. 阑尾与结肠形成内瘘

971. 急症行阑尾切除术,并大剂量抗生素治疗,术后第8天,体温38.5℃,患者出现下腹坠痛,里急后重。首选的检查方法是

A. 腹部B超　　　　B. 盆腔CT　　　　C. 直肠镜
D. 钡剂灌肠　　　　E. 直肠指检

(972~974题共用题干) 患者,女性,22岁。突发腹痛12小时。腹痛呈持续性,先以脐部为主,后固定于右下腹,逐渐加重,伴恶心,无呕吐。查体:体温37.5℃,脉搏100次/分,呼吸22次/分,血压110/70mmHg。痛苦面容,双肺未闻及干、湿啰音,心律齐,腹软,右下腹压痛,无反跳痛,Murphy征阴性,肝脾肋下未触及,肠鸣音减弱。血常规:Hb120g/L,WBC13×10^9/L,N0.85,Plt200×10^9/L。拟行手术治疗。

972. 如腰大肌试验阳性,则术中阑尾最可能的位置是

A. 盆位　　　　B. 回肠前位　　　　C. 盲肠后位
D. 盲肠下位　　　　E. 回肠后位

973. 如该患者为妊娠期,以下处理不正确的是

A. 手术切口需偏高　　　　B. 围手术期应用黄体酮　　　　C. 常规放置引流管
D. 术后使用广谱抗生素　　　　E. 临产期可行剖宫产的同时切除阑尾

974. **【假设信息】** 该患者术后10天,排便、排尿频繁,伴里急后重感,体温38.5℃,直肠指诊在直肠前壁触及有波动感的包块,触痛明显。最主要的治疗方法是

A. 充分引流　　　　B. 热水坐浴　　　　C. 应用抗生素
D. 物理透热　　　　E. 温盐水灌肠

三、特殊类型阑尾炎(执业医师及助理医师均需掌握)

975. 关于小儿急性阑尾炎,叙述错误的是

A. 病情发展快且重　　　　B. 右下腹体征明显　　　　C. 穿孔率达30%
D. 并发症及死亡率较高　　　　E. 宜早期手术

976. 老年人急性阑尾炎的临床特点是

A. 阑尾容易缺血、坏死　　　　B. 显著腹肌紧张　　　　C. 常有寒战、高热
D. 腹痛、恶心明显　　　　E. 右下腹压痛明显(2024)

977. 女,25岁。妊娠5个月,因转移性右下腹痛2小时就诊。经检查诊断为急性阑尾炎。其治疗措施错误的是

A. 行阑尾切除术　　　　　B. 围手术期加用黄体酮　　　C. 手术切口应偏低
D. 尽量不用腹腔引流　　　E. 可应用广谱抗生素

978. 诊断慢性阑尾炎,钡剂灌肠后仍有钡剂在阑尾腔内残留的时间至少是
A. 12小时　　　　　　　B. 24小时　　　　　　　C. 36小时
D. 48小时　　　　　　　E. 72小时(2019)

第19章　结、直肠与肛管疾病

一、结肠癌(执业医师及助理医师均需掌握)

979. 下列疾病中,与大肠癌关系不密切的是
A. 家族性腺瘤样息肉病　　B. 绒毛状腺瘤　　　　　C. 息肉状腺瘤
D. 混合性腺瘤　　　　　　E. 增生性息肉

980. 针对40岁以上人群进行结肠癌筛查,首选检查是
A. 血清肿瘤标志物　　　　B. 结肠镜　　　　　　　C. X线钡剂造影
D. 粪便隐血试验　　　　　E. 腹部B超(2024)

981. 对明确直肠癌局部浸润状况最有意义的检查是
A. 结肠镜　　　　　　　　B. 全消化道X线钡剂造影　C. 结肠X线钡剂造影
D. 腹部B超　　　　　　　E. 盆腹部增强CT

982. 结肠癌患者中血清CEA水平高于正常的约占
A. 30%　　　　　　　　　B. 40%　　　　　　　　　C. 45%
D. 50%　　　　　　　　　E. 60%

983. 右侧结肠癌最多见的大体形态是
A. 浸润型　　　　　　　　B. 溃疡型　　　　　　　C. 肿块型
D. 浸润溃疡型　　　　　　E. 弥漫型

984. 女,60岁。全腹胀痛3个月,伴渐进性排便困难,从每日1次到2~3天排便1次,粪便有黏液或带血。体检:贫血貌,腹膨隆,未见肠型,肠鸣音亢进,未及肿块。其诊断最可能是
A. 回盲部结核　　　　　　B. 粘连性肠梗阻　　　　C. 溃疡性结肠炎
D. 降结肠癌　　　　　　　E. 家族性息肉病

985. 女,75岁。腹部肿块伴乏力15天。活动后气促,无发热,食欲尚可,大便1~2次/天,暗红色。查体:体温36.1℃,脉搏98次/分,血压115/80mmHg。皮肤、巩膜无黄染,腹软,肝、脾肋下未触及,右上腹触及一直径8cm肿块,质硬,移动性浊音阴性,肠鸣音正常。血常规:Hb66g/L,RBC2.2×10^{12}/L,WBC5.2×10^9/L,中性粒细胞0.71,血小板110×10^9/L。最可能的诊断是
A. 肠结核　　　　　　　　B. 原发性肝癌　　　　　C. 胆囊癌
D. 结肠癌　　　　　　　　E. 溃疡性结肠炎(2024)

986. 降结肠癌最早出现的表现中,较常见的是
A. 排便习惯与粪便性状改变　B. 腹部肿块　　　　　C. 腹痛
D. 腹胀　　　　　　　　　E. 面色苍白、乏力

987. 升结肠癌主要临床表现为
A. 肠梗阻　　　　　　　　B. 便秘　　　　　　　　C. 便血
D. 里急后重　　　　　　　E. 贫血

第十篇 外科学
第19章 结、直肠与肛管疾病

988. 盲肠癌患者最少见的合并症是
    A. 缺铁性贫血　　　　　　B. 大肠梗阻　　　　　　C. 右下腹包块
    D. 急性阑尾炎　　　　　　E. 原因不明的低热和消瘦

989. 有关结肠癌的描述，正确的是
    A. 溃疡型癌多见于右半结肠，一般预后良好　　B. 肿块型癌多发生在乙状结肠，易引发肠梗阻
    C. 肿块型癌多发生在升结肠，易引发肠梗阻　　D. 浸润型癌多发生在左半结肠，易引起肠腔狭窄
    E. 患者血清 CEA 增高

990. 男，65岁。排便习惯改变、腹胀、乏力、消瘦2个月。直肠指诊(-)，大便隐血试验阳性。为明确诊断，最适宜的检查是
    A. 腹部 X 线片　　　　　　B. 血 CEA　　　　　　C. 腹部 B 超
    D. 腹腔镜　　　　　　　　E. 结肠镜

991. 男，68岁。低热伴右侧腹部隐痛不适半年。查体：贫血貌，右侧中腹部扪及 5cm×3cm 质硬肿块，可推动，压痛不明显。首选的检查方法是
    A. 胃镜　　　　　　　　　B. 全消化道钡剂造影　　　C. 结肠镜
    D. 静脉肾盂造影　　　　　E. 腹部 CT

992. 男，50岁。右下腹隐痛伴低热、贫血4个月。下消化道 X 线钡剂造影示回盲部有充盈缺损，升结肠起始部肠腔狭窄。血 CEA 明显增高。下列手术治疗术式最合理的是
    A. 回肠-横结肠吻合术　　　B. 全结肠切除术　　　　　C. 局部切除
    D. 右半结肠切除术　　　　E. 回肠造口术

993. 左侧结肠癌合并急性肠梗阻，最合理的手术方式是
    A. 局部肠段切除术　　　　B. 回肠直肠吻合术
    C. 癌近端肠管切除术　　　D. 先行横结肠造口术，以后二期再行根治性左半结肠切除术
    E. 即刻行左半结肠根治性切除术

994. 患者因急性肠梗阻开腹探查证实为降结肠肿物所致，发现近端肠管充血水肿严重。下列哪种术式不宜采用？
    A. 横结肠造瘘，二期肠切除吻合　　　　B. 左半结肠切除，一期吻合
    C. 肿瘤不能切除时行横结肠双腔造瘘　　D. 肿瘤切除后近端造瘘，远端封闭
    E. 盲肠造瘘，二期左半结肠切除

995. 结肠肝曲癌手术方式为
    A. 肠造口　　　　　　　　B. 切除升结肠及整个横结肠　　C. 十二指肠切除
    D. 局部修补术　　　　　　E. 切除整个升结肠及右半横结肠

二、直肠癌（执业医师及助理医师均需掌握）

996. 直肠息肉中癌变倾向最大的是
    A. 管状腺瘤　　　　　　　B. 绒毛状腺瘤　　　　　　C. 增生性息肉
    D. 炎性息肉　　　　　　　E. 幼年性息肉

997. 分析直肠癌延误诊断的原因，最常见的是
    A. 未查大便隐血试验　　　B. 未作直肠指检　　　　　C. 未仔细询问病史
    D. 未作直肠镜检查　　　　E. 未查肿瘤标志物

998. 直肠指检能够发现的直肠癌占总数的
    A. 40%　　　　　　　　　B. 50%　　　　　　　　　C. 60%
    D. 70%　　　　　　　　　E. 80%

999. 男性,58岁。排黏液脓血便3个月。大便每天5~6次,伴肛门坠胀感,里急后重。首先应进行的检查是
    A. 直肠指检   B. 腹部CT   C. 结肠镜
    D. 胃镜   E. 腹部B超(2024)

1000. 患者,女性,60岁。排便习惯改变半年,大便次数增多,有时带脓性黏液,偶尔混有血液,便后不适。该患者最可能的诊断是
    A. 直肠癌   B. 直肠息肉   C. 肛瘘
    D. 内痔   E. 肛裂

1001. 有关直肠癌的描述,错误的是
    A. 多伴里急后重   B. 常以完全性肠梗阻就诊 C. 组织学类型主要为腺癌
    D. 多有带黏液的血便   E. 早期可表现为大便习惯改变

1002. 腹膜返折以上直肠癌早期淋巴转移的主要途径是
    A. 向腹股沟淋巴结转移   B. 向直肠上动脉旁淋巴结转移   C. 向髂内淋巴结转移
    D. 向侧方淋巴结转移   E. 向直肠下动脉旁淋巴结转移

1003. 女,30岁。里急后重伴排便不尽感2个月,大便带血近1个月。肛门见可复性肿物,直肠指检于直肠侧壁触及柔软光滑有蒂包块。对于诊断最有意义的检查是
    A. 盆腔CT   B. 结肠镜   C. 结肠X线钡剂灌肠检查
    D. 经直肠B超   E. 经阴道B超

1004. 检测血液肿瘤标志物癌胚抗原(CEA)对直肠癌患者的意义是
    A. 早期诊断   B. 确定是否有转移   C. 分期的依据
    D. 决定手术方式   E. 预测预后和监测复发

1005. 直肠癌手术是否能够保留肛门主要取决于
    A. 肿瘤与肛门的距离   B. 患者的性别、年龄   C. 患者的肥瘦
    D. 肿瘤的大小   E. 肿瘤占据直肠的周径比

1006. 男,46岁。因直肠癌入院。癌肿距肛缘5cm,大小为2cm×1cm。拟行手术治疗,患者强烈要求保留肛门。该患者是否可以保肛的病理依据是癌肿
    A. 周围淋巴结状况   B. 浸润肠壁的深度   C. 是否侵及泌尿系统
    D. 向下的纵向浸润范围 E. 组织学分类

1007. 选择直肠癌手术方式的主要依据不包括
    A. 肿瘤部位   B. 肿瘤大小   C. 肿瘤活动度
    D. 排便控制能力   E. 肿瘤病理类型

1008. 男,78岁。排便习惯改变3个月,大便带血1个月。肛门指诊发现距肛缘3cm处有一菜花状肿物,质硬。活检病理:低分化腺癌。对该患者手术不能保留肛门的主要依据是
    A. 患者年龄大   B. 肿瘤呈菜花状   C. 病理为低分化腺癌
    D. 肿瘤距肛缘3cm   E. 可能已有淋巴结转移

1009. 距肛缘4~5cm的直肠癌,最常用的手术方式是
    A. 直肠前切除术   B. 经腹直肠癌切除、远端封闭、近端造瘘术
    C. 经腹会阴联合直肠癌根治术   D. 拉下式直肠癌切除术
    E. 经直肠镜肿瘤切除术

1010. 直肠癌距离齿状线8cm,宜选用的手术方式是
    A. 局部切除术   B. Dixon手术   C. Miles手术
    D. Hartmann手术   E. Parks手术(2024)

第十篇 外科学
第19章 结、直肠与肛管疾病

1011. 对伴有完全性肠梗阻的高位直肠癌,最常应用的手术方式是
    A. 经腹直肠癌切除术(Dixon 手术)   B. 经腹会阴联合直肠癌根治术(Miles 手术)
    C. 升结肠造瘘术   D. 姑息性病灶切除吻合术
    E. 经腹直肠癌切除、近端造口、远端封闭术(Hartmann 手术)

1012. 女性,50 岁。因便血 2 个月来诊。直肠镜检查发现距肛缘 4cm 直肠前壁 2cm×2cm 肿块,取活检病理检查为直肠乳头状腺癌。最佳的手术方式是
    A. 经肛局部切除术   B. 骶后径路局部切除术
    C. 经腹会阴联合直肠癌根治术   D. 经腹直肠癌切除、骶前吻合术
    E. 经腹直肠癌切除、近端造口、远端封闭术

(1013~1015 题共用题干)男,65 岁。排便次数增加 6 个月,伴里急后重、排便不尽感。1 个月来大便变细,偶有大便表面带血,自觉乏力,体重减轻 4kg。

1013. 首选的检查方法是
    A. 腹部 CT   B. 腹部超声   C. 直肠指检
    D. 结肠镜   E. 粪隐血

1014. 决定该患者手术方式的要点是
    A. 病灶浸润肠壁的周长   B. 病灶浸润肠壁的深度   C. 是否合并肠周淋巴结转移
    D. 病灶浸润肠壁的长度   E. 病灶下缘距齿状线的距离

1015. 该疾病最常见的远处转移部位是
    A. 脑   B. 脾   C. 肝
    D. 肺   E. 骨骼

(1016~1017 题共用题干)男性,58 岁。进行性贫血、消瘦、乏力半年,有时右腹隐痛,无腹泻。查体:右中腹部扪及肿块,肠鸣音活跃。

1016. 下列各项检查可明确诊断的是
    A. 纤维结肠镜   B. CEA   C. CT
    D. B 超   E. X 线钡餐检查

1017. 如果需要手术治疗,术前准备最重要的是
    A. 纠正营养不良   B. 肠道准备   C. 心、肺功能检查
    D. 肝肾功能检查   E. 心理准备

(1018~1020 题共用题干)女性,63 岁。腹胀痛、腹泻便秘交替月余,伴里急后重感,无鲜血便。体格检查:腹平软,未扪及包块,左锁骨上、腹股沟淋巴结未触及。

1018. 该患者可能的诊断是
    A. 直肠癌   B. 乙状结肠癌   C. 降结肠癌
    D. 升结肠癌   E. 盲肠癌

1019. 进一步检查应首先采用
    A. 肛门指诊、直肠镜检   B. 大便常规加涂片   C. 腹部 B 超
    D. 腹部 X 线片   E. 钡剂灌肠

1020. 此患者主要的治疗应采取
    A. 肠造瘘术   B. 根治性切除术   C. 化学治疗
    D. 放射治疗   E. 免疫治疗

(1021~1022 题共用题干)男,52 岁。近 2 个月来排便次数增多,有肛门坠胀感及里急后重,粪便变

细。常有黏液血便,经抗生素治疗症状可缓解,但不久又复发,且呈进行性加重。

1021. 首先应进行的检查是
A. 直肠指检   B. 钡剂灌肠   C. 腹部CT
D. 直(乙状结)肠镜检   E. B超

1022. 若经病理检查证实为直肠腺癌,肿瘤下缘距肛门约12cm,肿块直径约4cm。最佳手术方式应选择
A. Miles手术   B. 乙状结肠造口术   C. Hartmann手术
D. Dixon手术   E. 局部切除术

三、肛裂和痔(执业医师及助理医师均需掌握)

1023. 不宜行直肠指检的疾病是
A. 肛裂   B. 肛窦炎   C. 内痔
D. 肛瘘   E. 肛周脓肿

1024. 肛裂"三联症"是指
A. 肛裂、前哨痔、肛乳头肥大   B. 肛裂、疼痛、前哨痔   C. 肛裂、出血、肛乳头肥大
D. 疼痛、出血、前哨痔   E. 疼痛、便秘、出血

1025. 肛裂的主要特点是
A. 无痛性血便   B. 肛门部位下坠感   C. 肛门疼痛伴血便
D. 肛门口有分泌物   E. 粪便上附有新鲜血液

1026. 有关肛裂患者肛门疼痛的特点,正确的是
A. 疼痛为隐痛   B. 排便后肛门隐痛持续数小时   C. 排便前有括约肌挛缩痛
D. 疼痛无规律   E. 排便时与排便后疼痛之间有间歇期

1027. 男,29岁。排便时肛门剧痛1周。有鲜血滴入便池,排便后肛门疼痛加重。造成便后肛门疼痛加重的机制是
A. 肛门括约肌痉挛   B. 截石位的12点处神经敏感   C. 粪便干燥,排便用力过度
D. 继发肛窦炎   E. 肛管皮肤全层裂开并形成慢性溃疡

1028. 女,30岁。便秘2年,近半个月来排便时肛门疼痛,粪便表面及便纸上附有鲜血。最可能的诊断是
A. 内痔   B. 外痔   C. 直肠癌
D. 肛瘘   E. 肛裂

1029. 肛裂最常见于膝胸位
A. 3点   B. 6点   C. 3点和6点
D. 9点   E. 12点

1030. 内痔好发于截石位
A. 1点   B. 2点   C. 5点
D. 6点   E. 7点

1031. 内痔早期的典型症状是
A. 痔块脱出   B. 无痛性、间歇性便后出血   C. 疼痛伴血便
D. 肛门常有黏液分泌物   E. 肛门瘙痒感

1032. 内痔患者肛门有痔脱出,用手不能还纳,其临床分度为
A. Ⅰ度   B. Ⅱ度   C. Ⅲ度
D. Ⅳ度   E. Ⅴ度(2023)

1033. 男,36岁。便血2年。初为排便后有少量鲜血滴出,无痛,便后出血自行停止。近半年来偶有块状物自肛门脱出,便后自行回缩。最可能的诊断是

A. 直肠癌 B. 混合痔 C. 外痔
D. 内痔 E. 直肠脱垂

1034. 女,25岁。肛门疼痛2天,无便血。检查:体温36.7℃,肛门口有直径1cm暗紫色肿物,表面光滑,边界清楚,质硬,触痛明显。最可能的诊断是
A. 血栓性外痔 B. 肛门黑素瘤 C. 内痔脱出坏死
D. 直肠息肉脱出 E. 肛裂所致前哨痔

1035. 肿物呈梅花瓣样脱出肛门,同时肛门括约肌不松弛的疾病是
A. 混合痔 B. 环形痔 C. 直肠脱垂
D. 内痔 E. 外痔

A. 内痔 B. 外痔 C. 肛周脓肿
D. 肛裂 E. 肛瘘

1036. 女性,65岁。间歇性便后出血2年。排便时可见软性肿物脱出肛门,便后自行回纳。最可能的疾病是

1037. 女性,56岁。便秘,便后肛门出现刀割样疼痛1天。厕纸可见新鲜血液。最可能的诊断是(2024)

四、肛管直肠周围脓肿(执业医师及助理医师均需掌握)

1038. 直肠肛管周围脓肿患者作切开引流术后,最有可能出现
A. 痔 B. 肛瘘 C. 大便失禁
D. 脱肛 E. 肛裂

1039. 直肠肛管周围脓肿最常见的发病部位是
A. 骨盆直肠间隙 B. 肛门周围皮下 C. 肛管括约肌间隙
D. 坐骨肛管间隙 E. 直肠壁内

1040. 全身感染症状重而局部症状不明显的疾病是
A. 肛周皮下脓肿 B. 坐骨肛管间隙脓肿 C. 骨盆直肠间隙脓肿
D. 直肠黏膜下脓肿 E. 肛裂(2024)

1041. 患者,女,30岁。肛门周围胀痛,伴畏寒、发热3天。检查:肛门周围皮肤发红,压痛明显。最可能的诊断是
A. 肛门旁皮下脓肿 B. 肛窦炎 C. 混合痔
D. 内痔 E. 肛瘘

1042. 男,44岁。肛周持续性跳痛伴发热3天。体温38.6℃。肛旁左侧皮肤红肿、压痛、有波动感。首选治疗方法是
A. 脓肿切开引流 B. 应用广谱抗生素 C. 局部理疗
D. 温水坐浴 E. 穿刺抽脓,注射抗生素(2024)

1043. 男,54岁。肛门胀痛6天。为持续性痛,逐渐加重,排便和行走时出现剧痛,有里急后重感和排便困难,伴发热,全身不适。查体:体温39.6℃,肛门左侧红肿,有明显压痛。肛诊:直肠左侧饱满,压痛(+),有波动感。实验室检查:WBC21×10^9/L,N0.92。决定立即行切开引流术,最主要的依据是
A. 行走时出现剧痛 B. 局部饱满有波动感 C. 白细胞增高
D. 高热,全身症状 E. 有排便困难

五、肛瘘(执业医师及助理医师均需掌握)

1044. 女,42岁。肛门处潮湿、瘙痒,有黏液流出3个月。查体:截石位8点处肛缘旁可见一小孔,挤压时有脓液排出。该患者最可能的诊断是

A. 内痔脱出 B. 外痔 C. 混合痔
D. 肛瘘 E. 肛裂

1045. 男,32岁。反复发作肛门胀痛伴畏寒、发热2个月。症状逐渐加重,排尿不适,肛门旁出现局部红肿疼痛,继之破溃出脓液。确保疗效的关键步骤是
A. 高锰酸钾溶液坐浴 B. 瘘管切开,形成敞开创面 C. 充分扩肛
D. 抗感染治疗后手术 E. 明确破溃外口和内口的位置

1046. 临床上最常见的肛瘘类型是
A. 经肛管括约肌型 B. 肛管括约肌间型 C. 肛管括约肌上型
D. 肛管括约肌外型 E. 骨盆直肠瘘

A. 肛裂 B. 直肠癌 C. 肛瘘
D. 内痔 E. 直肠息肉

1047. 肛诊检查触及不规则肿物,质硬,固定,最可能是
1048. 肛诊检查触及肠腔内条索状肿物,质地稍硬,固定,最可能是

A. 外痔 B. 内痔 C. 肛周脓肿
D. 肛裂 E. 肛瘘

1049. 肛周有暗紫色长圆形肿物,质硬,压痛明显,符合
1050. 肛门部潮湿、瘙痒,肛门旁有一小孔并有脓血性分泌物,符合

A. 瘘管切开 B. 挂线疗法 C. 肛瘘切除
D. 切开联合挂线 E. 激光治疗

1051. 高位单纯性肛瘘的治疗方法是
1052. 低位单纯性肛瘘的治疗方法是

第20章 肝脓肿与门静脉高压症

一、细菌性肝脓肿(执业医师及助理医师均需掌握)

1053. 细菌性肝脓肿最主要的原因是
A. 膈下脓肿蔓延 B. 开放性肝脏损伤 C. 化脓性门静脉炎
D. 脓毒症 E. 胆管结石并感染

1054. 男,44岁。右上腹疼痛3天。伴寒战、高热(39.2℃),食欲不振,乏力。右上腹皮肤有凹陷性水肿,肝肋下5cm,有压痛。血WBC19×10^9/L,N0.92。B超示右肝内多个2~3cm大小的液性暗区。X线片示右膈肌升高,肝阴影增大。抗感染治疗主要针对的细菌是
A. 产气荚膜梭菌 B. 无芽胞厌氧菌 C. 溶血性链球菌
D. 肉毒梭菌 E. 志贺菌

1055. 女,60岁。5天前无明显诱因出现右上腹胀痛,伴畏寒、发热,最高体温39.2℃,食欲不振,乏力。查体:体温38.5℃,脉搏90次/分,血压140/80mmHg,双肺未闻及干、湿啰音,心律齐,腹软,无肌紧张,肝肋下5cm,有压痛。血常规:Hb120g/L,WBC12.2×10^9/L,N0.92,Plt122×10^9/L。腹部B超:右肝内多个直径2~3cm液性暗区。抗感染治疗主要针对的细菌是
A. 大肠埃希菌 B. 铜绿假单胞菌 C. 鲍曼不动杆菌

D. 表皮葡萄球菌　　　　　　E. 梭状芽胞杆菌

1056. 男,66岁。右上腹痛伴寒战、高热3天。既往高血压病史30年。查体:体温39.8℃,脉搏112次/分,呼吸22次/分,血压128/90mmHg,皮肤、巩膜无黄染,双肺未闻及干、湿啰音,腹平坦,右上腹肌紧张,压痛,移动性浊音阴性,肠鸣音减弱。血常规:红细胞$3.5×10^{12}/L$,白细胞$20.9×10^9/L$,中性粒细胞0.81。腹部B超示肝右叶低回声,大小8cm×6cm,边缘欠清晰。最可能的诊断是
   A. 右侧膈肌下脓肿　　　　B. 细菌性肝脓肿　　　　C. 阿米巴肝脓肿
   D. 急性化脓性胆管炎　　　E. 原发性肝癌(2024)

1057. 男性,28岁。剑突下持续性疼痛2天。伴恶心、呕吐。查体:体温39.6℃,皮肤、巩膜黄染,腹部平坦,右上腹压痛,肝区叩痛,Murphy征阴性。实验室检查:外周血白细胞$16.9×10^9/L$,中性粒细胞84.1%。B超提示肝内液性暗区。该患者最可能的诊断是
   A. 细菌性肝脓肿　　　　　B. 急性胆囊炎　　　　　C. 急性胆管炎
   D. 消化性溃疡　　　　　　E. 急性阑尾炎(2024)

1058. 男,35岁,10天前淋雨后出现发热,按"感冒"治疗效果不佳。1天前突发寒战、右上腹痛。查体:体温39℃,血压120/80mmHg。双肺未闻及干、湿啰音,心律齐。肝肋下可触及,压痛明显,右腋前线第8肋间有叩痛。为明确诊断,应首选的检查是
   A. 肝功能　　　　　　　　B. 胸部X线片　　　　　C. 血甲胎蛋白
   D. 腹部B超　　　　　　　E. 肝炎病毒标志物检测(2023)

1059. 不属于细菌性肝脓肿特征的是
   A. 全身中毒症状明显　　　B. 脓肿较小,常多发　　　C. 常继发于胆道感染
   D. 穿刺脓液为咖啡色　　　E. 细菌培养可阳性

1060. 男,18岁。寒战、高热5天,伴右上腹痛、恶心、呕吐、全身乏力。血常规:WBC$18.6×10^9/L$,N 0.92。腹部B超示肝内多发液性暗区,最大直径为1.5cm。目前最主要的治疗措施是
   A. 腹腔镜引流术　　　　　B. 静脉滴注抗生素治疗　　C. 肝叶切除术
   D. 脓肿穿刺引流术　　　　E. 脓肿切开引流术

1061. 女,55岁。寒战、发热、右上腹痛15天。体温每日高达39.8℃左右。腹部CT提示肝内2个脓肿,最大直径达6cm。其治疗方法应首选
   A. 脓腔内注入抗生素　　　B. 全身大剂量应用抗生素　C. 经皮穿刺置管引流术
   D. 右半肝切除术　　　　　E. 支持治疗

   A. 艰难梭状芽胞杆菌　　　B. 金黄色葡萄球菌　　　　C. 双歧杆菌
   D. 大肠埃希菌　　　　　　E. 铜绿假单胞菌

1062. 与体表化脓感染相关的肝脓肿的常见致病菌是
1063. 与胆道感染相关的肝脓肿的常见致病菌是

   A. 补体结合试验阳性　　　B. 甲胎蛋白阳性　　　　　C. 右上腹绞痛及黄疸
   D. 穿刺抽出棕褐色脓液　　E. 突发寒战高热,肝区疼痛,肝大

1064. 细菌性肝脓肿的特点是
1065. 阿米巴性肝脓肿的特点是

(1066~1068题共用题干)男,41岁。突发寒战、高热伴肝区疼痛5天,呈弛张热,大量出汗,心慌,肝区胀痛不适,为持续性钝痛,伴恶心、食欲不振。查体:皮肤无黄染,肝肋下4cm,有压痛,右肋弓及腋中线处肋间皮肤水肿,压痛(+)。血常规:WBC$18×10^9/L$,N 0.90。

1066. 首先考虑的诊断是

A. 肝囊肿合并感染　　B. 急性胆囊炎　　C. 肝癌并发感染
D. 细菌性肝脓肿　　E. 胆石症并发感染

1067. 引起感染常见的致病菌是
　　A. 表皮葡萄球菌　　B. 白色念珠菌　　C. 草绿色链球菌
　　D. 破伤风梭菌　　E. 大肠埃希菌

1068. 首选的检查方法是
　　A. 诊断性肝穿刺　　B. 腹部B超　　C. 腹部CT
　　D. 静脉法胆道造影　　E. 腹部X线片

(1069~1070题共用题干)女性,48岁。右上腹痛3天,寒战、高热1天。查体:体温39.5℃,脉搏100次/分,血压120/80mmHg,皮肤、巩膜无黄染,右上腹压痛,轻度肌紧张,肝区叩击痛阳性。外周血WBC17.5×10⁹,N0.85。胸部X线片示右侧膈肌抬高,右肋膈角稍钝。腹部B超示肝右叶可见5cm×5cm内壁粗糙的低回声区,其内可见随体位改变的密集漂浮细点状回声。

1069. 该患者最可能的诊断是
　　A. 原发性肝癌　　B. 阿米巴性肝脓肿　　C. 细菌性肝脓肿
　　D. 膈下脓肿　　E. 急性梗阻性化脓性胆管炎

1070. 该患者的首选治疗是
　　A. 经皮肝穿刺引流　　B. 腔内注射酒精　　C. 肝右叶切除
　　D. 肝动脉栓塞　　E. 肝右叶部分切除(2024)

二、阿米巴性肝脓肿(执业医师需掌握)

1071. 男,40岁。右上腹腹痛伴间断发热3个月。1年前曾因"腹泻、细菌性痢疾?"住院治疗后缓解。腹部B超示:肝右叶单发直径10cm囊肿,曾于粪便中发现有叶状伪足的滋养体。此病原体从肠道感染至肝的途径是
　　A. 从腹腔经淋巴系统入肝　　B. 从胆道上行入肝　　C. 从小肠经门静脉入肝
　　D. 从胃经门静脉入肝　　E. 从结肠经门静脉入肝

三、门静脉高压症(执业医师及助理医师均需掌握)

1072. 在门静脉与腔静脉间的交通支中最主要的是
　　A. 胃底静脉下段交通支　　B. 直肠下端肛管交通支　　C. 前腹壁交通支
　　D. 腹膜后交通支　　E. 肝被膜交通支

1073. 对诊断门静脉高压最有价值的依据是
　　A. 肝功能异常　　B. 脾大和脾功能亢进　　C. 食管胃底静脉曲张
　　D. 腹水征阳性　　E. 肝掌阳性

1074. 门静脉高压症最危险的并发症是
　　A. 肝性脑病　　B. 血小板减少　　C. 顽固性腹水
　　D. 充血性脾大　　E. 食管胃底静脉曲张破裂大出血

1075. 门静脉血流受阻后,首先出现的是
　　A. 充血性脾大　　B. 门静脉高压性胃病　　C. 脾功能亢进
　　D. 肝性脑病　　E. 腹水

1076. 不符合门静脉血流受阻后病理生理变化的是
　　A. 腹水　　B. 交通支扩张　　C. 门静脉高压性胃病
　　D. 肝性脑病　　E. 脾大

第十篇 外科学
第20章 肝脓肿与门静脉高压症

1077. 门静脉高压症的主要原因是
   A. 门静脉主干先天性畸形   B. 肝静脉血栓形成、狭窄   C. 肝段下腔静脉阻塞
   D. 肝硬化   E. 各种原因致脾静脉血流量过大

1078. 男,42岁。乏力、腹胀、纳差半年。经常牙龈出血。血常规：RBC2.50×10^{12}/L,WBC2.96×10^9/L,Plt56×10^9/L。上消化道钡剂造影提示食管下段呈蚯蚓状充盈缺损。该患者出现上述血象最主要的原因是
   A. 营养不良   B. 脾功能亢进   C. 再生障碍性贫血
   D. 多发性骨髓瘤   E. 淋巴瘤（2024）

1079. Child-Pugh 肝功能分级依据，不包括
   A. 血清胆红素值   B. 血清白蛋白值   C. 食管静脉曲张程度
   D. 是否存在腹水及其程度   E. 凝血酶原时间

1080. 外科治疗肝硬化门静脉高压症公认的重点是
   A. 治疗和预防出血   B. 控制腹水   C. 预防肝癌
   D. 防治门静脉高压性胃病   E. 治疗脾功能亢进

1081. 门静脉高压症手术，术后最易发生肝性脑病的术式是
   A. 非选择性门体分流术   B. 食管下端胃底切除术   C. 限制性门体分流术
   D. 远端脾-肾静脉分流术   E. 贲门周围血管离断术

1082. 男,36岁。呕血1小时,患肝硬化门静脉高压症多年。查体：巩膜黄染，中等量腹水，血白蛋白25g/L。首先应选择的治疗方法是
   A. 断流手术   B. 选择性门体分流术   C. 三腔二囊管压迫止血
   D. 非选择性门体分流术   E. 经颈静脉肝内门体分流术

1083. 女,39岁。呕血、黑便1天。既往肝炎病史20年。查体：贫血貌，巩膜轻度黄染，腹膨隆，脾肋下8cm,腹水征(+)。需要立即实施的措施中不包括的是
   A. 静脉滴注生长抑素   B. 静脉滴注血管加压素   C. 开腹探查止血
   D. 输血、输液   E. 急诊胃镜检查、止血

1084. 女性,51岁。乙型肝炎病史30余年。2小时前进食烧饼后突然出现呕血，量约800ml。查体未发现全身皮肤、巩膜黄染和腹水。若该患者需要接受急诊手术,最佳手术方式是
   A. 脾切除术   B. 非选择性门体分流术   C. 选择性门体分流术
   D. 贲门周围血管离断术   E. 经颈静脉肝内门体分流术

1085. 贲门周围血管离断术需离断的血管中不包括
   A. 胃冠状静脉   B. 胃短静脉   C. 胃网膜右静脉
   D. 胃后静脉   E. 左膈下静脉（2023）

1086. 男性,46岁。因反复出现头晕、鼻衄3年就诊。有疟疾病史。查体：巩膜无黄染，肝未触及，脾左肋下8cm,无腹水征。肝功能正常。骨髓检查增生骨髓象。食管吞钡透视检查无食管静脉曲张。最有效的治疗方法是
   A. 应用补血药   B. 用止血药   C. 输注全血
   D. 脾切除术   E. 脾切除加门腔分流术

1087. 男,35岁。患乙型肝炎10年,因鼻衄、牙龈出血求医。B超、CT检查示肝硬化、脾大。上消化道钡餐未见食管胃底静脉曲张。Plt40×10^9/L,SGPT75U/L（正常值35U/L以下）,TBil42μmol/L。最佳治疗是
   A. 内科治疗   B. 脾切除和脾肾静脉分流术   C. 脾切除
   D. 门腔静脉分流术   E. 经股动脉插管行脾动脉栓塞术

(1088~1089题共用题干)患者,男,50岁。呕血3小时。晚餐进食粗糙食物后突发呕鲜血,量约60ml。乙肝病史30年,曾有黑便史。查体:体温36.5℃,脉搏110次/分,呼吸20次/分,血压110/70mmHg。皮肤未见出血点,可见肝掌。双肺呼吸音清,未闻及干、湿啰音,心律齐。腹软,无压痛,肝肋下未触及,脾肋下2cm。

1088. 该患者发生呕血最可能的原因是
A. 急性糜烂性胃炎 　　B. 十二指肠溃疡大出血 　　C. 食管胃底曲张静脉破裂
D. 胃溃疡大出血 　　E. 急性胆道大出血

1089. 患者拟接受手术止血,需要结扎离断的血管是
A. 胃左及胃右动脉 　　B. 食管旁曲张静脉 　　C. 胃十二指肠血管
D. 左、右胃网膜血管 　　E. 胃底贲门周围血管

(1090~1091题共用题干)男,54岁。20天内呕血2次,每次约300ml,之后大便发黑。乙肝病史30年。查体:贫血貌,浅表淋巴结未触及,皮肤无黄染、蜘蛛痣和出血点。腹软,肝未触及,脾肋下4cm,腹水征(+)。肾功能正常。胃镜检查见食管静脉曲张。

1090. 最适宜的治疗方法是
A. 远端脾肾静脉分流术 　　B. 脾切除+贲周血管离断术 　　C. 脾切除+脾肾静脉分流术
D. 门腔静脉侧侧分流术 　　E. 经颈静脉肝内门体分流术

1091. 如果治疗后又发生大出血,最易发生的并发症是
A. 肝性脑病 　　B. 急性左心衰竭 　　C. 重度腹水
D. 急性肾衰竭 　　E. 急性肝坏死

第21章　胆道疾病

一、胆石症(执业医师及助理医师均需掌握)

1092. 急性结石性胆囊炎常见的致病菌是
A. 铜绿假单胞菌 　　B. 大肠埃希菌 　　C. 厌氧菌
D. 幽门螺杆菌 　　E. 粪肠球菌

1093. 男,55岁。间断右上腹痛4年。无发热、黄疸,Murphy(-)。B超示胆囊内2.1cm×1.6cm强回声光团,后伴声影,胆囊壁厚4mm,胆总管直径6mm。该患者合适的处理是
A. 抗生素治疗 　　B. 保胆取石术 　　C. 体外冲击波碎石术
D. 胆囊切除术 　　E. 胆总管切开,T管引流(2024)

1094. 胆囊切除术中需探查胆总管的指征是
A. 胆囊多发结石 　　B. 胆囊增大 　　C. 胆总管直径>1cm
D. 胆囊结石直径超过2cm 　　E. 胆囊结石伴有胆囊息肉

1095. 男,68岁。上腹绞痛伴高热1天。患者昨天开始出现上腹部绞痛,伴寒战、高热。发病后小便色深,大便未解。既往反复发作上腹部隐痛3年,向右肩部放射。查体:体温39.1℃,脉搏98次/分,呼吸30次/分,血压150/95mmHg,巩膜黄染,上腹部肌紧张,压痛、反跳痛(+)。为明确诊断,首选的检查是
A. 腹部B超 　　B. 腹部CT平扫 　　C. 腹部增强CT
D. PTC 　　E. ERCP(2024)

1096. 男性,75岁。胆总管结石行 ERCP 和 EST 取石术后3小时,出现上腹痛并恶心、呕吐,剑突下压痛。最可能的诊断是
    A. 急性胰腺炎　　　　　B. 急性胆囊炎　　　　　C. 急性胆管炎
    D. 急性乳头炎　　　　　E. 十二指肠炎

1097. 女,35岁。体检超声提示胆囊内强回声光团,直径0.5cm,后伴声影,随体位改变而移动。既往无右上腹疼痛、发热及黄疸等症状。血常规正常,血糖正常。该患者适当的处理是
    A. 腹腔镜胆囊切除术　　B. 观察随诊　　　　　　C. 胆囊切开取石
    D. 体外震波碎石　　　　E. 给予利胆排石药物

1098. 女,60岁。5年前B超检查发现单个胆囊结石,直径1cm,无不适。1个月前复查B超发现胆囊结石增大至3cm,伴上腹部不适。查体:腹软,无压痛,肝、脾肋下未触及。最适合的治疗方法是
    A. 随诊观察,不予处理　　B. 消炎、利胆　　　　　C. 体外冲击波碎石
    D. 保胆取石术　　　　　E. 胆囊切除术(2024)

1099. 对于下列无症状的胆囊结石,不做胆囊切除,只需观察随诊的情况是
    A. 合并瓷化胆囊　　　　B. 伴有胆囊息肉　　　　C. 口服胆囊造影,胆囊不显影
    D. 结石直径小于1cm　　E. 合并糖尿病且糖尿病已控制时

1100. 胆囊切除手术中,不适合胆总管探查指征的是
    A. 胆总管有扩张　　　　B. 曾有梗阻性黄疸史　　C. 胆囊水肿
    D. 胆总管触到结石　　　E. 术中胆管造影示胆管结石

1101. 患者,女,31岁。腹痛、寒战、高热、黄疸反复发作3年。1天来上腹部持续性疼痛,伴阵发性绞痛,恶心,无呕吐。查体:体温38.6℃,巩膜黄染,右上腹压痛(+),无反跳痛,胆囊大,Murphy 征(+)。最佳处理措施是
    A. Oddi 括约肌切开术　　B. 胆囊造瘘术　　　　　C. 胆囊切除术
    D. 胆总管十二指肠吻合术　E. 胆囊切除术+胆总管探查T管引流术

1102. 患者,女,70岁。因胆总管结石急症行胆总管探查术后1周。T管每天引流400~600ml。最可能的原因是
    A. 肝脏功能障碍　　　　B. 肝内胆管结石　　　　C. 胆总管下端不通畅
    D. 胆总管T管引流通畅　E. 胆汁引流袋位置过低

1103. 腹腔镜胆囊切除优于开腹胆囊切除的点不包括
    A. 住院时间短　　　　　B. 术后疼痛轻　　　　　C. 可早期恢复正常活动
    D. 腹壁创伤的并发症少　E. 胆管损伤的风险性小

1104. 男,35岁。腹腔镜胆囊切除术后5天,腹胀伴皮肤黄染、粪便呈陶土样1天。查体:体温36.5℃,脉搏80次/分,呼吸18次/分,血压120/80mmHg,皮肤、巩膜黄染,双肺呼吸音清,未闻及干、湿啰音,心律齐,右上腹轻度压痛,无反跳痛,移动性浊音(-)。最可能的原因是
    A. 胃损伤　　　　　　　B. 结肠肝曲损伤　　　　C. 胆囊管残端漏
    D. 十二指肠损伤　　　　E. 胆总管损伤

1105. 患者,女性,55岁。上腹部绞痛伴高热1天,皮肤黄染2小时。1天前患者饱餐后出现阵发性右上腹痛,进行性加剧,向右肩放射,呕吐2次,为胃内容物,量约200ml。尿色深黄。查体:体温39.6℃,脉搏108次/分,呼吸30次/分,血压150/95mmHg,皮肤、巩膜黄染,心、肺(-),右上腹肌紧张,压痛、反跳痛(+)。该患者最可能的诊断是
    A. 胆囊结石　　　　　　B. 急性胆囊炎　　　　　C. 肝外胆管结石
    D. 胰头癌　　　　　　　E. 急性梗阻性化脓性胆管炎(2024)

1106. 女,58岁。因胆囊结石、肝内胆管结石合并肝左外叶萎缩,行胆囊切除、肝左外叶切除、胆总管切

开取石及 T 管引流术。术后 2 周来院复查,为了解胆总管是否残留结石,应进行的检查是
A. 腹部 B 超　　　　　　　B. 经 T 管胆道造影　　　　C. PTCD
D. MRCP　　　　　　　　E. ERCP(2022)

A. 增强 CT　　　　　　　B. B 超　　　　　　　　　C. 经皮肝穿刺胆管造影(PTC)
D. MRI　　　　　　　　　E. 内镜逆行胰胆管造影术(ERCP)
1107. 胆道疾病检查首选
1108. 易诱发急性胰腺炎的是

A. 右上腹剧烈疼痛而体征轻微　　　　B. 右上腹持续性疼痛伴体质消瘦
C. 右上腹绞痛伴寒战、高热、黄疸　　　D. 右上腹持续性疼痛伴发热
E. 右上腹钝痛伴黄疸进行性加重
1109. 胆道蛔虫病
1110. 胆总管结石

A. 胆总管结石　　　　　　B. 壶腹癌　　　　　　　　C. 胰头癌
D. 胆囊炎　　　　　　　　E. 肝门部肿瘤
1111. 不伴有胆囊肿大的疾病是
1112. 右上腹绞痛伴黄疸的疾病是

A. 急性胰腺炎　　　　　　B. 胆管结石继发胆管炎　　　C. 急性十二指肠憩室炎
D. 急性胃炎　　　　　　　E. 急性胆囊炎
1113. Charcot 三联征出现于
1114. Murphy 征出现于

(1115~1116 题共用题干)患者,女性,73 岁。突发腹痛伴寒战、高热 5 天,巩膜黄染 2 天。查体:体温 39.1℃,脉搏 104 次/分,呼吸 22 次/分,血压 100/72mmHg。上腹肌紧张,压痛,反跳痛(+),肝脾未触及,肠鸣音 2~3 次/分。血 WBC16×10^9/L,N0.79,ALT60U/L,AST55U/L,TBil69μmol/L,DBil61μmol/L,血、尿淀粉酶在正常范围。
1115. 为明确诊断,首选的检查是
A. MRCP　　　　　　　　B. 腹部 B 超　　　　　　　C. 腹部 CT
D. 腹部 X 线片　　　　　　E. ERCP
1116. 最适宜的急症手术是
A. 手术解除肠梗阻　　　　B. 胆总管探查+T 管引流术　C. 胆囊造瘘
D. 胆囊切除术　　　　　　E. 胰腺坏死组织清除+腹腔引流

二、急性胆囊炎(执业医师及助理医师均需掌握)
1117. 急性胆囊炎的常见病因是
A. 胆道蛔虫进入胆囊　　　B. 胆囊息肉继发感染　　　　C. 胆囊结石堵塞胆囊管
D. 胰腺炎致胰液反流　　　E. 胆总管下端梗阻
1118. 急性胆囊炎的临床表现不包括
A. 右上腹压痛　　　　　　B. 大多伴有黄疸　　　　　　C. 右上腹局限性肌紧张
D. 可伴有右肩部不适症状　E. 右上腹持续性痛并阵发性加重
1119. 急性胆囊炎最严重的并发症是
A. 细菌性肝脓肿　　　　　B. 胆囊积脓　　　　　　　　C. 胆囊坏疽、穿孔

D. 并发急性胰腺炎　　　　　E. 胆囊十二指肠内瘘

1120. 男,59岁。饱餐后右上腹绞痛,伴恶心、呕吐。查体:体温37.5℃,脉搏70次/分,呼吸19次/分,血压115/70mmHg,右上腹压痛,腹肌紧张,Murphy征阳性。该患者最可能的诊断是
　　A. 急性阑尾炎　　　　　B. 急性胰腺炎　　　　　C. 消化性溃疡穿孔
　　D. 急性腹膜炎　　　　　E. 急性胆囊炎(2024)

1121. 女性,42岁。饱餐后出现上腹部疼痛6小时。疼痛向右肩及右背部放射,伴恶心,无呕吐。查体:体温37.0℃,血压110/90mmHg,右上腹腹肌轻度紧张,有压痛、反跳痛。该患者可能出现的体征是
　　A. 胃肠蠕动波　　　　　B. 橄榄形包块　　　　　C. Cullen征
　　D. Murphy征　　　　　　E. 移动性浊音(2024)

1122. 患者,女,50岁。进餐后右上腹痛8小时,疼痛向右肩背部放射,伴恶心、呕吐。查体:体温38.5℃,脉搏100次/分。右上腹轻度肌紧张,有明显压痛。血WBC15×10⁹/L。该患者最可能的诊断是
　　A. 急性胰腺炎　　　　　B. 急性阑尾炎　　　　　C. 急性胆囊炎
　　D. 胃溃疡穿孔　　　　　E. 右肾结石

1123. 胆囊结石反复诱发急性胆囊炎最可靠的治疗是
　　A. 抗生素治疗　　　　　B. 口服溶石剂　　　　　C. 口服中药排石汤
　　D. 手术切除胆囊　　　　E. 碎石治疗

1124. 急性胆囊炎需要急诊手术的指征是
　　A. 发作24小时内　　　　B. 发作72小时以后　　　C. 经非手术治疗无效者
　　D. 伴右肩部疼痛者　　　E. 既往多次发作

1125. 关于急性非结石性胆囊炎的描述,正确的是
　　A. 易发生缺血、坏死　　B. 在急性胆囊炎中发生率最高　　C. 发病早期B超即可诊断
　　D. 腹痛症状易帮助诊断　E. 治疗方法与结石性胆囊炎相同

　　A. 阵发性绞痛　　　　　B. 持续性疼痛　　　　　C. 持续性疼痛阵发性加剧
　　D. 持续闷胀痛　　　　　E. 钻顶样绞痛

1126. 肝内胆管结石的疼痛是
1127. 急性胆囊炎的疼痛是
1128. 胆道蛔虫病的疼痛是

(1129~1130题共用题干)男,55岁。进食油腻食物后突发右上腹痛1天。腹痛向右肩部放射,伴恶心、呕吐。查体:体温37.4℃,脉搏80次/分,呼吸20次/分,血压130/70mmHg。皮肤巩膜无黄染。腹平软,右上腹压痛,无反跳痛,无腹肌紧张。墨菲征阳性。肠鸣音4次/分。

1129. 该患者最可能的诊断是
　　A. 急性胆囊炎　　　　　B. 急性胆管炎　　　　　C. 急性胃炎
　　D. 急性阑尾炎　　　　　E. 急性胰腺炎

1130. 为明确诊断,首选的检查是
　　A. 腹部B超　　　　　　B. 腹部CT　　　　　　　C. 腹部MRI
　　D. 血、尿淀粉酶测定　　E. 立位腹部X线平片

(1131~1133题共用题干)女性,48岁。突发右上腹剧烈绞痛,伴右肩背痛、恶心呕吐24小时。既往有类似发作。吃油脂含量高的食物后右上腹胀、嗳气。体温39.8℃,脉搏98次/分,血压140/90mmHg,无黄疸,可触及肿大胆囊,有明显腹膜刺激征,Murphy征阳性。

1131. 首先考虑的诊断是

A. 十二指肠溃疡   B. 肝外胆管结石   C. 急性化脓性胆囊炎
D. 急性胰腺炎   E. 急性梗阻性化脓性胆管炎

1132. 最重要的治疗方法是
A. 大剂量抗生素   B. 对症治疗   C. 禁食,输液
D. 胆囊切除术   E. 中药治疗

1133. 若有继发性腹膜炎,最多见的致病菌是
A. 厌氧菌   B. 大肠埃希菌   C. 变形杆菌
D. 溶血性链球菌   E. 肺炎双球菌

三、急性梗阻性化脓性胆管炎(执业医师及助理医师均需掌握)

1134. 急性梗阻性化脓性胆管炎特征性的表现是
A. Trendelenburg 征   B. Whipple 三联征   C. Reynolds 五联征
D. Babinski 征   E. Murphy 征

1135. 胆总管结石梗阻后最典型的临床表现是
A. Whipple 三联征   B. Charcot 三联征   C. Grey-Turner 征
D. Murphy 征阳性   E. Cullen 征

1136. 急性梗阻性化脓性胆管炎典型临床表现"Reynolds 五联征"不包括
A. 黄疸   B. 腹痛   C. 呕吐
D. 休克   E. 神经系统症状

1137. 患者,女性,55 岁。上腹部绞痛伴高热 1 天,皮肤黄染 2 小时。腹痛位于右上腹,呈阵发性、进行性加剧,向右肩放射,伴呕吐。尿少,尿色深黄。查体:体温 39.0℃,呼吸 18 次/分,脉搏 110 次/分,血压 86/55mmHg,神志模糊,皮肤、巩膜黄染,心、肺无明显异常,上腹肌紧张,压痛、反跳痛,肝、脾肋下未及。该患者最可能的诊断是
A. 胆囊结石   B. 急性胆囊炎   C. 肝外胆管结石
D. 胰头癌   E. 急性梗阻性化脓性胆管炎(2024)

1138. 女,45 岁。突发右上腹疼痛 6 小时。发病前曾进食油腻食物,伴发热,无寒战。查体:体温 39.6℃,脉搏 130 次/分,血压 86/60mmHg。神志淡漠,巩膜黄染,心、肺未见明显异常。右上腹压痛、反跳痛、肌紧张阳性。实验室检查:WBC20×10^9/L,TBil110μmol/L,DBil78μmol/L。腹部 B 超提示肝内外胆管扩张。该患者治疗的首要措施是
A. 胆道引流   B. 应用抗生素   C. 保护肝功能
D. 抗休克治疗   E. 解痉镇痛

1139. 患者,男,64 岁。上腹疼痛 5 小时。胆囊多发结石病史 5 年。查体:体温 38.3℃,脉搏 100 次/分,血压 85/60mmHg,皮肤、巩膜黄染,右上腹肌紧张,压痛(+)。为明确诊断,首选的检查是
A. 腹部 B 超   B. 腹部 CT   C. 胆道镜检查
D. 经皮肝穿刺胆管造影   E. 经内镜逆行胰胆管造影

(1140~1142 题共用题干)女,66 岁。右上腹疼痛伴发热、寒战 5 天。糖尿病病史 20 年,胆石症胆囊切除术后 2 年。查体:巩膜黄染,心、肺未见异常,肝肋下 2cm,压痛(+),肝区叩击痛(+)。血常规:WBC15×10^9/L,N0.85。

1140. 为明确诊断,首选的检查是
A. 腹部血管造影   B. 腹部 B 超   C. 腹部 X 线片
D. 肝脏穿刺   E. 静脉胆系造影

1141. 该患者最可能的病原体来源是

A. 皮肤及软组织 B. 胆道系统 C. 肠道
D. 呼吸系统 E. 泌尿系统

1142. 目前最重要的治疗是
A. 手术 B. 应用广谱抗生素 C. 抗结核
D. 抗真菌 E. 应用保肝药物

(1143~1145题共用题干)女,59岁。腹痛、高热、皮肤黄染2天。查体:体温40.1℃,脉搏110次/分,呼吸20次/分,血压80/45mmHg,神志模糊,皮肤明显黄染,腹部平坦,上腹正中偏右深压痛,无反跳痛,移动性浊音阴性,肠鸣音减弱。外周血:WBC18×10⁹/L,N0.9。腹部超声显示胆囊增大,胆总管直径1.5cm,胆总管下段可见一强回声后伴声影。

1143. 该患者最可能的诊断是
A. 肝脓肿 B. 肝内胆管结石 C. 急性胰腺炎
D. 急性胆囊炎 E. 急性梗阻性化脓性胆管炎(2024)

1144. 为明确诊断,还需要进行的检查是
A. PTC B. MRCP C. ERCP
D. 腹部CT E. 腹部立位X线平片(2024)

1145. 该患者急诊手术方式首选
A. 胰十二指肠切除术 B. 胆总管切开取石+T管引流 C. 经皮肝穿刺引流
D. 胆囊切除术 E. 胆总管空肠Roux-en-Y吻合术(2024)

(1146~1149题共用题干)女性,48岁。发作性剑突下及右上腹绞痛3天,伴有寒战,半年前有类似发作史。查体:体温39℃,脉搏110次/分,血压140/85mmHg。血常规检查:WBC12×10⁹/L,N80%,神志清楚,皮肤、巩膜轻度黄染,右肋缘下触及肿大的胆囊、触痛。

1146. 该患者最可能的诊断是
A. 细菌性肝脓肿 B. 肝外胆管结石并胆管炎 C. 急性化脓性胆囊炎
D. 肝内胆管结石并胆管炎 E. 急性梗阻性化脓性胆管炎

1147. 首选的检查方法是
A. 腹部B超 B. MRCP C. ERCP
D. PTC E. 腹部CT

1148. 该患者皮肤、巩膜黄染加重,体温升高至40℃,脉搏130次/分,血压90/60mmHg,神志不清。此时最可能的诊断为
A. 细菌性肝脓肿破裂 B. 肝外胆管结石并胆管炎 C. 急性化脓性胆囊炎、穿孔
D. 肝内胆管结石并胆管炎 E. 急性梗阻性化脓性胆管炎

1149. 该患者此时最有效的治疗是
A. 胆总管切开减压、T管引流 B. 联合应用大剂量抗生素 C. 补液、恢复血容量
D. 给予糖皮质激素 E. 物理降温,支持治疗

四、胆囊癌

2024年执业医师新增考点

五、胆管癌(执业医师需掌握)

1150. 胆管癌的主要临床表现是
A. 厌食、恶心、呕吐 B. 腹痛、黄疸 C. 腹痛、黄疸和寒战、高热
D. 无痛性黄疸 E. 体重明显减轻

1151. 患者,女,59岁。无痛性进行性皮肤、巩膜黄染3个月。查体:体温36.4℃,脉搏60次/分,血压120/90mmHg。皮肤巩膜黄染,右上腹可触及肿大的肝脏和胆囊,Murphy征(-)。首先进行的腹部影像学检查是
    A. MRI   B. B超   C. X线
    D. 核素扫描   E. CT

1152. 男性,65岁。皮肤、巩膜黄染进行性加重1个月来诊,自述尿色深黄,粪便灰白色。查体:胆囊无肿大,Murphy征阴性,腹部未触及肿块。诊断首先考虑为
    A. 胰头癌   B. 胆总管下端癌   C. 乏特壶腹癌
    D. 肝门部胆管癌   E. 十二指肠腺癌

1153. 男,60岁。上腹胀、隐痛伴皮肤黄染、食欲不振、厌油腻饮食1个月,症状进行性加重,体重共减轻5kg。10天前开始大便颜色逐渐变浅,近2天大便呈白陶土样。查体:巩膜明显黄染,肝肋下未触及,右肋缘下可触及肿大的胆囊底部,无触痛。实验室检查:血TBil340μmol/L,血AFP5μg/L。最可能的诊断是
    A. 胆囊结石   B. 肝门部胆管癌   C. 肝癌
    D. 胆总管下段癌   E. 胆总管结石

1154. 患者,男,40岁。巩膜及皮肤黄染1周。皮肤瘙痒,粪便颜色变白,无发热。查体:右肋下可触及囊性肿块,无压痛。引起黄疸的最可能原因是
    A. 溶血   B. 肝细胞损伤   C. 肝内胆汁淤积
    D. 肝外胆管梗阻   E. 肝细胞对非结合胆红素摄取障碍

1155. 男,56岁。皮肤黄染1个月,逐渐加深,伴皮肤瘙痒,大便灰白色,无发热。查体:体温36.8℃,脉搏85次/分,呼吸18次/分,血压130/80mmHg,巩膜、皮肤黄染,双肺呼吸音清,未闻及干、湿啰音,心律齐。腹软,肝肋下4cm,未触及肿大胆囊,Murphy征阴性。腹部CT:胆总管上段1.5~2cm占位病变。最适宜的术式是
    A. 左三叶肝切除   B. 全胰腺切除术   C. ERCP取石术
    D. 胰头十二指肠切除术 E. 肝门胆管、胆囊、部分肝外胆管及部分肝门区的肝组织切除

第22章 胰腺疾病

一、急性胰腺炎(执业医师及助理医师均需掌握)

1156. 国人急性胰腺炎最常见的病因是
    A. 药物   B. 自身免疫异常   C. 胆道疾病
    D. 高脂血症   E. 酒精(2021、2022)

1157. 可导致急性胰腺炎的药物是
    A. 法莫替丁   B. 青霉素   C. 生长抑素
    D. 奥美拉唑   E. 糖皮质激素

1158. 在中国,急性胰腺炎最常见的诱发因素是
    A. 暴饮暴食   B. 酗酒   C. 胆管结石病
    D. 胃肠炎   E. 甲状旁腺功能亢进

1159. 下列因素中,最有可能诱发急性胰腺炎的是
    A. 高血脂   B. 高血糖   C. 高尿酸

D. 高血钾　　　　　　　　E. 高血钠

1160. 急性胰腺炎的典型症状是
   A. 阵发上腹部钻顶样疼痛,辗转体位　　B. 上腹部剧烈疼痛,向左上臂内侧放射
   C. 上腹部持续性剧烈疼痛,向腰背部放射　　D. 上腹部烧灼样疼痛,进食后可缓解
   E. 脐周阵发性疼痛,停止自肛门排便和排气

1161. 患者,女,42岁。突发上腹剧痛6天,加重伴发热2天。查体:体温38℃,血压76/50mmHg。面色苍白,嗜睡,脉搏增速,尿少,中上腹压痛(+),伴反跳痛,上腹部可触及肿块,不活动。B超示胰腺周围液性包块,直径10cm。尿淀粉酶10000U/dl(Somogyi法),血 WBC18×10^9/L。引起该患者感染的致病菌最可能是
   A. 肠球菌　　　　　　　B. 大肠埃希菌　　　　　C. 结核分枝杆菌
   D. 溶血性链球菌　　　　E. 白色念珠菌

1162. 出血坏死性胰腺炎时的Cullen征是指
   A. 胁腹皮肤呈灰紫色斑　　B. 脐周皮肤呈灰紫色斑　　C. 胁腹皮肤青紫
   D. 脐周皮肤青紫　　　　　E. 脐周皮肤红斑

1163. 患者出现Grey-Turner征的病理生理改变是
   A. 急性腹膜炎　　　　　　B. 腹腔间隔室综合征　　　C. 急性水肿性胰腺炎
   D. 急性出血坏死性胰腺炎　E. 腹腔内出血(2022)

1164. 急性胰腺炎最常见的并发症是
   A. 上消化道大出血　　　　B. 血栓性静脉炎　　　　　C. 胰腺假性囊肿
   D. 胰性脑病　　　　　　　E. 急性肾衰竭

1165. 女,40岁。确诊为急性胰腺炎,内科正规治疗2周后体温仍在38~39℃,左上腹部压痛明显。尿淀粉酶256U/dl(Winslow法),血白细胞16×10^9/L,可能性最大的是
   A. 病情迁延未愈　　　　　B. 并发胰腺脓肿　　　　　C. 并发胰腺假性囊肿
   D. 败血症　　　　　　　　E. 合并急性胆囊炎

1166. 男,55岁。饮酒及高脂饮食后突发上腹疼痛4小时,向背部放射,伴呕吐、大汗、尿黄色。对诊断最有帮助的辅助检查是
   A. 上消化道X线钡剂造影　B. 腹部CT　　　　　　　C. 肝胆核素扫描
   D. 立位腹部X线片　　　　E. 胃镜

1167. 有关急性胰腺炎时淀粉酶的变化,错误的是
   A. 血清淀粉酶的高低与病情严重程度成正比　B. 发病后血清淀粉酶升高早于尿淀粉酶
   C. 胸、腹水中淀粉酶也可升高　　　　　　　D. 尿淀粉酶升高持续时间比血清淀粉酶长
   E. 血清淀粉酶超过正常值5倍可诊断本病

1168. 急性胰腺炎患者血清淀粉酶值的高峰出现在发病后
   A. 4小时　　　　　　　　B. 8小时　　　　　　　　C. 12小时
   D. 24小时　　　　　　　 E. 48小时

1169. 急性胰腺炎诊断中,不正确的是
   A. 血清淀粉酶在发病数小时开始升高　　　　B. 血清淀粉酶在发病后24小时达高峰
   C. 血清淀粉酶值高于128Winslow单位　　　　D. 血清淀粉酶值高低与病情轻重成正比
   E. 尿淀粉酶在发病12~24小时后开始上升

1170. 下列有关急性胰腺炎的各项检查中,最早出现异常的是
   A. 血清脂肪酶　　　　　　B. 血清乳酸脱氢酶　　　　C. 血清淀粉酶
   D. 尿淀粉酶　　　　　　　E. 血清正铁血白蛋白

1171. 急性胰腺炎首选的影像学检查方法是
 A. 腹部B超 B. 腹部X线片 C. 增强CT扫描
 D. MRI E. 腹部透视

1172. 对重症急性胰腺炎的诊断最有意义的检查是
 A. 腹部增强CT B. 血清脂肪酶 C. 血清淀粉酶
 D. 尿淀粉酶 E. 腹部B超

1173. 女,54岁。有胆囊结石病史8年。上腹剧痛2天,向腰部放射,伴恶心、呕吐,血淀粉酶升高2倍。最有价值的检查是
 A. 腹部平片 B. 上消化道钡餐 C. 心电图
 D. 腹部CT E. 胃镜

1174. 女,29岁。进油腻食物后上腹痛7小时,伴呕吐。疼痛呈持续性,向腰背部放射,蜷曲体位稍减轻,排成形大便1次。查体:左中上腹部明显压痛,无反跳痛,墨菲征阴性。最可能的诊断是
 A. 急性阑尾炎 B. 急性肠梗阻 C. 急性胆囊炎
 D. 急性胃炎 E. 急性胰腺炎

1175. 患者,男,30岁。1天前大量饮酒后出现上腹痛,呕吐,吐后疼痛不减轻,加重伴腹胀3小时。血压80/60mmHg,脉搏120次/分,脐周及背部可见大片青紫色瘀斑。血淀粉酶650U/dl(Somogyi)。最可能的诊断为
 A. 急性轻型胰腺炎 B. 急性重型胰腺炎 C. 急性胆囊炎
 D. 急性肠梗阻 E. 急性胃肠炎

1176. 患者,男性,40岁。晚餐后5小时开始上腹疼痛,向左肩、腰、背部放射及恶心、呕吐、腹胀,现已37个小时。曾有胆结石史。查体:呼吸24次/分,体温38.9℃,血压90/75mmHg。巩膜可疑黄染,全腹压痛,伴肌紧张和反跳痛,移动性浊音阳性。血白细胞16×10^9/L,中性粒细胞89%。为确定诊断,最有价值的检查是
 A. 测定血淀粉酶 B. 测定尿淀粉酶 C. 腹部X线片
 D. 腹部超声 E. 腹腔穿刺液检查并测定淀粉酶

1177. 急性出血坏死性胰腺炎常发生
 A. 血钙升高 B. 血糖降低 C. 血清淀粉酶可降低
 D. 血钾升高 E. 白细胞多数降低

1178. 提示急性胰腺炎病情加重的实验室检查指标是
 A. 血钙降低 B. 血清淀粉酶升高 C. 尿淀粉酶升高
 D. 血清脂肪酶升高 E. 血清正铁白蛋白升高(2022)

1179. 鉴别水肿性和出血坏死性急性胰腺炎,下列哪项意义不大?
 A. 血清淀粉酶增高 B. 血钙降低 C. 血清正铁血白蛋白阳性
 D. 发病后很快出现休克 E. 胁腹部及脐周皮肤出现紫色瘀斑

1180. 治疗急性胰腺炎时禁用
 A. 抗胆碱药物 B. 吗啡止痛 C. 5-氟尿嘧啶
 D. 钙剂 E. 抗生素

1181. 急性胰腺炎治疗时,下列属抑制胰酶活性的药物是
 A. 抑肽酶 B. 胰升糖素 C. 降钙素
 D. 生长抑素 E. 奥曲肽

1182. 轻型急性胰腺炎治疗中,不是必需措施的为
 A. 禁食 B. 抑制胰腺分泌药物 C. 维持水电解质平衡

D. 对症治疗 E. 预防感染

1183. 治疗重症胰腺炎合并肠麻痹的患者时,不宜应用的药物是
A. 抗生素 B. 抗酸药 C. 抑酸药
D. 抗胆碱药 E. 抑制胰酶活性药

1184. 患者,女,57岁。上腹痛伴寒战、高热、黄疸3天,加重伴呕吐2天。查体:体温39.2℃,脉搏100次/分,血压120/90mmHg,急性病容,皮肤、巩膜黄染,上腹部压痛(+),轻度反跳痛。白细胞计数$21×10^9$/L,中性粒细胞0.91。血淀粉酶明显升高,血钙1.9mmol/L。最主要的处理措施是
A. 静脉点滴抗生素 B. 皮下注射吗啡 C. 急诊剖腹探查
D. 静脉点滴生长抑素 E. 补液输血

1185. 急性胰腺炎的手术指征不包括
A. 伴胆总管下端梗阻 B. 合并大出血或假性囊肿 C. 胰周组织坏死继发感染
D. 血清淀粉酶>1000U/L E. 急性腹膜炎不能排除其他急腹症(2023)

1186. 患者,男,40岁。饮酒后突发腹痛24小时,腹痛剧烈,呈持续性,腹痛从上腹部很快波及全腹,伴恶心、呕吐。查体:腹部膨胀,全腹肌紧张,有压痛、反跳痛,脐周Cullen征(+)。血清淀粉酶8500U/L(Somogyi法)。决定手术治疗,术中常规处理措施最重要的是
A. 胰腺部分切除 B. 胆囊切除术 C. 空肠造瘘或胃造瘘
D. 探查并解除胆道梗阻 E. 坏死组织清除加引流术

1187. 治疗时需要绝对禁食的疾病是
A. 急性胰腺炎早期 B. 急性糜烂出血性胃炎 C. 慢性透壁性溃疡
D. 持续潜血阳性 E. 肝性脑病昏迷

A. 腹壁反射消失 B. 腱反射亢进 C. Grey-Turner征阳性
D. 扑翼样震颤阳性 E. Babinski征阳性

1188. 对急性重症胰腺炎诊断帮助最大的是
1189. 对肝性脑病诊断帮助最大的是

A. 一侧腹部阵发性绞痛,向会阴部放射
B. 上腹持续性剧烈疼痛,呈束带状,向腰背部放射
C. 上腹突发刀割样剧烈腹痛,迅速波及全腹
D. 上腹剧烈绞痛,阵发性发作,向右肩部放射
E. 上腹钻顶样剧烈腹痛,阵发性加剧,间歇期完全缓解

1190. 急性出血坏死性胰腺炎的腹痛特点是
1191. 胆总管结石嵌顿的腹痛特点是(2022)

A. Grey-turner征 B. Murphy征 C. Courvoisier征
D. 腹膜刺激征 E. 移动性浊音

1192. 重症急性胰腺炎最有意义的体征
1193. 消化性溃疡穿孔最有意义的体征(2024)

A. IgG4 B. 补体C3 C. 总胆固醇
D. 直接胆红素 E. 脂肪酶

1194. 对诊断自身免疫性胰腺炎最有价值的血清学检查是
1195. 对诊断急性胰腺炎最有价值的血清学检查是(2024)

(1196～1197题共用题干)患者,男,45岁。左上腹痛10小时。10小时前,暴饮暴食后出现持续性左上腹痛,向腰背部放射,呕吐胃内容物3次,每次量约150ml,呕吐之后腹痛不能缓解。查体:体温38.9℃,脉搏110次/分,呼吸20次/分,血压95/60mmHg。脐周皮肤大片青紫色瘀斑,全腹膨隆,左上腹肌紧张,压痛,反跳痛,移动性浊音阴性,肠鸣音减弱。实验室检查:血清淀粉酶900U/L,动脉血pH7.25。腹部CT示胰腺弥漫性肿大、周围有渗液。

1196. 该患者最可能出现的电解质紊乱是
A. 低钾血症　　　　B. 高钠血症　　　　C. 高钙血症
D. 低钙血症　　　　E. 高磷血症

1197. 针对该患者电解质紊乱的治疗措施是
A. 静脉滴注胰岛素　　B. 静脉注射呋塞米　　C. 口服阳离子交换树脂
D. 透析治疗　　　　E. 静脉注射葡萄糖酸钙(2024)

(1198～1200题共用题干)男,45岁。进食高脂餐并饮酒后上腹持续疼痛8小时,呕吐2次后疼痛无缓解。查体:体温37.8℃,上腹偏左压痛、反跳痛阳性。

1198. 最可能的诊断是
A. 急性胃炎　　　　B. 急性胆囊炎　　　　C. 肠梗阻
D. 急性胰腺炎　　　E. 急性心肌梗死

1199. 最有诊断意义的辅助检查是
A. 血清脂肪酶　　　B. 血常规　　　　　　C. 血清淀粉酶
D. 立位腹部X线片　 E. 心电图

1200. 如需使用抗生素治疗,抗生素选择的最佳配伍是甲硝唑和
A. 阿奇霉素　　　　B. 克林霉素　　　　　C. 环丙沙星
D. 亚胺培南　　　　E. 青霉素

(1201～1204题共用题干)男性,45岁。酗酒8小时后出现中上腹疼痛,放射至两侧腰部,伴恶心、呕吐。体检:腹部有压痛、肌紧张及两侧腰腹部出现蓝棕色斑,血压75/55mmHg,脉搏110次/分。

1201. 最可能的诊断是
A. 急性胆囊炎　　　B. 急性胃炎　　　　　C. 急性肠梗阻
D. 急性胰腺炎　　　E. 急性胆管炎

1202. 下列检查应首先选择
A. 血、尿常规　　　　B. 尿淀粉酶测定　　　C. 胸腹部X线片
D. 血清淀粉酶测定　　E. 腹部B超检查

1203. 对诊断困难者应进一步采取
A. 剖腹探查　　　　B. ERCP检查　　　　　C. 抗感染治疗下严密观察
D. 抗休克治疗　　　E. 腹腔穿刺

1204. 在诊断未明确之前,不应采用的治疗措施是
A. 禁食、胃肠减压　　B. 吗啡类止痛药　　　C. 胰酶抑制药
D. 体液补充　　　　　E. 营养支持

(1205～1207题共用题干)患者,男,30岁。餐后突发右上腹及剑突下痛,放射到右肩及后背部,2小时后疼痛剧烈,伴恶心,并吐出所进食物,仍不缓解,急诊就医。数年"胃病"史及胆石症病史,间有胆绞痛发作。查体:痛苦病容,体温37.2℃,呼吸28次/分,浅快,律齐。全腹胀,上腹肌紧张,压痛及反跳痛(+)。移动性浊音(±)。白细胞$12×10^9$/L,血红蛋白125g/L,尿淀粉酶400U(温氏法正

常值32U)。

1205. 下列初步诊断中,不可能的是
   A. 胃十二指肠溃疡穿孔   B. 急性胆囊炎   C. 急性肠梗阻
   D. 急性胰腺炎   E. 急性胃肠炎

1206. 排除该项诊断的最主要根据是
   A. 患者有持续腹痛   B. 尿淀粉酶轻度升高   C. 上腹部存在肌紧张及反跳痛
   D. 患者体温轻度升高   E. 患者有腹胀

1207. 为了确立诊断可选择的检查中,不包括
   A. 急诊B超检查   B. 立位腹部平片检查   C. 血淀粉酶检查
   D. 诊断性腹腔穿刺检查   E. 急诊上消化道钡餐检查

(1208~1210题共用题干)男,44岁。大量饮酒后出现上腹部剧烈疼痛,伴呕吐,呕吐后腹痛不缓解。保守治疗2天,病情持续恶化,并出现休克。查体:体温38.9℃,脐周及背部可见大片青紫瘀斑,上腹腹肌紧张,压痛反跳痛明显,肠鸣音减弱。

1208. 首先考虑的诊断是
   A. 十二指肠乳头肿瘤   B. 消化性溃疡并穿孔   C. 急性肝脓肿
   D. 重症急性胰腺炎   E. 急性梗阻性化脓性胆管炎

1209. 为明确诊断,首选的辅助检查是
   A. 腹部X线片   B. 腹部B超   C. 血常规
   D. 血CA19-9   E. 肝功能

1210. 最重要的治疗措施是
   A. 抗休克治疗   B. 急诊治疗   C. 择期手术
   D. 纠正休克后急诊手术   E. 应用广谱抗生素

(1211~1214题共用题干)男性,41岁。上腹疼痛7小时。伴发热,体温38.5℃,频繁呕吐。查体发现上腹部肌紧张,压痛,无移动性浊音。血白细胞15×10⁹/L。X线检查:膈下未见游离气体。

1211. 最可能的诊断是
   A. 急性心肌梗死   B. 急性胰腺炎   C. 胆石症
   D. 胃溃疡穿孔   E. 肠梗阻

1212. 为明确诊断,急需检查的项目是
   A. 血清淀粉酶   B. 血常规   C. 血清脂肪酶
   D. 尿淀粉酶   E. 尿常规

1213. 治疗的基本措施是
   A. 急诊手术   B. 禁食和胃肠减压   C. 腹腔穿刺引流
   D. 腹腔镜切除胆囊   E. 应用大量广谱抗生素

1214. 若患者治疗期间出现上腹部包块,首先考虑的诊断是
   A. 腹膜转移癌   B. 粘连性肠梗阻   C. 胰腺假性囊肿
   D. 胰腺癌   E. 结肠癌

(1215~1217题共用题干)男,50岁。饮酒后出现持续性上腹痛8小时,向腰背部放射,伴恶心、呕吐,无腹泻。查体:体温37℃,中上腹部压痛(+),无肌紧张及反跳痛,Murphy征(-)。

1215. 最可能的诊断是
   A. 急性胆囊炎   B. 急性胰腺炎   C. 消化性溃疡

D. 急性胃炎　　　　　　　　E. 急性肠梗阻

1216. 为明确诊断,最重要的检查是
A. 血尿淀粉酶　　　　　　B. 血清电解质　　　　　　C. 胃镜
D. 立位腹部 X 线片　　　　E. 腹部 B 超

1217. 目前最重要的治疗是
A. 手术治疗　　　　　　　B. 应用质子泵抑制剂　　　C. 应用广谱抗生素
D. 对症治疗　　　　　　　E. 禁食、补液

(1218~1220 题共用题干)患者,男,50 岁。饮酒后上腹部胀痛 8 小时,伴呕吐,无腹泻。查体:体温 37.8℃,血压 80/50mmHg,肥胖,Grey-Turner 征(+),上腹部压痛(+),局部肌肉紧张。腹部 B 超:胆囊结石,胰腺显示不清楚。

1218. 目前对诊断意义最小的检查是
A. 血常规　　　　　　　　B. 血清脂肪酶　　　　　　C. 血尿淀粉酶
D. C 反应蛋白　　　　　　E. 血生化

1219. 对明确诊断和治疗措施选择最有价值的检查是
A. 腹部 MRI　　　　　　　B. 腹部 B 超　　　　　　　C. 腹部 CT
D. 腹部增强 CT　　　　　　E. ERCP

1220. 目前不宜进行的治疗是
A. 静脉应用抗生素　　　　B. 静脉应用生长抑素　　　C. 静脉应用高浓度脂肪乳剂
D. 补充血容量　　　　　　E. 胃肠减压

二、慢性胰腺炎(执业医师需掌握)

1221. 男,70 岁。上腹痛 1 年,进食后加重,大便 10 次/天,可见脂肪滴。查体:上腹中部压痛(+)。腹部 B 超示胰腺多发钙化灶。应给予的药物是
A. 解痉止痛药物　　　　　B. 胰酶制剂　　　　　　　C. 消炎利胆药物
D. 钙通道阻滞剂　　　　　E. 质子泵抑制剂(2021)

1222. 患者,女,50 岁。反复上腹疼痛 6 年余,平卧时加重,弯腰可减轻。查体:上腹部轻压痛。腹部摄片示左上腹部钙化。最可能的诊断为
A. 慢性胃炎　　　　　　　B. 慢性胆囊炎　　　　　　C. 慢性胰腺炎
D. 十二指肠溃疡　　　　　E. 胃溃疡(2020)

三、胰腺癌(执业医师及助理医师均需掌握)

1223. 胰头癌最常见的病理类型是
A. 腺泡细胞癌　　　　　　B. 乳头状癌　　　　　　　C. 未分化癌
D. 黏液腺癌　　　　　　　E. 导管细胞腺癌

1224. 胰头癌最主要的临床表现是
A. 左上腹痛、疼痛尤剧　　B. 无痛性梗阻性黄疸　　　C. 消瘦、贫血
D. 食欲下降　　　　　　　E. 腹部肿块

1225. 胰头癌最常见的临床表现是
A. 腹痛、黄疸和消瘦　　　B. 腹痛、黄疸和呕吐　　　C. 腹痛、黄疸和上腹包块
D. 黄疸、消瘦和上腹包块　E. 黄疸、消瘦和腹胀

1226. 中晚期胰头癌最突出的临床特点是
A. 食欲不振、体重减轻　　B. 寒战高热　　　　　　　C. 持续性剧烈腰背痛

D. 渐进性无痛黄疸　　　　　E. 肝脾大

1227. 胰头癌常见的首发临床表现是
A. 黄疸　　　　　　　　　B. 稀便　　　　　　　　　C. 贫血
D. 上腹隐痛　　　　　　　E. 皮肤瘙痒

1228. 男,60岁。发现皮肤黄染、尿色变深伴皮肤瘙痒 2 周。查体:皮肤巩膜黄染,右上腹可触及无痛性圆形肿块,随呼吸上下活动。该肿块可能是
A. 胆总管囊肿　　　　　　B. 肝囊肿　　　　　　　　C. 胆囊
D. 胰头癌　　　　　　　　E. 胆管癌

1229. 男,56岁。皮肤黄染进行性加重 2 个月,体重减轻 5kg。查体:体温 37.2℃,皮肤黄染,右肋下可触及肿大的胆囊,无压痛。实验室检查:血清淀粉酶正常,血总胆红素 222μmol/L。最可能的诊断是
A. 慢性胰腺炎　　　　　　B. 胰头癌　　　　　　　　C. 胆总管结石
D. 胆囊癌　　　　　　　　E. 肝门部胆管癌(2023)

1230. 患者,男,56岁。无痛性黄疸 2 个月,呈渐进性加重。手术探查时见胆囊肿大,胆总管增粗,直径约 1.8cm,胰头部可触及 3cm×3cm 质硬肿块,尚能推动。正确的手术方式是
A. 胰头十二指肠切除术　　B. 胰腺空肠吻合术　　　　C. 胰头部分切除术
D. 全胰切除术　　　　　　E. 胆囊空肠吻合术

1231. 术前判断胰头癌是否侵犯大血管的首选检查方法是
A. 内镜超声　　　　　　　B. 腹腔血管造影　　　　　C. 增强 CT
D. B 超　　　　　　　　　E. MRCP

1232. 女,55岁。上腹隐痛、皮肤巩膜黄染 1 个月,呈进行性加重,伴乏力、食欲不振。查体:体温 36.5℃,脉搏 80 次/分,呼吸 18 次/分,血压 120/80mmHg,双肺呼吸音清,未闻及干、湿啰音,心率 80 次/分,心律齐,腹部膨隆,腹软,未触及包块,肠鸣音减弱。血 CA19-9 和 CEA 增高。为明确诊断和设计手术方案,最有意义的检查方法是
A. 上消化道钡剂造影　　　B. 腹部 MRI　　　　　　　C. 腹部增强 CT
D. ERCP　　　　　　　　　E. 腹部 B 超

1233. 常用于胰腺癌诊断和术后随访的肿瘤标志物为
A. CA19-9　　　　　　　　B. CA153　　　　　　　　 C. CA125
D. AFP　　　　　　　　　 E. CEA

1234. 在梗阻性黄疸中,鉴别胆总管结石和胰头癌的主要依据是
A. 胆囊肿大　　　　　　　B. 黄疸进行性加重　　　　C. 皮肤瘙痒
D. 肝功能改变分析　　　　E. 血尿淀粉酶变化时间和幅度

1235. 目前胰腺癌患者预后较差的最主要原因是
A. 胰、十二指肠切除术,对患者创伤大　　B. 黄疸对肝功能影响较大
C. 早期症状不明显,发现和确诊晚　　　　D. 肿瘤细胞胰管浸润
E. 患者消化不良,营养状况差

1236. 男,68岁。皮肤及巩膜黄染 2 周,无腹痛及发热。查体:皮肤巩膜明显黄染,右上腹可触及肿大的胆囊,张力高,无压痛。最可能的诊断是
A. 胆管结石　　　　　　　B. 肝癌　　　　　　　　　C. 慢性胰腺炎
D. 胆囊结石　　　　　　　E. 胰头癌

A. 壶腹部肿瘤　　　　　　B. 胆总管结石　　　　　　C. 病毒性肝炎
D. 肝硬化　　　　　　　　E. 原发性肝癌

1237. 患者有黄疸症状,伴有上腹绞痛、寒战、高热。最可能的病因诊断是
1238. 患者有黄疸症状,无腹痛、发热,查体可触及肿大的胆囊,但无压痛。最可能的诊断是

(1239~1240题共用题干)男,60岁。皮肤巩膜黄染、上腹不适伴消瘦3周。查体:皮肤、巩膜黄染,可触及肿大胆囊,无触痛。实验室检查:TBil465μmol/L,DBil183μmol/L,CA19-9 184600U/L。腹部CT显示肝脏无占位性病变,胰腺钩突部低密度影,肝内外胆管扩张。

1239. 最可能的诊断是
A. 胰腺癌 B. 胆总管结石 C. 慢性肝炎
D. 慢性胆囊炎 E. 慢性胃炎

1240. 该患者最恰当的手术方式是
A. 胰十二指肠切除术 B. 胆总管取石,T管引流 C. 胆囊切除
D. 胆总管空肠吻合术 E. 经皮经肝胆囊穿刺引流术(2024)

四、壶腹癌

2024年执业医师新增考点

第23章 周围血管疾病

一、动脉粥样硬化闭塞症与血栓闭塞性脉管炎(执业医师需掌握)

1241. 血栓闭塞性脉管炎查体的特异性体征是
A. 足背动脉搏动消失 B. Homans征阳性 C. Trendelenburg试验阳性
D. Perthes试验阳性 E. Buerger试验阳性

1242. 周围血管疾病用测定双侧肢体皮肤温差的方法判断动脉血流减少情况,温度相差至少应大于
A. 0.5℃ B. 1.0℃ C. 1.5℃
D. 2.0℃ E. 2.5℃(2019)

1243. 以缺血性静息痛为主要症状时,提示血栓闭塞性脉管炎的分期是
A. Ⅰ期 B. Ⅱa期 C. Ⅱb期
D. Ⅲ期 E. Ⅳ期(2020)

1244. 男,45岁。双下肢疼痛1年,加重1个月。近1年来出现双下肢疼痛,行走150m左右需停下来休息后才能再次行走。吸烟史20年,8支/天。查体:体温36.8℃,脉搏120次/分,呼吸18次/分,心、肺、腹查体未见异常,双下肢皮温降低,足背动脉搏动消失,考虑血栓闭塞性脉管炎。其临床分期为
A. Ⅰ期 B. Ⅱa期 C. Ⅱb期
D. Ⅲ期 E. Ⅳ期(2021)

1245. 男,76岁。左下肢跛行3年,加重1个月。既往高血压病史8年,冠心病病史5年,曾行冠状动脉支架置入术。查体:血压150/90mmHg,左足苍白,左足及左下肢皮温明显降低,左足背动脉、腘动脉搏动消失,左股动脉可触及搏动。最可能的诊断是左下肢
A. 急性动脉栓塞 B. 动脉硬化性闭塞症 C. 血栓闭塞性脉管炎
D. 深静脉血栓形成 E. 血栓性浅静脉炎

1246. 男,35岁。吸烟史15年,每天20支。无高血压、糖尿病病史。平时感右足发凉,怕冷,有麻木感,稍长距离步行后感右小腿疼痛,肌肉抽搐而跛行,稍休息后症状消失。查体:右足背动脉搏动减

弱。最可能的诊断是

 A. 原发性下肢静脉曲张   B. 动脉硬化性闭塞症   C. 血栓闭塞性脉管炎

 D. 深静脉血栓形成   E. 血栓性浅静脉炎（2024）

1247. 男,35岁。左下肢麻痛3年,间歇性跛行1年,左下肢疼痛逐渐加重,夜间疼痛更甚。吸烟史30年。查体:屈膝伸髋试验阳性,左小腿皮温较对侧降低,左侧足背动脉搏动消失。对该患者有助于诊断的试验是

 A. Perthes 试验   B. Buerger 试验   C. Pratt 试验

 D. Homans 试验   E. Trendelenburg 试验

1248. 男,40岁。行走时右小腿和足部出现间歇性疼痛1年余。近3个月夜间呈持续性疼痛。足趾呈紫黑色、干冷。有吸烟史30余年,每天2包。该患者不应选择的治疗措施是

 A. 热疗   B. 严格戒烟   C. 给予止痛剂及镇静剂

 D. 手术治疗   E. 高压氧舱治疗

1249. 男,40岁。右下肢畏寒、疼痛间断发作4年。吸烟8年余。无高血压、糖尿病病史。查体:右下肢皮温降低,足背动脉搏动减弱。下列治疗措施,错误的是

 A. 戒烟   B. 血管扩张药   C. 链激酶溶栓治疗

 D. 腰交感神经节切除术   E. 高压氧舱治疗

 A. 多为有吸烟嗜好的青年女性   B. 患肢踝关节过度背伸试验阳性

 C. 多有复发性游走性浅静脉炎病史   D. 患肢足背动脉搏动正常

 E. 多合并高血压、高脂血症、糖尿病

1250. 血栓闭塞性脉管炎的临床特点是

1251. 动脉硬化性闭塞症的临床特点是

（1252~1253题共用题干）男,38岁。下肢麻木、发凉,间歇性跛行8年,有20年吸烟史。近来病情发展,持续疼痛,夜间尤甚,右下肢肌肉萎缩,右足背动脉搏动消失,诊断为血栓闭塞性脉管炎。

1252. 初诊时最重要的医嘱是

 A. 卧床休息   B. 使用止痛药   C. 注意保暖

 D. 立即戒烟   E. 抬高患肢

1253. 不考虑该患者为下肢动脉硬化性闭塞症的主要依据是

 A. 患者年轻,病史长   B. 间歇性跛行   C. 足背动脉搏动消失

 D. 夜间疼痛重   E. 下肢肌肉萎缩

二、单纯性下肢静脉曲张（执业医师及助理医师均需掌握）

1254. 引起单纯性下肢静脉曲张的原因是

 A. 妊娠子宫压迫   B. 盆腔肿瘤压迫   C. 长时间站立

 D. 髂股静脉血栓形成   E. 静脉壁薄弱和静脉内压持续升高

1255. 与单纯下肢静脉曲张发病相关的因素不包括

 A. 遗传因素   B. 重体力劳动   C. 长期站立

 D. 妊娠   E. 慢性腹泻

1256. 女,33岁。右下肢浅静脉迂曲扩张3年。长时间站立,每天下午出现右下肢肿胀伴沉重感,近半年加重。若长期不予处理,可能出现的并发症不包括

 A. 足趾坏死   B. 皮肤溃疡   C. 血栓性静脉炎

 D. 足踝周围色素沉着   E. 曲张静脉出血

1257. 大隐静脉曲张症状严重，长期未规范治疗产生的并发症中，与营养障碍密切相关的是
   A. 皮下淤血　　　　　　　B. 局部血管破裂出血　　　　C. 血栓性静脉炎
   D. 皮肤溃疡　　　　　　　E. 下肢水肿

1258. 男，45岁。右下肢静脉迂曲扩张10年。近期出现右下肢酸胀感，白天活动后肿胀，晨起消失。查体：右下肢踝部轻度水肿，足靴区皮肤色素沉着，大腿下1/3内侧及小腿后方浅静脉明显扩张、迂曲，大隐静脉瓣膜功能试验（+），深静脉通畅试验（-），交通静脉瓣膜功能试验（-）。该患者最可能的诊断是
   A. 单纯性下肢静脉曲张　　B. 下肢深静脉血栓形成　　　C. 血栓闭塞性脉管炎
   D. 动静脉炎　　　　　　　E. 血栓性浅静脉炎（2018、2022）

1259. 诊断下肢大隐静脉曲张最可靠的依据是
   A. 大隐静脉瓣膜功能试验　B. 深静脉通畅试验　　　　　C. 交通静脉瓣膜功能试验
   D. 下肢静脉造影　　　　　E. 临床表现

1260. 下肢静脉曲张患者手术前应做的深静脉通畅试验，又称
   A. Trendelenburg试验　　　B. Perthes试验　　　　　　　C. Pratt试验
   D. Buerger试验　　　　　　E. Finkelstein试验

1261. 患者，女性，45岁。下肢沉重感并浅静脉扩张10年，久站加重，休息可缓解。既往高血压病史5年。查体：右下肢小腿内侧局部皮肤色素沉着，皮下可触及硬结，大隐静脉瓣膜功能试验（+）。该患者最可能的诊断是
   A. 原发性下肢静脉曲张　　B. 血栓性浅静脉炎　　　　　C. 动静脉瘘
   D. 动脉硬化性闭塞症　　　E. 原发性深静脉瓣膜功能不全

1262. 男，55岁。近10年来感左下肢酸胀，小腿内侧皮下静脉迂曲伴瘤样突起，下延至内踝部，皮肤色素沉着、湿疹样变。有高血压和糖尿病病史，药物控制。查体：左大隐静脉曲张明显，大隐静脉瓣膜功能不全。患者要求行大隐静脉手术，术前应做的最重要检查是
   A. Pratt试验　　　　　　　B. Perthes试验　　　　　　　C. Finkelstein试验
   D. Trendelenburg试验　　　E. Buerger试验

1263. 女性，60岁。左下肢静脉迂曲10年。近来发现久站后左下肢明显肿胀及皮肤瘙痒。查体：左小腿内侧多处浅静脉迂曲，无皮肤溃疡，无明显皮肤色素沉着。以下建议，不正确的是
   A. 避免久站　　　　　　　B. 避免久坐　　　　　　　　C. 减少下肢活动
   D. 使用弹力袜　　　　　　E. 休息时抬高患肢（2024）

1264. 处理下肢大隐静脉曲张的根本办法是
   A. 穿弹力袜或用弹力绷带　B. 硬化剂注射和压迫疗法　　C. 仅行静脉瓣膜修复术
   D. 内科药物治疗　　　　　E. 高位结扎和抽剥大隐静脉，并结扎功能不全的交通静脉

   A. 大隐静脉有无阻塞　　　B. 深静脉有无阻塞　　　　　C. 大隐静脉瓣膜功能
   D. 小隐静脉瓣膜功能　　　E. 交通静脉瓣膜功能

1265. Perthes试验的目的是检查

1266. Pratt试验的目的是检查

（1267~1268题共用题干）女，29岁。右下肢内侧静脉迂曲8个月。下午症状明显，伴酸痛。平卧位下肢曲张静脉消失后，症状缓解。查体：站立时可见右大、小腿内侧静脉迂曲，无色素沉着及皮肤溃疡。

1267. 最可能的诊断是
   A. 小隐静脉曲张　　　　　B. 大隐静脉曲张　　　　　　C. 动静脉瘘

D. 下肢静脉炎　　　　　　　E. 深静脉血栓形成

1268. 平卧位下肢曲张静脉消失后,于腹股沟下方扎橡胶带阻断大隐静脉,然后站立,未释放止血带曲张静脉即迅速充盈。其临床意义是
   A. 单纯性大隐静脉曲张　　B. 下肢深静脉血栓形成　　C. 隐-股静脉瓣膜功能不全
   D. 交通静脉瓣膜功能不全　E. 原发性下肢深静脉瓣膜功能不全

三、下肢深静脉血栓形成(执业医师及助理医师均需掌握)

1269. 造成下肢深静脉血栓形成的相关因素不包括
   A. 静脉损伤　　　　　　　B. 长期服用避孕药　　　　C. 久病卧床
   D. 妊娠　　　　　　　　　E. 脾功能亢进

1270. 女,26岁。剖宫产术后1周,左下肢肿胀5天。查体:左小腿Homans阳性。其病因不包括
   A. 高凝状态　　　　　　　B. 妊娠　　　　　　　　　C. 术后长时间卧床
   D. 剖宫产术后　　　　　　E. 早日下地活动(2022)

1271. 男,60岁。直肠癌根治术后4天。晨起时发现左下肢肿胀,左大腿皮温升高,股三角区深压痛,左足背动脉搏动存在。最可能的诊断是
   A. 血栓性浅静脉炎　　　　B. 下肢动脉栓塞　　　　　C. 下肢深静脉血栓形成
   D. 大隐静脉曲张　　　　　E. 淋巴水肿(2024)

1272. 男,35岁。左下肢突然肿胀24小时。起初左股三角区疼痛,皮肤温度增高,肿胀极度加重,左小腿和足背出现水疱,皮肤温度明显降低并呈青紫色(股青肿)。为挽救肢体首先应采取的措施是
   A. 肝素抗凝治疗　　　　　B. 右旋糖酐和丹参袪聚疗法　C. Fogarty导管取栓术
   D. 抬高患肢,使用利尿剂　E. 应用尿激酶溶栓

1273. 女,65岁。乳腺癌根治术后3天,晨起时突发左小腿疼痛,左足不能着地踏平,行走时疼痛加重。查体:左小腿肿胀,有深压痛,足背动脉搏动存在。对确诊最有意义的体征是
   A. Homans试验阳性　　　　B. Trendelenburg试验阳性　　C. Perthes试验阳性
   D. Pratt试验阳性　　　　　E. Buerger试验阳性

1274. 女,60岁。宫颈癌行子宫切除术后3天,晨起时突发左小腿疼痛,左足不能着地踏平,行走时疼痛加重。查体:左小腿肿胀,深压痛,足背动脉搏动存在。首选检查为
   A. 同位素骨扫描　　　　　B. 下肢CT　　　　　　　　C. 下肢X线片
   D. 下肢MRI　　　　　　　　E. 下肢超声多普勒

1275. 女,40岁。产后卧床5天,突发左下肢肿胀、疼痛。查体:左股三角区压痛阳性,左大腿肿胀,皮温升高,小腿前静脉扩张,无压痛。该患者血栓形成最可能的部位是
   A. 股静脉　　　　　　　　B. 小隐静脉　　　　　　　C. 腘静脉
   D. 大隐静脉　　　　　　　E. 髂-股静脉

1276. 男,55岁。胰头癌行胰十二指肠切除术后6天,发现整个右下肢肿胀。查体:右下肢皮温增高,股三角区深压痛,足背动脉搏动存在。错误的治疗措施是
   A. 应用止血药物　　　　　B. 口服阿司匹林　　　　　C. 皮下注射低分子肝素
   D. 卧床休息、抬高患肢　　E. 静脉输注低分子右旋糖酐

   A. 动脉硬化性闭塞症　　　B. 雷诺综合征　　　　　　C. 下肢深静脉血栓形成
   D. 血栓闭塞性脉管炎　　　E. 单纯性下肢静脉曲张

1277. 可通过高位结扎及剥脱术治疗的疾病是
1278. 可出现Homans征阳性的疾病是

(1279~1280题共用题干)男,50岁。因左侧腹股沟斜疝行无张力疝修补手术后第2天,突发左侧下肢肿胀,左侧髂窝、股三角区有疼痛和压痛,左下肢皮温升高。

1279. 该患者最可能的诊断是
　　A. 深静脉血栓形成　　　　B. 大隐静脉曲张　　　　C. 丹毒
　　D. 淋巴水肿　　　　　　　E. 皮肤管状淋巴管炎伴淋巴结炎

1280. 术后第3天,患者上厕所时突然出现呼吸困难,继而出现呼吸、心搏骤停。吸痰为血性,经抢救无效死亡。最可能的死亡原因是
　　A. 急性肺栓塞　　　　　　B. 急性脑出血　　　　　C. 急性心肌梗死
　　D. 呼吸道出血窒息　　　　E. 急性脑血栓形成(2023)

第24章　隐睾症与泌尿系统损伤

一、隐睾症(执业医师需掌握)

1281. 隐睾最严重的后果是
　　A. 不育　　　　　　　　　B. 睾丸炎　　　　　　　C. 睾丸恶变
　　D. 睾丸扭转　　　　　　　E. 睾丸萎缩

1282. 单侧隐睾手术治疗应在
　　A. 2岁以前　　　　　　　 B. 3~6岁　　　　　　　 C. 7~10岁
　　D. 青春期　　　　　　　　E. 婚后影响生育时

1283. 男孩,2岁。发现左腹股沟区包块1周。查体:左腹股沟区可触及一包块,大小1.5cm×2.0cm×1.5cm,质韧,光滑,活动可,不能还纳腹腔,左侧阴囊空虚。治疗宜选择
　　A. 继续观察　　　　　　　B. 注射绒毛膜促性腺激素　　　C. 睾丸固定术
　　D. 无张力疝修补术　　　　E. 睾丸自体移植术(2024)

1284. 男孩,2岁。右腹股沟包块,卧位可消失,右侧阴囊内未触及睾丸。B超示右侧睾丸位于右腹股沟。正确的治疗方法是
　　A. 腹股沟疝高位结扎术　　B. 右侧睾丸切除　　　　C. 睾丸下降固定术
　　D. 绒毛膜促性腺激素治疗　E. 疝囊高位结扎+睾丸下降固定术

二、泌尿系统损伤(执业医师及助理医师均需掌握)

1285. 肾损伤病情最严重的病理类型是
　　A. 自发性肾破裂　　　　　B. 肾挫伤　　　　　　　C. 肾部分裂伤
　　D. 肾全层裂伤　　　　　　E. 肾蒂血管损伤(2016、2022)

1286. 肾损伤血尿不明显的是
　　A. 肾挫伤　　　　　　　　B. 肾蒂断裂　　　　　　C. 肾全层裂伤
　　D. 肾部分裂伤　　　　　　E. 肾盂部分撕裂

1287. 男,40岁。因塌方右腰部被砸伤,伤后出现大量肉眼血尿,右肾区明显肿胀,压痛,皮下可见淤血斑,脉搏120次/分,血压80/50mmHg。印象诊断是
　　A. 肾挫伤　　　　　　　　B. 肾实质损伤　　　　　C. 肾实质与肾盂肾盏破裂
　　D. 肾全层裂伤　　　　　　E. 肾蒂断裂

1288. 协助诊断肾挫伤,首要的检查是

第十篇 外科学
第24章 隐睾症与泌尿系统损伤

　　A. 静脉尿路造影　　　　B. 腹部CT平扫　　　　C. 血细胞比容
　　D. 尿常规　　　　　　　E. 血肌酐

1289. 肾损伤不宜进行的检查是
　　A. B超　　　　　　　　B. CT　　　　　　　　　C. 逆行肾盂造影
　　D. 动脉造影　　　　　　E. 静脉尿路造影(2024)

1290. 男，22岁。因闭合性腹部损伤2小时入院。查体：体温37.6℃，脉搏110次/分，呼吸18次/分，血压80/60mmHg。快速补液后，急诊手术探查发现右侧腹膜后血性肿胀，右肾全层裂伤，有活动性出血，左肾未见异常。最合适的处理措施是
　　A. 纱布压迫止血　　　　B. 右肾修补术　　　　　C. 右肾大部切除术
　　D. 右肾切除术　　　　　E. 血肿切开引流(2024)

1291. 男，12岁。反复左腰部胀痛2年。查体：左腰部包块，质软，呈囊性感。B超提示左肾积水，肾皮质变薄。为了解左肾实质损害程度及分侧肾功能，首选的检查是
　　A. KUB　　　　　　　　B. 血BUN、Scr　　　　C. CT平扫
　　D. 放射性核素肾显像　　E. 逆行尿路造影

1292. 患者，男，25岁。发生右侧腹部及左下胸部撞击伤3小时。检查：神志清晰，体温37℃，血压80/60mmHg，脉率120次/分，左侧腹压痛，有轻度反跳痛及肌紧张。血白细胞20×10^9/L。尿镜检红细胞20个/HP，正确的急救处理是
　　A. 大剂量抗菌药物　　　B. 输血、输液　　　　　C. 密切观察
　　D. 25%甘露醇静脉注射　E. 纠正休克的同时，立即剖腹探查

1293. 尿道球部损伤的常见病因是
　　A. 骑跨伤　　　　　　　B. 插导尿管损伤　　　　C. 骨盆骨折
　　D. 前列腺损伤　　　　　E. 医源性损伤(2024)

1294. 男，40岁。4小时前不慎从2m高处跌下，骑跨在脚手架上。感会阴部疼痛，伤后小便未解。查体：会阴肿胀、淤血。行尿道逆行造影可见尿液外漏，最先外漏的部位是
　　A. 会阴浅筋膜　　　　　B. 会阴深筋膜　　　　　C. 腹壁周围
　　D. 膀胱周围　　　　　　E. 耻骨后间隙(2024)

1295. 男，20岁。墙体倒塌后砸伤下腹部2小时。无法排尿。查体：体温37.4℃，脉搏100次/分，呼吸18次/分，血压110/94mmHg。骨盆挤压试验和分离试验阳性。尿道口少量出血。最可能的合并伤是
　　A. 前尿道损伤　　　　　B. 后尿道损伤　　　　　C. 输尿管损伤
　　D. 膀胱损伤　　　　　　E. 肾皮质损伤(2024)

1296. 男，20岁。跨栏比赛时会阴部受伤。伤后会阴部疼痛、青紫，尿道出血，不能自行排尿。应考虑的诊断是
　　A. 睾丸损伤　　　　　　B. 尿道球部损伤　　　　C. 膀胱破裂
　　D. 耻骨骨折　　　　　　E. 后尿道损伤

1297. 以下关于尿道损伤的叙述，不正确的是
　　A. 前尿道损伤多发生于球部　　　　B. 阴茎部尿道损伤多见
　　C. 球部损伤多见于骑跨性损伤　　　D. 医源性尿道狭窄有增多趋势
　　E. 后尿道损伤多发生于骨盆骨折(2022)

1298. 男，25岁。骑跨性尿道损伤，不能自行排尿且有尿外渗。尿外渗的范围多见于
　　A. 前列腺周围　　　　　B. 会阴部及阴囊　　　　C. 腹腔
　　D. 膀胱周围　　　　　　E. 耻骨后间隙

1299. 患者，男，50岁。车祸致下腹部受伤2小时。查体：体温36.8℃，脉搏90次/分，呼吸20次/分，血

压 140/70mmHg,双肺呼吸音清,未闻及干、湿啰音,心律齐,未闻及杂音,下腹膨隆,有压痛,无肌紧张,移动性浊音阴性,耻骨联合处压痛,骨盆分离挤压试验阳性。予导尿,导尿管插入失败,导尿管尖端见血迹。最可能的原因是

 A. 导尿管插入深度不足 B. 导尿管阻塞 C. 导尿管插入方法不对
 D. 骨盆骨折合并膀胱损伤 E. 骨盆骨折合并尿道断裂

1300. 青年男性,自高处跌下,致骨盆骨折,发生排尿困难,尿潴留,会阴部肿胀,导尿管不能插入膀胱。损伤的部位应是

 A. 膀胱 B. 肛门直肠 C. 后尿道
 D. 尿道球部 E. 阴茎部尿道

1301. 尿道损伤患者首选哪种检查方法?

 A. 导尿术 B. B超 C. 尿道造影
 D. 尿道探子 E. 膀胱镜检查

1302. 男性患者后尿道损伤,针对尿道不全撕裂最常用的早期处理是

 A. 尿外渗引流术 B. 耻骨上高位膀胱造瘘术 C. 留置导尿管
 D. 经会阴尿道修补术 E. 尿道端端吻合术

1303. 男,45岁。高处坠落伤7小时,伤后未排尿。查体:神志清,血压80/55mmHg,血氧饱和度90%,颈部、背部、腰部、胸部无压痛,心率122次/分,腹部无压痛,肌紧张,上肢感觉活动正常,骨盆分离挤压试验(+),髋关节活动受限,大腿见多处皮肤擦伤并有沙粒污染,下肢感觉运动正常。入院后首先要进行的处理是

 A. 立即留置导尿 B. 临时固定骨盆 C. 立即清创,防止创面感染
 D. 立即开通静脉补液通路 E. 立即完善相关检查,明确诊断

1304. 男,25岁。骨盆骨折伴后尿道损伤,急性尿潴留,试插尿管失败。最佳急诊处理办法是

 A. 针灸 B. 热敷 C. 耻骨上膀胱造瘘
 D. 急症行尿道会师术 E. 急症行尿道断端吻合术

1305. 男,32岁。会阴部骑跨伤5小时。随后会阴部疼痛,尿道口滴血,不能自行排尿。生命体征稳定,阴囊肿大、青紫。该患者适宜的处理方法是

 A. 抗感染 B. 应用止血药 C. 膀胱造瘘
 D. 导尿 E. 经会阴尿道断端吻合+引流外渗尿液

 A. 试插导尿管 B. 尿道造影 C. 尿道探子
 D. B超 E. 尿道镜检查

1306. 确定尿道损伤部位及程度,应选用的方法是

1307. 检查尿道是否连续、完整,首选的方法是

(1308~1309题共用题干)男,35岁。会阴部骑跨伤,受伤后尿道外口滴血,排尿时疼痛加重,会阴部和阴囊处轻度肿胀、瘀斑。

1308. 该患者泌尿系统损伤的部位是

 A. 膀胱颈部 B. 尿道阴茎部 C. 尿道前列腺部
 D. 尿道球部 E. 尿道膜部

1309. 首选的处理方法是

 A. 膀胱造瘘 B. 尿道断端吻合 C. 单纯血肿清除
 D. 尿道会师复位 E. 试插导尿管引流尿液+抗感染治疗

(1310~1311题共用题干)男,50岁。车祸2小时急诊入院,经抢救后生命体征平稳,神志清醒。现出现下腹部疼痛,不能排尿4小时。查体:下腹部叩诊呈浊音,直肠指检可触及直肠前方饱满,前列腺尖端浮动感。X线片显示骨盆骨折(耻骨下支断裂)。

1310. 最可能的诊断是
  A. 肾损伤　　　　　　　B. 输尿管损伤　　　　　　C. 前尿道损伤
  D. 后尿道损伤　　　　　E. 膀胱破裂

1311. 后期需要补充的最重要的检查是
  A. 尿道造影　　　　　　B. 膀胱造影　　　　　　　C. CT
  D. B超　　　　　　　　　E. 静脉尿路造影

第25章　前列腺炎与附睾炎

一、前列腺炎(执业医师及助理医师均需掌握)

1312. 患者,男,40岁,出现排尿后尿道灼痛并溢尿6个月。前列腺按摩液检查:卵磷脂少量,白细胞20~30个/HPF。应诊断为
  A. 膀胱炎　　　　　　　B. 慢性前列腺炎　　　　　C. 尿道炎
  D. 肾结核　　　　　　　E. 膀胱结石

1313. 男,42岁。寒战、高热、尿频、尿急、尿痛、排尿困难、会阴部胀痛1天。查体:尿道口无分泌物和红肿。首先考虑的疾病是
  A. 膀胱结石　　　　　　B. 急性前列腺炎　　　　　C. 急性尿道炎
  D. 急性膀胱炎　　　　　E. 急性附睾炎

1314. 男,29岁。尿频、尿急、尿痛伴尿道内不适1年余。近日晨起排尿终末可见尿道口"滴白",下腹部及会阴部隐痛,无寒战和高热。最可能的诊断是
  A. 良性前列腺增生　　　B. 慢性膀胱炎　　　　　　C. 急性细菌性前列腺炎
  D. 慢性前列腺炎　　　　E. 慢性尿道炎

二、附睾炎(执业医师及助理医师均需掌握)

1315. 关于急性附睾炎的治疗,错误的是
  A. 将阴囊托起　　　　　B. 热敷　　　　　　　　　C. 性生活能减轻症状
  D. 抗生素治疗　　　　　E. 有脓肿形成时切开引流(2024)

第26章　泌尿系统与男性生殖系统结核

一、泌尿系统结核(执业医师及助理医师均需掌握)

1316. 病变在肾,但症状表现在膀胱的疾病是
  A. 肾癌　　　　　　　　B. 肾结石　　　　　　　　C. 肾结核
  D. 尿路感染　　　　　　E. 膀胱结石(2022)

1317. 肾结核多起源于
  A. 肠结核　　　　　　　B. 骨结核　　　　　　　　C. 肺结核

D. 膀胱结核　　　　　　　E. 生殖系结核

1318. 肾结核最具有特征性的临床表现是
　　A. 腰痛　　　　　　　B. 发热伴盗汗　　　　　　C. 肉眼血尿
　　D. 慢性膀胱刺激症状　　E. 消瘦

1319. 以尿频、尿急为主要症状,抗生素治疗无效的疾病是
　　A. 肾结核　　　　　　　B. 肾积水　　　　　　　　C. 肾肿瘤
　　D. 肾结石　　　　　　　E. 急性肾炎(2021)

1320. 女,31岁。反复尿频、尿痛1年,使用抗生素治疗无效。尿液检查的结果可能是
　　A. 尿呈酸性,有脓细胞,尿沉渣革兰氏染色无细菌
　　B. 尿呈酸性,有脓细胞,尿沉渣革兰氏染色有细菌
　　C. 尿呈中性,无脓细胞,尿沉渣革兰氏染色无细菌
　　D. 尿呈碱性,无脓细胞,尿沉渣革兰氏染色无细菌
　　E. 尿呈碱性,有脓细胞,尿沉渣革兰氏染色有细菌(2023)

1321. 对确诊肾结核有决定性意义的检查是
　　A. 膀胱镜检查　　　　　B. 尿液结核分枝杆菌培养　　C. 静脉尿路造影
　　D. 肾CT　　　　　　　　E. 尿液中找抗酸杆菌(2023)

1322. 患者,女,32岁。尿频、尿急、尿痛进行性加重半年。伴右侧腰部胀痛及午后低热,抗生素治疗不见好转。对诊断具有决定性意义的尿液检查是
　　A. 尿相差显微镜　　　　B. 尿蛋白定量　　　　　　C. 尿普通细菌培养
　　D. 尿细胞学检查　　　　E. 尿沉渣找结核分枝杆菌(2024)

1323. 对诊断肾结核最有意义的检查项目是
　　A. 尿路平片　　　　　　B. 肾图　　　　　　　　　C. B超
　　D. 静脉尿路造影　　　　E. 膀胱镜检

1324. 决定肾结核的治疗方法,除全身情况外主要依据
　　A. 膀胱刺激症状　　　　B. 血尿程度　　　　　　　C. 尿中找到结核分枝杆菌
　　D. 膀胱镜检查所见　　　E. 静脉尿路造影或逆行肾盂造影

1325. 慢性膀胱刺激症状患者,静脉尿路造影见右肾上盏有破坏,可能的诊断为
　　A. 右肾肿瘤　　　　　　B. 右肾盂肾炎　　　　　　C. 右肾炎
　　D. 右肾结核　　　　　　E. 右肾乳头炎

1326. 女,40岁。膀胱刺激征伴低热1周。尿常规:RBC20~30个/HPF,WBC20~30个/HPF。尿路平片可见肾脏钙化斑。最可能的诊断是
　　A. 急性肾小球肾炎　　　B. 肾结核　　　　　　　　C. 肾病综合征
　　D. 急性肾盂肾炎　　　　E. 急性膀胱炎(2024)

1327. 左肾结核无功能,右肾轻度积水,功能正常,经抗结核治疗仍有膀胱刺激症状。下步治疗方案为
　　A. 继续抗结核治疗　　　B. 加强支持疗法　　　　　C. 左肾切除术
　　D. 右肾造瘘术　　　　　E. 对症治疗

1328. 男,40岁。诊断左肾结核,右肾严重积水伴尿毒症,膀胱容量20ml。宜首先行
　　A. 膀胱扩大术　　　　　B. 右肾造瘘术　　　　　　C. 左肾切除术
　　D. 左肾结核病灶清除术　E. 膀胱造瘘术

1329. 女,25岁。右肾结核行右肾切除,抗结核治疗半年多,尿痛缓解,但尿频加重,每晚7~8次。静脉尿路造影见左肾显影尚好,仅伴轻度肾积水及膀胱挛缩,尿常规白细胞0~2个/HPF。现治疗应选择
　　A. 左肾造瘘术　　　　　B. 继续抗结核治疗　　　　C. 左输尿管皮肤造瘘术

D. 膀胱扩大术　　　　　　E. 膀胱造瘘术

A. 抗结核治疗　　　　　　B. 病灶清除术　　　　　　C. 肾部分切除术
D. 肾切除术　　　　　　　E. 肾造瘘

1330. 一侧肾结核无功能,对侧肾正常,应行
1331. 一侧肾结核无功能,对侧肾重度积水并有尿毒症,应先行
1332. 一侧肾结核,上肾盏有虫蚀样改变,应行

(1333~1334 题共用题干)女,32 岁。慢性膀胱刺激症状逐渐加重 3 个月。KUB+IVU 见右肾有钙化影,肾影增大,无功能。

1333. 应考虑的疾病是
　　A. 右肾结核　　　　　　B. 右肾肿瘤　　　　　　C. 右肾结石
　　D. 肾盂肾炎　　　　　　E. 右肾积水

1334. 对确诊最有价值的尿液检查是
　　A. 尿三杯试验　　　　　B. 尿蛋白测定　　　　　C. 尿结核分枝杆菌培养
　　D. 尿常规　　　　　　　E. 尿普通细菌培养

(1335~1336 题共用题干)患者,男,18 岁。反复左侧腰部胀痛 3 年余,B 超见左肾重度积水,左输尿管显示不清。总肾功能正常。尿常规:RBC(−),WBC 5~10 个/HPF。IVU 检查示左肾显影不清晰,右肾正常。

1335. 为明确病变部位,最常用的检查方法是
　　A. KUB　　　　　　　　B. 放射性核素肾显像　　C. B 超
　　D. 逆行肾盂造影　　　　E. CT 平扫

1336. 有效的治疗方法是
　　A. 抗感染治疗　　　　　B. 肾盂输尿管成形　　　C. 继续观察
　　D. 放置输尿管支架引流　E. 左肾切除

二、男性生殖系统结核(执业医师需掌握)

1337. 附睾结核多继发于
　　A. 肾结核　　　　　　　B. 骨结核　　　　　　　C. 淋巴结结核
　　D. 肠结核　　　　　　　E. 肺结核

(1338~1339 题共用题干)男,38 岁。会阴部不适,双侧睾丸疼痛 1 年。社区医院按"前列腺炎"治疗效果不明显,近期症状加重,出现血精。查体:睾丸正常,左侧附睾尾部肿大,质地偏硬,左输精管增粗,呈"串珠状"改变。直肠指检:前列腺略大,有大小不等的结节,无压痛。

1338. 最可能的诊断是
　　A. 前列腺癌　　　　　　B. 附睾、输精管炎　　　C. 精囊炎
　　D. 慢性前列腺炎　　　　E. 生殖系统结核

1339. 为协助诊断,需补充的最重要的病史是
　　A. 不洁性生活史　　　　B. 泌尿系统感染史　　　C. 附睾炎病史
　　D. 睾丸炎病史　　　　　E. 结核病史

第27章 泌尿系统梗阻

一、泌尿系统梗阻概述
2024年执业医师新增考点

二、肾积水（执业医师需掌握）

1340. 可同时了解肾积水患者的肾功能及其梗阻程度的检查方法是
 A. 逆行肾盂造影　　　　B. MRI　　　　　　　　C. CT
 D. B超　　　　　　　　E. 放射性核素肾图

1341. 女，16岁。反复左腰部胀痛不适2年。B超发现左肾积水6cm×4cm，上尿路未见结石。为明确病因，最有价值的检查是
 A. 腹部CT　　　　　　B. 腹部X线片　　　　　C. 静脉尿路造影
 D. 左侧逆行肾盂造影　　E. 放射性核素肾图

1342. 女孩，5岁。洗澡时被家长发现左上腹有一包块。B型超声示左肾体积增大，左肾集合部扩张达10cm，肾实质明显变薄，右肾形态正常。最可能的诊断是
 A. 输尿管结石　　　　　B. 输尿管肿瘤　　　　　C. 肾肿瘤
 D. 肾结核　　　　　　　E. 肾盂输尿管连接处狭窄（2024）

三、良性前列腺增生（执业医师及助理医师均需掌握）

1343. 前列腺增生的起始部位是
 A. 移行带　　　　　　　B. 外周带　　　　　　　C. 中央带
 D. 全部前列腺组织　　　E. 前列腺外科包膜

1344. 良性前列腺增生最早出现的症状往往是
 A. 尿频　　　　　　　　B. 排尿困难　　　　　　C. 血尿
 D. 尿痛　　　　　　　　E. 尿急（2018、2023）

1345. 良性前列腺增生最典型的临床表现是
 A. 血尿　　　　　　　　B. 尿频　　　　　　　　C. 尿失禁
 D. 夜尿增多　　　　　　E. 进行性排尿困难（2024）

1346. 男性充溢性尿失禁的常见原因是
 A. 使用利尿剂　　　　　B. 输尿管结石　　　　　C. 前列腺增生
 D. 下尿路感染　　　　　E. 直肠脱垂

1347. 男，70岁。进行性排尿困难3年，加重伴尿失禁2天。此尿失禁为
 A. 充溢性尿失禁　　　　B. 压力性尿失禁　　　　C. 真性尿失禁
 D. 混合性尿失禁　　　　E. 急迫性尿失禁

1348. 判断前列腺大小较准确的检查方法是
 A. 残余尿测定　　　　　B. B超　　　　　　　　C. 膀胱造影
 D. 直肠指检　　　　　　E. 膀胱镜检查

1349. 测定膀胱残余尿量，最准确的检查方法是
 A. 排泄性尿路造影　　　B. 膀胱区叩诊　　　　　C. 放射性核素肾图
 D. B超　　　　　　　　E. 排尿后导尿术测定

1350. 男,59岁。排尿困难2年。2年来排尿困难逐渐加重,表现为尿线变细,尿滴沥。夜尿3~4次,无尿痛及肉眼血尿。直肠指检及B超诊断为前列腺增生。确定排尿梗阻程度的有效检查方法是
    A. 残余尿测定　　　　　　B. MRI　　　　　　　　　C. 膀胱镜
    D. CT　　　　　　　　　　E. 尿流率测定

1351. 男,65岁。进行性排尿困难2年,加重3个月,药物治疗无效。B超检查:残余尿100ml,双肾无积水,最大尿流率10ml/s。心、肺、肝、肾功能正常。首选的治疗方法是
    A. 耻骨后前列腺切除　　　B. 经尿道热疗　　　　　　C. 耻骨上膀胱造瘘
    D. 经尿道前列腺切除　　　E. 耻骨上经膀胱前列腺切除

1352. 男,72岁。进行性排尿困难6年,近1周出现排尿疼痛伴发热,体温39℃。B超提示前列腺增大,残余尿量400ml,双肾积水。尿常规:WBC30~50个/HPF。血尿素氮及血肌酐升高。入院后首选的治疗是
    A. 抗感染治疗　　　　　　B. α受体阻滞剂　　　　　C. 5α还原酶抑制剂
    D. 前列腺切除　　　　　　E. 耻骨上膀胱造瘘+抗感染治疗

(1353~1354题共用题干)男性,68岁。饮酒后不能自行排尿5小时急诊住院。体检见耻骨上包块,有轻压痛。

1353. 该患者最可能的病因是
    A. 前列腺增生　　　　　　B. 尿道狭窄　　　　　　　C. 膀胱肿瘤
    D. 尿道结石　　　　　　　E. 神经性膀胱

1354. 要确诊病因,最简便的影像学检查是
    A. CT　　　　　　　　　　B. MRI　　　　　　　　　C. B超
    D. KUB　　　　　　　　　E. 膀胱造影检查

(1355~1356题共用题干)男,68岁。尿频、尿急5年,加重伴排尿困难10天。5年前出现尿频、尿急,偶有尿痛,伴夜尿增多,每晚2~3次。10天前饮酒后,尿频、尿急症状加剧,夜尿增至每晚4~5次,无血尿、腰痛。直肠指诊示前列腺增大,中央沟变浅,质硬,未触及硬性结节。B超示前列腺大小为4.4cm×3.1cm×3.0cm,外形规则,残余尿量60ml。血清PSA2.69μg/L。

1355. 该疾病早期累及的部位是
    A. 中央带　　　　　　　　B. 外周带　　　　　　　　C. 移行带
    D. 尿道部　　　　　　　　E. 尿道纤维括约肌

1356. 该患者首选的治疗方法是
    A. 等待观察　　　　　　　B. 留置导尿　　　　　　　C. 口服α受体拮抗剂
    D. 膀胱造瘘　　　　　　　E. 经尿道前列腺切除(2024)

(1357~1358题共用题干)男,72岁。尿频、排尿困难、尿滴沥,尿不成线半年余。曾发生急性尿潴留4次,经检查确诊为良性前列腺增生。肺、肝、肾功能检查未见异常。

1357. 最佳的治疗方法是
    A. 长期留置导尿管　　　　B. 服用5α还原酶抑制剂　　C. 手术治疗
    D. 抗感染治疗　　　　　　E. 尿道扩张

1358. 若患者选择保守治疗,常用的治疗方案是
    A. 间歇导尿　　　　　　　B. 抗感染治疗　　　　　　C. 尿道扩张
    D. 花粉制剂　　　　　　　E. α受体阻滞剂+5α还原酶抑制剂

(1359~1360题共用题干)男,70岁。进行性排尿困难10年,夜尿3~4次。从未药物治疗。直肠指

检:前列腺体积增大,中央沟消失,表面尚光滑,质地中等。B超:双肾无积水,输尿管未见扩张。最大尿流率 10ml/s。

1359. 首先考虑的疾病是
  A. 膀胱结石 B. 膀胱颈部挛缩 C. 前列腺癌
  D. 前列腺增生 E. 神经源性膀胱

1360. 首选的治疗方法是
  A. 膀胱造瘘 B. 根治性前列腺切除术 C. 口服多沙唑嗪+非那雄胺
  D. 膀胱切开取石 E. 经尿道前列腺切除术(TURP)

四、急性尿潴留(执业医师及助理医师均需掌握)

1361. 引起急性尿潴留的病因中,属于动力性梗阻的是
  A. 膀胱结石 B. 膀胱肿瘤 C. 尿道狭窄
  D. 外伤性脊髓损伤 E. 良性前列腺增生

1362. 急性尿潴留病因中,属于机械性梗阻的是
  A. 腰麻和肛管直肠术后 B. 外伤性高位截瘫 C. 使用阿托品后
  D. 长时间使用利尿剂 E. 尿道结石

1363. 老年男性急性尿潴留常见的病因是
  A. 前列腺增生 B. 尿道结石 C. 尿道损伤
  D. 膀胱异物 E. 尿道肿瘤

1364. 急性尿潴留时最常用的处理方法是
  A. 利尿 B. 针灸 C. 膀胱穿刺抽尿
  D. 膀胱造瘘 E. 导尿

1365. 男,70岁。良性前列腺增生 10年,口服药物治疗。1天前饮酒后出现不能自行排尿,下腹胀痛。首选的治疗方法是
  A. 耻骨上膀胱穿刺 B. 前列腺切除手术 C. 耻骨上膀胱穿刺造瘘
  D. 口服 α_1 受体阻滞剂 E. 导尿并留置尿管

第28章 尿路结石

一、尿路结石概述(执业医师及助理医师均需掌握)

1366. 碱性尿液中容易形成的尿路结石是
  A. 尿酸结石 B. 草酸盐结石 C. 胱氨酸结石
  D. 磷酸盐结石 E. 黄嘌呤结石(2023)

1367. 腹部 X 线片不易显影的尿结石是
  A. 磷酸盐结石 B. 草酸盐结石 C. 碳酸盐结石
  D. 尿酸结石 E. 混合结石

1368. 与尿路感染有关的泌尿系统结石是
  A. 草酸盐结石 B. 磷酸镁铵结石 C. 胱氨酸结石
  D. 黄嘌呤结石 E. 尿酸结石(2020)

1369. 鹿角形结石引起泌尿道的病理生理改变,最严重的后果是

A. 尿路上皮恶性变 B. 肾积水 C. 尿路梗阻
D. 尿路感染 E. 尿毒症

二、上尿路结石（执业医师及助理医师均需掌握）

1370. 上尿路结石出现血尿的特点是
 A. 尿频、尿急、尿痛 B. 活动后绞痛并有血尿 C. 间歇性无痛血尿
 D. 下腹部疼痛并有恶心 E. 排尿突然中断

1371. 鉴别上尿路结石与腹腔钙化灶常用的检查方法是
 A. 静脉尿路造影 B. CT C. 腹部侧位X线片
 D. B超 E. MRI

1372. 女，20岁。近1年来时有右下腹疼痛伴膀胱刺激症状。体检：腹软，右下腹深压痛，右腰部轻叩痛。尿常规红细胞(++)/HPF，白细胞+/HPF。肾图检查：右侧呈梗阻型曲线。应考虑为
 A. 慢性膀胱炎 B. 急性阑尾炎 C. 慢性附件炎
 D. 急性肾盂肾炎 E. 右输尿管下段结石

1373. 肾绞痛发作时，首选治疗方法是
 A. 抗感染治疗 B. 口服中药 C. 针灸
 D. 局部热敷 E. 解痉止痛

1374. 肾盂和输尿管交界处结石长径12mm，肾轻度积水，结石远端无梗阻，首选的治疗方法是
 A. 腹腔镜下手术取石 B. 体外冲击波碎石 C. 开放手术取石
 D. 经输尿管镜碎石 E. 经皮肾镜碎石

1375. 男，35岁。B超发现右输尿管上段结石，大小1.2cm×0.8cm，合并轻度右肾积水，无发热，静脉尿路造影(IVU)显示右输尿管上段结石，右肾轻度积水，输尿管显影。首选的治疗方法是
 A. 体外冲击波碎石 B. 输尿管镜碎石取石 C. 经皮肾镜碎石取石
 D. 开放输尿管切开取石 E. 腹腔镜输尿管切开取石

1376. 患者，男，35岁。左侧腰背部疼痛1天。无尿频、尿急。KUB及CT检查发现左肾盂内有一12mm×9mm的高密度结节。该患者首选的治疗措施是
 A. 药物碎石 B. 体外冲击波碎石 C. 经皮肾镜取石
 D. 膀胱镜取石 E. 经输尿管镜取石(2024)

1377. 肾结石行体外冲击波碎石的主要禁忌证是
 A. 高血压 B. 糖尿病 C. 前列腺增生
 D. 结石急性发作 E. 输尿管狭窄

1378. 男，40岁。左肾盂结石1.5cm，静脉尿路造影显示左肾功能正常，逆行肾盂造影证实左侧肾盂输尿管交界处狭窄。首选治疗方法是
 A. 大量饮水 B. 服用药物排石 C. 体外冲击波碎石
 D. 经皮肾镜碎石 E. 开放手术取石+肾盂输尿管成形

1379. 患者，男性，46岁。反复左腰部胀痛6个月，疼痛加重伴高热1周，经抗炎治疗后症状无缓解。左腰部触痛明显。既往有左肾绞痛、血尿病史。血常规：WBC11.2×10⁹/L，N0.80。尿常规：WBC(++++)。B超和KUB检查提示左输尿管上段结石，长径1.5cm，平第4腰椎横突，左肾重度积水。首选治疗方法是
 A. 输尿管切开取石 B. 经皮肾镜碎石取石 C. 体外冲击波碎石
 D. 肾穿刺造瘘 E. 输尿管镜碎石取石

 A. 输尿管软镜激光碎石 B. 体外冲击波碎石 C. 药物排石

D. 经输尿管镜碎石　　　　　E. 经皮肾镜碎石

1380. 右肾盂结石直径3.5cm,B超检查肾盂分离3cm,应选择的治疗方法是
1381. 右输尿管上段结石0.4cm×0.3cm,应选择的治疗方法是(2020)

　　A. 经皮肾镜碎石取石术　　B. 输尿管镜取石术　　C. 体外冲击波碎石
　　D. 肾实质切开取石术　　　E. 输尿管切开取石术

1382. 一侧肾盂结石,长径1.5cm,肾功能正常,B超提示双肾未见积水,首选治疗措施是
1383. 一侧肾盂结石,长径3.5cm,伴肾积水,首选治疗措施是(2022)

　　A. 体外冲击波碎石　　　　B. 经皮肾镜碎石　　　C. 经输尿管碎石
　　D. 药物治疗及大量饮水　　E. 腹腔镜下取石或开放性手术取石

1384. 输尿管结石4mm,结石远端无梗阻,首选治疗方案是
1385. 肾结石2.0cm,首选治疗方案是

　　A. 无痛性全程肉眼血尿　　B. 终末血尿伴膀胱刺激征　　C. 初始血尿
　　D. 疼痛伴血尿　　　　　　E. 血红蛋白尿

1386. 泌尿系统结核血尿特点是
1387. 泌尿系统肿瘤血尿特点是
1388. 尿路结石血尿特点是

　　(1389~1390题共用题干)男,32岁,反复腰部胀痛1年。B超见右肾盂结石,大小1.5cm×1.0cm,左肾积水,左输尿管上段结石,大小1.0cm×0.8cm。尿常规:RBC5~10个/HPF,WBC16~20个/HPF。肾功能正常。

1389. 要了解该患者分肾功能首选的检查方法是

　　A. CT平扫　　　　　　　B. 复查B超　　　　　C. KUB
　　D. MRI　　　　　　　　E. IVU

1390. 首选的治疗方法是

　　A. 左输尿管结石体外冲击波碎石　　B. 右肾盂结石体外冲击波碎石
　　C. 左输尿管切开取石　　　　　　　D. 药物排石
　　E. 右肾盂切开取石

三、膀胱结石（执业医师需掌握）

1391. 老年男性发生膀胱结石最常见的诱因是

　　A. 膀胱炎　　　　　　　B. 前列腺炎　　　　　C. 膀胱挛缩
　　D. 良性前列腺增生　　　E. 膀胱异物

1392. 男孩,5岁。排尿困难,尿流中断,跳动或改变体位姿势后又可排尿。最可能的疾病是

　　A. 尿道瓣膜　　　　　　B. 尿道狭窄　　　　　C. 神经源性膀胱
　　D. 膀胱结石　　　　　　E. 前尿道结石

　　(1393~1394题共用题干)男,15岁。排尿困难8年,加重伴排尿中断、间断血尿1年。改变体位后可继续排尿。8年前有腰椎外伤史。

1393. 最可能的诊断是

　　A. 膀胱癌　　　　　　　B. 膀胱结核　　　　　C. 膀胱结石
　　D. 良性前列腺增生　　　E. 腺性膀胱炎

1394. 下一步治疗首选

A. 经尿道腺性膀胱炎电切术 B. 经尿道膀胱镜碎石取石术 C. 抗结核治疗
D. 膀胱部分切除术 E. 经尿道前列腺切除术(2024)

第29章 泌尿、男生殖系统肿瘤

一、肾癌(执业医师及助理医师均需掌握)

1395. 男,60岁。体检时B超发现左肾下极不均质的中等回声实性肿块,CT增强扫描显示左肾下极恶性肿瘤,直径3.5cm,右肾萎缩。最适宜的治疗是
A. 左肾切除术 B. 左肾动脉栓塞术 C. 左肾根治性切除
D. 左肾部分切除术 E. 密切观察

1396. 老年人无痛性肉眼血尿,首先应考虑
A. 泌尿系统肿瘤 B. 泌尿系统感染 C. 泌尿系统结核
D. 泌尿系统结石 E. 泌尿系统畸形

1397. 肾肿瘤常见的三大症状是
A. 疼痛、肿块、低热 B. 血尿、疼痛、肿块 C. 血尿、肿块、高血压
D. 消瘦、血尿、低热 E. 血尿、疼痛、乏力

1398. 肾癌患者出现血尿时,表明肿瘤已
A. 累及肾包膜 B. 转移至膀胱 C. 累及肾周脂肪囊
D. 血行转移 E. 侵及肾盂、肾盏(2015、2022)

1399. 诊断肾细胞癌最可靠的影像学方法是
A. CT平扫 B. B超 C. 尿路平片+静脉肾路造影
D. 肾动脉造影 E. CT增强扫描

1400. 男,45岁。2天前突然出现无痛性肉眼血尿,右腰部轻度不适,既往无血尿史,临床初步诊断为"肾肿瘤"。此时应首选的检查方法是
A. 尿路平片 B. 肾动脉造影 C. 排泄性尿路造影
D. B超检查 E. 同位素扫描

1401. 一侧肾癌的主要治疗方法是
A. 肾肿瘤剜除术 B. 单纯肾切除 C. 根治性肾切除术
D. 肾输尿管全切除 E. 化疗

1402. 男,58岁。体检时超声检查发现左肾有一3.0cm×3.0cm大小占位性病变。增强CT检查提示肿瘤强化明显,有较完整的边界,未侵及左肾集合系统,腹膜后淋巴结无肿大。右肾形态及功能正常。该患者合适的治疗是
A. 分子靶向药物治疗 B. 放射治疗 C. 左肾动脉栓塞术
D. 左肾部分切除术 E. 根治性左肾切除术(2024)

A. 免疫治疗 B. 随访观察 C. 根治性肾切除术
D. 肾部分切除术 E. 放射治疗

1403. 5cm×4cm的肾癌,靠近肾门,对侧肾功能正常,应选择的治疗方法是
1404. 右肾下极2.5cm×2.0cm肾癌,左肾无功能,应选择的治疗方法是

二、肾盂癌(执业医师需掌握)

1405. 肾盂癌常见的症状是

A. 高血压 B. 腹部包块 C. 肾绞痛并有血尿
D. 间歇性无痛性血尿 E. 精索静脉曲张

1406. 男性,45岁。间歇性肉眼血尿3月余。IVU见左肾盂内有不规则充盈缺损,膀胱镜检见左侧输尿管口喷血。应首先考虑
A. 肾结核 B. 肾癌 C. X线不显影肾结石
D. 肾盂癌 E. 肾炎

1407. 男,60岁。发现全程肉眼血尿伴条状血凝块1周。无尿频、尿急、尿痛。B超检查显示左肾实质占位,肿块直径55mm。为明确肿块性质,进一步检查首选
A. 尿细胞学检查 B. 肾动脉造影 C. 静脉尿路造影
D. 腹部CT平扫+增强 E. 尿路平片

1408. 需要切除病肾及全长输尿管的疾病是
A. 肾结核 B. 肾癌 C. 肾盂癌
D. 肾母细胞瘤 E. 萎缩肾

1409. 女,42岁。肉眼血尿1月余。IVU显示双肾功能正常,右肾盂有充盈缺损1.5cm×1.2cm。尿细胞学检查发现肿瘤细胞。治疗方法首选
A. 放射治疗 B. 右肾、输尿管全切术 C. 化学治疗
D. 右肾切除术 E. 肿瘤切除术

A. 肾盂癌 B. 肾结石 C. 肾结核
D. 肾细胞癌 E. 肾积水

1410. 临床表现为无痛性肉眼血尿,静脉尿路造影显示肾盂充盈缺损,应诊断为
1411. 临床表现为无痛性肉眼血尿,静脉尿路造影显示肾盏拉长、推挤、变形,应诊断为(2023)

(1412~1413题共用题干)男性,52岁。反复无痛性肉眼血尿伴条状血块2个月。膀胱镜检见右输尿管口喷血,尿细胞学检查可见癌细胞。

1412. 静脉尿路造影最有诊断价值的X线表现是
A. 右肾不显影 B. 右肾积水 C. 右肾萎缩
D. 右肾盂充盈缺损 E. 右肾盏破坏

1413. 明确诊断后,首选的治疗方法是
A. 右肾切除术 B. 右肾输尿管全切 C. 化疗
D. 放疗 E. 免疫治疗

(1414~1415题共用题干)患者,男性,52岁。无痛性肉眼血尿伴条状血块,无膀胱刺激症状及排尿困难。

1414. 对诊断有帮助的尿液检查是
A. 尿常规 B. 尿培养 C. 尿沉渣找结核分枝杆菌
D. 尿三杯试验 E. 尿细胞学检查

1415. 静脉尿路造影最有价值的X线表现是
A. 肾积水 B. 患肾无功能 C. 肾盂充盈缺损
D. 肾萎缩 E. 肾畸形

三、肾母细胞瘤(执业医师需掌握)

1416. 肾母细胞瘤的临床特点是
A. 血尿 B. 腰痛 C. 腹部包块

D. 高血压　　　　　　　　E. 发热

1417. 患儿,4岁。发现左上腹肿块如拳头大小,质硬,可活动,无压痛,排尿正常。应首先考虑
　　A. 左肾积水　　　　　　B. 左肾母细胞瘤　　　　C. 脾大
　　D. 胰腺囊肿　　　　　　E. 左肾结核

1418. 男孩,4岁。精神不振、低热、消瘦3个月,排尿正常。查体发现右上腹肿块,表面光滑,有一定的活动度。CT检查证实右肾占位病变,大小5cm×6cm,边界清楚,左肾未见异常。最可能的诊断是
　　A. 肾囊肿　　　　　　　B. 肾母细胞瘤　　　　　C. 肾上腺神经母细胞瘤
　　D. 巨大肾积水　　　　　E. 肾癌

1419. 女孩,3岁。无意中被发现左上腹有鹅蛋大包块、质硬、随呼吸上下移动。应首先考虑
　　A. 肾结核　　　　　　　B. 肾积水　　　　　　　C. 脾大
　　D. 肾母细胞瘤　　　　　E. 胰腺囊肿

1420. 男,4岁。近3个月发现右侧腹部有一肿物,生长迅速,行经腹肾切除术,病理为肾母细胞瘤。术后首选的辅助治疗方法是
　　A. 化疗　　　　　　　　B. 放疗　　　　　　　　C. 生物治疗
　　D. 基因治疗　　　　　　E. 中医药治疗

四、肾血管平滑肌脂肪瘤

(2024年执业医师新增考点)

五、膀胱癌(执业医师及助理医师均需掌握)

1421. 泌尿系统肿瘤中最常见的是
　　A. 膀胱癌　　　　　　　B. 肾细胞癌　　　　　　C. 肾盂癌
　　D. 前列腺癌　　　　　　E. 阴茎癌

1422. 膀胱肿瘤最常见的临床表现是
　　A. 尿频、尿急、尿痛　　B. 疼痛+血尿　　　　　C. 镜下血尿
　　D. 排尿困难　　　　　　E. 全程肉眼血尿(2019、2023)

1423. 膀胱肿瘤 T_1 期表明肿瘤侵及
　　A. 黏膜表面　　　　　　B. 黏膜固有层　　　　　C. 浅肌层
　　D. 深肌层　　　　　　　E. 外膜层

1424. 采用TNM分期标准,膀胱肿瘤浸润浅肌层的分期是
　　A. T_a 期　　　　　　　B. T_1 期　　　　　　　C. T_{2a} 期
　　D. T_{2b} 期　　　　　　E. T_3 期

1425. 判断膀胱肿瘤恶性程度的依据是
　　A. 血尿程度　　　　　　B. 肿瘤的大小　　　　　C. 肿瘤细胞分化程度
　　D. 肿瘤的数目　　　　　E. 肿瘤浸润深度

1426. 男,67岁。体检发现膀胱占位性病变1周。行泌尿系统CT检查提示膀胱颈部肿物,大小1.8cm×1.5cm,有蒂,增强可见不均匀强化。最可能出现的症状是
　　A. 膀胱区胀痛　　　　　B. 排尿困难　　　　　　C. 尿频
　　D. 尿急　　　　　　　　E. 尿痛(2024)

1427. 男,60岁。无痛性肉眼血尿2周。无尿频、尿急。直肠指检触及膀胱底部3.0cm×2.5cm肿块,质硬。最可能的诊断是
　　A. 良性前列腺增生　　　B. 膀胱癌　　　　　　　C. 膀胱结石
　　D. 睾丸鞘膜积液　　　　E. 交通性鞘膜积液(2024)

1428. 血尿患者,膀胱镜见膀胱右侧壁有 2.5cm×1.0cm 新生物,有蒂,距右输尿管口 3cm,活检诊断移行细胞癌 T_1 期。首选的治疗方法是
   A. 膀胱灌注化疗　　　　　B. 经尿道膀胱肿瘤电切术　　　C. 膀胱部分切除术
   D. 膀胱全切除术　　　　　E. 放疗

1429. 男,60 岁。1 年前行经尿道膀胱肿瘤电切术,病理诊断为高级别尿路上皮癌。术后未随访。3 天前因肉眼血尿再次入院,膀胱镜检查发现膀胱肿瘤复发,直径 3.0cm,活检病理仍为高级别尿路上皮癌。盆腔 CT 提示肿瘤侵犯膀胱全层。最佳治疗方案是
   A. 经尿道膀胱肿瘤电切术　　B. 根治性膀胱切除术　　　　C. 化疗+放疗+支持治疗
   D. 膀胱部分切除术　　　　　E. 化疗+支持治疗

1430. T_3 期多发性膀胱肿瘤治疗方法是
   A. 膀胱部分切除术　　　　　B. 经尿道膀胱肿瘤切除术　　C. 膀胱内灌注化疗
   D. 放疗　　　　　　　　　　E. 根治性膀胱切除术

1431. 男,52 岁。无痛性肉眼血尿 3 个月。膀胱镜检查见膀胱三角区有一 4cm×3cm 新生物,呈浸润性生长,病理诊断为膀胱腺癌。最适宜的治疗方法是
   A. 膀胱部分切除术　　　　　B. 经尿道膀胱肿瘤电切术　　C. 化疗
   D. 根治性膀胱切除术　　　　E. 放疗

1432. 血尿患者,膀胱镜检见膀胱三角区有 4cm×5cm 大小肿瘤,无蒂,表面有坏死,活检为 T_3 期。最佳的治疗方案应为
   A. 化疗+放疗　　　　　　　B. 肿瘤切除术　　　　　　　C. 膀胱部分切除术
   D. 膀胱全切术　　　　　　　E. 髂内动脉栓塞

   A. 移行细胞癌　　　　　　　B. 透明细胞癌　　　　　　　C. 横纹肌肉瘤
   D. 鳞癌　　　　　　　　　　E. 腺癌

1433. 膀胱肿瘤最常见的组织类型是
1434. 肾细胞癌最常见的组织类型是

   A. CT(平扫+增强)　　　　　B. 膀胱镜+活检　　　　　　　C. X 线片
   D. B 超　　　　　　　　　　E. 尿细胞学

1435. 确诊膀胱肿瘤最直接的手段是
1436. 了解膀胱肿瘤的浸润范围及深度、是否有盆腔淋巴结转移,应选用的检查方法是

(1437~1438 题共用题干)患者,男性,50 岁。间歇性无痛性血尿 3 个月,有血块。B 超见膀胱内有 1.5cm×2.0cm×1.0cm 新生物,有蒂。

1437. 对诊断最重要的检查是
   A. 尿常规　　　　　　　　　B. 尿脱落细胞　　　　　　　C. 膀胱镜+活检
   D. IVU　　　　　　　　　　 E. CT

1438. 目前最常用的治疗方法是
   A. 膀胱灌注化疗　　　　　　B. 经尿道电切　　　　　　　C. 开放手术
   D. 放疗　　　　　　　　　　E. 全身化疗

(1439~1441 题共用题干)男,50 岁。2 个月来间歇性无痛性全程血尿,近 3 天来加重伴有血块。B 型超声双肾正常,膀胱内有 2cm×1cm×1cm 肿物。

1439. 根据病史与检查,最重要的进一步检查是
   A. 尿常规　　　　　　　　　B. 尿脱落细胞检查　　　　　C. 膀胱镜检查

D. 静脉尿路造影　　　　　　E. CT

1440. 治疗措施的选择主要根据
A. 肿瘤大小　　　　　　B. 肿瘤数量　　　　　　C. 肿瘤类型
D. 肿瘤浸润深度　　　　E. 肿瘤分化程度

1441. 目前最常用的治疗方法是
A. 口服药物　　　　　　B. 经尿道电切　　　　　　C. 开放手术
D. 放疗　　　　　　　　E. 化疗

六、前列腺癌（执业医师及助理医师均需掌握）

1442. 患者,男性,75岁。尿频、尿急、排尿困难1年。直肠指检扪及前列腺增大,中间沟消失,可触及黄豆大小的结节,质硬。为明确诊断,首选的检查是
A. 前列腺液常规检查　　B. 静脉肾盂造影　　　　C. 前列腺穿刺活检
D. 尿流动力学检查　　　E. 血清前列腺特异性抗原(2024)

1443. 男,60岁。排尿困难3个月,体检发现前列腺稍硬。为排除前列腺癌,意义最大的实验室检查项目是
A. 血癌胚抗原　　　　　B. 血酸性磷酸酶　　　　C. 血甲胎蛋白
D. 血碱性磷酸酶　　　　E. 血前列腺特异性抗原

1444. 患者,男,62岁。进行性排尿困难1年。直肠指检示前列腺稍增大,左侧叶有1枚黄豆大小硬结,PSA15ng/ml。MRI见前列腺增大,边界清,左侧外周带有低信号病灶,精囊形态正常。前列腺穿刺诊断为前列腺癌,Gleason分级评分3+4=7。其余检查未见异常。首选的治疗方法是
A. 根治性前列腺切除术　　B. 经尿道前列腺切除术　　C. 内分泌治疗
D. 全身化疗　　　　　　　E. 前列腺冷冻治疗

A. T_1期　　　　　　　B. T_2期　　　　　　　C. T_{3a}期
D. T_{3b}期　　　　　　E. T_4期

1445. 患者前列腺特异性抗原阴性,经尿道前列腺切除术后病理检查发现前列腺癌病灶,可能的分期是

1446. 前列腺癌根治术后,病理报告突破两叶包膜,未侵犯精囊,最可能的分期是(2023)

A. 血清 PSA 检查　　　　B. 前列腺 B 超　　　　　C. 前列腺 MRI
D. 直肠指检　　　　　　E. 前列腺穿刺活检

1447. 确诊前列腺癌的检查是

1448. 前列腺癌临床分期常用的检查是

(1449~1450题共用题干)男,75岁。排尿困难3年,加重2周。直肠指检发现前列腺结节,质地硬。血清 PSA30ng/ml。

1449. 为明确诊断,最重要的检查是
A. 膀胱尿道镜检查　　　B. 前列腺 MRI　　　　　C. 前列腺增强 CT
D. 前列腺穿刺活检　　　E. 经直肠前列腺超声

1450. 下列检查对患者病情评价意义不大的是
A. 膀胱尿道造影　　　　B. 前列腺 MRI　　　　　C. 放射性核素骨显像
D. 泌尿系统 B 超　　　　E. X 线片

(1451~1452题共用题干)男,78岁。腰骶部疼痛2个月。直肠指诊示前列腺增大,有结节,质地坚硬且侵犯直肠。血清 PSA80.6ng/ml。前列腺穿刺活检诊断为前列腺癌,放射性核素骨显像见腰椎转移病灶。

1451. 该患者的临床分期是
    A. T_4 期
    B. T_3 期
    C. T_{2a} 期
    D. T_{2b} 期
    E. T_1 期

1452. 应选择的最佳治疗方法是
    A. 根治性前列腺切除术
    B. 药物去势+抗雄激素制剂
    C. 观察、对症处理
    D. 双侧睾丸切除术
    E. 根治性前列腺切除术+内分泌治疗

七、睾丸肿瘤与阴茎癌（执业医师需掌握）

1453. 男，25岁。右侧阴囊坠胀3个月。查体：右侧睾丸增大、质硬，有沉重感。应首先考虑的疾病是
    A. 鞘膜积液
    B. 睾丸炎
    C. 睾丸扭转
    D. 睾丸肿瘤
    E. 睾丸结核

1454. 男性，27岁。左侧睾丸肿大伴沉重感1个月。查体：左侧睾丸肿大，质硬，与睾丸界限不清，透光试验阴性。超声检查：左侧阴囊占位性病变，大小4.0cm×4.5cm，边界不清，局限于睾丸内。首选治疗措施是
    A. 随诊观察
    B. 局限性放射治疗
    C. 化学治疗
    D. 手术治疗
    E. 内分泌治疗（2024）

1455. 预防阴茎癌最主要的措施是
    A. 体重控制
    B. 控制烟酒
    C. 控制血糖
    D. 注意卫生
    E. 尽早行包皮环切

第30章　精索静脉曲张与鞘膜积液

一、精索静脉曲张（执业医师需掌握）

1456. 精索静脉曲张，左侧多于右侧的主要原因不包括
    A. 左肾下垂
    B. 肾静脉处瓣膜发育不全
    C. 乙状结肠压迫
    D. 静脉壁平滑肌薄弱
    E. 左侧成直角注入左肾静脉

1457. 精索静脉曲张患者进行体格检查，应选择的体位是
    A. 左侧卧位
    B. 右侧卧位
    C. 俯卧位
    D. 站立位
    E. 蹲位（2024）

二、鞘膜积液（执业医师及助理医师均需掌握）

1458. 最常见的鞘膜积液是
    A. 精索鞘膜积液
    B. 继发性鞘膜积液
    C. 睾丸、精索鞘膜积液
    D. 交通性鞘膜积液
    E. 睾丸鞘膜积液

1459. 男，59岁。发现右侧阴囊内肿物5年，逐渐增大。肿物呈球形，表面光滑，有囊性感，无压痛，触不到睾丸和附睾。透光试验（+）。B超示液性暗区。平卧后肿物无消失或缩小。最可能的诊断是
    A. 睾丸鞘膜积液
    B. 附睾炎
    C. 腹股沟斜疝
    D. 睾丸肿瘤
    E. 精索囊肿

1460. 男孩，3岁。右侧阴囊内肿块，光滑，有波动感，右侧睾丸未触及，卧位时肿块不消失。首先考虑的诊断是
    A. 腹股沟疝
    B. 精索鞘膜积液
    C. 隐睾

D. 睾丸鞘膜积液　　　　　　E. 交通性鞘膜积液(2023)

1461. 男,26岁。右侧阴囊增大不适半年。检查肿块约 2.0cm×2.5cm 大小,有囊性感,无压痛,平卧位不消失,透光试验阳性。双侧睾丸、附睾可清楚触及,大小位置正常。应诊断为
　　A. 睾丸鞘膜积液　　　　B. 睾丸肿瘤　　　　　　C. 腹股沟疝
　　D. 精索鞘膜积液　　　　E. 阴囊象皮肿

1462. 男孩,4岁。右侧阴囊包块,平卧可消失,透光试验阳性。应考虑的诊断是
　　A. 睾丸鞘膜积液　　　　B. 交通性鞘膜积液　　　C. 右侧斜疝
　　D. 睾丸肿瘤　　　　　　E. 附睾结核

1463. 阴囊内无痛性包块,透光试验阳性。最可能的诊断是
　　A. 睾丸肿瘤　　　　　　B. 腹股沟斜疝　　　　　C. 附睾结核
　　D. 精索静脉曲张　　　　E. 鞘膜积液

1464. 以下鞘膜积液,不需要手术治疗的是
　　A. 精索鞘膜积液　　　　B. 交通性鞘膜积液　　　C. 睾丸鞘膜积液
　　D. 婴儿鞘膜积液　　　　E. 睾丸、精索鞘膜积液

1465. 成人巨大睾丸鞘膜积液,最佳治疗措施是
　　A. 睾丸鞘膜翻转　　　　B. 鞘膜囊全部切除　　　C. 等待自行吸收消退
　　D. 内环处高位结扎鞘状突　E. 鞘膜积液穿刺抽液

　　A. 睾丸鞘膜积液　　　　B. 精索鞘膜积液　　　　C. 交通性鞘膜积液
　　D. 腹股沟斜疝　　　　　E. 睾丸肿瘤

1466. 阴囊包块,透光试验阳性,平卧后消失,多见于
1467. 阴囊包块,透光试验阴性,平卧后消失,多见于
1468. 阴囊肿块,透光试验阳性,平卧后无缩小,表面光滑,无压痛,摸不到睾丸,多见于

第31章　骨折概论

(执业医师及助理医师均需掌握)

1469. 某战士参加野营拉练归来途中自觉右小腿疼痛,经休息治疗 2 周后无好转,X 线片检查发现右腓骨下段横行骨折线,无移位。其骨折的主要成因是
　　A. 直接暴力　　　　　　B. 疲劳性骨折　　　　　C. 间接暴力
　　D. 肌拉力　　　　　　　E. 骨髓炎

1470. 下列选项中,属于不完全骨折的是
　　A. 横形骨折　　　　　　B. 裂缝骨折　　　　　　C. 压缩性骨折
　　D. 螺旋形骨折　　　　　E. 嵌插骨折(2022)

1471. 属于稳定性骨折的是
　　A. 斜形骨折　　　　　　B. 螺旋形骨折　　　　　C. 多段骨折
　　D. 横形骨折　　　　　　E. 粉碎性骨折

1472. 属于不稳定性骨折的类型是
　　A. 嵌插骨折　　　　　　B. 斜形骨折　　　　　　C. 裂纹骨折
　　D. 青枝骨折　　　　　　E. 压缩性骨折

1473. 属于稳定性骨折的是

A. 粉碎性骨折 B. 嵌插骨折 C. 斜形骨折
D. 螺旋形骨折 E. 椎体1/3骨折

1474. 属于骨折全身表现的是
A. 休克 B. 肿胀 C. 疼痛
D. 畸形 E. 瘀斑

1475. 属于骨折全身表现的是
A. 发热 B. 功能障碍 C. 肿胀
D. 疼痛 E. 肢体活动障碍(2024)

1476. 开放性骨折体温升高时应考虑有
A. 疼痛刺激 B. 感染 C. 休克
D. 失血 E. 组织液丢失

1477. 对骨折诊断中X线检查的叙述,不正确的是
A. X线摄片时,只需将骨折断端包括在内
B. 对不易明确诊断者,需加摄对侧相应部位的X线片
C. 高度怀疑但X线片未见骨折征象者,应于伤后2周复查X线片
D. 怀疑骨折时,应常规进行X线检查
E. 确诊骨折时,需进行X线检查

1478. 女,65岁。跌倒,臀部着地,当即腰部疼痛,不能活动。首选的检查方法是
A. X线片 B. CT C. MRI
D. 超声检查 E. 核素扫描

1479. 患者,男,32岁。车祸致左大腿受伤。X线片示左股骨皮质连续性中断。对诊断最有意义的临床表现是
A. 反常活动 B. 瘀斑 C. 活动受限
D. 压痛 E. 肿胀

1480. 影响骨折愈合的最重要因素是
A. 神经损伤 B. 软组织损伤 C. 健康状况
D. 断端血供 E. 静脉血栓(2016、2022)

1481. 骨折的特有特征为
A. 局部畸形 B. 张力性水疱 C. 局部疼痛
D. 局部肿胀 E. 皮下瘀斑(2022)

1482. 下列哪种骨折不会出现骨折专有体征?
A. 腕骨骨折 B. 头骨骨折 C. 肱骨骨折
D. 髌骨骨折 E. 股骨骨折

1483. 属于骨折早期并发症的是
A. 创伤性关节炎 B. 缺血性骨坏死 C. 关节僵硬
D. 骨筋膜室综合征 E. 坠积性肺炎

1484. 属于骨折晚期并发症的是
A. 急性骨萎缩 B. 休克 C. 骨筋膜室综合征
D. 脂肪栓塞综合征 E. 周围神经损伤

1485. 最易出现失血性休克的骨折是
A. 脊柱骨折 B. 股骨颈骨折 C. 肱骨外上髁骨折
D. 骨盆骨折 E. 肱骨干骨折

第十篇 外科学
第31章 骨折概论

1486. 男,35岁。左股骨干骨折内固定术后2天,突发右胸痛,咳嗽,氧饱和度显示92%,心、肺查体未见明显异常。应首先考虑的诊断是
  A. 脂肪栓塞   B. 急性呼吸窘迫综合征   C. 肺血栓栓塞
  D. 胸膜炎   E. 肺不张(2023)

1487. 严重外伤患者发生脂肪栓塞综合征,该综合征主要累及的部位是
  A. 胰   B. 肾   C. 肝
  D. 骨   E. 肺(2021)

1488. 骨折患者长期卧床可发生
  A. 脂肪栓塞   B. 创伤性关节炎   C. 损伤性骨化
  D. 缺血性骨坏死   E. 坠积性肺炎

1489. 关节内骨折最常见的并发症是
  A. 创伤性关节炎   B. 缺血性骨坏死   C. 骨化性肌炎
  D. 骨生成异常   E. 骨折不愈合

1490. 关于骨折合并症的叙述,错误的是
  A. 肱骨中段骨折可伤及桡神经   B. 肱骨内上髁骨折可伤及肱动脉
  C. 腓骨小头和颈部骨折可伤及腓总神经   D. 下胸壁肋骨骨折可发生肝、脾破裂
  E. 股骨颈骨折可致股骨头缺血坏死

1491. 下列疾病中,最容易并发骨筋膜室综合征的是
  A. 肩关节后脱位   B. 桡骨远端骨折   C. 股骨干骨折
  D. 肱骨髁上骨折   E. 髋关节后脱位

1492. 男,28岁。车祸后急诊入院。查体:血压70/50mmHg。神志清楚,面色苍白,左侧肢体不敢活动,明显肿胀和压痛。X线片示左侧肱骨、股骨和胫腓骨骨折。最可能的并发症是
  A. 休克   B. 骨髓炎   C. 神经损伤
  D. 坠积性肺炎   E. 缺血性骨坏死

1493. 男性儿童,左肘摔伤急诊就医,小夹板外固定后,前臂高度肿胀,手部青白发凉,麻木无力。经X线片诊断为左肱骨髁上骨折。若不及时处理,其最可能的后果是
  A. 感染   B. 缺血性骨坏死   C. 骨化性肌炎
  D. 关节僵硬   E. 缺血性肌挛缩

1494. 损伤性骨化最常见于
  A. 腕关节   B. 肘关节   C. 髋关节
  D. 膝关节   E. 肩关节

1495. 关节扭伤、脱位及关节附近骨折晚期最易并发
  A. 骨肉瘤   B. 损伤性骨化   C. 骨结核
  D. 骨髓炎   E. 腱鞘炎

1496. 肱骨中下1/3骨折最可能导致
  A. 桡神经损伤   B. 坠积性肺炎   C. 尺动脉损伤
  D. 缺血性骨坏死   E. 创伤性关节炎

1497. 下肢外伤后,小腿外侧和足背感觉障碍。X线片示腓骨颈骨皮质不连续。受损的神经是
  A. 胫神经   B. 腓肠神经   C. 腓总神经
  D. 坐骨神经   E. 股神经(2022)

1498. 关于骨折愈合的过程,正确的是
  A. 原始骨痂形成期膜内成骨比软骨内成骨慢

B. Wolff 定律即骨折愈合过程中板层骨总是沿断端承受的生理应力方向吸收

C. 临床上骨折愈合过程多为一期愈合

D. 新骨的爬行替代过程是在破骨细胞和成骨细胞同时作用下完成的

E. 骨板形成塑形期在应力轴线上的骨痂逐步消失

1499. 骨折愈合过程中,属于血肿炎症机化期表现的是
A. 可形成内骨痂、外骨痂　　B. 出现无菌性炎症反应　　C. 出现膜内化骨
D. 多出现软骨内化骨　　E. 可形成环状骨痂、髓内骨痂

1500. 骨折愈合的第三期是
A. 原始骨痂形成期　　B. 血肿炎症机化期　　C. 骨痂改造塑形期
D. 膜内化骨期　　E. 软骨内化骨期

1501. 骨折血肿炎症机化期一般需要
A. 3 天　　B. 5 天　　C. 1 周
D. 2 周　　E. 3 周

1502. 关于上肢骨折临床愈合标准,不正确的叙述是
A. 局部无压痛　　B. X 线片显示骨折处有连续性骨痂
C. 局部无异常活动　　D. 拆除外固定后上肢平举 0.5kg 重物达 1 分钟
E. 局部无纵向叩击痛

1503. 对解剖复位要求最高的骨折是
A. 胫骨平台骨折　　B. 腓骨中段骨折　　C. 锁骨骨折
D. 掌骨骨折　　E. 肱骨干骨折

1504. 影响骨折愈合的全身因素是
A. 年龄　　B. 发热　　C. 休克
D. 血压　　E. 肥胖

1505. 下列影响骨折愈合的最主要因素是
A. 职业　　B. 血压　　C. 性别
D. 体重　　E. 固定

1506. 胫骨中下 1/3 处骨折易发生延迟愈合的原因是
A. 骨形态转变处　　B. 骨皮质薄,强度差　　C. 骨营养动脉损伤
D. 前内侧位于皮下,有棱角　　E. 骨干下 1/3 处肌肉丰富

1507. 男,24 岁。右股骨中段粉碎性骨折,手术复位时彻底清除骨折碎片,行钢板内固定,半年后骨折仍未愈合。最可能的原因是
A. 骨折固定不确实　　B. 未配合药物治疗　　C. 骨折处血液循环差
D. 功能锻炼不够　　E. 骨折碎片清除过多

1508. 男,38 岁。肱骨干骨折行手法复位,夹板外固定治疗,既往体健。8 个月后复查 X 线片示骨折线存在,断端有 0.3cm 间隙,断端骨髓腔已封闭硬化。此时应选择的治疗是
A. 手术植骨并内固定　　B. 继续夹板固定　　C. 改为牵引固定
D. 改为石膏外固定　　E. 中医中药治疗

1509. 男性,50 岁。车祸导致股骨干骨折,行闭合复位加髓内钉固定术及康复治疗。10 个月后 X 线片提示骨折线清晰,周围有少量骨痂形成,无骨硬化。该患者骨折愈合情况应考虑为
A. 骨折延迟愈合　　B. 骨折不愈合　　C. 骨折临床愈合
D. 骨折正常愈合　　E. 骨折畸形愈合(2024)

1510. 女,34 岁。右前臂骨折 2 小时。予手法复位,管型石膏固定 5 小时后患者感觉右前臂剧痛,手指麻

木,肿胀,活动不灵。查体:生命体征平稳,心、肺、腹未见异常。目前最恰当的处理方法是
  A. 立即手术   B. 立即松解外固定   C. 脱水
  D. 止痛   E. 扩血管药物治疗

1511. 骨折急救固定的目的不包括
  A. 便于搬动运送   B. 恢复肢体的正常解剖关系   C. 减轻患者疼痛
  D. 减少骨折端活动   E. 避免搬运中造成血管、神经损伤

1512. 骨折的急救处理不包括
  A. 止血、包扎   B. 心肺复苏   C. 骨折固定
  D. 内脏脱出复位   E. 气管插管

1513. 骨折急救的基本原则不包括
  A. 妥善固定   B. 迅速转运   C. 彻底清创
  D. 包扎伤口   E. 抢救休克

1514. 患者,男,30岁。由高处跌落,引起骨盆骨折及股骨干开放性骨折,伤口大量出血。现场急救治疗首先应进行
  A. 抗休克   B. 右下肢临时固定   C. 清创缝合
  D. 加压包扎止血   E. 骨折复位

1515. 女性,50岁。汽车撞伤左小腿,局部肿痛畸形,反常活动,有片状皮肤擦伤出血。现场紧急处理时最重要的是
  A. 创口消毒   B. 创口包扎   C. 创口缝合
  D. 夹板固定   E. 迅速运送医院,由医院处理

1516. 男,50岁,车祸致左小腿骨折,断端外露,活动性出血。查体:体温36.6℃。脉搏96次/分,血压140/80mmHg,心率96次/分,双肺呼吸音清晰,未闻及干、湿啰音,腹软,无压痛。现场急救,行小夹板外固定的目的是
  A. 利于手术复位   B. 防止休克   C. 减少出血
  D. 预防脂肪栓塞   E. 防止搬运中加重损伤

1517. 骨折的治疗原则是
  A. 创口包扎   B. 迅速运输   C. 积极手术
  D. 正确搬运   E. 复位、固定、功能锻炼

1518. 不属于骨折治疗原则的做法是
  A. 手法复位小夹板固定   B. 手术复位钢板内固定   C. 促进骨折愈合药物治疗
  D. 指导患者做肌肉舒缩锻炼 E. 骨折复位后施以管型石膏

1519. 符合骨折功能复位标准的是
  A. 骨折部位的分离移位不必完全矫正   B. 儿童下肢骨干骨折缩短2cm以内
  C. 骨折部位的旋转移位不必完全矫正   D. 复位后骨折断端对位达1/5
  E. 允许下肢骨折存在与关节活动方向垂直的侧方成角

1520. 女,21岁。左胫骨下段横形骨折,经手法复位石膏固定后复查X线片。符合功能复位的是
  A. 断端重叠2cm   B. 断端分离1cm   C. 断端旋转5°
  D. 骨折向外侧成角5°   E. 骨折向前方成角5°

1521. 下列哪项不属于闭合性骨折切开复位内固定的适应证?
  A. 骨折端间有软组织嵌插,手法复位失败   B. 关节内骨折,手法复位对位不好
  C. 并发主要血管损伤   D. 并发主要神经损伤
  E. 未达到解剖复位

1522. 成人股骨干骨折,并有足背及胫动脉搏动细弱。其首选的治疗方法是
 A. 下肢皮肤牵引　　　　　B. 下肢骨牵引　　　　　　C. 切开复位内固定
 D. 手法复位夹板外固定　　E. 手法复位石膏外固定

1523. 骨折切开复位相比于闭合复位的最大优点是
 A. 达到解剖复位　　　　　B. 降低感染风险　　　　　C. 制动时间缩短
 D. 缩短骨折愈合时间　　　E. 减少骨折部位创伤

1524. 开放性骨折处理正确的是
 A. 不能切除创口的边缘　　　　　　　B. 失去活力的大块肌肉组织可以部分保留
 C. 已污染的骨膜应完全切除　　　　　D. 游离污染的小骨片应该去除
 E. 用毛刷洗刷创口内污染的骨质

1525. 与闭合性骨折比较,开放性骨折最大的危险是
 A. 皮下组织严重损伤　　　B. 骨与软组织感染　　　　C. 皮肤破裂
 D. 骨不愈合　　　　　　　E. 肌肉严重损伤

 A. 骨盆骨折　　　　　　　B. 肱骨髁上骨折　　　　　C. 股骨颈骨折
 D. 锁骨骨折　　　　　　　E. Colles 骨折

1526. 易发生神经和血管损伤的骨折
1527. 易发生休克的骨折
1528. 易发生缺血坏死的骨折

 A. 肱骨髁上骨折　　　　　B. 前臂桡骨骨折　　　　　C. 胫骨下 1/3 骨折
 D. 腓骨上段骨折　　　　　E. 踝部骨折

1529. 易发生福克曼肌萎缩的是
1530. 易发生延迟愈合的是

 A. 膝关节　　　　　　　　B. 肘关节　　　　　　　　C. 前臂
 D. 上臂　　　　　　　　　E. 大腿

1531. 最容易发生骨筋膜室综合征的部位是
1532. 最容易发生损伤性骨化的部位是

(1533~1535 题共用题干)男,28 岁。6 小时前从 4m 高处坠落,不能站立行走。查体:左小腿明显肿胀,中段畸形,足背动脉搏动减弱,皮肤温度较对侧降低,被动屈伸足趾时疼痛加重。

1533. 下列治疗方法首选的是
 A. 镇痛剂,激素治疗　　　B. 小腿石膏托固定　　　　C. 筋膜室切开减压
 D. 小夹板固定　　　　　　E. 跟骨结节骨牵引

1534. 此类临床表现的最主要原因是
 A. 胫腓骨骨折不稳定　　　B. 骨折压迫动脉影响血供　C. 骨折压迫静脉影响血流
 D. 骨筋膜室内压力增高　　E. 小腿部广泛软组织挫伤

1535. 预后状况最主要取决于
 A. 手术减压的早晚　　　　B. 外固定时间的长短　　　C. 内固定方式的选择
 D. 有无及早抬高患肢　　　E. 有无应用脱水、抗感染治疗

(1536~1538 题共用题干)男,40 岁。半小时前车祸中受伤,右大腿疼痛剧烈。查体:右大腿中段向外侧成角畸形并有异常活动。

1536. 现场急救处理首先应进行的是
    A. 右下肢骨牵引　　　　B. 输血、输液　　　　C. 抗生素治疗
    D. 右下肢临时固定　　　E. 应用止血药

1537. 入院后首选的辅助检查是
    A. X线片　　　　　　　B. CT　　　　　　　　C. B超
    D. 血管造影　　　　　　E. MRI

1538. 若患者急诊查体血压60/40mmHg，心率150次/分。首先应进行的处理是
    A. 应用大剂量抗生素　　B. 立即补充血容量　　C. 切开复位内固定
    D. 右大腿夹板固定　　　E. 探查血管神经

第32章　上肢骨折

（执业医师及助理医师均需掌握）

1539. 男孩，4岁。1小时前摔倒后右肩部疼痛。查体：头向右侧偏斜，右肩下沉，右侧上肢活动障碍，Dugas征阴性。最可能的诊断是
    A. 锁骨骨折　　　　　　B. 正中神经损伤　　　C. 桡骨头半脱位
    D. 肘关节脱位　　　　　E. 肩关节脱位

1540. 幼儿锁骨青枝骨折最适宜的治疗方法是
    A. "8"字绷带固定　　　 B. 三角巾悬吊　　　　C. 锁骨带固定
    D. 手术钢板固定　　　　E. 外固定架固定

1541. 锁骨骨折不需要手术的是
    A. 锁骨近端骨折2/3对位　B. 不能耐受"8"字绷带固定　C. 陈旧性骨折不愈合
    D. 开放性损伤后3小时　　E. 锁骨外端骨折伴喙锁韧带断裂（2023）

1542. 男童，8岁。不慎摔倒致右肩部疼痛2小时。查体：皮肤无破溃，右锁骨中段隆起，压痛明显，可触及骨擦感。最适宜的处理方法是
    A. 理疗、按摩　　　　　B. 三角巾悬吊　　　　C. 手法复位加胸带固定
    D. 切开复位内固定　　　E. 手法复位加"8"字绷带固定（2024）

1543. 患者，男性，28岁。1小时前跑步时不慎跌倒，肩部着地，活动受限，搭肩试验阴性。影像学检查示肱骨大结节下方骨皮质不连续，向内侧移位。该患者肱骨近端骨折Neer分型为
    A. 一部分骨折　　　　　B. 两部分骨折　　　　C. 三部分骨折
    D. 四部分骨折　　　　　E. 五部分骨折（2023）

1544. 男，54岁。因外伤造成右肱骨外科颈骨折，臂不能外展，三角肌表面皮肤麻木。考虑是损伤了
    A. 桡神经　　　　　　　B. 尺神经　　　　　　C. 腋神经
    D. 正中神经　　　　　　E. 肌皮神经

1545. 肱骨外科颈的解剖部位是
    A. 肱骨大、小结节交界处　　B. 肱骨中上1/3交界处　　C. 肱骨头周围环形沟
    D. 肱骨上端之骨端　　　　　E. 肱骨大、小结节移行肱骨干之交界处

1546. 左肱骨干上1/3骨折，近折端向前、向内移位，远折端向外、向近端移位。造成这种骨折移位的最主要因素是
    A. 肌肉的牵拉力　　　　B. 暴力的大小　　　　C. 搬运固定不当

D. 暴力的性质　　　　　　　　E. 肢体的重量

1547. 患者,女性,80岁。肩部摔伤3小时。既往高血压、心脏病病史20年。X线片示粉碎性肱骨外科颈骨折不伴明显移位。首选治疗方法是
A. 手法复位+石膏外固定　　　B. 手法复位+小夹板外固定　　C. 切开复位+内固定
D. 切开复位+外固定　　　　　E. 三角巾悬吊

1548. 患者,男,59岁。外伤致右腕部疼痛、肿胀1小时。既往体健,无糖尿病病史。查体:体温36.8℃,脉搏70次/分,呼吸18次/分,血压110/60mmHg,心、肺、腹未见异常,右腕部疼痛、肿胀、活动受限。X线片检查:桡骨下端骨皮质不连续,对位对线良好,并有嵌插。最恰当的治疗措施是
A. 皮肤牵引　　　　　　　　　B. 手法复位外固定　　　　　　C. 骨牵引
D. 切开复位内固定　　　　　　E. 中药活血化瘀

1549. 女,78岁。跌倒时左肩部着地受伤。既往脑梗死病史8年,遗留左侧肢体偏瘫。查体:左肩部肿痛,活动受限。X线片示左肱骨大结节与肱骨干交界处可见多个碎骨块,对线尚可,略有侧方移位。首选治疗方法是
A. 切开复位内固定　　　　　　B. 尺骨鹰嘴外展位骨牵引　　　C. 小夹板固定、皮肤牵引
D. 三角巾悬吊、对症治疗　　　E. 手法复位、外固定

1550. 肱骨中段骨折,最容易损伤的神经是
A. 尺神经　　　　　　　　　　B. 桡神经　　　　　　　　　　C. 正中神经
D. 肌皮神经　　　　　　　　　E. 腋神经

1551. 患者,男,30岁,被枪弹击伤上臂中段。体检:垂腕,各手指不能伸直,拇指、示指、中指背侧麻木,肘关节伸屈活动正常。X线示:肱骨中段见一弹头形状的金属异物,骨质未见断裂。其最可能的神经损伤是
A. 桡神经　　　　　　　　　　B. 正中神经　　　　　　　　　C. 尺神经
D. 臂丛神经　　　　　　　　　E. 以上皆不正确

1552. 男性,60岁。左上肢摔伤,急诊来院。X线摄片显示肱骨干横行骨折,并有移位,经手法复位不理想,后改为牵引治疗,又经X线影像见骨折端有分离。其最可能的后果是
A. 桡神经损伤　　　　　　　　B. 肩关节强直　　　　　　　　C. 肘关节僵直
D. 损伤性骨化　　　　　　　　E. 骨折不愈合

1553. 伸直型肱骨髁上骨折多见于
A. 老年女性　　　　　　　　　B. 老年男性　　　　　　　　　C. 儿童
D. 中年女性　　　　　　　　　E. 中年男性(2010、2023)

1554. 男孩,10岁。摔倒时左手肘后部着地,出现左肘部疼痛、肿胀、活动受限。查体:左肘部肿胀、畸形。X线片示左侧肱骨远端骨折,远折端向前移位,骨折线从前上斜向后下方,未累及关节面。最可能的诊断是
A. 肱骨内髁骨折　　　　　　　B. 肱骨外髁骨折　　　　　　　C. 肱骨髁间骨折
D. 伸直型肱骨髁上骨折　　　　E. 屈曲型肱骨髁上骨折(2024)

1555. 男孩,11岁。摔倒后左手着地受伤,左肘部疼痛、畸形,肘后三角正常,且伴有桡动脉搏动消失、手部感觉麻木。X线片示肱骨远端骨折。最可能损伤的血管是
A. 尺动脉　　　　　　　　　　B. 桡动脉　　　　　　　　　　C. 腋动脉
D. 肱动脉　　　　　　　　　　E. 锁骨下动脉

1556. 不属于肱骨髁上骨折的临床表现是
A. 肘部疼痛肿胀　　　　　　　B. 肘部皮下瘀斑　　　　　　　C. 肘后三角异常
D. 手部皮肤苍白、皮温较低　　E. 前臂缺血性肌坏死

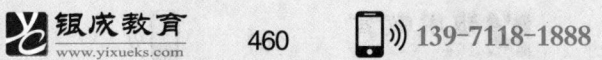

第十篇 外科学
第32章 上肢骨折

1557. 桡骨下1/3骨折合并尺骨小头脱位,称为
   A. 孟氏骨折　　　　　　B. 盖氏骨折　　　　　　C. Colles骨折
   D. Smith骨折　　　　　　E. 尺骨骨折(2023)

1558. 患者,男,23岁。高处摔下后右手着地,伤后右前臂畸形,活动受限。查体:右前臂畸形、肿胀,桡骨中下1/3交界处可触及骨擦感,腕部可触及异常凸起的尺骨远端,未及尺骨骨擦感。该患者最可能的诊断是
   A. Colles骨折　　　　　　B. Smith骨折　　　　　　C. Galeazzi骨折
   D. Monteggia骨折　　　　E. Barton骨折(2023)

1559. 女,58岁。摔倒左手背着地,左腕部肿胀、疼痛。X线片显示桡骨远端向掌侧、桡侧移位。最可能的诊断是
   A. Chance骨折　　　　　　B. Jefferson骨折　　　　　C. Smith骨折
   D. Barton骨折　　　　　　E. Colles骨折

1560. 女性,60岁。不慎跌倒,右手背着地,当即右腕肿痛、腕下垂,活动受限。其首选的诊断是
   A. Colles骨折　　　　　　B. Smith骨折　　　　　　C. 尺神经损伤
   D. 桡神经损伤　　　　　　E. 腕关节脱位

1561. 伸直型桡骨下端骨折的畸形是
   A. 垂腕型　　　　　　　　B. 银叉型　　　　　　　　C. 尺偏型
   D. 爪型　　　　　　　　　E. 僵硬型

1562. 女,75岁。摔倒时右手撑地,腕部疼痛、肿胀。查体:右腕部呈"刺刀样"畸形。最可能的诊断是
   A. Galeazzi骨折　　　　　B. Colles骨折　　　　　　C. Monteggia骨折
   D. Chance骨折　　　　　　E. Smith骨折

1563. 女性,68岁。不慎跌倒,手掌着地受伤,腕部出现"刺刀样"畸形,X线检查证实Colles骨折。其最适合的治疗方法是
   A. 持续骨牵引　　　　　　B. 持续皮肤牵引　　　　　C. 外固定架固定
   D. 手法复位小夹板固定　　E. 切开复位髓内针固定

   A. "银叉"畸形　　　　　　B. 下肢短缩、外旋畸形　　C. 腕下垂
   D. Dugas征阳性　　　　　E. 下肢短缩、内旋、内收畸形

1564. Colles骨折
1565. 肩关节脱位

(1566~1568题共用题干)男孩,9岁。奔跑时跌倒,右肘着地摔伤1小时。查体:右肘肿胀,功能受限,异常活动,肘后三角正常,手部青紫、皮温低,拇指对掌功能障碍。

1566. 首选的检查方法是
   A. X线片　　　　　　　　B. CT　　　　　　　　　　C. 肌电图
   D. 骨扫描　　　　　　　　E. MRI

1567. 明确诊断后,首选的治疗方法是
   A. 尺骨鹰嘴骨牵引　　　　B. 手法复位外固定　　　　C. 手术治疗
   D. 前臂三角巾悬挂　　　　E. 脱水止痛治疗

1568. 最常见的晚期并发症
   A. 肘关节骨关节炎　　　　B. 骨折处异位骨化　　　　C. 骨折不愈合
   D. 肘关节僵直　　　　　　E. 肘内翻畸形

(1569~1570题共用题干)男孩,6岁。摔倒时左手撑地,即出现左肘部疼痛、肿胀,桡动脉搏动减弱。局部检查明显压痛,有骨擦音,肘前方可扪到骨折断端。

1569. 最可能的诊断是
    A. 桡骨头半脱位　　　　B. 桡骨头骨折　　　　C. 肱骨髁上骨折
    D. 肱骨干骨折　　　　　E. 尺骨鹰嘴骨折

1570. 伤后有垂腕表现,可能是
    A. 肌损伤　　　　　　　B. 正中神经损伤　　　C. 桡神经损伤
    D. 尺神经损伤　　　　　E. 缺血性肌挛缩

第33章　下肢骨折

一、股骨颈骨折(执业医师及助理医师均需掌握)

1571. 股骨头的主要血液供应来源是
    A. 旋股内、外侧动脉的分支　　B. 股圆韧带内的小凹动脉　　C. 股骨干的滋养动脉升支
    D. 闭孔动脉　　　　　　　　　E. 阴部内、外动脉(2018、2022)

1572. 股骨头的营养动脉不包括
    A. 旋髂深动脉　　　　　　　　B. 旋股内侧动脉分支　　　　C. 旋股外侧动脉分支
    D. 小凹动脉　　　　　　　　　E. 股骨干滋养动脉升支(2023)

1573. 股骨颈骨折后出现股骨头坏死最主要的原因是
    A. 固定不牢固　　　　　　　　B. 年龄高、体质虚弱　　　　C. 采用切开复位内固定
    D. 没有达到解剖学复位　　　　E. 股骨头血运破坏

1574. 股骨颈骨折时,股骨头缺血坏死率最高的是
    A. 完全性头下骨折　　　　　　B. 不完全性基底骨折　　　　C. 完全性基底骨折
    D. 不完全性经股骨颈骨折　　　E. 完全性经股骨颈骨折

1575. 男,26岁。2年前因"左股骨颈骨折"行加压螺钉内固定术。近3个月来左髋疼痛,功能受限。查体:左髋活动明显受限。MRI检查:左侧股骨头异常信号。最可能的诊断是
    A. 骨折畸形愈合　　　　　　　B. 缺血性骨坏死　　　　　　C. 骨折不愈合
    D. 骨化性肌炎　　　　　　　　E. 骨折延迟愈合

1576. 女,56岁。2小时前不慎摔倒,左髋部疼痛、无法行走。X线检查示左股骨颈中段骨折并有短缩完全移位,Pauwels角为60°。该患者股骨颈骨折的类型是
    A. Garden Ⅰ型骨折　　　　　B. Garden Ⅱ型骨折　　　　C. Garden Ⅲ型骨折
    D. 内收型骨折　　　　　　　　E. 外展型骨折

1577. 股骨颈骨折Pauwels角是指
    A. 股骨颈长轴线与股骨干纵轴线之间的夹角　　B. 股骨颈长轴线与股骨颈骨折线之间的夹角
    C. 股骨颈骨折线与股骨干纵轴线之间的夹角　　D. 股骨颈骨折线与两大转子连线之间的夹角
    E. 股骨颈骨折线与两髂嵴连线之间的夹角

1578. 股骨颈骨折内收型,其Pauwels角
    A. 大于50°　　　　　　　　　B. 小于50°　　　　　　　　C. 小于40°
    D. 小于30°　　　　　　　　　E. 等于30°

1579. 女,65岁。摔伤致右髋关节疼痛、功能障碍。X线片示右股骨颈头下骨皮质连续性中断,Pauwels

角60°。该股骨颈骨折属于
  A. 稳定性骨折　　　　　B. 关节外骨折　　　　　C. 不完全骨折
  D. 外展型骨折　　　　　E. 内收型骨折

1580. 稳定型股骨颈骨折是
  A. 头下骨折　　　　　　B. 经颈骨折　　　　　　C. 基底骨折
  D. 内收型骨折　　　　　E. 外展型骨折

1581. 女,78岁。跌倒后感右髋部疼痛1小时来诊。X线片示右股骨颈头下型骨折,Pauwels角为60°。最适宜的治疗方法是
  A. 手术治疗　　　　　　B. 右下肢皮肤牵引　　　C. 石膏固定
  D. 休息制动　　　　　　E. 手法复位

1582. 女,78岁。跌倒右髋受伤2小时,局部疼痛,活动受限,患肢缩短,轴向叩击痛(+)。X线片显示右股骨颈基底部骨皮质连续性中断,断端嵌插,Pauwels角25°。一般状态差,既往高血压、肺源性心脏病、糖尿病病史30余年,心功能Ⅳ级。最佳治疗方案是
  A. 人工关节置换术　　　B. 转子间截骨矫正力线　C. 闭合复位内固定
  D. 切开复位内固定　　　E. 下肢中立位皮肤牵引6~8周

1583. 女,60岁。不慎路滑跌倒,右臀部着地,扶起不能走,右髋部明显压痛。经X线片诊断为右股骨颈骨折。其右下肢畸形的位置应是
  A. 屈曲内旋　　　　　　B. 屈曲外旋　　　　　　C. 屈曲内收
  D. 延长内旋　　　　　　E. 短缩外旋

1584. 男,70岁。走路摔倒后疼痛,不能行走。检查:右侧下肢缩短,外旋畸形。其临床诊断可能是
  A. 髋关节脱位　　　　　B. 髋关节挫伤　　　　　C. 髋臼骨折
  D. 股骨颈骨折　　　　　E. 髂骨翼骨折

1585. 股骨颈骨折的体征不包括
  A. 患肢常有外旋畸形　　B. 患肢短缩　　　　　　C. 大转子突出
  D. 患髋轴向叩痛　　　　E. Bryant三角底边延长

1586. 老年女性。不慎摔倒,左髋部着地,当即左髋剧痛,不能站立,急诊来院。检查见左下肢缩短,外旋畸形。其最可能的诊断是
  A. 左髋关节前脱位　　　B. 左髋关节后脱位　　　C. 左髋关节中心脱位
  D. 左股骨颈骨折　　　　E. 左股骨干骨折

1587. 女,50岁。下楼梯时跌倒,左髋部剧烈疼痛,不能活动。X线片见左股骨颈骨折,但断端相互嵌插,无明显移位,测Pauwels角<30°。其最佳治疗方法是
  A. 切开复位内固定　　　B. 人工关节置换术　　　C. 转子间截骨术
  D. 植骨或血管移植术　　E. 持续皮肤牵引6~8周

1588. 男性,66岁。5年前诊断为左股骨颈骨折,近1年左髋疼痛,行走困难。X线片示左髋关节间隙变窄,股骨头变形。最佳治疗方案是
  A. 左下肢皮肤牵引　　　B. 切开复位钢板内固定　C. 人工关节置换术
  D. 闭合复位内固定　　　E. 卧床休息对症治疗

(1589~1591题共用题干)女,76岁。跌倒后左髋部疼痛,不能站立行走。既往高血压、肺源性心脏病、糖尿病病史20余年,一般状态差。查体:血压190/110mmHg,左髋部压痛,左下肢呈短缩及外旋畸形。X线检查示股骨头下骨折,Pauwels角55°,GardenⅢ。

1589. 首先应采取的治疗措施是

A. 闭合复位内固定　　　　　B. 切开复位钢板固定　　　　　C. 人工全髋关节置换术
D. 外固定架固定　　　　　　E. 下肢中立位皮肤牵引

1590. 若该患者后期出现股骨头坏死,最主要的原因是
A. 股深动脉损伤　　　　　　B. 闭孔动脉损伤　　　　　　C. 小凹动脉损伤
D. 旋股内侧动脉损伤　　　　E. 旋股外侧动脉损伤

1591. 如果该患者经治疗后心、肺功能良好,血压控制在130/80mmHg,空腹血糖控制在7~8mmol/L,那么最佳治疗方案是
A. 人工髋关节置换术　　　　B. 下肢中立位皮肤牵引　　　　C. 切开复位髓内钉固定
D. 切开复位钢板固定　　　　E. 切开复位克氏针固定

(1592~1594题共用题干)女,72岁。摔伤右髋部,既往全身状况良好。查体:右下肢短缩,外旋畸形,下肢轴向叩击痛阳性。

1592. 最可能的诊断是
A. 髋关节后脱位　　　　　　B. 股骨干骨折　　　　　　　C. 髋部软组织损伤
D. 股骨颈骨折　　　　　　　E. 髋关节前脱位

1593. 首选的检查方法是
A. X线片　　　　　　　　　B. 核素扫描　　　　　　　　C. 关节造影
D. MRI　　　　　　　　　　E. CT

1594. 最佳治疗方法是
A. 持续皮肤牵引　　　　　　B. 股骨近端截骨术　　　　　C. 人工髋关节置换术
D. 持续骨牵引　　　　　　　E. 髋人字石膏固定

二、股骨转子间骨折(执业医师及助理医师均需掌握)

1595. 下列各项中,哪项更有助于鉴别股骨颈骨折与股骨转子间骨折?
A. 髋关节压痛　　　　　　　B. 患肢轻度内收　　　　　　C. Bryant三角底边短缩
D. 患肢外旋角度　　　　　　E. 患肢短缩程度

(1596~1598题共用题干)男,65岁。意外摔倒2小时。2小时前不慎跌倒,右髋部着地,感右髋部疼痛,下肢活动受限。既往身体健康。查体:右髋部皮肤瘀斑,肿胀,压痛明显,右下肢轴向叩击痛阳性,外旋90°,短缩畸形。

1596. 该患者最可能的诊断是
A. 股骨转子间骨折　　　　　B. 股骨颈骨折　　　　　　　C. 骨盆骨折
D. 股骨骨折　　　　　　　　E. 髋关节脱位

1597. 为明确诊断,首选检查是
A. X线片　　　　　　　　　B. MRI　　　　　　　　　　C. 关节镜
D. CT　　　　　　　　　　　E. 超声

1598. 该患者的首选治疗方法是
A. 卧床休息　　　　　　　　B. 持续性皮牵引　　　　　　C. 持续性骨牵引
D. 闭合复位内固定　　　　　E. 股骨头置换(2024)

三、股骨干骨折(执业医师需掌握)

1599. 股骨干下1/3骨折时骨折端移位方向是
A. 近折端向前上移位,远折端前方移位　　　B. 近折端向前上移位,远折端向后方移位
C. 近折端向后上移位,远折端向前方移位　　　D. 近折端向后下移位,远折端向内侧移位

E. 近折端向后下移位,远折端向前方移位

1600. 股骨干下 1/3 骨折可损伤
　　A. 股神经　　　　　　B. 股动脉　　　　　　C. 股静脉
　　D. 胫神经　　　　　　E. 闭孔神经

1601. 大腿受伤后确诊股骨干骨折最主要的依据是
　　A. 伤处严重淤血　　　B. 大腿中部肿胀　　　C. 大腿中部静脉怒张
　　D. 大腿中部异常活动　E. 伤处疼痛剧烈不敢活动

1602. 青年男性,车祸致头部及左大腿外伤。检查见意识清楚,左大腿中段异常活动。X 线片示股骨干骨折,足背及胫后动脉搏动细弱。对其首选的治疗方案是
　　A. 垂直悬吊牵引　　　B. 持续骨牵引复位　　C. 切开复位内固定
　　D. 手法复位夹板固定　E. 手法复位石膏外固定

1603. 股骨干骨折髓内针内固定的明确指征不包括
　　A. 非手术治疗失败　　B. 伴有多发性损伤　　C. 粉碎性骨折
　　D. 老年人不宜卧床过久者　E. 3 岁以内儿童

1604. 对于 3 岁以下儿童股骨干骨折的治疗,正确的叙述是
　　A. 可以接受骨折断端有 2cm 以内的缩短　　B. 常采用切开复位内固定治疗
　　C. 常采用骨牵引治疗　　　　　　　　　　D. 可以接受轻度的旋转移位
　　E. 应与成人骨折的治疗原则一致

1605. 患者,女,5 岁。车祸致大腿外伤。X 线显示右股骨中段骨折,轻度成角畸形,无明显移位。正确的治疗方法是
　　A. 垂直悬吊皮肤牵引　　B. 切开复位髓内针内固定　　C. 切开复位钢板内固定
　　D. 切开复位外固定架固定　E. 手法复位、小夹板固定、皮肤牵引

四、髌骨骨折

2024 年执业医师及助理医师新增考点

五、胫腓骨骨折(执业医师需掌握)

1606. 胫骨易发生骨折的部位是
　　A. 上端干骺端部位　　B. 横切面三棱形部位　　C. 横切面四边形部位
　　D. 踝上部位　　　　　E. 横切面三棱形与四边形移行部位

1607. 胫骨中下 1/3 交界处易骨折,其主要原因是
　　A. 胫骨形状有棱角　　B. 负重量较大　　　　C. 该处皮下软组织少
　　D. 易受直接或间接暴力　E. 骨的形态转变移行处

1608. 胫骨中下段粉碎性骨折行切开复位钢板内固定达到解剖复位,半年后骨折仍未愈合。造成患者骨折不愈合的最可能原因是
　　A. 内固定强度不足　　B. 骨折处血液循环差　C. 未到愈合时间
　　D. 未配合药物治疗　　E. 功能锻炼不够

1609. 男,35 岁。胫骨中 1/3 骨折,最容易发生的并发症是
　　A. 腘动静脉受压　　　B. 骨筋膜室综合征　　C. 腓总神经损伤
　　D. 骨折延迟愈合　　　E. 膝关节僵硬

1610. 男性,35 岁。因车祸右小腿受伤,经 X 线片诊断为右胫骨中下 1/3 交界处斜形骨折。其易发生
　　A. 骨筋膜室综合征　　B. 脂肪栓塞　　　　　C. 延迟愈合或不愈合
　　D. 血管损伤　　　　　E. 神经损伤

1611. 男,31岁。右小腿被撞伤,创口出血,骨外露24小时。X线片示右胫腓骨下段粉碎性骨折。最易出现的并发症是
　　A. 坠积性肺炎　　　　　　B. 神经血管损伤　　　　　C. 骨筋膜室综合征
　　D. 感染　　　　　　　　　E. 急性骨萎缩

1612. 男,16岁。左胫腓骨闭合性骨折,管形石膏外固定,3小时后左小腿出现胀痛,并持续加重,足趾麻木,被动牵拉痛。对其首要的处理是
　　A. 给予止痛药物、继续观察　B. 立即拆除石膏　　　　　C. 给予脱水药、继续观察
　　D. 给予抗生素治疗　　　　　E. 不需处理、继续观察

1613. 男,26岁。右小腿受伤12小时。查体:右小腿中段前方皮肤有一10cm长伤口,软组织挫伤严重,胫骨断端外露,外侧足背动脉搏动对称,感觉正常。彻底清创后最适宜的进一步治疗方法是
　　A. 螺丝钉固定　　　　　　B. 髓内针固定　　　　　　C. 石膏固定
　　D. 钢板固定　　　　　　　E. 外固定架固定

1614. 男,37岁,工地工人。左足摔伤1小时。查体:体温37.0℃,脉搏100次/分,血压125/82mmHg,左踝皮肤无破损,左踝关节肿胀、畸形,左胫骨远端压痛,左踝不能活动。X线片示左胫骨远端关节面严重塌陷,胫腓远端分离。该患者首选的治疗是
　　A. 手法复位,石膏固定　　　B. 手法复位,小夹板固定　　C. 踝关节骨牵引
　　D. 外固定架牵引　　　　　　E. 切开复位加内固定(2024)

六、胫骨平台骨折(执业医师需掌握)

1615. 胫骨平台骨折,最容易引起的并发症是
　　A. 骨筋膜室综合征　　　　B. 缺血性骨坏死　　　　　C. 骨化性肌炎
　　D. 骨折不愈合　　　　　　E. 创伤性关节炎

七、踝部骨折与踝部扭伤(执业医师及助理医师均需掌握)

1616. 男,18岁。右踝扭伤2小时。右踝肿胀,外踝前方轻压痛,关节稳定性可。踝关节X线片未见骨折。早期治疗不恰当的措施是
　　A. 局部按摩　　　　　　　B. 休息、减少行走　　　　C. 弹力绷带适当固定
　　D. 冷敷　　　　　　　　　E. 右下肢抬高(2023)

1617. 男,20岁。因打篮球左踝扭伤半小时。查体:左踝前下部瘀斑、肿胀、压痛,左足内翻障碍。X线片示左侧内、外踝骨小梁形态正常,外侧关节间隙增宽。最可能的诊断是
　　A. 内侧副韧带损伤　　　　B. 外侧副韧带损伤　　　　C. 下胫腓韧带损伤
　　D. 跟腱断裂　　　　　　　E. 踝部撕脱性骨折(2024)

第34章　脊柱、脊髓损伤与骨盆骨折

一、脊柱骨折(执业医师及助理医师均需掌握)

1618. Chance骨折是指胸腰椎
　　A. 单纯性压缩骨折　　　　B. 骨折-脱位　　　　　　C. 屈曲-牵拉性损伤
　　D. 稳定性爆破型骨折　　　E. 水平状撕裂性损伤

1619. 最不影响脊柱稳定性的骨折是
　　A. 腰椎Chance骨折　　　　B. 单纯性腰椎横突骨折　　C. Jefferson骨折

D. 腰椎爆裂骨折　　　　　E. 枢椎椎弓根骨折(2024)

1620. 男,50岁。半小时前自高空坠落,上下肢完全不能活动,双侧腹股沟水平以下感觉障碍,大小便失禁。CT显示椎体爆裂骨折,椎管内可见骨折块。目前应选择的治疗方法是
　A. 药物治疗　　　　　　B. 石膏固定　　　　　　C. 平卧硬板床
　D. 手术治疗　　　　　　E. 牵引治疗

二、脊髓损伤(执业医师及助理医师均需掌握)

1621. 某建筑工人,从高处坠落,腰背挫伤,双下肢弛缓性瘫痪,来院急诊。检查见腰椎不能活动,双侧腹股沟以下感觉、运动及反射消失。X线片显示胸12椎体压缩性骨折。入院后2小时其双下肢功能逐渐恢复。该患者的脊髓损伤可能是
　A. 脊髓震荡　　　　　　B. 脊髓出血　　　　　　C. 脊髓水肿
　D. 脊髓受压　　　　　　E. 马尾损伤(2019、2023)

1622. 男,46岁,建筑工人。半小时前从高处坠落,腰背疼痛。急诊查体:体温38.0℃,双侧肋缘水平以下感觉、运动、反射均消失。受伤的脊髓水平在
　A. 颈椎　　　　　　　　B. 胸椎　　　　　　　　C. 腰椎
　D. 尾椎　　　　　　　　E. 骶椎

1623. 男,56岁。高空坠落伤。查体:呼吸困难,颈部压痛,双肺闻及痰鸣音,四肢瘫痪。X线片显颈4~5骨折脱位。首先采取的治疗措施是
　A. 颈托制动　　　　　　B. 颔枕带牵引　　　　　C. 气管切开
　D. 手术复位固定　　　　E. 应用呼吸兴奋剂

1624. 患者,男,25岁。不慎被汽车撞伤,当时昏迷,醒后感四肢麻木无力。查体:神志清楚,四肢中枢性瘫,颈4以下深浅感觉障碍。受损部位可能是
　A. 颈膨大　　　　　　　B. 腰骶膨大　　　　　　C. 胸髓
　D. 颈膨大以上颈髓　　　E. 脑挫裂伤(2015、2022)

1625. 男,22岁。高处坠落受伤,出现颈部活动受限,四肢麻木无力,胸骨角平面以下痛温觉消失,不能自主排尿。最可能的诊断是
　A. 臂丛神经损伤　　　　B. 颅内出血　　　　　　C. 胸椎骨折脱位伴脊髓损伤
　D. 腰椎骨折伴神经损伤　E. 颈椎骨折脱位伴脊髓损伤

1626. 患者,男,53岁。腰椎骨折1小时,未进食、未排便排尿。查体:腰1棘突压痛,会阴部皮肤感觉障碍,双下肢感觉和运动正常,腱反射存在。该患者最可能合并的脊髓损伤类型是
　A. 脊髓震荡　　　　　　B. 不完全性脊髓损伤　　C. 完全性脊髓损伤
　D. 脊髓圆锥损伤　　　　E. 马尾神经损伤(2024)

(1627~1630题共用题干)男性矿工,38岁。井下作业时发生塌方砸伤背部,当即倒于地上,下肢无力不能行走,立即来诊。检查见胸腰段后凸畸形并压痛,双下肢不全瘫,感觉异常平面位于双侧腹股沟水平。

1627. 为明确诊断应首选的辅助检查是
　A. 肌电图　　　　　　　B. X线　　　　　　　　C. CT
　D. MRI　　　　　　　　E. B超

1628. 正确的搬运方法是
　A. 一人用一手抱颈另一手抱腿放于担架上　　B. 一人抬头,另一人抬足放于木板上
　C. 两人架其上肢助其走上担架车　　　　　　D. 两人将其躯干成一整体滚动至木板上
　E. 三人分别抬其头和两腿放于担架上

1629. 如果伤后3个小时,患者双下肢感觉、运动逐渐恢复。其最可能的诊断是
    A. 脊髓水肿   B. 脊髓出血   C. 脊髓震荡
    D. 脊髓挫伤   E. 脊髓受压
1630. 如果伤后患者腹胀、腹痛、粪便秘结,那么可能是由于
    A. 肾脏损伤   B. 直肠损伤   C. 膀胱损伤
    D. 尿道损伤   E. 腹膜后血肿刺激

(1631~1633题共用题干)男,44岁,建筑工人。6小时前不慎从高处坠落摔伤,腰部疼痛,活动受限,不能站立行走。
1631. 为明确有无合并神经损伤,最有意义的体格检查是
    A. 直腿抬高试验   B. 双下肢感觉运动   C. 椎旁肌按压
    D. 逐个棘突按压   E. 腰部过伸过屈
1632. 为明确是否有腰椎骨折,首选的影像学检查是
    A. ECT   B. X线   C. MRI
    D. B超   E. CT
1633. 为明确神经损伤情况,首选的检查是
    A. ECT   B. 肌电图   C. CT
    D. MRI   E. B超

三、骨盆骨折(执业医师及助理医师均需掌握)

1634. 男,35岁。井下作业时塌方被砸伤。查体:会阴部瘀斑,骨盆分离和挤压试验阳性。为进一步明确诊断,除普通X线片检查外,还应做的检查首选
    A. 肌电图   B. CT   C. B超
    D. 血管造影   E. ECT
1635. 耻骨骨折不易出现
    A. 血尿   B. 会阴部瘀斑   C. 坐骨神经损伤
    D. 骨盆挤压试验阳性 E. 骨盆分离试验阳性
1636. 骨盆骨折的并发症不包括
    A. 坐骨神经损伤   B. 尿道损伤   C. 直肠损伤
    D. 脊髓损伤   E. 腹膜后血肿
1637. 女,34岁。车祸致伤。查体:骨盆挤压和分离试验阳性,下腹部压痛,腹肌紧张。对腹腔脏器损伤诊断最有价值的检查方法是
    A. 血常规   B. 腹部X线片   C. 腹部CT
    D. 腹腔穿刺   E. 腹部B超
1638. 男,25岁。高处坠落致右髂骨受伤,局部疼痛。X线片示右侧髂骨翼部骨折,无明显移位。正确的治疗措施是
    A. 钢板内固定   B. 小夹板外固定   C. 卧床3~4周
    D. 骨盆兜悬吊固定   E. 下肢牵引
1639. 女,27岁。因高速公路交通事故受伤5小时。查体:呼吸20次/分,脉搏130次/分,血压80/45mmHg。面色苍白,神志淡漠,下腹部略膨隆,腹部轻压痛,无反跳痛,骨盆挤压试验及分离试验均为阳性。最可能存在的严重并发症是
    A. 腹膜后巨大血肿   B. 直肠损伤   C. 脂肪栓塞
    D. 腰骶神经丛损伤   E. 膀胱、尿道损伤(2024)

1640. 男,20岁。高处坠落,下腹部疼痛。骨盆分离和挤压试验阳性,会阴部瘀斑。首先应考虑的诊断是
　　A. 耻骨骨折　　　　　　　B. 髋关节脱位　　　　　　C. 尾骨骨折
　　D. 腰椎骨折　　　　　　　E. 骶骨骨折

第35章　关节脱位与损伤

一、肩关节脱位(执业医师及助理医师均需掌握)

1641. 下列最易发生脱位的关节是
　　A. 肩关节　　　　　　　　B. 髋关节　　　　　　　　C. 膝关节
　　D. 肘关节　　　　　　　　E. 踝关节

1642. 肩关节脱位时,肱骨头最容易脱出的方向是
　　A. 前方　　　　　　　　　B. 外侧　　　　　　　　　C. 内侧
　　D. 上方　　　　　　　　　E. 后方

1643. 将患肢放在对侧肩部时,肘不能贴胸,而肘部贴胸时,手不能放在肩部,称为
　　A. 杜加征阳性　　　　　　B. 托马斯征阳性　　　　　C. 川德伦伯征阳性
　　D. 盖氏征阳性　　　　　　E. 加强试验阳性

1644. 男,28岁。2小时前摔倒后左肩受伤。X线检查示左肱盂关节失去正常对应关系,未见骨折征象。予手法复位,复位成功的标志是
　　A. Mills征阴性　　　　　　B. Dugas征阴性　　　　　C. 肩胛盂处有空虚感
　　D. 方肩　　　　　　　　　E. 弹性固定

1645. 中年男性,右上肢外展牵拉伤,患肩疼痛,以健手托患侧前臂。检查患侧方肩,杜加征阳性。其可能的诊断是
　　A. 锁骨骨折　　　　　　　B. 肱骨解剖颈骨折　　　　C. 肱骨颈骨折
　　D. 肩关节脱位　　　　　　E. 肩锁关节脱位

1646. 女,38岁。右肩部外伤后疼痛、活动受限2小时。查体:右侧肩胛盂处有空虚感,Dugas征阳性。X线检查未见骨折。首选的治疗方法是
　　A. 切开复位　　　　　　　B. 肩部绷带固定　　　　　C. 三角巾悬吊固定
　　D. 外展支具固定　　　　　E. 麻醉下Hippocrates法复位

1647. 单纯性肩关节前脱位手法复位后应立即采取的措施是
　　A. 持续牵引　　　　　　　B. 三角巾悬吊　　　　　　C. 夹板外固定
　　D. 石膏外固定　　　　　　E. 肩关节功能锻炼

　　A. 肩关节前脱位　　　　　B. 肘关节脱位　　　　　　C. 膝关节脱位
　　D. 腕关节脱位　　　　　　E. 髋关节脱位

1648. 适合用Hippocrates法复位的关节脱位是
1649. 适合用Allis法手法复位的关节脱位是(2018、2023)

二、桡骨头半脱位(执业医师及助理医师均需掌握)

1650. 桡骨头半脱位易发生的年龄是
　　A. 26~30岁　　　　　　　B. 21~25岁　　　　　　　C. 16~20岁
　　D. 10~15岁　　　　　　　E. 5岁以下

1651. 桡骨头半脱位的治疗措施是
A. 手法复位不必固定　　B. 切开复位内固定　　C. 切开复位韧带修复
D. 手法复位外固定　　E. 切开复位外固定

1652. 复位后不需要固定的骨折或脱位是
A. 桡骨头半脱位　　B. 孟氏骨折　　C. 盖氏骨折
D. Colles 骨折　　E. 桡骨骨折(2022)

1653. 男童,3 岁。玩耍后右臂不适,拒绝活动,但无畸形和肿胀,经屈肘 90°做前臂旋前、旋后运动后症状好转。出现该情况的原因是
A. 肘关节过度屈曲　　B. 肘关节过度外旋　　C. 肘关节过度内旋
D. 肘关节过度外翻　　E. 前臂过度拉伸(2024)

1654. 女孩,3 岁。1 小时前被牵拉右前臂后哭闹不安,不肯用右手持物。查体:右前臂处于半屈旋前位,右肘部轻度压痛,无明显肿胀。X 线检查未见明显异常。最可能的诊断是
A. 尺神经损伤　　B. 肘关节脱位　　C. 桡神经损伤
D. 正中神经损伤　　E. 桡骨头半脱位

1655. 桡骨头半脱位正确的治疗方法是
A. 复位时需将腕、肘均伸直　　B. 复位时需将肘屈曲旋转前臂　　C. 局麻下进行手法复位
D. 全麻下进行手术治疗　　E. 麻醉后伸肘手法复位

1656. 女,3 岁。被牵拉前臂后,出现肘部疼痛,不愿用手取物,桡骨近端压痛。X 线检查未见骨折征象。最适宜的治疗方法是
A. 石膏固定　　B. 切开探查　　C. 肩肘固定带悬吊
D. 手法复位　　E. 外敷药物

三、髋关节脱位（执业医师及助理医师均需掌握）

1657. 患者,男性,21 岁。车祸致右髋关节受伤,出现右髋部疼痛、外展、外旋、屈曲畸形,弹性固定。该患者最可能的诊断是
A. 髋关节前脱位　　B. 股骨干骨折　　C. 骨盆骨折
D. 髋关节后脱位　　E. 髋关节中心脱位

1658. 男性,30 岁。驾车撞树受伤,伤后右髋关节疼痛剧烈,不能活动。查体:患肢短缩,呈屈曲、内收、内旋畸形。应首先考虑的诊断是
A. 股骨颈骨折　　B. 股骨干骨折　　C. 髋关节后脱位
D. 髋关节前脱位　　E. 坐骨神经损伤

1659. 女,37 岁。交通事故中右下肢受伤 3 小时。查体:右下肢缩短,右髋关节呈屈曲、内收、内旋畸形,右足背麻木,背屈无力。最可能的诊断是
A. 髋关节中心脱位,坐骨神经损伤　　B. 髋关节前脱位,坐骨神经损伤
C. 髋关节前脱位,闭孔神经损伤　　D. 髋关节后脱位,股神经损伤
E. 髋关节后脱位,坐骨神经损伤

1660. 关于髋关节脱位的说法,正确的是
A. 髋关节脱位以前脱位最为常见　　B. 髋关节脱位不容易合并骨折
C. 复位后应立即活动,防止关节僵硬　　D. 手法复位 2 周后再下地活动,避免关节损伤
E. 复位后卧床期间进行股四头肌锻炼(2024)

1661. 髋关节后脱位复位的最佳时机是最初
A. 24~48 小时　　B. 36~48 小时　　C. 48~60 小时

D. 2~3 天　　　　　　　E. 3~4 天

(1662~1663 题共用题干)男,45 岁。乘汽车时急刹车,左髋关节挫伤,X 线片示股骨头向后方脱位,未见股骨头及髋臼骨折。

1662. 髋关节畸形位置应该为
    A. 屈曲、内旋、内收　　B. 屈曲、内收、外旋　　C. 屈曲、外展、外旋
    D. 屈曲、外展、内旋　　E. 过伸位、内收、内旋

1663. 首选的治疗方案是
    A. 手法复位,无须特殊处理　　B. 切开复位,内固定　　C. 切开复位,外固定
    D. 手法复位,皮肤牵引　　　　E. 手法复位,骨牵引

(1664~1666 题共用题干)男性,35 岁,驾车肇事,右髋致伤剧痛。检查见右下肢短缩、内旋、内收位弹性固定,足背不能背屈。

1664. 为明确诊断首先应进行的检查是
    A. 肌电图　　　　　　　B. CT　　　　　　　　　C. MRI
    D. X 线　　　　　　　　E. 血型及血常规

1665. 如果检查确定为髋关节后脱位,那么其治疗方法应尽早考虑
    A. 下肢皮肤牵引复位　　B. 下肢骨牵引复位　　　C. 手法复位
    D. 手术切开复位　　　　E. 镇痛止痛、肢体重力复位

1666. 该患者出现的并发症是
    A. 坐骨神经损伤　　　　B. 急性骨萎缩　　　　　C. 股骨头坏死
    D. 下肢深静脉血栓　　　E. 下肢淋巴水肿

四、膝关节韧带损伤及半月板损伤(执业医师需掌握)

1667. 对交叉韧带损伤有诊断意义的检查是
    A. Hoffman 征　　　　　B. Mills 征　　　　　　C. 直腿抬高试验
    D. 拾物试验　　　　　　E. 抽屉试验

1668. 患儿,男,12 岁。左膝外伤 1 天。1 天前踢足球时摔伤左侧膝部,感患部疼痛。查体:左膝关节处肿胀明显,压痛,浮髌试验(+),抽屉试验(-),Lachman 试验(+),McMurray 试验(-)。该患者最可能的诊断是
    A. 内侧副韧带损伤　　　B. 外侧副韧带损伤　　　C. 前交叉韧带损伤
    D. 半月板损伤　　　　　E. 髌骨骨折(2022)

1669. 下列选项中,不属于半月板损伤检查的是
    A. 过伸试验　　　　　　B. 过屈试验　　　　　　C. Apley 试验
    D. McMurray 试验　　　 E. Lachman 试验(2024)

第 36 章　手外伤与断肢(指)再植

(执业医师及助理医师均需掌握)

1670. 最可能出现 Froment 征阳性的是
    A. 尺神经损伤　　　　　B. 指深屈肌断裂　　　　C. 指浅屈肌断裂
    D. 桡神经损伤　　　　　E. 正中神经损伤

1671. 左腕掌侧切割伤，小指和环指尺侧半感觉消失，夹纸试验阳性。可能损伤的神经是
　　A. 正中神经　　　　　　　B. 尺神经　　　　　　　C. 桡神经
　　D. 前臂内侧皮神经　　　　E. 前臂骨间背神经

1672. Allen 试验主要用于检查
　　A. 手部神经损伤程度　　　B. 神经损伤后的恢复情况　　C. 手部肌腱损伤情况
　　D. 手指末端血运情况　　　E. 桡、尺动脉的通畅和相互吻合情况

1673. 手部创伤止血时止血带应缚于
　　A. 上臂上 1/3 处　　　　　B. 上臂中 1/3 处　　　　　C. 上臂下 1/3 处
　　D. 前臂中段　　　　　　　E. 腕部

1674. 手部创口清创处理，一般不迟于
　　A. 8 小时　　　　　　　　B. 9 小时　　　　　　　　C. 10 小时
　　D. 11 小时　　　　　　　 E. 12 小时

1675. 男，27 岁。工作中被壁纸刀割伤左手示指，创口长约 3cm，出血较多。现场紧急处理首选的是
　　A. 上臂行止血带捆扎　　　B. 夹板外固定　　　　　　C. 清洁布类创口加压包扎
　　D. 腕部行止血带捆扎　　　E. 立即清创缝合

1676. 手外伤治疗的最终目的是
　　A. 骨折解剖复位固定　　　B. 一期闭合创口　　　　　C. 恢复手部运动功能
　　D. 组织修复　　　　　　　E. 早期彻底清创

1677. 手外伤正确的术后处理是
　　A. 患肢下垂，防止缺血　　B. 用纱布将手指严密包扎　C. 用石膏托将手固定于功能位
　　D. 肌腱修复后固定 1~2 周　E. 神经修复后要固定 2~3 周

1678. 患者，男性，20 岁。1 小时前被菜刀将示指末节掌侧切去一块皮肤，约 1cm×0.5cm，皮下脂肪裸露。治疗应
　　A. 三角皮瓣移植　　　　　B. 游离周围软组织予以覆盖　C. 单纯缝合皮肤
　　D. 鱼际皮瓣移植　　　　　E. 胸部皮瓣移植

1679. 男，25 岁。右手腕部被机器绞伤，皮肤脱套，异常活动，创口流血。正确的处理方法是
　　A. 简单包扎，消炎治疗　　　　　　　　　B. 直接缝合，包扎伤口
　　C. 清创后有骨折和脱位者，必须复位固定　D. 对重要血管损伤留待二期处理
　　E. 肌腱损伤修补后立即进行功能锻炼，防止粘连

1680. 患者，女，20 岁。被机械绞伤右前臂 1 小时，右前臂屈侧皮肤见长 8cm 的裂口，深达骨膜，边缘不整齐，污染严重，出血不止，且右腕不能背伸。对其处理错误的是
　　A. 应立即行清创术　　　　　　　　　　　B. 出血如非重要血管可结扎处理
　　C. 如有神经断裂争取一期修复　　　　　　D. 肌腱如缺损严重可二期处理
　　E. 断裂主干血管应一期吻合

1681. 男，35 岁。机器碾压致腕部、手部受伤，手掌部皮肤严重缺损，肌腱外露，手指均不能屈曲，感觉消失，第 2~3 掌骨骨折。不正确的处理是
　　A. 骨折必须复位固定　　　　　　　　　　B. 肌腱、神经损伤必须同时一期修复
　　C. 在止血带下清创　　　　　　　　　　　D. 影响血供的血管损伤应立即修复
　　E. 行皮瓣移植术

1682. 断指远距离运输的保存方法是
　　A. 酒精浸泡　　　　　　　B. 放入碘伏中　　　　　　C. 干燥冷藏保存
　　D. 通风保存　　　　　　　E. 冰冻保存（2024）

1683. 切纸工人,不慎将右拇指切断,因工地距医院较远,为争取再植成功,再植时限不超过
   A. 6~8 小时 B. 9~11 小时 C. 12~14 小时
   D. 15~17 小时 E. 18~20 小时

1684. 断肢再植成功率最高的上臂外伤种类是
   A. 被机床压断的上臂 B. 被搅拌机绞断的上臂 C. 被火车碾压断的上臂
   D. 被滚动皮带绞断的上臂 E. 被劫匪利刀砍断的上臂

第37章 周围神经损伤

一、上肢神经损伤(执业医师及助理医师均需掌握)

1685. 男,32岁。右手肘上切割伤2小时。查体:右侧拇指对掌功能障碍,示指、中指屈曲障碍。最可能损伤的神经是
   A. 正中神经 B. 尺神经 C. 桡神经
   D. 尺神经和桡神经 E. 正中神经和桡神经(2024)

1686. 患者,男,30岁。左上臂切割伤5小时。查体:体温37.4℃,呼吸16次/分,脉搏80次/分,血压120/82mmHg。左侧小指感觉消失,环指、小指末节屈曲功能障碍。最可能的原因是
   A. 尺神经损伤 B. 肌皮神经损伤 C. 正中神经损伤
   D. 桡神经深支损伤 E. 桡神经浅支损伤

1687. 肱骨髁上骨折后出现手指不能内收、外展,夹纸试验阳性。最可能损伤的神经是
   A. 桡神经 B. 肌皮神经 C. 尺神经
   D. 正中神经 E. 腋神经

1688. 尺神经损伤的典型体征是
   A. Finkelstein 试验阳性 B. 拇指感觉异常 C. 垂腕
   D. 拇指对掌功能受限 E. Froment 征阳性

1689. 男,24岁。左腕部切割伤12小时,伤及桡神经。其临床表现是
   A. 拇、示、中指不能屈曲 B. 不能屈腕 C. 手部内在肌萎缩
   D. 手背虎口区域麻木 E. 手掌桡侧感觉减弱

1690. 患者,男,30岁。被枪弹击伤上臂中段。体检:垂腕,各手指不能伸直,拇指、示指、中指背侧麻木,肘关节屈伸活动正常。X线片示肱骨中段见1个弹头形状的金属异物,骨质未见断裂。其最可能的神经损伤是
   A. 桡神经 B. 正中神经 C. 尺神经
   D. 臂丛神经 E. 以上皆不正确

1691. 正中神经损伤的临床表现是
   A. 垂腕畸形 B. 拇指对掌障碍 C. 爪形手畸形
   D. 拇指背伸障碍 E. 手指内收、外展障碍

1692. 男,32岁。右上臂被重物砸伤2小时,局部疼痛、肿胀、活动受限。查体:右上臂中下部可见畸形及异常活动,垂腕,手指不能伸直。最可能合并损伤的神经是
   A. 桡神经 B. 肌皮神经 C. 正中神经
   D. 尺神经 E. 腋神经

A. 桡神经损伤 　　　　　B. 尺神经损伤 　　　　　C. 正中神经损伤
D. 肌皮神经损伤 　　　　E. 腋神经损伤

1693. 可出现拇指对掌功能障碍的是
1694. 可出现伸腕、伸拇、前臂旋后功能障碍和虎口区感觉异常的是(2024)

二、下肢神经损伤(执业医师及助理医师均需掌握)

1695. 女,66岁。人工膝关节置换术后膝关节周围加压包扎。1天后发现右足不能背屈,跖屈正常,足背动脉搏动正常。最可能的原因是
A. 腓总神经损伤 　　　　B. 骨筋膜室综合征 　　　C. 坐骨神经损伤
D. 胫神经损伤 　　　　　E. 深静脉血栓

1696. 患者,男,56岁。被自行车撞伤右膝外侧。检查发现踝关节不能主动背伸。X线检查示腓骨小头骨折。首先考虑的诊断是腓骨小头骨折合并
A. 坐骨神经损伤 　　　　B. 胫神经损伤 　　　　　C. 腓总神经损伤
D. 胫前肌撕裂伤 　　　　E. 腓骨长、短肌撕裂伤(2021)

1697. 男,18岁。车祸致伤右膝关节及小腿,伤后即出现足跖屈、内翻、内收功能障碍,足底感觉消失。最可能损伤的神经是
A. 腓肠神经 　　　　　　B. 足底内侧神经 　　　　C. 腓总神经
D. 胫神经 　　　　　　　E. 股神经

1698. 女,45岁。不慎被汽车撞伤左下肢。查体:左膝部及小腿淤血、肿胀、疼痛,膝关节屈伸受限,足背动脉触诊不清,踝背伸、外翻功能障碍。其中,符合腓总神经损伤的表现是
A. 踝背伸、外翻功能障碍 　B. 小腿淤血、肿胀 　　　C. 足背动脉触诊不清
D. 膝关节屈伸受限 　　　E. 小腿疼痛,活动受限

第38章　运动系统慢性损伤及骨关节炎

一、运动系统慢性损伤概述(执业医师及助理医师均需掌握)

1699. 运动系统慢性损伤的病因不包括
A. 操作技术不熟练,使局部产生异常应力 　B. 生理结构异常,应力分布均匀
C. 全身疾病造成的局部组织痉挛 　　　　　D. 慢性损伤超过了人体局部的代偿能力
E. 急性损伤后未得到正确的康复转为慢性损伤(2022)

1700. 对于运动系统慢性损伤非甾体抗炎药的使用,下列说法正确的是
A. 为减少对肝功能的损害,可联合使用吲哚美辛和阿司匹林
B. 病灶局限的表浅性病变可使用非甾体抗炎药口服剂型
C. 为减少对胃肠道的损害,可使用选择性环氧化酶2抑制剂
D. 非甾体抗炎药可多种合用,以加强疗效
E. 应长期使用,以免复发(2023)

1701. 运动系统慢性损伤使用糖皮质激素进行封闭治疗,下列说法不正确的是
A. 多在浅表部位进行 　　　　　　　　　　B. 须多次反复使用
C. 可抑制局部炎症反应 　　　　　　　　　D. 局部注射可加速附近肌腱、韧带退变
E. 有助于迅速缓解疼痛症状(2024)

第十篇 外科学
第38章 运动系统慢性损伤及骨关节炎

二、狭窄性腱鞘炎（执业医师及助理医师均需掌握）

1702. 患者,女,69岁。右拇指掌指关节疼痛及弹响3个月。查体:掌指关节可触及一黄豆大小的结节,压痛明显,屈伸拇指时可感到弹响发生于结节处。最可能的诊断是
   A. 神经纤维瘤　　　　　　B. 腱鞘囊肿　　　　　　C. 滑囊炎
   D. 掌指关节脱位　　　　　E. 狭窄性腱鞘炎（2024）

1703. 女,3岁。右手中指疼痛1个月。查体:中指屈曲,不能伸直,掌指关节掌侧可触及0.3cm×0.3cm大小硬结,压痛,可随屈肌腱上下活动。首选的治疗方法是
   A. 局部封闭治疗　　　　　B. 手术治疗　　　　　　C. 口服非甾体抗炎药
   D. 局部制动　　　　　　　E. 物理治疗

1704. 弹响指的基本病理改变是
   A. 腱鞘炎　　　　　　　　B. 筋膜炎　　　　　　　C. 滑囊炎
   D. 滑膜炎　　　　　　　　E. 肌腱末端炎

三、肱骨外上髁炎（执业医师需掌握）

1705. 对肱骨外上髁炎有诊断意义的检查是
   A. Dugas征　　　　　　　 B. Thomas征　　　　　　C. Spurling试验
   D. Mills征　　　　　　　 E. "4"字试验

1706. 肱骨外上髁炎的首选治疗方法是
   A. 加强功能锻炼　　　　　B. 局部封闭　　　　　　C. 肘关节制动
   D. 抗生素消炎　　　　　　E. 手术治疗

1707. 女,30岁。右肘关节外侧疼痛半年。查体:右侧Mills征阳性。X线检查未见异常。治疗和预防该病复发的关键是
   A. 功能锻炼　　　　　　　B. 早期手术　　　　　　C. 限制腕关节活动
   D. 药物治疗　　　　　　　E. 局部按摩

四、粘连性肩关节囊炎（执业医师及助理医师均需掌握）

1708. 肩关节周围炎的好发年龄是
   A. 20岁左右　　　　　　　B. 30岁左右　　　　　　C. 40岁左右
   D. 50岁左右　　　　　　　E. 各年龄发生率相等

1709. 肩周炎是自限性疾病,一般恢复时间需要
   A. 1~3个月　　　　　　　 B. 3~6个月　　　　　　 C. 6~12个月
   D. 6~24个月　　　　　　 E. 12~36个月

1710. 肩周炎的临床特点为
   A. 活动时疼痛、功能受限　B. 静息时疼痛、功能受限　C. 活动时疼痛、功能无受限
   D. 静息时无痛、功能受限　E. 活动时无痛、功能受限

1711. 属于肩周炎诊断依据的是
   A. 男性多于女性　　　　　B. 右侧多于左侧　　　　　C. 肩部疼痛,与动作无关
   D. 肩部三角肌无萎缩　　　E. 肩关节外展、外旋、后伸受限

1712. 女,50岁。右肩部疼痛,不能梳头。查体:右肩三角肌萎缩,肩关节外展、外旋、后伸明显受限。X线片未见骨质疏松,肩峰下钙化。其首选诊断为
   A. 肩周炎　　　　　　　　B. 肩关节结核　　　　　C. 肩关节肿瘤
   D. 肱骨外上髁炎　　　　　E. 风湿性关节炎

1713. 肩周炎不正确的治疗方法是
   A. 理疗
   B. 封闭
   C. 按摩
   D. 服用非甾体抗炎药
   E. 限制肩关节活动

1714. 女，60岁。左肩部疼痛6个月。梳头、洗面困难，肩袖间隙区明显压痛，部位局限，肩关节活动受限。X线未见明显异常。不正确的处理是
   A. 使用非甾体抗炎药
   B. 早期给予理疗、按摩
   C. 手术治疗
   D. 保持肩关节主动活动
   E. 使用激素类药物局部注射

五、股骨头坏死（执业医师及助理医师均需掌握）

1715. 女，56岁。4年前车祸外伤导致左股骨颈骨折，急诊行闭合复位螺钉内固定术，1年前逐渐出现左髋疼痛，行走时加重，髋部活动受限。最可能出现的情况是
   A. 髋关节感染
   B. 股骨头坏死
   C. 股骨颈骨折不愈合
   D. 骨关节炎
   E. 股骨颈再次骨折

1716. 女，60岁。右髋部疼痛20余年，近2年加重。步行200m即出现明显髋痛，不能盘腿，髋关节内外旋均受限。X线检查示右髋关节间隙消失，关节边缘骨质增生，股骨头变扁，头臼失去正常对合关系。首选的治疗方法是
   A. 股骨近端截骨术
   B. 关节镜清理术
   C. 人工全髋关节置换术
   D. 人工股骨头置换术
   E. 口服非甾体抗炎药

1717. 诊断早期股骨头坏死最敏感的检查是
   A. 血管造影
   B. X线
   C. B超
   D. MRI
   E. CT

(1718~1719题共用题干)患者，男，51岁。右髋关节疼痛1年。休息后可缓解，无消瘦、乏力。查体：右侧腹股沟区压痛(+)，右侧"4"字试验(+)，RF(-)。X线片：双侧髋关节间隙正常，右股骨头弧形透明带。

1718. 该患者初步诊断为
   A. 骨关节炎
   B. 强直性脊柱炎
   C. 脊柱结核
   D. 髋关节结核
   E. 股骨头坏死

1719. 最有价值的辅助检查是
   A. HLA-B27
   B. 结核菌素试验
   C. MRI
   D. B超
   E. 关节腔穿刺积液检查（2024）

六、颈椎病（执业医师及助理医师均需掌握）

1720. 脊髓型颈椎病最常见的临床表现是
   A. 猝倒，视物障碍
   B. 眩晕，头痛
   C. 颈肩痛，压头试验阳性
   D. 恶心、呕吐
   E. 四肢无力，行走及持物不稳

1721. 属于椎动脉型颈椎病临床表现的是
   A. 听力下降
   B. 足下踩棉花感
   C. 手指麻木
   D. 持物不稳
   E. 猝倒

1722. 男，50岁。无明显诱因出现左肩、上臂、前臂外侧放射痛3个月。既往体健。查体：体温36.6℃。脉搏82次/分，血压110/60mmHg，双肺呼吸音清，未闻及干、湿啰音，心律齐，未闻及杂音，腹软，无压痛，未触及包块，肩关节活动正常，上肢感觉及肌力均正常。Eaton试验和Spurling试验阳性。首先考虑的诊断是

A. 肩峰撞击综合征　　　B. 粘连性肩关节囊炎　　　C. 冈上肌腱炎
D. 肩袖损伤　　　E. 神经根型颈椎病

1723. 男,62岁。四肢麻木、无力3个月,继而行走困难,双手持物力弱。查体:四肢肌张力增高,肌力弱,有不规则感觉减弱区,Hoffmann征(+)。最可能的诊断是
A. 神经根型颈椎病　　　B. 椎动脉型颈椎病　　　C. 脊髓型颈椎病
D. 交感型颈椎病　　　E. 脊髓空洞症

1724. 患者,女,45岁。颈肩痛伴有左上肢放射痛1周。查体:Eaton试验(+)。颈部MRI显示颈5~6、颈6~7椎间盘向左后突出5mm,关节突增生。颈椎斜位X线检查示颈5~6椎间孔稍变窄。首选的治疗措施是
A. 颈项肌锻炼　　　B. 椎板切除减压术　　　C. 前路椎间盘切除
D. 后路椎间盘摘除　　　E. 颌枕吊带牵引

1725. 男性,50岁。平时常有头痛头晕,视物模糊,转头时突然跌倒。经检查临床诊断为颈椎病,其最可能的类型是
A. 神经根型　　　B. 脊髓型　　　C. 交感神经型
D. 椎动脉型　　　E. 混合型

1726. 椎动脉型颈椎病因脑血供不足可出现
A. 四肢肌肉萎缩　　　B. 四肢(手足)多汗　　　C. 四肢放射性疼痛
D. 眩晕、视觉障碍　　　E. 压头试验阳性

1727. 颌枕带牵引不适合于治疗颈椎病
A. 神经根型　　　B. 椎动脉型　　　C. 脊髓型
D. 交感神经型　　　E. 混合型

A. 椎动脉型颈椎病　　　B. 脊髓型颈椎病　　　C. 交感神经型颈椎病
D. 神经根型颈椎病　　　E. 复合型颈椎病

1728. 手指麻木伴上肢放射痛,压头试验阳性,最可能的颈椎病类型是
1729. 手足无力、括约肌功能障碍、脚踩棉花感,最可能的颈椎病类型是

A. 神经根型颈椎病　　　B. 肩关节脱位　　　C. 桡骨远端骨折
D. 儿童锁骨青枝骨折　　　E. 桡骨头半脱位

1730. 可仅用三角巾悬吊法进行治疗的是
1731. 首选悬吊牵引治疗的是
1732. 首选手法复位石膏固定进行治疗的是

(1733~1734题共用题干)女,45岁。四肢无力,站立不稳,进行性加重半年,无外伤史。查体:双下肢肌张力高,腱反射亢进。Hoffmann征(+),Babinski征(+)。

1733. 其诊断为
A. 脊髓型颈椎病　　　B. 神经根型颈椎病　　　C. 椎动脉型颈椎病
D. 交感神经型颈椎病　　　E. 混合型颈椎病

1734. 应首先选择的治疗方法是
A. 理疗　　　B. 手术治疗　　　C. 推拿按摩
D. 颌枕带牵引　　　E. 带围领和颈托

七、腰椎间盘突出症(执业医师及助理医师均需掌握)

1735. 腰椎间盘突出症最常见的部位是

A. T_{12}～L_1 B. L_1～L_2 C. L_2～L_3
D. L_3～L_4 E. L_5

1736. 腰椎间盘突出症的典型症状是
A. 腰背痛 B. 下肢无力 C. 腰痛伴坐骨神经痛
D. 坐骨神经痛 E. 腰部活动受限

1737. 腰椎间盘突出症
A. 托马斯征阳性 B. 拾物试验阳性
C. 直腿抬高试验和加强试验阳性 D. 患部活动受限,好发于50岁左右
E. 早期局部分层穿刺有助于诊断

1738. 直腿提高试验,正常一般至少提高到
A. 40°～49° B. 50°～59° C. 60°～70°
D. 80°～99° E. 90°及以上

A. $L_{1~2}$椎间盘突出 B. $L_{2~3}$椎间盘突出 C. $L_{3~4}$椎间盘突出
D. $L_{4~5}$椎间盘突出 E. L_5～S_1椎间盘突出

1739. 导致踇趾背伸力弱的是
1740. 导致踇趾跖屈力弱的是

A. 下肢腱反射无改变 B. 膝腱反射减弱或消失 C. 跟腱反射减弱或消失
D. 下肢病理反射征阳性 E. 下肢腱反射亢进

1741. $L_{4~5}$椎间盘突出
1742. L_5～S_1椎间盘突出

1743. 男,35岁。外伤后腰痛伴右下肢麻木1周。查体:腰部活动受限,右小腿外侧感觉减退,疑有腰椎间盘突出症。最有诊断价值的检查方法是
A. X线 B. 透视 C. CT
D. 核素骨扫描 E. 肌电图

1744. 对腰椎间盘突出症,可判断突出的节段、脊髓和神经根受压程度及范围的最佳手段是
A. 超声 B. MRI C. 肌电图
D. X线 E. CT

1745. 鉴别中央型腰椎间盘突出症与椎管内肿瘤最有意义的检查是
A. 鞍区感觉 B. 肛门括约肌 C. X线
D. MRI E. CT

1746. 腰椎间盘突出症与腰椎管狭窄症临床症状的主要鉴别点是
A. 二便是否障碍 B. 有无鞍区感觉障碍 C. 腰痛及下肢放射痛的程度
D. 双下肢无力的程度 E. 间歇性跛行是否为主要特点

1747. 女,42岁。腰腿痛2个月。查体:下腰椎旁压痛,左下肢直腿抬高试验阳性(50°),加强试验阳性,外踝及足背外侧皮肤感觉减弱,踝反射消失,考虑为腰椎间盘突出症。最可能突出的间隙是
A. $L_{1~2}$ B. $L_{2~3}$ C. $L_{3~4}$
D. $L_{4~5}$ E. L_5～S_1

1748. 男,35岁。间断发作腰痛伴右下肢麻木3年,CT提示中央型腰椎间盘突出症,经保守治疗缓解。近1个月症状逐渐加重,2小时前出现大小便障碍。首选的治疗方法是
A. 绝对卧床休息 B. 理疗和按摩 C. 髓核摘除术

D. 持续牵引 E. 糖皮质激素硬膜外注射

1749. 某患者,男性,36岁。10天前抬重物扭伤腰部,腰痛伴右下肢后外侧放射痛,无大小便功能障碍。经检查诊断为腰椎间盘突出症,下列治疗措施哪项不宜采用?
    A. 卧床休息　　　　　　B. 骨盆牵引　　　　　　C. 理疗和按摩
    D. 皮质类固醇硬膜外注射　E. 立即手术,行髓核摘除术

    A. 腰椎结核　　　　　　B. 腰椎骨折　　　　　　C. 腰椎骨关节炎
    D. 腰椎间盘突出症　　　E. 颈椎病

1750. X线片所见不能作为诊断依据的是
1751. X线片显示腰大肌阴影增宽有助于诊断的是
1752. X线片显示椎体边缘破坏,椎间隙变窄的是

(1753~1755题共用题干)男,35岁,腰痛伴右侧下肢放射性痛3个月,无明显发热、盗汗。查体:右侧直腿抬高试验阳性,小腿前外侧和足底感觉减退,踇背伸肌力减退。

1753. 最可能的诊断是
    A. 腰椎间盘突出症　　　B. 腰肌劳损　　　　　　C. 腰椎肿瘤
    D. 腰椎结核　　　　　　E. 强直性脊柱炎

1754. 最可能的病变部位是
    A. $L_{1~2}$　　　　　　　B. $L_{2~3}$　　　　　　　C. $L_{3~4}$
    D. $L_{4~5}$　　　　　　　E. $L_5~S_1$

1755. 最适合的治疗方法是
    A. 联合应用抗生素　　　B. 卧床休息,牵引理疗　　C. 抗结核药物治疗
    D. 单纯椎板减压手术　　E. 髓核摘除术

(1756~1759题共用题干)男,重体力劳动工人,腰腿痛,并向左下肢放射,咳嗽、打喷嚏时加重。检查腰部活动明显受限,并向左倾斜,直腿抬高试验阳性。病程中无低热、盗汗、消瘦症状。

1756. 首先考虑的诊断是
    A. 腰肌劳损　　　　　　B. 腰椎管狭窄症　　　　C. 腰椎间盘突出症
    D. 强直性脊柱炎　　　　E. 腰椎结核

1757. 若有小腿及足外侧麻木,足趾跖屈力及跟腱反射弱,病变的节段应考虑
    A. 腰1~2　　　　　　　B. 腰2~3　　　　　　　C. 腰3~4
    D. 腰4~5　　　　　　　E. 腰5~骶1

1758. 为明确诊断,最有意义的检查是
    A. X线检查　　　　　　B. CT　　　　　　　　　C. 超声
    D. 腰椎穿刺　　　　　　E. 肌电图

1759. 若病史2年,并逐渐加重,已严重影响生活及工作,且出现尿便障碍。其治疗方法是
    A. 理疗　　　　　　　　B. 按摩　　　　　　　　C. 牵引
    D. 用药　　　　　　　　E. 手术

(1760~1763题共用题干)患者,男性,40岁。腰痛伴右下肢放射痛2个月,反复发作,与劳累有关,咳嗽、用力排便时加重疼痛。查体右直腿抬高试验40°阳性,加强试验阳性。X线片示腰4~5椎间隙变窄。

1760. 其最可能的诊断为
    A. 急性腰扭伤　　　　　B. 腰3横突综合征　　　　C. 腰椎椎管狭窄症

D. 腰椎间盘突出症　　　　E. 梨状肌综合征

1761. 可完全排除的诊断是
　　A. 腰椎结核　　　　　B. 腰肌劳损　　　　　C. 腰椎肿瘤
　　D. 脊椎滑脱症　　　　E. 腰椎管狭窄症

1762. 其右下肢麻木的区域可能为
　　A. 小腿外侧或足背　　B. 股前侧　　　　　　C. 小腿前内侧
　　D. 小腿后侧及足底　　E. 臀部及股后侧

1763. 对诊断有定位定性意义的检查方法是
　　A. X线　　　　　　　B. CT　　　　　　　　C. 心功能检查
　　D. 心导管检查　　　　E. 超声心动图

(1764～1766题共用题干)男,35岁。1个月前搬重物时突然出现腰痛,经理疗1周腰痛缓解,后逐渐出现右下肢放射痛,劳累、咳嗽、排便时症状加重,无低热、盗汗。查体:直腿抬高试验阳性。

1764. 最可能的诊断是
　　A. 强直性脊柱炎　　　B. 腰椎骨折　　　　　C. 类风湿关节炎
　　D. 腰椎结核　　　　　E. 腰椎间盘突出症

1765. 对其定位、定性、诊断最有帮助的检查是
　　A. 电生理检查　　　　B. X线　　　　　　　C. 核素扫描
　　D. CT　　　　　　　　E. B超

1766. 目前首选的治疗方法是
　　A. 手术治疗　　　　　B. 加大腰部活动　　　C. 应用非甾体抗炎药
　　D. 背肌锻炼　　　　　E. 休息牵引

八、骨关节炎(执业医师及助理医师均需掌握)

1767. 女,70岁。右膝关节疼痛8年,加重伴活动受限1年。查体:右膝关节内翻、屈曲、挛缩畸形,屈伸活动受限。膝关节X线片检查示右膝关节内侧间隙明显狭窄,骨质硬化,胫骨近端边缘骨赘形成。该患者的首选治疗是
　　A. 人工膝关节置换　　B. 口服非甾体抗炎药　C. 膝关节融合术
　　D. 胫骨高位截骨术　　E. 关节腔内注射透明质酸(2024)

第39章　骨与关节感染

一、急性化脓性骨髓炎(执业医师及助理医师均需掌握)

1768. 急性化脓性骨髓炎的好发年龄或人群是
　　A. 婴幼儿　　　　　　B. 少年　　　　　　　C. 青年
　　D. 中壮年　　　　　　E. 老年

1769. 儿童化脓性骨髓炎的脓肿不易进入关节腔的原因是
　　A. 骺板起屏障作用　　　　　　　　　　　　B. 关节囊对关节腔具有保护作用
　　C. 脓液容易局限和吸收　　　　　　　　　　D. 儿童关节对细菌的抵抗力强
　　E. 脓肿容易经由软组织溃破

1770. 对于急性化脓性骨髓炎早期诊断最具价值的检查是

A. B超 B. 白细胞计数 C. CT
D. X线 E. 局部分层穿刺涂片与培养

1771. 男孩,12岁。诊断为左胫骨近端骨髓炎,经局部引流后症状好转,但目前局部仍有窦道流脓。X线检查示大块死骨及新生骨,有包壳形成。最主要的治疗措施是
A. 清除病灶 B. 间断应用抗生素 C. 石膏固定
D. 大剂量抗生素 E. 窦道刮除术

1772. 下列表现对诊断急性化脓性骨髓炎最有意义的依据是
A. X线片显示骨皮质破坏和骨膜反应 B. 寒战、高热等全身感染中毒症状
C. 局部疼痛及患肢功能障碍 D. 白细胞总数及中性粒细胞增高
E. 皮肤窦道有死骨排出

1773. 男性,14岁。右膝关节剧痛3天。1周前曾患背部毛囊炎,口服"头孢素"病情好转。查体:体温38.8℃,心、肺、腹无明显异常,右侧胫骨上端深压痛。X线片提示右侧膝关节无异常。该患儿可能感染的致病菌是
A. 产气荚膜梭菌 B. 梭状芽孢杆菌 C. 乙型溶血性链球菌
D. 金黄色葡萄球菌 E. 大肠埃希菌(2024)

1774. 男孩,8岁。高热伴右下肢剧痛、不能活动2天。查体:体温39.4℃,脉搏135次/分,精神不振,右胫骨上端微肿,有深压痛。白细胞26×10⁹/L,血沉80mm/h。X线检查未见明显异常,核素扫描显示右胫骨上端有浓聚区。最可能的诊断是
A. 风湿性关节炎 B. 膝关节结核 C. 急性化脓性骨髓炎
D. 恶性骨肿瘤 E. 急性化脓性关节炎

1775. 男孩,4岁。跑跳后左膝痛1周,未经诊治。1天前疼痛加重,伴发热、呕吐。查体:体温39.6℃,脉搏160次/分。左膝强迫微屈位,局部压痛(+),肿胀不明显。实验室检查:血 WBC25×10⁹/L,N0.92。患膝及小腿X线片均未见异常。最可能的诊断是
A. 半月板损伤 B. 急性化脓性骨髓炎 C. 恶性肿瘤
D. 急性蜂窝织炎 E. 急性风湿性关节炎

(1776~1778题共用题干)女,5岁。咳嗽、咳痰2天,右大腿下段剧痛1天,伴烦躁不安、呕吐。查体:体温39.5℃,右大腿下段外侧有明显的局限性压痛,膝关节未见明显肿胀,右下肢拒动。血常规:WBC20×10⁹/L,N0.92。

1776. 最可能的诊断是
A. 蜂窝织炎 B. 关节炎 C. 骨结核
D. 骨肉瘤 E. 骨髓炎

1777. 为明确诊断,最有价值的检查是
A. MRI B. 局部分层穿刺 C. X线
D. CT E. 核素骨扫描

1778. 最适宜的治疗方法是
A. 钻孔引流 B. 开窗减压 C. 病灶清除
D. 休息制动 E. 联合应用大剂量抗生素

二、化脓性关节炎(执业医师及助理医师均需掌握)

1779. 男性,11岁。左膝外伤1周。1周前左膝摔伤,3天后出现寒战、高热。查体:体温39.6℃,左膝肿胀,皮温升高,压痛明显,浮髌试验阳性。实验室检查:外周血 WBC15×10⁹/L,ESR85mm/h。膝关节X线片未见明显异常。该患者最可能的诊断是

A. 反应性关节炎 B. 化脓性关节炎 C. 创伤性关节炎
D. 关节结核 E. 急性化脓性骨髓炎(2024)

1780. 化脓性关节炎早期诊断中,最有价值的方法是
A. 关节活动度检查 B. X线检查 C. MRI检查
D. 关节液检查 E. 手术探查

1781. 早期治疗膝关节化脓性关节炎最好的方法是
A. 合理有效抗生素加石膏固定 B. 足量有效抗生素加支持疗法
C. 足量有效抗生素加关节切开引流 D. 足量有效抗生素加功能锻炼及理疗
E. 足量有效抗生素加关节穿刺抽液并注入抗生素

1782. 早期治疗化脓性髋关节炎最好的方法是
A. 合理有效抗生素加石膏固定 B. 足量有效抗生素加支持治疗
C. 足量有效抗生素加功能锻炼及理疗 D. 足量有效抗生素加关节穿刺抽液并注入抗生素
E. 切开引流,使用足量抗生素

三、骨与关节结核(执业医师及助理医师均需掌握)

1783. 骨与关节结核发病率最高的部位是
A. 肩关节 B. 肘关节 C. 脊柱
D. 髋关节 E. 膝关节

1784. 脊柱结核发生率最高的部位是
A. 腰椎 B. 颈椎 C. 胸椎
D. 骶椎 E. 尾椎

1785. 关于脊柱结核的叙述,正确的是
A. 骨与关节结核中发病率最低 B. 一般无脊柱畸形
C. 疼痛是最先出现的症状,以夜间痛显著 D. 寒性脓肿是少数患者就医的最早体征
E. 一般没有低热、盗汗等全身症状

1786. 对脊柱结核具有早期诊断价值的检查是
A. 核素扫描 B. MRI C. X线
D. B超 E. CT

1787. 脊柱结核主要的X线表现是
A. 椎体骨质破坏和椎间隙增宽 B. 椎体骨质增生和椎间隙狭窄
C. 脊柱竹节样改变 D. 椎体骨质破坏和椎间隙狭窄
E. 椎弓根骨质破坏和椎间隙正常

1788. 与脊柱结核有关的体格检查方法是
A. 研磨试验 B. 直腿抬高试验 C. 抽屉试验
D. "4"字试验 E. 拾物试验

1789. 女性,37岁。无诱因腰痛半年。查体:腰椎3压痛,叩击痛,直腿抬高试验阴性,拾物试验阳性。X线片示腰椎3上缘及腰椎4下缘破坏,边缘模糊,腰大肌影像模糊。该患者最可能的诊断是
A. 腰椎结核 B. 腰椎肿瘤 C. 腰大肌损伤
D. 腰椎退行性变 E. 骨质疏松症(2024)

1790. 女,40岁,进行性背部疼痛。全身消瘦乏力1年。检查:第6胸椎后凸畸形,局部有压痛及叩痛,X线片示胸椎6、7间隙变窄,上下缘模糊,血沉60mm/h。临床诊断为
A. 椎体骨软骨病 B. 胸椎血管瘤 C. 胸椎结核

D. 胸椎转移癌　　　　　　　E. 化脓性脊柱炎

1791. 青年男性,左膝关节慢性肿痛半年,活动障碍,但皮肤色泽正常。X线片示关节间隙变窄。诊断应考虑为
    A. 单纯性骨结核　　　　B. 单纯性滑膜结核　　　　C. 全关节结核
    D. 化脓性关节炎　　　　E. 化脓性骨髓炎合并关节炎

1792. 脊柱结核最严重的并发症是
    A. 窦道形成,混合感染　　B. 椎体的病理性骨折　　　　C. 脊柱的活动功能障碍
    D. 截瘫　　　　　　　　E. 骨骺受累时可影响生长发育

1793. 骨与关节结核的手术适应证为
    A. 年龄过小或过大　　　　B. 有其他脏器活动性结核病变　　C. 抗结核治疗在2周之内
    D. 窦道流脓经久不愈　　　E. 全身中毒症状严重,抗结核药物效果不佳

1794. 骨关节结核患者需要手术病灶清除时,应
    A. 立即手术　　　　　　　　　　　B. 术前至少抗结核治疗2周
    C. 术前5天开始抗结核治疗　　　　D. 死骨形成后再手术
    E. 先做手术,然后立即开始抗结核治疗

1795. 男,35岁。腰背部疼痛3个月,伴有乏力、盗汗。查体:双下肢感觉、运动功能正常。X线显示$L_{2\sim3}$椎间隙狭窄,腰大肌阴影增宽。最适宜的治疗方法是
    A. 抗结核药物治疗　　　　B. 局部注射抗炎药物　　　　C. 腰背部理疗按摩
    D. 加强腰背肌锻炼　　　　E. 立即行病灶清除手术

1796. 有关髋关节结核的描述,正确的是
    A. 多见于儿童　　　　　　B. 双侧发病居多　　　　　　C. 不会形成寒性脓肿
    D. "4"字试验阴性　　　　E. 髋关节过伸试验阴性

1797. 关于髋关节结核的叙述,错误的是
    A. 儿童多见　　　　　　　　　　B. 早期病变以单纯性骨结核多见
    C. 可出现膝关节处疼痛　　　　　D. 4字征阳性
    E. 进行性关节间隙变窄为早期X线征象

1798. 男孩,8岁。左髋部肿痛,跛行,伴低热、盗汗、食欲不振3周。查体:体温37.6℃,左髋部活动受限,Thomas征阳性。髋关节X线片见关节间隙略窄,边缘性骨破坏。其诊断首先应考虑为
    A. 股骨头坏死　　　　　B. 髋关节结核　　　　　C. 急性骨髓炎
    D. 骨关节炎　　　　　　E. 急性化脓性关节炎

    A. 脊柱肿瘤　　　　　　B. 腰椎骨关节炎　　　　C. 腰椎间盘突出症
    D. 强直性脊柱炎　　　　E. 脊柱结核

1799. 腰部疼痛,晨僵,Schober试验阳性,HLA-B27阳性,X线显示骶髂关节间隙狭窄。最可能的诊断是

1800. 低热、消瘦,生理前凸消失,X线表现为腰椎骨质破坏,CT显示腰大肌周围出现脓肿。最可能的诊断是
    A. Froment试验　　　　B. Dugas征　　　　　　C. Eaton试验
    D. Thomas征　　　　　E. Mills征

1801. 肱骨外上髁炎的阳性体征是

1802. 髋关节屈曲挛缩的阳性体征是

(1803~1804题共用题干)女性,45岁。背痛、消瘦、乏力6个月,不能行走1周。查体:背部后凸畸

形,叩痛,双下肢感觉、运动障碍,腱反射亢进。X 线片见胸 8 椎体骨质破坏,死骨形成,胸 8~9 椎间隙变窄,椎旁寒性脓肿影。血沉 80mm/h。

1803. 应首先考虑的诊断为
  A. 骨折 B. 肿瘤 C. 结核
  D. 骨髓炎 E. 强直性脊柱炎

1804. 其最佳治疗方案是
  A. 休息,加强营养 B. 抗生素预防感染 C. 立即手术解除压迫
  D. 抗肿瘤治疗 1 周后手术 E. 抗结核治疗 4~6 周后手术

(1805~1806 题共用题干)患者,女性,22 岁。腰痛伴低热、盗汗、乏力 5 个月,双下肢麻木、肌力减退 2 个月。查体:腰 1~2 椎体叩击痛阳性,腰肌痉挛,拾物试验阳性,双髋关节"4"字试验阴性。血沉 57mm/h。

1805. 不属于该病 X 线特征性表现的是
  A. 腰椎椎体间隙狭窄 B. 腰椎椎体骨质模糊 C. 腰大肌阴影模糊
  D. 腰椎后凸畸形 E. 腰椎边缘大量骨质增生

1806. 最合理的治疗方案是
  A. 石膏背心固定 B. 单纯药物治疗 3 个月 C. 立即手术清除病灶
  D. 卧床休息 E. 抗结核治疗 4~6 周后,彻底清除病灶

(1807~1809 题共用题干)女,28 岁。出现进行性背痛、下肢无力 1 个月。查体:腰部叩痛阳性,拾物试验阳性。腰椎 X 线片示第 3、4 腰椎间隙变窄,可见椎旁软组织阴影。

1807. 最可能的诊断是
  A. 类风湿关节炎 B. 腰椎间盘突出症 C. 腰椎结核
  D. 强直性脊柱炎 E. 腰椎肿瘤

1808. 对确诊最有价值的检查是
  A. 活组织检查 B. MRI C. B 型超声
  D. 血沉 E. CT

1809. 目前最适宜的治疗方法是
  A. 药物治疗 B. 休息牵引 C. 支持治疗
  D. 手术治疗 E. 康复理疗

第 40 章 骨肿瘤

(执业医师及助理医师均需掌握)

1810. 骨软骨瘤多见于
  A. 长管骨骨端 B. 长管骨干骺端 C. 长管骨骨干
  D. 长管骨骨骺 E. 扁骨骨端

1811. 骨肉瘤的好发部位是
  A. 长骨干 B. 长骨干骺端 C. 短骨干骺端
  D. 骨盆 E. 脊柱(2024)

1812. 关于骨软骨瘤临床表现的叙述,正确的是

A. 一般无症状,生长缓慢的骨性突起 B. 肿物与周围界限不清
C. X线检查可见骨膜反应 D. 肿块明显,皮肤有静脉怒张
E. 生长较快,伴明显疼痛

1813. 男性,22岁。右膝内侧肿块8年,生长缓慢,无明显疼痛。X线片显示股骨下端内侧干骺端杵状肿块,边缘清楚。应首先考虑为
A. 骨肉瘤 B. 骨巨细胞瘤 C. 软骨肉瘤
D. 骨软骨瘤 E. 骨样骨瘤

1814. 男性,15岁。无意中发现左大腿下端硬质、无痛性包块。X线片见左股骨下干骺端外侧有一基底狭窄的骨性突出物,密度均匀与股骨一致,无骨质破坏。其诊断是
A. 骨结核 B. 骨髓炎 C. 骨肉瘤
D. 骨软骨瘤 E. 骨巨细胞瘤

1815. 女性,20岁。右小腿上端内侧发现肿物4年,无明显疼痛。X线显示右胫骨上端内侧骨性突起,基底较宽,边界清,骨结构无明显破坏。可能诊断为
A. 骨肉瘤 B. 慢性骨髓炎 C. 骨巨细胞瘤
D. 骨软骨瘤 E. 胫骨先天畸形

1816. 骨巨细胞瘤的特点是
A. 好发部位为胫骨下端 B. 主要症状为局部剧痛 C. X线表现为骨膜反应明显
D. 好发年龄是5~10岁 E. 潜在恶性骨肿瘤

1817. 骨巨细胞瘤的好发年龄是
A. 5~9岁 B. 10~19岁 C. 20~40岁
D. 41~60岁 E. 61~80岁

1818. 患者,女性,21岁。右大腿下端肿痛2个月。查体:右大腿下端肿胀、压痛。X线片示股骨下端有界限不清的骨质破坏区,骨膜增生呈放射状阴影。最可能的诊断是
A. 骨转移瘤 B. 骨肉瘤 C. 骨巨细胞瘤
D. 骨结核 E. 骨髓炎(2024)

1819. 女,14岁。右大腿下端肿痛1个月。查体:局部软组织肿胀、压痛,X线片示右股骨下端溶骨性破坏,伴有骨膜反应,血碱性磷酸酶明显增高。最可能的诊断是
A. 转移性骨肿瘤 B. 骨肉瘤 C. 骨髓炎
D. 骨结核 E. 骨巨细胞瘤

1820. 骨囊肿好发于
A. 长管状骨干骺端 B. 长管状骨骨端 C. 长管状骨干部
D. 短管状骨骨端 E. 短管状骨干部

1821. 女,6岁。左膝关节不适3个月。左胫骨上段压痛,周围皮肤无红肿,膝关节无活动受限。X线片见胫骨上段圆形病灶,边界清楚,局部骨质破坏。最可能的诊断为
A. 骨囊肿 B. 骨肉瘤 C. 骨巨细胞瘤
D. 骨软骨瘤 E. 骨结核(2024)

1822. 男,18岁。左上臂近端疼痛、肿胀1个月,就诊的X线片显示左肱骨上段膨胀性囊状透亮区,边界清,内有骨性间隔将囊腔分成蜂窝状。最可能的诊断是
A. 骨囊肿 B. 骨纤维异样增殖症 C. 动脉瘤样骨囊肿
D. 内生性软骨瘤 E. 骨肉瘤

1823. 男,15岁。平素健康。踢球时扭伤右膝,局部疼痛。X线检查示右胫骨上端膨胀变粗,密质骨变薄,髓腔扩大呈磨砂玻璃样,界限清楚,无骨膜反应。首先考虑的诊断是

A. 骨结核 B. 骨髓炎 C. 骨肉瘤
D. 骨软骨瘤 E. 骨纤维异样增殖症

1824. 女,42岁。近1个月出现进行性腰部疼痛,夜间加重。1年前因"乳腺癌"行手术治疗。为明确腰痛原因,最有价值的检查是
A. 骨密度 B. X线 C. CT
D. 核素扫描 E. B超

A. 骨软骨瘤 B. 骨巨细胞瘤 C. 骨肉瘤
D. 骨转移性癌 E. 骨囊肿

1825. 男,28岁。右膝内侧逐渐隆起伴隐痛半年。X线片示:右胫骨干骺端有一破坏区,边缘呈膨胀性改变,中央有肥皂泡样阴影。诊断首先考虑
1826. 女,18岁。左膝内下硬性肿块2个月,无痛。X线片示:左胫骨干骺端内侧有正常骨组织的疣状肿物,界限清楚,无骨膜反应。诊断首先考虑

A. 骨端膨胀性溶骨性破坏 B. 短骨膨胀,有蜂窝状吸收区夹杂钙化斑块
C. 自长骨干骺端突出的骨性病损 D. 骨膜板层状或"葱皮状"反应性骨形成和骨破坏
E. 长骨干骺端骨破坏和日光射线现象,可有 Codman 三角

1827. 骨软骨瘤的 X 线表现是
1828. 骨肉瘤的 X 线表现是

A. 骨囊肿 B. 骨巨细胞瘤 C. 骨软骨瘤
D. 骨肉瘤 E. 骨纤维异常增殖症

1829. X 线显示日光放射状骨膜反应的疾病是
1830. X 线显示干骺端圆形边界清楚的透明区,骨皮质变薄,无骨膜反应的疾病是

A. 骨质破坏,死骨形成 B. 肥皂泡样骨质改变 C. 日光放射状骨膜反应
D. 葱皮样骨膜反应 E. 干骺端圆形边界清楚的溶骨性病灶

1831. 骨巨细胞瘤的典型 X 线表现是
1832. 骨肉瘤的典型 X 线表现是

A. 血钙升高 B. 血磷升高 C. 血碱性磷酸酶升高
D. 血酸性磷酸酶升高 E. 血总蛋白浓度升高

1833. 骨肉瘤可以有
1834. 广泛溶骨性转移性骨肿瘤可以有

A. 化疗 B. 放疗 C. 手术切除
D. 化疗和根治性手术 E. 放疗和根治性手术

1835. 骨肉瘤采用的治疗方法是
1836. 骨巨细胞瘤采用的治疗方法是

(1837~1839题共用题干)男性,26岁。左膝持续性隐痛1个月。查体:左小腿上端内侧略肿,压痛,X线片见左胫骨上端内侧有一肥皂泡样阴影,膨胀性生长,骨皮质变薄。

1837. 应首先考虑的诊断为
A. 骨结核 B. 骨髓炎 C. 骨肉瘤
D. 骨软骨瘤 E. 骨巨细胞瘤

1838. 其最佳治疗措施为
A. 单纯化疗 B. 单纯性截肢手术 C. 病灶刮除植骨
D. 单纯放疗 E. 抗炎抗结核

1839.【假设信息】如果最终确诊为骨肉瘤,那么其最佳治疗方案为
A. 单纯化疗 B. 单纯放疗 C. 单纯截肢手术
D. 肿瘤切除,人工关节置换 E. 化疗→肿瘤切除→化疗

(1840~1842题共用题干)男,12岁。1个月前无明显诱因出现左胫骨近端肿痛,逐渐加重,皮肤表面静脉怒张,皮温增高。X线片见左胫骨近端呈溶骨性破坏,伴有骨膜日光放射状表现。

1840. 确诊该病的检查方法是
A. CT B. MRI C. 组织活检
D. B超 E. 核素扫描

1841. 最可能的诊断是
A. 骨囊肿 B. 骨巨细胞瘤 C. 骨髓炎
D. 骨肉瘤 E. 骨结核

1842. 最适合的治疗方法是
A. 刮除植骨 B. 对症治疗 C. 单纯截肢术
D. 放疗 E. 化疗+保肢治疗

(1843~1846题共用题干)男性,18岁。右膝上方肿痛2个月,持续性,逐渐加重,夜间尤重。检查见患者消瘦,右膝肿胀,皮温稍热,静脉怒张,关节活动受限。

1843. 其诊断首先考虑
A. 骨髓炎 B. 骨结核 C. 风湿性关节炎
D. 骨关节炎 E. 骨肉瘤

1844. 如果拍X线片,应表现为
A. 磨砂玻璃样改变 B. 葱皮样改变 C. 肥皂泡样改变
D. 骨性突起呈蒂状改变 E. Codman三角或日光放射样改变

1845. 为取得可靠的诊断,应作
A. 血常规检查 B. 血沉检查 C. 血碱性磷酸酶检查
D. 血尿酸检查 E. 病理组织学检查

1846. 确定诊断后,应采取的治疗方法是
A. 手术引流 B. 病灶清除术 C. 抗风湿药物治疗
D. 关节融合术 E. 截肢术

(1847~1848题共用题干)患者男性,16岁。左小腿上端持续性隐痛1个月。查体:左小腿上端内侧略肿,压痛。X线片见左胫骨上干骺端椭圆形透光区,边界清楚,骨皮质变薄。

1847. 应首先考虑的疾病是
A. 骨囊肿 B. 骨髓炎 C. 骨肉瘤
D. 骨软骨瘤 E. 骨巨细胞瘤

1848. 其最佳治疗措施是
A. 单纯化疗 B. 截肢术 C. 抗感染治疗
D. 单纯放疗 E. 刮除植骨

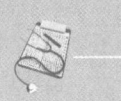

第十一篇 妇产科学

第1章 女性生殖系统解剖与生理

(助理医师需掌握)

1. 外阴部外伤后最易发生血肿的部位是
   A. 阴阜　　　　　　　B. 阴蒂　　　　　　　C. 大阴唇
   D. 小阴唇　　　　　　E. 会阴部

2. 女学生,18岁。骑自行车与三轮车相撞,自觉外阴疼痛难忍并肿胀就诊。根据女性外阴解剖学特点,可能发生的是
   A. 小阴唇裂伤　　　　B. 处女膜破裂　　　　C. 大阴唇血肿
   D. 阴道前庭损伤　　　E. 前庭大腺肿大伴出血

3. 关于女性外生殖器的解剖,不正确的是
   A. 大阴唇富含神经末梢　　　B. 阴阜皮下有丰富的脂肪组织
   C. 阴蒂由海绵体构成　　　　D. 阴道前庭为两侧小阴唇之间的菱形区域
   E. 小阴唇为两股内侧的一对纵形皮肤皱襞,表面湿润

4. 关于女性内生殖器解剖,正确的是
   A. 子宫韧带共有3对　　　　　　　B. 阴道穹隆四部中前穹隆最深
   C. 子宫内膜各层均发生周期性变化　　D. 子宫峡部非孕期长约2cm
   E. 站立时直肠子宫陷凹为女性腹膜腔最低位置

5. 卵巢内侧与宫角之间的韧带称为
   A. 卵巢固有韧带　　　B. 子宫圆韧带　　　C. 宫骶韧带
   D. 卵巢悬韧带　　　　E. 子宫主韧带

6. 正常情况下,防止子宫下垂的韧带主要是
   A. 子宫主韧带　　　　B. 子宫阔韧带　　　C. 子宫圆韧带
   D. 宫骶韧带　　　　　E. 卵巢固有韧带(2010、2021)

7. 维持子宫前倾的韧带是
   A. 子宫圆韧带　　　　B. 子宫阔韧带　　　C. 子宫主韧带
   D. 卵巢固有韧带　　　E. 卵巢悬韧带(2023)

8. 骨盆漏斗韧带内走行的结构是
   A. 输卵管　　　　　　B. 中肾管遗迹　　　C. 输尿管
   D. 卵巢动静脉　　　　E. 子宫动静脉(2023、2024)

9. 欲行全子宫加双附件切除,不需要切断的韧带是
   A. 圆韧带　　　　　　B. 卵巢固有韧带　　C. 卵巢悬韧带
   D. 阔韧带　　　　　　E. 主韧带

10. 关于子宫韧带的解剖,正确的是

A. 圆韧带起于子宫角,止于腹股沟　　　B. 阔韧带富含肌纤维,与子宫体肌纤维相连
C. 卵巢固有韧带使子宫倾向后方　　　　D. 主韧带横行于宫颈两侧和骨盆侧壁之间
E. 子宫动静脉从阔韧带上部穿过

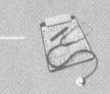

11. 关于子宫的描述,正确的是
　　A. 子宫峡部下端为解剖学内口　　　B. 宫体与宫颈之间最狭窄的部分为子宫峡部
　　C. 幼年时宫体和宫颈的比例是2:1　 D. 子宫峡部上端是组织学内口
　　E. 成年女子的子宫长7~8cm,宽4~5cm,厚4~5cm

12. 有关子宫峡部形态学特征的描述,正确的是
　　A. 上端为组织学内口　　　B. 非孕时长度约为1cm　　　C. 为子宫较宽的部分
　　D. 下端为解剖学内口　　　E. 临产后形成子宫下段达脐平

13. 卵巢表面的组织为
　　A. 腹膜　　　　　　　　　B. 卵巢白膜　　　　　　　　C. 卵巢皮质
　　D. 结缔组织　　　　　　　E. 生发上皮

14. 关于卵巢形态学特征,说法正确的是
　　A. 卵巢白膜是平滑肌组织　B. 成年妇女卵巢重约15g　　C. 卵巢表面无腹膜
　　D. 髓质内含许多始基卵泡　E. 皮质内含血管、神经、淋巴管

15. 不是女性生殖器官血液供应主要来源的动脉是
　　A. 髂外动脉　　　　　　　B. 卵巢动脉　　　　　　　　C. 子宫动脉
　　D. 阴道动脉　　　　　　　E. 阴部内动脉

16. 子宫动脉来自
　　A. 腹主动脉　　　　　　　B. 髂总动脉　　　　　　　　C. 髂内动脉
　　D. 髂外动脉　　　　　　　E. 肾动脉

17. 左侧卵巢静脉一般汇入
　　A. 髂总静脉　　　　　　　B. 髂内静脉　　　　　　　　C. 髂外静脉
　　D. 肾静脉　　　　　　　　E. 腹主静脉

18. 关于女性生殖器淋巴引流,错误的是
　　A. 宫颈淋巴大部分汇入髂外淋巴结及骶前淋巴结
　　B. 阴道下段的淋巴引流主要汇入腹股沟浅淋巴结
　　C. 阴道上段淋巴大部分汇入闭孔淋巴结及髂内淋巴结
　　D. 内生殖器淋巴分髂淋巴、腰淋巴和骶前淋巴组
　　E. 宫体两侧淋巴可沿圆韧带入腹股沟浅淋巴结

19. 不属于骨盆底外层范畴肌肉的是
　　A. 球状海绵体肌　　　　　B. 坐骨海绵体肌　　　　　　C. 会阴浅横肌
　　D. 肛门外括约肌　　　　　E. 会阴深横肌

20. 属于骨盆底内层(即盆膈)肌肉的是
　　A. 肛提肌　　　　　　　　B. 肛门外括约肌　　　　　　C. 球海绵体肌
　　D. 坐骨海绵体肌　　　　　E. 会阴深横肌

21. 分娩过程中,衡量胎先露部下降程度的重要标志是
　　A. 坐骨结节　　　　　　　B. 坐骨棘　　　　　　　　　C. 骶骨岬
　　D. 尾骨尖　　　　　　　　E. 耻骨联合

22. 骨盆底部起支撑作用的肌肉主要是
　　A. 肛提肌　　　　　　　　B. 会阴深横肌　　　　　　　C. 尿道括约肌

D. 球海绵体肌 E. 肛门外括约肌(2022)

23. 下列属于青春期女性生理特点的是
    A. 自 18 岁至 48 岁 B. 卵巢功能减退 C. 卵泡无雌激素分泌
    D. 开始出现女性特征 E. 月经初潮

24. 有关青春期生理特点的叙述,正确的是
    A. 月经初潮 B. 卵巢体积无明显变化 C. 性腺轴功能已成熟
    D. 肾上腺功能无明显变化 E. 乳房发育一般在月经初潮之后

25. 青春期开始的重要标志为
    A. 卵泡开始发育 B. 出现周期性排卵 C. 第一次月经来潮
    D. 开始出现第二性征 E. 出现体格发育第二高峰

26. 女性青春期最早出现的是
    A. 月经来潮 B. 乳房发育 C. 体格发育
    D. 骨盆变化 E. 脂肪蓄积

27. 关于月经的叙述,正确的是
    A. 初潮年龄多在 15~16 岁 B. 经期多为 4~6 天 C. 月经周期一般为 28~35 天
    D. 一次经量为 80~100ml E. 一般在经期的 4~5 天经量最多

28. 月经周期中能够正反馈作用于下丘脑-垂体的激素为
    A. 孕激素 B. 雄激素 C. 雌激素
    D. 甲状腺素 E. 促性腺激素

29. 月经来潮前性激素的生理变化是
    A. 孕激素出现两个高峰 B. 出现雌、孕激素高峰 C. 只出现雌激素高峰
    D. 只出现孕激素高峰 E. 雌、孕激素均不出现高峰

30. 女,25 岁。月经周期为 30 天,其末次月经是 2002 年 4 月 18 日,其排卵日期大约在 5 月
    A. 2 日 B. 4 日 C. 6 日
    D. 8 日 E. 10 日

31. 月经周期中,促进卵泡发育成熟的主要激素是
    A. 黄体生成素 B. 孕激素 C. 雌激素
    D. 卵泡刺激素 E. 人绒毛膜促性腺激素

32. 卵子由卵巢排出后未受精,黄体开始萎缩是在排卵后的
    A. 5~7 天 B. 9~10 天 C. 11~12 天
    D. 13~14 天 E. 15~16 天

33. 月经周期长短取决于
    A. 黄体退化为白体时间 B. 白体寿命长短 C. 增生期长短
    D. 分泌期长短 E. 月经期长短

34. 卵巢分泌的性激素主要有
    A. 促性腺激素、雄激素、孕激素 B. 卵泡刺激素、雄激素、孕激素
    C. 雌激素、孕激素、雄激素 D. 黄体生成素、孕激素、雌激素
    E. 催乳素、雌激素、孕激素

35. 卵巢性激素以胆固醇为原料的合成途径,正确的是
    A. 雄激素→雌激素→孕激素 B. 雌激素→孕激素→雄激素 C. 孕激素→雄激素→雌激素
    D. 雌激素→雄激素→孕激素 E. 孕激素→雌激素→雄激素

36. 关于雌激素生理作用的叙述,不正确的是

A. 使子宫发育 B. 促进水与钠的排泄 C. 促进输卵管发育
D. 促进骨中钙的沉积 E. 促进阴道上皮细胞的增生

37. 属于雌激素作用的是
   A. 宫颈黏液减少 B. 阴道上皮细胞脱落加快 C. 促进乳腺腺泡发育成熟
   D. 促进水钠潴留 E. 抑制输卵管肌收缩的振幅

38. 关于卵巢性激素的叙述,正确的是
   A. 雄激素主要由颗粒细胞分泌,促进乳房发育
   B. 孕激素有促进水钠潴留作用,雌激素则促进水钠排泄
   C. 孕激素使宫颈黏液分泌增加,性状变稀薄
   D. 孕激素可使基础体温在排卵后升高 0.3~0.5℃
   E. 雌激素使增生期子宫内膜转化为分泌期内膜

39. 对雌激素生理作用的叙述,正确的是
   A. 抑制输卵管平滑肌节律性收缩的振幅 B. 促进水钠潴留,维持和促进骨基质代谢
   C. 使宫颈口闭合,黏液分泌减少、变黏稠 D. 加快阴道上皮细胞脱落
   E. 抑制子宫收缩

40. 属于孕激素生理作用的是
   A. 使阴道上皮细胞脱落加快 B. 使宫颈黏液变稀薄 C. 使子宫肌层增厚
   D. 使子宫内膜增生 E. 使血液循环中胆固醇水平降低

41. 属于孕激素生理作用的是
   A. 使子宫内膜增生 B. 促进卵泡发育 C. 使乳腺管增生
   D. 促进钠与水的潴留 E. 排卵后使基础体温上升 0.3~0.5℃

42. 关于子宫内膜周期性变化的叙述,正确的是
   A. 在雌激素作用下子宫内膜出现分泌期变化
   B. 雌、孕激素撤退后增殖期子宫内膜脱落形成月经
   C. 在孕激素作用下子宫内膜出现增殖期变化
   D. 月经期子宫内膜基底层崩解脱落
   E. 子宫内膜从组织形态学上可分为增殖期、分泌期、月经期 3 个阶段

43. 受卵巢激素的影响,子宫内膜发生周期性脱落的是
   A. 全层 B. 表面 2/3 层 C. 表面 1/2 层
   D. 表面 1/4 层 E. 表面 1/3 层

44. 在雌、孕激素作用下,出现周期性变化最显著的是
   A. 子宫内膜 B. 宫颈上皮 C. 输卵管黏膜
   D. 阴道黏膜 E. 卵巢表面上皮

45. 女性,月经周期是 28 天,现离上次月经来临 11 天。这时子宫内膜处于
   A. 增殖早期 B. 增殖晚期 C. 排卵期
   D. 分泌早期 E. 分泌晚期

46. 子宫内膜腺上皮细胞的核下出现含糖原小泡,相当于月经周期的
   A. 增殖早期 B. 分泌早期 C. 增殖中期
   D. 分泌中期 E. 增殖晚期

47. 不发生周期性变化的组织是
   A. 阴道黏膜上皮 B. 卵巢生发上皮 C. 子宫内膜
   D. 宫颈黏膜 E. 输卵管黏膜

48. 造成宫颈黏液涂片干燥后镜下见羊齿状结晶的激素是
    A. 雌激素　　　　　　　B. 催乳素　　　　　　　C. 雄激素
    D. 孕激素　　　　　　　E. 甲状腺素
49. 下列检查结果中,提示卵巢排卵的是
    A. 子宫内膜呈分泌期改变　　B. 子宫内膜呈增殖期改变　　C. 基础体温呈单相
    D. 宫颈黏液涂片见大量椭圆体　E. 宫颈黏液涂片见大量羊齿状结晶

    A. 单层高柱状上皮　　　　B. 有纤毛的高柱状上皮　　C. 复层鳞状上皮
    D. 鳞状上皮化生　　　　　E. 生发上皮
50. 阴道黏膜上皮为
51. 宫颈黏膜上皮为

    A. 卵泡刺激素　　　　　　B. 黄体生成素　　　　　　C. 雌激素
    D. 孕激素　　　　　　　　E. 催乳激素
52. 卵泡早期分泌量少,排卵前达高峰,以后降低,排卵后期再度增高的激素是
53. 卵泡前半期分泌量少,排卵前一天骤升,一天骤降,并维持低水平的激素是
54. 卵泡期分泌量少,排卵后分泌量明显增加,8~9天后下降的激素是

    A. 女型骨盆　　　　　　　B. 男型骨盆　　　　　　　C. 单纯扁平型骨盆
    D. 类人猿型骨盆　　　　　E. 骨软化症骨盆
55. 骨盆入口呈横椭圆形,入口横径较前后径稍长,耻骨弓较宽,属于
56. 骨盆入口呈横椭圆形,骶岬向前下凸出,骨盆入口横径正常,属于

    A. 使阴道上皮细胞增生角化　　　B. 使阴道上皮细胞脱落加快
    C. 能直接调控卵巢的周期性变化　D. 促进阴毛与腋毛生长
    E. 抑制腺垂体卵泡刺激素分泌
57. 雄激素
58. 孕激素

第 2 章　妊娠生理与妊娠诊断

一、妊娠生理(执业医师及助理医师均需掌握)

59. 精子获能的部位是
    A. 睾丸　　　　　　　　　B. 附睾　　　　　　　　　C. 输精管
    D. 曲细精管　　　　　　　E. 女性生殖道
60. 输卵管内卵子受精的部位,正确的是
    A. 伞部　　　　　　　　　B. 峡部与间质部连接处　　C. 间质部内
    D. 内侧1/3处　　　　　　E. 壶腹部与峡部连接处
61. 胎盘的组成为
    A. 羊膜、叶状绒毛膜和底蜕膜　B. 羊膜、平滑绒毛膜和包蜕膜　C. 羊膜、叶状绒毛膜和包蜕膜
    D. 羊膜、平滑绒毛膜和底蜕膜　E. 羊膜、平滑绒毛膜和真蜕膜
62. 底蜕膜在妊娠过程中将发育为

A. 叶状绒毛膜　　　　　　　B. 胎膜　　　　　　　　　　C. 羊膜
D. 胎盘的母体部分　　　　　E. 固定绒毛

63. 关于胎盘的叙述,正确的是
A. 胎盘由羊膜和底蜕膜构成　　　　　　B. 底蜕膜发育成胎盘的母体部分
C. 底蜕膜指位于宫底部分的蜕膜　　　　D. 底蜕膜指与囊胚直接接触部分的蜕膜
E. 羊膜发育成胎盘的母体部分

64. 妊娠10周后,雌激素的主要来源是
A. 卵巢黄体　　　　　　　　B. 胎儿-胎盘单位　　　　　C. 子宫平滑肌
D. 胎儿肾上腺皮质　　　　　E. 胎盘合体滋养细胞

65. 属于胎盘功能检查的是
A. 测定孕妇尿雌二醇值　　　B. 测定孕妇血清游离雌三醇值　C. 测定孕妇尿胎盘生乳素值
D. 测定孕妇尿催产素酶值　　E. 以上都不是

66. 产生 hCG 的主要部位是
A. 胎膜　　　　　　　　　　B. 卵巢黄体　　　　　　　　C. 合体滋养层细胞
D. 叶状绒毛膜　　　　　　　E. 胎儿-胎盘单位

67. 孕妇血清人绒毛膜促性腺激素(hCG)浓度达高峰是在妊娠
A. 5~7周　　　　　　　　　B. 8~10周　　　　　　　　C. 11~13周
D. 14~16周　　　　　　　　E. 17~19周

68. 正常脐带内含有
A. 一条脐动脉,一条脐静脉　　B. 两条脐动脉,一条脐静脉　　C. 两条脐动脉,两条脐静脉
D. 一条脐动脉,两条脐静脉　　E. 两条脐静脉

69. 妊娠早期羊水的主要来源是
A. 胎膜　　　　　　　　　　B. 胎儿尿液　　　　　　　　C. 胎儿皮肤
D. 胎儿肺　　　　　　　　　E. 母血清经胎膜进入羊膜腔的透析液

70. 女,43岁,G_3P_1,初产。宫底在脐与剑突之间,胎心142次/分。此时,羊水的主要来源是
A. 胎儿尿液和肺　　　　　　B. 胎儿尿液和脐带　　　　　C. 胎儿尿液和皮肤
D. 胎儿尿液和胎膜　　　　　E. 胎儿皮肤(2022)

71. 正常妊娠38周时的羊水量约为
A. 500ml　　　　　　　　　B. 800ml　　　　　　　　　C. 1000ml
D. 1200ml　　　　　　　　　E. 1500ml

72. 妊娠子宫开始出现不规律无痛性收缩的时间是
A. 自妊娠16周起　　　　　　B. 自妊娠12周起　　　　　　C. 自妊娠20周起
D. 自妊娠28周起　　　　　　E. 自妊娠24周起

73. 关于妊娠期母体乳房的变化,正确的是
A. 妊娠晚期开始分泌乳汁　　　　　　　B. 大量雌激素刺激乳腺腺泡发育
C. 大量孕激素刺激乳腺腺管发育　　　　D. 初乳为白色浓稠液体
E. 乳头增大变黑、乳晕颜色加深

74. 初孕妇,26岁,妊娠38周。查体:P90次/分,R18次/分,BP120/80mmHg。叩诊心浊音界稍向左扩大,心尖部闻及2/6级收缩期吹风样杂音,踝部轻度水肿。最可能的诊断是
A. 风湿性心脏病合并妊娠　　B. 妊娠期高血压疾病性心脏病　C. 围生期心肌病
D. 正常妊娠改变　　　　　　E. 心脏病合并妊娠,性质待查

75. 关于妊娠期母体内分泌系统的变化,正确的是

  A. 黄体生成素增多   B. 催乳素增多   C. 游离甲状腺激素增多
  D. 皮质醇减少   E. 卵泡刺激素增多

76. 妊娠末期心脏容量增加
  A. 20%~25%   B. 30%~35%   C. 40%~45%
  D. 50%~55%   E. 10%~15%

77. 妊娠期母体循环血容量达高峰的时期是在妊娠
  A. 28~30周   B. 32~34周   C. 36~38周
  D. 0~22周   E. 24~26周

78. 关于妊娠期子宫的生理性变化,正确的是
  A. 子宫血流量与妊娠孕周无关   B. 子宫增大主要是肌细胞数目的增加
  C. 子宫颈黏液变得稀薄   D. 子宫内膜发生蜕膜样变分为四部分
  E. 子宫峡部变软并逐渐拉长变薄

二、妊娠诊断(执业医师及助理医师均需掌握)

79. 妊娠6~8周出现的黑加征是指子宫
  A. 增大变软   B. 双合诊呈前屈或后屈位
  C. 前后径变宽,略饱满呈球形   D. 峡部极软,感觉宫颈与宫体似不相连
  E. 双合诊感觉子宫半侧较另半侧隆起

80. 女,26岁。既往身体健康。B超结果显示早孕8周,胚胎存活。查体时,可发现的阳性体征是
  A. 心尖区舒张期杂音   B. 耻骨联合上方触及宫底   C. 阴道皱襞减少
  D. 乳房红肿、疼痛   E. 妇科检查感觉宫颈与宫体之间好似无衔接(2024)

81. 下列表现中,诊断早期妊娠最可靠的依据是
  A. 乳房出现蒙氏结节   B. 厌恶油腻,恶心、晨起呕吐   C. 妇科检查双合诊子宫变软
  D. 尿频,无尿急   E. 子宫增大变软与停经月份相符

82. 早期妊娠最具特异性的症状或体征是
  A. 乳房增大   B. 停经10天以上   C. 尿频
  D. 晨起呕吐   E. 子宫增大变软

83. 确诊早期妊娠最有价值的检查是B超见到
  A. 节律性胎动   B. 妊娠囊   C. 卵黄囊
  D. 胚芽   E. 原始心管搏动(2022、2023)

84. 健康育龄妇女出现恶心、食欲减退等消化道症状。问诊时不应忽视的是
  A. 传染病史   B. 肝炎病史   C. 不洁饮食史
  D. 月经史   E. 胃炎病史

85. 阴道B型超声最早在宫腔内见到妊娠囊的时间是停经后
  A. 8~9周   B. 10~11周   C. 2~3周
  D. 4~5周   E. 6~7周

86. 初孕妇自觉胎动,多数开始于妊娠
  A. 12~14周   B. 15~17周   C. 18~20周
  D. 21~23周   E. 24~26周

87. 女性,30岁。既往月经不规律,因停经4个月来诊。查体:可于耻骨联合上3指触及子宫。推测其现在为妊娠
  A. 8周   B. 10周   C. 12周

D. 14 周　　　　　　　　　　E. 16 周

88. 初产妇,25 岁。末次月经 2000 年 3 月 10 日。于 2000 年 10 月 13 日就诊,检查宫底在脐上 2 横指,枕右前位,胎心率正常。现在应是
   A. 妊娠满 30 周,宫底高度符合正常情况　　B. 妊娠满 30 周,宫底高度低于正常
   C. 妊娠满 31 周,宫底高度符合正常情况　　D. 妊娠满 31 周,宫底高度低于正常
   E. 妊娠满 32 周,宫底高度低于正常

89. 24 岁,孕妇,G_1P_0。末次月经记不清。产科检查:宫高 34cm(宫底于剑突下 2 横指),胎头入盆,胎心位于脐右下方。其孕周是妊娠
   A. 20 周　　　　　　　　　B. 24 周　　　　　　　　　C. 28 周
   D. 34 周　　　　　　　　　E. 40 周

90. 足月妊娠时的胎心率正常值应是每分钟
   A. 90~130 次　　　　　　　B. 100~120 次　　　　　　C. 100~150 次
   D. 110~160 次　　　　　　E. 130~170 次

91. 在孕妇腹壁上听诊,与母体心率一致的音响是
   A. 胎心音　　　　　　　　B. 子宫杂音　　　　　　　C. 脐带杂音
   D. 胎动音　　　　　　　　E. 肠蠕动音

92. 胎头矢状缝与母体骨盆入口右斜径一致,小囟门位于母体骨盆左前方,其胎位是
   A. 枕左横　　　　　　　　B. 枕右横　　　　　　　　C. 枕左前
   D. 枕右前　　　　　　　　E. 枕右后

93. 胎头矢状缝与骨盆入口左斜径一致的胎位是
   A. 枕左前位　　　　　　　B. 枕右前位　　　　　　　C. 枕左横位
   D. 枕右横位　　　　　　　E. 枕右后位(2024)

   A. 胎方位　　　　　　　　B. 胎先露　　　　　　　　C. 骨盆轴
   D. 胎姿势　　　　　　　　E. 胎产式

94. 胎体纵轴与母体纵轴的关系是
95. 胎儿先露部的指示点与母体骨盆的关系是(2018、2023)

   A. 促性腺激素　　　　　　B. 孕激素　　　　　　　　C. 雌激素
   D. 人胎盘泌乳素　　　　　E. 人绒毛膜促性腺激素

96. 有助于早孕诊断的激素是
97. 主要由胎儿-胎盘单位合成的激素是(2024)

第 3 章　产前检查与孕期保健

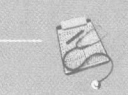

一、产前检查(执业医师及助理医师均需掌握)

98. 围生期(围产期)国内采用的定义是指
   A. 胎龄满 27 周至出生后 7 足天　　　　　　B. 胎龄满 27 周至出生后 15 足天
   C. 胎龄满 28 周至出生后 7 足天　　　　　　D. 胎龄满 28 周至出生后 15 足天
   E. 胎龄满 29 周至出生后 15 足天

99. 患者,女,34 岁。既往月经不调,月经周期 1~3 个月。胚胎移植术后停经 45 天,尿 hCG 阳性。判断

孕周的主要依据是
A. B超　　　　　　　　　B. 胚胎移植时间　　　　　C. 血hCG值
D. 血雌激素浓度变化　　　E. 基础体温变化（2023）

100. 对于月经不规律的孕妇推算预产期相对准确的是
　　 A. 根据末次月经干净的日期　　B. 根据早孕反应开始的时间　　C. 根据末次月经来潮的日期
　　 D. 根据胎动开始出现的时间　　E. 妊娠早期B超测得胚胎大小

101. 计算预产期的方法是从末次月经
　　 A. 第3天算起　　　　　　　B. 第4天算起　　　　　　　C. 第2天算起
　　 D. 第1天算起　　　　　　　E. 第5天算起

102. 末次月经第1日是2008年6月24日，推算预产期是2009年
　　 A. 3月31日　　　　　　　　B. 4月1日　　　　　　　　　C. 4月2日
　　 D. 4月3日　　　　　　　　 E. 4月4日

103. 月经周期规则，末次月经2002年1月28日，预产期应是
　　 A. 2002年11月1日　　　　　B. 2002年11月2日　　　　　C. 2002年11月3日
　　 D. 2002年11月4日　　　　　E. 2002年11月5日

104. 女，27岁。尿妊娠试验阳性，平素月经规律，最后一次月经为2024年1月12日。预产期应为
　　 A. 2024年10月12日　　　　B. 2024年10月19日　　　　C. 2024年10月23日
　　 D. 2024年11月19日　　　　E. 2024年11月23日（2024）

105. 月经规则，末次月经第1天是2005年11月25日，计算其预产期应是
　　 A. 2006年9月1日　　　　　 B. 2006年9月2日　　　　　 C. 2006年9月4日
　　 D. 2006年9月5日　　　　　 E. 2006年9月6日

106. 属于骨盆狭窄的径线是
　　 A. 髂棘间径24cm　　　　　 B. 骶耻外径19cm　　　　　 C. 骨盆入口前后径10cm
　　 D. 坐骨棘间径10cm　　　　 E. 坐骨结节间径7.5cm，出口后矢状径8cm

107. 骨盆测量数值为正常的是
　　 A. 髂棘间径20cm　　　　　 B. 髂嵴间径22cm　　　　　 C. 骶耻外径17cm
　　 D. 坐骨棘间径8.5cm　　　　E. 坐骨结节间径9cm

108. 若骨盆坐骨结节间径7.5cm，应加测的骨盆径线是
　　 A. 髂嵴间径　　　　　　　　B. 出口后矢状径　　　　　C. 坐骨棘间径
　　 D. 骶耻外径　　　　　　　　E. 出口前矢状径

109. 对角径是指
　　 A. 骨盆入口平面的前后径　　B. 中骨盆平面的前后径　　C. 坐骨棘间径
　　 D. 耻骨联合下缘至骶尾关节　E. 耻骨联合下缘至骶岬上缘中点

110. 有助于判断中骨盆狭窄的重要指标是
　　 A. 骶耻外径　　　　　　　　B. 髂嵴间径　　　　　　　C. 髂棘间径
　　 D. 坐骨结节间径　　　　　　E. 坐骨切迹宽度

二、胎儿健康评估（执业医师及助理医师均需掌握）

111. 女，34岁。孕24周，自觉无力，面色略苍白。实验室检查：Hb 80g/L，RBC 2.8×10^{12}/L。该孕妇应开始进行胎儿健康状况评估的时间为
　　 A. 孕20~24周　　　　　　　B. 孕36~38周　　　　　　C. 孕40~42周
　　 D. 孕26~28周　　　　　　　E. 孕32~34周

112. 初孕妇,25岁。停经18周,不觉胎动。产科检查:宫底高度在脐耻之间,胎方位及胎心不清。监测宫内胎儿情况首选的方法是
    A. 腹部 X 线片 B. 多普勒超声检查 C. B 型超声检查
    D. 胎儿心电图检查 E. 测定羊水甲胎蛋白
113. 高危儿主要指
    A. 产后感染 B. 新生儿的兄姐有婴儿期死亡 C. 高危产妇分娩的新生儿
    D. 出生体重>2500g E. 孕龄>37 周或<42 周
114. 下列胎心电子检测结果提示胎儿缺氧的是
    A. 胎心率出现早期减速 B. 胎心率出现变异减速 C. 胎心率出现晚期减速
    D. 胎心率出现加速 E. 胎心率出现无应激试验反应型
115. 胎心率晚期减速的原因是
    A. 胎儿缺氧 B. 胎动 C. 子宫收缩
    D. 胎头受压 E. 胎盘功能减低(2022)
116. 胎心率早期减速的原因
    A. 胎儿缺氧 B. 胎动 C. 子宫收缩
    D. 胎头受压 E. 胎盘功能减低
117. 胎心率变异减速的特征不包括哪项?
    A. 发生与宫缩无固定关系 B. 胎心率下降迅速 C. 胎心率恢复缓慢
    D. 持续时间长短不一 E. 胎心率恢复迅速
118. 初产妇,24岁。妊娠39周临产,产程进展顺利,枕左前位,S=0。胎心监护突然出现变异减速,胎心率 70 次/分且持续 50 秒。胎心率减慢最可能的原因为
    A. 胎盘早剥 B. 脐带受压 C. 胎头受压
    D. 胎盘功能减退 E. 慢性胎儿窘迫

    A. 胎儿状况良好 B. 宫缩时胎头受压 C. 胎儿受镇静药物影响
    D. 胎儿缺氧 E. 宫缩时脐带受压兴奋迷走神经
119. 胎心率减速出现在宫缩高峰后,下降慢,持续时间长,恢复慢,提示
120. 胎心率减速与宫缩无固定关系,下降迅速且下降幅度大,恢复也迅速,提示
    A. 早期减速 B. 晚期减速 C. 变异减速
    D. 基线胎心率有变异 E. 周期性胎心率加速
121. 枕先露,先露+2,胎膜已破,第二产程末,胎儿电子监护时可能出现
122. 疑有脐带受压或脐带绕颈,胎儿电子监护时可能出现
123. 过期妊娠,B 型超声提示羊水过少,胎儿电子监护时可能出现

(124~126 题共用题干)女,28 岁,初孕妇。平素月经规律,妊娠 40 周,孕期检查正常,今自觉胎动减少,查体:T36.0℃,P70 次/分,R20 次/分,BP110/70mmHg。超声检查:羊水最大暗区 2.5cm,指数 7.0cm。产科检查:宫颈管未消失,宫口未开,先露-3,胎心率 120 次/分。
124. 应进行的检查中不包括
    A. 胎儿电子监护 B. 尿雌激素/肌酐比值 C. MRI
    D. 胎儿生物物理评分 E. B 超复查
125. 对该孕妇首选的处理措施是
    A. 米索前列醇引产 B. 催产素激惹试验(OCT) C. 静脉注射地西泮

D. 人工破膜　　　　　　　　　E. 静脉滴注缩宫素引产
126. 该孕妇临产开始后,胎心监护示有频繁晚期减速,最恰当的处理措施是
　　A. 抑制宫缩　　　　　　B. 加压给氧　　　　　　C. 待宫口开全产钳助产
　　D. 继续观察产程　　　　E. 剖宫产

　　　　　　　三、孕妇营养与体重管理(执业医师及助理医师均需掌握)

127. 初孕妇,26岁。妊娠30周,尿频、尿急伴阴道分泌物增多半个月。查体:尿道口及宫颈口均见大量黏液脓性分泌物。下列治疗药物中不宜选择的是
　　A. 左氧氟沙星　　　　　B. 阿奇霉素　　　　　　C. 红霉素
　　D. 头孢噻肟钠　　　　　E. 头孢曲松

第4章　遗传咨询、产前筛查与产前诊断

(执业医师需掌握)

128. 孕妇,37岁。G_2P_1,2年前顺产1男婴,确诊为21-三体综合征。本次自然受孕,现孕16周,咨询唐氏筛查事宜。对其合理的建议为
　　A. 行孕早期唐氏筛查　　　　　　B. 20～24周B超筛查有无唐氏儿可能
　　C. 行孕中期唐氏筛查　　　　　　D. 行孕早期、孕中期联合唐氏筛查
　　E. 羊膜腔穿刺行染色体检查(2019)

129. 女,38岁。G_2P_1,3年前经阴道分娩一智能低下的男婴,后因"心脏病"而夭折。本次自然受孕,现妊娠18周,需要进行的检查是
　　A. NT测定　　　　　　　B. 早期唐氏筛查　　　　C. 中期唐氏筛查
　　D. 四维彩超　　　　　　E. 羊膜腔穿刺行染色体检查(2023)

130. 诊断胎儿遗传性疾病,准确性较差的产前诊断技术是
　　A. 孕妇血提取胎儿细胞　　B. 羊水穿刺　　　　　　C. 胎儿镜下活检
　　D. 经皮脐血穿刺技术　　　E. 绒毛穿刺取样

131. 产前诊断胎儿畸形最常用的手段是
　　A. 胎儿心电图　　　　　　B. 羊膜腔穿刺羊水检查　　C. 胎儿头皮血pH检查
　　D. 羊膜镜检查　　　　　　E. B超检查

132. 下列不属于产前诊断方法的是
　　A. 羊水穿刺　　　　　　　B. 绒毛穿刺取样　　　　　C. 血清学测甲胎蛋白
　　D. 胚胎植入前诊断　　　　E. 经皮脐血穿刺

133. 女,35岁,妊娠12周。2年前曾因无脑儿行引产术,其妊娠期进行产前诊断的方式不包括
　　A. 染色体核型分析　　　　B. 基因检测　　　　　　　C. 脐血流监测
　　D. 影像学检查胎儿结构　　E. 基因产物检测

134. 女性,35岁,妊娠16周。5年前曾生过一个唐氏儿,已夭折,现在想要第二胎。无须做的检查是
　　A. 羊膜腔穿刺术　　　　　B. 脐带穿刺术　　　　　　C. 孕妇血清AFP测定
　　D. 绒毛穿刺取样　　　　　E. 卵黄囊穿刺(2024)

第5章 妊娠并发症

一、自然流产（执业医师及助理医师均需掌握）

135. 流产的定义是
    A. 妊娠<37周,胎儿体重<2500g而终止者   B. 妊娠<28周,胎儿体重<1000g而终止者
    C. 妊娠<38周,胎儿体重<2500g而终止者   D. 妊娠<24周,胎儿体重<1500g而终止者
    E. 妊娠<36周,胎儿体重<2500g而终止者

136. 女,27岁,已婚。停经9周,阵发性下腹痛3天,阴道少量流血2天。为判断是否能继续妊娠,首选的辅助检查是
    A. 尿妊娠试验   B. B超检查   C. 胎心监测
    D. 胎盘功能检查   E. 监测血孕酮

137. 不全流产的特征是
    A. 易休克和感染   B. 腹痛   C. 阴道流血
    D. 无妊娠物排出   E. 妊娠物完全排出

138. 女,29岁。停经80天,阴道流血1周伴发热3天。查体:体温38.5℃,脉搏115次/分,血压83/50mmHg,面色苍白,阴道分泌物恶臭味,有血迹,组织样物,宫颈口有肉样组织,伴血液持续流出。子宫约孕2个月大,有压痛。外周血白细胞$26×10^9$/L,N0.9。治疗除抗休克、抗感染外,还需立即紧急采取的措施是
    A. 静脉滴注缩宫素   B. 彻底清宫   C. 立即产钳夹出残留物
    D. 立即行子宫切除术   E. 宫腔镜下清除宫内残留组织(2024)

139. 女,28岁。妊娠40天,因下腹阵痛伴阴道少量出血1天就诊。查体:子宫增大与停经月份相符,宫口未开。既往妊娠50天时自然流产1次。目前对该患者的正确处置是
    A. 静卧保胎   B. 行宫颈内口环扎术保胎   C. 行刮宫术清除宫内胚胎
    D. 肌内注射炔雌醇抑制宫缩   E. 静脉点滴缩宫素止血

140. 女,23岁。停经2个月,腹痛伴大量阴道流血1天,心率100次/分,妇科检查见宫口有组织物排出,子宫如2个月妊娠大小。对该患者的处理措施不包括
    A. 查血常规   B. 给予输液及止血药物   C. 查血hCG
    D. 肌内注射黄体酮   E. 立即行清宫术

141. 经产妇,26岁。停经8周,下腹阵发性剧烈疼痛10小时伴大量阴道流血,超过月经量。检查宫口开大近2cm。最正确的处置应是
    A. 静脉滴注止血药物   B. 口服硫酸沙丁胺醇   C. 肌内注射硫酸镁
    D. 肌内注射黄体酮   E. 行负压吸宫术

142. 女,28岁。停经68天,阵发腹痛伴大量阴道流血1天。妇科检查:子宫6周妊娠大小,宫口开,有血液不断流出。处理首选的是
    A. 立即清宫   B. 立即抗感染   C. 按摩子宫
    D. 输血   E. 剖腹探查

    A. 胚胎染色体异常   B. 免疫功能异常   C. 黄体功能不足
    D. 宫颈口松弛   E. 甲状腺功能减退症

143. 早期流产的最常见原因是
144. 晚期习惯性流产的常见原因是

　　A. 先兆流产　　　　　　　　B. 难免流产　　　　　　　　C. 不全流产
　　D. 完全流产　　　　　　　　E. 稽留流产

145. 女性,28岁,已婚。停经49天,阴道少量流血。B超示宫内妊娠,胚胎存活。最可能的诊断是
146. 女性,26岁,已婚。妊娠13周,无不适。查体:子宫在耻骨联合上未扪及,宫颈口无妊娠物堵塞,胎心未闻及,胚胎如8周大小。最可能的诊断是(2022)

　　A. 稽留流产　　　　　　　　B. 不全流产　　　　　　　　C. 先兆流产
　　D. 难免流产　　　　　　　　E. 完全流产

147. 最容易发生宫内感染的流产类型是
148. 最容易发生DIC的流产类型是
149. 一经确诊,应立即清宫的流产类型是
150. 阴道少量流血,B超提示宫内胎儿存活的流产类型是(2023)

　　A. 肌内注射缩宫素治疗　　　B. 肌内注射苯巴比妥　　　　C. 保胎治疗
　　D. 立即行清宫术　　　　　　E. 肌内注射麦角新碱

151. 女,35岁,已婚。停经70天,阴道中等量流血1天。妇科检查:宫口可见组织物堵塞,子宫稍大、软,双侧附件未触及异常。首选的处理措施是

152. 女,31岁,已婚。停经58天,阴道少量流血、下腹隐痛4天。妇科检查:宫口闭,子宫如孕50天大,质软,双侧附件未触及异常。B超显示有心管搏动。应首选的处理措施是

(153~155题共用题干)女,25岁,初孕妇。停经50天,下腹胀痛伴阴道少量流血半天。妇科检查:子宫前位,约50天妊娠大小,软,宫口未开。

153. 首先考虑的诊断是
　　A. 先兆流产　　　　　　　　B. 不全流产　　　　　　　　C. 难免流产
　　D. 稽留流产　　　　　　　　E. 完全流产

154. 1天后,下腹阵发性疼痛明显,阴道流血量增多。妇科检查:子宫约50天妊娠大小,可见宫口处有胚胎组织堵塞。此时最可能的诊断是
　　A. 先兆流产　　　　　　　　B. 不全流产　　　　　　　　C. 难免流产
　　D. 稽留流产　　　　　　　　E. 完全流产

155. 此时最有效的处理措施是
　　A. 保胎　　　　　　　　　　B. 给抗生素　　　　　　　　C. 尽快行清宫术
　　D. 左侧卧位　　　　　　　　E. 静脉给缩宫素

(156~157题共用题干)女,18岁。有性生活史,停经58天,下腹痛伴阴道流血10天,5天前似有组织块自阴道排出,近3天下腹疼痛加重,阴道流血量较月经多,有臭味。平素月经规律。查体:体温38℃,尿hCG(±)。妇科检查:阴道大量血液,有臭味,宫体稍大,触痛明显,附件略增厚,有压痛。血常规:Hb85g/L,WBC15×10^9/L,N0.9,Plt145×10^9/L。

156. 该患者最可能的主要诊断是
　　A. 宫外孕合并感染　　　　　B. 流产合并感染　　　　　　C. 不全流产
　　D. 难免流产　　　　　　　　E. 急性盆腔炎

157. 应首先进行的处理是

A. 抗感染同时行清宫术　　B. 抗感染同时行剖腹探查术　　C. 感染控制 2~3 日后行清宫术
D. 立即行清宫术　　E. 抗感染治疗,严密观察

(158~160 题共用题干)女,28 岁。既往月经规律,现停经 45 天,发现阴道流出少量咖啡色物 2 天,无腹痛,尿 hCG(+)。

158. 目前首先考虑的诊断可能为
   A. 难免流产　　B. 先兆流产　　C. 完全流产
   D. 不全流产　　E. 感染流产

159. 对确诊最有帮助的检查是
   A. 血 hCG　　B. 血常规　　C. B 超检查
   D. 妇科检查　　E. 测定基础体温

160. 最需要鉴别的疾病是
   A. 子宫颈癌　　B. 子宫内膜癌　　C. 子宫肌瘤
   D. 异位妊娠　　E. 异常子宫出血

(161~163 题共用题干)女,28 岁。停经 3 个月,早孕反应消失,阴道少许流血 2 天。妇科检查:宫口闭,子宫如妊娠 8 周大,质软,双侧附件区未触及异常。

161. 为明确诊断,首选的检查是
   A. 腹部 CT 检查　　B. 多普勒超声检查　　C. B 超检查
   D. 诊断性刮宫　　E. 血孕酮测定

162. 该患者最可能的诊断是
   A. 完全流产　　B. 难免流产　　C. 流产感染
   D. 稽留流产　　E. 先兆流产

163. 该患者正确的处理措施是
   A. 继续观察 1 周　　B. 孕激素保胎治疗　　C. 静脉滴注缩宫素引产
   D. 雌激素治疗后刮宫　　E. 孕激素治疗后刮宫

(164~166 题共用题干)已婚妇女,停经 46 天,下腹部轻度阵发性疼痛及阴道少量流血 10 小时。妇科检查:子宫稍大,宫口未开。

164. 最可能的诊断是
   A. 不全流产　　B. 稽留流产　　C. 先兆流产
   D. 难免流产　　E. 习惯性流产

165. 若 2 天后阴道流血量增多,下腹阵发性疼痛明显加重。妇科检查:宫口通过 1 指,宫口处见胚胎组织堵塞。此时最可能的诊断是
   A. 不全流产　　B. 稽留流产　　C. 先兆流产
   D. 难免流产　　E. 习惯性流产

166. 此时最有效的处理措施是
   A. 肌内注射立止血　　B. 纱布条填塞阴道压迫止血　　C. 尽早行刮宫术
   D. 肌内注射维生素 K_1　　E. 压迫下腹部,排出胚胎组织

二、异位妊娠(执业医师及助理医师均需掌握)

167. 输卵管妊娠最常见的着床部位在输卵管的
   A. 伞部　　B. 壶腹部　　C. 峡部
   D. 壶腹部与峡部连接部　　E. 间质部

168. 输卵管妊娠最常见的病因是
   A. 输卵管发育异常   B. 慢性输卵管炎   C. 输卵管结扎术后再通
   D. 输卵管受肿瘤压迫   E. 内分泌功能失调

169. 输卵管妊娠典型的临床症状为
   A. 痛经、阴道流血   B. 腹痛、阴道流血、发热   C. 停经、腹痛、阴道流血
   D. 腹痛、阴道流血、恶心   E. 腹痛、阴道流血、晕厥

170. 异位妊娠体征不包括
   A. 阴道后穹隆饱满   B. 直肠子宫陷凹有触痛结节 C. 宫颈举痛
   D. 子宫漂浮感   E. 子宫一侧有触痛包块

171. 已婚妇女,26 岁。月经规律,停经数天,今晨出现一侧下腹痛伴肛门坠胀感,查体:血压 90/60mmHg。该患者此时有诊断价值的体征是
   A. 子宫稍大变软   B. 腹肌紧张   C. 宫颈举痛,后穹隆饱满
   D. 双合诊黑加征(+)   E. 腹部移动性浊音(-)

172. 女,26 岁,已婚。突发一侧下腹部持续剧烈疼痛,阴道流血 1 天。体检:血压 60/40mmHg,阴道后穹隆穿刺抽出不凝血。最有价值的体征是
   A. 突发腹痛   B. 阴道后穹隆穿刺抽出不凝血 C. 血压 60/40mmHg
   D. 阴道流血 1 天   E. 一侧下腹部持续性剧烈疼痛

173. 女,26 岁,结婚 1 年未孕。现停经 41 天,阴道少量流血 6 小时。今晨突感下腹部剧烈疼痛,伴明显肛门坠胀感。血压 66/44mmHg。妇科检查:宫颈举痛,摇摆痛明显,子宫稍大,稍软,左侧附件区压痛明显。恰当的处理措施是
   A. 立即行剖腹探查术   B. 立即行刮宫术   C. 输液输血,同时行剖腹探查术
   D. 输液输血,观察病情进展 E. 待纠正休克后行剖腹探查术

174. 女,26 岁。停经 50 天,左下腹胀痛不适 2 天,肛门坠胀 1 天。平素月经规律,血压 90/60mmHg。与诊断无关的体征是
   A. 后穹隆饱满   B. 宫颈光滑   C. 宫颈举痛
   D. 宫颈软并着色   E. 子宫稍大变软

175. 女,22 岁。停经 40 天,阴道少量流血 1 周。月经规律,周期为 28 天。有性生活史,曾行人工流产 2 次。妇科检查:子宫稍大,宫颈举痛(+),左侧附件区可触及 5cm×5cm 大小包块,质中,压痛(+)。为明确诊断,首选的常用辅助检查是
   A. 腹腔穿刺   B. 诊断性刮宫   C. 宫腔镜检查
   D. 超声检查   E. 腹腔镜检查

176. 女,30 岁。停经 45 天,阴道少量流血 1 天,平素月经规律,查体:脉搏 96 次/分,血压 100/60mmHg。妇科检查:子宫稍大,左侧附件区增厚,压痛明显。B 超提示左侧附件区有一 3cm×3cm×2cm 大小包块,少量盆腔积液。首选的处理是
   A. 超声引导下包块穿刺   B. 诊断性刮宫   C. 严密观察
   D. 介入治疗   E. 血 hCG 测定

177. 女,22 岁。因下腹疼痛逐渐加重伴肛门坠胀感 6 小时急诊就诊。查体:脉搏 110 次/分,血压 90/60mmHg。面色苍白、表情痛苦、微汗。阴道后穹隆穿刺抽出不凝血。需对该患者采取的措施是
   A. 中药活血化瘀治疗   B. 立刻行腹腔镜探查术   C. 期待疗法,密切随访
   D. 立刻行刮宫术   E. 静脉滴注甲氨蝶呤

178. 符合输卵管妊娠化疗条件的是
   A. 输卵管妊娠包块直径 2cm   B. 血绒毛膜促性腺激素 4000U/L

C. B超检查示中等量盆腔积液　　　D. 肝功能异常
E. 突发一侧下腹撕裂样疼痛

　　A. 急性阑尾炎　　　　　B. 输卵管卵巢囊肿　　　　C. 稽留流产
　　D. 卵巢黄体破裂　　　　E. 子宫穿孔

179. 最易与输卵管妊娠破裂相混淆的疾病是
180. 最易与陈旧性宫外孕相混淆的疾病是

　　A. 流产　　　　　　　　B. 异位妊娠　　　　　　　C. 早产
　　D. 妊娠期高血压综合征　　E. 前置胎盘

181. 妊娠晚期反复无痛性阴道流血的是
182. 能引起急性腹痛的是
183. 患者可能发生抽搐的是

(184~186题共用题干)女,30岁,已婚,平时月经规律。停经40天,右下腹剧痛4小时伴头晕及肛门坠胀感。查体:血压80/56mmHg,面色苍白,痛苦病容,下腹部压痛及反跳痛(+),尤以右侧为著,肌紧张不明显,移动性浊音(+)。妇科检查:宫颈举痛,宫体稍大,右附件区触及不规则包块,大小约4cm×3cm×3cm,压痛(+)。实验室检查:Hb100g/L。

184. 该患者最可能的诊断是
　　A. 卵巢囊肿蒂扭转　　　B. 输卵管妊娠破裂　　　　C. 卵巢滤泡囊肿破裂
　　D. 卵巢黄体囊肿破裂　　E. 卵巢子宫内膜异位囊肿破裂

185. 该患者简单可靠的辅助检查是
　　A. 腹部CT检查　　　　B. 阴道后穹隆穿刺　　　　C. 腹部X线检查
　　D. 宫腔镜检查　　　　　E. 腹腔镜检查

186. 该患者正确的处理措施是
　　A. 口服止血药物　　　　B. 肌内注射甲氨蝶呤　　　C. 手术治疗
　　D. 中药活血化瘀　　　　E. 对症处理,严密观察

三、妊娠剧吐(执业医师需掌握)

187. 妊娠剧吐不能进食者,为预防Wernicke综合征,应补充的维生素是
　　A. 维生素A　　　　　　B. 维生素C　　　　　　　C. 维生素E
　　D. 维生素B_1　　　　　E. 维生素B_6

四、子痫前期-子痫(执业医师及助理医师均需掌握)

188. 发生子痫前期的高危因素不包括
　　A. 双胎妊娠　　　　　　B. 糖尿病　　　　　　　　C. 羊水过多
　　D. 前置胎盘　　　　　　E. 营养不良

189. 妊娠期高血压疾病的基本病变为
　　A. 慢性弥散性血管内凝血　　B. 全身小动脉痉挛　　　C. 血液高度浓缩
　　D. 水钠严重潴留　　　　　　E. 肾素-血管紧张素-前列腺素系统平衡失调

190. 初孕妇,29岁,妊娠37周。头痛1周,今晨喷射性呕吐1次,1小时前突然抽搐并随即昏迷入院。查体:血压180/120mmHg。尿蛋白(+++)。该患者最可能的诊断是
　　A. 子痫　　　　　　　　B. 脑出血　　　　　　　　C. 癔症
　　D. 癫痫　　　　　　　　E. 脑血栓形成

191. 女性,25岁,妊娠38周。血压升高1天。既往身体健康。查体:体温36.8℃,心率80次/分,血压140/100mmHg,双下肢无水肿,尿蛋白(-)。最可能的诊断是
 A. 妊娠期高血压　　　　　　B. 子痫　　　　　　　　　　C. 子痫前期
 D. 妊娠合并慢性高血压　　　E. 慢性高血压并发子痫前期(2024)

192. 女性,30岁,高血压病史5年。心率88次/分,备孕状态。首选的降压药物是
 A. 卡托普利　　　　　　　　B. 阿替洛尔　　　　　　　　C. 拉贝洛尔
 D. 氢氯噻嗪　　　　　　　　E. 缬沙坦

193. 女,22岁。妊娠34周,剧烈头痛并抽搐1次。查体:血压180/120mmHg,全身水肿,无宫缩,LOA,胎心150次/分。尿蛋白(++)。首选的处理方法是
 A. 静脉滴注硫酸镁　　　　　B. 静脉滴注小剂量缩宫素　　C. 静脉注射呋塞米
 D. 静脉滴注白蛋白　　　　　E. 静脉注射西地兰

194. 女性,27岁,妊娠32周。头痛、头晕1天。查体:体温37.5℃,呼吸24次/分,脉率92次/分,血压155/100mmHg,无腹部压痛。适宜的治疗措施是静脉滴注
 A. 硝普钠　　　　　　　　　B. 呋塞米　　　　　　　　　C. 硫酸镁
 D. 缩宫素　　　　　　　　　E. 抗生素

195. 子痫的首选治疗药物是
 A. 硝普钠　　　　　　　　　B. 硝苯地平　　　　　　　　C. 胺碘酮
 D. 地西泮　　　　　　　　　E. 硫酸镁(2024)

196. 应用硫酸镁治疗重度子痫前期时,最先出现的中毒反应是
 A. 急性肾衰竭　　　　　　　B. 肌张力减退　　　　　　　C. 膝反射消失
 D. 呼吸抑制　　　　　　　　E. 心跳停止(2024)

197. 子痫前期孕妇,硫酸镁治疗。查体:呼吸14次/分,膝反射消失。此时应立即采取的措施是
 A. 吸氧,左侧卧位　　　　　B. 肌内注射冬眠合剂　　　　C. 静脉注射钙剂
 D. 静脉注射地西泮　　　　　E. 肌内注射哌替啶

198. 初孕妇,24岁。妊娠38周,既往血压正常,5天前突觉头痛且逐渐加重。血压166/112mmHg,双下肢水肿(++),24小时尿蛋白5g,血细胞比容0.42。此时首选的处理是
 A. 头颅CT检查　　　　　　　B. 立即行剖宫产术　　　　　C. 呋塞米静脉注射
 D. 硫酸镁缓慢静脉注射　　　E. 硝普钠静脉滴注

199. 女,35岁,初产妇。妊娠34^{+1}周,头痛1天。查体:血压170/110mmHg,胎心率150次/分,胎儿大小相当于32周,羊水深度2.0cm,尿蛋白(+++)。该患者正确的处理原则是
 A. 对症处理继续妊娠　　　　B. 降压治疗后继续妊娠　　　C. 硫酸镁解痉后剖宫产
 D. 降压同时宫缩素引产　　　E. 解痉降压后羊膜腔内注射药物引产

200. 女,27岁。妊娠38周,伴头痛、头晕、视物不清1天。体格检查:血压180/110mmHg,尿蛋白(+),水肿(+),胎心140次/分。肛诊宫颈管未消失。NST为无反应型。最正确的处理是
 A. 静脉滴注硫酸镁,继续妊娠　B. 降压利尿　　　　　　　　C. 治疗4天无好转行剖宫产
 D. 促宫颈成熟　　　　　　　E. 保守治疗同时准备剖宫产

201. 初产妇孕38周,下肢水肿伴头晕眼花、视物模糊1周。血压160/104mmHg,尿蛋白(+)。NST有反应型。正确处理为
 A. 立即剖宫产　　　　　　　B. 积极治疗,等待自然分娩　C. 积极治疗1周,终止妊娠
 D. 立即静脉滴注催产素引产　E. 考虑终止妊娠

202. 初产妇,24岁。妊娠38周,血压170/110mmHg,尿蛋白(+++),突然抽搐,后昏迷。该患者首选的治疗方法是

A. 静脉推注硫酸镁　　　　　B. 引产　　　　　　　　　C. 立即剖宫产
D. 待抽搐控制后终止妊娠　　E. 控制抽搐,稳定病情,至自然分娩

203. 初孕妇,25岁,妊娠37周。剧烈头痛并呕吐,自觉胎动减少1天。血压160/110mmHg,尿蛋白(++),胎心率130次/分,子宫颈管未消失。OCT呈频繁晚期减速。该患者最合适的处理是
A. 静脉滴注硫酸镁　　　　　B. 硫酸镁加降压药物　　　　C. 静脉滴注缩宫素引产
D. 积极治疗24小时后剖宫产　E. 积极药物治疗的同时立即剖宫产

204. 初孕妇,28岁。妊娠37^{+4}周,剧烈头痛并呕吐3次。查体:血压170/110mmHg,尿蛋白(++),双下肢轻度水肿。无宫缩,枕右前位,胎心率138次/分,估计胎儿体重2800g。该患者应立即采取的处理措施是
A. 静脉滴注缩宫素　　　　　B. 人工破膜后静脉滴注缩宫素　C. 立即行剖宫产术
D. 肌内注射哌替啶　　　　　E. 静脉滴注硫酸镁及快速静脉滴注甘露醇

A. 人工破膜　　　　　　　　B. 剖宫产　　　　　　　　　C. 引产
D. 会阴侧切　　　　　　　　E. 低位产钳术

205. 妊娠36周,子痫,抽搐控制6小时,此时应采取的措施是
206. 轻度妊娠期高血压疾病初产妇,妊娠39周,临产,宫口开全1小时,LOA,S+3,胎心率110次/分,羊水轻度胎粪污染。此时应采取的措施是

A. 硫酸镁静脉滴注　　　　　B. 哌替啶肌内注射　　　　　C. 肼苯达嗪静脉滴注
D. 甘露醇快速静脉滴注　　　E. 氯丙嗪静脉推注

207. 重度妊娠期高血压综合征孕妇头痛剧烈,伴呕吐,首选药物应是
208. 不协调性子宫收缩乏力时,首选药物应是

(209～211题共用题干)初产妇,26岁。妊娠39周,近3天头痛、视物模糊。今晨开始头痛加重,呕吐2次,急诊入院。

209. 查体发现,最有意义的体征为
A. 下肢水肿　　　　　　　　B. 心率90次/分　　　　　　C. 24小时尿蛋白1g
D. 睑结膜苍白　　　　　　　E. 血压160/110mmHg

210. 假设诊断确定,最有重要价值的病史是
A. 既往血压正常　　　　　　B. 既往无头痛史　　　　　　C. 有高血压家族史
D. 曾患病毒性肝炎　　　　　E. 曾患慢性盆腔炎

211. 随后若发现胎心率184次/分,最恰当的处理应为
A. 肌内注射地西泮　　　　　B. 立即剖宫产　　　　　　　C. 静脉滴注肼屈嗪
D. 立即缩宫素引产　　　　　E. 静脉滴注硫酸镁、甘露醇后剖宫产

五、早产(执业医师及助理医师均需掌握)

212. 早产的常见病因是
A. 遗传因素　　　　　　　　B. 下生殖道感染　　　　　　C. 孕激素水平升高
D. 胎儿畸形　　　　　　　　E. 头盆不称

213. 引起早产最常见的原因是
A. 重度子痫前期　　　　　　B. 宫颈内口松弛　　　　　　C. 下生殖道感染
D. 羊水过少　　　　　　　　E. 胎膜早破

214. 早产临产后应慎用的药物是
A. 哌替啶　　　　　　　　　B. 利托君　　　　　　　　　C. 沙丁胺醇

D. 硫酸镁　　　　　　　　　　E. 地塞米松

215. 女性,32岁。妊娠31周,少量阴道流血,3次早产史。主要处理应是
　　A. 氧气吸入,给予止血剂　　B. 左侧卧位　　　　　　　C. 注意休息,给予镇静剂
　　D. 任其自然　　　　　　　　E. 抑制宫缩,促进胎儿肺成熟

216. 初产妇,24岁。妊娠33周,出现规律子宫收缩,阴道少许血性分泌物。查体:胎膜未破,宫颈管缩短,无胎儿窘迫。首选的药物是
　　A. 静脉注射地西泮　　　　　B. 肌内注射吲哚美辛　　　C. 肌内注射哌替啶
　　D. 静脉滴注缩宫素　　　　　E. 静脉滴注利托君

217. 先兆早产的主要临床表现是
　　A. 规则宫缩(20分钟≥4次)伴宫颈扩张≥2cm
　　B. 不规则宫缩(20分钟≥4次)伴宫颈管进行性缩短
　　C. 不规则宫缩(20分钟≥4次)不伴宫颈管进行性缩短
　　D. 规则宫缩(20分钟≥4次)伴宫颈管进行性缩短
　　E. 规则宫缩(20分钟≥4次)不伴宫颈管进行性缩短

218. 应行预防性宫颈环扎术的是
　　A. 曾有3次以上药物流产史的孕妇　　　　B. 曾有3次以上人工流产史的孕妇
　　C. 曾有3次以上稽留流产史的孕妇　　　　D. 曾有3次以上足月胎膜早破史的孕妇
　　E. 曾有3次以上妊娠中期自然流产史的孕妇(2023)

219. 女,32岁,G_3P_0。习惯性流产3次。为预防流产,行预防性宫颈环扎术的时机为妊娠
　　A. 8~10周　　　　　　　　B. 10~12周　　　　　　　C. 12~14周
　　D. 14~16周　　　　　　　E. 16~18周(2023)

(220~222题共用题干)初产妇,27岁。妊娠32周,阴道少量流血及规律腹痛2小时。肛门检查:宫颈管消失,宫口开大1.5cm。

220. 该患者最可能的诊断是
　　A. 先兆早产　　　　　　　　B. 胎盘早剥　　　　　　　C. 前置胎盘
　　D. 晚期流产　　　　　　　　E. 早产临产

221. 该患者不恰当的处理措施是
　　A. 静脉滴注硫酸镁　　　　　B. 使用缩宫素引产　　　　C. 使用少量镇静剂
　　D. 口服沙丁胺醇　　　　　　E. 左侧卧位

222. 为促使胎儿肺成熟,应给予
　　A. 5%葡萄糖液　　　　　　B. 三磷酸腺苷　　　　　　C. 倍他米松
　　D. 硝苯地平　　　　　　　　E. 辅酶A(2021)

六、过期妊娠(执业医师及助理医师均需掌握)

223. 与过期妊娠无关的是
　　A. 羊水过多　　　　　　　　B. 头盆不称　　　　　　　C. 巨大胎儿
　　D. 雌、孕激素比例失调　　　E. 胎盘缺乏硫酸酯酶

224. 胎儿成熟障碍常见于
　　A. 双胎妊娠　　　　　　　　B. 慢性羊水过多　　　　　C. 妊娠期糖尿病
　　D. 过期妊娠　　　　　　　　E. 妊娠合并甲状腺功能亢进症

225. 既往月经规律,妊娠42^{+5}周,下列情况最不可能出现的是
　　A. 胎儿生长受限　　　　　　B. 胎儿过熟综合征　　　　C. 羊水粪染

D. 羊水增多　　　　　　　　E. 胎盘功能正常

226. 过期妊娠孕妇需迅速终止妊娠的情况是
　　A. 2小时胎动12次　　　　B. 无应激试验反应型　　　　C. 胎心监护早期减速
　　D. 缩宫素激惹试验阳性　　E. B超羊水最大暗区垂直深度40mm

227. 下列属于过期妊娠引产指征的是
　　A. 胎儿宫内窘迫　　　　　B. CST或OCT评估为Ⅲ类　　　C. 估计胎儿体重>4500g
　　D. 高龄初产妇　　　　　　E. 宫颈条件成熟,胎头已经衔接

228. 女,30岁,初孕妇。平素月经规律,妊娠42周,未临产,胎动正常。查体:一般情况可,心、肺无异常,腹部膨隆,头先露,ROA,胎心率130次/分,B超提示双顶径9.4cm,羊水指数5.0cm。该孕妇可能存在
　　A. 胎儿成熟障碍　　　　　B. 胎盘功能减退　　　　　　C. 羊水过多
　　D. 胎儿畸形　　　　　　　E. 羊膜腔感染

229. 女,28岁。妊娠42周,OCT试验阳性,羊水深度3.0cm,胎头双顶径10cm。此时最恰当的处理是
　　A. 宫颈评分　　　　　　　B. 人工破膜引产　　　　　　C. 缩宫素引产
　　D. 前列腺素促宫颈成熟　　E. 剖宫产终止妊娠

230. 初产妇,26岁。妊娠42^{+1}周,规律宫缩10小时。估计胎儿体重3500g,枕左前位,胎头高浮,胎心率166次/分。骨盆不小,宫口开大2cm,尿雌激素/肌酐比值为7。恰当的处理方式应是
　　A. 静脉滴注缩宫素　　　　B. 等待宫口开全行产钳助娩　C. 等待宫口开全行胎头吸引
　　D. 左侧卧位,吸氧　　　　E. 尽快行剖宫产

第6章　妊娠合并内外科疾病

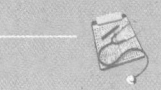

一、妊娠合并心脏病(执业医师及助理医师均需掌握)

231. 妊娠合并心脏病,其发病率最高的是
　　A. 先天性心脏病　　　　　B. 贫血性心脏病　　　　　　C. 高血压心脏病
　　D. 风湿性心脏病　　　　　E. 围生期心脏病

232. 对妊娠早期心脏病孕妇能否继续妊娠,最主要的判定依据是
　　A. 心脏病种类　　　　　　B. 胎儿大小　　　　　　　　C. 病变部位
　　D. 孕妇年龄　　　　　　　E. 心功能分级

233. 妊娠合并心脏病最容易发生心力衰竭的时期是
　　A. 妊娠26~28周　　　　　B. 妊娠30~32周　　　　　　C. 妊娠32~34周
　　D. 妊娠28~30周　　　　　E. 妊娠34~36周(2019、2022)

234. 建议在妊娠12周前行人工流产的心脏病类型是
　　A. 动脉导管未闭　　　　　B. 二尖瓣关闭不全　　　　　C. 二尖瓣狭窄伴肺动脉高压
　　D. 轻度室间隔缺损　　　　E. 二尖瓣狭窄行人工球囊扩张术后

235. 已婚妇女,25岁。患二尖瓣狭窄,主动脉瓣关闭不全。现妊娠10周,需终止妊娠的依据是
　　A. 心功能Ⅰ级、缺铁性贫血　B. 心功能Ⅰ级、急性气管炎　C. 心功能Ⅰ级、漏斗骨盆
　　D. 心功能Ⅱ级　　　　　　E. 心功能Ⅲ级

236. 女,36岁,妊娠8周。心悸、气短2天。3年前确诊为"风湿性心脏病,二尖瓣狭窄"。2年前因"心力衰竭"住院治疗。适宜的处理是
　　A. 应用洋地黄　　　　　　B. 二尖瓣扩张术　　　　　　C. 负压吸引流产术

D. 继续妊娠　　　　　　　　E. 药物流产

237. 关于妊娠合并心脏病的描述,正确的是
　　A. 均应剖宫产终止妊娠　　　B. 所有孕妇均可母乳喂养　　C. 容易发生心力衰竭
　　D. 有心力衰竭病史者可以妊娠　E. 最危险的时期是产褥期后2周

238. 女,35岁,初产妇。妊娠34周,心慌,不能平卧1天。查体:脉搏120次/分,呼吸30次/分,血压140/90mmHg。心界向左下扩大,双肺满布湿啰音,胎心率145次/分。正确的处理措施是
　　A. 纠正心力衰竭后期待治疗　　B. 纠正心力衰竭后引产　　C. 纠正心力衰竭后剖宫产
　　D. 纠正心力衰竭同时破膜引产　E. 纠正心力衰竭同时剖宫产

239. 心脏病产妇胎儿娩出后应立即
　　A. 腹部放置沙袋　　　　　　B. 静脉注射麦角新碱　　　C. 鼓励下床活动
　　D. 抗感染　　　　　　　　　E. 行绝育手术

240. 初产妇,28岁,足月妊娠,合并风湿性心脏病,心功能Ⅱ级。检查枕左前位,胎心率正常,无头盆不称。决定经阴道分娩,其产程处理,下列哪项正确?
　　A. 产妇争取平卧位休息　　　B. 出现心力衰竭征象时吸氧　　C. 第二产程鼓励产妇屏气用力
　　D. 产后常规注射麦角新碱　　E. 胎儿娩出后腹部放置沙袋并用腹带包扎固定

241. 妊娠早期合并心力衰竭
　　A. 继续妊娠
　　B. 立即终止妊娠
　　C. 治疗心力衰竭的同时终止妊娠
　　D. 静脉注射西地兰
　　E. 治疗心力衰竭好转后终止妊娠

242. 26岁,风心病患者。现妊娠45天出现心力衰竭,其处理原则应是
　　A. 立即行负压吸宫术终止妊娠　　B. 控制心力衰竭后继续妊娠
　　C. 边控制心力衰竭边终止妊娠　　D. 控制心力衰竭后行负压吸宫术
　　E. 控制心力衰竭后行钳刮术

243. 经产妇,28岁。合并风湿性心脏病,现妊娠38周,心功能Ⅰ级,规律宫缩7小时来院。枕左前位,胎心率152次/分,估计胎儿3300g,宫口开大4cm,胎头=0。正确的处理措施是
　　A. 静脉滴注缩宫素,尽可能缩短第一产程　　B. 不行阴道试产,行剖宫产术结束分娩
　　C. 适当使用镇静剂,阴道助产　　　　　　　D. 试产期间若出现心力衰竭,应立即行剖宫产
　　E. 避免用力屏气增加腹压,胎头吸引或产钳助产

二、妊娠合并糖尿病(执业医师及助理医师均需掌握)

244. 初孕妇,23岁。妊娠28周,尿糖阳性,OGTT空腹血糖正常,餐后1小时血糖升高。应首先给予的治疗是
　　A. 加强营养　　　　　　　　B. 控制饮食　　　　　　　C. 口服降糖药物
　　D. 胰岛素治疗　　　　　　　E. 观察

245. 女,31岁,初孕妇。妊娠36周,患糖尿病2年,正规使用胰岛素,血糖控制良好。胎动正常。超声检查:胎儿双顶径9.2cm,胎盘、羊水正常,胎心率136次/分。进一步采取的处理措施为
　　A. 剖宫产　　　　　　　　　B. 严密监护下继续妊娠　　C. 前列腺素引产
　　D. 人工破膜　　　　　　　　E. 静脉滴注催产素引产

(246~248题共用题干)经产妇,31岁。现妊娠35周。查体:血压120/80mmHg,宫底35cm,胎心率136次/分。空腹血糖6.2mmol/L,尿糖(+)。2年前因妊娠8个月死胎行引产术。

246. 对该患者最有意义的辅助检查是
　　A. 血常规　　　　　　　　　B. 尿常规　　　　　　　　C. 葡萄糖耐量试验

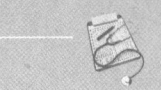

D. 尿雌三醇　　　　　　　　E. 血生化检查

247. 经控制饮食2周后,空腹血糖6.1mmol/L,胎心率136次/分,无应激试验无反应型。此时最恰当的措施是
　　A. 间断吸氧　　　　　　　B. 自行胎动计数　　　　　　C. 左侧卧位
　　D. 立即终止妊娠　　　　　E. 胎儿生物物理评分

248. 对该产妇分娩的新生儿,不必要的处理是
　　A. 按早产儿护理　　　　　B. 检测血钙值　　　　　　　C. 检测血糖值
　　D. 定时滴服葡萄糖液　　　E. 加压吸氧

(249~251题共用题干)初产妇,妊娠34周,首次就诊。查体:血压120/80mmHg,身高160cm,体重80kg,宫高32cm,下肢水肿。血常规:Hb119g/L,RBC3.75×10^{12}/L,WBC9.9×10^9/L,Plt120×10^9/L。空腹血糖5.8mmol/L,随机尿蛋白(±)。

249. 本次就诊,最需要进行的检查是
　　A. 尿量测定　　　　　　　B. 空腹及三餐后血糖　　　　C. OGTT
　　D. 下肢水肿程度　　　　　E. 24小时动态血压监测

250. 进一步治疗是
　　A. 无须治疗　　　　　　　B. 医学营养治疗、运动指导　C. 口服降糖药
　　D. 胰岛素治疗　　　　　　E. 促进肺成熟

251. 若4周后B超提示胎儿体重4300g,患者坐骨结节间径7.5cm,则首选治疗是
　　A. 等待自然分娩　　　　　B. 促宫颈成熟　　　　　　　C. 催产素引产
　　D. 产钳助产　　　　　　　E. 择期剖宫产(2024)

三、妊娠合并病毒性肝炎(执业医师需掌握)

252. 重症肝炎产妇产后出血的常见原因是
　　A. 子宫收缩乏力　　　　　B. 软产道损伤　　　　　　　C. 胎盘粘连
　　D. 胎盘残留　　　　　　　E. 凝血功能障碍

253. 女,30岁。初孕妇,未临产。妊娠35周,恶心、呕吐、乏力伴皮肤黄染、瘙痒1周。结合化验检查诊断为妊娠合并乙型病毒性肝炎(重型)。除保肝治疗外,应采取的措施是
　　A. 尽快利凡诺尔腔内引产　B. 子宫动脉栓塞术　　　　　C. 尽快行剖宫产
　　D. 继续妊娠至37周　　　　E. 静脉滴注催产素促进宫颈成熟

254. 孕妇于妊娠早期患重症肝炎,正确的处理应是
　　A. 药物治疗重症肝炎　　　　　　B. 肝炎好转后继续妊娠　　　C. 先行人工流产术
　　D. 治疗肝炎的同时行人工流产术　E. 治疗肝炎待病情好转后行人工流产术

255. 妊娠合并急性病毒性肝炎时,昏迷前期口服新霉素是为了
　　A. 预防感染　　　　　　　B. 减少游离氨的形成　　　　C. 消除肠道内感染灶
　　D. 控制重症肝炎进展　　　E. 抑制需氧菌和厌氧菌

256. 初孕妇,26岁。妊娠36周,恶心、呕吐进行性加重5天,明显黄疸3天。血丙氨酸氨基转移酶及血清胆红素明显增高,乙肝表面抗原(+)。该患者最佳的处理措施是
　　A. 口服保肝药物,继续妊娠　　　　　B. 隔离、保肝治疗,继续妊娠,密切观察
　　C. 立即行剖宫产　　　　　　　　　　D. 治疗1周,肝功能无明显好转终止妊娠
　　E. 积极治疗24小时后终止妊娠

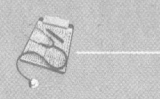

第7章 胎儿异常与多胎妊娠

一、胎儿生长受限（执业医师及助理医师均需掌握）

257. 下列导致胎儿生长受限的因素最常见的是
 A. 妊娠期高血压疾病　　　B. 羊水过多　　　C. 多次刮宫导致宫腔粘连
 D. 妊娠期糖尿病　　　E. 合并卵巢小囊肿

（258~259题共用题干）初孕妇25岁，孕35周，既往有贫血病史，身材矮小。因头晕、乏力、胎动减少来院就诊。测血压100/60mmHg，面色苍白，水肿。外周血血红蛋白70g/L，尿蛋白（±），腹围78cm，宫底高25cm，体重40kg。

258. 应首先考虑的诊断是
 A. 妊娠合并肝硬化　　　B. 妊娠合并贫血　　　C. 妊娠合并肾炎
 D. 胎儿生长受限　　　E. 先兆子痫

259. 确定诊断后，首选治疗措施是
 A. 左侧卧位，吸氧　　　B. 纠正贫血　　　C. 营养支持
 D. 沙丁胺醇口服　　　E. 立即终止妊娠

二、巨大胎儿（执业医师需掌握）

260. 我国诊断巨大胎儿的最低体重标准是
 A. 3000g　　　B. 3500g　　　C. 4000g
 D. 4500g　　　E. 5000g

261. 巨大胎儿经阴道分娩的常见并发症不包括
 A. 产程延长　　　B. 产后出血　　　C. 肩难产
 D. 头盆不称　　　E. 羊水栓塞

262. 孕妇30岁，妊娠38周，近2天自觉腹胀。检查：腹形较妊娠月份大，骨盆外测量正常，胎头浮，跨耻征（+）。B型超声胎儿双顶径11cm。应诊断为
 A. 巨大胎儿　　　B. 羊水过多　　　C. 双胎妊娠
 D. 胎头高直位　　　E. 胎儿宫内发育迟缓

三、胎儿窘迫（执业医师及助理医师均需掌握）

263. 胎儿在子宫内急性缺氧初期表现为胎动
 A. 减弱　　　B. 增强　　　C. 次数减少
 D. 频繁　　　E. 次数稍增多

264. 连续24小时监测胎动次数，提示为胎儿缺氧应小于
 A. 2次/2小时　　　B. 4次/2小时　　　C. 6次/2小时
 D. 10次/2小时　　　E. 20次/2小时

265. 胎心变化中与胎儿窘迫无关的是
 A. 胎心率>160次/分　　　B. 胎心率<110次/分　　　C. 胎心早期减速
 D. 胎心晚期减速　　　E. 胎心变异减速

266. 急性胎儿窘迫的重要临床征象不包括

A. 胎心率异常　　　　　B. 胎动减少　　　　　　C. 羊水胎粪污染
D. 胎盘功能减退　　　　E. 胎儿脐血 pH<7.00

267. 枕先露时胎儿窘迫的诊断依据不包括
A. 胎动频繁　　　　　　B. 胎动减弱　　　　　　C. 胎心监护见到早期减速
D. 胎儿脐血 pH<7.00　　E. 胎心率基线<110 次/分

268. 初产妇,25 岁。妊娠 38 周,规律宫缩 12 小时,自然破膜 8 小时,宫口开大 3cm,胎心率 110 次/分,胎心监护有多个晚期减速出现。正确处置应是
A. 持续吸氧　　　　　　B. 严密观察产程进展　　C. 静脉注射 25%葡萄糖液
D. 静脉滴注缩宫素　　　E. 立即行剖宫产

269. 临产已 20 小时,血压 150/100mmHg,宫缩 45 秒,间隔 3 分钟,胎心率 116 次/分,S+3,宫口开全,羊水黄绿色,出现频发晚期减速。此时应采取的措施是
A. 肌内注射尼可刹米　　B. 静脉滴注缩宫素　　　C. 静脉滴注硫酸镁
D. 产钳术助产　　　　　E. 立即行剖宫产

四、死胎(执业医师及助理医师均需掌握)

270. 关于死胎,正确的说法是
A. 妊娠 24 周后胎儿在子宫内死亡　　B. 听不到胎心音时可确诊为死胎
C. 一旦确诊为死胎,应尽快引产　　　D. 死胎只能经阴道分娩
E. 胎儿死亡 4 天尚未排出,必须行凝血功能检查

271. 女,23 岁。妊娠 22 周,胎动消失 2 天。B 超检查:胎心音消失,无胎动。目前适宜的处理方法是
A. 等待自然流产　　　　B. 利凡诺尔腔内引产　　C. 给予破膜后清宫
D. 剖宫产　　　　　　　E. 观察

五、双胎妊娠(执业医师需掌握)

272. 不属于双胎妊娠常见并发症的是
A. 羊水过多　　　　　　B. 产后出血　　　　　　C. 过期妊娠
D. 胎盘早剥　　　　　　E. 胎儿畸形

273. 女,28 岁,初产妇。双胎妊娠,妊娠 39 周临产。脉搏 90 次/分,血压 140/80mmHg。规律宫缩 10 小时后宫口开全,第一胎儿头位娩出,新生儿体重 2600g。第二胎儿为单臀先露,已衔接,胎心正常。恰当的处理措施是
A. 行外转胎位术　　　　B. 产钳牵引术　　　　　C. 等待臀位助娩
D. 行内转胎位术　　　　E. 立即剖宫产术

274. 双胎妊娠的并发症不包括
A. 产后出血　　　　　　B. 产程延长　　　　　　C. 巨大胎儿
D. 早产　　　　　　　　E. 妊娠期高血压疾病

275. 关于双胎妊娠的叙述,错误的是
A. 胎盘一个或两个　　　B. 双胎性别一定相同　　C. 双胎指纹可不同
D. 双胎外貌、性格可不同　E. 羊膜腔可两个,也可一个(2022)

第8章 胎儿附属物异常

一、前置胎盘(执业医师及助理医师均需掌握)

276. 前置胎盘的常见致病因素不包括
    A. 受精卵滋养层发育迟缓　　B. 子宫内膜炎　　　　　　C. 双胎妊娠
    D. 多次刮宫史　　　　　　　E. 初孕妇

277. 前置胎盘阴道流血的特征是
    A. 阴道流血常有外伤史　　　B. 子宫收缩时阴道流血停止　C. 无痛性阴道流血
    D. 有痛性阴道流血　　　　　E. 阴道流血量与贫血严重程度不相符

278. 前置胎盘最安全可靠的诊断方法是
    A. 阴道内诊检查　　　　　　B. 腹部X线片　　　　　　　C. 下腹部听诊胎盘杂音
    D. B型超声检查　　　　　　 E. 放射性同位素扫描

279. 初产妇,32岁,G_4P_0。妊娠35周,因阴道无痛性中等量流血2天入院。查体:脉搏72次/分,血压120/80mmHg。产科检查:子宫长度33cm,无宫缩,头先露高浮,胎心率150次/分。该患者最可能的诊断是
    A. 早产　　　　　　　　　　B. 临产　　　　　　　　　　C. 胎盘早剥
    D. 宫颈炎　　　　　　　　　E. 前置胎盘

280. 女,30岁,初产妇,曾有2次自然流产。妊娠36周,反复阴道流血3次,今日再次发生阴道流血,且量多于月经量,自觉头晕,无腹痛。查体:脉搏110次/分,呼吸30次/分,血压80/50mmHg,面色苍白,胎头高浮,胎心率150次/分。此时正确的处理是
    A. 抑制宫缩期待治疗　　　　B. 缩宫素静脉滴注终止妊娠　C. 行宫颈检查决定分娩方式
    D. 尽快剖宫产终止妊娠　　　E. 行肛门检查了解宫颈成熟度

281. 初孕妇,妊娠37^{+2}周,夜间睡眠中突然出现阴道大量流血,无阵发性腹痛。查体:重度贫血貌,脉搏110次/分,血压80/60mmHg。妇科检查:子宫软,枕左前位,胎心率166次/分。此时最佳的处理措施是
    A. 立即行B超检查　　　　　 B. 输血同时行人工破膜　　　C. 立即输血纠正休克
    D. 输血同时行剖宫产术　　　E. 立即行无应激试验

282. 初孕妇,27岁。妊娠37周。晚10时突然出现无痛性阴道较大量流血入院。查体:血压110/70mmHg。子宫软,枕左前位,胎心率164次/分。目前恰当的处理措施是
    A. 剖宫产　　　　　　　　　B. 人工破膜引产　　　　　　C. 器械助娩
    D. 缩宫素引产　　　　　　　E. 等待自然分娩

    A. 前置胎盘　　　　　　　　B. 羊水过多　　　　　　　　C. 胎盘早剥
    D. 先兆子宫破裂　　　　　　E. 子宫破裂

283. 初孕妇,27岁。妊娠38周,患重度妊娠期高血压综合征,昨晚突然出现阴道流血伴下腹痛。最可能的诊断应是

284. 初产妇,26岁。临产后出现下腹剧痛,烦躁不安,呼叫,下腹拒按。最可能的诊断应是

285. 经产妇,27岁。32周妊娠,昨日夜晚突然出现无痛性阴道流血。最可能的诊断是

(286~288题共用题干)女,28岁,经产妇,人工流产2次。妊娠37周,晨起发现阴道流血,多于月经

量,无腹痛。查体:脉搏80次/分,血压110/70mmHg,胎方位LOA,头浮,胎心率150次/分,耻骨联合上可闻及血管音。

286. 最可能的诊断是
   A. 先兆临产   B. 胎盘早剥   C. 子宫破裂
   D. 前置胎盘   E. 先兆早产

287. 为明确诊断应首先进行的检查是
   A. 阴道双合诊   B. 肛门指诊   C. 超声检查
   D. MRI扫描   E. 催产素激惹试验(OCT)

288. 本例最适合的处理是
   A. 给予子宫收缩剂   B. 产钳助娩   C. 人工破膜
   D. 行剖宫产术   E. 严密观察,等待自然临产

(289~292题共用题干)28岁经产妇,妊娠37周。今晨起床时发现阴道流血,量中等,无明显腹痛及宫缩,于上午8时来院就诊。

289. 最可能的诊断是
   A. 前置胎盘   B. 胎盘早剥   C. 子宫破裂
   D. 先兆子宫破裂   E. 妊娠期高血压疾病

290. 确诊检查结果是
   A. 血压>160/100mmHg   B. 胎心音听不清   C. 阴道后穹隆触及较厚软组织
   D. 子宫局限性压痛   E. 贫血程度与阴道流血量不成正比

291. 为明确诊断,首选的检查是
   A. 胎心监护   B. B超检查   C. 血hCG测定
   D. 阴道后穹隆穿刺   E. 腹腔镜检查

292. 治疗首选
   A. 剖宫产   B. 经阴道分娩   C. 产钳助产
   D. 人工破膜   E. 给予子宫收缩剂

(293~295题共用题干)经产妇,26岁,妊娠37周。晨起发现阴道流血,无明显腹痛。查体有宫缩,子宫大小大于孕周数,胎心存在。

293. 最可能的诊断是
   A. 前置胎盘   B. 先兆流产   C. 胎盘早剥
   D. 难免流产   E. 胎膜早破

294. 对确诊有价值的检查结果是
   A. 胎位不正   B. 贫血程度与阴道流血量相符   C. 伴休克
   D. 宫颈管消失   E. 贫血程度与阴道流血量不相符

295. 最适合的处置措施是
   A. 阴道分娩   B. 行剖宫产术   C. 引产
   D. 静脉滴注缩宫素   E. 人工破膜

(296~298题共用题干)初孕妇,25岁。妊娠31周,从妊娠29周起反复3次阴道流血,量少,无腹痛。再次阴道流血同月经量。查体:P88次/分,BP110/70mmHg。子宫软,无宫缩,枕左前位,胎头高浮,胎心率144次/分。

296. 首先考虑的诊断是

A. 低置性前置胎盘 B. 中央性前置胎盘 C. 边缘性前置胎盘
D. 部分性前置胎盘 E. 前置血管破裂

297. 应进行的辅助检查是
A. 测定血雌三醇值 B. 血常规及尿常规 C. B超检查
D. 肛查判断宫颈是否扩张 E. 盆腔X线片

298. 错误的处理方法是
A. 出血停止可期待治疗 B. 卧床休息,应用宫缩抑制剂
C. 直接阴道检查确定前置胎盘类型 D. 输液备血
E. 若继续流血,应行剖宫产术

(299~300题共用题干) 女,30岁,孕33周。反复阴道流血3次,少于月经量,无腹痛不适,臀位,胎心正常,G_5P_0,曾人工流产4次。

299. 最可能的诊断是
A. 生理性子宫收缩 B. 先兆早产 C. 早产临产
D. 前置胎盘 E. 胎盘早剥

300. 适宜的治疗措施是
A. 抗感染 B. 抑制宫缩 C. 前列腺素引产
D. 缩宫素引产 E. 剖宫产

二、胎盘早剥(执业医师及助理医师均需掌握)

301. 胎盘早剥出血发生在
A. 底蜕膜 B. 包蜕膜 C. 绒毛膜
D. 胎盘边缘血窦 E. 子宫螺旋动脉

302. 胎盘早剥的主要病理变化是
A. 底蜕膜出血 B. 真蜕膜出血 C. 包蜕膜出血
D. 胎盘边缘血窦破裂出血 E. 以上都不是

303. 重型胎盘早剥与先兆子宫破裂共有的临床表现是
A. 剧烈腹痛 B. 合并重度妊娠期高血压疾病 C. 跨耻征阳性
D. 子宫板状硬 E. 出现病理性缩复环

304. 女,27岁。妊娠36周。晨起突然出现持续性腹痛且逐渐加重,感头痛、恶心。阴道少量流血。既往无糖尿病、高血压病史。查体:体温36.9℃,脉搏100次/分,呼吸17次/分,血压158/90mmHg,面色苍白,腹部隆起,子宫板状硬,胎方位不清,胎心音100次/分。最可能的诊断是
A. 胎盘早剥 B. 前置胎盘 C. 先兆子宫破裂
D. 子宫破裂 E. 临产(2024)

305. 重型胎盘早剥的并发症不包括
A. 子宫胎盘卒中 B. 凝血功能障碍 C. 子宫破裂
D. 产后出血 E. 急性肾衰竭

306. 最易发生弥散性血管内凝血的疾病是
A. 前置胎盘 B. 胎盘早剥 C. 产后出血
D. 羊水过多 E. 轻度子痫前期

307. 初孕妇,26岁。妊娠34周。因腹部直接受撞击出现轻微腹痛,伴少量阴道流血,胎心率142次/分。正确处理应是
A. 静脉滴注止血药物 B. 卧床休息,给予镇静药观察病情变化

C. 立即肛查,了解宫口扩张情况　　　　　D. 立即阴道检查,根据宫口扩张程度决定分娩方式
E. 立即行剖宫产结束妊娠

A. 子宫破裂　　　　　　　B. 先兆子宫破裂　　　　　　C. 胎盘早剥
D. 忽略性肩先露　　　　　E. 脐带脱垂

308. 经产妇,临产 16 小时,破膜 18 小时。宫缩强,下腹压痛,枕左前位,先露高,胎心率 150 次/分,宫口开大 2cm,胎头双顶径 9.6cm,导尿见肉眼血尿。最可能的诊断是

309. 初产妇,临产 5 小时,全腹痛 1 小时,阴道少量出血。检查:血压 80/50mmHg,脉搏 120 次/分。腹部检查:子宫板状硬,胎位不清,胎心听不到。最可能的诊断是

(310~312 题共用题干)初孕妇,28 岁,妊娠 36 周。血压升高 3 周,今晨突然腹痛,呈持续性,阵发性加重。血压 150/98mmHg,心率 112 次/分,尿蛋白(++),阴道少量流血。

310. 体格检查最可能发现的子宫体征是
A. 不规则收缩,较硬,有压痛,宫缩间歇期子宫不完全松弛
B. 柔软,有压痛,无宫缩　　　　　　C. 有规则阵发性收缩,宫缩间歇期子宫完全松弛
D. 局部隆起有包块,有压痛　　　　　E. 上段硬,下段膨隆压痛,交界处有环状凹陷

311. 此时对诊断最有价值的辅助检查是
A. 眼底检查　　　　　　　B. B 型超声检查　　　　　　C. 肝功能检查
D. 白细胞计数　　　　　　E. 血细胞比容

312. 最可能出现的情况是
A. 前置胎盘　　　　　　　B. 子宫肌瘤红色样变　　　　C. 先兆早产
D. 胎盘早剥　　　　　　　E. 先兆子宫破裂

(313~315 题共用题干)初孕妇,30 岁。妊娠 40 周,子痫前期。3 小时前突然腹痛伴阴道流血,色鲜红,量较多。查体:P116 次/分,BP100/80mmHg,胎位不清,胎心音消失,宫颈管未消失,宫口未大。

313. 该患者最可能的诊断是
A. 子宫破裂　　　　　　　B. 先兆子宫破裂　　　　　　C. 胎盘早剥
D. 前置胎盘　　　　　　　E. 早产

314. 此时最有价值的辅助检查是
A. 血常规、尿常规　　　　B. B 超检查　　　　　　　　C. 眼底检查
D. 凝血功能检查　　　　　E. 胎盘功能测定

315. 此时最恰当的处理措施是
A. 纠正休克为主,死胎不急于引产　　　B. 立即扩张宫口,破膜,缩宫素引产
C. 纠正休克同时尽快剖宫产　　　　　　D. 立即人工破膜,等待自然分娩
E. 静脉滴注缩宫素引产

(316~318 题共用题干)女,35 岁,初产妇。妊娠 36 周,血压升高 1 个月,持续腹痛伴阴道少量流血 3 小时。查体:T36℃,P120 次/分,R28 次/分,BP90/60mmHg,神志清楚,全身水肿。子宫硬如板状,胎方位不清,胎心未闻及,宫口 2cm,先露-2。

316. 该患者最可能的诊断是
A. 临产　　　　　　　　　B. 胎盘早剥　　　　　　　　C. 前置胎盘
D. 子宫破裂　　　　　　　E. 妊娠合并急性胰腺炎

317. 最有效的处理措施是
A. 缩宫素引产　　　　　　B. 硫酸镁抑制宫缩　　　　　C. 立即剖宫产

D. 镇静止痛 E. 人工破膜引产

318. 该患者最可能发生的并发症是
    A. 子痫 B. DIC C. 心力衰竭
    D. 产褥感染 E. HELLP综合征

(319~320题共用题干)患者,女性,23岁,妊娠32周。腹部受撞击后持续性腹痛1小时。阴道少量出血。既往产检健康。查体:呼吸22/分,脉搏100次/分,血压90/60mmHg,痛苦表情,宫底位于剑突下3横指,子宫轮廓清楚,胎心102次/分,宫口未开。

319. 最可能的诊断是
    A. 早产临产 B. 巨大胎儿 C. 胎盘早剥
    D. 前置胎盘 E. 子宫破裂

320. 此时不易发生的并发症是
    A. 急性肾衰竭 B. DIC C. 产后出血
    D. 胎盘残留 E. 胎儿宫内死亡

三、胎膜早破（执业医师及助理医师均需掌握）

321. 关于胎膜早破的正确描述是
    A. 胎膜早破要立即剖宫产 B. 双胎妊娠易发生胎膜早破 C. 指临产后发生的胎膜破裂
    D. 生殖道感染是其唯一原因 E. 足月胎膜早破不需任何处理

322. 胎膜早破的病因不包括
    A. 病原微生物上行感染 B. 羊膜腔压力增高 C. 胎膜受力不均
    D. 维生素C缺乏 E. 钙缺乏

323. 女,31岁,G_1P_0,妊娠41周。阴道流液3小时,颜色清亮,无腹痛。平素月经规律,妊娠经过顺利。1天前,超声检查示羊水指数6.5cm。产科检查:骨盆测量正常,LOA,胎心140次/分。NST反应型。目前恰当的处理是
    A. 继续观察产程进展 B. 行人工破膜以加速产程 C. 积极引产
    D. 立即行剖宫产术 E. 静脉注射哌替啶以缓解产妇紧张情绪（2024）

四、脐带先露与脐带脱垂（执业医师及助理医师均需掌握）

324. 初产妇,30岁。孕37周,规律宫缩3小时。产科检查:宫口开大2cm,臀先露,S=-2。2分钟前胎膜自然破裂,胎心监护显示胎心率90次/分,阴道内诊触及搏动条索状物。最恰当的处理措施是
    A. 采取头低臀高位,立即行剖宫产术 B. 吸氧,胎心率恢复后立即行剖宫产术
    C. 行外转胎位术后待自然分娩 D. 静脉滴注缩宫素,宫口开全行臀牵引
    E. 行内转胎位术后待自然分娩（2019、2022）

第9章　正常分娩

（执业医师及助理医师均需掌握）

325. 关于分娩的概念,正确的是
    A. 妊娠满37周至不满42周分娩为足月产 B. 妊娠43周之后分娩为过期产
    C. 妊娠28周至37周分娩为早产 D. 妊娠28周及28周以内分娩为流产
    E. 临产后胎儿死亡为死胎

326. 关于产力的描述,正确的是
    A. 第二产程主要是膈肌收缩力的作用　　B. 产力只包括子宫收缩力、腹壁肌及膈肌收缩力
    C. 子宫收缩力只在第一产程起作用　　　D. 子宫收缩力的特点有节律性,不对称性
    E. 肛提肌收缩力协助胎先露部在骨盆腔内进行内旋转

327. 临产后正常宫缩起自
    A. 两侧宫角部　　　　　B. 两侧子宫侧壁　　　　C. 宫颈部
    D. 子宫下段　　　　　　E. 宫底部

328. 不属于临产后正常宫缩特点的是
    A. 节律性　　　　　　　B. 规律性　　　　　　　C. 对称性
    D. 极性　　　　　　　　E. 缩复作用

329. 临产后子宫收缩的特征,错误的是
    A. 具有对称性　　　　　　　　　　　　　B. 子宫底部最强烈,下段最弱
    C. 不自主的节律性收缩　　　　　　　　　D. 子宫收缩间歇越来越短,持续时间越来越长
    E. 子宫肌纤维在宫缩时变宽变短,间歇时恢复如旧

330. 协助胎儿胎先露部在骨盆腔进行内旋转的产力是
    A. 阴道收缩力　　　　　B. 膈肌收缩力　　　　　C. 腹直肌收缩力
    D. 腹内斜肌收缩力　　　E. 肛提肌收缩力

331. 胎儿是否衔接入盆的关键径线是
    A. 坐骨棘间径　　　　　B. 入口前后径　　　　　C. 坐骨结节间径
    D. 入口横径　　　　　　E. 中骨盆前后径

332. 临产后的宫颈变化,正确的是
    A. 宫颈管消失过程为先形成漏斗状,逐渐短缩直至消失
    B. 初产妇宫颈管消失与宫口扩张同步进行居多
    C. 经产妇宫颈管先消失,宫口后扩张居多
    D. 前羊水囊形成使宫口不易扩张
    E. 破膜后胎先露部直接压迫宫颈,影响宫口扩张

333. 软产道的组成不包括
    A. 阴道　　　　　　　　B. 宫颈　　　　　　　　C. 子宫下段
    D. 阔韧带　　　　　　　E. 骨盆底软组织(2024)

334. 关于子宫下段的描述,正确的是
    A. 子宫下段属于子宫体　　　　　　　　　B. 非孕时长 2~3cm
    C. 是剖宫产常用的切口部位　　　　　　　D. 是鳞状上皮和柱状上皮的交界处
    E. 子宫峡部有上、下两个口,上口为组织学内口(2024)

335. 子宫下段形成的时期为
    A. 分娩早期　　　　　　B. 分娩末期　　　　　　C. 妊娠早期
    D. 妊娠中期　　　　　　E. 妊娠末期

336. 枕左前位胎头进入骨盆入口时其衔接的径线是
    A. 双顶径　　　　　　　B. 双颞径　　　　　　　C. 枕下前囟径
    D. 枕额径　　　　　　　E. 枕颏径

337. 枕先露时,通过产道最小径线是胎头的
    A. 枕颏径　　　　　　　B. 双顶径　　　　　　　C. 枕下前囟径
    D. 枕额径　　　　　　　E. 枕顶径

338. 枕左前位胎头内旋转动作是使胎头
    A. 矢状缝与入口径一致
    B. 矢状缝与中骨盆及骨盆出口前后径一致
    C. 矢状缝与中骨盆及骨盆出口横径一致
    D. 前囟转向耻骨弓下
    E. 后囟转向骶骨前方

339. 关于枕先露的分娩机制,正确的是
    A. 胎头进入骨盆入口时以枕下前囟径衔接
    B. 胎头降至骨盆底时开始俯屈
    C. 当胎头在中骨盆时开始内旋转
    D. 宫缩和腹压促使胎头仰伸
    E. 分娩过程中胎头呈持续性下降

340. 属于枕左前位分娩机制的项目,正确的是
    A. 下降动作呈持续性
    B. 进入骨盆入口时,胎头呈俯屈状态
    C. 俯屈动作完成后,胎头以枕额径通过产道
    D. 胎头颅骨最低点达骨盆最大平面时,出现内旋转
    E. 内旋转动作完成于第一产程末期

341. 枕先露行阴道助产时,确定胎位除注意囟门外,可作为依据的颅缝是
    A. 额缝
    B. 矢状缝
    C. 冠状缝
    D. 人字缝
    E. 颞缝

342. 女,25岁,初孕妇。孕38周,不规律下腹痛3小时,少量见红。宫颈长2.5cm,S-2。胎心监护为NST反应型。应诊断为
    A. 先兆临产
    B. 临产
    C. 流产
    D. 前置胎盘
    E. 胎盘早剥(2024)

343. 关于临产的标志,错误的是
    A. 规律宫缩
    B. 宫颈管展平
    C. 宫颈扩张
    D. 胎先露部下降
    E. 见红(2022)

344. 正式发动分娩的主要表现为
    A. 见红
    B. 下腹隐痛
    C. 宫颈变软
    D. 规律宫缩
    E. 胎先露部衔接

345. Bishop宫颈成熟度评分,应得2分的项目是
    A. 宫口位置在前
    B. 宫口开大5cm
    C. 宫颈管消退80%
    D. 宫颈中等度硬
    E. 胎头位置+1

346. 第一产程活跃期是指宫口扩张
    A. 0~5cm
    B. 3~5cm
    C. 5~8cm
    D. 5~10cm
    E. 9~10cm

347. 初产妇第二产程不应超过
    A. 30分钟
    B. 1小时
    C. 90分钟
    D. 2小时
    E. 3小时

348. 第三产程不应超过
    A. 5分钟
    B. 10分钟
    C. 15分钟
    D. 20分钟
    E. 30分钟

349. 初产妇,27岁。妊娠39周临产,规律宫缩10小时,破膜9小时。胎心率140次/分。肛查宫口开大6cm,S+1。应诊断为
    A. 胎膜早破
    B. 正常潜伏期
    C. 正常活跃期

D. 潜伏期延长　　　　　　　E. 第一产程延长

350. 女,28 岁,初孕妇。妊娠 40 周,规律宫缩 8 小时。查体:脉搏 90 次/分,血压 140/80mmHg,宫口 7cm,先露 S=+1,胎心率 140 次/分。10 分钟后胎膜破裂,流出清亮液体。正确的处理方法是
A. 立即静脉滴注硫酸镁　　　B. 立即静脉滴注缩宫素　　　C. 立即行剖宫产术
D. 立即听胎心音　　　　　　E. 立即静脉滴注地塞米松

351. 初孕妇,23 岁。孕 38 周,规律宫缩 10 小时就诊。查体:胎心率 136 次/分,宫口开大 8cm,胎头-2,胎膜未破。正确的处理措施是
A. 继续观察产程　　　　　　B. 静脉滴注缩宫素　　　　　C. 肌内注射哌替啶
D. 人工破膜　　　　　　　　E. 立刻行剖宫产术

352. 女,30 岁,初产妇。孕 39 周,规律宫缩 6 小时,宫口开大 2cm,骨盆测量无异常,胎膜未破,胎儿体重 3250g,胎心率 150 次/分。此时的正确处理是
A. 继续观察产程进展　　　　B. 静滴缩宫素以加强宫缩　　C. 行人工破膜以加速产程
D. 立即行剖宫产术　　　　　E. 给予镇静剂以缓解产妇紧张情绪(2024)

353. 女,28 岁,初产妇,G_1P_0。孕 38 周。第 1 天没休息好,第 2 天规律宫缩 12 小时,宫缩 5~6 分钟,持续 20~30 秒,宫口开大 1cm,胎膜未破,胎心率 156 次/分,胎头 S=-1。骨盆测量无异常。该产妇的正确处理是
A. 观察,无须干涉产程　　　B. 静脉滴注缩宫素　　　　　C. 人工破膜
D. 产钳助产　　　　　　　　E. 剖宫产(2024)

354. 初产妇,24 岁。规律宫缩 12 小时,连续观察 2 小时,宫口由 6cm 开大至 9cm,胎头 S+1,胎心率 140 次/分。正确处置应为
A. 严密观察产程进展　　　　B. 肌内注射哌替啶 100mg　　C. 静脉滴注缩宫素
D. 立即人工破膜　　　　　　E. 立即行剖宫产术

355. 女,30 岁,初产妇,孕期检查正常。妊娠 39 周,规律性腹痛 7 小时。查体:宫口开大 3cm,宫颈软,先露 S=0,胎心率 140 次/分。此时给予的处理是
A. 观察产程　　　　　　　　B. 剖宫产　　　　　　　　　C. 人工破膜
D. 缩宫素静脉滴注　　　　　E. 宫颈封闭

356. 临产后进入第二产程的主要标志是
A. 外阴膨隆　　　　　　　　B. 胎头拨露　　　　　　　　C. 胎头着冠
D. 宫口开大 10cm　　　　　 E. 肛门括约肌松弛

357. 临产后,腹部触诊不能观察到子宫收缩的
A. 强度　　　　　　　　　　B. 极性　　　　　　　　　　C. 规律性
D. 间歇时间　　　　　　　　E. 持续时间

358. 经产妇,26 岁。阵发性腹痛 6 小时,宫缩每 3~4 分钟 30 秒,中等强度。急诊室检查:胎心率 140 次/分,枕右前位,宫口开大 3cm,胎膜膨出。最恰当的处理措施为
A. 急诊室观察处理　　　　　B. 住院入待产室　　　　　　C. 急送产房消毒、接产
D. 人工破膜后住院　　　　　E. 静脉滴注催产素加快产程

359. 初产妇枕先露时,开始保护会阴的时间是
A. 宫口开全　　　　　　　　B. 胎头可见到时　　　　　　C. 胎头着冠时
D. 胎头复位时　　　　　　　E. 胎头拨露使阴唇后联合紧张时

360. 新生儿娩出后首先应
A. 断脐　　　　　　　　　　B. 擦洗新生儿面部　　　　　C. 清理呼吸道
D. 刺激新生儿足部　　　　　E. 抓紧娩出胎盘及胎膜

361. 新生儿出生后1分钟Apgar评分的指标不包括
   A. 心率　　　　　　　　B. 呼吸　　　　　　　　C. 肌张力
   D. 皮肤颜色　　　　　　E. 拥抱反射

362. 新生儿出生后1分钟Apgar评分为3分,首先需要进行处理的是
   A. 吸氧　　　　　　　　B. 吸尽呼吸道堵塞物　　C. 用镇静剂
   D. 降温　　　　　　　　E. 心脏按压

363. 初产妇,26岁。妊娠39周,临产后9小时,胎儿娩出5分钟,胎盘未娩出。不恰当的处理是
   A. 下压宫底　　　　　　B. 检查宫体是否变硬　　C. 观察脐带有无自行延长
   D. 阴道有无流血　　　　E. 测量血压

364. 初产妇,29岁。胎儿娩出30分钟后,出现阴道流血200ml,用手在产妇耻骨联合上方轻压子宫下段时,外露脐带回缩,此时正确的处理措施是
   A. 等待胎盘剥离　　　　B. 按压宫底,牵拉脐带　　C. 立即输血
   D. 徒手剥离胎盘　　　　E. 子宫体注射麦角新碱

365. 经阴道分娩时,为预防产后出血,静脉注射麦角新碱应在
   A. 胎盘娩出时　　　　　B. 胎头已着冠时　　　　C. 胎头娩出时
   D. 胎肩娩出时　　　　　E. 胎头拨露阴唇后联合紧张时

   A. 1.25U　　　　　　　 B. 2.5U　　　　　　　　C. 5U
   D. 10U　　　　　　　　 E. 20U

366. 若胎盘娩出后出血较多,为防止产后大出血,可静脉滴注5%葡萄糖溶液500ml加缩宫素
367. 对于协调性子宫收缩乏力,为增强子宫收缩,可静脉滴注5%葡萄糖溶液500ml加缩宫素

第10章　异常分娩

一、异常分娩概述(执业医师及助理医师均需掌握)

368. 初产妇第一产程活跃期停滞是指进入活跃期后宫口不再扩张超过
   A. 1小时　　　　　　　B. 1小时30分　　　　　C. 2小时
   D. 3小时　　　　　　　E. 4小时

369. 初产妇第一产程活跃期延长是指活跃期超过
   A. 8小时　　　　　　　B. 12小时　　　　　　　C. 10小时
   D. 4小时　　　　　　　E. 6小时

370. 初产妇第一产程潜伏期延长是指潜伏期超过
   A. 10小时　　　　　　　B. 12小时　　　　　　　C. 14小时
   D. 16小时　　　　　　　E. 20小时

371. 女,27岁,初产妇。孕41周,规律宫缩10小时。查体:一般情况好,宫口开大6cm,宫高36cm,腹围106cm,宫缩30~40次/4~5分钟,S=-2,骨盆检查正常,胎膜未破,4小时后宫口开大仍为6cm,胎膜已破,羊水清,S=-2,规律宫缩。最可能的诊断是
   A. 潜伏期延长　　　　　B. 潜伏期停滞　　　　　C. 第二产程延长
   D. 活跃期停滞　　　　　E. 胎头下降停滞(2024)

372. 初产妇,29岁,妊娠39周。于晨4时临产,10时宫口开大5cm,20时宫口开大7cm,应诊断为

A. 潜伏期延长　　　　　B. 活跃期延长　　　　　C. 活跃期停滞
D. 第二产程停滞　　　　E. 第二产程延长

373. 初孕妇,26 岁。妊娠 38 周,规律宫缩 8 小时,宫口开大 6cm,S+1,胎膜已破,胎儿体重估计 3000g,血压 130/80mmHg,胎心率 144 次/分。2 小时后肛查:宫口仍开大 6cm,边薄,先露 S+1,宫缩力弱,20 秒/5~6 分钟,胎心好。应诊断为

A. 潜伏期延长　　　　　B. 活跃期延长　　　　　C. 活跃期停滞
D. 第二产程延长　　　　E. 滞产

A. 潜伏期延长　　　　　B. 正常产程　　　　　　C. 胎头下降延缓
D. 活跃期停滞　　　　　E. 活跃期延长

374. 初产妇,28 岁。妊娠 40 周,8 时开始规律宫缩,15 时宫口开大 4cm,S=-3,18 时宫口开大 9cm,胎头 +2。此时首先考虑的诊断是

375. 初产妇,29 岁。妊娠 39 周,4 时开始规律宫缩,10 时自然破膜,宫口开大 5cm,S=-3,15 时宫口开大 7cm,S=-2。此时首先考虑的诊断是

A. 活跃期停滞　　　　　B. 活跃期延长　　　　　C. 潜伏期延长
D. 第二产程延长　　　　E. 正常产程

376. 初产妇,25 岁。妊娠 39 周,临产 10 小时,宫缩正常,羊水清亮,宫口开大 6cm,头先露,S=+1,4 小时后宫口仍是 6cm。最可能的诊断是

377. 初产妇,26 岁。妊娠 38 周,临产 22 小时,胎心 136 次/分,宫口开大 2cm,枕先露,S=2。最可能的诊断是

A. 第二产程停滞　　　　B. 第二产程延长　　　　C. 活跃期停滞
D. 活跃期延长　　　　　E. 潜伏期延长

378. 初产妇,24 岁。宫口开全 3 小时 10 分钟尚未分娩。此时的诊断是

379. 初产妇,26 岁。妊娠 38 周,凌晨 1 点出现规律宫缩,21 时 30 分宫口开大 2cm。此时的诊断是

二、产力异常(执业医师及助理医师均需掌握)

380. 初孕妇,26 岁。妊娠 40 周,宫缩持续 40 秒,间歇 5~6 分钟,强度中等,胎心率 154 次/分,胎头已拨露,胎头先露已 1 小时无进展,阴道检查无异常。应诊断为

A. 协调性宫缩乏力　　　B. 不协调性宫缩乏力　　C. 骨产道异常
D. 胎位异常　　　　　　E. 胎儿窘迫

381. 发生协调性子宫收缩乏力时的一般处理不包括

A. 预防感染　　　　　　B. 排空膀胱　　　　　　C. 补充能量
D. 静脉注射地西泮　　　E. 纠正酸中毒

382. 协调性子宫收缩乏力行人工破膜适用的临床情况是

A. 臀先露,宫口开大 2cm　　B. 胎头高直后位,宫口开大 2cm　　C. 足先露,宫口开大 4cm
D. 肩先露,宫口开大 3cm　　E. 枕先露,S=0,宫口开大 4cm

383. 初产妇,23 岁。妊娠 39 周。血压 130/80mmHg,枕右前位,估计胎儿体重 2800g,临产后 10 小时,宫缩逐渐减弱,胎膜已破,宫口开大 7cm,胎头+2,胎心率 140 次/分。此时恰当的处理措施是

A. 静脉注射地西泮　　　B. 肌内注射缩宫素　　　C. 静脉滴注缩宫素
D. 静脉注射麦角新碱　　E. 立即行剖宫产术

384. 初孕妇,24 岁。规律宫缩 12 小时,羊膜囊完整,胎头 S+1,胎心率 140 次/分。对该患者处理是

A. 立即行人工破膜　　　B. 无须处理　　　　　　C. 立即剖宫产

D. 静脉滴注缩宫素　　　　　E. 会阴剪切

385. 不协调性宫缩乏力的正确处理应是
    A. 针刺合谷、三阴交穴位　　B. 温肥皂水灌肠　　　　C. 肌内注射哌替啶
    D. 人工破膜　　　　　　　　E. 静脉滴注缩宫素

386. 急产是指
    A. 第二产程不足1小时　　　B. 经产妇总产程不足2小时　　C. 分娩总产程不足3小时
    D. 初产妇总产程不足5小时　E. 第一、第二产程不足6小时

387. 下列与子宫收缩过强无关的疾病是
    A. 羊水栓塞　　　　　　　　B. 急产　　　　　　　　C. 胎儿窘迫
    D. 产道裂伤　　　　　　　　E. 胎盘滞留

388. 初孕妇,32岁。妊娠39周,规律宫缩8小时,随后持续腹痛,拒按,无间歇期,胎心音不清,宫口开大5cm,胎头S-1,后囟位于1点处。该患者最可能的诊断是
    A. 协调性宫缩乏力　　　　　B. 强直性子宫收缩　　　C. 先兆子宫破裂
    D. 持续性枕后位　　　　　　E. 宫颈扩张活跃期停滞

    A. 软产道损伤　　　　　　　B. 胎盘滞留　　　　　　C. 胎盘粘连
    D. 胎盘嵌顿　　　　　　　　E. 凝血功能障碍

389. 子宫收缩乏力易发生
390. 子宫收缩过强易发生

(391~392题共用题干)初产妇,26岁,孕39周。肛查宫口8cm,先露S=0,胎膜未破,头先露,有宫缩,但子宫体部不变硬,持续时间30秒,间隔5分钟,胎心率136次/分。B型超声示胎儿双顶径为9.0cm。

391. 出现以上情况最可能的是
    A. 子宫收缩过强　　　　　　B. 胎儿过大　　　　　　C. 子宫收缩乏力
    D. 骨盆狭窄　　　　　　　　E. 胎儿畸形

392. 最正确的处理是
    A. 人工破膜　　　　　　　　B. 立即剖宫产　　　　　C. 静脉点滴催产素5U
    D. 肌内注射哌替啶100mg　　E. 观察2小时后再决定

(393~394题共用题干)27岁,初产妇。妊娠39周,规律宫缩6小时,枕左前位,估计胎儿体重2700g,胎心率142次/分。阴道检查:宫口开大5cm,未破膜,S=+1,骨盆外测量未见异常。

393. 此时正确的处理应是
    A. 等待自然分娩　　　　　　B. 行剖宫产术　　　　　C. 人工破膜加速产程进展
    D. 静脉滴注缩宫素　　　　　E. 抑制宫缩,使其维持至妊娠40周

394. 若此后宫缩逐渐减弱,产程已18小时,胎膜已破,宫口开大8cm。正确的处理应是
    A. 静脉注射地西泮　　　　　B. 静脉滴注缩宫素　　　C. 肌内注射缩宫素
    D. 静脉注射麦角新碱　　　　E. 立即行剖宫产术

(395~397题共用题干)28岁,初产妇。妊娠39周,枕右前位。阵发性腹痛9小时,宫缩9分钟1次,持续35秒,宫口开大2cm。

395. 出现上述临床表现最可能的原因是
    A. 子宫收缩节律异常　　　　B. 子宫收缩对称性异常　　C. 子宫收缩极性异常
    D. 子宫收缩缩复作用异常　　E. 腹肌和膈肌收缩力异常

396. 此时治疗原则应是

A. 人工破膜 B. 肌内注射哌替啶 C. 肌内注射麦角新碱
D. 静脉滴注缩宫素 E. 立即行剖宫产

397. 若已进入第二产程,S+3,胎心率 140 次/分,此时处理应是
A. 等待自然分娩 B. 继续加强宫缩等待分娩 C. 胎头吸引器助产
D. 产钳助产 E. 立即行剖宫产术

(398~400 题共用题干)女,24 岁。足月妊娠临产 10 小时,宫口扩张 2cm,自觉下腹部持续疼痛,孕妇烦躁不安,疼痛喊叫,宫缩频率高,子宫下段收缩最强。

398. 初步诊断是
A. 不协调性宫缩乏力 B. 协调性宫缩乏力 C. 骨盆狭窄
D. 胎位不正 E. 正常分娩

399. 最可能的原因是
A. 羊水过多 B. 头盆不称 C. 多胎妊娠
D. 巨大胎儿 E. 子宫畸形

400. 此时应首选的措施是
A. 静脉滴注缩宫素 B. 行剖宫产 C. 肌内注射哌替啶
D. 人工破膜 E. 无须任何处理

三、产道异常(执业医师及助理医师均需掌握)

401. 与中骨盆狭窄无关的是
A. 坐骨切迹宽度 B. 骶尾关节活动度 C. 坐骨棘间径
D. 骨盆侧壁倾斜度 E. 骶骨弯曲度

402. 下列属于剖宫产绝对指征的是
A. 骶耻外径 15.5cm B. 枕后位 C. 持续性枕后位
D. 部分性前置胎盘 E. 完全臀先露

403. 初产妇,25 岁。妊娠 41 周,宫缩规律,枕左前位,胎心率 144 次/分,宫口开大 3cm,胎头未衔接。最可能符合本产妇实际情况的骨盆测量数值是
A. 对角径 13cm B. 髂棘间径 25cm C. 坐骨棘间径 10cm
D. 髂嵴间径 27cm E. 骶耻外径 17cm

404. 胎头于临产后迟迟不入盆,骨盆测量径线最有价值的是
A. 髂棘间径 B. 髂嵴间径 C. 骶耻外径
D. 坐骨棘间径 E. 对角径

405. 初产妇,26 岁。妊娠 39 周,规律宫缩 3 小时,胎心率 136 次/分。为估计头盆关系,检查头盆相称程度,结果如右图所示。这一结果不会出现的项目是
A. 子宫收缩过强 B. 髂嵴间径 27cm
C. 骶耻外径 17cm D. 胎位异常
E. 第二产程延长

406. 初孕妇,25 岁。妊娠 40 周,规律性宫缩 8 小时,宫缩 40~50 秒/4~5 分,胎心率 140 次/分,枕左前位,胎头双顶径 10cm,先露 0,宫口开大 2cm,坐骨棘间径 9cm。该患者正确的处理是
A. 剖宫产 B. 肌内注射哌替啶 C. 静脉滴注缩宫素
D. 继续观察产程进展 E. 静脉注射 5%葡萄糖注射液

407. 胎头跨耻征阳性的初产妇于临产后检查,不可能出现的是
    A. 子宫收缩力异常　　　B. 病理性缩复环　　　C. 胎头衔接
    D. 胎膜早破　　　　　　E. 胎位异常

408. 初孕妇,25岁。妊娠38周。骨盆外测量:骶耻外径18.5cm,髂嵴间径27cm,坐骨结节间径7.5cm。孕妇的骨盆应诊断为
    A. 单纯扁平骨盆　　　　B. 佝偻病性扁平骨盆　　C. 均小骨盆
    D. 漏斗型骨盆　　　　　E. 男型骨盆

409. 初产妇,25岁。妊娠40周,规律宫缩5小时,胎心率136次/分。为估计头盆关系,检查头盆相称程度,结果如图所示。这一结果不会出现的项目是
    A. 胎膜早破　　　　　　B. 病理性缩复环
    C. 胎位异常　　　　　　D. 胎头衔接
    E. 子宫收缩乏力

410. 女,28岁,初孕妇,身高147cm。妊娠41周,规律宫缩12小时后孕妇紧张、乏力,血压140/90mmHg,胎心率140次/分,枕左前位,先露S=-1,宫口开大9cm,羊水清亮,坐骨棘间径8cm。其正确处理是
    A. 徒手旋转胎头　　　　B. 人工破膜加速胎头下降　　C. 产钳助娩
    D. 胎头吸引　　　　　　E. 剖宫产

411. 孕$_1$产$_0$,孕40周,枕左前位,临产16小时入院。胎心好,宫口开全,先露S-1。骨盆外测量:髂棘间径23cm,髂嵴间径26cm,骶耻外径18.5cm,坐骨结节间径7.5cm,出口后矢状径6cm,胎儿体重估计3000g。应选择
    A. 静脉滴注缩宫素加强宫缩　　B. 胎吸术　　　C. 产钳术
    D. 自然分娩　　　　　　　　　E. 剖宫产

(412~414题共用题干)初产妇,妊娠39周,骨盆各径线为:对角径13cm,坐骨棘间径9.5cm,坐骨结节间径7cm,耻骨弓角度80°。

412. 本例骨盆的诊断是
    A. 扁平骨盆　　　　　　B. 中骨盆狭窄　　　　　C. 漏斗型骨盆
    D. 均小骨盆　　　　　　E. 畸形骨盆

413. 估计胎儿体重3700g,其分娩方式应为
    A. 等待自然分娩　　　　B. 试产　　　　　　　　C. 剖宫产
    D. 产钳助产　　　　　　E. 胎头吸引

414. 若出口后矢状径为8.5cm,估计能从阴道分娩的条件是
    A. 持续性枕后位　　　　B. 估计胎儿体重2800g　　C. 胎儿窘迫
    D. 完全臀先露　　　　　E. 以上都不是

(415~417题共用题干)初产妇,25岁,妊娠39周。骶耻外径19.5cm,髂棘间径25cm,坐骨结节间径7cm,出口后矢状径7cm,胎儿体重估计3000g,胎头高浮,胎心率136次/分。

415. 根据上述检查结果,最可能的诊断是
    A. 中骨盆狭窄　　　　　B. 骨盆入口狭窄　　　　C. 骨盆出口狭窄
    D. 均小骨盆　　　　　　E. 偏斜骨盆

416. 今晨3时,产妇出现规律宫缩,中午12时入院。肛查宫口开大4cm,产妇向下屏气用力。最可能的胎位是
    A. 胎头高直位　　　　　B. 持续性枕后位　　　　C. 持续性枕横位

D. 枕前位　　　　　　　　　E. 前不均倾位

417. 入院后立即行人工破膜,羊水呈棕黄色,胎心率 104 次/分。此时正确的处理措施是
　　A. 立即行剖宫产术　　　B. 宫口开全后产钳助产　　　C. 吸氧,细致观察产程
　　D. 持续胎心监护　　　　E. 静脉滴注缩宫素

四、胎位异常(执业医师及助理医师均需掌握)

418. 女,30 岁,初产妇。妊娠 41 周,规律宫缩 10 小时,已破膜。产科检查:LOT,羊水黄绿色,胎心率 100 次/分,宫口 9cm,胎头 S=0。该患者正确的处理措施是
　　A. 尽快产钳助娩　　　　B. 尽快胎头吸引　　　　　　C. 催产素促进产程
　　D. 旋转胎头后自然娩出　E. 尽快剖宫产

419. 初产妇,足月妊娠,宫口开全 1 小时 30 分钟尚未分娩。阴道检查:头先露,宫口开全,胎头位于坐骨棘水平下 3cm,枕左横位(LOT),胎膜已破,羊水清,胎心率 140 次/分,估计胎儿体重 3200g。正确处理应是
　　A. 行剖宫产术　　　　　B. 缩宫素静脉滴注　　　　　C. 等待阴道自然分娩
　　D. 行产钳助产术　　　　E. 徒手将胎头枕部转向前方,然后阴道分娩

420. 单臀先露的两下肢姿势是
　　A. 髋关节屈曲,膝关节屈曲　　B. 髋关节伸直,膝关节伸直　　C. 髋关节伸直,膝关节屈曲
　　D. 髋关节屈曲,膝关节伸直　　E. 以上都不是

421. 完全臀先露的特点为胎儿
　　A. 一膝或双膝关节先露　　　　　　　B. 双髋关节及双膝关节均屈曲
　　C. 双髋关节及双膝关节均伸直　　　　D. 双髋关节伸直,双膝关节屈曲
　　E. 双髋关节屈曲,双膝关节伸直

422. 初孕妇,26 岁,妊娠 38 周。主诉肋下有块状物。腹部检查:子宫呈纵椭圆形,胎先露部较软且不规则,胎心在脐上偏左。应诊断为
　　A. 枕先露　　　　　　　B. 臀先露　　　　　　　　　C. 面先露
　　D. 肩先露　　　　　　　E. 复合先露

423. 选用外转胎位术纠正臀先露的最佳时期是妊娠
　　A. 28~30 周　　　　　　B. 30~32 周　　　　　　　　C. 32~34 周
　　D. 36~37 周　　　　　　E. 38~40 周

424. 臀先露孕妇于妊娠 26 周来院就诊,应采取的处理措施是
　　A. 内转胎位术　　　　　B. 暂不需要处理　　　　　　C. 左侧卧位术
　　D. 外转胎位术　　　　　E. 胸膝卧位

425. 围产儿预后相对较好的臀先露是
　　A. 单足先露　　　　　　B. 混合臀先露　　　　　　　C. 单臀先露
　　D. 单膝先露　　　　　　E. 双膝先露

426. 初产妇,26 岁。妊娠 38 周,不完全臀先露,胎心良好,胎膜未破,估计胎儿体重 3800g。最恰当的处理方法是
　　A. 等待自然分娩　　　　B. 阴道镜检查　　　　　　　C. 缩宫素静脉滴注
　　D. 人工破膜　　　　　　E. 行剖宫产

427. 嵌顿性肩先露通常不易引起
　　A. 病理性缩复环　　　　B. 宫腔内感染　　　　　　　C. 脐带脱垂
　　D. 胎盘早剥　　　　　　E. 胎死宫内

428. 与病理性缩复环关系最密切的是
   A. 嵌顿性肩先露　　　　　　B. 重度妊娠期高血压疾病　　　C. 中央性前置胎盘
   D. 重型胎盘早剥　　　　　　E. 双胎妊娠

429. 女,30岁。初产妇,身高160cm。妊娠39^{+1}周,规律腹痛2小时。查体:足先露,胎膜未破,胎心率138次/分,骨盆测量正常,宫口开大1cm,估计胎儿体重3950g。恰当的处理措施是
   A. 取胸膝卧位　　　　　　　B. 行外转胎位术　　　　　　C. 尽快剖宫产
   D. 观察产程进展　　　　　　E. 人工破膜

五、异常分娩的处理要点(执业医师及助理医师均需掌握)

430. 初产妇,27岁。妊娠40周,规律宫缩12小时。产科检查:胎头高浮,宫口开大3cm,胎头枕骨靠近骶岬,胎心率140次/分。最恰当的处理措施是
   A. 静脉滴注地诺前列酮　　　B. 静脉滴注缩宫素　　　　　C. 等宫口开全产钳助娩
   D. 等待经阴道分娩　　　　　E. 尽早进行剖宫产术

431. 初产妇,29岁。妊娠41周,枕右前位,骨盆测量正常,宫口开全1小时,胎心率88次/分,胎头S+3。在吸氧同时,最恰当的处理措施是
   A. 静脉滴注缩宫素　　　　　B. 产钳助产术　　　　　　　C. 应用前列腺素加强宫缩
   D. 立即行剖宫产术　　　　　E. 等待自然分娩

432. 初产妇,26岁。妊娠40周,规律宫缩13小时,已破膜。产科检查:枕左前位。胎心率92次/分。宫口开全,胎头S+3。该患者正确的处理措施是
   A. 会阴侧切后产钳助娩　　　B. 吸氧、备血　　　　　　　C. 等待自然分娩
   D. 会阴侧切后自然分娩　　　E. 行剖宫产

433. 初产妇,35岁。妊娠40周,出现规律宫缩12小时,枕右前位,宫口开大6cm,S=0,阴道流出黄绿色羊水,胎心率100次/分。恰当的处理措施是
   A. 吸氧,观察产程进展　　　B. 吸氧同时剖宫产　　　　　C. 静脉滴注缩宫素
   D. 胎头吸引助产　　　　　　E. 产钳助产

434. 初产妇,26岁。宫口开全1小时40分,先露+1,枕右后位,宫缩由强转弱50分钟,宫缩间隔由2分钟延长为6~8分钟。最可能的原因是
   A. 骨盆出口狭窄　　　　　　B. 骨盆入口狭窄　　　　　　C. 产妇乏力、肠胀气
   D. 原发性子宫收缩乏力　　　E. 中骨盆狭窄

435. 女,31岁,初产妇。妊娠40^{+2}周,临产后11小时分娩一女活婴,胎儿娩出35分钟,胎盘未娩出,无阴道流血。查体:脉搏80次/分,血压130/80mmHg,子宫轮廓清。此时不恰当的处理方法是
   A. 探查宫腔和胎盘　　　　　B. 给予缩宫素　　　　　　　C. 建立静脉通道
   D. 按摩子宫　　　　　　　　E. 下压宫底并用力牵拉脐带

   A. 等待自然分娩　　　　　　B. 静脉滴注缩宫素加强宫缩　C. 立即剖宫产
   D. 静脉滴注硫酸镁抑制宫缩　E. 米索前列醇加强宫缩

436. 初产妇,24岁。孕41周,规律下腹疼痛6小时,骨盆测量正常,胎儿发育正常。胎心率150次/分,枕左前位,宫颈口开大4cm。正确的处理措施是

437. 初产妇,23岁。孕42周。规律宫缩6小时,宫颈口开大4cm,胎膜破裂,羊水黄绿色,胎心率102次/分。首选的治疗措施是

(438~440题共用题干)28岁,初产妇。妊娠39周,规律宫缩2小时,枕右前位,胎心好,骨盆外测量正常,B超测胎头双顶径9.3cm,羊水平段3.8cm。

438. 最正确的处理应是
   A. 行剖宫产术　　　　　　　B. 静脉滴注缩宫素　　　　　C. 缓慢静脉注射能量合剂
   D. 肌内注射维生素 K_1　　　E. 严密观察产程进展
439. 若产妇宫缩正常,胎头降至+3,宫口开大4cm,此时最正确的处理应是
   A. 人工破膜　　　　　　　　B. 静脉滴注缩宫素　　　　　C. 让产妇于宫缩时加腹压
   D. 行温肥皂水灌肠　　　　　E. 行剖宫产术
440. 若宫口开全,宫缩减弱,肛查发现盆腔后部空虚,S=+4,阴道检查胎头前囟在骨盆左前方,此时的处理方法应是
   A. 行剖宫产术　　　　　　　　　　　　B. 会阴侧切,转正胎头,产钳助娩
   C. 吸氧同时静脉注射地西泮　　　　　　D. 静脉滴注缩宫素加速产程进展,经阴道自娩
   E. 静脉注射葡萄糖液内加维生素 C,同时肌内注射哌替啶

(441~443题共用题干)初孕妇,26岁。妊娠38周,自觉胎动减少10小时入院。

441. 应立即采取的措施不包括
   A. 胎儿电子监护　　　　　　B. 间歇吸氧　　　　　　　　C. 左侧卧位
   D. 胎儿生物物理评分　　　　E. 立即终止妊娠
442. 入院后B超检查提示羊水平段5cm,无应激试验反应型。此时正确的处理措施是
   A. 人工破膜　　　　　　　　B. 间歇吸氧并严密观察　　　C. 复查无应激试验
   D. 静脉滴注缩宫素　　　　　E. 米索前列醇引产
443. 5小时后,产程发动,听诊胎心率100次/分。此时最恰当的处理措施是
   A. 加压给氧　　　　　　　　B. 产钳助产　　　　　　　　C. 给予宫缩抑制剂
   D. 继续观察　　　　　　　　E. 剖宫产

第11章　分娩并发症

一、产后出血(执业医师及助理医师均需掌握)

444. 产后出血是指
   A. 胎儿娩出后2小时内出血超过500ml　　　B. 胎盘娩出后出血超过500ml
   C. 胎儿娩出后12小时内出血超过1000ml　　D. 剖宫产1小时内出血超过1000ml
   E. 胎儿娩出后24小时内出血超过500ml
445. 我国产妇死亡的首位原因是
   A. 妊娠期高血压疾病　　　　B. 产后出血　　　　　　　　C. 产褥感染
   D. 妊娠合并心脏病　　　　　E. 羊水栓塞
446. 产后出血最常见的原因是
   A. 胎盘植入　　　　　　　　B. 血小板减少　　　　　　　C. 子宫收缩乏力
   D. 胎盘嵌顿　　　　　　　　E. 胎盘粘连
447. 产后出血的主要原因不包括
   A. 凝血功能障碍　　　　　　B. 胎盘因素　　　　　　　　C. 软产道损伤
   D. 子宫收缩乏力　　　　　　E. 胎膜早破,宫内感染
448. 初产妇,胎儿娩出5分钟后,阴道流血达300ml,暗红色,有凝血块,首先考虑

A. 宫颈裂伤 B. 凝血功能障碍 C. 子宫收缩乏力
D. 胎盘部分剥离 E. 子宫胎盘卒中

449. 经产妇,27岁,妊娠39周,双胎妊娠。第一儿枕先露自然分娩,第二儿间隔8分钟臀位助产娩出,历经10分钟娩出胎盘,随后阴道流血量达600ml。最可能的诊断是
    A. 副胎盘残留 B. 胎盘残留 C. 子宫收缩乏力
    D. 宫颈裂伤 E. 凝血功能障碍(2021)

450. 女,30岁。孕39周,皮肤黄染、乏力、呕吐1周。入院胎心监护显示胎心率108次/分,反复变异减速。行急诊剖宫产,娩出一3200g男婴,15分钟后胎盘娩出,子宫缩小、质硬,但阴道持续流血,量共约1900ml,无血凝块。该患者阴道出血的原因可能是
    A. 晚期产后出血 B. 前置胎盘 C. 宫缩乏力
    D. 凝血功能异常 E. 胎盘早剥(2022)

    A. 胎盘残留 B. 凝血功能异常 C. 胎盘植入
    D. 子宫收缩乏力 E. 宫颈裂伤

451. 初产妇,28岁,妊娠39周。宫口开全2小时。因胎儿呼吸窘迫产钳助产一活婴,体重3500g。胎儿娩出后阴道有持续性鲜红色血液流出,出血量共约650ml。最可能的出血原因是

452. 经产妇,32岁,妊娠41周。阴道分娩一活婴,体重3900g,5分钟后胎盘娩出,随之有阵发性阴道流血,子宫轮廓不清。最可能的出血原因是(2021)

(453~456题共用题干) 女,30岁。妊娠40周,临产12小时后在产钳助娩下分娩一4100g重女婴,胎儿娩出后15分钟胎盘人工剥离取出,检查胎盘无异常,继之发生阴道大量流血。

453. 该产妇最可能的诊断是
    A. 产钳引起的软产道裂伤 B. 胎盘残留 C. 宫缩乏力性产后出血
    D. 子宫内翻 E. 凝血功能障碍导致的产后出血

454. 下面的处理不恰当的是
    A. 迅速补液 B. 按摩子宫 C. 配血
    D. 刮宫术 E. 子宫注射或静脉滴注缩宫药物

455. 能说明处理有效的指标不包括
    A. 出血减少 B. 子宫变硬 C. 血压上升
    D. 心率增快 E. 尿量增加

456. 该患者分娩过程中,在胎肩娩出后为防止产后出血应预防性使用
    A. 缩宫素 B. 输血浆 C. 输血
    D. 止血药物 E. 抗生素

(457~458题共用题干)初产妇,经胎头吸引器加会阴侧切助产分娩出足月活婴,胎盘胎膜完整。产后4小时阴道流血约500ml。查:血压90/60mmHg,脉搏100次/分,宫底脐上3横指,轮廓清,阴道口少量活动性流血,可凝固。

457. 导致出血最可能的原因是
    A. 子宫收缩乏力 B. 软产道损伤 C. 胎盘残留
    D. 凝血功能障碍 E. 尿潴留

458. 首选处理措施是
    A. 按摩子宫 B. 导尿 C. 注射止血剂
    D. 检查软产道 E. 刮宫

(459~460题共用题干)38岁,初产妇。在家中经阴道自然分娩,当胎儿及胎盘娩出后,出现时多时少的阴道持续流血已1小时,送来急诊。

459. 为明确诊断,需追问对本病有价值的病史是
   A. 贫血
   B. 滞产
   C. 高龄初产妇
   D. 臀先露经阴道分娩
   E. 新生儿体重3200g

460. 仔细检查见产妇流出的血液有凝血块。此时首选处置应是
   A. 输液输血,补充血容量
   B. 迅速补给纤维蛋白原
   C. 静脉滴注缩宫素
   D. 静脉推注麦角新碱
   E. 消毒纱条填塞宫腔

(461~463题共用题干)初产妇,32岁。宫口开全后2小时行会阴侧切低位产钳术助产。娩出一体重4000g男婴。15分钟后胎盘娩出,遂缝合侧切口。

461. 对该产妇正确的处理是
   A. 留置产房观察1小时
   B. 留置产房由家属陪护24小时
   C. 留置产房观察2小时
   D. 留置产房观察4小时
   E. 立刻送回病房由家属监护

462. 该产妇胎盘娩出30分钟后,阴道出现大量流血。1小时后产妇出现心慌、气短、口渴,查体:脉搏110次/分,血压90/50mmHg。面色苍白,子宫软,轮廓不清,阴道有大量血凝块。导致该产妇产后出血最可能的原因是
   A. 阴道裂伤
   B. 胎盘残留
   C. 宫缩乏力
   D. 凝血功能障碍
   E. 子宫破裂

463. 此时应立即采取的措施是
   A. 注射缩宫药物
   B. 缝合撕裂阴道
   C. 手取残留胎盘
   D. 缝合破裂子宫
   E. 静脉注射止血药物(2019)

二、羊水栓塞(执业医师及助理医师均需掌握)

464. 临床少见而产妇病死率极高的分娩期并发症是
   A. 产后出血
   B. 脐带脱垂
   C. 子痫
   D. 子宫破裂
   E. 羊水栓塞

465. 羊水栓塞时,羊水进入母体的途径是
   A. 子宫静脉
   B. 子宫黏膜静脉
   C. 阴道静脉
   D. 卵巢静脉
   E. 下肢深静脉

466. 孕产妇首先发生右心衰竭的疾病是
   A. 妊娠合并二尖瓣狭窄
   B. 子痫
   C. 羊水栓塞
   D. 重型胎盘早剥
   E. 产褥感染

467. 关于羊水栓塞的叙述,错误的是
   A. 栓子含有羊水有形成分
   B. 易引起DIC
   C. 易引起右心衰竭
   D. 易引起低氧血症
   E. 常引起Ⅱ型变态反应(2023)

468. 初孕妇,25岁,妊娠40周。入院前1日出现不规律子宫收缩,入院24小时后静脉滴注缩宫素引产,第一产程5小时,第二产程10分钟,胎儿娩出后2分钟产妇突然出现寒战、咳嗽、发绀,血压60/40mmHg,随后阴道流血不止,立即配血进行抢救。最可能的诊断是
   A. 缩宫素过敏
   B. 羊水栓塞
   C. 急性肺栓塞
   D. 心源性休克
   E. 子宫收缩乏力性出血

469. 抢救羊水栓塞的首要措施是
   A. 纠正DIC及继发性纤溶
   B. 纠正呼吸、循环衰竭
   C. 纠正肾衰竭

D. 立即终止妊娠　　　　　　E. 切除子宫

470. 初产妇,28岁。妊娠39周,临产后宫缩强,产程进展较快,6小时后宫口开大9cm,自然破膜后不久出现寒战、呛咳、气急、呼吸困难、血压下降,血涂片见羊水有形物质。此时首选的应急措施是
A. 立即气管切开正压给氧　　　　B. 静脉缓注氨茶碱 250mg　　　　C. 静脉推注地塞米松 20mg
D. 静脉滴注多巴胺 20mg　　　　E. 静脉滴注低分子右旋糖酐

三、子宫破裂(执业医师及助理医师均需掌握)

471. 与病理性缩复环关系最密切的是
A. 先兆子宫破裂　　　　B. 子宫破裂　　　　C. 临产
D. 先兆临产　　　　E. 先兆早产(2024)

472. 女,40岁。瘢痕子宫,妊娠39周,规律宫缩8小时。宫口6cm,先露S=+1,突然腹痛加剧。查体:体温37.5℃,脉搏100次/分,血压90/60mmHg,宫口4cm,先露S=-2,胎心率60次/分,2分钟后胎心音消失。最可能的诊断是
A. 子宫破裂　　　　B. 羊水栓塞　　　　C. 胎盘早剥
D. 腹腔感染　　　　E. 先兆子宫破裂

473. 初产妇,29岁。妊娠40周,规律宫缩8小时后出现烦躁不安。查体:体温37.2℃,呼吸20次/分,血压120/80mmHg,腹部拒按,脐下方可见一环状凹陷,宫口开大3cm,S=-3,胎位、胎心不清。导尿为肉眼血尿。该患者最可能的诊断是
A. 羊水栓塞　　　　B. 子宫破裂　　　　C. 先兆子宫破裂
D. 重型胎盘早剥　　　　E. 急性阑尾炎(2024)

474. 初产妇,29岁。妊娠39周,宫缩10小时。查体:血压140/90mmHg。下腹压痛明显并出现凹陷。预测胎儿体重3100g,枕左前位,胎心率148次/分。肛查:宫口开大4cm,S-2,胎膜未破。目前应立即采取的措施是
A. 哌替啶肌内注射　　　　B. 人工破膜　　　　C. 地西泮静推
D. 缩宫素静脉滴注　　　　E. 肥皂水灌肠

475. 初产妇,24岁,妊娠38周。腹痛2天,加剧1小时。查体:血压130/90mmHg,心率106次/分。下腹拒按,阴道口可见胎儿上肢,胎心音消失。导尿呈淡红色。首选的处理措施是
A. 行胎头吸引术　　　　B. 内倒转后臀牵引　　　　C. 行毁胎术
D. 行产钳助产术　　　　E. 立即剖宫产

A. 先兆子宫破裂　　　　B. 子宫破裂　　　　C. 前置胎盘
D. 胎盘早剥　　　　E. 羊水栓塞

476. 产妇下腹压痛,烦躁不安,腹部可见病理性缩复环,胎心不清。最可能的诊断是

477. 产妇生产过程中,下腹部突发撕裂样疼痛,宫缩消失,下腹痛缓解片刻后扩散至全腹,伴血压下降。最可能的诊断是(2024)
A. 子宫破裂　　　　B. 先兆子宫破裂　　　　C. 胎盘早剥
D. 忽略性肩先露　　　　E. 脐带脱垂

478. 经产妇,临产16小时,破膜18小时。宫缩强,下腹压痛,枕左前位,先露高,胎心率150次/分,宫口开大2cm,胎头双顶径9.6cm,导尿肉眼血尿。最可能的诊断是

479. 初产妇,临产5小时,全腹痛1小时,阴道少量出血。检查:血压80/50mmHg,脉搏120次/分。腹部检查:子宫板状硬,胎位不清,胎心听不到。最可能的诊断是

(480~481题共用题干)初产妇,妊娠37周。8小时前突然出现阴道流液,如尿样,6小时前开始出

现规律宫缩,因胎手脱出于阴道口 1 小时就诊。查体:产妇烦躁不安,腹痛拒按,脉搏 110 次/分,呼吸 28 次/分,胎心率 160 次/分,导尿时见血尿。

480. 诊断首先考虑
    A. 胎膜早破　　　　　　B. 子宫破裂　　　　　　C. 先兆子宫破裂
    D. 前置胎盘　　　　　　E. 胎盘早剥

481. 最适宜的处理是
    A. 口服地西泮　　　　　B. 消毒后还纳肢体　　　C. 全麻下行内倒转术
    D. 立即行剖宫产　　　　E. 等待宫口开全后行牵引术

(482~485 题共用题干) 24 岁初产妇,妊娠 39 周,规律宫缩 9 小时入院。查:髂棘间径 24cm,骶耻外径 19cm,坐骨棘间径 10cm,坐骨结节间径 7.5cm。枕左前位,胎心率 140 次/分。肛查宫口开大 4cm,S=0。2 小时后产妇呼叫腹痛难忍,检查宫缩 1 分钟 1 次,持续 40 秒,宫缩时胎心率 116 次/分,子宫下段压痛明显。阴道检查宫口开大 5cm,先露为胎头。

482. 此时,产程受阻的原因主要是
    A. 骨盆入口狭窄　　　　B. 骨盆出口狭窄　　　　C. 中骨盆狭窄
    D. 扁平骨盆　　　　　　E. 漏斗型骨盆

483. 此时,最可能的诊断是
    A. 胎儿窘迫　　　　　　B. 不协调性子宫收缩过强　C. 不协调性子宫收缩乏力
    D. 先兆子宫破裂　　　　E. 重型胎盘早剥

484. 应采取的措施是
    A. 即刻做宫缩应激试验,若异常行剖宫术　　B. 停止静脉滴注缩宫素,继续观察产程
    C. 立即肌内注射哌替啶或地西泮　　　　　　D. 等待宫口开全行产钳术
    E. 立即行剖宫产术

485. 经上述处理后,还应行
    A. 立即行剖宫术　　　　B. 等待自然分娩　　　　C. 行产钳术助娩
    D. 静脉滴注缩宫素加强宫缩　E. 静脉注射地西泮加速产程进展

第 12 章　产褥期与产褥期疾病

一、正常产褥(执业医师及助理医师均需掌握)

486. 符合产褥期正常临床表现的是
    A. 血性恶露持续 1 个月　　　　　　B. 产后呼吸浅快、脉搏缓慢
    C. 产后 5~7 日出现宫缩痛　　　　　D. 宫底在产后第 1 日略上升至平脐
    E. 产后 24 小时有<39℃的泌乳热

487. 女,31 岁。自然分娩后 1 天。诉下腹部阵发性疼痛。查体:体温 37.8℃,宫底平脐,质硬,无压痛,阴道少量流血,暗红色,量少于月经量。该产妇属于
    A. 正常产褥　　　　　　B. 产褥感染　　　　　　C. 软产道裂伤
    D. 产后出血　　　　　　E. 子宫复旧不良(2023)

488. 胎盘附着部位的子宫内膜完全修复需到产后
    A. 3 周　　　　　　　　B. 4 周　　　　　　　　C. 5 周

D. 6周 　　　　　　　　　　E. 8周

489. 初产妇,26岁。顺产后3天。查体:T38.2℃,BP120/80mmHg。双侧乳房胀痛。阴道流出血性恶露,无异味。会阴切口略红,无渗出。宫底平脐,无压痛。该产妇体温高于正常的原因可能是
   A. 泌乳热　　　　　　　　B. 急性子宫内膜炎　　　　C. 会阴切口感染
   D. 急性乳腺炎　　　　　　E. 产后体温调节功能失常(2022)

490. 初产妇,28岁。足月经阴道分娩,产后第8天,身体状况良好,无发热,无腹痛。该产妇排出的恶露性质最可能是
   A. 混合型恶露　　　　　　B. 浆液恶露　　　　　　　C. 血性恶露
   D. 红色恶露　　　　　　　E. 白色恶露(2024)

491. 女,24岁,经产妇。阴道分娩后72小时,自觉乳房胀痛,发热。体温37.5℃,下腹部阵发性疼痛伴阴道少量流血。正确的处理是
   A. 局部理疗　　　　　　　B. 口服镇痛剂　　　　　　C. 排空乳房
   D. 静脉滴注缩宫素　　　　E. 应用抗生素

492. 关于产褥期血液系统的变化,正确的是
   A. 产褥早期血液转为低凝状态　　　　B. 红细胞沉降率于产后1~2周降至正常
   C. 红细胞计数及血红蛋白值逐渐增高　D. 白细胞总数于产褥早期较低
   E. 血小板减少

493. 初产妇,25岁。会阴侧切分娩体重3400g健康男婴。其正常产褥期的临床表现是产后
   A. 24小时体温38.2℃　　　B. 第1天宫底达脐下3指　　C. 1周血容量恢复至未孕时状态
   D. 2周恶露开始转为浆液性　E. 4周宫颈恢复至非孕时状态

二、产褥感染(执业医师及助理医师均需掌握)

494. 产褥感染最不可能的诱因是
   A. 多产　　　　　　　　　B. 胎膜早破　　　　　　　C. 孕期贫血
   D. 剖宫产手术　　　　　　E. 孕期营养不良(2024)

495. 女,25岁。产后10天,下腹痛伴发热3天。查体:体温39℃,脉搏98次/分,呼吸26次/分。脓血性恶露,有恶臭。血常规:WBC13×10^9/L,N0.88。最可能的诊断是
   A. 晚期产后出血　　　　　B. 产褥中暑　　　　　　　C. 急性膀胱炎
   D. 正常产褥　　　　　　　E. 产褥感染

496. 产褥病率是指每日用口表测4次体温,每次间隔4小时,其中有两次体温在38℃以上,时间范围是在
   A. 产后24小时　　　　　　B. 产后24小时以后的1周内　C. 产后24小时以后的10日内
   D. 产褥期内　　　　　　　E. 产后24小时以后的半个月内

497. 产褥妇,28岁。产后8天,发热、腹痛5日入院。体温39.2℃,血压96/60mmHg,急性痛苦病容,下腹压痛。妇科检查:子宫如妊娠4个月大,触痛明显。子宫右侧触及压痛性实性肿块。应诊断为
   A. 急性子宫内膜炎　　　　B. 急性子宫肌炎　　　　　C. 急性盆腔结缔组织炎
   D. 急性盆腔腹膜炎　　　　E. 弥漫性腹膜炎

三、晚期产后出血(执业医师需掌握)

498. 有关晚期产后出血的时间规定,正确的是
   A. 胎儿娩出至产褥期内　　B. 分娩24小时内　　　　　C. 分娩24小时后
   D. 分娩24小时后至产褥期内　E. 分娩24小时后至产褥10日内

499. 初产妇,28岁。在家中自然分娩后15天,阴道大量流血1天。无寒战、高热。查体:体温37℃,脉搏80次/分,呼吸18次/分,血压90/60mmHg,子宫如妊娠3个月大,质软,压痛不明显,宫口松,能容2

指。其阴道流血最可能的原因是
A. 胎盘胎膜残留　　　　B. 子宫颈裂伤　　　　C. 子宫内膜炎
D. 子宫脱垂　　　　　　E. 胎盘附着部位复旧不良

(500~502题共用题干)产褥妇,26岁。剖宫产术后16天,突然阴道大量流血3小时来院,入院时血压84/60mmHg,心率122次/分,血红蛋白84g/L。

500. 该患者应立即采取的处理措施不包括
A. 行B超检查　　　　　B. 建立静脉通道,补液、输血　　C. 行清宫术止血
D. 静脉滴注缩宫素　　　E. 静脉滴注广谱抗生素预防感染

501. 该患者最可能的出血原因是
A. 胎盘附着面复旧不全　　B. 胎盘胎膜残留　　　　C. 胎盘附着面血栓脱落
D. 继发性子宫收缩乏力　　E. 子宫切口裂开出血

502. 该患者最有效的处理措施是
A. 宫腔镜检查并止血　　　　　　　B. 剖腹探查,清创缝合
C. 剖腹探查,行子宫次全切除术　　D. 剖腹探查,行子宫全切除术
E. 清宫术

第13章　外阴与阴道炎

一、生殖道生理防御机制(执业医师需掌握)

503. 维持阴道微生态平衡最重要的菌群是
A. 乳杆菌　　　　　　B. 念珠菌　　　　　　C. 加德纳菌
D. 厌氧菌　　　　　　E. 肠球菌

504. 阴道自净作用主要得益于
A. 巨噬细胞吞噬病原体　　　　　　B. 乳杆菌将单糖转化为乳酸,抑制其他病原菌生长
C. 淋巴细胞的免疫预防功能　　　　D. 阴道局部补体、细胞因子等体液免疫防御功能
E. 棒状杆菌产生抗微生物因子,可抑制或杀灭其他细菌

505. 关于女性生殖系统防御机制的叙述,错误的是
A. 两侧大阴唇自然合拢　　　　　　B. 阴道正常pH>6.5,有利于乳杆菌生长
C. 阴道有自净作用　　　　　　　　D. 子宫内膜周期性脱落,可消除宫腔感染
E. 阴道前后壁紧贴,可防止外界污染(2023)

二、滴虫阴道炎(执业医师及助理医师均需掌握)

506. 滴虫阴道炎最常见的传播途径是
A. 间接接触感染　　　　B. 性直接接触感染　　　　C. 经淋巴循环感染
D. 经血液循环感染　　　E. 内源性感染

507. 滴虫阴道炎典型的白带性状是
A. 泔水状恶臭白带　　　　B. 白色稠厚凝乳状白带　　C. 稀薄脓性泡沫状白带
D. 白色均质腥臭白带　　　E. 大量血性白带

508. 治疗哺乳期妇女滴虫阴道炎,最适宜的方法是
A. 甲硝唑口服　　　　　B. 甲硝唑栓置入阴道　　　C. 甲硝唑口服及置入阴道

D. 1%龙胆紫涂抹阴道黏膜　　E. 局部用克林霉素软膏

509. 女,35 岁。外阴瘙痒、分泌物增多、性交痛 2 周。妇科检查:阴道黏膜充血、宫颈充血,阴道内多量白带,呈灰黄色、稀薄泡沫状,有臭味。最可能的诊断是
   A. 非特异性外阴炎　　　　B. 滴虫阴道炎　　　　　C. 细菌性阴道炎
   D. 萎缩性阴道炎　　　　　E. 外阴阴道假丝酵母菌病

510. 滴虫阴道炎的治愈标准是
   A. 局部用药 3 个疗程　　　　　　　B. 连续 3 次月经后检查滴虫阴性
   C. 连续 3 次月经前检查滴虫阴性　　D. 临床症状消失
   E. 治疗后悬滴法检查滴虫阴性

三、外阴阴道假丝酵母菌病(执业医师及助理医师均需掌握)

511. 白色稠厚呈凝乳块状白带主要见于
   A. 滴虫阴道炎　　　　　　B. 细菌性阴道病　　　　C. 淋菌性阴道炎
   D. 萎缩性阴道炎　　　　　E. 外阴阴道假丝酵母菌病

512. 女,41 岁。外阴阴道瘙痒 3 月。既往有糖尿病病史 6 年。妇科查体:外阴有抓痕,阴道黏膜红肿,分泌物增多,分泌物呈豆腐渣样。该患者最有可能的诊断是
   A. 滴虫阴道炎　　　　　　B. 淋病　　　　　　　　C. 萎缩性阴道炎
   D. 细菌性阴道病　　　　　E. 外阴阴道假丝酵母菌病(2023)

513. 女性,60 岁。外阴瘙痒、阴道分泌物增多 4 天。分泌物白色稠厚,呈豆腐渣样。既往有糖尿病病史 15 年。查体:阴道黏膜红肿,附着白色块状物,擦除后露出红肿黏膜面。最可能的诊断是
   A. 萎缩性阴道炎　　　　　B. 细菌性阴道病　　　　C. 滴虫阴道炎
   D. 淋病　　　　　　　　　E. 外阴阴道假丝酵母菌病(2024)

514. 复发性外阴阴道假丝酵母菌病(RVVC)的维持治疗应持续
   A. 1 个月　　　　　　　　B. 3 天　　　　　　　　C. 3 个月
   D. 6 个月　　　　　　　　E. 7~14 天

515. 女,29 岁。外阴瘙痒伴分泌物增多 3 天。妇科检查:外阴及阴道黏膜充血,阴道内大量豆腐渣样分泌物。正确的处理是
   A. 克林霉素治疗　　　　　B. 甲硝唑治疗　　　　　C. 常规阴道冲洗
   D. 抗真菌治疗　　　　　　E. 雌激素治疗

516. 女性,56 岁。外阴瘙痒 1 周,白带乳块状,镜检发现真菌菌丝。正确的处理是
   A. 阴道内放置咪康唑栓　　B. 阴道内放置甲硝唑栓　C. 阴道内放置己烯雌酚栓
   D. 外阴应用氢化可的松软膏　　E. 外阴应用 0.5%醋酸液清洗

517. 患者外阴瘙痒 1 周,查阴道黏膜覆以膜状物,擦后露出红肿黏膜面。正确的处理应是
   A. 局部用克林霉素软膏　　B. 阴道内放置达克宁栓　C. 阴道内放置甲硝唑片
   D. 阴道内放置尼尔雌醇片　　E. 外阴部用 0.5%醋酸液洗涤

518. 女,35 岁。外阴痒伴烧灼感 2 天。妇科检查:外阴局部充血,阴道黏膜表面有白色片状薄膜覆盖。阴道分泌物镜检:清洁度Ⅱ度,未见滴虫,10%氢氧化钾溶液镜下可见假菌丝。应选择的药物是
   A. 放线菌素　　　　　　　B. 制霉菌素　　　　　　C. 博来霉素
   D. 克林霉素　　　　　　　E. 甲硝唑

   A. 直接或间接传播　　　　B. 飞沫传播　　　　　　C. 内源性感染
   D. 血液传播　　　　　　　E. 垂直传播

519. 滴虫阴道炎的主要感染方式是

520. 外阴阴道假丝酵母菌病的主要感染方式是

　　A. 雌激素　　　　　　B. 孕激素　　　　　　C. 雄激素
　　D. 甲硝唑　　　　　　E. 克霉唑

521. 治疗外阴阴道假丝酵母菌病宜选用
522. 治疗滴虫阴道炎宜选用

　　A. 甲硝唑　　　　　　B. 青霉素　　　　　　C. 克林霉素
　　D. 克霉唑　　　　　　E. 雌激素

523. 患者,女性,35岁。阴道分泌物增多半个月。查体:阴道内浅黄色稀薄白带,泡沫状,有臭味。首选的治疗药物是

524. 患者,女性,35岁。阴道分泌物增多伴外阴瘙痒1个月。查体:阴道内分泌物增多,白色稠厚,呈豆腐渣样。首选的治疗药物是

四、细菌性阴道病(执业医师及助理医师均需掌握)

525. 细菌性阴道病最常见的病原体是
　　A. 金黄色葡萄球菌　　B. 溶血性链球菌　　　C. 大肠埃希菌
　　D. 加德纳菌　　　　　E. 沙眼衣原体

526. 细菌性阴道病的诊断标准不包括
　　A. 线索细胞阳性　　　B. 阴道分泌物增多伴外阴瘙痒　　C. 胺臭味试验阳性
　　D. 阴道分泌物pH>4.5　E. 匀质、稀薄、灰白色阴道分泌物

527. 女,32岁。白带增多1个月。患者阴道分泌物增多,有鱼腥味,伴外阴瘙痒。2个月前有上呼吸道感染史。妇科检查:阴道黏膜无明显充血水肿,分泌物增多,稀薄,灰白色。最可能的诊断是
　　A. 细菌性阴道病　　　B. 外阴阴道假丝酵母菌病　　C. 萎缩性阴道炎
　　D. 滴虫阴道炎　　　　E. 衣原体阴道炎(2024)

528. 女,32岁。阴道分泌物增多1个月。查体:阴道内稀薄白带。阴道pH为5,阴道分泌物线索细胞阳性。首选的治疗药物是
　　A. 链霉素　　　　　　B. 甲硝唑　　　　　　C. 红霉素
　　D. 氧氟沙星　　　　　E. 青霉素(2020、2023)

529. 不符合细菌性阴道病的是
　　A. 线索细胞阳性
　　B. 首选甲硝唑、克林霉素等治疗
　　C. 匀质、淡薄、白色阴道分泌物
　　D. 碱性冲洗液阴道冲洗
　　E. 阴道分泌物呈鱼腥味改变,性交后加重

　　A. 均匀一致,灰白色　　B. 稠厚,呈凝乳状或豆腐渣样　　C. 脓性黄绿色泡沫状
　　D. 稀薄,呈淡黄色　　　E. 黏液脓性

530. 滴虫阴道炎的分泌物特征
531. 细菌性阴道病的分泌物特征
532. 外阴阴道假丝酵母菌病的分泌物特征

五、萎缩性阴道炎(执业医师需掌握)

533. 关于萎缩性阴道炎的描述,错误的是
　　A. 雌激素水平下降　　B. 阴道黏膜变薄　　　C. 上皮细胞内糖原含量上升
　　D. 阴道内pH增高　　　E. 局部抵抗力降低

(534~536题共用题干)女,70岁。外阴、阴道灼热感4天。妇科检查:阴道黏膜有散在出血点,阴道内少许分泌物,淡黄色。

534. 该患者首先考虑的诊断为
　　A. 萎缩性阴道炎　　　　B. 淋菌性阴道炎　　　　C. 细菌性阴道病
　　D. 外阴阴道念珠菌病　　E. 滴虫阴道炎

535. 其最可能的病因是
　　A. 雌激素水平低下　　　B. 淋菌感染　　　　　　C. 阴道菌群失调
　　D. 念珠菌感染　　　　　E. 滴虫感染

536. 该患者首选的外用药物是
　　A. 制霉菌素　　　　　　B. 红霉素　　　　　　　C. 孕激素
　　D. 雌激素　　　　　　　E. 甲硝唑

六、子宫颈炎(执业医师需掌握)

537. 女,25岁,初孕妇。妊娠12周,尿频、尿急、尿痛伴阴道分泌物增多4天。查体:尿道口及宫颈口均见脓性分泌物。为确诊,首选的辅助检查是
　　A. 羊水培养　　　　　　B. 血培养　　　　　　　C. 子宫颈管分泌物培养
　　D. 血清学检查　　　　　E. 尿培养

538. 宫颈糜烂的分度依据是
　　A. 糜烂深度　　　　　　B. 糜烂形状　　　　　　C. 糜烂面积
　　D. 糜烂位置　　　　　　E. 糜烂性质

539. 慢性宫颈炎患者的主要症状是
　　A. 腰骶酸痛感　　　　　B. 下腹坠痛　　　　　　C. 白带增多
　　D. 月经量增多　　　　　E. 血性白带

七、盆腔炎(执业医师及助理医师均需掌握)

540. 生殖道感染淋病奈瑟菌最常见的临床表现是
　　A. 输卵管炎　　　　　　B. 盆腔腹膜炎　　　　　C. 宫颈黏膜炎
　　D. 子宫内膜炎　　　　　E. 输卵管积脓

541. 属于盆腔炎性疾病诊断特异标准(2010年美国CDC诊断标准)的是
　　A. 宫颈或阴道异常黏液脓性分泌物　　　B. 实验室证实的宫颈淋病奈瑟菌或衣原体阳性
　　C. 宫颈举痛或子宫压痛或附件区压痛　　D. 阴道分泌物生理盐水涂片见大量白细胞
　　E. 经阴道超声或核磁共振检查显示输卵管增粗、输卵管积液

542. 盆腔炎性疾病的最低诊断标准是
　　A. 血C-反应蛋白升高　　B. 体温超过38.3℃　　　C. 红细胞沉降率升高
　　D. 宫颈脓性分泌物　　　E. 宫颈举痛或子宫压痛或附件区压痛

543. 女性,28岁。G_1P_0。月经期性生活后出现下腹部疼痛3日。为持续性腹痛,伴阴道分泌物增多。查体:下腹轻压痛,无反跳痛。妇检可见阴道脓性分泌物,有臭味;子宫颈充血、水肿,子宫颈举痛(+)。外周血 WBC15×10^9/L,N89%。最可能的诊断是
　　A. 急性盆腔炎　　　　　B. 异位妊娠　　　　　　C. 黄体破裂
　　D. 子宫肌瘤　　　　　　E. 痛经(2024)

544. 女性,35岁。下腹痛伴发热2天。查体:体温38.9℃,急性病容,下腹部有压痛、反跳痛及肌紧张。妇科检查:阴道脓性分泌物,宫颈举痛,双侧附件区增厚,有压痛。最可能的诊断是
　　A. 卵巢囊肿破裂　　　　B. 卵巢囊肿蒂扭转　　　C. 盆腔炎性疾病

D. 急性子宫颈炎　　　　　E. 子宫腺肌病(2024)

(545～546题共用题干)女,26岁。人工流产术后1周,发热5天,下腹痛3天。查体:体温39.2℃,呼吸15次/分,脉搏105次/分,血压105/70mmHg。妇科检查:宫颈口脓性分泌物,宫颈举痛(+),子宫正常大小,压痛明显,双附件稍增厚,压痛(+),右侧为重。血 WBC14×10^9/L,N 0.90。

545. 该患者最可能的诊断为
   A. 急性膀胱炎　　　　　B. 流产不全　　　　　C. 异位妊娠破裂
   D. 急性阑尾炎　　　　　E. 急性盆腔炎

546. 对治疗最有价值的辅助检查项目是
   A. 盆腔B超　　　　　　B. 尿妊娠试验　　　　C. 病原体检查
   D. 尿常规　　　　　　　E. 血常规

(547～549题共用题干)女,35岁。药物流产后3天,高热伴右下腹痛1天。妇科检查:白带脓性,宫颈举痛,宫体大小如妊娠6周,右附件区有明显压痛。

547. 该患者首先考虑的诊断是
   A. 急性盆腔炎　　　　　B. 宫外孕　　　　　　C. 急性阑尾炎
   D. 肠梗阻　　　　　　　E. 以上都不是

548. 对诊断本病无价值的是
   A. 阴道分泌物直接涂片　B. 后穹隆穿刺　　　　C. B型超声
   D. 腹腔镜检　　　　　　E. 尿hCG检测

549. 对该患者的正确处理是
   A. 急诊剖腹探查　　　　B. 妇科手术处理　　　C. 临床应用抗生素
   D. 不作任何处理　　　　E. 等待宫颈分泌物细菌培养结果

(550～552题共用题干)女,32岁。发热伴下腹坠痛2天。3天前因不孕症行宫腔镜检查,术后出现下腹部坠痛,阴道分泌物增多,伴有发热。查体:体温39.2℃。下腹部压痛阳性,反跳痛阳性。双合诊可触及右侧附件区包块直径约5cm,触痛明显。血常规:WBC18×10^9/L,N 0.87。

550. 该患者最可能的诊断是
   A. 盆腔结核　　　　　　B. 宫外孕　　　　　　C. 盆腔脓肿
   D. 阑尾炎　　　　　　　E. 子宫穿孔

551. 最可能的病原体是
   A. 葡萄球菌　　　　　　B. 白色念珠菌　　　　C. 结核分枝杆菌
   D. 大肠埃希菌　　　　　E. 支原体

552. 经常规治疗10天后,盆腔包块无缩小趋势。正确的处理是
   A. 手术治疗　　　　　　B. 更改治疗药物　　　C. 加用物理治疗
   D. 加用中药治疗　　　　E. 加大药物剂量

第14章　子宫内膜异位症与子宫腺肌病

一、子宫内膜异位症(执业医师及助理医师均需掌握)

553. 子宫内膜异位症常见侵犯的部位是

A. 卵巢　　　　　　　　B. 脐　　　　　　　　C. 膀胱
D. 肾　　　　　　　　　E. 肺

554. 子宫内膜异位症较少累及的部位是
　　A. 输卵管　　　　　　B. 直肠子宫陷凹　　　C. 宫骶韧带
　　D. 子宫后壁下段　　　E. 卵巢

555. 子宫内膜异位症的典型症状是
　　A. 阴道分泌物增多　　B. 阴道不规则流血　　C. 接触性出血
　　D. 月经量增多　　　　E. 继发性痛经

556. 患者,女,33岁。继发性痛经3年。检查子宫后倾屈,7.5cm×7.0cm大小,质硬。不可能出现的临床表现为
　　A. 不孕　　　　　　　B. 性交疼痛　　　　　C. 经量过多
　　D. 经期延长　　　　　E. 月经稀发

557. 子宫内膜异位症临床分期的依据是
　　A. 彩色超声多普勒检查　B. 典型病史及妇科检查　C. 宫腔镜检查
　　D. 腹腔镜检查　　　　E. 血清CA125测定

558. 女,32岁。进行性痛经8年,加重3年,婚后4年未孕。查体:子宫后位,大小正常,子宫左后方可触及约5cm的囊性包块,张力较大,触痛。血CA125为50U/ml,抗子宫内膜抗体(+)。首先应考虑的诊断是
　　A. 卵巢上皮癌　　　　B. 转移性卵巢肿瘤　　C. 子宫内膜异位症
　　D. 盆腔结核　　　　　E. 盆腔炎性包块

559. 女性,42岁,G_4P_0。继发性痛经进行性加重8年,痛经剧烈,服用止痛药物不能缓解,伴性交痛。查体:子宫后倾后屈,60天妊娠大小,质硬不活动,子宫后壁触及米粒大小触痛结节,子宫右后方扪及约8cm×8cm大小包块,不活动,张力较大。该患者可能的诊断是
　　A. 阑尾周围脓肿　　　B. 输卵管卵巢囊肿　　C. 子宫肌瘤
　　D. 卵巢系膜囊肿　　　E. 卵巢子宫内膜异位囊肿

560. 子宫内膜异位症根治手术适用于
　　A. 45岁以上重度患者　B. 45岁以下轻度患者　C. 45岁以上轻度患者
　　D. 45岁以下重度患者　E. 45岁以下中度患者

561. 子宫内膜异位症采用性激素疗法的主要作用是
　　A. 镇静、止痛、对症治疗　B. 调节月经周期　　C. 减轻痛经程度
　　D. 促进排卵　　　　　E. 抑制内膜增生

562. 女性,35岁。发现右附件区囊性肿块3个月。腹腔镜手术剥离右卵巢子宫内膜异位囊肿,术后不宜使用的药物为
　　A. 孕激素　　　　　　B. GnRH-α　　　　　 C. 达那唑
　　D. 孕烯三酮　　　　　E. 雌激素

563. 应用高效孕激素和假孕疗法治疗子宫内膜异位症效果较差的是
　　A. 卵巢巧克力囊肿　　B. 子宫直肠陷凹病灶　C. 膀胱子宫内膜异位
　　D. 远处转移的子宫内膜　E. 子宫腺肌病

564. 女,30岁。继发性痛经7年,婚后2年未孕。妇科检查:子宫后位,正常大小,固定,左侧附件区触及5~6cm囊性包块,边界欠清,固定,CA125升高。该患者首选的治疗方法是
　　A. 人工助孕　　　　　B. 手术治疗　　　　　C. 中药治疗
　　D. 激素治疗　　　　　E. 止痛治疗

A. 输卵管妊娠　　　　　　B. 生殖器结核　　　　　　C. 盆腔炎性疾病
D. 卵巢上皮性癌　　　　　E. 子宫内膜异位症

565. 女,31岁。取环后10天,发热3天。查体:体温38.6℃,脉搏98次/分,呼吸23次/分,血压100/80mmHg,宫颈举痛(+),子宫压痛,右侧附件区可触及腊肠形肿物,触痛明显,活动度差。该患者最可能的诊断是

566. 女,31岁。婚后2年未孕,性生活正常,既往痛经5年。查体:子宫后倾后屈位,正常大小,活动度差,后穹隆有触痛结节,子宫左侧可触及直径5cm包块。该患者最可能的诊断是

(567~569题共用题干)不孕女性,28岁。痛经3年且逐渐加重。查体:子宫后壁有2个触痛性硬韧结节,右侧附件区扪及超鸭卵大、活动不良的囊性肿物,压痛不明显。

567. 右侧附件区囊性肿物最可能是
A. 卵巢滤泡囊肿　　　　　B. 卵巢黄体囊肿　　　　　C. 卵巢内膜异位囊肿
D. 输卵管卵巢囊肿　　　　E. 多囊卵巢综合征

568. 为进一步确诊,最有价值的辅助检查方法是
A. 腹部X线片　　　　　　B. 盆腔B超检查　　　　　C. 诊断性刮宫活组织检查
D. 子宫输卵管碘油造影　　E. 腹腔镜检查

569. 确诊后合理的治疗方法是
A. 囊肿剥出及病灶切除　　B. 右侧附件切除　　　　　C. 双侧附件切除
D. 子宫次全切除及双附件切除　　E. 子宫全切除及双附件切除

(570~571题共用题干)女,35岁。痛经进行性加重8年,婚后4年未孕。查体:子宫后位,大小正常,子宫左后方可触及约6cm的囊性包块,张力较大,触痛,子宫右后方触及类似包块,约5cm。血CA125为65U/ml,抗子宫内膜抗体(+)。

570. 首先考虑的诊断是
A. 盆腔结核　　　　　　　B. 转移性卵巢肿瘤　　　　C. 盆腔炎性包块
D. 卵巢上皮癌　　　　　　E. 子宫内膜异位症

571. 术后拟给予药物治疗,最适合的药物是
A. 抗结核药物　　　　　　B. 免疫调节剂　　　　　　C. 抗生素
D. 化疗药物　　　　　　　E. GnRH-α

二、子宫腺肌病(执业医师及助理医师均需掌握)

572. 子宫腺肌病的典型症状是
A. 月经周期逐渐延长　　　B. 月经期延长伴经量增多　C. 阴道不规则流血
D. 继发性痛经进行性加重　E. 阴道分泌物增多

573. 女性,44岁。人工流产后进行性痛经6年,经量增多半年。妇科检查:子宫均匀性增大,如妊娠10周大小,质硬,有压痛,双侧附件未触及肿块。B超示子宫肌层增厚,回声不均。最可能的诊断是
A. 子宫肌瘤　　　　　　　B. 子宫内膜癌　　　　　　C. 子宫内膜炎
D. 子宫腺肌病　　　　　　E. 子宫内膜异位症

574. 女,45岁,G_2P_1。继发性痛经6年。查体:子宫如妊娠12周大小,质硬,活动受限。药物治疗后症状无缓解。最佳手术治疗方案是
A. 子宫切除术　　　　　　B. 广泛性子宫切除术　　　C. 改良广泛性子宫切除术
D. 子宫切除加双附件切除术　　E. 骶神经切断术

(575~577题共用题干)女,53岁。继发性痛经8年,加重3年。痛经时需使用止痛药物,近3年效

果差。妇科查体:宫体后位,子宫均匀增大,如孕12周大小,质硬,有压痛,两侧附件未触及异常,盆腔未触及肿物。

575. 该患者最可能的诊断是
   A. 子宫内膜异位症　　　B. 子宫腺肌病　　　C. 子宫内膜癌
   D. 子宫肌瘤　　　　　　E. 子宫息肉

576. 为明确诊断,首先进行的辅助检查是
   A. 妇科超声　　　　　　B. 阴道镜　　　　　C. 宫腔镜
   D. 盆腔CT　　　　　　　E. PET-CT

577. 该患者的首选治疗方式为
   A. 子宫病灶切除术　　　B. 子宫次全切除术　　C. 全子宫切除术
   D. 广泛子宫切除术　　　E. 改良性广泛子宫切除术(2024)

(578~580题共用题干)女,46岁。进行性痛经4年。近2年经期延长,经量增多,曾用药物保守治疗无效。现痛经加重,止痛药物无效。查体:贫血貌,子宫后倾后屈位,如妊娠3个月大,质硬,有压痛,双侧附件未触及异常。

578. 该患者的初步诊断是
   A. 子宫腺肌病　　　　　B. 子宫肌瘤　　　　C. 子宫内膜癌
   D. 异常子宫出血　　　　E. 子宫内膜炎

579. 对该患者有价值的辅助检查是
   A. 血白细胞计数　　　　B. 尿常规检查　　　C. 肝肾功能分析
   D. 血CA125测定　　　　　E. 血糖测定

580. 该患者最佳的治疗方案是
   A. 全子宫切除术　　　　B. GnRH-α治疗　　　C. 止痛药物治疗
   D. 期待疗法　　　　　　E. 全子宫切除术+双侧附件切除术

第15章　盆腔脏器脱垂与压力性尿失禁

一、盆腔脏器脱垂(执业医师及助理医师均需掌握)

581. 子宫脱垂最常见的病因是
   A. 慢性咳嗽　　　　　　B. 肥胖体型　　　　C. 习惯性便秘
   D. 分娩损伤　　　　　　E. 长期重体力劳动(2015、2020、2022)

582. 女,59岁,G_5P_4。阴道脱出肿物2年,平卧位后可自行还纳,无阴道流血及流液。妇科检查:外阴老年型,子宫颈位于处女膜缘外2cm,表面充血,子宫颈口局部充血、点状出血,还纳后检查阴道黏膜光滑,双合诊无异常。最可能的诊断是
   A. 外阴癌　　　　　　　B. 子宫脱垂　　　　C. 子宫颈癌
   D. 子宫颈肥大　　　　　E. 子宫黏膜下肌瘤(2024)

583. 女,68岁。顺产3个子女,腰骶部疼痛2年,站立时明显,休息时缓解。近半年行走时自觉有块状物自阴道口脱出。妇科检查:平卧位时用力向下屏气,宫颈达处女膜缘,阴道口可见宫颈。其子宫脱垂分度是
   A. Ⅰ度轻型　　　　　　B. Ⅰ度重型　　　　C. Ⅱ度轻型

D. Ⅱ度重型　　　　　　　　E. Ⅲ度

584. Manchester 手术适应证是
   A. Ⅰ度子宫脱垂　　　　B. Ⅱ度子宫脱垂　　　　C. Ⅲ度子宫脱垂
   D. 子宫脱垂合并膀胱膨出　E. 年龄较轻,宫颈较长的Ⅱ、Ⅲ度子宫脱垂(2023)

585. 女,56岁,G_4P_2。绝经5年,阴道脱出肿物4年,脱出肿物增大3个月。不能自行回缩,伴排尿困难。妇科检查见宫颈及部分宫体已脱出于阴道口外。妇科超声及泌尿系统超声均未提示异常。适宜的处理为
   A. Manchester 手术　　　B. 盆底修复及子宫切除术　　C. 经腹圆韧带缩短术
   D. 阴道全封闭术　　　　E. 阴道半封闭术

586. 女性,37岁。因阴部有块物脱出5年就诊。妇科检查见部分宫体与宫颈外露于阴道口,宫颈较长。正确处理应是
   A. 阴道前后壁修补术　　B. Manchester 手术　　　C. 阴道纵隔形成术
   D. 经腹子宫全切除术　　E. 阴道子宫全切除及阴道前后壁修补术

587. 女,39岁。子宫Ⅱ度脱垂伴阴道前后壁轻度膨出,张力性尿失禁。妇检:宫颈长约6cm,子宫后位,正常大小,附件未扪及块状物,要求手术治疗。首选手术应是
   A. 阴道前后壁修补术　　　　　　B. 子宫切除+阴道前后壁修补术
   C. Manchester 手术　　　　　　　D. 阴道纵隔形成术
   E. 子宫悬吊术(2023)

(588~589题共用题干)女,60岁,G_4P_5。近两年来阴道脱出一肿物,逐渐增大。妇科检查:宫颈光滑,屏气用力后宫颈和部分宫体脱出阴道口外,子宫萎缩,双侧附件正常。

588. 对该患者子宫脱垂程度判断正确的是
   A. Ⅰ度轻型　　　　　　B. Ⅲ度　　　　　　　　C. Ⅱ度轻型
   D. Ⅰ度重型　　　　　　E. Ⅱ度重型

589. 该患者适宜的治疗方法是
   A. 放置子宫托　　　　　B. 经阴道子宫切除术　　C. 阴道纵隔形成术
   D. Manchester 手术　　　E. 盆底肌肉锻炼

二、压力性尿失禁(执业医师需掌握)

2024年执业医师新增考点

第16章　子宫颈肿瘤与子宫肿瘤

一、子宫颈上皮内瘤变(执业医师及助理医师均需掌握)

590. 与子宫颈上皮内瘤变Ⅲ级(CINⅢ)发病关系最密切的是
   A. HIV　　　　　　　　B. HSV　　　　　　　　C. HCV
   D. HBV　　　　　　　　E. HPV

591. 子宫颈上皮内瘤变确诊的手段是
   A. 子宫颈细胞涂片　　　B. 醋酸涂抹　　　　　　C. 子宫颈活组织检查
   D. 阴道镜检查　　　　　E. 阴道分泌物检查

592. 女,45岁。性交后出血半年。妇科检查:子宫颈Ⅰ度糜烂状。子宫颈细胞学检查结果为低度鳞状上

皮内病变(LSIL)。为明确诊断,下一步应首选的处理是
A. 子宫颈电热圈切除术　　B. 子宫颈冷刀锥切　　C. 子宫颈管搔刮
D. HPV-DNA检测　　E. 阴道镜下活检

593. 女,28岁,G_1P_1。因接触性出血来院就诊,患者行阴道镜下活检为CIN3。正确的处理方式是
A. 子宫颈锥切术　　B. 全子宫切除术　　C. 手术加放疗
D. 放疗　　E. 改良根治性子宫切除术

(594~596题共用题干)女,38岁。接触性出血半年。妇科检查:外阴、阴道无异常,子宫颈轻度糜烂,触之易出血,子宫正常大小,宫旁组织及双侧附件未触及异常。

594. 首选的检查方法是
A. 阴道镜检查　　B. LEEP　　C. 子宫颈活检
D. 子宫颈冷刀锥切术　　E. 子宫颈细胞学检查

595. 若检查结果为鳞状上皮内高度病变(HSIL),首选的处理方法是
A. 阴道镜下活检　　B. 子宫颈锥形切除术　　C. 子宫颈碘试验
D. 分段诊刮术　　E. 子宫颈细胞学检查

596. 若为子宫颈上皮内瘤变Ⅲ级,宜采取的处理方法是
A. 子宫切除术　　B. 放射治疗　　C. 化学治疗
D. 子宫颈锥形切除术　　E. 随访观察(2022)

二、子宫颈癌(执业医师及助理医师均需掌握)

597. 子宫颈癌的始发部位通常是
A. 子宫颈解剖学内口区　　B. 子宫颈组织学内口区　　C. 子宫颈鳞状上皮区
D. 子宫颈管柱状上皮区　　E. 子宫颈移行带区

598. 与子宫颈癌密切相关的病因是
A. HSV-1　　B. HSV-2　　C. CMV
D. HPV6、HPV11　　E. HPV16、HPV18(2023)

599. 子宫颈癌最常见的病理类型是
A. 鳞腺癌　　B. 腺癌　　C. 恶性腺癌
D. 黏液腺癌　　E. 鳞状细胞癌

600. 不属于子宫颈癌相关危险因素的是
A. 未生育　　B. 过早性生活　　C. 不洁性行为
D. 多个性伴侣　　E. 吸烟(2017、2022)

601. 女,35岁,G_3P_2。性交后出血2个月。妇科检查:外阴阴道无异常,子宫颈可见菜花样肿物,质地较脆,直径2cm,触血(+),子宫前位,正常大小,无压痛,双附件无异常。为明确诊断,首选的检查是
A. HPV检查　　B. 子宫颈锥切术　　C. 超声检查
D. 子宫颈活检　　E. 子宫颈细胞学检查

602. 女,53岁。接触性出血1个月。妇科检查:子宫颈后唇有一菜花样新生物,接触性出血阳性,宫体正常大小,附件(-)。该患者最可能的诊断是
A. 慢性子宫颈炎　　B. 急性子宫颈炎　　C. 子宫内膜炎
D. 子宫颈肌瘤　　E. 子宫颈癌

603. 不属于子宫颈癌淋巴转移一级组的是
A. 髂内　　B. 髂外　　C. 腹主动脉旁
D. 宫旁　　E. 闭孔

第十一篇 妇产科学
第16章 子宫颈肿瘤与子宫肿瘤

604. 女,45岁。接触性阴道流血3月余。妇科检查:宫颈前唇有直径约2cm的菜花状赘生物。镜下见异型细胞浸润生长,巢状排列,可见病理性核分裂象。可能最先转移到的器官是
    A. 子宫颈旁淋巴结 B. 腹股沟淋巴结 C. 肺
    D. 盆腔 E. 脑

605. 子宫颈癌临床分期依据是
    A. 盆腔检查 B. 术中探查结果 C. 有无淋巴结转移
    D. 临床表现 E. 病理检查

606. 下列表现属于子宫颈癌Ⅱ期的是
    A. 原位癌 B. 癌局限在子宫颈内
    C. 超出子宫颈,未及盆壁,侵及阴道上2/3 D. 癌侵及盆腔壁及阴道下1/3
    E. 癌超越骨盆,或累及直肠、膀胱

607. 女,45岁。不规则阴道流血2个月。性交后出血,子宫颈锥切标本显微镜下可见低分化鳞状细胞癌,间质浸润深度2mm,宽度6mm。正确的分期为
    A. ⅠA1期 B. ⅠA2期 C. ⅠB1期
    D. ⅠB2期 E. ⅡA期(2023)

608. 子宫颈癌最早出现的症状是
    A. 尿频、尿急 B. 接触性出血 C. 进行性下肢肿痛
    D. 大量米汤样恶臭白带 E. 绝经后长期阴道流血

609. 子宫颈癌的临床表现不包括
    A. 绝经后阴道流血 B. 阴道排液 C. 接触性阴道流血
    D. 不孕 E. 血性白带

610. 普查子宫颈癌时,最有实用价值的检查方法是
    A. 阴道镜检查 B. 妇科三合诊检查 C. 子宫颈碘试验
    D. 子宫颈刮片细胞学检查 E. 子宫颈活组织检查

611. 女,45岁。同房后阴道流血3个月,G_5P_1。妇科检查:子宫颈重度糜烂状,下唇息肉样赘生物,直径2cm。三合诊子宫颈旁组织无异常。取子宫颈赘生物送病理检查,提示子宫颈鳞癌。首选的治疗方法是
    A. 根治性放疗 B. 广泛性子宫切除+盆腔淋巴结切除术
    C. 筋膜外子宫切除术 D. 子宫颈切除+盆腔淋巴结切除术
    E. 子宫颈锥形切除术

612. 早期子宫颈癌最有价值的诊断方法是
    A. 子宫颈刮片细胞学检查 B. 子宫颈碘试验 C. 阴道镜检查
    D. 高危型HPV-DNA检测 E. 子宫颈及子宫颈管活体组织检查

613. 女,48岁。白带多、接触性出血半年。妇科检查:子宫颈糜烂状,阴道外观正常,子宫正常大小,双侧附件区无明显增厚。首选确诊检查是
    A. 子宫颈锥形切除术 B. 子宫颈和子宫颈管活检 C. 子宫颈涂片检查
    D. 阴道镜检查 E. 子宫颈荧光检查

614. 女性,40岁。不规则阴道流血3个月。妇科检查:子宫颈呈菜花样,约5cm×4cm×4cm大小,质脆、易出血。三合诊左侧主韧带结节状增粗,已达盆壁。子宫颈活检示鳞状细胞癌。合适的治疗是
    A. 子宫颈癌根治术 B. 化疗 C. 化疗后行子宫颈癌根治术
    D. 放疗 E. 子宫颈癌根治术后加化疗

615. 女,49岁,接触性出血10个月。妇科检查发现子宫颈有4cm×4cm菜花状肿物,累及阴道上2/3,周

围无盆腔浸润。该患者应进行的治疗是

　　A. 子宫全切术　　　　　B. 子宫颈锥切术　　　　　C. 手术加放疗

　　D. 放疗　　　　　　　　E. 子宫切除术及盆腔淋巴结清扫术

　　A. 淋巴转移和种植　　　B. 血行转移和淋巴转移　　C. 直接蔓延和种植

　　D. 直接蔓延和淋巴转移　E. 血行转移

616. 子宫颈癌的主要播散方式为
617. 卵巢癌的主要播散方式为
618. 绒毛膜癌的主要播散方式为

(619~621题共用题干) 女,44岁。接触性阴道出血5个月。妇科检查:左侧阴道穹隆消失;子宫颈左上唇有直径3.5cm菜花样肿物,接触性出血明显;子宫体形态正常。三合诊检查:左侧宫旁组织增厚、结节状,未累及骨盆壁。

619. 最可能的诊断是

　　A. 子宫颈癌　　　　　　B. 子宫颈肌瘤　　　　　　C. 子宫颈结核

　　D. 子宫颈尖锐湿疣　　　E. 子宫颈息肉(2024)

620. 该患者病变最可能的始发部位是

　　A. 子宫颈解剖学内口　　B. 子宫颈组织学内口　　　C. 子宫颈鳞状上皮

　　D. 子宫颈柱状上皮　　　E. 子宫颈移行带(2024)

621. 其临床分期最可能为

　　A. ⅠB期　　　　　　　B. ⅡA期　　　　　　　　C. ⅡB期

　　D. ⅢA期　　　　　　　E. ⅢB期(2024)

(622~624题共用题干) 女,38岁,G_6P_2。接触性阴道出血1年余。妇科检查:阴道无异常,子宫颈前唇可见菜花状赘生物,最大径线3cm,质脆,触之易出血,子宫大小正常。三合诊:子宫旁无增厚及结节,附件区未触及异常。

622. 为明确诊断,首选检查是

　　A. 盆腔超声　　　　　　B. 盆腔CT　　　　　　　　C. 宫腔镜

　　D. 子宫颈活组织检查　　E. 宫颈细胞学检查(2024)

623. 与患者发病关系最密切的病原体是

　　A. HSV　　　　　　　　B. HIV　　　　　　　　　　C. EBV

　　D. HCV　　　　　　　　E. HPV(2024)

624. 该患者首选治疗方案是

　　A. 手术治疗　　　　　　B. 激光治疗　　　　　　　C. 冷冻疗法

　　D. 放射治疗　　　　　　E. 化学治疗(2024)

(625~628题共用题干) 女,38岁。接触性出血1月余,白带有恶臭。妇科检查:子宫颈Ⅱ度糜烂,前唇有5cm的质脆赘生物,易出血,子宫正常大,三合诊(-)。

625. 最可能的诊断是

　　A. 子宫颈息肉　　　　　B. 子宫颈结核　　　　　　C. 子宫颈癌

　　D. 子宫内膜异位症　　　E. 子宫颈绒癌

626. 为确定诊断,最可靠的检查方法为

　　A. 子宫颈刮片细胞学检查　B. 碘试验　　　　　　　C. 阴道镜检查

　　D. 子宫颈活检　　　　　　E. 氮激光肿瘤固有荧光诊断法

627. 确诊后,其临床期别为
    A. ⅠA 期   B. ⅠB$_1$ 期   C. ⅠB$_2$ 期
    D. ⅡA 期   E. ⅡB 期
628. 最正确的治疗方法是
    A. 子宫颈锥切   B. 放射治疗   C. 全子宫切除术
    D. 次广泛性子宫切除术加盆腔淋巴结切除术
    E. 广泛性子宫切除术加盆腔淋巴结切除术

(629~631 题共用题干)女,48 岁,接触性出血 3 个月。妇科检查:子宫颈呈糜烂状,宫体正常大小,活动度好,双侧附件区无异常。三合诊(-)。阴道镜下活检病理示鳞状细胞癌,间质浸润深度 6mm。
629. 该患者的临床分期应是
    A. 子宫颈原位癌   B. 子宫颈癌ⅠA2 期   C. 子宫颈癌ⅠB2 期
    D. 子宫颈癌ⅠA1 期 E. 子宫颈癌ⅠB1 期
630. 最适合的手术方式为
    A. 筋膜内子宫全切术加盆腔淋巴结切除术   B. 改良广泛性子宫切除术加盆腔淋巴结切除术
    C. 子宫颈锥切术加盆腔淋巴结切除术   D. 广泛性子宫切除术加盆腔淋巴结切除术
    E. 筋膜外子宫全切术加盆腔淋巴结切除术
631. 术后常规病理:各切缘阴性,中分化鳞癌,无淋巴结转移及脉管浸润,应给予
    A. 随访观察   B. 放化疗   C. 放疗
    D. 化疗   E. 物理治疗

三、子宫肌瘤(执业医师及助理医师均需掌握)

632. 最常见的子宫肌瘤变性是
    A. 囊性变   B. 玻璃样变   C. 红色样变
    D. 肉瘤样变   E. 钙化(2023)
633. 妊娠期间,子宫肌瘤容易发生的变性是
    A. 玻璃样变   B. 囊性变   C. 红色样变
    D. 肉瘤样变   E. 钙化
634. 常伴有发热和腹痛的子宫肌瘤变性是
    A. 玻璃样变   B. 囊性变   C. 红色样变
    D. 肉瘤样变   E. 钙化
635. 初孕妇,32 岁。妊娠 20 周,合并子宫肌壁间肌瘤,剧烈腹痛 1 天,无阴道流血。查体:T38.2℃。血常规:WBC10×10^9/L,N0.75。最可能的诊断是
    A. 子宫肌瘤囊性变   B. 子宫肌瘤蒂扭转   C. 子宫肌瘤合并急性阑尾炎
    D. 子宫肌瘤合并感染 E. 子宫肌瘤红色样变
636. 女性,28 岁。足月产后 5 天,下腹疼痛 3 天,发热 1 天,阴道分泌物无异味,子宫增大,既往有子宫肌瘤史。首先考虑的诊断是
    A. 产褥感染   B. 肌瘤恶性变   C. 肌瘤玻璃样变
    D. 肌瘤囊性变   E. 肌瘤红色样变(2023)
637. 子宫肌瘤患者与临床症状轻重关系密切的是
    A. 肌瘤大小   B. 肌瘤数目   C. 肌瘤生长部位
    D. 肌瘤与肌壁关系   E. 肌瘤有无变性
638. 女,38 岁。经量增多半年,超声提示宫腔内低回声团块,直径 3cm。最佳的处理措施是

A. 口服避孕药 B. 宫腔镜检查及手术 C. 雌激素治疗
D. 子宫切除术 E. 口服止血药

639. 女,28岁。已婚不孕1年。月经量增多、经期延长2年。近1个月出现不规则阴道流血。妇科检查:宫体增大如2个月妊娠大小。血红蛋白85g/L。B超检查:子宫前壁探及3.5cm×1.5cm大小的肌瘤,完全凸向宫腔。首选的治疗方案是
A. 米非司酮药物治疗 B. 开腹行肌瘤切除术 C. GnRH-α药物治疗
D. 射频消融术 E. 宫腔镜肌瘤切除术

640. 女性,25岁。未避孕未孕2年,经量增多半年。月经规律,无痛经。子宫检查:子宫大小正常,无压痛,未触及其他异常。妇科超声提示子宫腔内有一低回声团,大小2cm×2cm。尿妊娠试验阴性。可能的诊断是
A. 子宫肉瘤 B. 子宫内膜癌 C. 子宫腺肌病
D. 妊娠子宫 E. 子宫黏膜下肌瘤(2024)

641. 患者,女性,30岁。持续阴道流血10天。经量增多,经期延长,无痛经。阴道彩超提示子宫肌层内不均匀低回声结节,多发,长径0.9~1.5cm。最可能的诊断是
A. 胎盘早剥 B. 前置胎盘 C. 子宫肌瘤
D. 子宫腺肌症 E. 异常子宫出血(2024)

642. 女性,35岁。单位组织体格检查时,B超发现多发性子宫肌瘤,最大直径2.0cm×2.5cm×2.5cm。自觉无任何不适。该患者恰当的治疗措施是
A. 无须治疗,定期随访 B. GnRH-α药物治疗 C. 子宫肌瘤切除术
D. 子宫切除术 E. 子宫动脉栓塞术(2024)

643. 女,45岁。月经增多,经期延长已2年,伴头晕、心悸。妇科检查子宫如妊娠3个月大,B超检查提示子宫肌瘤。血红蛋白80g/L。最恰当的处理是
A. 随访观察 B. 应用宫缩剂、止血药 C. 应用雄激素
D. 肌瘤摘除术 E. 子宫切除

644. 女,32岁。月经周期正常,经量多。已婚未孕,有生育要求,目前避孕中。妇科检查及B超提示子宫前壁肌瘤,直径8cm。血红蛋白80g/L。该患者应采取的最佳治疗方案是
A. 先行肌瘤切除术,待恢复后再考虑妊娠 B. 先解决生育问题,然后行肌瘤切除术
C. 行子宫次全切除术 D. 密切随访
E. 药物治疗,待肌瘤缩小后妊娠

645. 子宫肌瘤合并妊娠时发生红色样变,首选的措施是
A. 立即行肌瘤切除术 B. 立即切除子宫 C. 立即终止妊娠
D. 止血治疗 E. 保守治疗

A. 阔韧带肌瘤 B. 肌壁间肌瘤 C. 子宫颈肌瘤
D. 黏膜下肌瘤 E. 浆膜下肌瘤

646. 临床最常见的子宫肌瘤是
647. 易阻碍受精卵着床导致不孕的是

四、子宫内膜癌(执业医师及助理医师均需掌握)

648. 子宫内膜增生症对机体最大的危害是
A. 癌变 B. 导致性激素水平的紊乱 C. 导致异常子宫出血
D. 导致不孕症 E. 导致流产

649. 子宫内膜癌的高危因素不包括

第十一篇 妇产科学
第16章 子宫颈肿瘤与子宫肿瘤

  A. 不孕症   B. 卵巢早衰   C. 肥胖
  D. 糖尿病   E. 无排卵性异常子宫出血

650. 子宫内膜癌最多见的病理类型是
  A. 腺角化癌   B. 腺癌   C. 透明细胞癌
  D. 腺鳞癌   E. 鳞癌

651. 按现行 FIGO(2009)的子宫内膜癌手术分期标准，ⅡB期是
  A. 侵犯肌层>1/2   B. 累及子宫颈黏膜腺体   C. 侵犯宫颈间质
  D. 侵犯子宫浆膜层   E. 盆腔淋巴结或阴道转移

652. 子宫内膜癌已累及宫颈间质，其分期应为
  A. ⅠB期   B. Ⅲ期   C. ⅠA期
  D. Ⅱ期   E. Ⅳ期

653. 绝经后妇女子宫内膜癌最常见的临床表现是
  A. 阴道脓性分泌物   B. 下腹包块   C. 下腹疼痛
  D. 阴道流血   E. 经量增多、经期延长（2024）

654. 女，60岁。绝经5年，反复阴道流血3次，量中等。平时白带少许。B超示子宫稍大，宫腔内可见实质不均回声区，形态不规则，宫腔线消失。首先考虑的诊断是
  A. 输卵管癌   B. 子宫内膜癌   C. 子宫颈癌
  D. 子宫内膜炎   E. 萎缩性阴道炎

655. 女，63岁，G_3P_1。阴道不规则流血1个月。既往高血压病史10年，糖尿病病史8年。分段诊刮病理结果显示子宫内膜腺体高度异型增生，形成筛孔样结构，腺体少，宫颈黏膜未见异常。盆腔MRI检查显示子宫韧带完整，未见异常肿大淋巴结，首选治疗方案是
  A. 手术治疗   B. 放射治疗   C. 化学治疗
  D. 孕激素治疗   E. 免疫治疗（2024）

656. 女，60岁。绝经8年后阴道不规则流血1个月。糖尿病病史4年。查体：体重87kg，子宫如孕2个月大小，稍软。B超示子宫内膜1.8cm，其内探及1.2cm×0.8cm不均质回声光团，有丰富血流信号。最可能的诊断是
  A. 子宫内膜炎   B. 黏膜下子宫肌瘤   C. 子宫内膜息肉
  D. 子宫内膜癌   E. 子宫肉瘤

657. 女，45岁。月经不规律1年余，阴道不规则流血20天，高血压病史10年，服药后血压控制良好。1年前体检示 HPV(-)。已绝育。妇科检查：子宫正常大小，稍软，无压痛，宫旁未触及异常。为明确诊断，首选的检查是
  A. B超   B. 阴道镜检查   C. TCT
  D. 分段诊刮   E. 盆腔MRI

658. 女，56岁。子宫内膜癌术后10天。病理示低分化子宫内膜样腺癌，侵及深肌层，淋巴结无转移，手术病理分期ⅠB期。患者合并高血压，药物控制后血压120~130/70~80mmHg。术后首选的处理是
  A. 中药治疗   B. 生物治疗   C. 放射治疗
  D. 随访观察   E. 内分泌治疗

659. 女性，55岁。阴道流血3天，腹痛2天。行分段诊刮提示子宫内膜癌。盆腔MRI提示子宫内膜腺癌局限于子宫体，未侵犯子宫颈，子宫韧带完整。该患者首选的手术方式为
  A. 子宫全切术   B. 筋膜外全子宫切除加双侧附件切除术
  C. 广泛性子宫全切术   D. 改良广泛性全子宫切除加双侧附件切除术
  E. 子宫次全切术（2024）

660. 女，50岁。绝经3年，阴道流血5天。查体：子宫稍大稍软。行分段诊刮，宫腔内膜及子宫颈刮出物病理结果为腺癌。最适宜的手术方式是
 A. 筋膜外全子宫切除术保留双侧附件
 B. 次广泛性子宫切除+双侧附件切除
 C. 广泛性子宫切除+双侧附件切除
 D. 广泛性子宫切除+盆腔淋巴结切除
 E. 改良广泛性子宫切除+双侧附件切除+盆腔淋巴结切除+腹主动脉旁淋巴结切除

661. 孕激素治疗不适用于
 A. 早期子宫内膜癌
 B. 晚期子宫内膜癌
 C. 复发性子宫内膜癌
 D. 不能手术治疗的子宫内膜癌
 E. 早期、要求保留生育能力的子宫内膜癌

(662~664题共用题干)女，62岁。绝经11年，阴道反复流血4个月就诊。查体：肥胖，一般情况好，血压150/105mmHg。妇科检查：阴道少许血液，子宫颈光滑，子宫正常大，双附件正常。

662. 最可能的诊断是
 A. 子宫颈癌
 B. 老年性子宫内膜炎
 C. 子宫内膜息肉
 D. 萎缩性阴道炎
 E. 子宫内膜癌

663. 下列哪项是首选的辅助检查？
 A. 经阴道B超检查
 B. 阴道镜检查
 C. 阴道涂片细胞学检查
 D. 腹腔镜检查
 E. 后穹隆穿刺检查

664. 确诊的最佳方法是
 A. 宫腔涂片细胞学检查
 B. 子宫颈管细胞学检查
 C. 子宫颈活检
 D. 宫腔镜检查
 E. 子宫分段诊刮

(665~667题共用题干)58岁，绝经8年，不规则阴道流血2周，5年前普查发现子宫肌瘤，高血压10余年治疗中，查体肥胖。妇检：子宫如妊娠8周，稍软，轻压痛。子宫颈轻度糜烂，B型超声显示子宫内膜厚而不规则。

665. 为明确诊断，最常用的方法是
 A. 子宫颈活检
 B. 阴道镜检查
 C. 分段诊刮
 D. 腹腔镜检查
 E. 血清肿瘤标志物测定

666. 最可能的诊断是
 A. 黏膜下肌瘤
 B. 子宫内膜癌
 C. 子宫颈癌
 D. 子宫肉瘤
 E. 子宫息肉

667. 经病理诊断后首选的治疗方法是
 A. 手术治疗
 B. 化学治疗
 C. 放射治疗
 D. 抗炎治疗
 E. 中医药治疗

(668~670题共用题干)女性，54岁，绝经5年，近2个月阴道流水样白带，近2周出现阴道间断少量血性排液。妇科检查子宫颈光滑，宫体稍大且软，双侧附件未扪及异常。

668. 最可能的诊断是
 A. 子宫内膜增生过度
 B. 子宫内膜息肉
 C. 子宫内膜癌
 D. 子宫颈癌
 E. 子宫黏膜下肌瘤

669. 最有确诊价值的方法是
 A. B超检查
 B. 阴道镜检查
 C. 分段诊断刮宫病理检查
 D. 进行碘试验和阴道镜检查
 E. 阴道后穹隆分泌物涂片检查

670. 确诊后,最佳治疗方案是
   A. 刮宫　　　　　　　　B. 子宫颈锥形切除　　　　C. 子宫切除保留卵巢
   D. 放射治疗　　　　　　E. 全子宫切除及双附件切除术

第17章　卵巢肿瘤

一、卵巢肿瘤概论（执业医师及助理医师均需掌握）

671. 最常见的卵巢恶性肿瘤是
   A. 生殖细胞肿瘤　　　　B. 性索-间质肿瘤　　　　C. 上皮性肿瘤
   D. 非特异性间质肿瘤　　E. 转移瘤

672. 卵巢肿瘤最常见的并发症是
   A. 破裂　　　　　　　　B. 恶变　　　　　　　　　C. 感染
   D. 瘤体内出血　　　　　E. 蒂扭转

673. 易发生蒂扭转的卵巢囊肿是
   A. 皮样囊肿　　　　　　B. 巧克力囊肿　　　　　　C. 黏液性囊腺瘤
   D. 浆液性囊腺癌　　　　E. 滤泡囊肿

674. 晚期卵巢癌最常见的症状是
   A. 阴道出血　　　　　　B. 便秘　　　　　　　　　C. 腹痛
   D. 腹胀　　　　　　　　E. 发热

675. 女性,37岁。左侧附件肿物1个月,突发下腹剧痛2小时。伴恶心、呕吐。1个月前B超提示左侧附件区10cm×10cm×9cm囊性肿物。妇科检查:左侧附件肿物可触及,边界不清,后穹隆穿刺抽出10ml血性液体。该患者最可能的诊断是
   A. 子宫残角妊娠破裂　　B. 子宫肌瘤变性　　　　　C. 卵巢肿瘤破裂
   D. 卵巢肿瘤蒂扭转　　　E. 子宫浆膜下肌瘤蒂扭转（2024）

676. 女性,30岁。1年前查体发现右侧卵巢囊肿直径5cm,今晨起突发右下腹痛伴恶心、呕吐。妇科检查:扪及右下腹肿物增大,有压痛,蒂部最明显。首选的处理是
   A. 密切观察　　　　　　B. 急查盆腔磁共振成像　　C. 抗生素治疗
   D. 血清CA125、甲胎蛋白　E. 剖腹探查或腹腔镜检查

677. 女,22岁。月经周期规律。查体:左侧卵巢囊实性肿物,直径6cm,表面光滑,规则,活动,无压痛。血AFP明显升高。卵巢肿物的性质最可能是
   A. 支持-间质细胞瘤　　　B. 浆液性腺癌　　　　　　C. 卵黄囊瘤
   D. 颗粒细胞瘤　　　　　E. 黏液性腺癌

678. 晚期卵巢癌的首选治疗方法是
   A. 肿瘤切除术　　　　　B. 激素治疗　　　　　　　C. 化学治疗
   D. 放射治疗　　　　　　E. 肿瘤细胞减灭术+化学治疗

   A. 血清hCG　　　　　　B. 血清雌激素　　　　　　C. 血清CA125
   D. 血清AFP　　　　　　E. 血清雄激素

679. 卵巢内胚窦瘤标志物是
680. 卵巢浆液性囊腺癌最常用的肿瘤标志物是

(681~683题共用题干)女,65岁。腹胀伴食欲不振半年余。查体:腹部膨隆,移动性浊音(+)。妇科检查:子宫颈光滑,盆底可触及多个质硬结节。左侧附件区可触及包块,约6cm×5cm大小,呈囊实性,界限不清。

681. 下列对该患者鉴别诊断价值最小的辅助检查是
    A. 腹腔镜检查　　　　　B. 腹水查癌细胞　　　　　C. 血肿瘤标志物检测
    D. 消化道内镜检查　　　E. B超检查

682. 若检查结果示CA125为1260U/ml,最可能的诊断是
    A. 生殖器结核　　　　　B. 子宫内膜异位症　　　　C. 卵巢库肯勃瘤
    D. 卵巢上皮性癌　　　　E. 乙状结肠癌转移

683. 该患者手术后首选的治疗是
    A. 内分泌治疗　　　　　B. 抗结核治疗　　　　　　C. 放射治疗
    D. 化学治疗　　　　　　E. 生物治疗

(684~685题共用题干)患者,女性,42岁。因消瘦乏力、下腹部发现包块2个月,腹胀2周就诊。体检:消瘦、腹部移动性浊音(+)。妇科检查:子宫正常大小,右侧有12cm×8cm×6cm不规则肿块,尚活动,后穹隆扪及少许结节,质硬。

684. 最可能的诊断是
    A. 盆腹腔结核　　　　　B. 子宫内膜异位症　　　　C. 慢性盆腔炎
    D. 卵巢癌盆腹腔转移　　E. 晚期胃癌

685. 首选辅助检查方法是
    A. 胸部X线片　　　　　B. 血雌激素水平检测　　　C. 血清CA125检测
    D. 胃镜检查　　　　　　E. 旧结核菌素试验

(686~688题共用题干)女性,20岁,未婚。突发下腹疼痛1天急诊来院。否认性生活史,月经规律。直肠-腹部触诊及下腹肿物如拳头大小,触痛明显。急诊行剖腹探查术,术中见左侧卵巢肿大,为实囊性包块,包膜完整。右侧附件及子宫外观无异常。行患侧附件切除术,快速病理示左侧卵巢未成熟畸胎瘤,分化Ⅱ级。腹腔冲洗液未见癌细胞。

686. 该患者应选择的手术方式为
    A. 患侧附件切除术
    B. 患侧附件切除术+保留生育功能的分期手术
    C. 双侧附件切除术
    D. 患侧附件切除术+阑尾切除术
    E. 子宫+双侧附件切除术

687. 患者术后病理诊断为左侧卵巢未成熟畸胎瘤Ⅱ级,病理分期ⅠA期。下一步处理方案为
    A. 随诊　　　　　　　　B. 放疗　　　　　　　　　C. 化疗
    D. 内分泌治疗　　　　　E. 化疗+放疗

688. 若选择化疗,应选择的化疗方案是
    A. 顺铂　　　　　　　　B. 顺铂+环磷酰胺　　　　 C. 顺铂+环磷酰胺+阿霉素
    D. 顺铂+依托泊苷　　　 E. 顺铂+依托泊苷+博来霉素

(689~691题共用题干)女,58岁,腹胀、食欲不振1月余。G_2P_2。查体:体温36.8℃,脉搏78次/分,呼吸18次/分,血压120/80mmHg。腹部膨隆,轻度压痛,无反跳痛,移动性浊音(+)。妇科检查:阴道后穹隆可触及散在结节,无触痛,子宫后位,大小正常,子宫左后方可触及质硬包块,边界及大小欠清,三合诊检查子宫后方包块活动度差,直肠黏膜光滑,血CA125为3865U/ml,CEA正常。

689. 最可能的诊断是

A. 卵巢转移性肿瘤 B. 子宫内膜异位症 C. 盆腔炎性包块
D. 卵巢上皮癌 E. 盆腔结核

690. 首选的辅助检查是
A. 宫腔镜检查 B. 胃肠镜检查 C. 结核菌素试验
D. 盆腔超声检查 E. 子宫颈分泌物培养

691. 术后拟给予药物治疗,最适合的药物是
A. 抗结核药 B. 性激素 C. 抗生素
D. 化学药物 E. 维生素

二、卵巢上皮性肿瘤(执业医师及助理医师均需掌握)

692. 卵巢上皮性肿瘤不包括
A. 浆液性囊腺瘤 B. 黏液性囊腺瘤 C. 子宫内膜样肿瘤
D. 颗粒细胞瘤 E. 透明细胞癌

693. 女性,64岁。绝经14年,阴道少量出血3次。查体:腹膨隆,如足月妊娠,腹水征(-)。B超示:巨大肿物40cm×50cm×30cm,囊性,多房性。体重、食欲、二便均无变化。最可能为卵巢的
A. 浆液性囊腺瘤 B. 黏液性囊腺瘤 C. 皮样囊肿
D. 卵泡膜细胞瘤 E. 透明细胞癌

694. 卵巢上皮癌的常用化疗方案为
A. 长春新碱+紫杉醇 B. 紫杉醇+卡铂 C. 博来霉素+长春新碱
D. 顺铂+长春新碱 E. 顺铂+长春新碱+异环磷酰胺(2023)

三、卵巢生殖细胞肿瘤(执业医师及助理医师均需掌握)

695. 属于肿瘤的囊肿是
A. 前庭大腺囊肿 B. 子宫颈腺囊肿 C. 卵巢巧克力囊肿
D. 输卵管卵巢囊肿 E. 卵巢皮样囊肿

696. 女,30岁。患卵巢肿瘤伴甲状腺功能亢进4年,如怀疑是由卵巢肿瘤引起,应考虑的肿瘤类型是
A. 颗粒细胞瘤 B. 无性细胞瘤 C. 卵泡膜细胞瘤
D. 高度特异性畸胎瘤 E. 纤维瘤

697. 对放射治疗最敏感的卵巢肿瘤是
A. 浆液性囊腺瘤 B. 黏液性囊腺瘤 C. 未成熟畸胎瘤
D. 内胚窦瘤 E. 无性细胞瘤

698. 下列卵巢肿瘤中,属于恶性的是
A. 浆液性囊腺瘤 B. 黏液性囊腺瘤 C. 皮样囊肿
D. 纤维瘤 E. 内胚窦瘤

699. 最常见于幼女和少女的卵巢肿瘤是
A. 黏液性囊腺瘤 B. 内胚窦瘤 C. 纤维瘤
D. 颗粒细胞瘤 E. 浆液性囊腺瘤(2023)

700. 卵巢肿瘤患者盆腔X线片显示牙齿及骨骼提示
A. 内胚窦瘤 B. 卵泡膜细胞瘤 C. 纤维瘤
D. 颗粒细胞瘤 E. 畸胎瘤

701. 卵巢内胚窦瘤的特异性肿瘤标志物是
A. AFP B. CA125 C. hCG
D. PSA E. CA19-9

702. 女,18岁,下腹疼痛2个月。盆腔B超检查子宫大小正常,左侧宫旁探及6cm×5cm×5cm大小肿物,边界清。血清AFP900μg/L。最可能的诊断是
　　A. 卵巢畸胎瘤　　　　　　B. 卵巢内胚窦瘤　　　　　　C. 卵巢颗粒细胞瘤
　　D. 卵巢卵泡膜细胞瘤　　　E. 卵巢无性细胞瘤

703. 卵巢恶性生殖细胞肿瘤的常用化疗方案为
　　A. 顺铂+紫杉醇　　　　　　B. 紫杉醇+卡铂　　　　　　C. 博来霉素+长春新碱
　　D. 顺铂+长春新碱　　　　　E. 顺铂+长春新碱+异环磷酰胺

　　A. 上皮性肿瘤　　　　　　B. 生殖细胞肿瘤　　　　　　C. 性索-间质肿瘤
　　D. 转移性肿瘤　　　　　　E. 非特异性间质肿瘤

704. 卵巢畸胎瘤是
705. 卵巢颗粒细胞肿瘤是

　　A. hCG升高　　　　　　　B. 有恶性程度的逆转倾向　　C. 具有男性化作用
　　D. CA125升高　　　　　　E. 是最常见的卵巢良性肿瘤

706. 卵巢未成熟畸胎瘤
707. 卵巢浆液性囊腺癌
708. 卵巢皮样囊肿

　　A. 顺铂+阿霉素　　　　　　B. 顺铂+拓扑替康　　　　　C. 卡铂+紫杉醇
　　D. 卡铂+吉西他滨　　　　　E. 顺铂+博来霉素+依托泊苷

709. 上皮性卵巢癌的治疗首选
710. 卵巢恶性生殖细胞肿瘤的治疗首选

(711~713题共用题干)女,23岁,G_0P_0。右下腹隐痛半个月,加重5小时。月经不规律。查体:体温37.0℃,脉搏96次/分,呼吸23次/分,血压105/75mmHg。妇科检查:子宫右侧旁可触及大小约6cm的实性包块,触痛。子宫及左侧附件未触及异常,血清AFP900μg/L。

711. 最可能的诊断是卵巢
　　A. 卵黄囊瘤　　　　　　　B. 颗粒细胞瘤　　　　　　　C. 无性细胞瘤
　　D. 上皮性肿瘤　　　　　　E. 支持细胞-间质细胞瘤

712. 手术探查见右卵巢肿物,表面光滑,未破裂,子宫及左侧附件正常,盆、腹腔未见病灶,最适合的手术方式是
　　A. 子宫+右侧附件切除术　　B. 子宫+双侧附件切除术　　C. 单纯右侧卵巢肿瘤剥除术
　　D. 双侧附件切除术　　　　　E. 保留生育功能的分期手术

713. 术后首选的治疗方式是
　　A. 化学治疗　　　　　　　B. 内分泌治疗　　　　　　　C. 放射治疗
　　D. 生物治疗　　　　　　　E. 随访观察

四、卵巢性索间质肿瘤(执业医师及助理医师均需掌握)

714. 最常见的低度恶性卵巢性索间质肿瘤是
　　A. 颗粒细胞瘤　　　　　　B. 卵泡膜细胞瘤　　　　　　C. 颗粒-卵泡膜细胞瘤
　　D. 间质细胞瘤　　　　　　E. 无性细胞瘤

715. 属于卵巢性索间质细胞肿瘤的是
　　A. 胚胎癌　　　　　　　　B. 颗粒细胞瘤　　　　　　　C. 绒毛膜癌

第十一篇 妇产科学
第 17 章 卵巢肿瘤

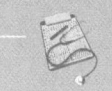

  D. 卵巢甲状腺肿　　　　　　　E. 畸胎瘤

716. 能分泌雌激素的卵巢肿瘤为
  A. 无性细胞瘤　　　　B. 颗粒细胞瘤　　　　C. 黏液性囊腺瘤
  D. 浆液性囊腺瘤　　　E. 间质瘤

717. 容易引起子宫内膜增生的卵巢肿瘤是
  A. 纤维瘤　　　　　　B. 无性细胞瘤　　　　C. 颗粒细胞瘤
  D. 卵巢转移性肿瘤　　E. 畸胎瘤

718. 能引起子宫内膜增生过长的卵巢肿瘤是
  A. 成熟囊性畸胎瘤　　B. 卵泡膜细胞瘤　　　C. 内膜样肿瘤
  D. 内胚窦瘤　　　　　E. 浆液性囊腺瘤

719. 绝经期妇女出现不规则阴道出血首先考虑
  A. 黏液瘤　　　　　　B. 卵巢颗粒细胞瘤　　C. 卵巢皮样囊肿
  D. 卵巢畸胎瘤　　　　E. 无性细胞瘤

720. 女性,52 岁,绝经 6 年。阴道淋漓流血 10 天。查右附件区扪及手拳大肿物,阴道脱落细胞提示雌激素高度影响。最可能的诊断应是右侧卵巢
  A. 纤维瘤　　　　　　B. 浆液性囊腺瘤　　　C. 良性囊性畸胎瘤
  D. 黏液性囊腺瘤　　　E. 卵泡膜细胞瘤

721. 属于良性卵巢肿瘤的是
  A. 内胚窦瘤　　　　　B. 库肯勃瘤　　　　　C. 颗粒细胞瘤
  D. 无性细胞瘤　　　　E. 卵泡膜细胞瘤

722. 卵巢纤维瘤伴胸腹水形成称为
  A. Meniere 综合征　　　B. Down 综合征　　　 C. Meigs 综合征
  D. Cushing 综合征　　　E. 类癌综合征

五、卵巢转移性肿瘤（执业医师及助理医师均需掌握）

723. 卵巢转移瘤最常见的原发部位是
  A. 胃肠道　　　　　　B. 肝脏　　　　　　　C. 肺
  D. 乳腺　　　　　　　E. 膀胱（2024）

724. 女,56 岁。下腹不适、腹胀半年,发现腹部包块 1 个月。3 年前行胃癌根治术,病理为胃窦部腺癌。妇科检查:外阴、阴道正常,宫颈光滑,萎缩,子宫正常大小,双侧附件区各触及一个 8cm×6cm×5cm 大小的椭圆形包块,移动性浊音(−)。最可能的诊断是
  A. 卵巢无性细胞瘤　　B. 卵巢畸胎瘤　　　　C. 卵巢上皮性癌
  D. 卵巢纤维瘤　　　　E. 库肯勃瘤

  A. 库肯勃瘤　　　　　B. 纤维瘤　　　　　　C. 无性细胞瘤
  D. 畸胎瘤　　　　　　E. 浆液性癌

725. 镜下可见典型印戒细胞的卵巢肿瘤是
726. 切除肿瘤后胸水、腹水可自行消失的卵巢肿瘤是

第18章 妊娠滋养细胞疾病

一、葡萄胎（执业医师及助理医师均需掌握）

727. 完全性葡萄胎和部分性葡萄胎的区别是
    A. 合体滋养层细胞增生　　　B. 细胞滋养层细胞增生　　　C. 绒毛因间质高度水肿而增大
    D. 绒毛间质内血管完全正常　E. 前者间质内胎源性血管消失

728. 患者，女性，30岁。停经8周，自测尿hCG阳性。查体：子宫如孕3个月大小。实验室检查：血hCG110000IU/L。超声检查未见原始心管搏动，子宫腔内充满不均质密集回声，呈"落雪状"。行清宫术，刮出物肉眼可见水泡状物，送病理检查的可能结果是
    A. 滋养层细胞增生，绒毛间质内血管增多　　B. 滋养层细胞增生，绒毛高度水肿
    C. 滋养层异型细胞增多，未见绒毛结构　　　D. 滋养层细胞减少，未见绒毛结构
    E. 滋养层细胞减少，未见绒毛间质血管（2024）

729. 女，31岁，G_0P_0。停经85天，阴道不规则流血10余天。恶心、呕吐较重，伴下腹隐痛，无咳嗽、咯血。妇科检查：阴道黏膜未见异常，宫颈光滑，宫口可见血液流出，宫底平脐，质软，未触及胎体，未闻及胎心音。血hCG100000U/L。应首先考虑的诊断是
    A. 侵蚀性葡萄胎　　　　B. 葡萄胎　　　　　C. 绒毛膜癌
    D. 死胎　　　　　　　　E. 先兆流产

730. 女，32岁。停经3个月，阴道不规则流血5天。妇科检查：子宫如妊娠4个月大小。妇科B超未见妊娠囊和胎心搏动，子宫腔内充满不均质密集状回声，呈"落雪状"改变。宜选择的治疗措施是
    A. 清宫术　　　　　　　B. 刮宫术　　　　　C. 腹腔镜手术
    D. 化疗　　　　　　　　E. 放疗（2024）

731. 关于葡萄胎的处理措施，正确的是
    A. 应先备血，再吸宫　　　　　B. 先静脉滴注缩宫素，再吸宫　　　C. 应先化疗，再吸宫
    D. 应先吸氧，再吸宫　　　　　E. 应先行子宫动脉栓塞，再吸宫

732. 女，28岁。停经60天。子宫如孕3个月大小。实验室检查：血hCG230000IU/L。妇科超声提示宫内充满不均质密集状回声，双侧卵巢囊肿，直径均约5cm。下列治疗措施，不正确的是
    A. 及时清宫　　　　　　　B. 清宫前应常规输液、备血　　　C. 开始吸宫后静脉滴注缩宫素
    D. 必要时可行二次刮宫　　E. 卵巢肿物需手术治疗（2024）

733. 葡萄胎患者清宫后最理想的避孕方法是
    A. 长效口服避孕药　　　　B. 短效口服避孕药　　　　C. 放置宫内节育器
    D. 避孕套　　　　　　　　E. 避孕针

734. 葡萄胎清宫术后，不属于常规随访项目的是
    A. 定期妇科检查　　　　　　　　B. 避孕6个月　　　　　　C. 定期血hCG定量测定
    D. 定期阴道脱落细胞学检查　　　E. 定期胸部X线片或CT检查

(735~737题共用题干）女性，25岁。平时月经规则，3个月前妇科检查有子宫肌瘤，现停经2月余，阴道流血10天。妇科检查子宫如妊娠14周大，软，轻压痛，双侧附件区触及5cm囊性包块，壁薄，活动好，无压痛。血hCG增高明显。

735. 最可能的诊断是

A. 宫外孕　　　　　　　　B. 卵巢巧克力囊肿　　　　C. 葡萄胎
D. 子宫肌瘤红色样变　　　E. 早孕合并子宫肌瘤

736. 为确诊应首先进行的检查是
A. B 超　　　　　　　　　B. 血清 CA125 测定　　　　C. 盆腔 CT
D. 腹部 X 线片　　　　　 E. 腹腔镜检查

737. 最合适的治疗是
A. 立即清宫　　　　　　　B. 抗炎治疗　　　　　　　　C. 腹腔镜
D. 宫腔镜　　　　　　　　E. 性激素治疗

(738~739 题共用题干)女,35 岁,G_2P_1。停经 70 天。下腹隐痛、阴道不规则流血 6 天,子宫达脐水平。尿 hCG(+)。

738. 首选的辅助检查是
A. 盆腔 CT　　　　　　　B. B 超检查　　　　　　　　C. 血 hCG
D. 诊断刮宫　　　　　　　E. PPD 试验

739. 随访中无须常规进行的检查是
A. hCG 定量测定　　　　　B. 月经规律　　　　　　　　C. 胸部 X 线片
D. 定期 B 超检查　　　　　E. 定期性激素水平测定

(740~741 题共用题干)女,28 岁。平时月经规律,停经 2 个月,阴道不规则流血 10 余天,偶有轻微阵发性腹痛。妇检子宫如孕 3 个月大小,双附件区均扪及肿物。

740. 本例双附件区肿物应想到的疾病是
A. 输卵管结核　　　　　　B. 输卵管积水　　　　　　　C. 卵巢畸胎瘤
D. 卵巢纤维瘤　　　　　　E. 卵巢黄素化囊肿

741. 治疗方案应是
A. 吸宫清除宫腔内容物　　B. 静滴缩宫素使宫腔内容物排出　　C. 预防性化疗
D. 行子宫切除术　　　　　E. 行子宫切除术,随后化疗

二、妊娠滋养细胞肿瘤(执业医师及助理医师均需掌握)

742. 关于妊娠滋养细胞肿瘤的发生,正确的是
A. 侵蚀性葡萄胎可继发于流产后　　　　　B. 侵蚀性葡萄胎不会发生子宫外转移
C. 绝经后妇女不会发生绒毛膜癌　　　　　D. 绒毛膜癌可继发于足月妊娠或异位妊娠后
E. 侵蚀性葡萄胎多继发于葡萄胎清宫后 1 年以上

743. 女,35 岁。剖宫产后 1 年余,不规则阴道流血 2 个月。血清 hCG $3×10^4$ U/L。诊断性刮宫病理报告成堆滋养细胞浸润及出血坏死。该病最常见的转移部位是
A. 肺　　　　　　　　　　B. 骨　　　　　　　　　　　C. 阴道
D. 脑　　　　　　　　　　E. 肝

744. 绒毛膜癌常见的转移部位依次是
A. 肺、盆腔、肝、脑、阴道　　　B. 肺、阴道、肝、脑　　　C. 肺、脑、盆腔、肝、阴道
D. 阴道、肺、盆腔、肝、脑　　　E. 肺、肝、阴道、盆腔、脑

745. 女性,32 岁。半年前行人工流产术。术后刮出物送病理检查见滋养细胞显著增生,绒毛间质血管稀少。半个月前开始咳嗽、咳痰,行胸部 X 线检查见双肺多发性结节,边界不清。最可能的诊断是
A. 葡萄胎　　　　　　　　B. 侵蚀性葡萄胎　　　　　　C. 绒毛膜癌
D. 先兆流产　　　　　　　E. 稽留流产(2024)

746. 绒毛膜癌与侵蚀性葡萄胎的主要鉴别依据是
   A. 尿 hCG 阳性　　　　　　B. 病理检查无绒毛结构　　　C. 有卵巢黄素化囊肿
   D. 胸部 X 线片有棉团状阴影　E. 阴道有紫蓝色转移结节

747. 女,26 岁,人工流产术后 3 个月,出现阴道流血。B 超检查可见子宫肌壁有不均匀密集光点或暗区蜂窝状。患者属于
   A. 吸宫不全　　　　　　　　B. 侵蚀性葡萄胎　　　　　　C. 葡萄胎
   D. 绒毛膜癌　　　　　　　　E. 异位妊娠

748. 患者,25 岁,女性。停经 3 个月,阴道淋漓流血 2 个月,阴道前壁有胡桃大紫蓝色结节,子宫软,如孕 4 个月大小,尿妊娠试验(+)。应考虑为
   A. 葡萄胎　　　　　　　　　B. 侵蚀性葡萄胎　　　　　　C. 双胎妊娠
   D. 妊娠合并子宫肌瘤　　　　E. 先兆流产

749. 女,25 岁。葡萄胎清宫术后 13 个月,阴道流血 2 周。妇科检查:阴道口处见一直径 2cm 紫蓝色结节,子宫稍大,质软,双侧附件正常。胸部 X 线片未见异常。尿妊娠试验(+)。阴道病灶组织病理检查见成堆高度增生滋养细胞,无绒毛结构。最有可能的诊断是
   A. 绒毛膜癌　　　　　　　　B. 子宫内膜异位症　　　　　C. 葡萄胎
   D. 侵蚀性葡萄胎　　　　　　E. 阴道癌

750. 侵蚀性葡萄胎首选的治疗方法是
   A. 化学治疗　　　　　　　　B. 病灶切除术　　　　　　　C. 放射治疗
   D. 广泛性子宫切除术　　　　E. 全子宫切除术

751. 高危滋养细胞肿瘤患者首选的化学治疗方案是
   A. PVB　　　　　　　　　　 B. TP　　　　　　　　　　　C. BEP
   D. EMA-CO　　　　　　　　 E. EP-EMA

752. 最常引起血道转移的恶性肿瘤是
   A. 乳腺浸润性导管癌　　　　B. 子宫绒毛膜癌　　　　　　C. 甲状腺乳头状癌
   D. 直肠未分化癌　　　　　　E. 肺鳞状细胞癌

753. 女,26 岁。自然流产后 2 个月,阴道不规则出血 10 天。妇科检查:阴道右侧壁紫蓝色结节,直径约 0.5cm,子宫增大,质软。血 hCG 为 380000U/L。最可能的诊断是
   A. 葡萄胎　　　　　　　　　B. 不全流产　　　　　　　　C. 胎盘部位滋养细胞肿瘤
   D. 侵蚀性葡萄胎　　　　　　E. 绒毛膜癌

   A. 放射治疗　　　　　　　　B. 化学药物治疗　　　　　　C. 中药治疗
   D. 手术治疗　　　　　　　　E. 生物治疗

754. 绒毛膜癌首选的治疗方法是
755. 卵巢无性细胞瘤首选的治疗方法是

(756~757 题共用题干)已婚妇女,32 岁。1 年前曾人工流产并行绝育术,近 3 个月阴道不规则流血。妇科检查:子宫稍大,双附件区未见异常,尿 hCG(+)。胸部 X 线片见右肺有 1cm 直径的两个阴影,边缘模糊。

756. 可能的诊断是
   A. 异位妊娠　　　　　　　　B. 不全流产　　　　　　　　C. 月经失调
   D. 侵蚀性葡萄胎　　　　　　E. 绒毛膜癌

757. 首选处理应为
   A. 刮宫术　　　　　　　　　B. 后穹隆穿刺术　　　　　　C. 子宫全切术

D. 化学药物治疗　　　　　　E. 腹腔镜检查

(758~760题共用题干)女性,26岁。产前检查发现子宫肌瘤直径2cm,足月顺产后,阴道流血淋漓2月余,前日妇科检查子宫如孕10周,均匀增大,血hCG阳性。

758. 最可能的诊断是
　　A. 子宫复旧差　　　　　　B. 子宫内膜炎　　　　　　C. 滋养细胞疾病
　　D. 肌瘤变性　　　　　　　E. 月经不调

759. 为明确诊断,应进行的检查是
　　A. B超检查　　　　　　　B. 宫腔镜检　　　　　　　C. 盆腔CT
　　D. 盆腔磁共振成像　　　　E. 腹部X线片

760. 首选的治疗是
　　A. 全子宫切除　　　　　　B. 全子宫切除+双附件切除　C. 抗癌药物治疗(化疗)
　　D. 全子宫切除+化疗　　　E. 广泛性子宫切除

(761~763题共用题干)女性,28岁。平时月经规律,此次停经50天,行人工流产术,术中见绒毛,术后至今已经3周余,阴道仍然淋漓出血。4年前因侵蚀性葡萄胎行化疗。妇科检查:子宫丰满,前壁凸出,质软,无压痛,活动好。彩超示前壁肌层有局限丰富血流信号,宫腔内未见占位病灶。

761. 为明确诊断,首选的检查应是
　　A. 刮宫　　　　　　　　　B. 血清hCG测定　　　　　C. 宫腔镜
　　D. 腹腔镜　　　　　　　　E. 孕激素撤退试验

762. 若尿hCG测定为阳性,最可能的诊断是
　　A. 不全流产　　　　　　　B. 月经不调　　　　　　　C. 肌壁间子宫肌瘤
　　D. 绒毛膜癌　　　　　　　E. 侵蚀性葡萄胎复发

763. 若胸部X线片未见异常,其最佳治疗方案为
　　A. 全子宫+双附件切除　　B. 全子宫切除+淋巴清扫　C. 全身化疗
　　D. B超下局部注射抗癌药物　E. 全子宫切除

(764~765题共用题干)女,28岁。葡萄胎清宫术后阴道持续少量流血3个月。妇科检查:子宫如妊娠50天大小,质软,双侧附件均可触及囊性肿物,约5cm×4cm,活动度好,尿hCG阳性。盆腔超声示子宫肌层有一4cm×3cm不均质回声,血流信号丰富,两侧附件区有囊肿性低回声包块。

764. 最可能的诊断为
　　A. 侵蚀性葡萄胎　　　　　B. 不全流产　　　　　　　C. 早孕合并卵巢囊肿
　　D. 绒毛膜癌　　　　　　　E. 子宫腺肌病合并卵巢囊肿

765. 首选的治疗为
　　A. 卵巢囊肿切除术　　　　B. 放射治疗　　　　　　　C. 子宫病灶切除术
　　D. 清宫术　　　　　　　　E. 化学治疗

(766~768题共用题干)女,35岁。停经80天,阴道不规则流血4天,下腹隐痛,呕吐反应剧烈。既往无孕产史。妇科检查:宫底平脐,质软,未触及胎体,未闻及胎心。尿hCG(+)。

766. 首先考虑的诊断是
　　A. 葡萄胎　　　　　　　　B. 侵蚀性葡萄胎　　　　　C. 绒毛膜癌
　　D. 先兆流产　　　　　　　E. 稽留流产

767. 首选的辅助检查是
　　A. 胸部X线片检查　　　　B. 颅脑CT检查　　　　　C. 盆腔超声检查

D. 凝血功能检查　　　　　　E. 血 hCG
768. 初始治疗 8 周后血 hCG 降至正常,后又出现升高。1 天前测 hCG 为 10000U/L。超声检查:宫腔内未见异常,子宫后壁近右侧角部肌层内可探及不均质回声,内有丰富的低阻力型血流信号。双侧附件区均探及直径约 4cm 的囊性包块。下一步首选的治疗是
　　A. 化学治疗　　　　　　　　B. 双侧卵巢囊肿剥除术　　　　C. 子宫病灶局部切除术
　　D. 放射治疗　　　　　　　　E. 子宫+双附件切除术

第 19 章　生殖内分泌疾病

一、排卵障碍性异常子宫出血(执业医师及助理医师均需掌握)

769. 无排卵性异常子宫出血患者诊断性刮宫的病理结果,不可能出现的项目为
　　A. 分泌期与增生期内膜并存　　B. 子宫内膜单纯性增生　　　　C. 子宫内膜复杂性增生
　　D. 萎缩性子宫内膜　　　　　　E. 增生期子宫内膜
770. 关于无排卵性异常子宫出血的描述,正确的是
　　A. 血清雌激素呈持续低水平　　B. 血 FSH 呈持续高水平　　　　C. 血 LH 不出现陡直高峰
　　D. 血清雌激素呈持续高水平　　E. 血清孕激素呈持续高水平
771. 女,43 岁。近 2~3 年月经不调,表现为周期延长,经量增多且淋漓不尽。此次停经 3 个月。阴道流血 10 余天,量多,给予诊断止血,刮出物病理学检查为子宫内膜复杂性增生。最可能的诊断是
　　A. 黄体功能不足　　　　　　　B. 子宫内膜不规则脱落　　　　C. 子宫内膜炎
　　D. 子宫内膜癌前病变　　　　　E. 无排卵性异常子宫出血
772. 与痛经无关的疾病是
　　A. 无排卵性异常子宫出血　　　B. 子宫黏膜下肌瘤　　　　　　C. 慢性盆腔炎
　　D. 子宫内膜异位症　　　　　　E. 子宫腺肌病
773. 了解子宫内膜周期性变化最可靠的诊断依据是
　　A. 血清雌激素测定　　　　　　B. 宫颈黏液检查　　　　　　　C. 尿雌二醇测定
　　D. 基础体温测定　　　　　　　E. 诊断性刮宫
774. 检查卵巢功能简便易行的方法是
　　A. 阴道脱落细胞学检查　　　　B. 基础体温测定　　　　　　　C. 宫颈黏液检查
　　D. 子宫内膜检查　　　　　　　E. 性激素测定
775. 无排卵性异常子宫出血的特点是
　　A. 基础体温双相,月经周期延长,经期正常　　B. 基础体温单相,月经周期紊乱,经期长短不一
　　C. 基础体温双相,月经周期正常,经期延长　　D. 基础体温单相,月经周期正常,经期长短不一
　　E. 基础体温双相,月经周期缩短,经期正常
776. 患者,女,16 岁。月经周期紊乱 1 年,伴经量多少不一,经期长短不定,基础体温单相。首先考虑的诊断是
　　A. 卵巢早衰　　　　　　　　　B. 子宫内膜异位症　　　　　　C. 排卵性异常子宫出血
　　D. 特纳综合征　　　　　　　　E. 无排卵性异常子宫出血
777. 不孕患者,检测排卵功能,对诊断关系不大的辅助检查方法为
　　A. 超声检测卵巢排卵　　　　　B. 月经后半周期宫颈黏液检查　C. 肾上腺功能检测
　　D. 基础体温测定　　　　　　　E. 月经前半周期子宫内膜活检

第十一篇 妇产科学
第19章 生殖内分泌疾病

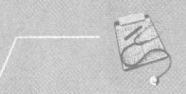

778. 女,16岁。月经初潮后2年,月经周期1~4个月,经量多,伴血块,此次阴道流血已10天,仍有大血块,伴头晕。血红蛋白70g/L。妇科超声提示子宫内膜厚度0.5cm,双侧附件未见异常。止血措施首选
    A. 大剂量雄激素 　　　　B. 大剂量雌激素 　　　　C. 大剂量孕激素
    D. 诊断性刮宫术 　　　　E. 抗纤溶及促凝药物

779. 青春期无排卵性异常子宫出血的治疗原则是
    A. 减少出血,促使卵巢排卵 　　B. 止血,调整周期,促进排卵 　　C. 止血,调整周期
    D. 促进黄体功能,促进排卵 　　E. 促进内膜剥落,调整月经周期

780. 妇女,46岁。月经周期延长,经量增多及经期延长,此次月经量多且持续12天。妇科检查子宫稍大、稍软。有效的止血措施是
    A. 静脉注射6-氨基己酸 　　B. 口服大剂量雌激素 　　C. 口服大量安宫黄体酮
    D. 口服甲基睾丸素 　　　　E. 行刮宫术

781. 女,36岁。结婚8年未孕,月经规律,周期22天,经期5~6天,无痛经。基础体温为双相型,高温相为8天。月经来潮后6小时子宫内膜活检,病理检查结果最可能是
    A. 子宫内膜单纯性增生 　　B. 分泌期与增殖期内膜并存 　　C. 增殖期子宫内膜
    D. 萎缩性子宫内膜 　　　　E. 分泌期子宫内膜腺体分泌不良

782. 排卵性异常子宫出血多见于
    A. 青春期 　　　　B. 生育期 　　　　C. 更年期
    D. 绝经期 　　　　E. 老年期

783. 排卵性异常子宫出血的子宫内膜变化是
    A. 增生性子宫内膜 　　B. 分泌性子宫内膜 　　C. 萎缩性子宫内膜
    D. 单纯性增生 　　　　E. 复杂性增生

784. 考虑黄体萎缩不全,诊断性刮宫时间应在
    A. 月经干净后5天 　　B. 月经第5天 　　C. 月经来潮24小时内
    D. 月经来潮12小时内 　　E. 随时刮宫

785. 女性,28岁。产后6个月,月经周期缩短,妇科检查无异常。基础体温曲线呈双相型,提示
    A. 无排卵性异常子宫出血 　　B. 子宫内膜不规则脱落 　　C. 黄体功能不足
    D. 早期妊娠 　　　　　　　　E. 不能确定诊断

786. 黄体萎缩不全患者月经第5~6天刮宫的病理表现是
    A. 增殖期与分泌期并存 　　B. 增殖期内膜 　　C. 分泌期内膜
    D. 单纯性内膜 　　　　　　E. 复杂性增殖

787. 黄体功能不足常见的症状是
    A. 月经过多 　　B. 月经频发 　　C. 月经过少
    D. 月经稀发 　　E. 月经不规则

788. 女,26岁。近3个月月经周期缩短。妇科检查无生殖器器质性病变。基础体温双相型。子宫内膜活检示分泌反应落后3日。诊断为"排卵性月经失调"。下列不用于治疗的是
    A. 小剂量雌激素 　　B. 氯米芬 　　C. hCG
    D. 子宫内膜去除术 　　E. 黄体酮

    A. 基础体温单相,无低温相 　　B. 基础体温单相,无高温相 　　C. 基础体温双相,低温相短
    D. 基础体温双相,高温相短 　　E. 基础体温双相,高温相下降缓慢

789. 青春期无排卵性异常子宫出血的体温特点是

790. 黄体功能不足的体温特点是

A. 月经第5~6日刮宫子宫内膜呈分泌性　　B. 月经第5~6日刮宫子宫内膜呈增生性和分泌性并存
C. 经前诊断性刮宫子宫呈增生性　　　　　D. 经前诊断性刮宫子宫内膜呈蜕膜反应
E. 经前诊断性刮宫子宫内膜分泌不良

791. 无排卵性异常子宫出血子宫内膜的表现是
792. 卵巢黄体功能不足子宫内膜的表现是

(793~794题共用题干)女,18岁。月经不规律2年,阴道大量流血2周,贫血貌。B超示子宫及双侧附件未见异常,血FSH、LH、T、PRL水平正常。

793. 最可能的诊断是
A. 子宫内膜异位症　　　　B. 卵巢功能性肿瘤　　　　C. 异常子宫出血
D. 多囊卵巢综合征　　　　E. 子宫内膜癌

794. 经过治疗血止并撤退性出血后,首选的治疗是
A. 雌激素治疗　　　　　　B. 雌、孕激素序贯疗法　　C. 孕激素治疗
D. 雄激素治疗　　　　　　E. 氯米芬促排卵治疗

(795~797题共用题干)女,48岁,G_2P_2。月经周期紊乱伴潮热1年,阴道流血35天,伴头晕、乏力10天。妇科检查见子宫颈轻度糜烂,无接触性出血,子宫大小、形态正常,双侧附件区未触及异常。超声检查示子宫内膜厚0.8cm,无血流信号。

795. 该患者最可能的诊断是
A. 异位妊娠　　　　　　　B. 异常子宫出血　　　　　C. 子宫颈上皮内瘤变
D. 子宫颈鳞癌　　　　　　E. 子宫内膜炎

796. 对明确诊断最有价值的检查是
A. 诊断性刮宫　　　　　　B. HPV检测　　　　　　　C. 尿妊娠试验
D. 性激素水平测定　　　　E. 子宫颈细胞学检查

797. 若诊断成立,首选的治疗是
A. 腹腔镜探查术　　　　　B. 抗炎治疗　　　　　　　C. 子宫颈锥切
D. 广泛性子宫切除术　　　E. 激素类药物治疗

二、闭经(执业医师及助理医师均需掌握)

798. 闭经分类不包括
A. 垂体性闭经　　　　　　B. 子宫性闭经　　　　　　C. 卵巢性闭经
D. 阴道性闭经　　　　　　E. 下丘脑性闭经

799. 下列引起原发性闭经的疾病是
A. 空蝶鞍综合征　　　　　B. 神经性厌食　　　　　　C. Asherman综合征
D. Turner综合征　　　　　E. 颅咽管瘤

800. 临床上最常见的闭经类型是
A. 子宫性闭经　　　　　　B. 卵巢性闭经　　　　　　C. 垂体性闭经
D. 下丘脑性闭经　　　　　E. 原发性闭经

801. 原发性闭经的常见原因不包括
A. 米勒管发育不全综合征　B. 雄激素不敏感综合征　　C. 特纳综合征
D. 多囊卵巢综合征　　　　E. 对抗性卵巢综合征(2022)

802. 希恩(Sheehan)综合征属于
A. 下丘脑性闭经　　　　　B. 神经性闭经　　　　　　C. 子宫性闭经

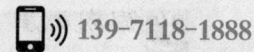

D. 卵巢性闭经　　　　　　　　E. 垂体性闭经

803. 女,31 岁。2 年前分娩时发生出血性休克。至今无月经,自觉畏寒、嗜睡、性欲低下。妇科检查提示子宫明显小于正常。引起该患者闭经的病变部位在
　　A. 子宫　　　　　　B. 卵巢　　　　　　C. 垂体
　　D. 下丘脑　　　　　E. 甲状腺

804. 下列疾病属于下丘脑性闭经的是
　　A. 颅咽管瘤　　　　B. 空蝶鞍综合征　　C. 子宫内膜炎
　　D. 卵巢早衰　　　　E. Asherman 综合征

805. 女性,20 岁。继发性闭经 9 个月。检查卵巢不大。每日肌内注射黄体酮注射液 20mg,连用 5 日,停药后阴道流血。再静脉注射 GnRH100μg 后 45 分钟,血 LH 值增高近 3 倍。闭经的病变部位应在
　　A. 下丘脑　　　　　B. 腺垂体　　　　　C. 卵巢
　　D. 子宫　　　　　　E. 肾上腺

806. 女,18 岁,身高 1.40m。月经一直未来潮,智力正常,第二性征未发育,血 FSH 升高,雌二醇水平低下。最可能的诊断是
　　A. 唐氏综合征　　　B. 特纳综合征　　　C. 希恩综合征
　　D. 多囊卵巢综合征　E. 雄激素不敏感综合征

807. Asherman 综合征属于
　　A. 子宫性闭经　　　B. 卵巢性闭经　　　C. 垂体性闭经
　　D. 下丘脑性闭经　　E. 精神性闭经

808. 患者,女性,35 岁。人工流产后闭经 7 个月。3 年前行甲状腺结节切除术。目前 TSH1.89mIU/L,引起闭经的位置最可能在
　　A. 下丘脑　　　　　B. 垂体　　　　　　C. 卵巢
　　D. 子宫　　　　　　E. 甲状腺（2024）

809. 已婚妇女,36 岁,闭经 8 个月。查子宫稍小。肌内注射黄体酮 20mg 连用 3 日,未见撤药性流血。再给予烯雌酚 1mg,连服 20 日,后 3 天加用安宫黄体酮 10mg,出现撤药性流血。应诊断为
　　A. 子宫性闭经　　　B. Ⅰ度闭经　　　　C. Ⅱ度闭经
　　D. 垂体性闭经　　　E. 下丘脑性闭经

810. 诊断子宫性闭经的依据是
　　A. 注射黄体酮有撤退性出血　　B. 注射黄体酮无撤退性出血　　C. 雌-孕激素无撤退性出血
　　D. 雌-孕激素有撤退性出血　　E. 雌激素有撤退性出血

811. 闭经患者用孕激素治疗出现撤药性阴道流血,表示
　　A. 子宫内膜呈萎缩型　　　　B. 子宫内膜有结核病灶　　　　C. 体内缺乏雌激素
　　D. 子宫内膜对雌激素不起反应　E. 子宫内膜已受雌激素影响

812. 促进排卵的药物不包括
　　A. 尿促性素　　　　B. 氯米芬　　　　　C. 人绒毛膜促腺素
　　D. 卵泡刺激素　　　E. 孕激素

813. 女,35 岁。闭经 3 年,内分泌检测血 FSH55U/L。最可能的诊断是
　　A. 卵巢性闭经　　　B. 垂体性闭经　　　C. 子宫性闭经
　　D. 肾上腺性闭经　　E. 下丘脑性闭经

814. 女,31 岁,停经 8 个月。孕激素试验有出血,血 FSH、LH 正常。垂体兴奋试验 LH 不增高。诊断为"继发性闭经"。该患者最有可能的病变部位是
　　A. 甲状腺　　　　　B. 卵巢　　　　　　C. 下丘脑

D. 垂体   E. 子宫

815. 符合希恩综合征诊断的是
 A. FSH、LH 均<5U/L   B. FSH、LH 均>10U/L   C. LH/FSH≥2
 D. PRL>25μg/L   E. PRL 正常,FSH>40U/L

 A. 下丘脑性闭经   B. 垂体性闭经   C. 卵巢性闭经
 D. 子宫性闭经   E. 肾上腺性闭经

816. 女,32 岁。2 年前因胎盘早剥大出血行剖宫产手术,术后闭经,伴畏寒、嗜睡、毛发脱落、性欲减退。该患者的闭经类型是

817. 女,38 岁。闭经半年。既往月经规律。FSH50U/L,E45pmol/L。该患者的闭经类型是(2024)

(818~820 题共用题干)女,36 岁。近 2 年来月经周期延长,闭经 6 个月。既往月经规律。查体:子宫及双侧附件未见明显异常,挤压乳房有乳汁分泌。盆腔 B 超未见异常。

818. 最可能的诊断是
 A. 特纳综合征   B. 雄激素分泌不敏感综合征   C. 希恩综合征
 D. 闭经-溢乳综合征   E. 多囊卵巢综合征

819. 对诊断有价值的血清学指标是
 A. 泌乳素   B. 雄激素   C. 雌激素
 D. 孕激素   E. 绒毛膜促性腺激素

820. 主要的治疗药物是
 A. 溴隐亭   B. 多巴胺   C. 克罗米芬
 D. GnRH-α   E. 黄体酮

三、多囊卵巢综合征(执业医师需掌握)

821. 女,29 岁。体形肥胖,婚后 2 年未孕。月经周期 45~60 天,月经量少,血 LH/FSH>2。该患者的内分泌特征不包括
 A. 高胰岛素血症   B. 胰岛素抵抗   C. 雌酮/雌二醇比例倒置
 D. 高孕激素血症   E. 高雄激素血症

822. 符合多囊卵巢综合征内分泌特点的是
 A. 空腹胰岛素水平降低   B. $E_1/E_2<1$ C. LH/FSH≥2
 D. FSH、LH 均<5U/L   E. PRL 正常,FSH>40U/L

823. 多囊卵巢综合征的常见月经改变是
 A. 月经稀发   B. 月经频发   C. 月经周期正常,经量过少
 D. 月经周期正常,经量过多   E. 月经周期正常,经期延长

824. 患者,女性,35 岁。月经稀发,每 35~60 天 1 次。此次停经 2 个月,口服黄体酮 10 天,停药后阴道流血。查体:身高 157cm,体重 74kg,上唇细须,面部少量痤疮。最可能的诊断是
 A. Turner 综合征   B. 卵巢早衰   C. 多囊卵巢综合征
 D. 子宫性闭经   E. 卵巢性闭经(2024)

(825~826 题共用题干)女,28 岁。婚后 4 年未孕,月经周期 4~5 天/2~3 个月,量偏少,身高 156cm,体重 75kg,面部可见痤疮,阴毛分布呈男性型。妇科检查:子宫未见异常,双侧卵巢稍大。基础体温单相。

825. 最可能的诊断是
 A. 生殖器结核   B. 卵巢早衰   C. 子宫内膜异位症

D. 多囊卵巢综合征　　　　　E. 黄体功能不足

826. 该患者用氯米芬治疗,最需要注意防止的并发症是
　　A. 卵巢早衰　　　　　　B. 卵巢过度刺激综合征　　　C. 肝肾功能损害
　　D. 盆腔炎性疾病　　　　E. 黄素化卵泡不破裂综合征

四、绝经综合征(执业医师及助理医师均需掌握)

827. 女,50岁。近1年月经不规律,月经周期延长,经量减少,伴潮热、出汗。查体:外阴阴道黏膜菲薄,宫颈及子宫萎缩。对该患者体内激素水平阐述正确的是
　　A. 雌激素下降,孕激素上升,促性腺激素上升
　　B. 雌激素上升,孕激素上升,促性腺激素上升
　　C. 雌激素下降,孕激素下降,促性腺激素下降
　　D. 雌激素下降,孕激素下降,促性腺激素上升
　　E. 雌激素下降,孕激素上升,促性腺激素下降

828. 女,52岁,已绝经1年。面色潮红、烦躁、失眠10个月,其血脂改变为
　　A. 低密度脂蛋白升高,高密度脂蛋白降低　　B. 低密度脂蛋白升高,高密度脂蛋白升高
　　C. 低密度脂蛋白降低,高密度脂蛋白升高　　D. 低密度脂蛋白降低,高密度脂蛋白降低
　　E. 极低密度脂蛋白降低,高密度脂蛋白降低(2024)

829. 女,50岁。月经稀发1年,停经6个月。近8个月来有潮热,汗多,入睡困难。B超发现左卵巢囊肿,直径2cm。子宫内膜活检病理结果显示子宫内膜息肉。引起患者不适的原因是
　　A. 左卵巢囊肿　　　　　B. 绝经综合征　　　　　C. 神经症
　　D. 子宫内膜息肉　　　　E. 月经不调

830. 女,60岁。无乳腺癌病史。绝经4年,阴道干涩2年,分泌物异常1个月,多次抗感染治疗无明显效果。感潮热、多汗。妇科查体、超声检查未见明显异常。建议选用的药物是
　　A. 糖皮质激素　　　　　B. 雌激素　　　　　　　C. 孕激素
　　D. 雄激素　　　　　　　E. 非甾体抗炎药(2024)

第20章　不孕症与辅助生殖技术

一、不孕症(执业医师及助理医师均需掌握)

831. 诊断原发性不孕的依据为
　　A. 结婚2年,未避孕1年,未孕　　　　　B. 结婚2年,安全期避孕,未孕
　　C. 结婚3年,未避孕,自然流产后未孕　　D. 结婚4年,避孕套避孕,近2年避孕未孕
　　E. 结婚4年,人工流产1次,近2年未避孕未孕

832. 最常见的女性不孕因素是
　　A. 宫体因素　　　　　　B. 精神因素　　　　　　C. 阴道因素
　　D. 输卵管因素　　　　　E. 宫颈因素

833. 关于不孕症病因的描述,不正确的是
　　A. 子宫内膜异位症可引起不孕症　　　　B. 排卵障碍是女性不孕症最常见的原因
　　C. 多囊卵巢综合征与不孕症有关　　　　D. 子宫腔粘连可导致不孕症
　　E. 输卵管炎症可导致不孕症(2024)

834. 女性,29 岁。结婚 3 年不孕。基础体温曲线呈单相型,经前 5 天取宫颈黏液,其特征应是
　　A. 量少黏稠　　　　　　　B. 量少稀薄　　　　　　　C. 量多黏稠
　　D. 量多稀薄　　　　　　　E. 量极少,不易取出

835. 女,30 岁。结婚 5 年未孕,经量减少 2 年,伴下腹坠胀。既往有肺结核史。妇科检查:子宫后倾屈,活动受限,形状不规则,双附件区可触及形状不规则包块,质硬,表面不平。下列哪项无助于诊断?
　　A. 诊断性刮宫　　　　　　B. 腹部 X 线片　　　　　　C. 子宫输卵管碘油造影
　　D. 基础体温测定　　　　　E. 宫腔分泌物结核分枝杆菌培养

836. 不属于卵巢功能检查范畴的是
　　A. 宫颈细胞学检查　　　　B. 性激素测定　　　　　　C. 宫颈黏液检查
　　D. 基础体温测定　　　　　E. 月经期前子宫内膜活组织检查

(837~838 题共用题干)女,28 岁。结婚 3 年不孕,月经规律。妇科检查:子宫正常大,双侧附件正常。男方精液检查正常。

837. 应首先进行
　　A. 阴道脱落细胞学检查　　B. 输卵管通畅检查　　　　C. 宫颈黏液结晶
　　D. 子宫内膜病理检查　　　E. 子宫输卵管造影

838. 经检查诊断为黄体发育不良,最恰当的内分泌治疗是
　　A. 雌激素治疗　　　　　　B. 排卵后黄体酮治疗　　　C. 人工周期
　　D. 少量肾上腺皮质激素　　E. 口服溴隐亭

二、辅助生殖技术(执业医师需掌握)

839. 女性,28 岁。结婚 3 年未避孕未孕,月经周期正常,基础体温呈双相。输卵管造影提示双侧输卵管积水。该患者适宜的治疗措施是
　　A. 腹腔镜手术　　　　　　B. 宫腔镜手术　　　　　　C. IVF-ET
　　D. 性激素治疗　　　　　　E. 中医治疗(2024)

840. 女,32 岁。结婚 2 年未避孕未孕。3 年前患"输卵管积水",保守治疗。平素月经规律,性生活正常。妇科检查未见明显异常,其配偶精液检查正常。若行辅助生育技术,则合适的治疗措施是
　　A. 人工授精　　　　　　　B. 卵胞质内单精子注射　　C. 胚胎植入前遗传学检测
　　D. 促排卵治疗　　　　　　E. 体外受精-胚胎移植术(2024)

第 21 章　生育规划与妇女保健

一、宫内节育器(执业医师及助理医师均需掌握)

841. 宫内节育器的抗生育原理主要为
　　A. 抗孕激素　　　　　　　B. 抗雌激素　　　　　　　C. 抑制排卵
　　D. 阻碍受精　　　　　　　E. 干扰着床

842. 含铜 IUD 的主要作用机制不包括
　　A. 压迫局部子宫内膜产生炎症反应　　　　B. 影响子宫内膜细胞糖原代谢和雌激素摄入
　　C. 使受精卵运行速度与子宫内膜发育不同步　　D. 铜离子使精子头尾分离,不得获能
　　E. 使宫颈黏液稠厚,不利于精子穿透

843. 下列情况可以放置宫内节育器的是

第十一篇 妇产科学
第21章 生育规划与妇女保健

　　A. 流产后2个月　　　　B. 产后4周　　　　　　C. 宫腔≤5.5cm
　　D. 宫腔>9.0cm　　　　E. 心功能Ⅲ级

844. 不宜放置宫内节育器的是
　　A. 阴道炎治疗中　　　　B. 月经干净后3~7天　　C. 哺乳期已排除早孕
　　D. 人工流产术后　　　　E. 剖宫产术后半年,月经已复潮

845. 不是宫内节育器放置禁忌证的是
　　A. 月经稀发　　　　　　B. 生殖道急、慢性炎症　　C. 生殖器肿瘤
　　D. 宫颈内口松弛　　　　E. 子宫畸形

846. 宫内节育器取器适应证,错误的是
　　A. 带器妊娠　　　　　　B. 计划再生育　　　　　C. 绝经2年者
　　D. 放置期已满,需要更换　E. 副作用治疗无效,而出现炎症

847. 放置宫内节育环的时间是
　　A. 月经前3~7天　　　　B. 月经后3~7天　　　　C. 月经后1天
　　D. 月经前1天　　　　　E. 无时间限制

848. 宫内节育器并发症不包括
　　A. 感染　　　　　　　　B. 出血　　　　　　　　C. 子宫穿孔
　　D. 腰酸　　　　　　　　E. 闭经

849. 女,25岁。结婚2个月,月经规律,量较多。查体未见异常。近两年无生育计划,其不宜选用的避孕方法是
　　A. 外用避孕栓　　　　　B. 宫内节育器　　　　　C. 短效口服避孕药
　　D. 男用避孕套　　　　　E. 阴道避孕药环

850. 女性,35岁。慢性肝炎病史3年。妇科检查宫颈糜烂Ⅲ度,子宫正常大小,要求避孕,应选择
　　A. 避孕套　　　　　　　B. 短效避孕药　　　　　C. 阴道隔膜避孕
　　D. 宫内节育器　　　　　E. 安全期避孕

851. 放置宫内节育器的注意事项不包括
　　A. 术后休息3日　　　　　　　　　　B. 术后2周禁性交及盆浴
　　C. 带铜节育器可放置5年　　　　　　D. 术后未见尾丝应行超声检查
　　E. 术后月经来潮注意节育器有无脱落

852. 女,48岁。放置宫内节育器(IUD)10年,不规则阴道流血3个月。妇科检查:宫颈光滑,宫颈细胞学检查无异常。首选处理方法是
　　A. 止血药治疗　　　　　B. 抗感染治疗　　　　　C. 取出 IUD+诊断性刮宫术
　　D. 取出 IUD+抗感染治疗　E. 人工周期治疗

　　A. 月经来潮6小时内　　B. 月经期第2~3日　　　C. 月经期第5~6日
　　D. 月经干净第3~7日　　E. 月经干净第10~14日

853. IUD取出通常选择的时间在
854. 为了解黄体功能进行诊刮的时间应选在
855. 疑为子宫内膜不规则脱落时诊刮的时间应选在

(856~857题共用题干)女,30岁。G_2P_1。既往月经规律,月经量少。身体健康。要求长期采取避孕措施。

856. 首选的避孕方法是
　　A. 宫内节育器　　　　　B. 紧急避孕药　　　　　C. 安全期避孕

D. 长效口服避孕药　　　　　　E. 外用杀精子剂

857. 宫内节育器的避孕原理主要是
   A. 干扰受精卵着床　　　　B. 抑制卵巢排卵　　　　C. 影响精子获能
   D. 阻止精子和卵子相遇　　E. 改变宫颈黏液性状

(858～859题共用题干)女,28岁。G_2P_2,剖宫产术后9个月。目前哺乳期,月经已恢复,周期正常,经量中等。有乳胶过敏史。妇科查体:子宫前位,饱满,如孕40天大小,无压痛,双侧附件区未触及异常。

858. 该妇女目前最合适的避孕方式是
   A. 宫内节育器　　　　　　B. 避孕贴剂　　　　　　C. 口服复方短效避孕药
   D. 男用避孕套　　　　　　E. 自然避孕法

859. 现有避孕方法的避孕机制不包括
   A. 免疫抑制　　　　　　　B. 干扰受精卵着床　　　C. 杀灭精子
   D. 抑制HPO轴　　　　　　E. 导致子宫内膜损伤和慢性炎症(2024)

二、激素避孕(执业医师及助理医师均需掌握)

860. 关于短效口服避孕药的作用机制,不正确的是
   A. 抑制排卵　　　　　　　B. 改变宫颈黏液性状　　C. 影响精子获能
   D. 抑制子宫内膜增殖变化　E. 使子宫内膜分泌不良

861. 甾体激素避孕药的避孕机制不包括
   A. 改变宫颈黏液的性状　　B. 影响输卵管生理功能　C. 阻止精子与卵子的结合
   D. 抑制排卵　　　　　　　E. 改变子宫内膜形态与功能

862. 短效避孕药的禁忌证不包括
   A. 慢性肝炎　　　　　　　B. 哺乳期　　　　　　　C. 月经稀少
   D. 血栓性疾病　　　　　　E. 宫颈糜烂

863. 短效口服避孕药含
   A. 雌激素　　　　　　　　B. 孕激素　　　　　　　C. 雌激素和雄激素
   D. 孕激素和雄激素　　　　E. 雌激素和孕激素

864. 复方短效避孕药是
   A. 从月经第1天开始服用　　　　　　　B. 从月经第5天开始服用
   C. 从月经干净第5天开始服用　　　　　D. 从月经周期第7天开始服用
   E. 从月经周期第10天开始服用

865. 女性,28岁。已婚,生育1子,两地分居,丈夫最近将回家探亲,拟服用探亲片(甲地孕酮)。正确的服药方法是
   A. 月经来潮第5天服1片,12天后再服1片
   B. 月经来潮第5天开始,每晚1片,连服22天
   C. 性交后服1片,次日晨加服1片
   D. 探亲当日中午服1片,以后每次性交后服1片
   E. 性交前8小时服1片,当晚再服1片,以后每晚1片,至探亲结束次日晨加服1片

866. 经产妇,32岁。曾足月分娩2次。月经周期正常,经量中等。查阴道前后壁明显膨出,重度颗粒型宫颈糜烂,宫口松,子宫后倾,正常大,附件未见异常。患者要求避孕,最合适的避孕方法是
   A. 安全期避孕　　　　　　B. 阴茎套避孕　　　　　C. 外用避孕药
   D. 宫内节育器　　　　　　E. 口服短效避孕药

第十一篇 妇产科学
第21章 生育规划与妇女保健

867. 经产妇,33岁。平时月经周期稍缩短,经量多。检查宫颈糜烂Ⅱ度,宫口松。该妇女最合适的避孕方法应是
   A. 安全期避孕　　　　　　B. 阴茎套避孕　　　　　　C. 阴道隔膜避孕
   D. 宫内节育器避孕　　　　E. 口服避孕药避孕

868. 经产妇,34岁。妇科检查:宫颈中度糜烂,宫颈口松弛,子宫后倾屈,双附件未扪及。应选择的避孕方法是
   A. 口服短期避孕药　　　　B. 阴茎套　　　　　　　　C. 安全期避孕
   D. 宫内节育器　　　　　　E. 体外排精

869. 口服避孕药的副作用不包括
   A. 短期闭经　　　　　　　B. 体重增加　　　　　　　C. 卵巢肿瘤
   D. 类早孕反应　　　　　　E. 色素沉着

870. 口服避孕药后不规则出血,正确的处理方法是
   A. 加服少量雌激素　　　　B. 需立即停药　　　　　　C. 加服少量孕激素
   D. 加服少量雄激素　　　　E. 加倍服药

871. 服用短效口服避孕药在前半周期出现阴道不规则流血,正确处理应选择
   A. 停药　　　　　　　　　B. 用止血药　　　　　　　C. 减少避孕药量
   D. 加服避孕药　　　　　　E. 加服炔雌醇

872. 女性,30岁,与丈夫分居。在月经第11天时,丈夫回家,未避孕,要求房事后紧急避孕,首选的简便、安全、有效的措施为
   A. 宫内节育器　　　　　　B. 18-甲基炔诺酮　　　　C. 甲地孕酮
   D. 甲醚抗孕丸　　　　　　E. 米非司酮

三、其他避孕方法(执业医师及助理医师均需掌握)

873. 45岁,妇女。患Ⅱ度子宫脱垂伴阴道前后壁明显膨出。2个月前患乙型肝炎住院治疗50天,现来院咨询避孕方法,应选用
   A. 宫内节育器　　　　　　B. 口服避孕药　　　　　　C. 安全期避孕
   D. 外用避孕药膜　　　　　E. 男用阴茎套

874. 女,35岁,G_6P_1。月经量增多3年。经期及周期正常。妇科检查:子宫前位,饱满,活动差,无压痛。推荐该患者最佳的避孕方法是
   A. 惰性宫内节育器　　　　B. 避孕套　　　　　　　　C. 体外排精
   D. 紧急避孕药　　　　　　E. 短效口服避孕药

875. 下列避孕方法中哪种最不可靠?
   A. 宫内节育器　　　　　　B. 避孕套　　　　　　　　C. 安全期避孕
   D. 皮埋避孕法　　　　　　E. 短效避孕药

876. 关于不同方法的避孕原理,错误的是
   A. 安全期避孕通过将性生活避开排卵前后1~2日的不安全期而达到避孕目的
   B. 宫内节育器通过干扰着床而达到避孕目的
   C. 阴道隔膜可阻止精子进入宫腔而达到避孕目的
   D. 口服避孕药主要通过抑制排卵、阻碍受精和着床而达到避孕目的
   E. 阴茎套可阻止精子进入阴道而达到避孕目的

877. 输卵管绝育术的作用是
   A. 抑制排卵　　　　　　　B. 杀灭精子　　　　　　　C. 阻止精子与卵子相遇

D. 降低宫颈黏液的黏稠度　　E. 降低精子成活率

878. 女性，42岁。患慢性肾炎3年，半年前因早孕行药物流产，现要求避孕指导。最正确的避孕措施应是
　　A. 安全期避孕　　　　　B. 口服短效避孕药　　　　C. 皮下埋植避孕
　　D. 阴茎套避孕　　　　　E. 行输卵管结扎术

879. 女，35岁，G_5P_0。停经5个月。患风湿性心脏病20年，心功能Ⅲ级。曾因风湿性心脏病行人工流产术3次。B超示中期妊娠，拟行剖宫取胎术。最佳的避孕方法是
　　A. 紧急避孕药　　　　　B. 长效避孕针　　　　　　C. 宫内节育器
　　D. 输卵管绝育术　　　　E. 短效口服复方避孕药

880. 最适于进行输卵管结扎术的时间是
　　A. 月经来潮前3~4天　　B. 足月产后14天　　　　　C. 难产后72天
　　D. 人工流产术后3天　　 E. 月经后3~4天

881. 输卵管绝育术并发症不包括
　　A. 出血与血肿　　　　　B. 月经异常　　　　　　　C. 脏器损伤
　　D. 子宫内膜异位症　　　E. 肠粘连

四、人工流产（执业医师及助理医师均需掌握）

882. 人工流产负压吸宫术适用于妊娠时间最多不超过妊娠
　　A. 6周　　　　　　　　B. 8周　　　　　　　　　 C. 10周
　　D. 12周　　　　　　　 E. 14周

883. 属于人工流产负压吸引术禁忌证的是
　　A. 哺乳期　　　　　　　B. 慢性宫颈炎　　　　　　C. 剖宫产术后1年
　　D. 妊娠9周　　　　　　E. 间隔4小时再次体温超过37.5℃

884. 女性，21岁，停经65天。3个月前检查发现室间隔缺损1.5cm²，肺动脉压为70mmHg（中度升高）。该患者的最佳处理是
　　A. 继续妊娠，密切观察　B. 染色体检查　　　　　　C. 立即行心脏手术
　　D. 麻醉下行人工流产术　E. 米非司酮+米索前列醇药物流产（2024）

885. 患者，女性，28岁。孕7周。既往支气管哮喘病史5年。流产宜选择的方式为
　　A. 肌内注射缩宫素　　　B. 肌内注射麦角新碱　　　C. 羊膜腔注射依沙吖啶
　　D. 负压吸引　　　　　　E. 米非司酮+米索前列醇（2024）

886. 关于人工流产术注意事项，错误的是
　　A. 仔细检查吸出物，测定出血量及吸出物容量，必要时送病理检查
　　B. 术时注意无菌操作，防止感染及子宫穿孔
　　C. 吸宫吸头进出宫颈管时应关闭负压
　　D. 术后在观察室休息2小时
　　E. 术后2个月内禁盆浴及性生活

887. 妊娠9周行吸宫流产术时，出血量多。首要的处理是
　　A. 输液输血　　　　　　B. 按摩子宫　　　　　　　C. 排空宫腔内容物
　　D. 静脉注射止血剂　　　E. 肌内注射止血剂

888. 女，27岁。妊娠7周行人工流产负压吸引术，术者突觉"无底"感，患者随即感下腹部剧烈疼痛，伴恶心，心率75次/分。首先应考虑的诊断是
　　A. 失血性休克　　　　　B. 流产不全　　　　　　　C. 羊水栓塞
　　D. 子宫穿孔　　　　　　E. 人工流产综合反应

第十一篇 妇产科学
第21章 生育规划与妇女保健

889. 钳刮术中见黄色脂肪样组织,不正确的处理是
    A. 抗感染　　　　　　　B. 停止宫腔操作　　　　　C. 肌内注射子宫收缩剂
    D. 立即行剖腹探查术　　E. 住院观察,有内出血征象行剖腹探查术

890. 人工流产术后12日,仍有较多阴道流血,应首先考虑的是
    A. 子宫穿孔　　　　　　B. 子宫复旧不良　　　　　C. 吸宫不全
    D. 子宫内膜炎　　　　　E. 子宫绒毛膜癌

891. 患者人工流产术后14天,仍阴道流血较多,伴下腹疼痛,体温38.5℃。双合诊子宫略大,呈球形,压痛明显。应考虑的诊断是
    A. 吸宫不全　　　　　　B. 吸宫不全并发感染　　　C. 漏吸
    D. 输卵管妊娠　　　　　E. 人工流产综合反应

892. 患者妊娠8周行吸宫术后半月,阴道持续流血,量时多时少。妇科检查:宫口松,子宫如妊娠40天大小,较软。尿妊娠试验阳性。应考虑的诊断为
    A. 绒毛膜癌　　　　　　B. 吸宫不全　　　　　　　C. 子宫内膜炎
    D. 侵蚀性葡萄胎　　　　E. 子宫复旧不良

893. 人工流产综合反应的主要发生原因是
    A. 较长时间仰卧截石位　B. 精神过度紧张　　　　　C. 疼痛刺激
    D. 吸宫负压过大　　　　E. 迷走神经兴奋

894. 女,31岁,G_3P_1,有剖宫产史。因妊娠50天行人工流产负压吸引术,术中患者突感胸闷、头晕、大汗淋漓、下腹坠痛伴恶心。查体:脉搏49次/分,血压90/60mmHg,面色苍白,阴道少量流血。首先考虑的诊断是
    A. 人工流产综合反应　　B. 羊水栓塞　　　　　　　C. 子宫穿孔
    D. 失血性休克　　　　　E. 急性腹膜炎

895. 女性,29岁。人工流产术中突感胸闷、头晕、恶心。查体:面色苍白,大汗淋漓,血压70/50mmHg,脉搏50次/分。此时应首先给予
    A. 输血输液　　　　　　B. 阿托品静脉注射　　　　C. 苯巴比妥钠肌内注射
    D. 迅速清除宫腔内容物　E. 阿拉明静脉滴注

896. 人工流产术的近期并发症不包括
    A. 子宫穿孔　　　　　　B. 宫腔粘连　　　　　　　C. 出血
    D. 人工流产综合反应　　E. 羊水栓塞

897. 米非司酮终止早孕的机制是
    A. 抗雌激素　　　　　　B. 抑制子宫收缩　　　　　C. 抗孕激素
    D. 抑制子宫胶原合成　　E. 兴奋子宫肌

898. 米索前列醇的主要成分是
    A. PGE_1　　　　　　　B. PGE_2　　　　　　　　C. PGE_3
    D. PGI_1　　　　　　　E. PGI_2

899. 属于药物流产禁忌证的是
    A. 严重骨盆畸形　　　　B. 妊娠剧吐　　　　　　　C. 瘢痕子宫
    D. 哺乳期妊娠　　　　　E. 宫颈发育不良

(900~901题共用题干)女性,28岁。停经55天,伴恶心、呕吐。妇科检查:子宫增大约妊娠50天,双侧附件(-)。

900. 首选的辅助检查是

A. B超 B. 基础体温测定 C. 宫颈黏液检查
D. 血hCG检测 E. 黄体酮试验

901. 若确诊为妊娠,应选择最佳的终止妊娠方法是
A. 药物流产 B. 人工流产吸宫术 C. 人工流产钳刮术
D. 乳酸依沙吡啶引产 E. 缩宫素静脉滴注

(902~903题共用题干)女,24岁,停经6周诊断为早孕,行人工流产术,吸宫后探宫腔发现探不到宫底,出血不多,自述心悸,轻度腹痛及恶心。

902. 最可能的诊断是
A. 子宫畸形 B. 子宫穿孔 C. 人工流产综合反应
D. 羊水栓塞 E. 葡萄胎

903. 此时该患者首选的处理方法是
A. 吸氧,给予升压药 B. 继续手术,清空子宫 C. 暂停手术,密切观察病情
D. 静脉注射阿托品 E. 立即行剖腹探查术

(904~905题共用题干)已婚妇女,停经50天,诊断为早孕,要求行负压吸宫术。术中出现恶心、呕吐,出汗。查体:面色苍白,血压70/50mmHg,心率48次/分。

904. 最可能的诊断是
A. HELLP综合征 B. Turner综合征 C. Sheehan综合征
D. 宫腔粘连综合征 E. 人工流产综合反应

905. 正确处理应是
A. 间断正压给氧 B. 静脉注射止吐剂 C. 静脉注射阿托品
D. 静脉注射抗生素 E. 静脉滴注升压药

(906~907题共用题干)女,28岁,停经44天。尿妊娠试验阳性,要求行人工流产术。术前妇科检查:宫体后倾位,稍大,稍软。术中探宫腔9cm,吸出物未见绒毛,出血少。

906. 吸出的组织最可能为
A. 葡萄胎 B. 蜕膜组织 C. 子宫内膜息肉
D. 增生期子宫内膜 E. 分泌期子宫内膜

907. B超显示妊娠囊在宫底部,此时诊断应为
A. 漏吸 B. 吸宫不全 C. 宫腔感染
D. 子宫畸形 E. 子宫穿孔

五、生育规划咨询(执业医师及助理医师均需掌握)

908. 关于哺乳期避孕的叙述,正确的是
A. 不需避孕 B. 应采用避孕药物 C. 最好使用工具避孕
D. 使用埋植避孕剂 E. 剖宫产术后3个月放置IUD

909. 哺乳期妇女避孕应在产后
A. 1个月起 B. 42日起 C. 6周起
D. 12周起 E. 24周起

910. 女,26岁。产后42天复查,要求进行避孕指导,现处于哺乳期。查体子宫恢复正常,已排除慢性全身性疾病。不适合该妇女的避孕方法是
A. 阴茎套 B. 阴道套 C. 宫内节育器
D. 复方口服避孕药 E. 长效孕激素避孕针

第十一篇 妇产科学

第21章 生育规划与妇女保健

911. 女,28岁。剖宫产术后4个月,哺乳期月经未恢复,最恰当的避孕方法应选择
   A. 短效口服避孕药　　　　B. 安全期避孕法　　　　C. 宫内节育器
   D. 皮下埋置法　　　　　　E. 阴茎套避孕法(2018、2022)

912. 新婚夫妇欲婚后1年要孩子,最正确的避孕方法是
   A. 安全期避孕　　　　　　B. 口服避孕药　　　　　C. 放置宫内节育器
   D. 皮下埋植 Norplant Ⅱ　　E. 阴茎套

   A. 阴茎套　　　　　　　　B. 宫内节育器　　　　　C. 体外排精
   D. 安全期避孕　　　　　　E. 口服避孕药

913. 女,35岁,月经规律,经量多。妇科检查:宫颈呈糜烂状,宫颈口松,子宫前位,正常大小。首选的避孕方式是

914. 女,29岁。3个月前剖宫分娩,现行母乳喂养。首选的避孕方式是
   A. IUD　　　　　　　　　 B. 安全期避孕　　　　　C. 紧急避孕药
   D. 复方短效口服避孕药　　E. 长效复方避孕注射剂

915. 女,24岁。未孕,近半年无生育计划,首选的避孕方法是

916. 顺产后4个月哺乳期女性,首选的避孕方法是

六、妇女保健概述(执业医师及助理医师均需掌握)

917. 降低孕产妇死亡率和围产儿死亡率属于
   A. 孕期保健　　　　　　　B. 生育期保健　　　　　C. 产时保健
   D. 哺乳期保健　　　　　　E. 围产期保健

第十二篇 儿科学

第1章 绪论、生长发育与儿童保健

一、小儿年龄分期和各期特点（执业医师及助理医师均需掌握）

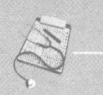

1. 易发生各种感染和传染病的时期是
   A. 新生儿期　　　　　　　B. 婴儿期　　　　　　　C. 幼儿期
   D. 学龄前期　　　　　　　E. 青春期

2. 新生儿期是指脐带结扎到出生后
   A. 1 周　　　　　　　　　B. 2 周　　　　　　　　C. 3 周
   D. 4 周　　　　　　　　　E. 1 年（2024）

3. 儿童阶段发病率及死亡率最高的时期是
   A. 新生儿期　　　　　　　B. 婴儿期　　　　　　　C. 幼儿期
   D. 学龄前期　　　　　　　E. 学龄期（2023）

二、生长发育（执业医师及助理医师均需掌握）

4. 儿童发育最快的第二个高峰期是
   A. 婴儿期　　　　　　　　B. 幼儿期　　　　　　　C. 学龄前期
   D. 学龄期　　　　　　　　E. 青春期（2024）

5. 小儿生长发育最迅速的时期是
   A. 婴儿期　　　　　　　　B. 幼儿期　　　　　　　C. 学龄前期
   D. 学龄期　　　　　　　　E. 青春期（2018、2022）

6. 小儿生长发育的规律不包括
   A. 两个高峰期　　　　　　B. 个体差异　　　　　　C. 各器官、系统发育不平衡
   D. 自下而上　　　　　　　E. 连续性、非匀速性、阶段性

7. 新生儿，2 天。足月经阴道顺产，出生体重 3100g，Apgar 评分为 10 分。母亲无妊娠并发症。母乳喂养，2 天后体重为 2950g，肝肋下 1 指，脾肋下未触及。最可能的诊断是
   A. 新生儿败血症　　　　　B. 新生儿溶血病　　　　C. 新生儿黄疸
   D. 正常新生儿　　　　　　E. 新生儿脱水（2024）

8. 关于儿童生长发育的特点，正确的是
   A. 各系统生长发育速度一致　　B. 机体发育不存在个体差异　　C. 年龄越大，发育越慢
   D. 遵循由远到近的规律　　　　E. 婴儿期是生长发育最快的时期（2023）

9. 判断小儿体格发育最常用的指标是
   A. 动作发育能力　　　　　B. 语言发育程度　　　　C. 智力发育水平
   D. 神经反射发育　　　　　E. 体重、身高、头围

10. 1~2 岁幼儿 1 年中身高约增长

第十二篇 儿科学
第1章 绪论、生长发育与儿童保健

  A. 5cm   B. 7cm   C. 10cm
  D. 12cm   E. 13cm

11. 2 岁小儿身长约
  A. 32cm   B. 50m   C. 75cm
  D. 85cm   E. 95cm

12. 正常 2 岁小儿的头围大约是
  A. 46cm   B. 48cm   C. 52cm
  D. 44cm   E. 50cm

13. 3 个月婴儿的标准头围是
  A. 40cm   B. 42cm   C. 38cm
  D. 36cm   E. 44cm

14. 5 岁小儿头围是
  A. 32cm   B. 34m   C. 46cm
  D. 50cm   E. 56cm

15. 3 个月小儿按公式计算其身高、头围约是
  A. 55cm,38cm   B. 60cm,40cm   C. 65cm,42cm
  D. 70cm,44cm   E. 75cm,46cm

16. 1 岁小儿的胸围应约为
  A. 34cm   B. 38cm   C. 42cm
  D. 46cm   E. 50cm

17. 小儿头围与胸围大致相等的年龄是
  A. 6 个月   B. 1 岁   C. 1.5 岁
  D. 2 岁   E. 2.5 岁

18. 2~6 岁小儿体重为
  A. 年龄(岁)×2+9   B. 年龄(岁)×3+8   C. 年龄(岁)×1+8
  D. 年龄(岁)×1+9   E. 年龄(岁)×2+8

19. 2 岁小儿按公式计算体重(kg)约
  A. 3   B. 6   C. 9
  D. 12   E. 15

20. 一正常婴儿,体重 7.5kg,身长 68cm。前囟 1.0cm,头围 44cm。出牙 4 个。能独坐,并能以拇、示指拿取小球。该婴儿最可能的月龄是
  A. 5 个月   B. 8 个月   C. 12 个月
  D. 18 个月   E. 24 个月

21. 一小儿,身长 76cm,体重 9.5kg,头围 46cm,胸围 46cm,出牙 6 颗。最可能的年龄是
  A. 10 个月   B. 15 个月   C. 24 个月
  D. 12 个月   E. 18 个月

22. 小儿头围的测量方法是
  A. 经眉间到茎乳突绕头一周   B. 经眉间上缘 2cm 到枕骨结节绕头一周
  C. 经眉间到枕骨结节绕头一周   D. 经眉弓上 2cm 到枕后结节绕头一周
  E. 经眉弓上缘到枕骨结节绕头一周(2023)

23. 一健康女婴,体重 8kg,身长 68cm,已能抓物、换手、独坐久,能发复音。其符合的最早月龄是
  A. 4~6 个月   B. 7~8 个月   C. 9~10 个月

D. 11~12个月 E. 13~15个月

24. 前囟的正确测量方法是
   A. 对边中点连线 B. 邻边中点连线 C. 邻角顶点连线
   D. 对角顶点连线 E. 周径长度

25. 正常小儿前囟闭合的时间应是
   A. 6~12个月 B. 12~18个月 C. 1.5~2岁
   D. 2~2.5岁 E. 2.5~3岁

26. 小儿脊柱出现胸椎后凸的时间是出生后
   A. 3个月 B. 6个月 C. 9个月
   D. 10个月 E. 1岁（2017）

27. 小儿12个月时出现
   A. 颈椎前凸 B. 颈椎后凸 C. 胸椎后凸
   D. 腰椎前凸 E. 腰椎后凸（2022）

28. 在正常情况下,6岁小儿手腕部骨化中心的数目应约为
   A. 5 B. 6 C. 7
   D. 8 E. 4

29. 新生儿生理性体重下降发生的时期是在出生后
   A. 1~2日内 B. 3~4日内 C. 5~7日内
   D. 8~10日内 E. 11~15日内

30. 多数小儿萌出第一恒磨牙的年龄是
   A. 14岁 B. 12岁 C. 10岁
   D. 8岁 E. 6岁

31. 出齐的小儿乳牙数目是
   A. 14个 B. 16个 C. 18个
   D. 20个 E. 22个

32. 恒牙骨化开始的年龄是
   A. 新生儿 B. 1岁 C. 2岁
   D. 3岁 E. 4岁

33. 一健康儿童体检结果为:身高115cm,体重20kg,尚未开始换牙,腕部骨化中心数为7个。按照小儿生长发育的一般规律,其最可能的年龄是
   A. 4岁 B. 5岁 C. 6岁
   D. 7岁 E. 8岁

34. 婴儿体重4kg,逗能微笑,头能竖直,推测其月龄为
   A. 1个月 B. 2个月 C. 3个月
   D. 4个月 E. 5个月

35. 正常小孩体检,乳牙12颗,会爬楼梯,会表示大小便的意愿,最可能的年龄是
   A. 半岁 B. 1岁 C. 1岁半
   D. 2岁 E. 3岁（2021）

36. 正常小儿,身长88cm,体重12.5kg,出牙16颗,现会双脚跳,会用勺子吃饭。其最可能的年龄是
   A. 1岁 B. 3岁 C. 2岁
   D. 4岁 E. 5岁

37. 女孩,会用勺子吃饭,能双脚跳,会翻书,会说2~3个字的短句。最可能的年龄是

第十二篇 儿科学
第1章 绪论、生长发育与儿童保健

　　A. 2岁　　　　　　　　　B. 4岁　　　　　　　　　C. 1.5岁
　　D. 3.5岁　　　　　　　　E. 3岁

38. 男婴,8个月。已能独坐,会发"爸爸""妈妈"音,能双手递玩具。关于其发育情况的描述,正确的是
　　A. 语言正常,运动低下　　B. 语言低下,运动正常　　C. 语言和运动均低下
　　D. 语言和运动均正常　　　E. 语言超前,运动正常（2024）

　　A. 神经系统　　　　　　　B. 淋巴系统　　　　　　　C. 生殖系统
　　D. 内分泌系统　　　　　　E. 血液系统

39. 小儿出生以后,发育先快后慢的系统是
40. 小儿出生以后,发育先慢后快的系统是（2024）

　　A. 体重　　　　　　　　　B. 身高　　　　　　　　　C. 头围
　　D. 胸围　　　　　　　　　E. 腹围

41. 衡量营养状况的重要指标是
42. 反映骨骼发育的重要指标是

　　A. 36cm　　　　　　　　　B. 40cm　　　　　　　　　C. 46cm
　　D. 50cm　　　　　　　　　E. 56cm

43. 5岁儿童的头围约是
44. 3月龄婴儿的头围约是

（45~46题共用题干）一正常小儿身高80cm,前囟已闭,头围47cm,乳牙16枚,能用简单的语言表达自己的需要,对人、事有喜憎之分。

45. 此小儿的年龄最可能是
　　A. 1岁　　　　　　　　　B. 1岁半　　　　　　　　C. 2岁半
　　D. 3岁　　　　　　　　　E. 3岁半

46. 按公式计算此小儿的体重约是
　　A. 15kg　　　　　　　　　B. 13.5kg　　　　　　　　C. 12kg
　　D. 10.5kg　　　　　　　　E. 9kg

（47~48题共用题干）一小儿身高85cm,前囟已闭,头围48cm,乳牙20枚,已会跳并能用简单的语言表达自己的需求,对人、事有喜憎之分。

47. 此小儿的年龄最大的可能是
　　A. 1岁　　　　　　　　　B. 1岁半　　　　　　　　C. 2岁
　　D. 3岁　　　　　　　　　E. 3岁半

48. 按公式计算此小儿的体重约是
　　A. 9kg　　　　　　　　　B. 10kg　　　　　　　　　C. 12kg
　　D. 13kg　　　　　　　　　E. 14kg

（49~50题共用题干）一小儿能独坐,并坐得很稳,但不会爬,能无意识地发出复音,认识生熟人,不能听懂自己的名字。

49. 此小儿的年龄最大可能是
　　A. 5个月　　　　　　　　B. 6个月　　　　　　　　C. 7个月
　　D. 8个月　　　　　　　　E. 9个月

50. 此小儿的身高体重按公式计算约是

A. 60cm,6kg B. 62.5cm,6.55kg C. 65cm,7kg
D. 66.5cm,8kg E. 69cm,8kg

三、儿童保健(执业医师及助理医师均需掌握)

51. 4岁儿童必须复种的疫苗是
    A. 脊髓灰质炎疫苗 B. 乙脑疫苗 C. 百白破疫苗
    D. 麻疹疫苗 E. 卡介苗
52. 我国规定1岁以内必须完成的计划免疫是
    A. 卡介苗 B. 乙脑疫苗 C. 流脑疫苗
    D. 流感疫苗 E. 甲肝疫苗
53. 二月龄婴儿应接种的疫苗是
    A. 脊髓灰质炎灭活疫苗 B. 甲肝减毒活疫苗 C. 乙肝疫苗
    D. 百白破疫苗 E. 麻腮风疫苗(2024)
54. 出生6个月的小儿应该首次接种的疫苗是
    A. 乙肝疫苗 B. 水痘疫苗 C. 风疹疫苗
    D. 流脑疫苗 E. 甲肝疫苗(2024)
55. 婴儿7个月内无须按计划免疫接种的疫苗是
    A. 麻腮风疫苗 B. 脊髓灰质炎疫苗 C. 乙肝疫苗
    D. 百白破疫苗 E. 卡介苗(2023)

    A. 卡介苗 B. 乙肝疫苗 C. 麻疹疫苗
    D. 脊髓灰质炎三价混合疫苗 E. 百白破混合制剂
56. 出生时、出生1个月、出生6个月时需接种的疫苗是
57. 出生2个月、出生3个月、出生4个月时需接种的疫苗是
58. 出生3个月、出生4个月、出生5个月时需接种的疫苗是(2020、2022)

    A. 2~3天 B. 1个月 C. 2个月
    D. 3个月 E. 8个月
59. 麻疹疫苗初种时间是出生后
60. 百白破疫苗初种时间是出生后

    A. 卡介苗 B. 流感疫苗 C. 麻疹疫苗
    D. 脊髓灰质炎疫苗 E. 百白破疫苗
61. 新生儿期接种的疫苗应是
62. 出生后8个月时应接种的疫苗是

    A. 乙肝疫苗 B. 流感疫苗 C. 麻疹疫苗
    D. 脊髓灰质炎疫苗 E. 百白破疫苗
63. 新生儿期接种的疫苗应是
64. 出生后2个月时应接种的疫苗是

第2章 营养和营养障碍疾病

一、儿童营养基础（执业医师及助理医师均需掌握）

65. 1岁以内婴儿基础代谢,每日每千克体重约需
    A. 80kcal　　　　　　　B. 66kcal　　　　　　　C. 55kcal
    D. 44kcal　　　　　　　E. 30kcal
66. 1岁半的男孩,基础代谢所需热量占总热量的比例是
    A. 7%~8%　　　　　　B. 10%　　　　　　　　C. 32%~35%
    D. 50%　　　　　　　　E. 70%
67. 小儿特有的能量需求是
    A. 食物热力作用　　　　B. 排泄消耗　　　　　　C. 活动消耗
    D. 生长发育　　　　　　E. 基础代谢
68. 不属于婴儿总热量分配的是
    A. 基础代谢　　　　　　B. 生长发育　　　　　　C. 食物特殊动力作用
    D. 思维活动　　　　　　E. 排泄消耗
69. 婴儿每日所需能量与营养素较成人相对要高,主要是由于小儿
    A. 基础代谢所需较高　　B. 生长发育所需较高　　C. 食物特殊动力作用
    D. 活动量大所需较高　　E. 消化吸收功能差,丢失较多
70. 不能为机体提供能量的营养素是
    A. 糖类　　　　　　　　B. 淀粉类　　　　　　　C. 蛋白质类
    D. 维生素类　　　　　　E. 脂肪类
71. 小儿营养中最主要的能量来源是
    A. 矿物质　　　　　　　B. 糖类　　　　　　　　C. 脂类
    D. 膳食纤维　　　　　　E. 蛋白质
72. 正常情况下,提供儿童总能量50%~65%的营养素是
    A. 脂类　　　　　　　　B. 碳水化合物　　　　　C. 蛋白质
    D. 矿物质　　　　　　　E. 维生素（2020）
73. 婴儿期每日水的需要量约是
    A. 150ml/kg　　　　　　B. 100ml/kg　　　　　　C. 80ml/kg
    D. 50ml/kg　　　　　　　E. 30ml/kg

二、婴儿喂养（执业医师及助理医师均需掌握）

74. 母乳与牛乳相比,对母乳特点的描述中错误的是
    A. 乳糖含量高　　　　　B. 铁吸收率高　　　　　C. 钙磷比例适宜
    D. 含饱和脂肪酸较多　　E. 含白蛋白多,酪蛋白少
75. 初乳的特点是
    A. 含脂肪较多而蛋白质较少　　B. 含脂肪和蛋白质均多　　C. 含脂肪和蛋白质均少
    D. 含脂肪较少而蛋白质较多　　E. 含脂肪少而乳糖较多
76. 正常足月儿生后母乳喂养开始时间是

A. 尽早开始　　　　　　　　B. 1小时　　　　　　　　C. 2小时
D. 3小时　　　　　　　　　E. 4小时

77. 一般市售的婴儿配方奶粉100g供能约
A. 100kcal　　　　　　　　B. 200kcal　　　　　　　C. 300kcal
D. 400kcal　　　　　　　　E. 500kcal

78. 对于母乳喂养的婴儿，《中国居民膳食指南（2022）》推荐必须添加辅食的月龄是
A. 满3月龄　　　　　　　　B. 满4月龄　　　　　　　C. 满5月龄
D. 满6月龄　　　　　　　　E. 满7月龄

79. 对1~2个月的婴儿，不能作为辅食的食物是
A. 鲜果汁　　　　　　　　B. 青菜汁　　　　　　　C. 米汤
D. 代乳粉　　　　　　　　E. 蛋黄

80. 婴儿5个月时应添加的辅食是
A. 强化铁的米粉　　　　　B. 鱼类　　　　　　　　C. 肉类
D. 蛋类　　　　　　　　　E. 面

81. 4~6个月大的婴儿不宜添加的食物是
A. 菜泥　　　　　　　　　B. 水果泥　　　　　　　C. 配方奶
D. 肉末　　　　　　　　　E. 米粉

82. 男婴，3月龄。足月顺产儿，出生体重3.2kg，身长50cm，纯母乳喂养。儿童保健门诊体检：体重6kg，身长63cm，无乳牙。关于小儿喂养，正确的是
A. 继续纯母乳喂养　　　　B. 在母乳基础上添加汁状食物　　C. 可以添加米粉
D. 可一次添加2~3种辅食　E. 混合喂养，为将来停止哺乳做准备（2023）

83. 男婴，6个月。足月顺产，出生时体重3700g，出生后母乳按需喂养，按计划预防接种。母亲前来咨询喂养方法。查体：身长68cm，体重8kg，神志清楚，皮肤及巩膜无黄染，前囟平软，口唇黏膜色泽红润，心、肺、肾及神经系统检查未见异常。合适的喂养方式是
A. 母乳喂养，不添加辅食　　　　　　　　B. 母乳喂养，立即添加辅食
C. 母乳喂养，1个月后添加辅食　　　　　D. 母乳喂养，2个月后添加辅食
E. 人工喂养，1个月后添加辅食（2024）

A. 矿物质　　　　　　　　B. 维生素　　　　　　　C. 脂肪
D. 蛋白质　　　　　　　　E. 碳水化合物

84. 每次哺乳时，母乳中呈先高后低变化的营养成分是
85. 每次哺乳时，母乳中呈先低后高变化的营养成分是

A. 肉末、豆腐、芋头　　　B. 果泥、菜泥、米糊　　C. 果汁、菜汁、鱼肝油
D. 果汁、蛋黄、豆制品　　E. 碎肉、碎菜、米汤

86. 出生后1~3个月添加的辅食是
87. 出生后4~6个月添加的辅食是
88. 出生后7~9个月添加的辅食是

A. 2周内　　　　　　　　B. 2个月　　　　　　　　C. 4~6个月
D. 7~9个月　　　　　　　E. 10~12个月

89. 足月儿开始添加维生素D的时间是出生后
90. 足月儿开始添加米粉的时间是出生后

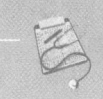

91. 足月儿开始添加肉末、菜末的时间是出生后

三、蛋白质-能量营养不良(执业医师及助理医师均需掌握)

92. 小儿蛋白质-能量营养不良最早期的临床表现是
    A. 皮下脂肪消失
    B. 体重减轻
    C. 体重不增
    D. 肌肉松弛
    E. 身高增长停滞

93. 男孩,1岁。食欲差3个月。母乳少,长期以米糊、稀饭喂养,未添加其他辅食。患儿最先出现的临床表现是
    A. 皮下脂肪减少
    B. 皮肤干燥
    C. 身长低于正常
    D. 体重不增
    E. 肌张力降低

94. 蛋白质-能量营养不良患儿皮下脂肪逐渐减少的顺序是
    A. 躯干→臀部→四肢→腹部→面颊
    B. 四肢→躯干→腹部→臀部→面颊
    C. 躯干→臀部→腹部→四肢→面颊
    D. 腹部→躯干→臀部→四肢→面颊
    E. 腹部→躯干→面颊→臀部→四肢

95. 女孩,1岁。诊断为蛋白质-能量营养不良。患儿突然发生面色灰白,神志不清,脉搏减慢,呼吸暂停。应首先考虑
    A. 低钠血症
    B. 自发性低血糖
    C. 继发感染
    D. 心力衰竭
    E. 低钙血症

96. 重度蛋白质-能量营养不良患儿,夜间睡眠中突然昏迷、死亡。其最常见原因是
    A. 窒息
    B. 自发性低血糖发作
    C. 心力衰竭
    D. 低血容量性休克
    E. 败血症并急性细菌性脑膜炎

97. 蛋白质-能量营养不良常见并发的维生素缺乏是
    A. 维生素A
    B. 维生素B_1
    C. 维生素C
    D. 维生素D
    E. 维生素E

98. 男孩,4岁。夜间视力减弱半年。平素纳差,素食为主,常患呼吸道感染和腹泻。查体:皮肤干燥,双眼角膜外侧有比托斑。该男孩缺乏的维生素可能是
    A. 维生素A
    B. 维生素B_1
    C. 维生素B_2
    D. 维生素C
    E. 维生素D(2024)

99. 蛋白质-能量营养不良的少见并发症是
    A. 营养性贫血
    B. 呼吸道感染
    C. 腹泻
    D. 自发性低血糖
    E. 佝偻病

(100~103题共用题干)男孩,3岁。自幼人工喂养,食欲极差,有时腹泻,身高85cm,体重7500g,皮肤干燥、苍白,腹部皮下脂肪厚度约0.3cm,脉搏缓慢,心音较低钝。

100. 主要诊断应是
     A. 先天性甲状腺功能减退症
     B. 营养性贫血
     C. 婴幼儿腹泻
     D. 营养不良
     E. 心功能不全

101. 假设此患儿出现哭而少泪,眼球结膜有毕脱斑,则有
     A. 维生素A缺乏
     B. 维生素B_1缺乏
     C. 维生素C缺乏
     D. 维生素D缺乏
     E. 维生素E缺乏

102. 假设此患儿清晨突然面色苍白,神志不清,体温不升,呼吸暂停,首先应考虑最可能的原因是
     A. 急性心力衰竭
     B. 低钙血症引起喉痉挛
     C. 低钾血症引起呼吸肌麻痹
     D. 自发性低血糖
     E. 脱水引起休克

103. 若上述情况发生,除立即给氧外,首先应采取的措施为
    A. 给予呼吸兴奋剂	B. 输液纠正脱水	C. 测血钙,静脉补充钙剂
    D. 给予强心药	E. 监测血糖,静脉注射高渗葡萄糖

四、儿童单纯性肥胖(执业医师需掌握)

104. 男孩,10岁。体质指数超过同性别、同年龄段参考值的P_{97}。不正确的处理是
    A. 药物治疗	B. 心理辅导	C. 控制饮食
    D. 增加运动	E. 监测体重

五、维生素D缺乏性佝偻病(执业医师及助理医师均需掌握)

105. 营养性维生素D缺乏性佝偻病不易发生在哪个选项中?
    A. 长期奶糕喂养	B. 患儿偏食	C. 长期米粉喂养
    D. 患儿消化吸收障碍	E. 单纯母乳或牛奶喂养

106. 男婴,4个月。夜眠不安、夜啼、多汗2个月。冬季出生,足月顺产,纯母乳喂养。查体:精神可,前囟2cm,按压颅骨有乒乓球样感。关于该病的发病机制,错误的是
    A. 维生素D缺乏	B. 肠道对钙吸收减少	C. 肠道对磷吸收减少
    D. 尿磷排泄增加	E. 甲状旁腺代偿不足(2024)

107. 营养性维生素D缺乏性佝偻病初期的临床表现是
    A. 免疫力低下	B. 语言发育落后	C. 运动减少
    D. 肌肉松弛	E. 非特异性神经精神症状

108. 营养性维生素D缺乏性佝偻病活动早期的主要表现是
    A. 烦哭、夜惊、汗多	B. 烦哭、方颅	C. 多汗、蛙状腹
    D. 夜惊、手镯	E. 夜惊、多汗、方颅(2019)

109. 营养性维生素D缺乏性佝偻病激期的生化特点是
    A. 血钙正常,血磷降低,碱性磷酸酶降低	B. 血钙降低,血磷降低,碱性磷酸酶增高
    C. 血钙降低,血磷正常,碱性磷酸酶增高	D. 血钙正常,血磷增高,碱性磷酸酶降低
    E. 血钙正常,血磷降低,碱性磷酸酶增高

110. 女孩,11个月。多汗,烦躁,睡眠不安,可见肋膈沟,下肢轻度O形腿。血钙稍低,血磷降低,碱性磷酸酶增高。其佝偻病应处于
    A. 前驱期	B. 初期	C. 激期
    D. 恢复期	E. 后遗症期

111. 营养性维生素D缺乏性佝偻病最早出现的骨骼改变是
    A. 肋骨串珠	B. O形腿	C. 手镯、足镯
    D. 方颅	E. 颅骨软化(2021)

112. 营养性维生素D缺乏性佝偻病早期出现的症状是
    A. 颅骨软化	B. O形腿	C. 方颅
    D. 串珠手	E. 神经系统兴奋(2022)

113. 3~4个月婴儿营养性维生素D缺乏性佝偻病激期较特异的表现是
    A. 颅骨软化	B. 方颅	C. 枕秃
    D. 肋骨串珠	E. 夜间惊啼(2018)

114. 男婴,4个月。烦躁、多汗半个月。冬季出生,足月顺产,母乳喂养。可能出现的体征是
    A. 颅骨软化	B. 方颅	C. 鸡胸
    D. X形腿	E. O形腿(2023)

第十二篇 儿科学
第2章 营养和营养障碍疾病

115. 营养性维生素 D 缺乏性佝偻病活动期的主要表现为
    A. 肌肉松弛   B. 语言发育迟缓   C. 骨骼系统的改变
    D. 低热、盗汗   E. 突然惊厥或喉痉挛

116. 患营养性维生素 D 缺乏性佝偻病的 9~10 个月婴儿多见的骨骼改变是
    A. 颅骨软化   B. 肋骨串珠   C. 方颅
    D. 鸡胸   E. 肋膈沟（2018）

117. 营养性维生素 D 缺乏性佝偻病后遗症期的临床特征是
    A. 骨骼畸形   B. 长骨干骺端异常   C. 血磷、钙降低
    D. 血碱性磷酸酶升高   E. 易激惹、烦闹、多汗

118. 营养性维生素 D 缺乏性佝偻病由骨样组织增生所致的骨骼改变为
    A. 方颅   B. 肋膈沟（赫氏沟）   C. 鸡胸或漏斗胸
    D. O 形腿或 X 形腿   E. 脊椎后突或侧弯

119. 营养性维生素 D 缺乏性佝偻病的临床症状是
    A. 牙齿钙化发育不良   B. 牙齿萌出延缓   C. 皮肤瘀斑
    D. 佝偻病   E. 成人骨质疏松

120. 营养性维生素 D 缺乏性佝偻病可靠的早期诊断指标是
    A. 血钙降低   B. 血磷降低   C. 血 $1,25-(OH)_2D_3$ 降低
    D. 血 $25-(OH)D_3$ 降低 E. 血碱性磷酸酶增高（2018、2022）

121. 男婴，6 个月。平时多汗，夜间惊醒哭闹。足月顺产，人工喂养。查体：T36.6℃，P128 次/分，枕秃明显，无颅骨软化，前囟 2 厘米，双肺呼吸音清，心率 128 次/分，律齐，各瓣膜区未闻及杂音，腹软，肝肋下 1cm。早期诊断的可靠指标是
    A. 血磷下降   B. 血清碱性磷酸酶升高   C. 血钙下降
    D. 长骨 X 线异常   E. 血清 $25-(OH)D_3$ 下降（2022）

122. 男婴，10 个月。经常出现夜惊，近 1 周加重，多汗，烦闹。该患儿生后一直混合喂养，未添加辅食。此患儿体格检查最可能发现的阳性体征为
    A. 皮下脂肪明显减少   B. 面色苍白   C. 皮肤弹性差
    D. 肌张力增高   E. 方颅、乳牙未萌出

123. 男孩，6 岁。自幼营养欠佳，较瘦小。可见方颅、肋膈沟和 O 形腿。查：血钙稍低，血磷降低，X 线片示干骺端临时钙化带呈毛刷样。考虑其确切的诊断是
    A. 营养不良   B. 维生素 D 缺乏性手足搐搦症 C. 软骨营养不良
    D. 抗维生素 D 病   E. 营养性维生素 D 缺乏性佝偻病

124. 女婴，11 个月。2 个月前因"睡眠不安、头部多汗、方颅"就诊，用维生素 D 及钙剂正规治疗 2 个月，症状好转。此时腕骨 X 线表现是
    A. 临时钙化带模糊   B. 临时钙化带致密增厚   C. 临时钙化带消失
    D. 长骨弯曲畸形，骨骺线正常   E. 长骨短粗和弯曲，干骺端变宽呈杯口状

125. 男婴，5 个月。易激惹、烦闹、多汗半月。早产儿，孕 36 周顺产。查体：枕秃，前囟大，颅骨软化。最可能的诊断是
    A. 锌缺乏   B. 原发性甲状腺功能减退症 C. 维生素 A 缺乏
    D. 脑积水   E. 营养性维生素 D 缺乏性佝偻病（2024）

126. 男婴，10 个月。出生后牛奶喂养。经常出现多汗、烦躁，近 1 周加重，偶有腹泻、呕吐。查体：枕秃，前囟大，方颅。实验室检查：血钙稍低，血磷降低，碱性磷酸酶增高。X 线片示干骺端临时钙化带呈毛刷样。最合适的治疗措施是

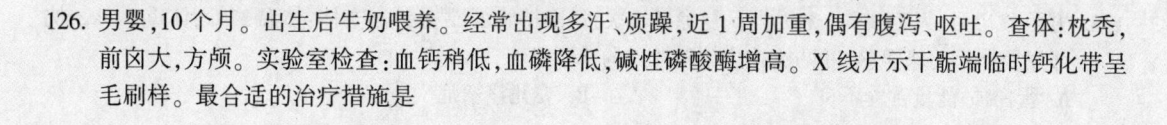

A. 维生素D30万IU肌内注射　　　　　B. 维生素D400~800IU/d口服

C. 维生素D2000~4000IU/d口服　　　　D. 补充钙剂

E. 补充磷酸盐

127. 营养性维生素D缺乏性佝偻病患儿口服维生素D治疗,多长时间后改为预防量口服?

A. 1个月　　　　　　　　B. 2个月　　　　　　　　C. 3个月

D. 6个月　　　　　　　　E. 12个月

128. 营养性维生素D缺乏性佝偻病不正确的预防措施是

A. 适当多晒太阳　　　　　B. 提倡母乳喂养　　　　　C. 孕母补充维生素D及钙剂

D. 及时添加辅食　　　　　E. 早产儿2个月开始补充维生素D

129. 为预防营养性维生素D缺乏性佝偻病,小儿每日口服维生素D的剂量是

A. 400IU　　　　　　　　B. 800IU　　　　　　　　C. 1000IU

D. 1500IU　　　　　　　E. 2000IU

130. 关于营养性维生素D缺乏性佝偻病的预防措施,不正确的是

A. 及时添加辅食　　　　　B. 生后2周即应补充维生素D　　C. 提倡母乳喂养

D. 增加户外活动　　　　　E. 每日补充维生素D1000IU

131. 1个月婴儿,冬季出生,母乳喂养。为预防营养性维生素D缺乏性佝偻病的发生,最好的办法是

A. 母亲摄入富含钙、磷的食物　　　　B. 母亲摄入富含维生素D的食物

C. 婴儿每日补充维生素D400IU　　　　D. 婴儿每日补充维生素D1万IU

E. 婴儿每日肌内注射维生素D30万IU

六、维生素D缺乏性手足搐搦症(执业医师及助理医师均需掌握)

132. 维生素D缺乏性手足搐搦症的隐性体征是

A. 喉痉挛　　　　　　　　B. Kernig征阳性　　　　　C. Brudzinski征阳性

D. Trousseau征阳性　　　　E. Babinski征阳性

133. 低钙血症所导致的Chvostek征是指

A. 口周麻木　　　　　　　B. 跟腱反射阳性　　　　　C. 踝反射阳性

D. 指尖刺痛　　　　　　　E. 面神经叩击试验阳性(2022)

134. 疑为维生素D缺乏性手足搐搦症患儿,做陶瑟征检查时,袖带的压力应维持在

A. 舒张压以下　　　　　　B. 收缩压与舒张压之间　　C. 收缩压以下

D. 舒张压以上　　　　　　E. 收缩压以上

135. 维素D缺乏性手足搐搦症的发病机制与营养性维生素D缺乏性佝偻病最根本的不同在于

A. 食物中磷含量过高　　　B. 维生素D缺乏的程度较重　　C. 神经系统兴奋性较高

D. 食物中钙含量过低　　　E. 甲状旁腺反应迟钝,甲状旁腺激素代偿不足

136. 维生素D缺乏性手足搐搦症发生惊厥是由于

A. 血钾浓度降低　　　　　B. 血钠浓度降低　　　　　C. 血钙浓度降低

D. 血磷浓度降低　　　　　E. 血镁浓度降低

137. 有关维生素D缺乏性手足搐搦症的论述,错误的是

A. 因缺乏维生素D所致　　B. 神经肌肉兴奋性增高　　C. 甲状旁腺反应迟钝

D. 血磷基本正常　　　　　E. 出现惊厥时,血清离子钙低于1.75mmol/L

138. 男婴,5个月,人工喂养。1天内反复惊厥5次,每次持续1~2分钟。查体:体温37℃,体重5.5kg,枕部颅骨有乒乓球样感,可见枕秃。首先考虑的诊断是

A. 蛋白质-能量营养不良　　　　　　B. 婴儿痉挛症

C. 癫痫发作 D. 营养性维生素D缺乏性佝偻病
E. 维生素D缺乏性手足搐搦症(2019、2023)

139. 女婴,5个月。今晨突然面肌、口角及眼角抽动约半分钟,抽后精神好,不发热,不吐。冬季出生,混合喂养,未加辅食。查体:体重7kg,会笑,前囟平,有枕秃,双侧巴宾斯基征阳性。最可能的诊断及进一步检查是
A. 败血症,做血培养 B. 中枢神经系统感染,做腰穿 C. 癫痫,做脑电图
D. 低血糖,查血糖 E. 维生素D缺乏性手足搐搦症,查血钙

140. 男婴,4个月。人工喂养,未添加辅食。两天来轻咳,流涕,伴低热,今晨抽搐4次,每次持续2分钟,缓解后玩耍如常。为确诊,最有价值的检查是
A. 心电图 B. 腹部B型超声 C. 胸部X线片
D. 血钾、钠、氯及血糖测定 E. 血钙、血磷及碱性磷酸酶测定

141. 患儿,4个月,生后牛乳喂养。突发四肢抽搐,面肌颤动,两眼上翻,持续数秒至数分钟后自然缓解。1天来发作4~5次,每次缓解后一切活动正常。急诊处理应给予
A. 止惊剂+钙剂 B. 止惊剂+脱水剂 C. 止惊剂+抗生素
D. 止惊剂+维生素A E. 以上都不是

142. 维生素D缺乏性手足搐搦症发生惊厥时,除给氧和保持呼吸道通畅外,应立即采取的措施是
A. 肌内注射维生素D_3 B. 静脉注射钙剂 C. 静脉滴注硫酸镁
D. 静脉注射地西泮 E. 静脉滴注甘露醇

(143~146题共用题干)5个月婴儿,人工喂养。平时易惊,多汗,睡眠少。近3日咳嗽、低热。今晨突然双眼凝视,手足抽动。查体:枕后有乒乓球感。

143. 该患儿最可能的合并症是
A. 血钙降低 B. 血镁降低 C. 血磷降低
D. 血钠降低 E. 低血糖症

144. 该患儿最可能的诊断是
A. 癫痫发作 B. 低血糖症 C. 脑膜炎
D. 营养不良 E. 维生素D缺乏性手足搐搦症

145. 该患者的急救处理方案为
A. 10%葡萄糖静脉注射 B. 维生素D_3肌内注射 C. 20%甘露醇静脉滴注
D. 地西泮静脉注射 E. 10%葡萄糖酸钙静脉注射

146. 该患儿止抽后的适宜处理是
A. 钙剂静脉滴注 B. 立即吸氧 C. 地西泮静脉注射
D. 喂食牛奶 E. 鱼肝油口服

第3章 新生儿与新生儿疾病

一、新生儿及新生儿疾病概述(执业医师需掌握)

147. 早产儿的胎龄应是
A. >25周至<37足周 B. >26周至<37足周 C. >27周至<38足周
D. ≥28周至<37足周 E. ≥28周至<38足周

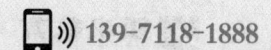

148. 极低出生体重儿的标准是指婴儿出生后 1 小时内的体重低于
    A. 800g　　　　　　　　　B. 1000g　　　　　　　　　C. 1500g
    D. 2000g　　　　　　　　　E. 2500g

149. 出生体重超过 4000g 的新生儿称为
    A. 早产儿　　　　　　　　B. 低出生体重儿　　　　　C. 极低出生体重儿
    D. 超低出生体重儿　　　　E. 巨大儿

150. 一顺产新生儿,胎龄 35 周,出生体重 1900g,位于同胎龄儿平均体重的第 5 百分位数。对该新生儿全面而准确的诊断是
    A. 早产儿,小于胎龄儿　　B. 足月儿,小于胎龄儿　　C. 足月儿,低出生体重儿
    D. 早产儿,适于胎龄儿　　E. 早产儿,极低出生体重儿

151. 男婴,胎龄 42^{+1} 周,出生体重 3850g,体重位于同胎龄儿平均体重的第 80 百分位数。以下诊断正确的是
    A. 足月儿,适于胎龄儿　　B. 过期产儿,大于胎龄儿　C. 过期产儿,适于胎龄儿
    D. 足月儿,大于胎龄儿　　E. 足月儿,巨大儿

    A. P_3 以下　　　　　　　B. P_{10} 以下　　　　　　C. $P_{10} \sim P_{85}$
    D. $P_{10} \sim P_{90}$　　　　　　E. P_{90} 以上

152. 小于胎龄儿(SGA)的标准是指出生体重在同胎龄儿平均出生体重的
153. 适于胎龄儿(AGA)的标准是指出生体重在同胎龄儿平均出生体重的

(154~155 题共用题干)新生儿,胎龄 30 周,出生体重 1550g。查体:皮肤薄嫩,胎脂多,毛发细,分条状。
154. 最为适当的诊断是
    A. 早产儿,低出生体重儿　B. 早产儿,极低出生体重儿　C. 早产儿,超低出生体重儿
    D. 足月儿,低出生体重儿　E. 足月儿,极低出生体重儿

155. 此新生儿不易罹患的疾病是
    A. 新生儿败血病　　　　　B. 新生儿缺氧缺血性脑病　C. 新生儿呼吸窘迫综合征
    D. 胎粪吸入综合征　　　　E. 新生儿坏死性小肠结肠炎(2024)

二、新生儿特点及护理(执业医师及助理医师均需掌握)

156. 36 周产女婴,出生后反应好,体检其指甲外观特点是
    A. 指甲硬　　　　　　　　B. 反甲　　　　　　　　　C. 甲面多白纹
    D. 指甲未达指尖　　　　　E. 指甲超过指尖

157. 足月儿皮肤外观的特点是
    A. 皮肤发亮　　　　　　　B. 皮肤水肿　　　　　　　C. 皮肤毳毛多
    D. 皮下脂肪少　　　　　　E. 肤色红润

158. 早产儿外生殖器特点是
    A. 男婴睾丸已降　　　　　B. 男婴阴囊皱褶少　　　　C. 女婴小阴唇被覆盖
    D. 女婴阴蒂被覆盖　　　　E. 女婴大阴唇发育好

159. 早产儿跖纹外观特点是
    A. 足底纹理多　　　　　　B. 足底纹理少　　　　　　C. 足跟纹理多
    D. 足底血管多　　　　　　E. 足底纹理呈网状

160. 关于新生儿呼吸系统生理特点的叙述,正确的是
    A. 早产儿呼吸不规则,易出现呼吸暂停　　B. 湿肺是由肺部感染炎性渗出造成的

C. 肺表面活性物质至孕 28 周时迅速增加　　D. 肺表面活性物质由肺泡 I 型上皮细胞产生

E. 足月儿生后第 1 小时呼吸频率可达 80~90 次/分,伴呻吟、发绀

161. 新生儿开始排便的时间常为生后
    A. 24 小时内　　　　　　B. 36 小时内　　　　　　C. 48 小时内
    D. 60 小时内　　　　　　E. 72 小时内

162. 婴儿时期腰椎穿刺的椎间隙是
    A. 胸 12~腰 1 间隙　　　B. 腰 1~2 间隙　　　　　C. 腰 2~3 间隙
    D. 腰 3~4 间隙　　　　　E. 腰 4~5 间隙

163. 足月新生儿的原始反射不包括
    A. 觅食反射　　　　　　B. 腹壁反射　　　　　　C. 握持反射
    D. 拥抱反射　　　　　　E. 吸吮反射

164. 出生时可以存在,而以后逐渐消失的反射是
    A. 吞咽反射　　　　　　B. 提睾反射　　　　　　C. 角膜反射
    D. 拥抱反射　　　　　　E. 腹壁反射

165. 35 周儿,出生体重 1.5kg,出生 3 天体温不升,需置暖箱。该暖箱适宜的温度是
    A. 35℃　　　　　　　　B. 34℃　　　　　　　　C. 33℃
    D. 32℃　　　　　　　　E. 31℃

166. 将 28 周新生儿放入暖箱,湿度应该调至多少?
    A. 70%~80%　　　　　　B. 60%~70%　　　　　　C. 50%~60%
    D. 40%~50%　　　　　　E. 30%~40%

167. 早产儿、新生儿出血,应首选
    A. 肝素　　　　　　　　B. 去甲肾上腺素　　　　C. 维生素 K
    D. 氨甲苯酸　　　　　　E. 肾上腺素

168. 为防止早产新生儿出血,生后应立即肌内注射
    A. 维生素 K_1 1mg,连用 3 天　　B. 维生素 K_1 5mg,连用 3 天　　C. 维生素 K_1 5mg,连用 1 天
    D. 维生素 K_1 10mg,连用 3 天　　E. 维生素 K_1 10mg,连用 1 天

169. 我国《母婴保健法》规定在新生儿期进行筛查的遗传代谢内分泌疾病是
    A. 21-三体综合征、苯丙酮尿症　　　　　　B. 先天性甲状腺功能减退症、苯丙酮尿症
    C. 先天性甲状腺功能减退症、21-三体综合征　D. 先天性甲状腺功能减退症、半乳糖血症
    E. 21-三体综合征、半乳糖血症

170. 下列不属于新生儿特殊生理性改变的是
    A. 乳房增大　　　　　　B. "马牙"　　　　　　　C. 阴道出血
    D. 黄疸　　　　　　　　E. 红臀(2023)

三、新生儿窒息与复苏(执业医师及助理医师均需掌握)

171. 不属于新生儿窒息 Apgar 评分项目的是
    A. 皮肤颜色　　　　　　B. 心率　　　　　　　　C. 呼吸
    D. 肌张力　　　　　　　E. 拥抱反射(2021)

172. 女,新生儿。出生时躯干红而四肢青紫,心率 90 次/分,呼吸慢而不规则,四肢略屈曲,插管有皱眉反应。其 1 分钟 Apgar 评分是
    A. 4 分　　　　　　　　B. 5 分　　　　　　　　C. 6 分
    D. 7 分　　　　　　　　E. 8 分(2022)

173. 一新生儿,出生时身体红,四肢青紫,呼吸24次/分,不规则,心率90次/分,四肢能活动,弹足底有皱眉反应。最可能的诊断是
    A. 新生儿轻度缺氧缺血性脑病   B. 新生儿中度缺氧缺血性脑病
    C. 新生儿重度窒息   D. 新生儿重度缺氧缺血性脑病
    E. 新生儿轻度窒息

174. 孕39周,因胎心率减慢行剖宫产,羊水黄绿色。出生时患儿无呼吸,四肢青紫。此时应立即采取的首要复苏措施是
    A. 复苏器加压给氧   B. 胸外心脏按压   C. 气管插管
    D. 静脉滴注多巴胺   E. 吸净口、咽及鼻部黏液

(175~176题共用题干)足月儿,因其母"前置胎盘"急诊剖宫产娩出。羊水呈血性,生后无自主呼吸,全身苍白。经气管插管、正压通气及胸外心脏按压后心率仍<60次/分。

175. 首选的治疗药物为
    A. 异丙肾上腺素   B. 去甲肾上腺素   C. 阿托品
    D. 肾上腺素   E. 多巴胺

176. 假设经过上述药物治疗、胸外心脏按压后心率仍<60次/分,皮肤仍苍白,下一步的处理是
    A. 血浆扩容   B. 生理盐水扩容   C. 呋塞米利尿
    D. 毛花苷丙强心   E. 静脉滴注碳酸氢钠纠酸(2024)

四、新生儿缺氧缺血性脑病(执业医师及助理医师均需掌握)

177. 新生儿缺氧缺血性脑病的主要病因是
    A. 窒息   B. 宫内感染   C. 肺表面活性物质缺乏
    D. 吸入羊水   E. 体温过低

178. 女婴,2天。嗜睡1天来诊,足月产,有窒息史。查体:呼吸30次/分,面色发绀,前囟饱满紧张,心率90次/分,心音低钝,四肢肌张力差,拥抱反射消失。最可能的诊断是
    A. 胎粪吸入综合征   B. 新生儿湿肺   C. 新生儿低血糖症
    D. 新生儿肺透明膜病   E. 新生儿缺氧缺血性脑病

179. 足月婴儿出生时全身皮肤青紫,Apgar评分为3分。查体:昏迷,吸吮反射消失,肌张力低下,心率慢,呼吸不规则,诊断为缺氧缺血性脑病。临床分度为
    A. 极轻度   B. 轻度   C. 中度
    D. 重度   E. 极重度

180. 判断新生儿缺氧缺血性脑病严重程度的主要依据是
    A. 脑电图   B. 血清CPK-BB   C. 颅脑超声
    D. 临床表现   E. 头颅CT

181. 女婴,出生30小时。出现嗜睡伴肌张力低下,初步诊断为缺氧缺血性脑病。为了解患儿丘脑、基底节有无病灶,应首选的检查是
    A. 头颅CT   B. 脑电图   C. 颅脑透照试验
    D. B超   E. 头颅MRI

182. 新生儿缺氧缺血性脑病时发生惊厥,首选的药物是
    A. 甘露醇   B. 地塞米松   C. 苯巴比妥
    D. 苯妥英钠   E. 呋塞米

183. 男婴,胎龄38周出生。宫内窘迫,Apgar评分1分钟3分,经抢救10分钟评分9分。生后6小时出现抽搐。首选的药物是

A. 苯妥英钠 B. 苯巴比妥 C. 地塞米松
D. 呋塞米 E. 甘露醇

五、新生儿呼吸窘迫综合征（执业医师需掌握）

184. 早产儿易发生肺透明膜病的原因是
    A. 肺泡Ⅱ型细胞数量相对少 B. 肺水含量相对多 C. 肺表面活性物质少
    D. 肺毛细血管通透性增加 E. 心脏代偿功能差

185. 早产儿出生后即出现进行性呼吸困难，最可能发生的疾病是
    A. 先天性心脏病 B. 胎粪吸入综合征 C. 吸入性肺炎
    D. 湿肺 E. 新生儿呼吸窘迫综合征

    A. 18~20周 B. 20~24周 C. 28~30周
    D. 35~36周 E. 38~40周

186. 胎儿肺表面活性物质开始产生的时间是妊娠
187. 胎儿肺表面活性物质迅速增加的时间是妊娠

六、新生儿黄疸（执业医师及助理医师均需掌握）

188. 导致新生儿胆红素生成过多的疾病是
    A. 新生儿败血症 B. 胆汁黏稠综合征 C. 先天性胆道闭锁
    D. 新生儿窒息 E. 先天性甲状腺功能减退症

189. 足月男孩，18天。面部、躯干、前胸及四肢皮肤明显黄染，且有日渐加重趋势。查血清总胆红素118.5μmol/L。该男孩在治疗过程中应避免使用水杨酸、磺胺类等阴离子药物，因为此类药物可
    A. 增加胆红素的生成量 B. 阻止胆红素进入肝细胞 C. 与胆红素竞争结合清蛋白
    D. 抑制肾排出胆红素 E. 抑制肠道细菌还原成胆红素

190. 有关足月新生儿病理性黄疸的特点，错误的是
    A. 黄疸退而复现 B. 血清总胆红素>221μmol/L C. 生后24小时内出现黄疸
    D. 黄疸持续时间>2周 E. 血清结合胆红素<34μmol/L

191. 新生儿生理性黄疸的特点是
    A. 发生于所有的足月儿 B. 生后即出现黄疸 C. 4周后黄疸消退
    D. 一般情况差 E. 血清胆红素<221μmol/L

192. 男婴，7天。生后第3天面部出现黄染，逐渐加重。胎龄38周，出生体重3.2kg，母乳喂养，一般情况好。实验室检查:Hb152g/L，血清TBil171μmol/L，DBil3.4μmol/L。首先考虑的诊断为
    A. 新生儿生理性黄疸 B. 新生儿溶血病 C. 新生儿败血症
    D. 新生儿母乳性黄疸 E. 新生儿肝炎

193. 男，足月产。生后3天出现皮肤轻度黄染，吃奶好，无发热。肝、脾不大，脐无分泌物。血清总胆红素175μmol/L，血型母A型子O型。应考虑为
    A. 新生儿溶血病 B. 新生儿败血症 C. 新生儿肝炎
    D. 生理性黄疸 E. 新生儿胆道闭锁

194. 新生儿黄疸一般不需要治疗的是
    A. 生理性黄疸 B. 新生儿溶血病 C. 新生儿败血症
    D. 先天性胆道闭锁 E. 母乳性黄疸（2021）

七、新生儿溶血病（执业医师需掌握）

195. 男婴，3天。2天前出现皮肤黄染，逐渐加重，1天来嗜睡拒奶。查体:反应差，皮肤重度黄染，心、肺

未见异常,肝肋下3cm,肌张力低下。血 RBC3.9×10¹²/L,Hb120g/L,Ret0.09,血清 TBil359μmol/L。最可能的诊断是
  A. 新生儿肝炎   B. 新生儿细菌性脑膜炎   C. 新生儿败血症
  D. 新生儿溶血病   E. 新生儿缺氧缺血性脑病

196. 男婴,3天。黄疸迅速加重2天,足月儿,母乳喂养。实验室检查:血清总胆红素289μmol/L。母血型为O型、Rh阳性,父血型为AB型、Rh阳性。最可能的诊断是
  A. 新生儿母乳性黄疸   B. 新生儿肝炎综合征   C. 新生儿败血症
  D. Rh血型不合溶血病   E. ABO血型不合溶血病

197. 可能发生新生儿ABO溶血病的是
  A. 母亲为AB型,婴儿为A型   B. 母亲为AB型,婴儿为B型
  C. 母亲为AB型,婴儿为AB型   D. 母亲为A型,婴儿为O型
  E. 母亲为O型,婴儿为A型或B型

198. 新生儿ABO血型不合溶血病可以发生在第一胎,主要是因为自然界中存在的A或B血型物质可在O血型母体中产生的抗体是
  A. 抗A-IgA或抗B-IgA   B. 抗A-IgD或抗B-IgD   C. 抗A-IgE或抗B-IgE
  D. 抗A-IgG或抗B-IgG   E. 抗A-IgM或抗B-IgM(2024)

199. 新生儿生后24小时内出现黄疸应首先考虑
  A. 生理性黄疸   B. 新生儿败血症   C. 新生儿溶血病
  D. 先天性胆道闭锁   E. 新生儿脑膜炎

200. 易导致胎儿期重度溶血的疾病是
  A. 遗传性球形红细胞增多症 B. ABO血型不合   C. Rh血型不合
  D. β地中海贫血   E. 葡萄糖-6-磷酸脱氢酶缺乏症

201. 男婴,生后20小时出现黄疸,母亲血型O型。有确诊意义的检查是
  A. 胆红素测定   B. 血型测定   C. 网织红细胞计数
  D. 抗体释放试验   E. 血清游离抗体测定

202. 新生儿出生体重3.2kg。生后48小时血清总胆红素258μmol/L,结合胆红素34.2μmol/L,诊断为新生儿溶血病,首选治疗为
  A. 苯巴比妥肌内注射   B. 光照疗法   C. 换血疗法
  D. 白蛋白静脉注射   E. 应用利尿药

203. 新生儿溶血病需进行换血治疗时,换血量为每千克体重
  A. 60~80ml   B. 90~110ml   C. 120~140ml
  D. 150~180ml   E. 190~210ml

204. Rh溶血病患儿,其血型为O、CcDEe,其母亲血型为A、ccdee,如需换血治疗,最适合的血型是
  A. O、CcDEe   B. A、ccdee   C. O、ccdee
  D. A、CcDEe   E. O、CCDEE

205. 对于新生儿溶血病,通过增加与非结合胆红素的联结,降低胆红素脑病发病率的治疗方法是
  A. 静脉滴注地塞米松   B. 换血疗法   C. 光照疗法
  D. 静脉滴注白蛋白   E. 静脉滴注丙种球蛋白(2024)

(206~208题共用题干)男婴,3天。黄疸迅速加重2天,足月儿,母乳喂养。母亲血型为O型、Rh阳性,父亲血型为AB型、Rh阳性。实验室检查:TBil289μmol/L。

206. 最可能的诊断是

A. 新生儿败血症 B. 新生儿肝炎综合征 C. 新生儿母乳性黄疸
 D. Rh 血型不合溶血病 E. ABO 血型不合溶血病

207. 为明确诊断,最有效的检查是
 A. 血培养 B. 肝功能 C. 改良直接抗人球蛋白试验
 D. 血型 E. 血涂片查红细胞形态

208. 首先应采取的治疗措施是
 A. 使用抗生素 B. 光照疗法 C. 口服苯巴比妥
 D. 输注白蛋白 E. 换血疗法

(209~211题共用题干)足月婴,生后1天内出现黄疸,拒哺。查体:嗜睡,面色苍白,血红蛋白 90g/L,血清未结合胆红素 342μmol/L。

209. 此患婴的可能诊断是
 A. 新生儿肝炎 B. 新生儿胆管发育不佳 C. 新生儿溶血病
 D. 新生儿败血症 E. 新生儿硬肿症

210. 首选的检查是
 A. 肝功能 B. 血常规 C. 血培养
 D. 血型 E. 肾功能

211. 首选的治疗是
 A. 输注葡萄糖液 B. 应用抗生素 C. 应用病毒唑
 D. 换血疗法 E. 光照疗法

八、新生儿败血症(执业医师及助理医师均需掌握)

212. 我国新生儿败血症多见的病原菌是
 A. 肠球菌 B. 链球菌 C. 葡萄球菌
 D. 大肠埃希菌 E. 铜绿假单胞菌

213. 新生儿败血症的早期临床特点是
 A. 发热 B. 体重不增 C. 不哭,懒动
 D. 食欲减退 E. 缺乏特异性症状

214. 提示败血症较特殊的表现是
 A. 精神欠佳 B. 体温不稳定 C. 哭声减弱
 D. 黄疸退而复现 E. 食欲欠佳

215. 男婴,4天。体温不升伴拒奶2天。足月儿,羊膜早破。查体:T35℃,皮肤巩膜黄染,面色发绀。肺(-),心(-),肝肋下3cm,脾肋下1cm。实验室检查:血型O型,血 WBC16.0×10⁹/L,CRP20mg/L,TBil205μmol/L。最可能的诊断是新生儿
 A. 败血症 B. 颅内出血 C. 低血糖
 D. 肺炎 E. 溶血病

216. 女,8天,足月顺产,母乳喂养。近2日来哭声低弱,吐奶。查体:体温不升,前囟平软,面色发灰,脐部有脓性分泌物。最可能的诊断是
 A. 颅内出血 B. 新生儿肝炎 C. 新生儿败血症
 D. 脐炎 E. 新生儿溶血病(2024)

217. 女婴,孕38周产,出生体重2.3kg,体温不升,不吃不哭,巩膜黄染,肝脾大。患儿属于
 A. 早产小样儿、新生儿败血症 B. 足月正常体重儿、新生儿败血症
 C. 早产正常体重儿、新生儿败血症 D. 足月小样儿、新生儿败血症

E. 足月小样儿、新生儿溶血病

218. 女,8天,足月顺产,母乳喂养。近2日来哭声低弱,不吃奶,黄疸加深。体检:体温不升,面色发灰,脐部有脓性分泌物。血清总胆红素221μmol/L,直接胆红素17μmol/L。子血型O型,母血型A型。引起黄疸的原因是
    A. 新生儿Rh溶血病   B. 新生儿肝炎   C. 新生儿败血症
    D. 新生儿ABO溶血病   E. 母乳性黄疸

219. 确诊新生儿败血症最有意义的检查是
    A. 血CRP   B. 分泌物涂片革兰氏染色   C. 血常规
    D. 血培养   E. 免疫功能测定

220. 新生儿败血症的主要治疗药物是
    A. 碳酸氢钠   B. 地塞米松   C. 鲁米那
    D. 头孢他啶   E. 地高辛

    A. 万古霉素   B. 阿米卡星   C. 甲硝唑
    D. 青霉素   E. 氨苄西林

221. 新生儿厌氧菌败血症的治疗首选

222. 新生儿金黄色葡萄球菌败血症的治疗首选

    (223~224题共用题干)女婴,5天。出生时正常,不吃、不哭及体温不升1天。查体:反应差,皮肤轻度黄染并有花纹,呼吸急促。

223. 该婴的可能诊断是
    A. 新生儿寒冷损伤综合征   B. 新生儿溶血病   C. 新生儿败血症
    D. 新生儿窒息   E. 新生儿缺血缺氧性脑病

224. 该患婴需作的重要检查是
    A. 血常规   B. 血培养   C. 免疫球蛋白测定
    D. 血胆红素测定   E. 脑CT

九、新生儿坏死性小肠结肠炎(执业医师需掌握)

225. 早产儿,胎龄31周,生后人工喂养。生后第2周出现精神萎靡,纳差,呕吐2次,腹胀,大便略稀,粪隐血试验阳性。腹部超声示肠蠕动和肠壁血流减弱。腹部X线平片中属于该病特征性影像的是
    A. 肠壁间隙增厚   B. 肠袢扩张固定   C. 门静脉充气征
    D. 气腹征   E. 腹腔积液

226. 预防新生儿坏死性小肠结肠炎的正确方法是
    A. 延长禁食时间   B. 及早应用抗生素   C. 灌肠
    D. 尽早开始人工喂养   E. 尽早母乳喂养(2024)

第4章 免疫性疾病

一、小儿免疫系统特点(执业医师需掌握)

227. 小儿末梢血中性粒细胞和淋巴细胞的比例相等的时间是
    A. 1~3天   B. 6~7天   C. 6~7个月
    D. 4~6岁   E. 6~7岁

228. 各种补体成分浓度达到成人水平的年龄是
　　A. 1~2 个月　　　　　　　B. 2~3 个月　　　　　　　C. 3~4 个月
　　D. 3~6 个月　　　　　　　E. 6~9 个月

229. 关于小儿免疫系统，错误的是
　　A. 新生儿 B 细胞发育已完善　　　　B. 新生儿时期各种 T 细胞亚群功能均显不足
　　C. IgG 不能通过胎盘　　　　　　　D. 脐血 IgM 水平过高，提示可能有宫内感染
　　E. 小儿血清补体浓度在生后 3~6 个月达成人水平

二、原发性免疫缺陷病概述

2024 年执业医师新增考点

三、川崎病（执业医师及助理医师均需掌握）

230. 川崎病常见的临床表现不包括
　　A. 高热　　　　　　　　　B. 草莓舌　　　　　　　　C. 颈部淋巴结肿大
　　D. 多形性红斑　　　　　　E. 化脓性球结膜炎

231. 川崎病的冠状动脉损害多发生于病程的
　　A. 2 周　　　　　　　　　B. 2~4 周　　　　　　　　C. 2~3 个月
　　D. 1 年　　　　　　　　　E. 半年（2024）

232. 女孩，2 岁。发热、皮疹 1 周。1 周前无明显诱因出现高热，最高体温 39.6℃。3 天前躯干部出现红色皮疹。静脉滴注"头孢曲松钠" 3 天，皮疹消退，但仍有发热。查体：体温 38.6℃，脉搏 136 次/分，呼吸 23 次/分。颈淋巴结肿大，单个，直径 2.5cm，有触痛。双眼球结膜充血，口唇干燥、潮红，口腔黏膜弥漫性充血，心、肺、腹未见异常。实验室检查：WBC16×10^9/L，N0.78，L0.15，CRP66mg/L。最可能的诊断是
　　A. 川崎病　　　　　　　　B. 猩红热　　　　　　　　C. 麻疹
　　D. 风疹　　　　　　　　　E. 传染性单核细胞增多症（2024）

233. 男，10 岁，因发热 7 天，抗生素治疗无效入院。查体：球结膜充血、口唇皲裂、杨梅舌、颈部淋巴结肿大，全身可见多形性红斑。临床治愈出院后 2 个月猝死于家中，其最可能的死因是
　　A. 心肌炎　　　　　　　　B. 脑栓塞　　　　　　　　C. 脑出血
　　D. 心包炎　　　　　　　　E. 冠状动脉瘤破裂

234. 不属于川崎病诊断标准的是
　　A. 手足硬性水肿　　　　　B. 多形性红斑　　　　　　C. 化脓性眼结膜炎
　　D. 草莓舌　　　　　　　　E. 颈部淋巴结肿大

235. 川崎病的皮肤损害特征是
　　A. 蝶形红斑　　　　　　　B. 皮下小结　　　　　　　C. 丘疹样荨麻疹
　　D. 湿疹样改变　　　　　　E. 手足硬性水肿（2018）

(236~238 题共用题干) 男孩，1 岁。发热 8 天，皮疹 3 天入院，外院抗生素治疗 7 天无效。查体：体温 39℃，烦躁不安，全身淡红色斑丘疹，双眼结膜充血，口唇鲜红、干裂，草莓舌。右颈淋巴结蚕豆大，质硬，有压痛。双肺呼吸音粗，心率 130 次/分，腹软，肝、脾无肿大，指、趾端硬性肿胀。实验室检查：血 WBC19×10^9/L，N0.78，L0.22，Plt420×10^9/L，ESR120mm/h，血培养(−)。

236. 该患儿最可能的诊断为
　　A. 猩红热　　　　　　　　B. 幼儿急疹　　　　　　　C. 麻疹
　　D. 川崎病　　　　　　　　E. 咽结合膜热

237. 首选的治疗措施是
    A. 对症治疗,观察   B. 丙种球蛋白+糖皮质激素   C. 青霉素
    D. 阿司匹林+糖皮质激素   E. 丙种球蛋白+阿司匹林
238. 对预后有重要意义的随访检查项目是
    A. 心电图   B. 尿常规   C. 血常规
    D. 心脏彩超   E. ASO、ESR

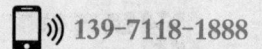

第5章 感染性疾病

一、麻疹(执业医师及助理医师均需掌握)

239. 典型麻疹的出疹时间与发热的关系是
    A. 发热2~3天出疹,出疹时伴低热   B. 发热3~4天出疹,出疹时热退
    C. 发热1~2天出疹,出疹时热退   D. 发热3~4天出疹,出疹时体温更高
    E. 发热1~2天出疹,出疹时体温更高
240. 典型麻疹的出疹顺序是
    A. 先躯干,后四肢,最后头面部   B. 先耳后、四肢、后躯干、手掌、足心
    C. 先额部、面部,后躯干、四肢   D. 先前胸,后背部,延及四肢、手心、足底
    E. 先耳后、颈部、延及额面部,而后躯干、四肢
241. 麻疹早期诊断最有意义的临床表现是
    A. 发热、流涕、咳嗽   B. 有感冒接触史   C. 耳后淋巴结肿大
    D. 手、足出现红色斑丘疹   E. Koplik斑
242. 女童,3岁。5天前出现发热、咳嗽,伴流涕、打喷嚏。2天前出现皮疹,咳嗽加剧,体温较前升高。查体:耳后及面部出现充血性斑丘疹,结膜充血,口腔黏膜粗糙、充血。最可能的诊断是
    A. 麻疹   B. 风疹   C. 猩红热
    D. 川崎病   E. 幼儿急疹(2024)
243. 男孩,2岁。高热4天,发现面部、躯干红色皮疹。出疹后第3天突发惊厥1次,伴呕吐3次。查体:体温38.5℃,嗜睡,全身皮肤可见红色斑丘疹,疹间皮肤正常,心音有力,肺部无啰音,脑膜刺激征(+)。最可能的诊断是
    A. 麻疹并发热性惊厥   B. 麻疹脑炎   C. 细菌性脑膜炎
    D. 风疹脑炎   E. 风疹并发热性惊厥
244. 小儿麻疹最常见的并发症是
    A. 心肌炎   B. 脑炎   C. 肺炎
    D. 喉炎   E. 结膜炎(2023)
245. 最易并发维生素A缺乏症的疾病是
    A. 幼儿急疹   B. 麻疹   C. 川崎病
    D. 风疹   E. 咽结合膜热
246. 丙种球蛋白用于小儿被动免疫,主要用于预防
    A. 流感   B. 麻疹   C. 百日咳
    D. 结核病   E. 乙型脑炎

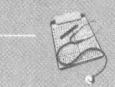

A. 5 天	B. 7 天	C. 10 天
D. 14 天	E. 21 天

247. 麻疹患儿需隔离至出疹后
248. 麻疹合并肺炎患儿应隔离至出疹后
249. 接触麻疹的易感者需检疫观察的时间是
250. 风疹患儿需隔离至出疹后

(251~252 题共用题干)男婴,11 个月。发热 4 天,皮疹 1 天。体温波动在 39.0~40.0℃,伴咳嗽、声嘶。查体:颜面、躯干可见红色斑丘疹,结膜充血,口腔黏膜充血且粗糙,可见细小白点。双肺闻及少量干啰音。

251. 对本病最有诊断价值的临床表现是
    A. 结膜充血	B. Koplik 斑	C. 咳嗽和声嘶
    D. 发热	E. 皮疹形态

252. 对该患儿的处理措施,不正确的是
    A. 补充维生素 A	B. 高热时可给予退热药物	C. 频繁剧咳可用镇咳剂
    D. 烦躁可给予镇静药物	E. 保持口腔清洁(2022)

二、水痘(执业医师及助理医师均需掌握)

253. 不符合水痘皮疹特点的是
    A. 皮疹呈向心性分布	B. 皮疹最初形态为斑丘疹	C. 黏膜处也可见皮疹
    D. 皮疹不伴瘙痒	E. 丘疹、疱疹、结痂可同时存在(2020)

254. 水痘的临床特点是
    A. 潜伏期 5~7 天	B. 疹退后皮肤留有色素沉着	C. 热退后全身出疹
    D. 皮疹常有融合	E. 皮疹呈斑疹、丘疹、疱疹、结痂并存

255. 水痘不会出现的临床表现是
    A. 最初表现为斑丘疹	B. 皮疹首发于头面部和躯干	C. 皮疹呈向心性分布
    D. 丘疹和结痂同时出现	E. 皮疹结痂后常遗留瘢痕(2023)

256. 女孩,6 岁。发热 1 天,皮疹半天。查体:体温 38℃,颜面部、躯干部出现红色斑丘疹,部分为薄壁水疱,四肢未见皮疹,心、肺、腹检查未见异常。最可能的诊断是
    A. 麻疹	B. 水痘	C. 猩红热
    D. 风疹	E. 幼儿急疹(2024)

257. 水痘最常见的并发症是
    A. 肺炎	B. 心肌炎	C. 脑炎
    D. 血小板减少	E. 皮肤感染

(258~260 题共用题干)患儿,4 岁。发热伴皮疹 2 天,皮疹瘙痒明显。查体:一般情况尚好,心、肺无明显异常,头面部、躯干见散在斑疹、丘疹、疱疹及结痂,口腔黏膜见散在疱疹。

258. 该患儿最可能的诊断是
    A. 麻疹	B. 风疹	C. 水痘
    D. 猩红热	E. 急性荨麻疹

259. 对该患儿进行呼吸道隔离的隔离期为
    A. 出疹后 5 天	B. 出疹后 10 天	C. 热退后 5 天
    D. 皮疹全部结痂	E. 结痂完全脱落

260. 治疗时,不宜使用的药物是
    A. 阿昔洛韦   B. 干扰素   C. 糖皮质激素
    D. 抗生素   E. 退热剂

三、风疹(执业医师及助理医师均需掌握)

261. 女孩,5岁。发热,体温38℃,发热1天后出疹,从面部开始,24小时皮疹遍布全身,72小时皮疹消退,枕后、耳后淋巴结肿大。最可能的诊断是
    A. 手足口病   B. 幼儿急疹   C. 风疹
    D. 猩红热   E. 麻疹

262. 风疹与麻疹的主要鉴别点是
    A. 全身症状轻   B. 皮疹为全身性分布   C. 呈充血性斑丘疹
    D. 皮疹1日内出齐   E. 外周血白细胞减少

四、幼儿急疹(执业医师及助理医师均需掌握)

263. 幼儿急疹的病原体是
    A. 柯萨奇病毒   B. EB病毒   C. 水痘-带状疱疹病毒
    D. 麻疹病毒   E. 人类疱疹病毒6型(2024)

264. 幼儿急疹的出疹时间是
    A. 先出疹后退热   B. 退热后出疹   C. 边出疹边退热
    D. 出疹1~2天后退热   E. 出疹3~5天后退热

265. 幼儿急疹的临床特点是
    A. 发热1~2天出疹   B. 热退后全身出疹   C. 出疹时全身体温升高
    D. 皮疹常有融合   E. 疹退后皮肤留有棕色素沉着

266. 不符合幼儿急疹特点的是
    A. 高热时可有惊厥   B. 红色斑丘疹在颈及躯干多见   C. 可有耳后淋巴结肿大
    D. 出疹期热度更高   E. 高热3~5天

267. 幼儿,1岁。高热4天后热退疹出,最可能的诊断是
    A. 麻疹   B. 风疹   C. 水痘
    D. 猩红热   E. 幼儿急疹

268. 女婴,6个月。发热3天,体温39℃,查体:一般情况良好,咽充血,耳后淋巴结肿大,心、肺无异常,肝、脾未触及。患儿热退后皮疹出现。可能的诊断是
    A. 风疹   B. 麻疹   C. 水痘
    D. 猩红热   E. 幼儿急疹

五、猩红热(执业医师及助理医师均需掌握)

269. 猩红热的病原菌是
    A. 草绿色链球菌   B. 金黄色葡萄球菌   C. B组甲型溶血性链球菌
    D. A组乙型溶血性链球菌 E. B组乙型溶血性链球菌

270. 猩红热的皮疹出现在发热后
    A. 12小时之内   B. 12~48小时   C. 49~60小时
    D. 61~72小时   E. 大于72小时

271. 男,5岁。高热1天,第2天出疹,全身皮肤弥漫性充血发红,可见密集均匀的红色细小丘疹,面部潮红,唇周苍白,咽扁桃体充血水肿,舌乳头红肿突起。最可能的诊断是

A. 风疹　　　　　　　　B. 麻疹　　　　　　　　C. 幼儿急疹
D. 猩红热　　　　　　　E. 水痘

272. 男孩,4岁。体温39℃,发热半天后即出疹,1天布满全身,为密集而均匀的红色细小丘疹,面部潮红,不见皮疹,口唇周围发白,有咽痛,扁桃体充血、水肿。最可能的诊断是
A. 幼儿急疹　　　　　　B. 猩红热　　　　　　　C. 麻疹
D. 风疹　　　　　　　　E. 水痘

273. 女孩,9岁。发热伴咽痛2天。今日全身皮肤出现鲜红色粟粒疹,疹间皮肤充血。咽部充血明显,白色草莓舌,腋下、肘窝可见帕氏线。最可能的诊断是
A. 猩红热　　　　　　　B. 水痘　　　　　　　　C. 小儿急疹
D. 手足口病　　　　　　E. 麻疹(2022)

274. 猩红热的首选治疗方法是
A. 复方新诺明3~5天　　B. 利福平3~5天　　　　 C. 庆大霉素5~7天
D. 头孢曲松7~10天　　 E. 青霉素7~10天

A. 麻疹　　　　　　　　B. 川崎病　　　　　　　C. 水痘
D. 猩红热　　　　　　　E. 幼儿急疹

275. 男婴,6个月。发热4天,热退后出现皮肤潮红。查体:精神好,咽部轻度充血,躯体有较密集的红色小丘疹,疹间皮肤正常,左侧颈部可触及一个0.5cm×0.5cm大小的淋巴结。诊断为

276. 男孩,6岁。发热伴皮疹2天。查体:咽部充血,双扁桃体Ⅱ度肿大,可见脓性分泌物,杨梅舌,全身红色鸡皮样疹,疹间皮肤潮红,双颌下各可触及一个1.0cm×0.5cm大小的淋巴结,有触痛。诊断为

A. 急性肺炎　　　　　　B. 急性肝炎　　　　　　C. 急性脑炎
D. 急性肾炎　　　　　　E. 急性喉炎

277. 小儿麻疹最常见的并发症是

278. 猩红热的并发症是

六、手足口病(执业医师及助理医师均需掌握)

A. 腺病毒　　　　　　　B. 新型肠道病毒71型　　C. 埃可病毒
D. 轮状病毒　　　　　　E. 脊髓灰质炎病毒

279. 目前最常见的导致手足口病的病原体是

280. 可导致流行性角结膜炎的病原体是

七、传染性单核细胞增多症(执业医师需掌握)

281. 不能作为传染性单核细胞增多症诊断依据的是
A. 外周血异型淋巴细胞>10%　B. EB病毒VCA-IgM阳性　C. 血清嗜异性凝集试验阳性
D. 冷凝集试验阳性　　　　　　E. 临床症状有发热,肝、脾和淋巴结肿大(2024)

八、结核病概述(执业医师及助理医师均需掌握)

282. 适宜卡介苗(BCG)接种的主要对象是
A. 结核性脑膜炎患者　　B. 结核菌素试验阳性者　　C. 严重的结核病患者
D. 细胞免疫功能低下者　E. 新生儿及结核菌素试验阴性的儿童

283. 下列关于PPD试验的说法,最准确的是
A. 粟粒性肺结核PPD试验有时可呈阴性　　B. PPD试验阳性可肯定有结核病
C. 凡是PPD试验阴性可排除结核病　　　　D. 卡介苗接种成功,PPD试验呈强阳性

E. 初次感染结核分枝杆菌后2周,PPD试验呈阳性

284. 做PPD试验后观测结果的时间为
    A. 12小时内　　　　　　B. 12~24小时　　　　　　C. 24~48小时
    D. 48~72小时　　　　　　E. 72小时以后

285. 卡介苗接种所致结核菌素阳性反应是指硬结直径
    A. <5mm　　　　　　　B. 5~9mm　　　　　　　C. 10~19mm
    D. 15~20mm　　　　　　E. >20mm

286. 结核菌素试验72小时注射部位出现红肿、硬结,硬结直径20mm,并出现水疱、坏死,判断结果是
    A. "-"　　　　　　　　B. "+"　　　　　　　　　C. "++"
    D. "+++"　　　　　　　E. "++++"

287. 男孩,3岁,咳嗽。偶有低热1个月,PPD试验2~3天后观察皮肤红肿硬结直径20mm。该结果属于
    A. 阴性　　　　　　　　B. 阳性　　　　　　　　　C. 中度阳性
    D. 强阳性　　　　　　　E. 极强阳性

288. 男孩,3岁。反复咳嗽1个月,偶伴低热。既往体健,规范接种疫苗。查体:浅表淋巴结不大,心、肺、腹未见异常。PPD试验局部硬结直径20mm,血沉10mm/h,胸部X线片未见异常。最可能的临床情况是
    A. 接种卡介苗后反应　　B. 新近结核分枝杆菌感染　　C. 上呼吸道感染
    D. 肺炎支原体肺炎　　　E. 既往有结核分枝杆菌感染

289. 小儿,3岁。出生时曾接种卡介苗,2岁时PPD试验为阴性,3岁时PPD试验硬结直径为18mm。该小儿最可能的情况是
    A. 过卡介苗接种后　　　B. 既往感染结核分枝杆菌　　C. 新近感染结核分枝杆菌
    D. PPD试验阳性　　　　E. PPD试验假阳性(2024)

290. 男,2岁。咳嗽1个月,伴低热。足月顺产,按期预防接种。查体:心、肺未见明显异常。PPD试验硬结直径为16mm,持续7天留有色素。其临床意义最可能是
    A. PPD试验假阳性　　　B. 接种卡介苗后反应　　　C. 曾感染结核分枝杆菌
    D. 新近感染结核分枝杆菌 E. 体内有活动性结核病(2024)

291. 结核菌素试验假阴性反应不包括
    A. 部分危重结核病患者　B. 原发或继发免疫缺陷病　　C. 急性传染病
    D. 应用糖皮质激素治疗时 E. 结核变态反应前期(初次感染后4~8周内)

292. PPD试验假阴性常见于
    A. 患麻疹3个月后　　　B. 急性粟粒性肺结核　　　C. 接种卡介苗8周后
    D. 患支气管肺炎时　　　E. 未接种卡介苗

293. 女孩,1岁。未接种过卡介苗,其父患活动性肺结核,时有咯血。目前小儿与父母生活在一起,但无任何症状。小儿胸部X线片未见异常,PPD试验(+)。除隔离父亲外,宜对小儿采取的措施是
    A. 立即接种卡介苗　　　B. 口服异烟肼,疗程6~9个月　C. 继续观察,暂不做任何处理
    D. 口服利福平,疗程1年　E. 口服利福平+异烟肼,疗程1年

294. 女孩,1岁,无不适。未接种过卡介苗,与父母生活在一起,其父患活动性结核病,并有咯血。胸部X线片无明显异常。PPD试验(+)。宜采取的措施是
    A. 预防性抗结核治疗　　B. 继续观察,暂不处理　　　C. 隔离观察
    D. 痰培养　　　　　　　E. 接种卡介苗

九、原发性肺结核(执业医师及助理医师均需掌握)

295. 小儿最常见的结核病是

A. 原发性肺结核   B. 粟粒性肺结核   C. 结核性脑膜炎
D. 结核性胸膜炎   E. 结核性腹膜炎

296. 小儿原发性肺结核出现百日咳样痉挛性咳嗽,是由于胸内淋巴结高度肿大,压迫
　　 A. 气管   B. 气管分叉处   C. 支气管
　　 D. 细支气管   E. 喉返神经

297. 女童,4岁。持续低热10天。伴阵发性痉挛性咳嗽和乏力。查体:体温38.2℃,呼吸24次/分,双肺闻及少量干啰音。胸部X线片显示右肺门区圆形致密阴影,边界清晰。该患儿最可能的诊断是
　　 A. 支气管哮喘   B. 急性支气管炎   C. 急性支气管肺炎
　　 D. 支气管淋巴结结核   E. 百日咳(2024)

298. 男孩,5岁。低热,干咳,皮肤结节性红斑,疱疹性结膜炎,多发性一过性关节炎及颈淋巴结肿大。该患儿最可能的诊断是
　　 A. 风湿热   B. 传染性单核细胞增多症   C. 类风湿关节炎
　　 D. 原发性肺结核   E. 川崎病

(299~301题共用题干)男性,2岁。1个月来食欲减退,消瘦、乏力,低热、盗汗,干咳2个月,易怒。体检:颈部可见数个肿大淋巴结,肝肋下1.5cm,结核菌素试验(++)。

299. 最可能的诊断是
　　 A. 原发性肺结核   B. 支气管肺炎   C. 支气管淋巴结结核
　　 D. 浸润性肺结核   E. 颈部淋巴结结核+支气管淋巴结结核

300. 首选的检查方法是
　　 A. 胸部X线片   B. 痰培养   C. 血沉检查
　　 D. 脑脊液检查   E. 抗结核抗体

301. 进行治疗药物选择
　　 A. 异烟肼   B. 异烟肼+利福平   C. 利福平+链霉素
　　 D. 链霉素+乙胺丁醇   E. 利福平

(302~304题共用题干)男,4岁。因反复低热、咳嗽和盗汗15天就诊。查体:体温37.5℃,右眼球结膜充血,内眦部有一疱疹,咽部充血,右颈部可触及黄豆大小淋巴结,无明显压痛。心、肺无异常,肝肋下1.5cm。外周血WBC5.6×10^9/L,L0.70。

302. 最可能的诊断是
　　 A. 咳嗽变异型哮喘   B. 结核分枝杆菌感染   C. 肺炎
　　 D. 急性上呼吸道感染   E. 支气管异物

303. 若胸部X线片示肺门有直径3cm的圆形致密阴影,其肺部病灶的病理改变应为
　　 A. 渗出、水肿、坏死   B. 充血、水肿、渗出   C. 渗出、增殖、坏死
　　 D. 充血、水肿、坏死   E. 充血、水肿、增殖

304. 宜采取的治疗措施是
　　 A. 应用大环内酯类抗生素   B. 糖皮质激素治疗   C. 抗结核治疗
　　 D. 抗病毒治疗   E. 支气管镜取异物

十、结核性脑膜炎(**执业医师需掌握**)

305. 结核性脑膜炎常侵犯的颅神经是
　　 A. 动眼神经   B. 面神经   C. 视神经
　　 D. 听神经   E. 展神经

306. 小儿结核性脑膜炎常引起颅神经损害,但不包括
    A. 第Ⅶ对   B. 第Ⅵ对   C. 第Ⅴ对
    D. 第Ⅳ对   E. 第Ⅲ对

307. 结核性脑膜炎早期症状的特点不包括
    A. 表情淡漠,好哭,嗜睡   B. 低热,盗汗,食欲减退   C. 便秘,性情改变
    D. 头痛,呕吐   E. 反复惊厥

308. 小儿结核性脑膜炎早期主要临床表现是
    A. 脑膜刺激征阳性   B. 急性高热伴剧烈呕吐   C. 性格改变
    D. 出现惊厥   E. 昏睡伴意识朦胧

309. 提示结核性脑膜炎进入晚期的表现是
    A. 嗜睡   B. 呕吐   C. 昏迷
    D. 头痛   E. 惊厥

310. 提示结核性脑膜炎进入晚期的临床表现是
    A. 昏迷、频繁惊厥   B. 脑膜刺激征   C. 颅神经障碍
    D. 性格改变   E. 肢体瘫痪或偏瘫

311. 男孩,3岁半。发热2周,头痛、呕吐1周,惊厥1次。查体:颈抵抗(+),双膝腱反射亢进,巴宾斯基征(+)。脑脊液检查:白细胞 $265×10^6$/L,单核细胞 0.76,多核细胞 0.24,蛋白 1.5g/L,糖 1.2mmol/L,氯化物 92mmol/L。目前最适宜的治疗是
    A. 泼尼松龙   B. 四联抗结核药物   C. 大剂量丙种球蛋白
    D. 阿昔洛韦   E. 头孢曲松+万古霉素

(312~314题共用题干)女孩,5岁。精神欠佳半个月,发热、头疼、呕吐10天。半个月前开始出现精神不佳,10天来每天发热,最高体温38.1℃,进食减少,伴头痛、呕吐。2个月前患"麻疹"。查体:精神差,消瘦,右眼外展受限,颈抵抗(+),Kernig征(+),Brudzinski征(+)。PPD试验(-)。

312. 最可能的诊断是
    A. 结核性脑膜炎   B. 细菌性脑膜炎   C. 流行性脑脊髓膜炎
    D. 隐球菌性脑膜炎   E. 病毒性脑膜脑炎

313. 为明确诊断首选的检查是
    A. 脑电图   B. 血沉   C. 头颅 CT
    D. 脑脊液检查   E. 胸部 X 线片

314. 提示该疾病进入晚期的表现是
    A. 颅神经受损   B. 昏迷   C. 惊厥
    D. 腹壁反射消失   E. 肢体偏瘫

(315~317题共用题干)男孩,6岁。因发热2周、头痛伴呕吐3天、惊厥1次入院。疑诊为结核性脑膜炎。

315. 确诊该病的最主要依据是
    A. 脑脊液中找到结核分枝杆菌   B. 结核菌素试验阳性
    C. 头颅 CT 示脑室扩大、脑实质改变   D. 脑脊液蛋白增高,糖、氯化物降低
    E. 脑脊液外观呈毛玻璃样

316. 确诊后,强化治疗阶段的最佳方案是
    A. INH+RFP+SM+EMB   B. INH+RFP+PZA   C. INH+RFP+PZA+SM
    D. INH+RFP+EMB   E. INH+RFP+SM

317. 入院次日，患者突然心率增快，呼吸节律不整，双瞳孔不等大。错误的处理是
    A. 腰椎穿刺减压   B. 甘露醇静脉滴注   C. 糖皮质激素静脉注射
    D. 侧脑室引流   E. 利尿剂静脉注射

第6章　消化系统疾病

一、儿童消化系统解剖生理特点（执业医师及助理医师均需掌握）

318. 有关小儿肠道菌群建立的论述，正确的是
    A. 肠道菌群受食物成分影响   B. 母乳喂养者以大肠埃希菌为主
    C. 出生24小时后肠道开始出现细菌   D. 肠道菌群可帮助合成维生素D
    E. 人工喂养者以双歧杆菌为主

319. 单纯母乳喂养儿占绝对优势的肠道细菌是
    A. 嗜酸杆菌   B. 双歧杆菌   C. 大肠埃希菌
    D. 金黄色葡萄球菌   E. 肠球菌（2022）

二、腹泻病（执业医师及助理医师均需掌握）

320. 小儿腹泻发病率高的年龄组是
    A. <3月   B. 3~5月   C. 6个月至2岁
    D. 3~4岁   E. 5~6岁

321. 哪项不是导致小儿腹泻的内在因素？
    A. 消化系统发育不成熟   B. 消化道负担过重   C. 肠道内感染
    D. 胃内酸度低   E. 血中免疫球蛋白及胃肠道分泌型IgA低

322. 婴儿腹泻重型与轻型的主要区别点是
    A. 腹泻次数   B. 体温高低   C. 呕吐次数
    D. 有无水、电解质平衡紊乱   E. 有无全身中毒症状

323. 男孩，10岁。腹泻3天入院，诊断为"急性肠炎"。查体：精神萎靡，四肢乏力，肠鸣音减弱。心电图示U波明显。针对该患儿电解质紊乱，最重要的处理措施是
    A. 静脉补钾   B. 抗感染   C. 静脉推注钙剂
    D. 止泻   E. 肠道微生态疗法（2024）

324. 下列病原体中最易引起脓血便的是
    A. 轮状病毒   B. 产毒性大肠埃希菌   C. 致病性大肠埃希菌
    D. 隐孢子虫   E. 鼠伤寒沙门菌

325. 不符合轮状病毒肠炎的特点是
    A. 夏季多见   B. 多见于6~24个月婴儿   C. 大便呈蛋花汤样
    D. 常出现脱水   E. 常伴有发热

326. 轮状病毒肠炎容易出现
    A. 败血症   B. 脱水、酸中毒   C. 中毒性脑病
    D. 肠穿孔   E. 高钠血症

327. 女婴，9个月。发热、呕吐、腹泻3天，12月份就诊。腹泻每天10~15次，黄色水样便，量大，无特殊臭味。查体：体温38℃，脉搏135次/分，前囟平软，皮肤弹性尚好，四肢末梢暖。心、肺无异常，肠鸣

音亢进。粪便镜检:WBC2~3个/HPF。该患婴感染的病原体最可能是
  A. 金黄色葡萄球菌 B. 轮状病毒 C. 白色念珠菌
  D. 致病性大肠埃希菌 E. 侵袭性大肠埃希菌(2024)

328. 婴儿,8个月。于11月8日因呕吐、水样泻、发热、流涕2天入院。大便镜检白细胞1~3个/HPF,可见脂肪滴,大便pH偏酸性。可能的病原体是
  A. 致病性大肠埃希菌 B. 霉菌 C. 腺病毒
  D. 金黄色葡萄球菌 E. 轮状病毒

329. 患儿,男,7个月。因腹泻1天,发热39℃,于9月13日入院。查体:精神可,无明显脱水,咽红。粪便呈蛋花汤样,脂肪球(+)。其引起腹泻的最可能病因是
  A. 细菌性痢疾 B. 进食过量或喂养不当 C. 病毒性肠炎
  D. 生理性腹泻 E. 致病性大肠埃希菌肠炎

330. 女,1岁。于7月份就诊,腹泻、呕吐3天,大便每天10余次,量中等,蛋花汤样,有黏液,霉臭味。查体:精神稍萎靡,皮肤弹性差,哭泪少。粪常规检查发现少量白细胞。最可能的病原体是
  A. 致病性大肠埃希菌 B. 真菌 C. 铜绿假单胞菌
  D. 轮状病毒 E. 痢疾杆菌

331. 男婴,8个月。因患"支气管炎"用多种抗生素治疗半月余,病情好转。近2天再次发热伴呕吐、腹泻,大便每天5~6次,腥臭,呈暗绿色水样便。镜检见大量白细胞、脓球。最可能的诊断是
  A. 病毒性肠炎 B. 真菌性肠炎 C. 致病性大肠埃希菌肠炎
  D. 侵袭性大肠埃希菌肠炎 E. 金黄色葡萄球菌肠炎

332. 婴儿,2个月,母乳喂养。腹泻近1个月,大便每天7~8次,呈蛋花汤样,不伴发热,精神、食欲尚可,外观虚胖,面部可见湿疹。体重5.5kg。最可能的诊断是
  A. 生理性腹泻 B. 慢性腹泻 C. 食饵性腹泻
  D. 过敏性腹泻 E. 轮状病毒肠炎

333. 男婴,3个月。出生体重2.8kg,母乳喂养,未添加辅食,食欲好。自出生至今大便每天6~8次,为黄色软便,无特殊臭味,经治疗无好转。现体重5.5kg。体格检查无异常。最可能的诊断是
  A. 慢性细菌性痢疾 B. 肠结核 C. 生理性腹泻
  D. 真菌性肠炎 E. 迁延性腹泻

334. 男孩,2岁半。重度营养不良,近1周出现腹泻,每天3~8次,黄色,稀薄,泡沫较多,带黏液,可见豆腐渣样细块。最可能的诊断是
  A. 真菌性肠炎 B. 侵袭性大肠埃希菌肠炎 C. 轮状病毒肠炎
  D. 金黄色葡萄球菌肠炎 E. 耶尔森菌肠炎(2023)

335. 小儿腹泻引起带泡沫豆腐渣样便的病原体是
  A. 轮状病毒 B. 鼠伤寒沙门菌 C. 致病性大肠埃希菌
  D. 金黄色葡萄球菌 E. 白色念珠菌

336. 低渗性脱水危及患儿生命的常见情况是
  A. 低钙血症 B. 低钾血症 C. 代谢性酸中毒
  D. 中枢神经系统并发症 E. 低血容量性休克

337. 前囟凹陷常见于
  A. 甲状腺功能减退 B. 维生素A中毒 C. 脱水
  D. 脑发育不良 E. 头小畸形

338. 男,10个月。吐泻1周,嗜睡、口渴、尿量减少。皮肤弹性差,前囟及眼眶明显凹陷,脉细速,四肢稍凉,测血钠125mmol/L。考虑为

A. 中度低渗性脱水 　　　　B. 中度等渗性脱水 　　　　C. 中度高渗性脱水
D. 重度低渗性脱水 　　　　E. 重度等渗性脱水

339. 女婴,10个月。发热伴呕吐、腹泻2天。大便每天10~15次,呈蛋花汤状。呕吐频繁,尿量极少。查体:体温38.3℃,精神萎靡,皮肤弹性差,呈花纹状,前囟、眼窝明显凹陷,四肢厥冷。血钠135mmol/L。粪便镜检偶见白细胞。该患儿脱水程度和性质是
A. 中度低渗性脱水 　　　　B. 中度等渗性脱水 　　　　C. 重度低渗性脱水
D. 重度等渗性脱水 　　　　E. 重度高渗性脱水(2024)

340. 男婴,9个月。3天来腹泻,每天6~8次,为黄色水样便,呕吐每天3~5次,为胃内容物,尿量减少,哭时少泪。查体:精神萎靡,口唇干燥,呼吸略深长,皮肤弹性差,眼窝及前囟明显凹陷,血钠132mmol/L。最可能的诊断是
A. 重度低渗性脱水 　　　　B. 中度低渗性脱水 　　　　C. 中度等渗性脱水
D. 重度等渗性脱水 　　　　E. 轻度等渗性脱水

341. 婴儿感染性腹泻的治疗原则不包括
A. 纠正脱水 　　　　　　　B. 加强护理 　　　　　　　C. 调整饮食
D. 用止泻剂 　　　　　　　E. 控制感染

342. 重度低渗性脱水伴休克时,扩容治疗采用的液体张力是
A. 1/5张 　　　　　　　　B. 1/3张 　　　　　　　　C. 1/2张
D. 2/3张 　　　　　　　　E. 等张

343. 婴儿腹泻进行补液时兼有扩充血容量及纠正酸中毒作用最合适的溶液是
A. 2∶3∶1溶液 　　　　　　B. 1.4%的碳酸氢钠 　　　　C. 5%的碳酸氢钠
D. 11.2%的乳酸钠 　　　　　E. 5%的生理盐水

344. 小儿腹泻口服补盐液(ORS液)的电解质渗透压是含钠液的
A. 1/4张 　　　　　　　　B. 1/3张 　　　　　　　　C. 2/5张
D. 1/2张 　　　　　　　　E. 2/3张(2015、2022)

345. 口服补液盐(ORS)使用范围是
A. 轻、中度脱水 　　　　　B. 中、重度脱水 　　　　　C. 重度脱水
D. 低渗性脱水 　　　　　　E. 高渗性脱水

346. 小儿重度脱水有明显周围循环障碍,扩容液输注时间为
A. 10~20分钟 　　　　　　B. 30~60分钟 　　　　　　C. 70~90分钟
D. 100~120分钟 　　　　　E. 130~150分钟

347. 女婴,9个月。腹泻4天,约每天10次,呈稀水样,伴呕吐,每天2~3次,尿量减少。查体:皮肤干,弹性差,眼窝、前囟凹陷,心音低钝。最重要的处理措施是
A. 控制感染 　　　　　　　B. 给予助消化药 　　　　　C. 给予肠道微生态制剂
D. 纠正水、电解质平衡紊乱 　　E. 给予止吐药

348. 小儿腹泻,中度脱水,伴中度酸中毒。血钠含量是127mmol/L。此患儿补充累积损失量首选的液体是
A. 2∶3∶1液 　　　　　　　B. 4∶3∶2液 　　　　　　　C. 2∶1等张含钠液
D. 1∶1液 　　　　　　　　E. 1/3张液

349. 小儿,1岁。腹泻,重度脱水伴重度酸中毒。此患儿需补充累积损失的液量及首次补充的5%碳酸氢钠的量分别约是
A. 600ml,25ml 　　　　　　B. 800ml,35ml 　　　　　　C. 1000ml,45ml
D. 1200ml,55ml 　　　　　　E. 1400ml,65ml

A. 2∶1 等张含钠液　　　　B. 4∶3∶2(2/3 张)混合液　　　　C. 2∶3∶1(1/2 张)混合液
D. 1∶4(1/5 张)混合液　　　E. 1∶2(1/3 张)混合液

350. 腹泻患儿重度低渗性脱水扩容应首先选用
351. 婴儿肺炎维持体液平衡应选用
352. 重度营养不良腹泻时应选用

A. 50～60ml/kg　　　　B. 60～90ml/kg　　　　C. 90～120ml/kg
D. 120～150ml/kg　　　E. 150～180ml/kg

353. 重度窒息新生儿推迟喂养,第 1 天静脉补液的量是
354. 小儿腹泻,中度脱水,第 1 天静脉补液的量是
355. 小儿腹泻,重度脱水,第 1 天静脉补液的量是

(356～358 题共用题干)女孩,1 岁。腹泻 4 天。每天大便 10 余次,为蛋花汤水样便,伴呕吐、尿少。查体:体温 38.5℃,前囟、眼窝凹陷,皮肤弹性差,四肢稍凉。实验室检查:血 WBC6.0×10⁹/L,血 Na⁺ 127mmol/L,K⁺ 3.7mmol/L,BE−15mmol/L。

356. 最可能的诊断是腹泻病伴
A. 中度等渗性脱水,代谢性碱中毒　　　B. 重度等渗性脱水,代谢性碱中毒
C. 轻度低渗性脱水,代谢性碱中毒　　　D. 轻度等渗性脱水,代谢性酸中毒
E. 中度低渗性脱水,代谢性酸中毒

357. 最可能的病原体是
A. 侵袭性大肠埃希菌　　　B. 白色念珠菌　　　C. 产毒性大肠埃希菌
D. 金黄色葡萄球菌　　　　E. 轮状病毒

358. 补液过程中,患儿突然惊厥,此时首选的辅助检查是
A. 头颅 MRI　　　　B. 血电解质　　　　C. 头颅 CT
D. 脑脊液　　　　　E. 血糖

(359～361 题共用题干)女婴,8 个月。水样便 3 天,每天 10 余次,呕吐每天 3～4 次,尿量减少。查体:体重 8kg,眼窝凹陷,皮肤弹性差,四肢尚暖,血钠 125mmol/L。

359. 最可能的诊断是
A. 轻度低渗性脱水　　　B. 重度低渗性脱水　　　C. 中度低渗性脱水
D. 中度等渗性脱水　　　E. 轻度等渗性脱水

360. 第 1 天补液总量是
A. 80～100ml/kg　　　B. 150～180ml/kg　　　C. 100～120ml/kg
D. 120～150ml/kg　　　E. 60～80ml/kg

361. 第 1 天补充液体的种类是
A. 2/3 张含钠液　　　B. 1/4 张含钠液　　　C. 1/2 张含钠液
D. 1/3 张含钠液　　　E. 等张含钠液

(362～364 题共用题干)男婴,8 个月。腹泻 3 天,排便每天 10 余次,呈蛋花汤样,伴少量黏液,呕吐,每天 4～5 次。嗜睡,口干,尿量少。体检:精神萎靡,皮肤干燥、弹性差,眼窝及前囟明显凹陷,哭时泪少。血钠 132mmol/L,血钾 4mmol/L。

362. 诊断为婴儿腹泻合并
A. 轻度等渗性脱水　　　B. 中度等渗性脱水　　　C. 重度等渗性脱水
D. 中度高渗性脱水　　　E. 重度高渗性脱水

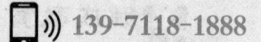

363. 第1天选择的液体种类是
    A. 1:4 含钠液　　　　　　B. 2:3:1 含钠液　　　　　C. 口服补液盐(ORS)
    D. 1.4%碳酸氢钠　　　　　E. 2:6:1 含钠液

364. 第2天如需静脉补充生理需要量,液体应选择
    A. 10%葡萄糖　　　　　　B. 0.9%氯化钠　　　　　　C. ORS
    D. 1:4 含钠液　　　　　　E. 1:1 含钠液

(365~369题共用题干)女婴,10个月。腹泻3天,加重2天。暗红色水样便每天10余次,量多,腥臭,伴高热、呕吐、少尿。查体:精神萎靡,呈嗜睡状,前囟、眼窝凹陷,皮肤弹性差,心音较低钝,腹胀,肝、脾不大。实验室检查:粪镜检有大量脓血细胞,血钠135mmol/L,血钾3.5mmol/L。

365. 患儿最可能的诊断是
    A. 轮状病毒肠炎　　　　　B. 大肠埃希菌肠炎　　　　C. 金黄色葡萄球菌肠炎
    D. 细菌性痢疾　　　　　　E. 真菌性肠炎

366. 该患儿腹泻脱水的程度与性质应是
    A. 重度等渗性　　　　　　B. 中度等渗性　　　　　　C. 中度低渗性
    D. 中度高渗性　　　　　　E. 重度低渗性

367. 施行液体疗法,第1天补液的总量应是每千克体重
    A. 160~180ml　　　　　　B. 70~110ml　　　　　　　C. 120~150ml
    D. 30~60ml　　　　　　　E. 190~220ml

368. 第1天补液所采用液体的成分应是
    A. 2/3 张含钠液　　　　　B. 1/2 张含钠液　　　　　C. 1/3 张含钠液
    D. 1/5 张含钠液　　　　　E. 等张含钠液

369. 对该患儿最不适合的处理是
    A. 使用止泻剂　　　　　　B. 选用有效的抗生素　　　C. 使用微生态制剂
    D. 继续饮食　　　　　　　E. 使用肠黏膜保护剂

(370~373题共用题干)男孩,1岁。腹泻3天,加重2天于2022年11月就诊。黄色水样便,每天10余次,量多,无霉臭味和腥臭味,伴低热、呕吐,尿量明显减少1天。查体:精神萎靡,呈嗜睡状,方颅、枕秃,前囟2.0cm,前囟、眼窝明显凹陷,皮肤弹性差,可见花纹,手脚凉,脉搏微弱,心音低钝,双肺呼吸音清晰,未闻及干、湿啰音,腹较胀,肠鸣音正常,肝、脾不大。粪常规白细胞1~2个/HPF,血钠125mmol/L,血钾3.5mmol/L。

370. 患儿最可能的诊断是
    A. 细菌性痢疾　　　　　　B. 大肠埃希菌肠炎　　　　C. 金黄色葡萄球菌肠炎
    D. 轮状病毒肠炎　　　　　E. 埃可病毒肠炎

371. 施行液体疗法,第1天补液的总量应是每千克体重
    A. 30~60ml　　　　　　　B. 70~100ml　　　　　　　C. 110~140ml
    D. 150~180ml　　　　　　E. 190~220ml

372. 若患儿经有效的含钠液治疗,脱水明显纠正,尿量增加,但精神仍差,腹胀加重,肌张力低下,首先需考虑的是
    A. 低钠血症　　　　　　　B. 低钾血症　　　　　　　C. 低氯血症
    D. 低钙血症　　　　　　　E. 低镁血症

373. 若患儿经有效的补液、纠酸治疗后,突然出现惊厥,最可能是
    A. 低钠血症　　　　　　　B. 低钾血症　　　　　　　C. 低钙血症

D. 颅内感染　　　　　　　　E. 中毒性脑病

(374~376题共用题干)女婴,6个月。腹泻3天。大便每天10~15次,为黄色水样便,量多,无腥臭味,尿量稍减少。查体:口唇樱红,皮肤干燥,前囟和眼眶明显凹陷,心、肺无异常,腹软,肠鸣音活跃。经补液治疗12小时后,患婴口唇樱红消失,尿量增多,但出现嗜睡,心音低钝,腹胀明显,肠鸣音减弱。

374. 为明确诊断,首选检查为
　　A. 脑脊液检查　　　　　　B. 血清电解质　　　　　　C. 心肌酶学测定
　　D. 腹部超声　　　　　　　E. 血常规及CRP

375. 目前最重要的处理
　　A. 抗感染　　　　　　　　B. 静脉推注钙剂　　　　　C. 止泻
　　D. 肠道微生物疗法　　　　E. 静脉补钾

376. 正确处理后脱水症状好转,无呕吐,食欲好,腹泻6次,水样便,量中等,尿量正常。适宜的处理是
　　A. 补充累积损失量　　　　　　　　B. 补充继续损失量
　　C. 补充累积损失量和继续损失量　　D. 补充生理需求量
　　E. 补充继续损失量和生理需要量(2024)

三、先天性肥厚性幽门狭窄(执业医师需掌握)

377. 先天性肥厚性幽门狭窄所特有的临床表现是
　　A. 胃蠕动波　　　　　　　B. 呕吐　　　　　　　　　C. 黄疸
　　D. 右上腹肿块　　　　　　E. 消瘦、脱水

378. 关于先天性肥厚性幽门狭窄的临床表现,不正确的是
　　A. 喷射性呕吐为主要症状　B. 呕吐物含大量胆汁　　　C. 可有胃蠕动波
　　D. 可有右上腹肿块　　　　E. 代谢性酸中毒

379. 女婴,1个月。生后间断呕吐,呕吐物为奶液,体重增长不满意。查体:可见胃蠕动波,右上腹触及包块。最可能的诊断是
　　A. 幽门痉挛　　　　　　　B. 胃扭转　　　　　　　　C. 胃食管反流病
　　D. 先天性巨结肠　　　　　E. 先天性肥厚性幽门狭窄

380. 男,1个月,出生体重3.5kg。呕吐1周,生后3周左右开始溢乳,逐日加重呈喷射性呕吐,奶汁带凝块,不含胆汁。查体:体重3.5kg,皮肤轻度黄染,前囟稍凹,心、肺无异常,上腹部蠕动波,右季肋下肿块,质较硬,光滑,移动。最可能的原因是
　　A. 喂养不当　　　　　　　B. 胃食管反流病　　　　　C. 幽门痉挛
　　D. 先天性肥厚性幽门狭窄　E. 胃扭转

四、肠套叠

2024年执业医师新增考点

五、先天性巨结肠(执业医师需掌握)

381. 对先天性巨结肠既简便又具有诊断价值的检查是
　　A. 钡剂灌肠　　　　　　　B. 直肠黏膜活组织检查　　C. 肌电图检查
　　D. 立位腹部X线片　　　　E. 直肠、肛门测压

382. 新生儿先天性巨结肠最常见的并发症是
　　A. 肠梗阻　　　　　　　　B. 肠穿孔　　　　　　　　C. 败血症
　　D. 出血　　　　　　　　　E. 小肠结肠炎(2024)

A. 先天性巨结肠 B. 幽门痉挛 C. 胃食管反流病
D. 胃扭转 E. 先天性肥厚性幽门狭窄

383. 男,2个月。顽固性便秘、腹胀伴呕吐,营养不良。首先考虑
384. 男,1个月。无胆汁性喷射性呕吐,查体可见胃蠕动波和右上腹肿块。首先考虑

第7章 呼吸系统疾病

一、小儿呼吸系统解剖生理特点(执业医师及助理医师均需掌握)

385. 婴幼儿易患呼吸道感染的主要原因是
    A. 呼吸浅表 B. 呼吸频率快 C. 呈腹式呼吸
    D. 呼吸道黏膜缺少SIgA E. 鼻腔短小,狭窄,黏膜血管丰富

二、急性上呼吸道感染(执业医师及助理医师均需掌握)

386. 小儿上呼吸道感染最常见的病原体是
    A. 呼吸道合胞病毒 B. 肺炎链球菌 C. 肺炎支原体
    D. 轮状病毒 E. 金黄色葡萄球菌

387. 男婴,9个月。发热3天,烦躁、流涎1天。查体:一般状态可,前囟平坦,咽部充血,咽峡及软腭部可见直径2~3mm的疱疹及溃疡,颈部无抵抗,心、肺听诊正常。其病原体最可能为
    A. 溶血性链球菌 B. 流感嗜血杆菌 C. 柯萨奇病毒
    D. 腺病毒 E. 副流感病毒

388. 女孩,2岁。发热3天。最高体温39℃,伴流涎、厌食、呕吐。查体:急性热病容,咽部充血,在咽腭弓的黏膜上可见多个2~4mm大小的疱疹,有的破溃成小溃疡。最可能的诊断是
    A. 咽结合膜热 B. 疱疹性口腔炎 C. 化脓性扁桃体炎
    D. 流行性感冒 E. 疱疹性咽峡炎

389. 女孩,8岁。发热伴头痛及肌肉酸痛4天。查体:咽充血,扁桃体Ⅰ度肿大。同学中有数人发病。最可能的诊断是
    A. 急性上呼吸道感染 B. 急性扁桃体炎 C. 疱疹性咽峡炎
    D. 流行性感冒 E. 川崎病

390. 女孩,3岁。高热、咽痛、纳差3天。查体:咽部充血,眼结膜充血,颈痛,耳后淋巴结肿大,心、肺无异常。最可能的病原体是
    A. 副流感病毒 B. 腺病毒 C. 单纯疱疹病毒
    D. 柯萨奇病毒 E. 流感病毒

    A. 柯萨奇病毒 B. 带状疱疹病毒 C. 腺病毒
    D. 人类疱疹病毒6型 E. 呼吸道合胞病毒

391. 幼儿急疹的病原体是
392. 疱疹性咽峡炎的病原体是
393. 咽结合膜热的病原体是

(394~396题共用题干)女孩,4岁。夏季发病,发热、咽痛、眼痛流泪2天,不伴咳嗽、腹泻。查体:咽充血明显,双眼结膜滤泡性改变,全身皮肤无皮疹及出血点,颈部、耳后淋巴结肿大,心、肺、腹均无

异常。
394. 最可能的诊断是
   A. 咽结合膜热　　　　B. 流行性感冒　　　　C. 结膜炎
   D. 猩红热　　　　　　E. 扁桃体炎
395. 最可能感染的病原体是
   A. 疱疹病毒　　　　　B. 流感病毒　　　　　C. 麻疹病毒
   D. 溶血性链球菌　　　E. 腺病毒
396. 不适宜的治疗是
   A. 中成药治疗　　　　B. 抗生素治疗　　　　C. 抗病毒治疗
   D. 适当休息　　　　　E. 对症治疗

三、急性感染性喉炎

2024年执业医师及助理医师新增考点

四、毛细支气管炎

2024年执业医师及助理医师新增考点

五、肺炎（执业医师及助理医师均需掌握）

397. 小儿肺炎的病因分类中,不包括
   A. 病毒性肺炎　　　　B. 细菌性肺炎　　　　C. 衣原体肺炎
   D. 嗜酸性粒细胞性肺炎　E. 间质性肺炎
398. 判断小儿支气管肺炎严重程度的指标是
   A. 白细胞高低　　　　B. 呼吸频率　　　　　C. 有无累及其他系统
   D. 胸部X线片显示程度　E. 感染菌群
399. 男婴,8个月。咳嗽3天,发热伴气促1天。查体:呼吸急促,口周略发青,咽部充血,双肺闻及中小水泡音,心腹(-)。WBC$10×10^9$/L,N65%,L35%。最可能的诊断是
   A. 支气管炎　　　　　B. 支气管哮喘　　　　C. 原发性肺结核
   D. 支气管肺炎　　　　E. 毛细支气管炎
400. 小儿重症肺炎出现严重腹胀,最可能的原因是
   A. 低钙血症　　　　　B. 消化不良　　　　　C. 低钾血症
   D. 低钠血症　　　　　E. 中毒性肠麻痹
401. 小儿重症肺炎最常见的酸碱平衡紊乱是
   A. 呼吸性酸中毒　　　B. 代谢性酸中毒　　　C. 呼吸性碱中毒
   D. 代谢性碱中毒　　　E. 混合性酸中毒
402. 支气管肺炎与支气管炎的主要区别点是
   A. 发热、频咳　　　　B. 气促、喘憋　　　　C. 呼吸音减弱
   D. 肺部可闻及固定湿啰音　E. 白细胞增高
403. 男孩,6岁。发热伴咳嗽、气促5天。入院后患儿烦躁、气促加重。查体:体温37.4℃,脉搏171次/分,呼吸64次/分,血压80/58mmHg,右肺叩诊鼓音,肺部呼吸音消失,语颤减弱。该患儿的首选检查是
   A. 血清电解质　　　　B. 心电图　　　　　　C. 超声心动图
   D. 胸部立位X线片　　E. 动脉血气分析(2024)
404. 易并发脓胸、脓气胸的肺炎是

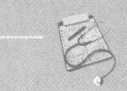

A. 呼吸道合胞病毒肺炎 B. 腺病毒肺炎 C. 金黄色葡萄球菌肺炎
D. 支原体肺炎 E. 衣原体肺炎（2016、2022）

405. 患儿,2岁。发热、咳嗽3天,惊厥、昏迷1天。体温39℃,鼻扇,肺部散在干、湿啰音,心律齐,心率130次/分,肝未触及。诊断是支气管肺炎合并
A. 呼吸衰竭 B. 心力衰竭 C. 中毒性脑病
D. 中毒性肠麻痹 E. DIC

406. 不符合肺炎支原体肺炎X线改变的是
A. 间质性肺炎改变 B. 均质性的片状阴影 C. 支气管肺炎改变
D. 多发空洞 E. 肺门阴影增浓

407. 男,2岁,发热伴咳嗽,诊断为肺炎链球菌肺炎。使用抗生素治疗的疗程一般为
A. 2~4天 B. 3~4天 C. 5~7天
D. 7~10天 E. 10~14天（2020）

408. 肺炎支原体肺炎应用抗生素的疗程应是
A. 3~4天 B. 3~5天 C. 5~7天
D. 7~10天 E. 10~14天（2020）

409. 小儿肺炎支原体肺炎的首选治疗药物是
A. 阿奇霉素 B. 左氧氟沙星 C. 环丙沙星
D. 青霉素 E. 头孢哌酮（2023）

410. 女,1岁。发热伴咳喘3天,口周稍青紫。用鼻前庭导管吸氧,氧流量应为
A. 0.5~1L/min B. 1.5~2L/min C. 2.5~3L/min
D. 3.5~4L/min E. 4.5~5L/min

411. 腺病毒肺炎最易出现的并发症是
A. 张力性气胸 B. 心力衰竭 C. 肺脓肿
D. 肺大疱 E. 脓气胸、脓胸

412. 男婴,4个月。发热、咳嗽伴喘息2天。查体:体温38.5℃,呼吸急促,可见明显三凹征,双肺可闻及明显哮鸣音,背部可闻及细湿啰音,心率140次/分,律齐,腹稍胀,肝肋下2.5cm。胸部X线片示肺气肿。最可能的诊断是
A. 肺炎支原体肺炎 B. 金黄色葡萄球菌肺炎 C. 支气管哮喘
D. 腺病毒肺炎 E. 呼吸道合胞病毒肺炎

413. 男孩,2岁。持续高热、咳嗽1周,加重伴烦躁、气促1天。查体:体温39.5℃,脉搏114次/分。口唇青紫,可见三凹征,双肺可闻及中细湿啰音,肝肋下2cm。实验室检查:血WBC20.0×10⁹/L,N0.88,L0.12。胸部X线片示双肺散在斑片状阴影,可见肺大疱。最可能的诊断是
A. 腺病毒肺炎 B. 肺炎链球菌肺炎 C. 呼吸道合胞病毒肺炎
D. 支原体肺炎 E. 金黄色葡萄球菌肺炎

414. 女孩,4岁。咳嗽2周,加重伴呕吐1周。初为轻咳,1周后转为阵发性痉挛性咳嗽。既往未按时预防接种。查体:双肺未闻及干、湿啰音。血WBC21×10⁹/L,L0.75。该患儿最可能感染的病原体是
A. 百日咳鲍特菌 B. 肺炎链球菌 C. 肺炎支原体
D. 呼吸道合胞病毒 E. 军团菌（2024）

415. 男,10岁。发热10天。刺激性咳嗽明显,伴胸痛。查体:体温38.8℃,双肺散在干啰音。胸部X线片示左肺下野淡薄片状阴影。首选的治疗药物是
A. 青霉素 B. 头孢菌素 C. 链霉素
D. 红霉素 E. 无环鸟苷（2021）

416. 男,1岁。高热6天,精神差,频繁咳嗽,阵发性喘憋。体检:鼻翼扇动,吸气性凹陷,两肺叩诊稍浊,呼吸音减低,双肺闻及少量中湿啰音。白细胞 $9.0×10^9/L$。胸部X线片示双肺片状密度较淡阴影。最可能的诊断为
   A. 金黄色葡萄球菌肺炎　　B. 呼吸道合胞病毒肺炎　　C. 腺病毒肺炎
   D. 肺炎支原体肺炎　　　　 E. 肺炎链球菌肺炎

   A. 腺病毒　　　　　　　　B. 金黄色葡萄球菌　　　　C. 呼吸道合胞病毒
   D. 肺炎链球菌　　　　　　E. 肺炎支原体

417. 引起支气管肺炎的常见病原体是
418. 引起肺脓肿的常见病原体是
419. 引起喘憋性肺炎的常见病原体是

   A. 毛细支气管炎　　　　　B. 支气管肺炎　　　　　　C. 腺病毒肺炎
   D. 肺炎支原体肺炎　　　　E. 葡萄球菌肺炎

420. 患儿,男,2岁。发热、咳嗽3天。查体:体温38℃,双肺闻及固定的中细湿啰音。外周血 WBC $9×10^9/L$,N0.55,L0.45。最可能的诊断是

421. 患儿,女,6个月。咳嗽、喘憋伴低热3天。查体:呼吸快,三凹征(+),肺部可闻及哮鸣音,呼气性喘鸣。胸部X线片显示有肺气肿和支气管周围炎。最可能的诊断是

   A. 嗜酸性粒细胞增高
   B. 体温一般不高,喘憋为主,肺部听诊有哮鸣音
   C. 多为稽留热,肺部体征出现晚
   D. X线检查示肺部片状阴影,呈云雾状或游走性
   E. 肺部体征出现较早,易引起肺脓肿、肺大疱

422. 金黄色葡萄球菌肺炎的主要临床特点是
423. 腺病毒肺炎的主要临床特点是

   (424~426题共用题干)男孩,1岁。发热伴咳嗽3天,食欲差,偶有呕吐,嗜睡,抽搐2次,双肺可闻及中细湿啰音,心率110次/分,呼吸56次/分,肝肋下1cm,白细胞 $4×10^9/L$。

424. 目前的主要诊断为
   A. 急性支气管肺炎　　　　B. 急性左心衰竭　　　　　C. 支气管哮喘
   D. 过敏性肺炎　　　　　　E. 支气管异物

425. 高热不退,呈弛张型,出现面色苍白,首选的检查是
   A. 痰培养　　　　　　　　B. 胸部X线片　　　　　　C. 心电图
   D. 血常规　　　　　　　　E. 血气分析

426. 病程中出现烦躁不安,脑脊液压力增高,可能并发
   A. 中毒性脑病　　　　　　B. 脓胸　　　　　　　　　C. 心力衰竭
   D. DIC　　　　　　　　　　E. 癫痫

   (427~428题共用题干)男孩,3岁。发热伴咳嗽2天,加重1天。查体:体温39℃,脉搏120次/分,呼吸46次/分。咽部充血,双侧扁桃体Ⅱ度肿大,充血明显。听诊背部两侧下方可闻及固定的中细湿啰音,心律齐,未闻及杂音。腹平软,肝右肋下1.5cm,脾未触及。

427. 最主要的诊断是
   A. 毛细支气管炎　　　　　B. 支气管哮喘　　　　　　C. 急性支气管肺炎
   D. 急性扁桃体炎　　　　　E. 急性支气管炎

428. 若在病程中患儿病情加重,胸部X线片示肋膈角变钝,肺部可见薄壁空洞,最可能的病原体是

A. 金黄色葡萄球菌 B. 腺病毒 C. 呼吸道合胞病毒
D. 流感嗜血杆菌 E. 肺炎链球菌

(429~431题共用题干)男孩,14个月。发热、咳嗽3天,气急发绀、烦躁不安2小时入院。体检:体温39.5℃,气急,面色苍白,明显三凹征,呼吸60次/分,心率180次/分,两肺布满中细湿啰音,肝肋下3cm。胸部X线片示右下肺点片状阴影。

429. 最可能的诊断是
A. 金黄色葡萄球菌肺炎 B. 毛细支气管炎 C. 支气管肺炎伴心力衰竭
D. 腺病毒肺炎 E. 支气管肺炎伴败血症

430. 紧急处理原则是
A. 吸氧加用抗生素 B. 镇静、退热、祛痰、止咳 C. 地塞米松
D. 能量合剂 E. 吸氧、镇静、强心、血管活性药

431. 患儿在治疗过程中,突然抽搐1次,呈全身性四肢抽动,前囟饱满,眼睑及球结膜水肿,立即行腰穿,脑脊液除压力增高外,余正常。最可能的诊断是
A. 高热惊厥 B. 低钙 C. 中毒性脑病
D. 低钠 E. 癫痫

(432~433题共用题干)男孩,8个月。持续高热,频咳,精神萎靡5天,近2天气促加重,今抽搐3次,全身性发作,嗜睡。查体:体温40.0℃,呼吸56次/分,心率148次/分,双肺少量中细湿啰音,左下肺可闻及管状呼吸音。白细胞计数4.0×10⁹/L,腰椎穿刺颅内压稍高,脑脊液常规正常。

432. 最可能的诊断是
A. 肺炎链球菌肺炎 B. 金黄色葡萄球菌肺炎 C. 肺炎支原体肺炎
D. 毛细支气管炎 E. 腺病毒肺炎

433. 惊厥的原因是
A. 心力衰竭 B. 高热惊厥 C. 败血症
D. 中毒性脑病 E. 癫痫

(434~436题共用题干)女孩,9岁。发热伴刺激性咳嗽1周,近3天咳嗽加重伴胸痛。既往体健。查体:体温38℃,脉搏100次/分,呼吸24次/分,一般状态尚好,浅表淋巴结未触及,双肺呼吸音粗,未闻及干、湿啰音,心音有力。

434. 最可能的诊断是
A. 腺病毒肺炎 B. 呼吸道合胞病毒肺炎 C. 肺炎链球菌肺炎
D. 肺炎支原体肺炎 E. 金黄色葡萄球菌肺炎

435. 胸部X线片最可能出现的异常是
A. 斑片状阴影伴肺气肿 B. 单侧肺下叶浸润 C. 两下肺均一片状阴影
D. 多发肺脓肿、肺大疱 E. 肺段实变伴胸腔积液

436. 首选的治疗药物是
A. 青霉素 B. 万古霉素 C. 利巴韦林
D. 头孢菌素 E. 阿奇霉素

(437~439题共用题干)女婴,5个月。咳嗽伴发热3天,喘憋1天。无明显咳痰,体温波动在38~39℃,喘憋进行性加重。查体:体温38.5℃,脉搏150次/分,呼吸60次/分,精神、反应可,双肺哮鸣音,双下肺可闻及细湿啰音,腹软,无明显压痛,肝肋下2cm。

437. 最可能的诊断是

A. 腺病毒肺炎 B. 金黄色葡萄球菌肺炎 C. 肺炎支原体肺炎
D. 衣原体肺炎 E. 呼吸道合胞病毒肺炎

438. 胸部X线片的典型表现是
A. 均一片状阴影 B. 大小不等的片状阴影或融合成大病灶
C. 双肺纹理粗 D. 小点片状、斑片状阴影伴肺气肿
E. 肺浸润伴多发性肺脓肿、肺大疱

439. 入院后患儿出现惊厥、双眼凝视、对光反射迟钝。正确的药物治疗不包括
A. 酚妥拉明 B. 地塞米松 C. 地西泮
D. 毛花苷丙 E. 甘露醇

六、支气管哮喘(执业医师及助理医师均需掌握)

440. 小儿咳嗽变异型哮喘的诊断依据是
A. 临床有明显感染征象 B. 镇静剂可缓解病情 C. 低热3周以上
D. 以往有呛咳病史 E. 用支气管舒张剂可使咳嗽发作缓解

441. 女孩,6岁。反复咳嗽3个月,活动后加重,常于夜间咳醒,痰不多,无发热。抗生素治疗无效。既往有湿疹史。查体:双肺呼吸音粗,余无异常。最可能的诊断是
A. 支气管炎 B. 支气管异物 C. 咳嗽变异型哮喘
D. 支气管肺炎 E. 喘息性支气管炎

442. 男,10岁。既往支气管哮喘病史8年。不规律使用糖皮质激素吸入治疗。5小时前支气管哮喘再次发作。查体:体温37.0℃,脉搏120次/分,呼吸26次/分,精神萎靡,烦躁不安,前弓位,四肢稍暖,三凹征阳性,双肺闻及响亮哮鸣音。该患者可能的诊断是
A. 细菌性肺炎 B. 轻度支气管哮喘 C. 中度支气管哮喘
D. 重度支气管哮喘 E. 危重度支气管哮喘(2024)

443. 男孩,6岁。咳嗽伴喘息1天,无发热。既往有反复喘息发作4~5次。其外祖父患有支气管哮喘。查体:呼吸急促,可见轻度三凹征,呼气相延长,双肺满布哮鸣音。目前应首选的治疗是
A. 吸入沙丁胺醇 B. 静脉滴注青霉素 C. 口服白三烯调节剂
D. 静脉注射地塞米松 E. 口服西替利嗪

444. 婴幼儿哮喘最基本的治疗方法是应用
A. 局部糖皮质激素 B. 全身糖皮质激素 C. β_2受体激动剂
D. 茶碱类药物 E. 细胞膜稳定剂

445. 支气管哮喘患儿长期控制治疗首选
A. 抗胆碱能药物吸入 B. 抗生素静脉滴注 C. β_2受体激动剂吸入
D. 糖皮质激素吸入 E. 茶碱类静脉滴注

446. 男,6岁。因咳喘加重、呼吸困难、大汗淋漓、烦躁不安8小时就诊。既往反复咳嗽、气促,坚持药物治疗,缓解3年。根据患儿病情,除氧疗外,宜尽早选用的处理是
A. 全身用糖皮质激素 B. 机械通气 C. 抗生素
D. 镇静剂 E. 补液纠酸

447. 哮喘持续状态有效的药物治疗是
A. 头孢他啶 B. 阿托品 C. 地塞米松
D. 哌替啶 E. 右旋糖酐

448. 男孩,8岁。2天前因"感冒"诱发咳嗽,口服糖皮质激素无缓解。3~8岁类似喘息发作10余次,曾查肺功能明显降低,支气管舒张试验阳性。查体:呼吸困难,大汗淋漓,不能平卧,面色青灰,三凹

征,双肺呼吸音降低,无哮鸣音,心音较低钝。此时不适合的治疗是
A. 补液,纠正酸中毒   B. 使用吸入型糖皮质激素   C. 必要时辅以机械通气
D. 氧疗   E. 使用吸入型速效 β_2 受体激动剂

(449~453题共用题干)3岁,女孩。反复咳嗽2个月。查体:体温正常,浅表淋巴结(-),咽(-),两肺多哮鸣音,无水泡音。反复抗生素治疗不愈,以往无呛咳病史,有变态反应性鼻炎。

449. 可能的诊断是
A. 喘息性支气管炎   B. 毛细支气管炎   C. 肺炎
D. 气管异物   E. 咳嗽变异型哮喘

450. 首选的检查是
A. 胸部X线片   B. 支气管镜   C. 血培养
D. 气管分泌物病毒分离   E. 心电图

451. 首选的治疗是
A. 抗生素   B. 病毒唑   C. 沙丁胺醇
D. 骨化三醇   E. 多巴酚丁胺

452. 若肺部哮鸣音广而且持续存在,则不能使用
A. 氨茶碱   B. 比索洛尔   C. 地塞米松
D. 异丙肾上腺素   E. 碳酸氢钠

453. 若病情恶化,呼吸音减弱,应紧急采用
A. 纯氧吸入   B. 机械通气   C. 胸外按摩
D. 头部冰枕   E. 水合氯醛灌肠

(454~455题共用题干)患儿,6岁。发作性喘息、呼吸困难1天。曾诊断为"支气管哮喘",长期吸入糖皮质激素治疗。查体:呼吸45次/分,意识模糊,心率126次/分,心律规则,双肺闻及呼气相哮鸣音,肢端暖,三凹征明显。

454. 该患儿支气管哮喘严重度分级为
A. 慢性持续期   B. 急性发作期轻度   C. 急性发作期中度
D. 急性发作期重度   E. 急性发作期危重度

455. 此时合适的处理措施是
A. 继续吸入糖皮质激素   B. 停用糖皮质激素   C. 静脉注射氨茶碱
D. 立即给予吸氧治疗   E. 吸入速效 β_2 受体激动剂,静脉滴注糖皮质激素(2024)

第8章 心血管系统疾病

一、小儿心血管系统生理特点(执业医师及助理医师均需掌握)

456. 动脉导管解剖上关闭时间,95%在生后
A. 1年内   B. 半年内   C. 3个月内
D. 1个月内   E. 2年内

A. 1~2岁   B. 3~4个月   C. 3个月内
D. 5~7个月   E. 8~10个月

457. 小儿卵圆孔解剖上关闭的时间是出生后
458. 80%的小儿动脉导管解剖上关闭的时间是出生后

二、先天性心脏病概述（执业医师及助理医师均需掌握）

459. 左向右分流型先天性心脏病出现显著肺动脉高压时，主要改变为
    A. 左心房增大　　　　　　B. 右心房增大　　　　　　C. 左心室增大
    D. 右心室增大　　　　　　E. 左心房增大、左心室增大

460. 属于无分流型先天性心脏病的是
    A. 室间隔缺损　　　　　　B. 房间隔缺损　　　　　　C. 法洛四联症
    D. 肺动脉狭窄　　　　　　E. 动脉导管未闭

461. 不符合左向右分流型先天性心脏病共同特征的是
    A. 生长发育落后　　　　　B. 容易并发肺部感染　　　C. 蹲踞现象
    D. 胸骨左缘收缩期杂音　　E. 肺动脉瓣区第二心音增强

462. 右向左分流型先天性心脏病患者的皮肤颜色通常是
    A. 青紫色　　　　　　　　B. 玫瑰红　　　　　　　　C. 樱桃红
    D. 苍白　　　　　　　　　E. 发绀（2024）

463. 婴儿期持续性青紫，见于
    A. 房间隔缺损　　　　　　B. 室间隔缺损　　　　　　C. 肺动脉狭窄
    D. 法洛四联症　　　　　　E. 动脉导管未闭

三、房间隔缺损（执业医师及助理医师均需掌握）

464. 房间隔缺损收缩期杂音产生的原理是
    A. 三尖瓣相对狭窄　　　　B. 血流通过缺损部位　　　C. 肺动脉瓣相对狭窄
    D. 二尖瓣相对狭窄　　　　E. 主动脉瓣相对狭窄

465. 血流动力学改变示左心房、右心房、肺循环、右心室血量增多，而左心室、体循环血量减少的先天性心脏病可能是
    A. 房间隔缺损　　　　　　B. 室间隔缺损　　　　　　C. 动脉导管未闭
    D. 法洛四联症　　　　　　E. 肺动脉狭窄

466. 第二心音增强呈固定分裂，常见于
    A. 房间隔缺损　　　　　　B. 室间隔缺损　　　　　　C. 动脉导管未闭
    D. 法洛四联症　　　　　　E. 肺动脉瓣狭窄（2021）

467. 女孩，4岁。自幼体弱，易患呼吸道感染。查体：心前区稍隆起，无震颤，胸骨左缘第2肋间闻及3/6级收缩期杂音，P_2亢进，固定分裂。最可能的诊断是
    A. 动脉导管未闭　　　　　B. 法洛四联症　　　　　　C. 房间隔缺损
    D. 风湿性心脏病　　　　　E. 室间隔缺损

（468~470题共用题干）男孩，8岁。剧烈运动后胸闷、气短1个月。查体：心前区未触及震颤，胸骨左缘第2~3肋间闻及3/6级收缩期喷射性杂音，P_2增强、固定分裂。

468. 最可能的诊断是
    A. 动脉导管未闭　　　　　B. 单纯肺动脉瓣狭窄　　　C. 房间隔缺损
    D. 中型室间隔缺损　　　　E. 小型室间隔缺损

469. 心脏杂音形成的最直接原因是
    A. 肺动脉瓣明显狭窄　　　B. 右心压力负荷增加　　　C. 经肺动脉瓣血流量增多

D. 主动脉瓣相对狭窄　　　　　　E. 血液经房间隔缺损自左心房流入右心房

470. 最典型的心电图改变是
　　A. 左心室高电压　　　　　B. 左心房肥大　　　　　　C. 一度房室传导阻滞
　　D. 二度房室传导阻滞Ⅰ型　　E. 不完全性右束支传导阻滞和电轴右偏

(471~472题共用题干)男孩,4岁。生长落后,活动后气促。查体:胸骨左缘第2~3肋间有3/6级收缩期喷射性杂音,P_2亢进。X线片示右心房、右心室扩大。

471. 最可能的诊断是
　　A. 房间隔缺损　　　　　　B. 动脉导管未闭　　　　　C. 室间隔缺损
　　D. 法洛四联症　　　　　　E. 肺动脉狭窄

472. 目前最佳的治疗方案是
　　A. 口服卡托普利　　　　　B. 随访观察　　　　　　　C. 防治感染
　　D. 手术修补　　　　　　　E. 口服吲哚美辛

四、室间隔缺损(执业医师及助理医师均需掌握)

473. 室间隔缺损时不会出现的改变是
　　A. 左心室增大　　　　　　B. 右心房增大　　　　　　C. 右心室增大
　　D. 肺动脉段突出　　　　　E. 左心房增大

474. Roger 病是指
　　A. 原发性房间隔缺损　　　B. 继发性房间隔缺损　　　C. 小型室间隔缺损
　　D. 中型室间隔缺损　　　　E. 大型室间隔缺损

475. 大型室间隔缺损后期出现青紫时肺血管的主要改变是
　　A. 动力型肺动脉高压　　　B. 肺血增多　　　　　　　C. 梗阻型肺动脉高压
　　D. 肺动脉痉挛　　　　　　E. 肺血减少

476. 最不可能出现右心室肥大的疾病是
　　A. 房间隔缺损　　　　　　B. 小型室间隔缺损　　　　C. 肺动脉狭窄
　　D. 艾森门格综合征　　　　E. 法洛四联症

477. 室间隔缺损伴艾森门格综合征的临床表现为
　　A. 生后即青紫　　　　　　B. 暂时性青紫　　　　　　C. 持续性青紫
　　D. 不出现青紫　　　　　　E. 差异性青紫

478. 男孩,3岁。剧烈活动后气促,青紫不明显。自幼反复呼吸道感染。查体:血压 90/40mmHg,胸骨左缘第2肋间可闻及粗糙响亮的连续机器样杂音,第4肋间可闻及4/6级粗糙的全收缩期杂音伴震颤,P_2亢进,闻及股动脉枪击音。胸部 X 线片示左心房及左、右心室增大,肺动脉段膨隆。该患儿最可能的诊断是
　　A. 房间隔缺损　　　　　　B. 室间隔缺损　　　　　　C. 动脉导管未闭
　　D. 法洛四联症　　　　　　E. 室间隔缺损+动脉导管未闭

479. 右心室、左心室增大,肺血流量大,主动脉结缩小的先天性心脏病是
　　A. 动脉导管未闭　　　　　B. 法洛四联症　　　　　　C. 肺动脉瓣狭窄
　　D. 房间隔缺损　　　　　　E. 室间隔缺损

480. 室间隔缺损和动脉导管未闭患儿压迫喉返神经是由于
　　A. 肺动脉扩张　　　　　　B. 主动脉扩张　　　　　　C. 右心房扩张
　　D. 左心房扩张　　　　　　E. 左、右心房扩张

481. 左向右分流型先天性心脏病最常见的并发症为

A. 感染性心内膜炎　　　　　B. 脑血栓　　　　　　　　C. 脑脓肿
D. 肺炎　　　　　　　　　　E. 心力衰竭

482. 婴儿期最易合并心力衰竭的先天性心脏病是
A. 房间隔缺损　　　　　　　B. 室间隔缺损　　　　　　C. 法洛四联症
D. 动脉导管未闭　　　　　　E. 肺动脉瓣狭窄

(483~484题共用题干)男孩,3岁。发热伴咳嗽5天,气促半天。查体:体温38.5℃,脉搏180次/分,呼吸60次/分,体重10kg,呼吸急促,三凹征(+),双肺密布细湿啰音,胸骨左缘第3~4肋间闻及粗糙的全收缩期杂音,肝肋下3cm,质软。

483. 该患儿可能的诊断是
A. 房间隔缺损伴支气管肺炎　　　　　　B. 室间隔缺损伴心力衰竭、支气管肺炎
C. 室间隔缺损伴心力衰竭　　　　　　　D. 动脉导管未闭伴心力衰竭
E. 动脉导管未闭伴支气管肺炎

484. 该患儿目前最紧急的治疗是
A. 呼吸机辅助通气　　　　　B. 纠正心力衰竭　　　　　C. 控制感染
D. 心脏介入治疗　　　　　　E. 心脏外科手术(2024)

(485~487题共用题干)患儿,3岁。近1年多哭甚时出现青紫。查体:心前区隆起,胸骨左缘第3~4肋间可闻及4/6级收缩期杂音,可触及震颤。X线检查示左、右心室及左心房增大,肺血管影增多,肺动脉段突出。

485. 此患儿最可能的诊断是
A. 房间隔缺损　　　　　　　B. 室间隔缺损　　　　　　C. 肺动脉瓣狭窄
D. 动脉导管未闭　　　　　　E. 法洛四联症

486. 此患儿如决定手术必须做的检查是
A. 心电图　　　　　　　　　B. 磁共振成像　　　　　　C. 心功能检查
D. 心导管检查　　　　　　　E. 超声心动图

487. 此患儿若出现永久性青紫,说明
A. 动脉系统淤血　　　　　　B. 形成艾森门格综合征　　C. 合并肺水肿
D. 静脉系统淤血　　　　　　E. 合并心力衰竭

(488~490题共用题干)患儿,男,10个月。反复患肺炎2次。查体:体重7kg,心前区隆起,胸骨左缘第3~4肋间可闻及4/6级粗糙的全收缩期杂音,传导广泛,可触及震颤,肺动脉瓣区第二心音亢进。

488. 最可能的诊断是
A. 房间隔缺损　　　　　　　B. 室间隔缺损　　　　　　C. 动脉导管未闭
D. 法洛四联症　　　　　　　E. 肺动脉瓣狭窄

489. 此患儿不大可能出现的并发症是
A. 肺水肿　　　　　　　　　B. 心力衰竭　　　　　　　C. 感染性心内膜炎
D. 支气管肺炎　　　　　　　E. 脑血栓

490. 若患儿几年后出现青紫,心电图显示右心室肥大,心导管检查发现动脉血氧饱和度降低,肺动脉阻力显著增加,最准确的诊断是
A. Roger病　　　　　　　　　B. 心力衰竭　　　　　　　C. 艾森门格综合征
D. 卵圆孔未闭　　　　　　　E. 肺动脉狭窄

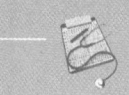

五、动脉导管未闭（执业医师及助理医师均需掌握）

491. 动脉导管未闭时不会出现的改变是
    A. 左心室增大　　　　　B. 右心房增大　　　　　C. 右心室增大
    D. 肺动脉段凸出　　　　E. 左心房增大

492. 动脉导管未闭的 X 线改变是
    A. 右心房及右心室增大　　B. 左心房及左心室增大　　C. 右心房及右心房增大
    D. 左心室及右心室增大　　E. 左心房及左、右心室增大

493. 女，2 岁。多次患肺炎。胸部 X 线片示肺纹理增强，左心房、左心室大，主动脉影增宽。应诊断为
    A. 房间隔缺损　　　　　B. 室间隔缺损　　　　　C. 动脉导管未闭
    D. 法洛四联症　　　　　E. 艾森门格综合征

494. 肺循环血量增多,并伴左心房、左心室血量增多的先天性心脏病应是
    A. 原发性房间隔缺损　　B. 继发性房间隔缺损　　C. 动脉导管未闭
    D. 室间隔缺损　　　　　E. 法洛四联症

495. 临床上出现差异性青紫的先天性心脏病是
    A. 法洛四联症　　　　　B. 完全性大动脉转位　　C. 动脉导管未闭
    D. 房间隔缺损　　　　　E. 室间隔缺损

496. 女，10 岁。年幼时反复发生肺炎，上小学后有所好转。查体：心前区隆起，胸骨左缘第 2 肋间闻及连续机器样杂音，杵状趾。经皮血氧饱和度结果示左手 90%，右手 98%，左足 85%，右足 86%。出现该现象的可能原因是
    A. 房间隔缺损，右向左分流　　　　　B. 动脉导管未闭，右向左分流
    C. 动脉导管未闭，左向右分流　　　　D. 法洛四联症，右向左分流
    E. 室间隔缺损，双向分流（2024）

497. 男孩，2 岁。自幼咳嗽、气急，生长发育落后。查体：胸骨左缘上方闻及收缩期杂音。心导管检查发现肺动脉血氧含量高于右心室。最可能的诊断是
    A. 房间隔缺损　　　　　B. 法洛四联症　　　　　C. 肺动脉高压
    D. 动脉导管未闭　　　　E. 肺动脉狭窄

498. 用药物可能治愈的先天性心脏病是
    A. 法洛四联症　　　　　B. 动脉导管未闭　　　　C. 房间隔缺损
    D. 室间隔缺损　　　　　E. 大血管部分转位

499. 采用吲哚美辛治疗动脉导管未闭的最佳年龄段是
    A. 新生儿期　　　　　　B. 学龄期　　　　　　　C. 青春期
    D. 幼儿期　　　　　　　E. 学龄前期

(500~502 题共用题干) 男孩,1 岁。发热伴咳嗽、气促 7 天,自出生后喂养困难,生长发育落后,多次患肺炎。查体：体温 38℃，脉搏 120 次/分，呼吸 50 次/分。消瘦，呼吸急促，双肺可闻及细湿啰音，胸骨左缘上方闻及粗糙响亮的双期杂音。腹软，肝肋下 3cm，质中，脾肋下未触及，手指甲床可见毛细血管搏动。

500. 该患儿最可能罹患的心脏病是
    A. 法洛四联症　　　　　B. 房间隔缺损　　　　　C. 室间隔缺损
    D. 动脉导管未闭　　　　E. 肺动脉瓣狭窄

501. 该患儿手指甲床毛细血管搏动是由于
    A. 动脉收缩压升高　　　B. 肺动脉向主动脉分流　　C. 动脉舒张压降低

D. 动脉收缩压降低　　　　　E. 动脉舒张压升高

502. 该患儿目前最易发生的并发症是
　　 A. 充血性心力衰竭　　　B. 肺动脉瘤样扩张　　　C. 营养不良
　　 D. 血栓形成　　　　　　E. 生长落后

六、法洛四联症（执业医师及助理医师均需掌握）

503. 男孩,2岁。确诊为法洛四联症。决定该患儿病情严重程度及预后的主要因素是
　　 A. 主动脉骑跨　　　　　B. 右心室流出道狭窄　　C. 右心室肥厚
　　 D. 室间隔缺损　　　　　E. 主动脉狭窄(2024)

504. 法洛四联症杂音响度主要取决于
　　 A. 左、右心室之间压力差　B. 肺动脉狭窄的程度　　C. 室间隔缺损大小
　　 D. 主动脉骑跨程度　　　E. 右心室肥厚程度

505. 法洛四联症患者青紫的程度主要取决于
　　 A. 肺动脉狭窄的程度　　B. 室间隔缺损的大小　　C. 室间隔缺损的部位
　　 D. 主动脉骑跨的程度　　E. 右心室肥厚的程度

506. 静脉血经异常通道进入体循环动脉血中所致发绀常见于
　　 A. 肺炎　　　　　　　　B. 右心衰竭　　　　　　C. 严重休克
　　 D. 法洛四联症　　　　　E. 阻塞性肺气肿

507. 法洛四联症不应出现的症状是
　　 A. 蹲踞　　　　　　　　B. 贫血　　　　　　　　C. 突然晕厥
　　 D. 杵状指（趾）　　　　E. 活动耐力下降

508. 男婴,6个月。出生时诊断为法洛四联症。近2天常于哭闹时突发四肢抽搐,青紫加重,神志不清,呼吸急促,持续时间2~3分钟。首先应考虑为
　　 A. 缺氧发作　　　　　　B. 脑栓塞　　　　　　　C. 心力衰竭
　　 D. 休克　　　　　　　　E. 脑脓肿

509. 符合法洛四联症病理改变的是
　　 A. 左心室肥大　　　　　B. 房间隔缺损　　　　　C. 肺动脉扩张
　　 D. 主动脉缩窄　　　　　E. 主动脉骑跨

510. 男,3岁。发育落后2年。出生后半年逐渐少动,青紫,活动后加重。有蹲踞现象。查体:胸骨左缘第2~4肋间可闻及3/6级收缩期杂音。胸部X线片提示心影呈"靴形",肺动脉凹陷,两侧肺野清晰。该患儿最可能的诊断是
　　 A. 法洛四联症　　　　　B. 房间隔缺损　　　　　C. 室间隔缺损
　　 D. 肺动脉瓣狭窄　　　　E. 动脉导管未闭(2024)

511. 预防法洛四联症小儿缺氧发作,宜选用的药物是
　　 A. 卡托普利　　　　　　B. 地高辛　　　　　　　C. 螺内酯
　　 D. 普萘洛尔　　　　　　E. 布洛芬

　　 A. 动脉导管未闭　　　　B. 房间隔缺损　　　　　C. 小型室间隔缺损
　　 D. 法洛四联症　　　　　E. 大型室间隔缺损

512. 胸部X线片示肺野清晰的是
513. 胸部X线片示肺血多、主动脉弓增大的是
514. 胸部X线片示肺血多,右心房、右心室增大的是

第十二篇 儿科学
第8章 心血管系统疾病

(515~516题共用题干)男孩,5岁。自幼唇、指(趾)甲床青紫,乏力,活动后气促,体格发育落后,胸骨左缘第2~3肋间可闻及3/6级收缩期杂音,经超声心动图证实为先天性心脏病、法洛四联症。

515. 此患儿其心脏由哪4种畸形组成?
   A. 主动脉狭窄、室间隔缺损、肺动脉骑跨、右心室肥厚
   B. 主动脉狭窄、房间隔缺损、主动脉骑跨、左心室肥厚
   C. 肺动脉狭窄、室间隔缺损、主动脉骑跨、右心室肥厚
   D. 肺动脉狭窄、房间隔缺损、肺动脉骑跨、左心室肥厚
   E. 肺动脉狭窄、房间隔缺损、主动脉骑跨、右心室肥厚

516. 此患儿突然发生昏厥、抽搐,最可能并发
   A. 支气管肺炎   B. 充血性心力衰竭   C. 低钙惊厥
   D. 肺动脉阻塞   E. 癫痫

(517~520题共用题干)男,4岁,因怀疑先天性心脏病就诊。

517. 首先应进行的检查是
   A. 血常规   B. 脑电图   C. 血钙、磷测定
   D. 胸部X线片   E. 腹部B超

518. 该患儿口唇黏膜青紫,轻度杵状指(趾),胸骨左缘2~4肋间听到(2~3)/6级收缩期杂音,肺动脉瓣第二心音减弱,为确诊应做的检查是
   A. 脑电图   B. 头部CT   C. 心肌酶谱
   D. 右心导管造影   E. 腹部B超

519. 2个月后患儿出现发热伴咽痛,2周后出现头痛。查体:右侧Babinski征阳性。血常规结果示WBC18×10^9/L,N0.86,L0.14。考虑合并
   A. 肺炎   B. 脑出血   C. 脑脓肿
   D. 心肌炎   E. 结核性脑膜炎

520. 并发症治愈后,进一步治疗方法为
   A. 预防外伤   B. 口服维生素   C. 应用激素
   D. 长期抗生素预防感染   E. 施行心脏手术

(521~524题共用题干)女孩,3岁。生后发现口唇青紫,活动后加剧。平时喜蹲踞,哭吵时有突发呼吸急促、青紫加重,严重时伴晕厥,曾半年内晕厥2次,均于清晨或哭吵后发作,经2~3分钟自行恢复。今晨又出现晕厥,持续5分钟,即来急诊。查体:体温37.0℃,脉搏100次/分,呼吸22次/分,血压82/55mmHg。神志不清,双肺听诊未见异常,胸骨左缘第2~4肋间闻及3/6级收缩期杂音,无震颤,肺动脉瓣第二心音减弱。口唇青紫,指、趾甲青紫,杵状指、趾,颈软,神经系统查体无异常。

521. 最可能的诊断为
   A. 单纯肺动脉瓣狭窄   B. 房间隔缺损伴肺动脉瓣狭窄   C. 完全性大动脉转位
   D. 室间隔缺损伴肺动脉高压   E. 法洛四联症

522. 该疾病最典型的心电图改变是
   A. 右心房扩大   B. 预激综合征   C. 左心室肥厚
   D. 右心室肥厚   E. 不完全性右束支传导阻滞

523. 患儿晕厥的原因是
   A. 肺动脉漏斗部痉挛   B. 血流缓慢   C. 脑血栓形成
   D. 长期缺氧   E. 血液黏稠

524. 下列抢救措施中不合适的是

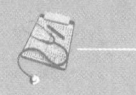

A. 静脉滴注碳酸氢钠　　B. 静脉注射普萘洛尔　　C. 皮下注射吗啡
D. 取胸膝位　　E. 口服普萘洛尔

第9章　泌尿系统疾病

一、泌尿系统解剖生理特点（执业医师及助理医师均需掌握）

525. 下列不属于小儿肾脏生理功能的是
　　A. 肾小球滤过　　B. 产生抗利尿激素　　C. 调节酸碱平衡
　　D. 尿液的浓缩和稀释　　E. 肾小管重吸收及排泄

526. 肾脏在胎儿期合成较多的激素是
　　A. 1,25-$(OH)_2D_3$　　B. 前列腺素　　C. 促红细胞生成素
　　D. 肾素　　E. 利钠激素

二、急性肾小球肾炎（执业医师及助理医师均需掌握）

527. 小儿急性肾小球肾炎的病因中最常见的相关病因是
　　A. 金黄色葡萄球菌　　B. A组乙型溶血性链球菌　　C. 肺炎支原体
　　D. 乙型肝炎病毒　　E. 肺炎链球菌（2021）

528. 急性链球菌感染后肾炎的严重病例常发生在起病
　　A. 1周内　　B. 2周内　　C. 3周内
　　D. 4周内　　E. 5周内（2020）

529. 小儿急性肾小球肾炎起病前常有皮肤感染，其前驱期多为
　　A. 1周以内　　B. 1~2周　　C. 2~4周
　　D. 3~4周　　E. 4~5周（2022）

530. 男，14岁。咽痛2周，给予"抗感染、润喉"等治疗好转。查体：体温36.9℃，脉搏70次/分，呼吸16次/分，血压142/90mmHg，皮肤无黄染，心、肺无异常发现，腹部平软，肝、脾肋下未触及，无移动性浊音，双肾无叩痛，双下肢水肿。辅助检查：尿RBC20~30个/HPF，WBC0~5个/HPF，Pro(++)。血肌酐98μmol/L，抗链球菌溶血素"O"阳性。为明确诊断，最有意义的检查是
　　A. APTT、PT　　B. 腹部CT　　C. 血常规
　　D. C3　　E. C反应蛋白（2024）

531. 男孩，8岁。眼睑及下肢水肿2天。2天前出现眼睑及下肢水肿。2周前曾患"扁桃体炎"，经抗炎治疗痊愈。查体：体温37.4℃，脉搏90次/分，呼吸20次/分，血压150/110mmHg，心、肺无异常，双肾区无叩痛，眼睑及下肢水肿。尿常规：RBC20~30个/HPF，WBC(+)，Pro(+)。为明确诊断，下一步应完善的检查是
　　A. 肾脏B超　　B. 肾脏活检　　C. C3、ASO
　　D. 心电图　　E. 血肌酐和尿素氮测定（2024）

532. 男孩，8岁。眼睑水肿4天，伴茶色尿1天。2周前有发热、咽痛。查体：血压120/90mmHg。尿常规：蛋白(++)，尿沉渣镜检红细胞40~50个/HPF，白细胞8~10个/HPF。最可能的临床诊断是
　　A. 急进性肾炎　　B. 急性泌尿系统感染　　C. IgA肾病
　　D. 急性肾小球肾炎　　E. 肾炎型肾病

533. 患儿，8岁。水肿、少尿4天。近1天来诉头痛、头晕、呕吐并抽搐1次。查体：体温37.3℃，血压

170/120mmHg,血尿素氮 7.8mmol/L。尿常规示:蛋白(++),红细胞>100 个/HPF,白细胞 30 个/HPF。准确的诊断为

    A. 急进性肾炎   B. 慢性肾炎急性发作   C. 急性肾炎,颅内出血

    D. 急性肾炎,高血压脑病   E. 肾炎性肾病,高血压脑病

534. 男,13 岁。患急性扁桃体炎 2 周后出现肉眼血尿、水肿。查体:血压 135/95mmHg,颜面及双下肢水肿。尿常规:红细胞满视野,蛋白质(++)。肾功能正常。血清抗链球菌溶血素"O"升高。下列治疗措施,错误的是

    A. 卧床休息   B. 抗生素   C. 糖皮质激素

    D. 利尿消肿   E. 血管紧张素转换酶抑制剂(2024)

535. 男孩,10 岁。半个月前曾患"脓皮病",近 3 天晨起眼睑水肿,且逐日加重,尿少,尿色深。查体:血压 140/90mmHg,心率 114 次/分,肝肋下 1.5cm,轻压痛。首选的治疗是

    A. 卡托普利   B. 吸氧   C. 利尿剂

    D. 泼尼松   E. 强心药

536. 急性肾炎患儿参加体育锻炼的标准是

    A. 尿常规正常   B. 血沉正常   C. 血压正常

    D. 尿阿迪氏计数正常   E. 抗 O 滴度正常

537. 急性肾炎患儿恢复上学的标准是

    A. 血尿消失   B. 血沉正常   C. 血压正常

    D. 水肿消退   E. 蛋白尿消失

538. 男孩,10 岁。患急性肾炎住院治疗 4 周。出院时水肿消退,血沉正常,尿沉渣镜检红细胞 3~5 个/HPF,尿蛋白(-)。正确的出院医嘱是

    A. 正常生活   B. 可上学,不能剧烈运动   C. 可轻微活动,不上学

    D. 卧床休息 2 周   E. 休学半年

539. 男孩,7 岁。水肿 4 天,伴血尿、尿少 2 天。查体:脉搏 112 次/分,呼吸 33 次/分,血压 120/85mmHg,颜面、双下肢明显水肿,烦躁不安、气促,双肺底可闻及湿啰音,肝肋下 1.5cm。尿常规:蛋白(+)。尿沉渣镜检:RBC25 个/HPF。目前应首选的药物是

    A. 毛花苷丙   B. 硝普钠   C. 青霉素

    D. 呋塞米   E. 地西泮

    A. 泼尼松   B. 螺内酯   C. 呋塞米

    D. 多巴胺   E. 硝普钠

540. 患儿,女,8 岁。水肿、尿少 3 天,尿呈淡茶色。今天出现剧烈头痛、烦躁并惊厥 1 次,血压 160/120mmHg。最适宜的治疗药物是

541. 患儿,女,10 岁。水肿、尿少 2 天,血压 130/90mmHg。尿常规检查:蛋白(+),红细胞 12 个/HPF。最适宜的治疗药物是

(542~544 题共用题干)8 岁,男孩。水肿、尿色红 2 天入院。查体:颜面、眼睑水肿,心、肺听诊无异常,尿常规有红细胞(+++),蛋白(+),患儿半个月前患过扁桃体炎。

542. 为明确诊断,最有意义的检查是

    A. ASO 与 ESR   B. ASO 与血浆蛋白电泳   C. ASO 与补体 C3

    D. ESR 与血 BUN   E. 血 BUN 与 Scr

543. 若患儿在病程中出现呼吸增快,心率增快,奔马律,双肺布满中、小水泡音,肝大,血压 120/80mmHg,应首先考虑发生

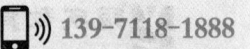

A. 急性肺炎　　　　　　B. 严重循环充血　　　　　C. 急性肾功能不全
D. 高血压脑病　　　　　E. 低钠血症

544. 发生上述情况,首先应采取的措施是
A. 使用降压药物　　　　B. 加强抗生素的应用　　　C. 使用呋塞米(速尿)
D. 补充氯化钠　　　　　E. 血液透析

(545~547题共用题干)男,6岁。水肿、尿色红2天入院。查体:颜面、眼睑水肿,心、肺听诊无异常。尿常规有红细胞(+++),蛋白(+)。半个月前患过扁桃体炎。

545. 首先考虑的诊断是
A. 急性泌尿系统感染　　B. 急进性肾炎　　　　　　C. 单纯性肾病
D. 肾炎性肾病　　　　　E. 急性肾小球肾炎

546. 若患儿在病程中出现精神萎靡,水肿加重,尿量减少,氮质血症,血钾增高和代谢性酸中毒,血压120/80mmHg,应首先考虑发生
A. 急性肺炎　　　　　　B. 严重循环充血　　　　　C. 急性肾功能不全
D. 高血压脑病　　　　　E. 急性肝功能不全

547. 发生上述情况,首先应采取的措施是
A. 使用降压药物　　　　B. 加强抗生素的应用　　　C. 使用强心药
D. 补充电解质　　　　　E. 血液透析

(548~550题共用题干)女,8岁。水肿、少尿、肉眼血尿3天。查体:血压150/105mmHg。尿常规:Pro(+),RBC(++++),管型1~2个/HPF。ASO升高,ESR增快,血补体C3下降。3周前曾患脓疱病。

548. 首选的降压药是
A. 卡托普利　　　　　　B. 二氮嗪　　　　　　　　C. 硝苯地平
D. 哌唑嗪　　　　　　　E. 硝普钠

549. 应限制钠盐摄入直到
A. 血沉正常　　　　　　B. 尿常规正常　　　　　　C. 水肿消退,血压正常
D. 补体恢复正常　　　　E. 肉眼血尿消失

550. 血清补体C3恢复正常的时间多为起病后
A. 1周　　　　　　　　 B. 2周　　　　　　　　　 C. 4周
D. 8周　　　　　　　　 E. 12周

(551~553题共用题干)男孩,6岁。尿少、水肿2天。血压130/90mmHg。尿常规:蛋白(++),红细胞25个/HPF,白细胞15个/HPF。

551. 首先考虑的诊断是
A. 急性尿路感染　　　　B. 急进性肾炎　　　　　　C. 单纯性肾病
D. 急性肾小球肾炎　　　E. 肾炎性肾病

552. 患儿在入院第2天突然出现头痛、恶心、呕吐、视物模糊,并抽搐1次,此时应考虑出现了
A. 急性肾衰竭　　　　　B. 严重电解质紊乱　　　　C. 严重循环充血
D. 急性代谢性酸中毒　　E. 高血压脑病

553. 应采取的紧急措施是
A. 给予强心药　　　　　B. 给予降血压剂　　　　　C. 补钾、补钙
D. 血液透析　　　　　　E. 给予碱性液体

三、肾病综合征(执业医师及助理医师均需掌握)

554. 诊断小儿肾病综合征的必备条件是
    A. 明显水肿及低蛋白血症　　B. 明显水肿及大量蛋白尿　　C. 明显水肿及高脂血症
    D. 大量蛋白尿及高脂血症　　E. 大量蛋白尿及低白蛋白血症

555. 关于肾炎型肾病综合征的描述,不正确的是
    A. 反复高血压　　B. 多表现为肾小管间质性疾病　　C. C3 下降
    D. 肾功能不全　　E. 2 周内 3 次红细胞≥10 个/HPF(2024)

556. 男孩,3 岁。眼睑及面部水肿 2 周。查体:全身高度水肿,呈凹陷性。实验室检查:血白蛋白 25g/L,总胆固醇 6.2mmol/L。尿常规:蛋白(++++),白细胞 1~2 个/HPF。为有利于该疾病的临床分型,首选的检查是
    A. 血沉　　B. ASO　　C. 血电解质
    D. 补体 C3　　E. 免疫球蛋白

557. 男孩,3 岁。因水肿伴尿少 5 天入院,血浆蛋白 25g/L,红细胞 2~3 个/HPF,血压 100/90mmHg,下肢凹陷性水肿。可能的诊断是
    A. 肾炎性肾病综合征　　B. 单纯型肾病综合征　　C. 急进性肾炎
    D. 急性肾小球肾炎　　E. 慢性肾小球肾炎

558. 男孩,10 岁。10 天前发现眼睑水肿,未行任何治疗,后水肿进行性加重。实验室检查:血清白蛋白 15g/L,C3 0.38g/L,ASO 45U/ml。尿蛋白(+++),尿红细胞(++)。最可能的诊断是
    A. 肾炎型肾病综合征　　B. 单纯型肾病综合征　　C. IgA 肾病
    D. 急性肾小球肾炎　　E. 急进性肾小球肾炎(2024)

559. 小儿肾病综合征最早出现的表现为
    A. 肉眼血尿　　B. 水肿　　C. 少尿
    D. 面色苍白　　E. 精神萎靡

560. 小儿肾病综合征最常见的并发症是
    A. 低钠血症　　B. 感染　　C. 低钾血症
    D. 肾静脉血栓形成　　E. 低钙血症

561. 肾病综合征并发电解质紊乱最常见的是
    A. 低钠血症　　B. 低钾血症　　C. 低钙血症
    D. 低镁血症　　E. 高钾血症

562. 男孩,3 岁。反复呕吐、精神萎靡 5 天,食欲差、乏力,今日突发全身抽搐 1 次。既往诊断为原发性肾病综合征,正规泼尼松治疗,长期无盐饮食。最可能的原因是
    A. 低钠血症　　B. 肾上腺皮质功能不全　　C. 高血压脑病
    D. 低钙血症　　E. 低钾血症

563. 男,5 岁。尿少 2 天。晨起眼睑水肿,下肢凹陷水肿。查体:血压 100/70mmHg。实验室检查:尿 Pro(+++),RBC 0~3 个/HPF。首先考虑的诊断是
    A. 肾炎性肾病综合征　　B. 单纯性肾病综合征　　C. 急进性肾小球肾炎
    D. 急性肾小球肾炎　　E. 慢性肾小球肾炎

564. 男童,2 岁。诊断为肾病综合征,糖皮质激素治疗 3 周后尿蛋白转阴,停药 2 周后复发。该情况 1 年内出现过 3 次。患儿对糖皮质激素治疗反应的类型是
    A. 激素依赖型,复发　　B. 激素敏感型,频复发　　C. 激素依赖型,频复发
    D. 激素耐药型,复发　　E. 激素耐药型,频复发(2023)

565. 女孩,6岁。诊断为"肾病综合征",因水肿、尿少,给予利尿消肿治疗,患儿发生腹胀,乏力,膝反射减弱,心音低钝。心电图出现U波。治疗中需及时补充
   A. 钠盐   B. 钾盐   C. 钙剂
   D. 镁剂   E. 维生素 B_1

566. 男孩,12岁。肾病综合征初次治疗,口服泼尼松片 2mg/(kg·d),2周后尿蛋白转阴,巩固治疗2周开始减量,改成隔日晨顿服2mg/kg,共4周,以后每4~6周减量 0.5mg/kg,直至停药。此激素治疗方案为
   A. 中程疗法   B. 冲击疗法   C. 替代疗法
   D. 长程疗法   E. 短程疗法

   A. 微小病变肾病   B. 新月体性肾小球肾炎   C. IgA 肾病
   D. 膜性肾病   E. 毛细血管内增生性肾小球肾炎

567. 链球菌感染后急性肾小球肾炎的病理类型为
568. 儿童原发性肾病综合征最常见的类型为

   A. 复发   B. 激素敏感型   C. 激素部分敏感型
   D. 激素耐药型   E. 激素依赖型

569. 肾病综合征患儿,口服泼尼松 2mg/(kg·d),治疗2周后尿蛋白完全转阴,疗效判断为
570. 肾病综合征患儿,口服泼尼松 2mg/(kg·d),治疗4周后尿蛋白仍(++++),疗效判断为
571. 肾病综合征患儿,口服泼尼松 2mg/(kg·d),治疗2周后尿蛋白完全转阴。8周后,尿蛋白再次(++++),疗效判断为

(572~575题共用题干)男孩,5岁。水肿伴尿少3天,病前2天有"上呼吸道感染"史。查体:血压 90/60mmHg,眼睑及颜面水肿,双下肢凹陷性水肿。实验室检查:血浆 Alb22g/L,TC7.2mmol/L,肾功能正常,血 C3 为 1.25g/L,PPD 试验(-)。尿常规:RBC10个/HPF,Pro(++++)。

572. 该患儿最可能的诊断为
   A. 病毒性肾炎   B. 慢性肾小球肾炎急性发作   C. IgA 肾病
   D. 急性链球菌感染后肾炎   E. 原发性肾病综合征

573. 首选的治疗药物是
   A. 环孢素 A   B. 雷公藤多苷   C. 泼尼松
   D. 甲泼尼松   E. 青霉素

574. 若住院期间,患儿经限盐并给予大剂量呋塞米治疗后,尿量明显增加,水肿消退,但随后出现精神萎靡、头晕、乏力、恶心、呕吐、尿量明显减少。查体:血压 66/45mmHg,四肢凉。最可能发生的并发症是
   A. 肾上腺皮质功能不全   B. 高血压脑病   C. 低血容量性休克
   D. 电解质紊乱   E. 急性肾衰竭

575. 若患儿经治疗,尿蛋白转阴9个月,已停药。2周前出现发热、咳嗽,随后出现尿蛋白(+++)、水肿,现已无感染表现。以下治疗措施中错误的是
   A. 加用免疫抑制剂治疗   B. 按初次方案重新开始治疗   C. 使用免疫调节剂
   D. 抗凝利尿治疗,不必限盐   E. 本次治疗可不必使用抗生素

(576~577题共用题干)女孩,9岁。水肿1个月。查体:血压 135/95mmHg,颜面和四肢明显水肿。实验室检查:尿蛋白(++++),24小时尿蛋白定量 2.5g,血浆白蛋白28g/L,尿素氮10mmol/L,血补体 C3 为 0.65g/L。

576. 最可能的诊断是

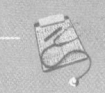

A. 急进性肾小球肾炎　　　　B. 迁延性肾小球肾炎　　　　C. 肾炎型肾病综合征
D. 单纯型肾病综合征　　　　E. 急性肾小球肾炎

577. 若患儿突然出现肉眼血尿伴腰痛,最可能并发
A. 肾静脉血栓形成　　　　　B. 间质性肾炎　　　　　　　C. 肾衰竭
D. 肾结石　　　　　　　　　E. 尿路感染

(578~580题共用题干)男孩,10岁。因高度水肿及大量蛋白尿,予泼尼松60mg/d治疗10周,病情未缓解来诊。查体:体温36.5℃,脉搏80次/分,呼吸18次/分,颜面明显水肿,面色苍白,肺部未闻及啰音,心(-),腹部较膨隆,肝、脾触及不清,四肢明显水肿。实验室检查:尿Pro(+++),尿沉渣镜检RBC50个/HPF,补体C3正常,肾功能正常。

578. 最可能的诊断是
A. 急性肾小球肾炎　　　　　B. 慢性肾小球肾炎　　　　　C. 单纯型肾病综合征
D. 肾炎型肾病综合征　　　　E. 先天性肾病综合征

579. 对其激素治疗判断正确的是
A. 肾病复发　　　　　　　　B. 肾病频复发　　　　　　　C. 激素耐药
D. 激素依赖　　　　　　　　E. 激素敏感

580. 该患儿皮肤感染后出现发热、四肢冰凉、尿少。查体:血压60/40mmHg。实验室检查:血钠121mmol/L,血钾5.0mmol/L。此时患儿出现的并发症是
A. 肾小管功能障碍　　　　　B. 急性肾衰竭　　　　　　　C. 肾静脉血栓形成
D. 低血容量性休克　　　　　E. 急性胃炎

(581~583题共用题干)男孩,3岁。水肿1周。尿中有泡沫,尿量减少。查体:体温36.7℃,脉搏120次/分,呼吸25次/分,血压90/60mmHg。眼睑水肿,双下肢凹陷性水肿,双肺呼吸音粗,未闻及干、湿啰音,心前区未闻及杂音,腹膨隆,移动性浊音(+)。尿常规:Pro(+++)。尿沉渣镜检:RBC 0~3个/HPF,WBC0~3个/HPF。血清Alb20g/L,TC8.7mmol/L。

581. 最可能的诊断是
A. 急性肾小球肾炎　　　　　B. 急进性肾小球肾炎　　　　C. 尿路感染
D. 单纯型肾病综合征　　　　E. 肾炎型肾病综合征

582. 以下治疗方式不合适的是
A. 给予氢氯噻嗪利尿　　　　B. 给予泼尼松治疗　　　　　C. 给予青霉素抗感染
D. 少盐饮食　　　　　　　　E. 降脂治疗

583. 患儿在治疗中出现发热,最常见的原因是
A. 腹膜炎　　　　　　　　　B. 皮肤丹毒　　　　　　　　C. 呼吸道感染
D. 尿路感染　　　　　　　　E. 胃肠炎

第10章　造血系统疾病

一、小儿造血和血象特点(执业医师及助理医师均需掌握)

584. 小儿骨髓外的造血器官是
A. 胆囊　　　　　　　　　　B. 肾上腺　　　　　　　　　C. 淋巴管
D. 肝脏　　　　　　　　　　E. 盲肠

585. 小儿出生后正常情况下造血器官主要是
    A. 卵黄囊 B. 中胚叶 C. 肝脏
    D. 骨髓 E. 脾脏

586. 婴儿生理性贫血的时间是出生后
    A. 1个月 B. 2~3个月 C. 4~6个月
    D. 7~9个月 E. 10个月后(2018、2023)

587. 小儿外周血白细胞总数接近成人水平的年龄是
    A. 4岁 B. 6岁 C. 8岁
    D. 10岁 E. 12岁

588. 女孩,5岁。患急性感染治疗1周,临床表现恢复正常,门诊医生需根据外周血象的变化作分析,该患儿白细胞分类的正常比例应约为
    A. 中性粒细胞0.65,淋巴细胞0.30 B. 中性粒细胞0.30,淋巴细胞0.65
    C. 中性粒细胞0.35,淋巴细胞0.60 D. 中性粒细胞0.60,淋巴细胞0.35
    E. 中性粒细胞0.50,淋巴细胞0.45

589. 白细胞分类中,中性粒细胞与淋巴细胞比例大致相等的时间是出生后
    A. 2~4天及2~4个月 B. 4~6个月及4~6岁 C. 4~6个月及6~8岁
    D. 4~6天及4~6个月 E. 4~6天及4~6岁

二、小儿贫血概述(执业医师及助理医师均需掌握)

590. 6~14岁儿童贫血的血红蛋白值的低限是
    A. 90g/L B. 100g/L C. 110g/L
    D. 120g/L E. 130g/L

591. 男婴,20天。面色苍白7天就诊。血常规Hb50g/L。该患儿属于
    A. 中度贫血 B. 极重度贫血 C. 重度贫血
    D. 正常 E. 轻度贫血

三、营养性缺铁性贫血(执业医师及助理医师均需掌握)

592. 男,2岁。偏食,不喜欢吃鱼、肉、蛋和蔬菜,喜欢啃泥土,常患口腔炎。实验室检查:血红蛋白90g/L,血涂片示红细胞大小不等,小细胞为多。该患儿患病的主要病因是
    A. 铁消耗过多 B. 先天储铁不足 C. 铁摄入不足
    D. 红细胞破坏增加 E. 生长发育快

593. 单纯母乳喂养易导致的小儿贫血类型是
    A. 缺铁性贫血 B. 营养性巨幼红细胞贫血 C. 失血性贫血
    D. 溶血性贫血 E. 再生障碍性贫血(2023)

594. 儿童缺铁性贫血的临床表现不包括
    A. 肝、脾大 B. 心率、呼吸加快 C. 食欲不振
    D. 肢体震颤 E. 面色苍白

595. 营养性缺铁性贫血的临床表现,错误的是
    A. 年龄越大,肝、脾大越明显 B. 注意力不集中,记忆力减退
    C. 食欲减退,可出现异食癖 D. 免疫功能低下,易合并感染
    E. 年长儿可有头晕、眼前发黑、耳鸣等

596. 诊断缺铁性贫血铁减少期的敏感指标是
    A. 血清铁蛋白 B. 红细胞游离原卟啉 C. 血清铁

D. 转铁蛋白饱和度　　　　　　E. 血红蛋白

597. 下列检查项目中最能反映体内贮存铁水平的是
　　A. 血清转铁蛋白饱和度　　　B. 骨髓铁染色　　　　　　C. 外周血网织红细胞
　　D. 血清铁　　　　　　　　　E. 血清总铁结合力

598. 婴儿,9个月。面色苍白,食欲差。Hb68g/L,RBC2.8×10^{12}/L,Ret1%。肝肋下2.5cm,脾肋下0.5cm。为明确诊断,应首选的检查是
　　A. 骨髓检查　　　　　　　　B. 红细胞渗透脆性试验　　C. 测血清铁和总铁结合力
　　D. 测维生素B_{12}和叶酸浓度　E. 血红蛋白电泳和HbF检查

599. 与营养性缺铁性贫血的实验室检查结果不符的是
　　A. 血清铁蛋白降低　　　　　B. 血清铁降低　　　　　　C. 转铁蛋白饱和度降低
　　D. 总铁结合力增高　　　　　E. 红细胞游离原卟啉降低

600. 男婴,8个月。面色苍白2个月,早产儿,鲜牛奶喂养,未添加辅食。查体:体重8kg,心、肺检查未见异常,肝肋下3cm,脾肋下1.5cm。血常规:Hb70g/L,RBC3.0×10^{12}/L,MCV65fl,WBC11×10^9/L,Plt250×10^9/L。最可能的诊断是
　　A. 缺铁性贫血　　　　　　　B. 生理性贫血　　　　　　C. 失血性贫血
　　D. 营养性巨幼红细胞贫血　　E. 溶血性贫血

601. 女婴,4个月。孕34周娩出,出生体重2700g。随访发现面色苍白,心脏听诊正常。查体:Hb68g/L,RBC3.2×10^{12}/L,WBC11.2×10^{9}L,Plt280×10^{9}L,Ret0.05。外周血涂片示红细胞大小不一,以小细胞为主,中央淡染区明显。最可能的诊断是
　　A. 缺铁性贫血　　　　　　　B. 生理性贫血　　　　　　C. 再生障碍性贫血
　　D. 地中海贫血　　　　　　　E. 营养性巨幼红细胞贫血(2024)

602. 早产儿使用铁剂预防贫血起始的月龄是
　　A. 1个月　　　　　　　　　B. 2个月　　　　　　　　C. 3个月
　　D. 4个月　　　　　　　　　E. 5个月

603. 不是预防小儿营养性缺铁性贫血的措施是
　　A. 提倡母乳喂养　　　　　　B. 牛乳喂养应加热　　　　C. 铁强化婴幼儿食品
　　D. 早产儿早期补铁　　　　　E. 早产儿补充维生素B_{12}

604. 营养性缺铁性贫血的正确预防措施是
　　A. 提倡牛奶喂养　　　　　　B. 提倡母乳喂养　　　　　C. 多补充维生素B_{12}
　　D. 早产儿需早补锌　　　　　E. 婴儿奶粉应强化钙剂

　　A. MCV>94fl,MCH>32pg,MCHC>38%　　　B. MCV<80fl,MCH28~32pg,MCHC32%~38%
　　C. MCV80~94fl,MCH28~32pg,MCHC32%~38%　　D. MCV<80fl,MCH<28pg,MCHC<32%
　　E. MCV>94fl,MCH>32pg,MCHC32%~38%

605. 营养性巨幼红细胞贫血的检查结果为

606. 缺铁性贫血的检查结果为

(607~610题共用题干)男孩,10个月,母乳加米糕喂养,未添加其他辅食。近2个月来患儿面色苍白,食欲减退,肝、脾轻度肿大。Hb80g/L,RBC3.5×10^{12}/L,WBC正常。

607. 最可能的诊断是
　　A. 营养性缺铁性贫血　　　　B. 营养性巨幼红细胞贫血　C. 地中海贫血
　　D. 混合性贫血　　　　　　　E. 再生障碍性贫血

608. 有助于确立本病诊断的检查是

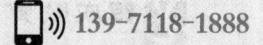

A. 骨髓检查　　　　　　　　B. 血清铁蛋白测定　　　　　C. 红细胞形态检查
D. 胎儿血红蛋白测定　　　　E. 血红蛋白量测定

609. 本病治疗哪一项是正确的？
A. 铁剂加维生素 C　　　　　B. 维生素 B_{12} 加叶酸　　　C. 维生素 C 加叶酸
D. 铁剂加抗生素　　　　　　E. 输全血

610. 本病治疗的早期有效指标是
A. 血红蛋白量上升　　　　　B. 红细胞计数上升　　　　　C. 网织红细胞计数上升
D. 红细胞变大　　　　　　　E. 红细胞中心浅染、消失

(611~613题共用题干)女,4个月,双胎之小。单纯母乳喂养,面色苍白,食欲减退2个月。查体:肤色苍白,肝肋下 3.5cm,脾肋下 1.5cm。血常规检查:Hb80g/L,RBC3.3×10^{12}/L,MCV60fl,MCH24pg,MCHC25%,Plt、WBC 正常。

611. 最可能的诊断是
A. 再生障碍性贫血　　　　　B. 营养性巨幼红细胞贫血　　C. 感染性贫血
D. 混合性贫血　　　　　　　E. 缺铁性贫血

612. 经有效治疗后,首先出现的变化是
A. 血红蛋白上升　　　　　　B. 红细胞上升　　　　　　　C. 网织红细胞上升
D. 红细胞游离卟啉上升　　　E. 细胞内含铁酶活性开始恢复

613. 若 Hb 恢复正常,还需要继续药物治疗的时间是
A. 3~4 周　　　　　　　　　B. 1~2 周　　　　　　　　　C. 9~12 周
D. 13~18 周　　　　　　　　E. 6~8 周

(614~616题共用题干)男孩,1岁。面色苍白2个月。生后母乳喂养至今,未规律添加辅食,平日易感冒。查体:发育营养稍差,皮肤、黏膜苍白,无黄疸,浅表淋巴结不大,心前区可闻及 2/6 级收缩期杂音,肝、脾无肿大。实验室检查:血常规 Hb85g/L,RBC3.5×10^{12}/L,MCV68fl,MCH24pg,MCHC0.28,WBC、Plt 正常。

614. 最可能的诊断是
A. 营养性巨幼红细胞贫血　　B. 感染性贫血　　　　　　　C. 缺铁性贫血
D. 溶血性贫血　　　　　　　E. 再生障碍性贫血

615. 为进一步确诊,首选的检查是
A. 抗碱血红蛋白测定　　　　B. 骨髓检查　　　　　　　　C. 叶酸、维生素 B_{12} 测定
D. 铁代谢指标测定　　　　　E. 血红蛋白电泳

616. 首选的治疗是
A. 红细胞输注　　　　　　　B. 维生素 C　　　　　　　　C. 维生素 B_{12}
D. 琥珀酸亚铁　　　　　　　E. 叶酸

四、营养性巨幼红细胞贫血(执业医师及助理医师均需掌握)

617. 小儿因叶酸缺乏所致营养性巨幼红细胞贫血的原因不包括
A. 叶酸转运障碍　　　　　　B. 单纯羊奶喂养　　　　　　C. 内因子缺乏
D. 慢性腹泻　　　　　　　　E. 生长发育较快

618. 维生素 B_{12} 缺乏与叶酸缺乏所致营养性巨幼红细胞贫血临床表现的主要区别点是
A. 骨髓象改变　　　　　　　B. 神经系统症状　　　　　　C. 肝、脾大
D. 贫血症状　　　　　　　　E. 血象改变

619. 不符合营养性巨幼红细胞贫血临床表现的是
    A. 毛发稀疏、发黄　　　　B. 头围增大　　　　　　C. 肝、脾大
    D. 震颤　　　　　　　　　E. 舌炎

620. 婴儿,1岁。面色苍黄,毛发稀疏,易怒少哭。查体:体温正常,神志清楚,不会扶站,四肢抖动,踝阵挛,巴宾斯基征(+)。最可能的诊断是
    A. 21-三体综合征　　　　B. 多动症　　　　　　　C. 病毒性脑膜炎
    D. 癫痫小发作　　　　　　E. 营养性巨幼红细胞贫血

621. 男孩,1岁半。平日偏食,常有腹泻、咳嗽,已会独立行走,玩耍正常。近2个月来面色苍黄,逗之不笑,时有头部、肢体颤抖,不能独坐。外周血象:血红蛋白100g/L,红细胞2.5×10^{12}/L,白细胞计数4×10^9/L,中性粒细胞分叶过多。最可能的诊断是
    A. 营养不良伴低钙血症　　B. 慢性腹泻伴低钙血症　　C. 缺铁性贫血伴低钙血症
    D. 营养性巨幼红细胞贫血　E. 营养性缺铁性贫血

622. 女孩,1岁。面色苍黄1个月。易疲乏,食欲减退。体检:肝肋下3cm,质中,脾肋下1.5cm。查血常规:Hb90g/L,RBC2.45×10^{12}/L,MCV98fl,MCH34pg,MCHC35%。最可能的诊断是
    A. 溶血性贫血　　　　　　B. 再生障碍性贫血　　　　C. 缺铁性贫血
    D. 营养性巨幼红细胞贫血　E. 感染性贫血

623. 男婴,10个月。近2个月出现面色黄,少笑不哭,智力发育倒退。查体发现四肢及头部颤抖,腱反射亢进,踝阵挛阳性。不符合该患儿诊断的指标是
    A. MCHC340g/L　　　　　B. MCV106fl　　　　　　C. Ret减少
    D. MCH34pg　　　　　　　E. 幼红细胞胞质发育落后于胞核

624. 男婴,18个月。逗之不笑,诊断为"贫血"。其外周血象中性粒细胞分叶过多是由于缺乏
    A. 铁　　　　　　　　　　B. 维生素A　　　　　　　C. 维生素K
    D. 蛋白质　　　　　　　　E. 维生素B_{12}(2023)

625. 男婴,1岁。面色苍黄,毛发稀枯3个月。血常规示血红蛋白89g/L,中性粒细胞变大并有分叶过多。骨髓象示幼红细胞巨幼变。为了明确诊断,首先应选择的检查是血清
    A. 维生素B_6测定　　　　B. 维生素B_{12}测定　　　C. 乙酸测定
    D. 铁蛋白测定　　　　　　E. 铁测定

626. 小儿,1岁。血常规检查结果为Hb80g/L,MCV98fl,MCH39pg,MCHC32%。最适宜的治疗是
    A. 输血　　　　　　　　　B. 脾切除　　　　　　　　C. 口服铁剂
    D. 口服维生素C　　　　　E. 肌内注射维生素B_{12}

627. 女婴,6月,因贫血住院。实验室检查血清叶酸<3μg/L。诊断为营养性巨幼红细胞贫血,给予叶酸治疗。为了提高疗效,应同时服用
    A. 维生素B_2　　　　　　B. 维生素D　　　　　　　C. 维生素C
    D. 维生素A　　　　　　　E. 维生素E

628. 有明显神经精神症状的营养性巨幼红细胞贫血,应首选的治疗药物是
    A. 叶酸　　　　　　　　　B. 硫酸亚铁　　　　　　　C. 维生素C
    D. 维生素B_{12}　　　　　E. 右旋糖酐铁(2020、2022)

629. 营养性巨幼红细胞贫血伴有神经系统症状时,首选维生素B_{12}的治疗方案是
    A. 每天100μg肌内注射,至少2周　　　　B. 每次500μg肌内注射,每周2~3次
    C. 每天500μg肌内注射,至少2周　　　　D. 每次1000μg肌内注射,每周2~3次
    E. 每天1000μg肌内注射,至少2周

630. 女孩,1岁半。虚胖、面色蜡黄6个月,肝、脾大,肢体和头部不规则震颤,甚至抽搐,肌张力增强。治

疗该患儿主要的药物是
A. 维生素 C B. 维生素 B_{12} C. 铁剂
D. 铁剂加叶酸 E. 泼尼松

(631~633题共用题干)患儿,男,11个月。母乳喂养,近3个月面色渐苍黄,间断腹泻,原可站立,现坐不稳,手足常颤抖。体检:面色苍黄,略水肿,表情呆滞。血常规检查:血红蛋白 80g/L,红细胞 2.0×10^{12}/L,白细胞 6.0×10^9/L。

631. 最可能的诊断是
A. 大脑发育不全 B. 营养性缺铁性贫血 C. 维生素 D 缺乏性手足搐搦症
D. 营养性维生素 D 缺乏 E. 营养性巨幼红细胞贫血

632. 确诊需做的检查是
A. 脑 CT B. 脑电图检查 C. 血清铁测定
D. 血清维生素 B_{12}、叶酸测定 E. 血清钙、磷、碱性磷酸酶测定

633. 该患儿最正确的治疗是
A. 静脉补钙 B. 维生素 C 口服 C. 肌内注射维生素 B_{12}
D. 肌内注射维生素 D_3 E. 肌内注射维生素 B_6 (2020)

第 11 章 神经系统与内分泌系统疾病

一、小儿神经系统发育特点(执业医师及助理医师均需掌握)

634. 出生后即有且终生存在的神经反射是
A. 腹壁反射 B. 膝腱反射 C. 觅食反射
D. 握持反射 E. 拥抱反射

635. 8个月正常婴儿可出现的体征是
A. 颈项强直 B. Babinski 征阳性 C. Kernig 征阳性
D. 拥抱反射 E. 吮吸反射 (2023)

636. 健康男婴,足月顺产,2个月抬头,5个月翻身,现可独站片刻,能模仿成人动作。该小儿目前可呈阳性的体征是
A. Babinski 征 B. Oppenheim 征 C. Gordon 征
D. Chaddock 征 E. Brudzinski 征 (2024)

637. 婴幼儿时期,外界刺激不易在大脑皮质造成明确兴奋灶的原因是
A. 树突、轴突少 B. 树突、轴突短 C. 神经元少
D. 神经元体积小 E. 神经髓鞘形成和发育不完善

638. Babinski 征阳性提示锥体束损害的最大年龄是
A. 初生时 B. 3个月 C. 6个月
D. 12个月 E. 18个月

639. 脊髓下端上移至第1腰椎的年龄是
A. 6个月 B. 1岁 C. 2岁
D. 4岁 E. 3岁

二、热性惊厥(执业医师及助理医师均需掌握)

640. 男婴,5个月。咳嗽1天,发热3小时。就诊过程中突然双目凝视,口吐白沫,四肢强直,呼之不应,

持续1~2分钟缓解。查体:体温39.3℃,咽红,心、肺、腹及神经系统无异常,最可能的诊断是
    A. 低钙惊厥   B. 中毒性脑病   C. 细菌性脑膜炎
    D. 癫痫   E. 热性惊厥

641. 女,8个月。流涕、轻咳2天,今突起惊厥。查体:体温39℃,前囟平,心、肺无异常。诊断为高热惊厥,首选的治疗是
    A. 抗生素   B. 静脉推注地西泮   C. 肌内注射苯巴比妥
    D. 甘露醇   E. 苯妥英钠

642. 女,25天。不明原因反复惊厥发作3次。首选的止惊药物是
    A. 地西泮   B. 苯巴比妥   C. 苯妥英钠
    D. 异丙嗪   E. 硫喷妥钠

(643~645题共用题干)男,10个月。突发高热伴抽搐1次来院。最高体温40.2℃。查体:神志清楚,活泼,前囟平,背部少许散在皮疹。咽部轻度充血,扁桃体Ⅱ度肿大,心、肺、腹无阳性发现。病理反射征阴性。

643. 该患儿抽搐最可能的原因是
    A. 低钙血症   B. 热性惊厥   C. 中毒性脑病
    D. 细菌性脑膜炎   E. 维生素D缺乏性手足搐搦症

644. 与诊断无关的因素是
    A. 突发高热   B. 病理反射征阴性   C. 背部少许散在皮疹
    D. 神志清楚   E. 咽部充血,扁桃体Ⅱ度肿大

645. 若入院后10小时,体温再次上升到39℃,又发生惊厥抽搐,其止惊治疗首选
    A. 地西泮静脉注射   B. 苯巴比妥静脉注射   C. 苯妥英钠静脉注射
    D. 硫喷妥钠静脉注射   E. 物理降温

三、急性细菌性脑膜炎(执业医师及助理医师均需掌握)

646. 不支持新生儿细菌性脑膜炎临床表现的是
    A. 苦笑面容   B. 吐奶   C. 面色青灰、发绀
    D. 拒食   E. 黄疸

647. 女婴,2个月。拒食、吐奶、嗜睡3天。查体:面色青灰,前囟紧张,脐部少许脓性分泌物。为明确诊断,最关键的检查是
    A. 脐分泌物培养   B. 头颅CT   C. 血常规
    D. 血气分析   E. 脑脊液检查

648. 儿童急性细菌性脑膜炎的特点是
    A. 大于5岁儿童最多见   B. 3个月以下婴儿的临床症状最典型
    C. 可有全身或局限性惊厥发作   D. 年长儿常见少言、懒动、易倦、烦躁、易怒
    E. 颅神经麻痹(2024)

649. 婴儿患急性细菌性脑膜炎时,颅内压增高表现不明显的原因是
    A. 脑膜炎症反应轻   B. 大脑处于抑制状态   C. 机体反应差
    D. 前囟及颅骨骨缝未闭   E. 血脑屏障功能不全(2024)

650. 最能提示新生儿颅内压增高的表现是
    A. 惊厥   B. 恶心、呕吐   C. 哭闹
    D. 发热   E. 前囟饱满、头围增大(2023)

651. 男婴,6个月。高热3天,惊厥2次,呕吐2次,不伴腹泻。查体:心、肺、腹均无异常。血WBC18×

$10^9/L$,N0.85。查体最应注意的体征是

A. 前囟隆起　　　　　　B. 颈强直　　　　　　C. Kernig征(+)

D. Babinski征(+)　　　E. Brudzinski征(+)

652. 不符合细菌性脑膜炎脑脊液改变的是

A. 压力增高　　　　　　B. 外观混浊　　　　　　C. 糖和氯化物正常

D. 蛋白增高　　　　　　E. 白细胞总数≥$1000×10^6/L$

653. 男童,2岁。"肺炎链球菌肺炎"治疗1周后出现高热,咳嗽加重。查体:体温39.8℃,精神差,颈项强直,克氏征阴性,布氏征阳性。脑脊液检查:外观混浊,WBC$2000×10^6/L$,N0.78,Glu2.0mmol/L,Cl^- 95mmol/L,Pro0.6g/L。该患儿最可能的诊断是

A. 隐球菌性脑膜炎　　　B. 中毒性脑病　　　　　C. 病毒性脑膜炎

D. 结核性腹膜炎　　　　E. 急性细菌性脑膜炎(2024)

654. 男孩,2岁。12小时前无诱因发热,最高体温39.0℃。6小时前惊厥发作,双眼凝视,口周发绀,四肢强直,持续1分钟后缓解,缓解后神志迅速恢复,精神状态良好。1小时前再次惊厥发作。查体:精神萎靡,嗜睡,颈抵抗,双侧布氏征(+)。为明确诊断,首选检查是

A. 脑电图　　　　　　　B. 血常规　　　　　　　C. 血生化

D. 脑脊液检查　　　　　E. 胸部X线(2024)

655. 细菌性脑膜炎最可靠的诊断依据是

A. 急性高热、惊厥、昏迷　　B. 剧烈头痛、呕吐、抽搐　　C. 脑膜刺激征阳性

D. 脑脊液细胞数升高　　E. 脑脊液中检出化脓性细菌

656. 患儿,1岁。已诊断为"细菌性脑膜炎",曾用青霉素加氯霉素治疗1周,病情好转,体温正常。近3天又出现发热,抽搐。查体:前囟紧张。脑脊液检查示:外观清亮,白细胞$12×10^6/L$,蛋白450mg/L,氯化物110mmol/L,糖4.0mmol/L。应首先考虑的诊断是

A. 脑膜炎复发　　　　　B. 硬脑膜下积液　　　　C. 脑水肿

D. 脑脓肿　　　　　　　E. 脑膜炎后遗症

657. 下列各种脑脊液的改变中,单独存在即可确诊细菌性脑膜炎并发脑室管膜炎的是

A. 白细胞>$50×10^6/L$　　B. 糖<1.6mmol/L　　C. 蛋白质定量>400mg/L

D. 炎性改变明显　　　　E. 细菌培养、涂片阳性,与腰穿脑脊液检查结果一致

658. 婴儿细菌性脑膜炎怀疑合并硬脑膜下积液,首选的简便诊断方法是

A. 颅脑B超检查　　　　B. 颅脑MRI检查　　　　C. 头颅透光试验

D. 试验性硬脑膜下穿刺　E. 脑脊液检查

A. 氨苄青霉素+庆大霉素　B. 青霉素+氯霉素　　　C. 大剂量青霉素

D. 半合成青霉素　　　　E. 头孢曲松

659. 治疗大肠埃希菌性脑膜炎应首选

660. 治疗肺炎球菌性脑膜炎应首选

661. 病原菌不明的细菌性脑膜炎应首选

A. 结核性脑膜炎　　　　B. 病毒性脑膜炎　　　　C. 细菌性脑膜炎

D. 中毒性脑病　　　　　E. 隐球菌性脑膜炎

662. 上述疾病中,易侵犯颅神经,尤其是面神经的是

663. 上述疾病中,脑脊液墨汁染色阳性的是

664. 上述疾病中,易出现硬脑膜下积液的是

第十二篇 儿科学
第11章 神经系统与内分泌系统疾病

(665~667题共用题干)男孩,1岁。发热3天,呕吐1次,抽搐1次。既往6个月曾发生热性惊厥1次。按时预防接种,出生史无特殊。查体:体温38.2℃,呼吸30次/分,脉搏130次/分,血压90/55 mmHg。颈抵抗(+),双肺听诊未见异常,心率130次/分,律齐,腹软,肝、脾肋下未触及,四肢软,肌力、肌张力正常。Babinski征(+)。

665. 初步诊断首先考虑
   A. 中毒性细菌性痢疾　　　　B. 中枢神经系统感染　　　　C. 脑发育不全
   D. 热性惊厥　　　　　　　　E. 手足搐搦症

666. 为明确诊断,首先宜进行的检查是
   A. 脑电图　　　　　　　　　B. 血钙、磷测定　　　　　　C. 腰穿检查脑脊液
   D. 粪镜检及培养　　　　　　E. 血培养加药敏试验

667. 【假设信息】抗生素静脉滴注3天后热退,精神好转。但1周后又发热至38.5℃左右,并呕吐,惊厥1次。最可能出现的情况是
   A. 并发脑脓肿　　　　　　　B. 并发硬脑膜下积液　　　　C. 并发脑积水
   D. 并发脑室管膜炎　　　　　E. 院内上呼吸道感染

(668~670题共用题干)患儿,5岁。发热、头痛、呕吐3天,抽搐1次入院。查体:体温39℃,面色苍白,血常规:白细胞 $22×10^9/L$,中性粒细胞占0.88。

668. 最可能的诊断是
   A. 高热惊厥(复杂型)　　　　B. 癫痫　　　　　　　　　　C. 细菌性脑膜炎
   D. 病毒性脑炎　　　　　　　E. 结核性脑膜炎

669. 体检中,最常见的体征是
   A. 瞳孔不等大　　　　　　　B. 深昏迷,呼吸不规则　　　C. 皮肤有瘀点、瘀斑
   D. 单侧肢体肌张力增高　　　E. 颈有抵抗,神经系统检查异常

670. 为确诊,最为必要的检查是
   A. 血常规　　　　　　　　　B. 血培养　　　　　　　　　C. 脑电图
   D. 脑脊液检查　　　　　　　E. 头颅CT

(671~672题共用题干)男孩,10个月。诊断为"细菌性脑膜炎",经有效抗生素治疗10天,病情好转,体温正常。近3天又出现发热、抽搐、前囟饱满、颅缝分离。

671. 首先考虑的情况是
   A. 脑水肿　　　　　　　　　B. 脑室管膜炎　　　　　　　C. 脑性低钠血症
   D. 硬脑膜下积液　　　　　　E. 脑积水

672. 为确诊,必要的检查是
   A. 血常规　　　　　　　　　B. 血培养　　　　　　　　　C. 脑电图
   D. 脑脊液检查　　　　　　　E. 头颅CT

(673~676题共用题干)女,8个月。因发热2天,抽搐2次,伴呕吐,吃奶量减少,喜哭,易怒就诊。母乳喂养。查体:精神差,前囟饱满,心、肺、腹无异常发现,肌张力增高。脑脊液检查:外观混浊,白细胞 $1000×10^6/L$,中性粒细胞为主,糖1mmol/L,氯化物107mmol/L,蛋白质2.0g/L。

673. 最可能的诊断是
   A. 病毒性脑膜炎　　　　　　B. 结核性脑膜炎　　　　　　C. 隐球菌性脑膜炎
   D. 急性细菌性脑膜炎　　　　E. 中毒性脑病

674. 针对病因,首选的治疗药物是

A. 阿昔洛韦 B. 异烟肼 C. 甘露醇
D. 头孢曲松 E. 氯康唑

675. 若合并硬脑膜下积液,积液量较大,颅内压明显增高,应选择硬脑膜下穿刺放出积液,每次每侧放液量宜为
A. 21~25ml B. 31~50ml C. 小于15ml
D. 15~20ml E. 26~30ml

676. 治疗期间,若出现抗利尿激素异常分泌综合征,开始宜选用静脉滴注氯化钠的浓度为
A. 2% B. 0.9% C. 0.45%
D. 1.5% E. 3%

(677~679题共用题干)女婴,3个月。高热、频繁呕吐3天,嗜睡。查体:双眼凝视,前囟膨隆,反应差,脐部见少量脓性分泌物,心、肺正常,脑膜刺激征(−)。

677. 最可能的诊断是
A. 颅内出血 B. 新生儿缺氧缺血性脑病 C. 细菌性脑膜炎
D. 脑发育不全 E. 低钙惊厥

678. 错误的处理措施是
A. 抗生素治疗10~14天 B. 快速杀灭脑脊液中的致病菌 C. 严密观察生命体征
D. 必要时应用糖皮质激素 E. 腰穿降低颅内压

679. 最易出现的并发症是
A. 脑积水 B. 智力低下 C. 硬脑膜下积液
D. 低钙抽搐 E. 脑萎缩

(680~684题共用题干)男婴,2个月。高热2天,继之体温不升,反应差,拒奶,时有尖叫,间断抽搐。查体:面色青灰,皮肤黄染,唇发绀,双眼凝视,前囟饱满,心、肺无异常,腹较胀,脐部红肿。

680. 首先要考虑的诊断是
A. 胆红素脑病 B. 细菌性脑膜炎 C. 颅内出血
D. 低钙血症 E. 热性惊厥

681. 为明确诊断,最有意义的检查是
A. 脑电图 B. 脑超声波 C. 脑脊液检查
D. 血胆红素测定 E. 血清钙测定

682. 明确诊断后,针对病因的主要治疗应是
A. 维生素K_1 B. 钙剂 C. 蓝光治疗
D. 抗生素 E. 维生素D

683. 若该婴儿经有效治疗1周后,体温正常,前囟平坦,精神食欲好转,近两天又出现发热、呕吐、抽搐、前囟饱满,首先考虑并发
A. 脑性低钠血症 B. 脑水肿 C. 脑积水
D. 脑室管膜炎 E. 硬脑膜下积液

684. 此时需首选的措施是
A. 滴注高渗盐水 B. 使用脱水剂 C. 硬脑膜下穿刺放液
D. 脑室穿刺引流 E. 使用地塞米松

四、先天性甲状腺功能减退症(执业医师及助理医师均需掌握)

685. 先天性甲状腺功能减退症分类为

第十二篇 儿科学

第11章 神经系统与内分泌系统疾病

  A. 原发性、继发性、散发性　　B. 散发性、地方性　　C. 碘缺乏性、非碘缺乏性
  D. 遗传性、非遗传性　　E. 碘缺乏性、非碘缺乏性、混合性

686. 与散发性先天性甲状腺功能减退症病因无关的是
  A. 促甲状腺激素不足　　B. 甲状腺发育不全　　C. 甲状腺激素合成障碍
  D. 甲状腺异位　　E. 碘缺乏

687. 造成先天性甲状腺功能减退症最主要的原因是
  A. 促甲状腺激素缺陷　　B. 甲状腺素合成途径中酶缺乏　　C. 碘缺乏
  D. 甲状腺不发育或发育不全　　E. 甲状腺或靶器官反应低下

688. 新生儿散发甲状腺功能减退症最早出现的症状是
  A. 腹泻　　B. 贫血　　C. 生理性黄疸消退延迟
  D. 心率正常　　E. 发热

689. 先天性甲状腺功能减退症的临床表现，错误的是
  A. 智能低下　　B. 身材矮小　　C. 脉搏慢
  D. 常有腹泻　　E. 血压低

690. 男，9岁。表情淡漠，智力低下，发育迟缓，身材矮小。考虑缺乏
  A. 生长激素　　B. 甲状腺激素　　C. 甲状旁腺激素
  D. 胰岛素　　E. 胰高血糖素

691. 对先天性甲状腺功能减退症，新生儿筛查测定的项目是
  A. 血清碘　　B. T_3、T_4　　C. TSH
  D. 游离T_3、游离T_4　　E. 游离T_3、游离T_4、TSH

692. 女孩，2岁。身材矮小、语言、运动发育落后，平素纳差，便秘。查体：体温36℃，脉搏80次/分，神志清楚，反应淡漠，眼睑水肿，眼距宽，鼻梁低平，舌大而厚，皮肤粗糙，腹膨隆，未触及包块，四肢短小。心脏超声示心包积液。对诊断最有帮助的检查是
  A. 甲状腺功能检查　　B. 血苯丙氨酸测定　　C. 骨龄片
  D. 染色体核型分析　　E. 立位腹部X线片

693. 新生儿先天性甲状腺功能减退症的典型实验室检查结果是
  A. T_4降低、TSH正常　　B. T_4升高、TSH正常　　C. T_4降低、TSH升高
  D. T_4升高、TSH下降　　E. T_4升高、TSH升高

694. 男孩，2岁。智力和生长发育落后，经常便秘。查体：身高70cm，皮肤粗糙，鼻梁低平，舌常伸出口外。为明确诊断，首选检查是
  A. 血钙测定　　B. 骨龄测定　　C. 血T_3、T_4、TSH检测
  D. 血氨基酸分析　　E. 染色体核型分析

695. 男婴，2个月。孕43周分娩，出生体重4000g，生后48小时未排胎便，喂养困难，常呕吐、便秘。查体：反应迟钝，皮肤中度黄染，心音低钝，腹胀，脐疝。最可能的诊断是
  A. 婴儿肝炎综合征　　B. 先天性巨结肠　　C. 先天性甲状腺功能减退症
  D. 21-三体综合征　　E. 胃食管反流病（2020、2022）

696. 女孩，4岁。面容特殊，眼距宽，鼻梁平，舌厚肥大，面部臃肿，皮肤粗糙，头发干稀，智力低下，身高80cm。腕部X线检查显示一枚骨化中心。最可能的诊断是
  A. 21-三体综合征　　B. 先天性甲状腺功能减退症　　C. 黏多糖病
  D. 苯丙酮尿症　　E. 软骨发育不良

697. 一婴儿诊断为散发性甲状腺功能减退症，不正确的治疗是
  A. 应终身服用甲状腺素片　　B. 明确诊断后立即治疗　　C. 供给各种维生素和矿物质

D. 需加用碘剂治疗　　　　　　E. 需供给充足的蛋白质

698. 2岁半儿,头大颈短,面容呆板,身长80cm,前囟未闭,乳牙18个,不会走路,反应迟钝。X线片见腕部有2个骨化中心,^{131}I吸收率为19%。诊断为散发性呆小病,应尽早使用
　　A. 甲状腺素片　　　　　　B. 碘剂　　　　　　　　C. 钙剂
　　D. 生长激素　　　　　　　E. 维生素D

699. 男孩,1岁。确诊为先天性甲状腺功能减退症,应用L-甲状腺素钠治疗,剂量为每日50μg。近几天患儿烦躁不安,多汗,腹泻,此时应
　　A. 不做特殊处理　　　　　B. 改用甲状腺干粉片　　C. 立即停药
　　D. 减少剂量　　　　　　　E. 增加剂量

700. 先天性甲状腺功能减退症在新生儿期最早引起注意的临床表现是
　　A. 智力发育落后　　　　　B. 生理性黄疸时间延长　C. 特殊面容
　　D. 皮肤粗糙　　　　　　　E. 生长发育迟缓

(701~702题共用题干)男,6岁。身高80cm,智能落后,仅能数1~20个数。体检:皮肤粗糙,眼距宽,鼻梁宽平,舌宽厚、常伸出口外,毛发干枯,发际低。骨龄摄片仅有4枚骨化核。

701. 为确诊应做的检查是
　　A. 智能测定　　　　　　　B. 尿三氯化铁试验　　　C. 尿黏多糖分析
　　D. 血清T_3、T_4、TSH测定　　E. 生长激素测定

702. 患儿确诊后治疗应选用
　　A. 低苯丙氨酸饮食　　　　B. 甲状腺素　　　　　　C. 生长激素
　　D. 低铜饮食　　　　　　　E. 脑活素、脑复康

(703~705题共用题干)女孩,3岁。身高75cm,智力低下,鼻梁低平,舌体宽厚、常伸出口外,腹轻胀,便秘,有脐疝。

703. 最可能的诊断是
　　A. 黏多糖病　　　　　　　B. 先天性甲状腺功能减退症　C. 21-三体综合征
　　D. 骨软骨发育不良　　　　E. 先天性巨结肠

704. 为明确诊断,首选的检查是
　　A. 染色体核型分析　　　　B. 尿黏多糖测定　　　　C. 骨龄测定
　　D. 血T_3、T_4、TSH测定　　E. B超检查肛管测压

705. 最佳的治疗方案是
　　A. 无须特殊治疗　　　　　B. 补充生长激素　　　　C. 补充碘剂
　　D. 补充甲状腺激素　　　　E. 补充多种维生素

第12章　遗传性疾病

一、21-三体综合征(执业医师及助理医师均需掌握)

706. 21-三体综合征的特点不包括
　　A. 眼裂小,眼距宽　　　　B. 张口伸舌,流涎多　　C. 皮肤粗糙增厚
　　D. 常合并先天性畸形　　　E. 精神运动发育迟缓

707. 女孩,2岁。身长60cm,会坐,不会站,肌张力低,表情呆滞,眼距宽,鼻梁低,眼外侧上斜,伸舌流涎,

四肢短,手指粗短,小指内弯。最可能的诊断
    A. 佝偻病   B. 苯丙酮尿症   C. 营养不良
    D. 21-三体综合征   E. 先天性甲状腺功能减退症

708. 男孩,2岁半。平素喂养困难。9个月会坐,1岁半会走,目前不会说话。查体:身长80cm,皮肤、毛发正常,眼裂小、眼距宽、双眼外眦上斜,鼻梁扁平,舌常伸出口外,通贯手。最可能的发病原因是
    A. 苯丙氨酸代谢异常   B. 染色体异常   C. 肝功能异常
    D. 甲状腺功能异常   E. 钙、磷代谢异常(2024)

709. 小儿智能低下,胸骨左缘闻及3~4级收缩期杂音,最可能的诊断是
    A. 21-三体综合征   B. 苯丙酮尿症   C. 急性风湿热
    D. 先天性心脏病   E. 先天性甲状腺功能减退症

710. 21-三体综合征染色体核型分析最多见的是
    A. 47,XX(XY),+21   B. 46,XX(XY)
    C. 46,XX(XY),-14,+t(14q21q)   D. 46,XX(XY),-21,+t(21q21q)
    E. 46,XX(XY)/47,XX(XY),+21

711. 对21-三体综合征最具诊断价值的是
    A. 智力发育落后   B. 特殊愚型面容   C. 体格发育落后
    D. 通贯手   E. 染色体核型分析

712. 男孩,5岁。因生长和智力发育落后就诊。查体:身材矮小,头围小,眼距宽,鼻梁低,外耳小,通贯手,心脏听诊有杂音。为明确诊断,最合适的检查是
    A. 智力测定   B. 血清T_3、T_4检测   C. 头颅CT
    D. 超声心动图检查   E. 染色体核型分析

713. 男孩,1岁。因身材矮小、智力发育迟缓就诊。查体:身长63cm,表情呆滞,四肢肌张力低下,眼距宽,鼻梁低平,眼外眦上斜,四肢短,手指短,小指内弯。对明确诊断最有意义的检查是
    A. 血氨基酸分析   B. 染色体核型分析   C. 血T_3、T_4、TSH测定
    D. 尿三氯化铁试验   E. 血钙、磷、碱性磷酸酶检测

714. 21-三体综合征产前诊断的确诊方法为
    A. 超声波检查   B. 抽取羊水进行DNA检查   C. 母血甲胎蛋白测定
    D. X线检查   E. 抽取羊水进行羊水细胞染色体检查(2024)

    A. 21-三体综合征   B. 软骨发育不良   C. 先天性甲状腺功能减退症
    D. 维生素D缺乏病   E. 苯丙酮尿症

715. 女,2岁。智能落后,表情呆滞,眼距宽,眼裂小,鼻梁低,口半张,舌伸出口外,皮肤细嫩,肌张力低下,右侧通贯手。最可能的诊断是

716. 男,1岁。智能落后,表情呆滞,皮肤毛发色素减少,有癫痫样发作,尿有鼠尿气味。最可能的诊断是

    A. Turner综合征   B. 21-三体综合征   C. 黏多糖病
    D. 先天性甲状腺功能减退症   E. 软骨发育不良

717. 男孩,1岁。智能落后,表情呆滞,眼裂小,鼻梁宽,舌体宽厚,常伸于口外,皮肤粗糙,四肢短粗,腱反射减弱。最可能的诊断是

718. 男孩,2岁。智能落后,表情呆滞,眼距宽,眼裂小,鼻梁低平,舌体细尖,常伸于口外,皮肤细腻,右侧通贯手,肌张力低下。最可能的诊断是

二、苯丙酮尿症(执业医师及助理医师均需掌握)

719. 苯丙酮尿症的遗传形式为

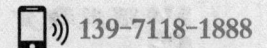

A. 常染色体显性遗传 B. 常染色体隐性遗传 C. X 连锁显性遗传
D. X 连锁隐性遗传 E. X 连锁不完全显性遗传（2015、2022）

720. 典型苯丙酮尿症,是由于缺乏
A. 酪氨酸羟化酶 B. 苯丙氨酸羟化酶 C. 二氢生物蝶呤还原酶
D. 鸟苷三磷酸环化水合酶 E. 丙酮酰四氢生物蝶呤合成酶

721. 非经典型苯丙酮尿症,是由于缺乏
A. 苯丙氨酸羟化酶 B. 酪氨酸羟化酶 C. 四氢生物蝶呤
D. 5-羟色胺 E. 多巴胺

722. 导致苯丙酮尿症发病的苯丙氨酸羟化酶缺乏的部位是
A. 肝细胞 B. 脑细胞 C. 甲状腺
D. 血细胞 E. 肾组织

723. 苯丙酮尿症患儿需定期监测
A. 血酪氨酸 B. 尿有机酸 C. 血苯丙氨酸
D. 尿蝶呤 E. 尿三氯化铁（2023）

724. 苯丙酮尿症患儿临床上最突出的表现是
A. 肌张力增高 B. 毛发、皮肤色泽变浅 C. 尿和汗液有鼠尿臭味
D. 智力低下 E. 惊厥

725. 苯丙酮尿症患儿的特征性临床表现是
A. 智力发育落后 B. 惊厥 C. 毛发皮肤色泽变浅
D. 肌张力增高 E. 尿和汗液有鼠尿臭味

726. 苯丙酮尿症主要的神经系统危害是
A. 智力发育落后 B. 肌痉挛 C. 癫痫小发作
D. 行为异常 E. 多动

727. 男孩,6 岁。因智力发育落后就诊,头发呈金黄色,皮肤色白,时有抽搐,不伴发热,无腹泻。为协助诊断,应首选
A. 脑电图检查 B. Guthrie 试验 C. 尿三氯化铁试验
D. 尿蝶呤分析 E. 血钙、磷检测

728. 对确诊苯丙酮尿症最有意义的检查是
A. 尿三氯化铁试验 B. 尿蝶呤分析 C. 尿 2,4-二硝基苯肼试验
D. Guthrie 细菌生长抑制试验 E. 血液苯丙氨酸浓度测定

729. 鉴别非经典型苯丙酮尿症,需进行
A. Guthrie 细菌生长抑制试验 B. 尿蝶呤分析 C. 有机酸分析
D. 尿三氯化铁试验 E. 尿 2,4-二硝基苯肼试验（2023）

730. 男,2 岁。因间断抽搐半年就诊,1 岁以后智力逐渐落后,皮肤色泽变浅,头发变黄,常有呕吐。对明确诊断最有意义的检查是
A. 染色体核型分析 B. 血钙测定 C. 尿有机酸分析
D. 脑电图 E. 血 TSH、T_4 测定

731. 女孩,2 岁。因智力发育落后 1 年伴间断抽搐半年就诊。查体:皮肤色泽浅,头发呈黄色,肌张力较高。对明确诊断最有意义的检查是
A. 染色体核型分析 B. 血甲状旁腺激素测定 C. 尿有机酸分析
D. 血 TSH、T_4 测定 E. 血钙、磷、镁、碱性磷酸酶测定

732. 关于苯丙酮尿症的说法,错误的是

第十二篇 儿科学
第12章 遗传性疾病

A. 属于可治疗的遗传代谢性疾病 B. 尿三氯化铁试验可用于鉴别非典型苯丙酮尿症
C. 常染色体隐性遗传病 D. 患儿的汗液、尿液有霉臭味或鼠尿臭味
E. 患儿会出现运动能力下降(2024)

733. 男,4 岁。间断抽搐 1 年。1 岁后智力发育落后于同龄人,头发逐渐由黑变黄,尿液有鼠尿臭味。最可能的诊断是

A. 苯丙酮尿症 B. 甲状腺功能减退症 C. 唐氏综合征
D. 营养不良 E. 先天性脑发育不全(2024)

734. 典型苯丙酮尿症最主要的治疗方法是给予

A. 低苯丙氨酸饮食 B. 酪氨酸 C. 四氢生物蝶呤
D. 5-羟色胺 E. 左旋多巴

A. 尿氨基酸分析 B. 尿有机酸分析 C. 血氨基酸分析
D. 尿三氯化铁试验 E. Guthrie 细菌生长抑制试验

735. 新生儿期苯丙酮尿症的筛查,宜选用
736. 儿童期苯丙酮尿症的筛查宜选用

A. 尿蝶呤分析 B. 尿三氯化铁试验 C. 染色体核型分析
D. 血浆氨基酸分析 E. 血 TSH 测定

737. 儿童苯丙酮尿症初筛选用的检查是
738. 儿童苯丙酮尿症的确诊检查是

(739~741 题共用题干)男孩,3 岁。出生时正常,母乳喂养,5 个月后智力渐落后,头发变黄,肤色变白,有时发生抽搐,肌张力较高。

739. 临床上应首先考虑的诊断是

A. 21-三体综合征 B. 维生素 D 缺乏性手足搐搦症 C. 苯丙酮尿症
D. 先天性甲状腺功能减退症 E. 癫痫

740. 为协助诊断应选择的检查是

A. 血钙、磷测定 B. 染色体核型分析 C. 血 T_3、T_4 测定
D. 脑电图检查 E. 尿三氯化铁试验

741. 假如该患儿出生不久,为早期诊断,应选择的检查项目是

A. 尿 2,4-二硝基苯肼试验 B. 尿三氯化铁试验 C. Guthrie 细菌生长抑制试验
D. 血 T_3、T_4、TSH 测定 E. 染色体核型分析

(742~744 题共用题干)男,3 岁。出生时正常,母乳喂养,5 个月后智力渐落后,头发变黄,肤色变白,多动,有肌痉挛,尿有鼠尿臭味。

742. 临床上应首先考虑的诊断是

A. 21-三体综合征 B. 先天性甲状腺功能减退症 C. 维生素 D 缺乏性手足搐搦症
D. 苯丙酮尿症 E. 癫痫

743. 为协助诊断应选择的检查是

A. 血钙、磷测定 B. 染色体核型分析 C. 血 T_3、T_4、TSH 测定
D. 尿三氯化铁测定 E. 脑电图检查

744. 主要的治疗是

A. 苯巴比妥 B. 维生素 D C. 脑活素
D. 低铜饮食 E. 低苯丙氨酸饮食

(745~747题共用题干)男孩,1.5岁,半岁后发现尿有怪臭味,1岁时发现智力较同龄儿童低,尿有霉臭味,近1个月经常抽搐发作。体检:表情呆滞,毛发棕黄,面部湿疹,皮肤白皙。

745. 最可能的诊断是
   A. 21-三体综合征   B. 苯丙酮尿症   C. 呆小病
   D. 癫病   E. 佝偻病性手足抽搐症

746. 首选的检查方法是
   A. 血钙测定   B. 血氨基酸分析   C. 尿三氯化铁试验
   D. 血清 T_3、T_4、TSH 测定   E. 染色体核型分析

747. 应采取的治疗措施是
   A. 抽搐时给予止抽药物   B. 口服甲状腺素片   C. 口服碘化钾
   D. 限制苯丙氨酸摄入量   E. 静推10%葡萄糖酸钙,同时口服维生素 D

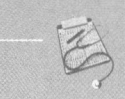

第十三篇 传染病学与皮肤性病学

第1章 传染病学总论

（执业医师及助理医师均需掌握）

1. 感染过程最常见的表现形式是
   A. 潜伏性感染　　　　B. 显性感染　　　　C. 隐性感染
   D. 病原携带状态　　　E. 病原体被清除（2024）

2. 描述传染病流行病学特征，不正确的是
   A. 暴发　　　　　　　B. 流行　　　　　　C. 隐性感染
   D. 散发　　　　　　　E. 大流行

3. 病原体侵入人体后，临床上不显示任何症状、体征，但可产生特异性免疫，被称为
   A. 潜伏性感染　　　　B. 病原体被清除　　C. 隐性感染
   D. 显性感染　　　　　E. 病原携带状态

4. 在感染过程的5种结局中最不常见的表现是
   A. 病原体被清除　　　B. 隐性感染　　　　C. 显性感染
   D. 病原携带状态　　　E. 潜伏性感染

5. 目前法定传染病的病原体中不包括的是
   A. 立克次体　　　　　B. 细菌　　　　　　C. 原虫
   D. 弓形虫　　　　　　E. 病毒

6. 关于感染过程中潜伏性感染特点的叙述，正确的是
   A. 迅速引起显性感染　　　　　B. 一旦免疫功能下降可引起显性感染
   C. 病原体不断排出体外　　　　D. 病原体侵入人体后，潜伏在各个部位
   E. 每种感染性疾病均有潜伏性感染

7. 下列因素与传染病的病原体变异无关的是
   A. 抗生素的大量应用　B. 机体免疫力　　　C. 抗病毒药物的使用
   D. 病原体数量　　　　E. 宿主的遗传因素

8. 参与传染病感染过程中的特异性免疫反应的是
   A. 补体　　　　　　　B. 细胞免疫　　　　C. 溶菌酶
   D. 肿瘤坏死因子-α　　E. 单核-吞噬细胞系统的吞噬作用

9. 某学校突发多名学生腹泻。经查证食堂留样食品（豆角炒肉）与厨师肛拭子均检测出同源的痢疾杆菌。该厨师在此传染过程中被视为
   A. 传染源　　　　　　B. 易感者　　　　　C. 传播途径
   D. 影响因素　　　　　E. 传染因素（2024）

10. 可经过肠道传播的传染病是
    A. 丁型肝炎　　　　　B. 血吸虫病　　　　C. 伤寒

D. 斑疹伤寒 E. 钩端螺旋体病(2019)

11. 主要通过血液传播的疾病不包括
    A. 乙型病毒性肝炎 B. 丙型病毒性肝炎 C. 巨细胞病毒感染
    D. 艾滋病 E. 疟疾(2023)

12. 构成传染病流行过程的三个基本条件是
    A. 微生物、宿主、媒介 B. 传染源、传播途径、易感人群 C. 病原体、环境、宿主
    D. 病原体数量、致病力、定位 E. 病原体、人体、他们所处的环境

13. 传染病的基本特征不包括
    A. 感染后免疫 B. 病原体 C. 流行病学特征
    D. 传染性 E. 遗传性(2018、2022)

14. 传染病的病原学检查方法不包括
    A. 病毒分离 B. 细菌培养 C. 病原体核酸检测
    D. 特异性抗原检测 E. 粪便涂片革兰氏染色

15. 根据《传染病防治法》规定,需按照甲类传染病采取预防控制措施的乙类传染病是
    A. 疟疾 B. 肺炭疽 C. 登革热
    D. 梅毒 E. 肺结核

16. 病原体的侵袭力是指
    A. 病原体的繁殖力 B. 病原体产生毒素的能力 C. 病原体的数量
    D. 病原体的毒力 E. 病原体侵入机体并在机体内生长、繁殖的能力

17. 某县医院收治了数名高热伴头痛、鼻塞、流涕、全身酸痛等症状的患者,后被确诊为H7N9禽流感。为了防止疾病传播,该医院严格按照有关规定立即对患者予以隔离和治疗,同时在规定的时限内通过传染病疫情监测信息系统上报。该规定时限是
    A. 1小时 B. 2小时 C. 4小时
    D. 12小时 E. 24小时

18. 对传染病患者的隔离是指将处在某个时间段的患者,置于不传染人群的环境下,该时间段是指
    A. 潜伏期内 B. 传染期内 C. 恢复期内
    D. 前驱期内 E. 临床期内

19. 在传染病防控中,属于切断传播途径的措施是
    A. 隔离病人 B. 预防性治疗 C. 治愈阳性病人
    D. 注射疫苗 E. 通过疫情监测系统上报病例(2022)

    A. 消毒、杀虫 B. 预防接种 C. 药物预防
    D. 个人防护 E. 隔离、留验、医学观察

20. 属于针对传播途径的措施是
21. 属于针对传染源的措施是

第2章 病毒性肝炎与肾综合征出血热

一、病毒性肝炎(执业医师及助理医师均需掌握)

22. 具有逆转录过程的病毒是

A. 巨细胞病毒   B. 乙型肝炎病毒   C. 人乳头瘤病毒
D. 腺病毒   E. EB 病毒

23. 属于 DNA 病毒的肝炎病毒是
    A. HBV   B. HEV   C. HDV
    D. HCV   E. HAV

24. 儿童感染戊肝病毒后,常表现为
    A. 显性感染   B. 潜伏性感染   C. 隐性感染
    D. 病毒携带者   E. 病毒清除

25. 病情恢复后不发生病原携带状态的传染病是
    A. 乙型肝炎   B. 甲型肝炎   C. 细菌性痢疾
    D. 丙型肝炎   E. 伤寒

26. 甲型肝炎病毒的主要传播途径是
    A. 母婴传播   B. 粪-口传播   C. 性传播
    D. 空气传播   E. 接触传播(2020、2023)

27. 我国乙型肝炎的最主要传播途径是
    A. 输血   B. 呼吸道飞沫   C. 共用注射器
    D. 性传播   E. 母婴传播

28. 甲型肝炎病程中,传染性最强的阶段是
    A. 潜伏期   B. 黄疸前期   C. 黄疸期
    D. 恢复期   E. 慢性期

29. 男,40 岁。恶心、呕吐、尿色变深 2 天。既往无肝炎病史。查体:巩膜黄染,肝肋下 2cm。实验室检查:ALT800U/L,TBil60μmol/L,抗-HAV IgM(-),HBsAg(+),抗-HBs(-),抗-HBc IgM(+)。该患者最可能的诊断是
    A. 急性甲型肝炎   B. 急性乙型肝炎   C. 乙型肝炎恢复期
    D. 甲型肝炎恢复期   E. 急性肝炎,HBsAg 携带者

30. 男,46 岁。9 年前体检时发现 HBsAg 阳性,ALT 正常,之后未定期复查。近 4 年 ALT 反复升高,未予抗病毒治疗。3 周前过劳后出现食欲下降,尿黄,明显乏力,牙龈出血。经治疗上述症状无缓解,且出现腹胀、尿量减少。近 3 天睡眠颠倒,有时语无伦次。查体:注射部位有瘀斑,腹部移动性浊音阳性,扑翼样震颤阳性。实验室检查:血 ALT176U/L,TBil432μmol/L,凝血酶原活动度 30%。应诊断为
    A. 慢性重型乙型肝炎   B. 亚急性重型乙型肝炎   C. 慢性乙型肝炎急性发作
    D. 慢性乙型肝炎,慢性重度   E. 乙型肝炎肝硬化,活动期,失代偿期

31. 女,35 岁。发热 10 天,体温 37.9℃,周身不适,乏力。2 天后体温恢复正常,但乏力加重,尿色变黄,伴食欲不振,腹胀。既往无肝炎病史。实验室检查:ALT1008U/L,TBil87μmol/L,HBsAg(+),HBeAg(+),抗-HBc IgM(+),抗-HAV IgG(+),抗-HAV IgM(-)。最可能的诊断是
    A. 病毒性肝炎,乙型,急性黄疸型,HAV 既往感染
    B. 病毒性肝炎,甲型,急性黄疸型,HBV 携带者
    C. 病毒性肝炎,甲型,急性黄疸型,HBV 既往感染
    D. 病毒性肝炎,甲乙型病毒混合感染,急性黄疸型
    E. 病毒性肝炎,乙型,急性黄疸型,HAV 携带者

32. 女,40 岁。体检发现 HBsAg(-),抗-HBs(+),抗-HBc(+),肝功能检查正常。最可能的情况是
    A. 急性 HBV 感染   B. 感染过 HBV,已产生免疫力   C. 感染过 HBV,已开始恢复
    D. 接种过乙肝疫苗   E. 体内有病毒复制

33. 反映HBV有活动性复制和较强传染性的乙肝病毒标志物是
    A. HBsAg   B. 抗-HBs   C. HBeAg
    D. HBcAg   E. 抗-HBc

34. 血清中常规检查检测不到的HBV标志物是
    A. HBsAg   B. HBeAg   C. HBcAg
    D. 抗-HBe   E. 抗-HBc

35. 男孩,14岁。1周前发热,伴乏力、食欲不振,2天后体温恢复正常,仍有恶心、厌油,并出现尿黄来诊。既往体健,经常进食街边小摊食物,无输血、服用损肝药物史。查体:神志清楚,皮肤、巩膜黄染,肝肋下1cm,有触痛。实验室检查:ALT1200U/L,血清TBil89μmol/L。在病毒学检查结果回报之前,最可能的诊断是
    A. 甲型肝炎   B. 乙型肝炎   C. 丙型肝炎
    D. 丁型肝炎   E. 戊型肝炎

36. 患者,男,53岁。乙型肝炎病史20年,肝功能异常半年。查体:巩膜轻度黄染,肝掌,胸前1颗蜘蛛痣。肝脾肋下未触及。实验室检查:HBV DNA2.8×10⁵copies/ml。最重要的治疗药物是
    A. 干扰素   B. 恩替卡韦   C. 拉米夫定
    D. 阿德福韦酯   E. 利巴韦林(2017、2022)

37. 某护士在给乙型肝炎病毒(HBV)携带者注射时,不慎被患者用过的针头刺伤手指。为预防乙型肝炎病毒感染,应首先采取的措施是
    A. 注射抗生素   B. 注射丙种球蛋白   C. 注射乙型肝炎疫苗
    D. 注射HBIG   E. 注射干扰素α

38. 近年来,某地区乙型肝炎发病呈上升趋势,该地区需要采取的关键预防措施是
    A. 药物预防   B. 接种疫苗   C. 防止交叉感染
    D. 注意个人卫生   E. 避免传染源(2024)

    A. 输血、注射   B. 消化道传播   C. 生活接触
    D. 呼吸道传播   E. 性接触

39. 戊型肝炎的主要传播途径是

40. 丙型肝炎的主要传播途径是

    A. 抗-HBs   B. 抗-HBc IgM   C. 抗-HBc IgG
    D. 抗-HBe   E. HBV DNA

41. 乙型肝炎的保护性抗体是

42. 提示体内乙型肝炎病毒处于复制状态的标志是

(43~44题共用题干)男,33岁。长期乏力、纳差伴肝区不适4年。其姐姐曾患"慢性肝病",否认输血史及手术史。查体:慢性病容,巩膜无黄染,前胸有2枚蜘蛛痣。肝肋下1cm,脾侧位可触及。实验室检查:血清总胆红素26μmol/L,AST150U/L,Alb38g/L。

43. 该患者最可能的诊断是
    A. 慢性肝炎,轻度   B. 慢性肝炎,中度   C. 慢性肝炎,重度
    D. 慢性肝衰竭   E. 失代偿性肝硬化

44. 为明确病因,最有意义的检查项目是
    A. 抗-HAV IgM阳性   B. HBsAg阳性   C. 抗-HCV IgM阳性
    D. 抗-HDV IgM阳性   E. 抗-HEV IgM阳性(2024)

第十三篇　传染病学与皮肤性病学
第2章　病毒性肝炎与肾综合征出血热

(45~46题共用题干)男,45岁。近3个月自觉轻度乏力。母亲HBsAg(+)。实验室检查:血ALT 420U/L,TBil64μmol/L,PTA88%,HBsAg(+),HBeAg(+),抗-HBc(+),HBV DNA4.5×10^5copies/ml。

45. 首选的药物治疗是
    A. 护肝片　　　　　　　B. 茵栀黄口服液　　　　C. 恩替卡韦
    D. 干扰素　　　　　　　E. 甘草酸二胺

46. 化验结果正常后的随访间隔时间最好是
    A. 15天　　　　　　　　B. 30天　　　　　　　　C. 60天
    D. 90天　　　　　　　　E. 180天(2020)

二、肾综合征出血热(执业医师及助理医师均需掌握)

47. 我国肾综合征出血热的主要传染源是
    A. 鼠类　　　　　　　　B. 患者　　　　　　　　C. 病毒携带者
    D. 猪　　　　　　　　　E. 犬

48. 男,48岁,农民。发热3天,尿少1天。查体:体温38℃,球结膜充血,右腋下皮肤出血点。实验室检查:尿蛋白(+++)。该患者所患疾病的传染源最可能是
    A. 猪　　　　　　　　　B. 鼠　　　　　　　　　C. 人
    D. 鸟　　　　　　　　　E. 蚊(2022)

49. 流行性出血热早期休克的原因是
    A. 变态反应性　　　　　B. 失血浆性　　　　　　C. 出血性
    D. 感染性　　　　　　　E. 心源性

50. 肾综合征出血热"三痛征、三红征"发生于
    A. 发热期　　　　　　　B. 低血压休克期　　　　C. 少尿期
    D. 多尿期　　　　　　　E. 恢复期

51. 肾综合征出血热的临床分期不包括
    A. 少尿期　　　　　　　B. 多尿期　　　　　　　C. 发热期
    D. 肾衰期　　　　　　　E. 低血压休克期

52. 女性,35岁,农民。持续高热5天,伴尿少。查体:体温39.2℃,脉搏110次/分,呼吸18次/分,血压100/80mmHg,神志清楚,球结膜充血,面部充血,左腋下可见条索状瘀点,颈无抵抗,Kernig征阴性。实验室检查:血WBC18.2×10^9/L,Plt60×10^9/L。尿蛋白(+++)。最可能的诊断是
    A. 钩端螺旋体病　　　　B. 细菌性痢疾　　　　　C. 流行性脑脊髓膜炎
    D. 肾综合征出血热　　　E. 流行性乙型脑炎(2024)

53. 肾综合征出血热的确诊依据是
    A. 肾活检　　　　　　　B. IgM抗体　　　　　　 C. 血培养
    D. B超　　　　　　　　 E. CT(2024)

54. 女,43岁。发热3天,最高体温40℃,伴头痛、腰痛、眼眶痛。查体:体温38.5℃,血压85/60mmHg,面色潮红。实验室检查:外周血WBC14.1×10^9/L,N0.41,L0.42。异型淋巴细胞0.14。血肌酐342μmol/L。尿蛋白(+++)。为明确诊断,最有意义的检查是
    A. 肾穿刺活检　　　　　B. 特异性IgM抗体检测　 C. 血培养加药敏试验
    D. 尿培养加药敏试验　　E. 骨髓穿刺细胞学检查(2024)

55. 肾综合征出血热最关键的预防措施是
    A. 防鼠灭鼠　　　　　　B. 灭螨　　　　　　　　C. 伤口处理
    D. 做好食品卫生工作　　E. 使用汉坦病毒灭活疫苗

(56~59题共用题干)患者,男,45岁。发热3天,少尿1天,于2022年12月15日入院。查体:血压60/30mmHg,神志清,球结膜充血、水肿,双腋下有出血点。实验室检查:血WBC 25×10^9/L,Plt 50×10^9/L,尿蛋白(+++)。

56. 最可能的诊断是
   A. 立克次体病　　　　　B. 急性肾小球肾炎　　　　C. 肾综合征出血热
   D. 流行性感冒　　　　　E. 钩端螺旋体病

57. 为明确诊断,应进行的检查是
   A. 肥达-外斐反应　　　　B. 钩端螺旋体显微凝集试验　　C. 尿培养
   D. 咽拭子培养　　　　　E. 血清病原体特异性抗体检测

58. 病原治疗首选药物是
   A. 四环素　　　　　　　B. 环丙沙星　　　　　　　C. 利巴韦林
   D. 金刚烷胺　　　　　　E. 青霉素

59. 不必要的处理是
   A. 应用糖皮质激素　　　B. 纠正酸中毒　　　　　　C. 应用抗病毒药
   D. 快速补充血容量　　　E. 静脉滴注青霉素

第3章　流行性乙型脑炎与艾滋病

一、流行性乙型脑炎(执业医师及助理医师均需掌握)

60. 流行性乙型脑炎的传播途径是
   A. 性接触传播　　　　　B. 眼结膜接触传播　　　　C. 呼吸道传播
   D. 虫媒传播　　　　　　E. 消化道传播

61. 流行性乙型脑炎极期的临床表现不包括
   A. 呼吸衰竭　　　　　　B. 惊厥或抽搐　　　　　　C. 持续高热
   D. 意识障碍　　　　　　E. 肾衰竭

62. 下列病毒性疾病中,血白细胞总数及中性粒细胞比例升高的是
   A. 病毒性肝炎　　　　　B. 麻疹　　　　　　　　　C. 艾滋病
   D. 流行性腮腺炎　　　　E. 流行性乙型脑炎

63. 男,14岁。因发热伴剧烈头痛、频繁呕吐、抽搐2天,于8月10日来诊。家中住平房,蚊子多,周围有类似患者。查体:体温39.8℃,脉搏120次/分,血压150/90mmHg。神志不清,皮肤无皮疹,瞳孔等大等圆,对光反射存在,颈无抵抗,Kernig征及Babinski征(+)。实验室检查:血WBC 15×10^9/L,N0.75。CSF检查:压力230mmH$_2$O,外观清亮,有核细胞数 200×10^6/L,单核细胞0.9,蛋白轻度升高,糖、氯化物正常。最可能的诊断是
   A. 流行性乙型脑炎　　　B. 流行性脑脊髓膜炎　　　C. 钩端螺旋体病
   D. 结核性脑膜炎　　　　E. 肾综合征出血热

   A. 患者　　　　　　　　B. 猪　　　　　　　　　　C. 犬
   D. 羊　　　　　　　　　E. 啮齿动物

64. 肾综合征出血热的传染源是
65. 流行性乙型脑炎的传染源是

A. 人虱 B. 鼠蚤 C. 羌螨
D. 蜱 E. 蚊

66. 流行性乙型脑炎的传播媒介是
67. 地方性斑疹伤寒的传播媒介是
68. 流行性斑疹伤寒的传播媒介是

A. 灭鼠 B. 灭蝇 C. 灭蚊
D. 灭虱 E. 灭蜱

69. 预防流行性乙型脑炎应该采取的主要措施是
70. 预防肾综合征出血热应该采取的主要措施是(2024)

(71~73题共用题干)男,32岁。发热、头痛伴呕吐2天,意识障碍半天,于8月20日来诊。查体:体温39.6℃,脉搏P130次/分,呼吸23次/分,血压125/70mmHg,浅昏迷,皮肤未见瘀点,颈抵抗(+),Kernig征(+),Babinski征(+)。实验室检查:血 WBC16.0×10⁹/L,N0.73,L0.27。

71. 最可能的诊断是
    A. 流行性乙型脑炎 B. 流行性脑脊髓膜炎 C. 结核性脑膜炎
    D. 病毒性脑炎 E. 新型隐球菌脑膜炎

72. 对明确诊断最有价值的检查是
    A. 头颅CT B. 血培养 C. 血清特异性IgM
    D. 隐球菌抗原 E. 脑脊液培养

73. 目前迫切需要采取的措施是
    A. 静脉高营养 B. 物理降温 C. 静脉点滴抗生素
    D. 快速镇静 E. 快速静脉点滴甘露醇

(74~75题共用题干)患儿,5岁,8月10日开始发热,头痛、恶心、呕吐1次,次日稀便3次,精神不振,抽搐1次。查体:急性热病容,嗜睡状,颈项强直,克尼格征(++)。外周血白细胞计数15.2×10⁹/L,脑脊液为无色透明,白细胞100×10⁶/L,中性80%。

74. 该患儿最可能的诊断是
    A. 中毒性细菌性痢疾 B. 流行性脑脊髓膜炎 C. 结核性脑膜炎
    D. 流行性乙型脑炎 E. 化脓性脑膜炎

75. 该患儿住院2天后,高热不退,反复抽搐,意识不清,呼吸节律不整。此时,最重要的抢救措施是立即应用
    A. 脱水剂 B. 呼吸兴奋剂 C. 地塞米松
    D. 退热剂 E. 镇静剂

二、艾滋病(执业医师及助理医师均需掌握)

76. 艾滋病的病原体是
    A. 沙眼衣原体 B. 疱疹病毒 C. 人免疫缺陷病毒
    D. 苍白密螺旋体 E. 巨细胞病毒

77. 可通过母婴传播的传染病是
    A. 甲型病毒性肝炎 B. 艾滋病 C. 流行性乙型脑炎
    D. 疟疾 E. 狂犬病

78. HIV感染导致大量减少的细胞是
    A. $CD8^+T$细胞 B. $CD4^+T$细胞 C. 单核细胞

D. NK 细胞　　　　　　　　E. 粒细胞

79. HIV 的感染途径不包括
    A. 输血制品　　　　　　B. 呼吸道传播　　　　　　C. 母婴传播
    D. 不洁注射　　　　　　E. 性接触传播

80. 艾滋病患者肺部机会性感染最常见的病原体是
    A. 白色念珠菌　　　　　B. 结核分枝杆菌　　　　　C. 疱疹病毒
    D. 巨细胞病毒　　　　　E. 肺孢子虫

81. 艾滋病的诊断标准不包括
    A. 抗 HIV 抗体阳性　　　B. $CD8^+T$ 细胞显著减少　　C. 肺孢子虫肺炎
    D. Kaposi 肉瘤　　　　　E. 中青年出现痴呆

82. 患者,男,32 岁。腹泻 3 个月,大便每日 7~10 次,稀便,无脓血黏液,伴乏力,体重减轻 5kg。患者 7 年前曾到东南亚某国打工 3 年。查体:慢性病容,肛门周围有疱疹,疱疹内容物镜检偶见白细胞。最可能的诊断是
    A. 艾滋病　　　　　　　B. 结肠癌　　　　　　　　C. 溃疡性结肠炎
    D. 慢性细菌性痢疾　　　E. 慢性肠炎

83. 男,28 岁。间断发热、咳嗽 2 个月。伴乏力、食欲不振、体重下降,抗生素治疗无效。有同性伴侣。查体:颈部及腹股沟多个淋巴结肿大,口腔有白膜。血常规:红细胞 $4.8×10^{12}$/L,白细胞 $3.1×10^9$/L,血小板 $131×10^9$/L。该患者可能的原发病是
    A. 支原体感染　　　　　B. 细菌感染　　　　　　　C. 真菌感染
    D. 原虫感染　　　　　　E. 病毒感染(2024)

84. 属于抗 HIV 非核苷类反转录酶抑制剂的药物是
    A. 奈韦拉平　　　　　　B. 齐多夫定　　　　　　　C. 拉米夫定
    D. 司他夫定　　　　　　E. 利托那韦

第 4 章　流行性感冒与登革热

一、流行性感冒(执业医师及助理医师均需掌握)

85. 女孩,8 岁。发热伴头痛及肌肉酸痛 4 天。查体:咽充血,扁桃体 I 度肿大。同学中有数人发病。最可能的诊断是
    A. 急性上呼吸道感染　　B. 急性扁桃体炎　　　　　C. 疱疹性咽峡炎
    D. 流行性感冒　　　　　E. 川崎病(2024)

二、登革热(执业医师需掌握)

2024 年执业医师新增考点

第 5 章　伤寒与霍乱

一、伤寒(执业医师需掌握)

86. 伤寒杆菌的主要致病因素是

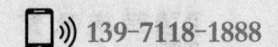

A. 内毒素 B. 外毒素 C. 内毒素+外毒素
D. 神经毒素 E. 菌体成分

87. 关于伤寒病原学的叙述,不正确的是
A. 革兰氏染色阴性 B. Vi 抗体有助于诊断 C. 属于沙门菌属的 D 组
D. 内毒素是重要致病因素 E. 本菌有 O、H 和 Vi 抗原

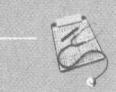

88. 工作人员下乡宣传公共厕所,向村民展板展示人的粪便进入土壤,通过人-土壤-人的形式传播。通过这种途径传播的病原体是
A. 乙型肝炎病毒 B. 破伤风梭菌 C. 肉毒梭菌
D. 炭疽芽胞杆菌 E. 伤寒杆菌(2024)

89. 伤寒患者最具有特征性的病理改变部位是在
A. 回肠末端 B. 升结肠 C. 乙状结肠
D. 肝、脾 E. 心、脑

90. 男,40 岁,农民。以高热伴食欲明显减退、呕吐 2 周入院。实验室检查:WBC3.2×10^9/L,嗜酸性粒细胞 0。为该患者做了肥达试验,下列解释正确的是
A. H 效价不高、O 效价增高提示是非特异性回忆反应
B. O 效价不高、H 效价增高提示伤寒杆菌感染
C. H 效价不高、O 效价增高提示是预防接种的结果
D. O 和 H 效价均增高有助于伤寒的诊断
E. O 效价不高、H 效价增高提示与其他沙门菌间的交叉反应

91. 典型伤寒的临床表现不包括
A. 表情淡漠 B. 脾大 C. 相对缓脉
D. 持续发热 E. 出血性皮疹

92. 一伤寒患者经治疗后体温渐降,但未降至正常,此后体温再次升高,血培养阳性。属于
A. 复发 B. 再燃 C. 重复感染
D. 混合感染 E. 再感染

93. 伤寒患者,出现发热(T38.9℃),相对缓脉,表情淡漠,间断出现谵妄。其临床分期最可能是
A. 初期 B. 极期 C. 高热期
D. 缓解期 E. 恢复期(2022)

94. 关于伤寒,下列检查均有助于诊断,应除外
A. 血常规 B. 血培养 C. 肥达反应
D. 骨髓培养 E. 血沉

95. 发热 1 周疑似伤寒的患者,此时阳性率最高的微生物学检查方法是
A. 胆汁培养 B. 粪便培养 C. 肥达反应
D. 血培养 E. 尿液培养

96. 伤寒最严重的并发症是
A. 肠梗阻 B. 肺炎 C. 肝衰竭
D. 心肌炎 E. 肠穿孔(2024)

97. 女,42 岁。乏力、纳差、腹胀伴发热 8 天,于 8 月 8 日来诊。开始为低热,近 3 天高热,体温波动于 39.0~39.8℃。查体:体温 39℃,脉搏 80 次/分,躯干散在少数充血性皮疹,脾肋下可及。实验室检查:血 WBC3.6×10^9/L,N0.60,L0.40。最可能感染的病原体是
A. 立克次体 B. 沙门菌 C. 大肠埃希菌
D. 军团菌 E. 布鲁菌

A. 链霉素 B. 青霉素 C. 氯霉素
D. 环丙沙星 E. 四环素

98. 伤寒治疗首选
99. 钩端螺旋体病治疗首选

(100~101题共用题干)男,38岁。发热伴腹胀、乏力1周。查体:体温39℃,脉搏84次/分,表情淡漠,胸部少许充血性皮疹,脾肋下可触及,质软。实验室检查:血WBC3.6×10^9/L,N0.59,杆状核粒细胞0.01,L0.40。

100. 最可能的诊断是
    A. 斑疹伤寒 B. 结核病 C. 疟疾
    D. 伤寒 E. 布鲁菌病

101. 确诊最有价值的检查是
    A. 外斐试验 B. PPD试验 C. 血培养
    D. 布氏杆菌凝集试验 E. 血涂片找疟原虫

(102~103题共用题干)男性,30岁。发热10天,体温高达39.6℃,伴头痛,无咳嗽,无呕吐、腹泻,曾按"感冒"治疗,无好转。体检:贫血貌,表情淡漠,脉搏64次/分,查肺未见异常,肝肋下未及,脾肋下刚触及。血白细胞计数3.2×10^9/L,中性粒细胞67%,淋巴细胞33%,胸部X线片未见异常。

102. 最可能的诊断是
    A. 系统性红斑狼疮 B. 淋巴瘤 C. 恶性组织细胞病
    D. 伤寒 E. 败血症

103. 对上述病例,首选治疗药物是
    A. 青霉素 B. 利福平 C. 喹诺酮类药物
    D. 头孢菌素类药物 E. 磺胺类药物

二、霍乱(执业医师及助理医师均需掌握)

104. 霍乱的传播途径主要是
    A. 呼吸道 B. 消化道 C. 输血
    D. 蚊虫叮咬 E. 针刺(2024)

105. 霍乱弧菌的主要致病物质
    A. 霍乱肠毒素 B. 霍乱内毒素 C. Zot毒素
    D. 透明质酸酶 E. 荚膜

106. 典型霍乱患者,发病后最先出现的常见症状是
    A. 畏寒发热 B. 声嘶 C. 剧烈腹泻,继之呕吐
    D. 腹部绞痛 E. 腓肠肌痉挛

107. 霍乱的典型临床表现是
    A. 发热、腹痛、果酱样便 B. 发热、腹痛、黏液脓血便、里急后重
    C. 发热、剧烈腹痛、水样便或血便 D. 大量水样便、剧烈呕吐、无发热或明显腹痛
    E. 无发热、腹痛、剧烈呕吐、少量黄水样便

108. 患者,女,20岁。腹泻、呕吐1天。6月下旬来诊。共腹泻6次,开始为黄稀便,继之水样便。呕吐1次,为胃内容物。轻度腹痛,无发热。粪便动力试验(+),碱性蛋白胨水培养有细菌生长。最可能的诊断为
    A. 细菌性痢疾 B. 沙门菌食物中毒 C. 霍乱

D. 空肠弯曲菌肠炎　　　　E. 变形杆菌肠炎（2024）

109. 男,28岁,船民。昨晚进食海蟹1只,晨起腹泻稀水便,10小时内排便20余次,量多,水样,无臭味,中午呕吐3~4次,初起水样,后为米泔水样。发病后无排尿,就诊时呈重度脱水征,神志淡漠,血压80/50mmHg。下列检查均有助于诊断,除了
　　A. 血培养　　　　　　　B. 血清凝集试验　　　　C. 粪便悬滴镜检
　　D. 粪便碱性蛋白胨增菌培养　　E. 粪便涂片革兰氏染色镜检

110. 男,35岁。腹泻1天,于8月10日入院就诊。腹泻10余次,水样便,呕吐数次,无发热、腹痛及里急后重。2天前曾到海边旅游。查体:精神萎靡,烦躁,皮肤弹性差,肠鸣音活跃。体温36.1℃,脉搏110次/分,血压74/40mmHg。为明确诊断,需要做的检查是
　　A. 结肠镜　　　　　　　B. 粪隐血　　　　　　　C. 血生化
　　D. 血培养　　　　　　　E. 粪动力学试验和制动试验

（111~113题共用题干）男性,30岁,农民。既往体健。7月2日来诊,腹泻2天,为水样便带少量黏液,量多,日10余次,相继呕吐数次。无发热,无腹痛。腓肠肌痉挛。体检:体温36.8℃,神志清,皮肤弹性差,脉细数,血压70/30mmHg。化验检查:粪便镜检白细胞0~2个/HPF,血红蛋白100g/L,血白细胞计数12×10^9/L,中性粒细胞78%,淋巴细胞12%,单核细胞10%。

111. 最可能的诊断是
　　A. 细菌性痢疾　　　　　B. 急性肠炎　　　　　　C. 细菌性食物中毒
　　D. 霍乱　　　　　　　　E. 轮状病毒感染

112. 对确诊本病最有价值的检查是
　　A. 大便细菌培养　　　　B. 血细菌培养　　　　　C. 血清学检查
　　D. 大便常规检查　　　　E. 大便涂片染色

113. 本病治疗的关键环节是
　　A. 抗菌治疗　　　　　　B. 抗病毒治疗　　　　　C. 补充液体和电解质
　　D. 低分子右旋糖酐扩容　　E. 首选升压药,纠正低血压

第6章　细菌性痢疾、流行性脑脊髓膜炎与布鲁菌病

一、细菌性痢疾（执业医师及助理医师均需掌握）

114. 急性细菌性痢疾病变最显著的部位是
　　A. 回肠末端　　　　　　B. 直肠与乙状结肠　　　C. 升结肠
　　D. 降结肠　　　　　　　E. 整个结肠

115. 我国细菌性痢疾主要流行菌群是
　　A. 宋内志贺菌　　　　　B. 痢疾志贺菌　　　　　C. 福氏志贺菌
　　D. 鲍氏志贺菌　　　　　E. 福氏和宋内志贺菌

116. 慢性细菌性痢疾迁延型是指病情迁延不愈,病程至少超过
　　A. 150天　　　　　　　B. 60天　　　　　　　　C. 28天
　　D. 14天　　　　　　　　E. 7天

117. 男,35岁。发热、腹泻、呕吐2天。查体:体温39.2℃。左下腹压痛（+）,反跳痛（-）,实验室检查:WBC12×10^9/L,N0.85。粪常规:WBC40个/HPF,RBC2个/HPF。最可能的诊断是

A. 急性阑尾炎 B. 溃疡性结肠炎 C. 霍乱
D. 急性细菌性痢疾 E. 急性肠阿米巴病

118. 患者,女,23岁。寒战、高热、腹泻5小时就诊。共腹泻4次,开始为稀水样便,继之中带有黏液和脓血,伴下腹疼痛。实验室检查:血 WBC14.2×10⁹/L,粪常规 WBC15~20个/HPF。该患者首选的病原治疗药物是
A. 喹诺酮类 B. 大环内酯类 C. 四环素类
D. 氨基糖苷类 E. β-内酰胺类

119. 中毒型细菌性痢疾多见于
A. 2~7岁体格健壮的小儿 B. 3~6个月体格健壮的婴幼儿 C. 低出生体重儿
D. 12~14岁青春期儿童 E. 8~10岁营养状况较差的儿童

120. 抢救休克型中毒型细菌性痢疾,不恰当的措施为
A. 使用血管活性药物 B. 脱水 C. 扩容
D. 使用抗生素 E. 纠正酸中毒

121. 不属于中毒型细菌性痢疾临床特征的是
A. 起病时肠道症状可不明显 B. 迅速发生休克与呼吸衰竭 C. 均有脑膜刺激征
D. 多见于2~7岁儿童 E. 急起高热,反复惊厥

122. 男孩,5岁。突发高热4小时,惊厥2次来院。病前可疑不洁饮食史。查体:体温39.5℃,血压80/50mmHg,热病容,昏睡状,心音尚有力,双肺无异常,腹部稍胀,四肢凉。实验室检查:WBC 19×10⁹/L,N0.78。最可能的诊断是
A. 热性惊厥 B. 化脓性脑膜炎 C. 中毒型细菌性痢疾
D. 病毒性脑炎 E. 流行性脑脊髓膜炎

(123~125题共用题干)女孩,4岁。高热8小时,1小时前抽搐1次。发病前曾进食未清洗的葡萄。查体:体温40.4℃,脉搏115次/分,呼吸26次/分,血压83/42mmHg,面色苍白,皮肤可见花斑,四肢厥冷,颈项强直,克氏征阳性,心、肺、腹(−)。实验室检查:血 WBC18.3×10⁹/L,N0.92。

123. 该患儿最可能的诊断是
A. 脑型疟疾 B. 中毒型细菌性痢疾 C. 流行性脑脊髓膜炎
D. 流行性乙型脑炎 E. 急性胃肠炎

124. 为明确诊断,应尽快进行的检查是
A. 血涂片找疟原虫 B. 脑脊液常规加涂片 C. 检测特异性 IgM 抗体
D. 肛拭子粪便镜检 E. 血培养加药敏试验

125. 需要立即进行的处理措施是
A. 物理降温 B. 使用糖皮质激素 C. 使用镇静药物
D. 使用血管活性药物 E. 快速补液,积极扩容(2024)

(126~127题共用题干)男性,22岁。昨晚进食海鲜,今晨开始畏寒、发热、腹痛,以左下腹甚,腹泻伴明显里急后重,排便8次,初为稀便,继之为黏液脓血便。

126. 此病例的诊断为
A. 急性细菌性痢疾轻型 B. 急性细菌性痢疾普通型 C. 中毒型细菌性痢疾
D. 慢性细菌性痢疾迁延型 E. 急性胃肠炎

127. 对该病例首先采用的抗菌药物是
A. 四环素 B. 喹诺酮类 C. 氯霉素
D. 庆大霉素 E. 呋喃唑酮

第十三篇 传染病学与皮肤性病学
第6章 细菌性痢疾、流行性脑脊髓膜炎与布鲁菌病

二、流行性脑脊髓膜炎(执业医师及助理医师均需掌握)

128. 流行性脑脊髓膜炎的病原体特征是
 A. 革兰氏阳性双球菌 B. 革兰氏阴性双球菌 C. 革兰氏阳性杆菌
 D. 革兰氏阴性杆菌 E. 革兰氏阴性梭菌

129. 脑膜炎双球菌有不同的菌群,目前我国流行的菌群以下列哪群为主?
 A. A群 B. B群 C. C群
 D. D群 E. E群

130. 流行性脑脊髓膜炎流行期间,最重要的传染源是
 A. 患者 B. 带菌者 C. 蚊蝇
 D. 犬 E. 鼠类

131. 流行性脑脊髓膜炎的主要传播途径是
 A. 经消化道传播 B. 经呼吸道传播 C. 密切接触传播
 D. 蚊蝇叮咬传播 E. 经输血传播

132. 普通型流行性脑脊髓膜炎的特征性体征是皮肤
 A. 瘀点或瘀斑 B. 水疱 C. 黑痂
 D. 斑丘疹 E. 溃疡

133. 普通型流行性脑脊髓膜炎临床分期不包括
 A. 恢复期 B. 败血症期 C. 前驱期
 D. 脑膜炎期 E. 发热期

134. 男,2岁。发热伴皮肤出血点1天。昏迷2小时于2月3日就诊。查体:昏迷,血压测不出,全身可见较多瘀点、瘀斑,双下肢有融合成片的紫癜。为快速临床诊断,最重要的检查是
 A. 凝血功能 B. 头颅MRI C. 血常规
 D. 脑脊液常规 E. 瘀点涂片做细菌学检查

135. 女性,5岁。因发热、头痛、呕吐2天于2月3日入院。体检:神志恍惚,口唇单纯疱疹,皮肤上有大小不等的瘀斑,少数融合成片。诊断应首先考虑
 A. 流行性乙型脑炎 B. 钩端螺旋体病脑膜脑炎型 C. 流行性出血热
 D. 脑型疟疾 E. 流行性脑脊髓膜炎

136. 流行性脑脊髓膜炎与其他化脓性脑膜炎鉴别诊断最有意义的体征是
 A. 颈抵抗 B. Babinski征阳性 C. 皮肤瘀点、瘀斑
 D. 末梢皮肤发凉 E. Kernig征阳性

137. 患者,男,20岁。因发热伴明显头痛、呕吐2天,神志恍惚半天,于1月5日来诊。1个月前由外地前来打工,生活条件差。查体:体温39.5℃,脉搏120次/分,血压130/80mmHg,神志恍惚,烦躁,皮肤散在皮疹,压之不褪色,颈抵抗,Kernig征(+)。实验室检查:血WBC21×10^9/L,N0.89。CSF检查:压力200mmH$_2$O,有核细胞25000×10^6/L,多核细胞0.95,蛋白升高,糖、氯化物降低。该患者首先考虑的诊断应是
 A. 结核性脑膜炎 B. 隐球菌性脑膜炎 C. 流行性脑脊髓膜炎
 D. 病毒性脑膜炎 E. 流行性乙型脑炎

138. 男,7岁。因发热、头痛半日于1月30日来急诊,来诊前曾呕吐数次,为胃内容物。青霉素过敏(曾用药后出现皮疹)。查体:体温39.6℃,胸腹及四肢皮肤可见大小不等的瘀点,颈抵抗(±),克尼格征(+)。该患者治疗宜首选
 A. 氯霉素 B. 红霉素 C. 头孢曲松

D. 环丙沙星 E. 磺胺嘧啶

三、布鲁菌病

2024年执业医师新增考点

第7章 钩端螺旋体病与疟疾

一、钩端螺旋体病（执业医师需掌握）

139. 引起我国雨水、洪水型钩端螺旋体病的主要钩体群是
   A. 七日群 B. 秋季群 C. 犬群
   D. 黄疸出血群 E. 波摩那群

140. 不属于钩端螺旋体病并发症的是
   A. 后发热 B. 虹膜睫状体炎 C. 反应性脑膜炎
   D. 肾损害 E. 闭塞性脑动脉炎

141. 钩端螺旋体病最常见的临床类型是
   A. 流感伤寒型 B. 肺出血型 C. 黄疸出血型
   D. 肾衰竭型 E. 脑膜脑炎型

142. 患者，男性，55岁，渔民。发热、全身酸痛5天。5天前收割水稻后出现发热、头痛、全身酸痛。1天前头痛加剧，呕吐胃内容3次，量约500ml，于9月20日入院治疗。查体：体温39.5℃，呼吸20次/分，脉搏110次/分，血压128/85mmHg。神志清楚，表情痛苦，颈项强直，眼结膜充血，两侧腹股沟淋巴结肿大，共6枚，大小约1.5cm×2cm，腓肠肌压痛。心、肺（-），腹部平软，肝、脾不大。该患者最可能的诊断是
   A. 钩端螺旋体病 B. 流行性脑脊髓膜炎 C. 流行性乙型脑炎
   D. 结核性脑膜炎 E. 疟疾（2024）

(143~145题共用题干)男，46岁，农民，发热5天，于9月16日入院。体温持续在39℃以上，伴寒战、全身乏力，明显头痛，近2天出现腹泻，每日3~5次，水样便。既往体健。查体：体温39.5℃，脉搏102次/分，呼吸22次/分，血压135/78mmHg。结膜充血，巩膜轻度黄染，咽红，腹股沟淋巴结轻度肿大，有压痛，质软。心、肺未见异常，腹软，压痛及反跳痛（-），肝肋下触及边缘，有触痛。脾肋下未触及，腓肠肌压痛明显，双侧Babinski征（-）。实验室检查：血WBC10.4×10^9/L，N0.80，L0.20。ALT210U/L，TBil40μmol/L。尿Pro（+）。

143. 该患者最可能的诊断是
   A. 病毒性肝炎急性黄疸型 B. 败血症 C. 钩端螺旋体病
   D. 肾综合征出血热 E. 伤寒

144. 引起本病的病原体是
   A. 钩端螺旋体 B. 汉坦病毒 C. 肝炎病毒
   D. 痢疾杆菌 E. 伤寒杆菌

145. 该疾病的传播途径是
   A. 疫水接触 B. 蚊虫叮咬 C. 跳蚤叮咬
   D. 尾蚴叮咬 E. 蜱虫叮咬

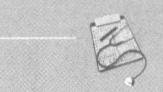

二、疟疾（执业医师及助理医师均需掌握）

146. 疟疾的主要传播途径是
   A. 消化道传播　　　B. 虫媒传播　　　C. 接触传播
   D. 血液传播　　　　E. 飞沫传播

147. 当雌性按蚊叮咬人体时，进入人体导致疟原虫感染的阶段是
   A. 子孢子　　　　　B. 裂殖子　　　　C. 配子体
   D. 裂殖体　　　　　E. 滋养体

148. 男，35岁。4个月前从非洲旅行回国后出现寒战、高热、大汗，当地医院考虑为疟疾，给予氯喹治疗后体温正常。之后再没去过疟疾流行区。1周后再次出现寒战、高热、大汗。应考虑为
   A. 复发　　　　　　B. 再燃　　　　　C. 再次感染疟原虫
   D. 混合感染　　　　E. 疟原虫产生耐药

149. 平原地区间日疟传播的主要媒介是
   A. 淡色库蚊　　　　B. 中华按蚊　　　C. 三带喙库蚊
   D. 刺扰伊蚊　　　　E. 微小按蚊

150. 间日疟的典型发作中，不存在
   A. 前驱期　　　　　B. 寒战期　　　　C. 高热期
   D. 大汗期　　　　　E. 间歇期

151. 男，46岁。间断发热2周，伴寒战、大汗，于9月10日就诊。发病前10天曾去泰国旅游，有蚊虫叮咬史。查体：T40.5℃，P100次/分，R23次/分，BP125/80mmHg。心、肺未见异常，腹软，肝肋下未触及，脾肋下可触及。血常规：Hb98g/L，RBC2.4×10^{12}/L，WBC8.5×10^9/L。该患者最可能的诊断是
   A. 疟疾　　　　　　B. 斑疹伤寒　　　C. 钩端螺旋体病
   D. 伤寒　　　　　　E. 流行性感冒

152. 女，25岁。间断发热5天，于8月底来诊。6天前由南方到京，次日出现寒战、发热、头痛，服退热药后热退，2天后再次高热，持续数小时，大汗后退热，伴乏力，精神差。实验室检查：血WBC 6.5×10^9/L，L0.40。最可能的诊断是
   A. 急性血吸虫病　　B. 流行性乙型脑炎　C. 败血症
   D. 伤寒　　　　　　E. 疟疾

153. 男性，28岁。援非人员。发热伴寒战5天。每次发作时，骤起寒战，持续约10分钟，继而出现高热，最高体温40.0℃，持续约4小时，热退后大汗。5天来，隔日发作1次。血常规未见异常。为明确诊断，首选的检查是
   A. 血清特异性IgM　B. 血培养加药敏试验　C. 肥达试验
   D. 骨髓培养　　　　E. 外周血涂片（2024）

154. 用于防止疟疾复发及传播的药物是
   A. 氯喹　　　　　　B. 奎宁　　　　　C. 青蒿素
   D. 伯氨喹　　　　　E. 乙胺嘧啶

155. 男，43岁。3天前自非洲回北京，回京后开始发冷、寒战，继之高热，持续3小时后出汗、热退，每2天发作1次。血涂片见疟原虫滋养体。应选择的治疗方案是
   A. 磺胺加乙胺嘧啶　B. 氯喹加伯氨喹　　C. 青蒿素加伯氨喹
   D. 奎宁加伯氨喹　　E. 乙胺嘧啶加伯氨喹

156. 主要用于预防疟疾的药物是
   A. 乙胺嘧啶　　　　B. 奎宁　　　　　C. 青蒿素

D. 伯氨喹　　　　　　　　E. 氯喹

157. 男性,32岁,我国科学家。准备去非洲执行国际救助行动。为了预防当地蚊虫所致疾病,应优先携带的药物是
    A. 青蒿素　　　　　　　B. 氯喹　　　　　　　　C. 吡喹酮
    D. 伯氨喹　　　　　　　E. 奎宁(2024)

    A. 乙胺嘧啶　　　　　　B. 氯喹　　　　　　　　C. 奎宁
    D. 哌喹　　　　　　　　E. 伯氨喹

158. 控制普通型疟疾发作多选用的药物是
159. 防止疟疾复发选用的药物是

第8章　日本血吸虫病与囊尾蚴病

一、日本血吸虫病(执业医师及助理医师均需掌握)

160. 血吸虫虫卵引起的病变主要发生在
    A. 大肠壁和肝脏　　　　B. 肠系膜静脉　　　　　C. 门静脉
    D. 肺和肠　　　　　　　E. 肝和脾

161. 日本血吸虫成虫寄生人体的主要部位是
    A. 门静脉系统　　　　　B. 肝　　　　　　　　　C. 肺
    D. 脑　　　　　　　　　E. 结肠

162. 晚期血吸虫病中,最常见的临床类型是
    A. 巨脾型　　　　　　　B. 腹水型　　　　　　　C. 侏儒型
    D. 脑型　　　　　　　　E. 肺型

163. 晚期日本血吸虫病的临床分型不包括
    A. 结肠肉芽肿型　　　　B. 侏儒型　　　　　　　C. 巨脾型
    D. 腹水型　　　　　　　E. 脑病型

164. 血吸虫病异位损害的部位常见于
    A. 肝和脾　　　　　　　B. 结肠和小肠　　　　　C. 肺和肝
    D. 肺和脑　　　　　　　E. 肝和脑

165. 患者,男性,30岁,渔民。反复发热、腹痛、腹泻10天。查体:体温39.3℃,心动过速,肝、脾大。血常规:RBC4.8×10^{12}/L,WBC13×10^9/L,N0.42,E0.44,L0.1,Plt120×10^9/L。最适宜的治疗药物是
    A. 青霉素　　　　　　　B. 异烟肼　　　　　　　C. 吡喹酮
    D. 环丙沙星　　　　　　E. 阿苯达唑(2024)

二、囊尾蚴病(执业医师需掌握)

166. 囊尾蚴在人体最常见的寄生部位是
    A. 脊髓　　　　　　　　B. 心　　　　　　　　　C. 脑
    D. 皮下及肌肉　　　　　E. 眼

167. 患者,女,45岁,厨师。头痛半年,加重伴呕吐1个月。无高血压、心脏病病史。查体:血压130/86 mmHg,颈无抵抗。眼底检查发现视乳头水肿。头颅CT检查提示脑实质多个低密度病灶。最可能的诊断是

A. 脑脓肿　　　　　　　B. 脑出血　　　　　　　C. 脑肿瘤
D. 囊尾蚴病　　　　　　E. 腔隙性脑梗死

168. 男性,30岁,因反复出现癫痫大发作半年余,近1个月来智力有所下降,经CT检查诊断为脑囊虫病。应首先考虑的临床类型是
　　A. 脑实质型　　　　　B. 脑室型　　　　　　　C. 软脑膜型
　　D. 脊髓型　　　　　　E. 混合型

169. 男,30岁,厨师。多次大便排出白色条片,伴躯干部数个皮下结节就诊。既往体健,无手术外伤史,不爱好烟酒。为明确诊断,首选的检查是
　　A. 粪培养　　　　　　B. 粪常规　　　　　　　C. 皮下结节活检
　　D. 血培养　　　　　　E. 血常规

(170~171题共用题干)男,35岁。头痛伴视物模糊3个月,偶伴抽搐,曾在大便中发现带状节片。

170. 最可能的诊断是
　　A. 隐球菌性脑膜炎　　B. 结核性脑膜炎　　　　C. 病毒性脑膜炎
　　D. 脑肿瘤　　　　　　E. 脑囊尾蚴病

171. 为明确诊断,最重要的检查是
　　A. 头颅 X 线片　　　　B. 腰穿脑脊液检查　　　C. 脑室造影
　　D. 脑电图检查　　　　E. 头颅 MRI(2020)

(172~173题共用题干)患者,女性,25岁。皮下结节8个月,抽搐1小时。8个月前无意中发现多个无痛性皮下结节,后逐渐增多。1小时前一过性意识丧失伴抽搐。平素喜食烧烤。查体:头颈部、躯干部可见黄豆大小的皮下结节,20余枚,大小 0.5cm×0.5cm,质地较硬,无压痛,活动度好。实验室检查:外周血 WBC9.0×10^9/L,N0.60,L0.21,E0.12。

172. 为明确诊断,应完善的检查是
　　A. 脑 CT 和 MRI　　　B. 脑脊液检查　　　　　C. 脑电图检查
　　D. 脑血管造影　　　　E. 脑室造影

173. 该患者的治疗宜选用
　　A. 青霉素　　　　　　B. 异烟肼　　　　　　　C. 吡喹酮
　　D. 环丙沙星　　　　　E. 阿苯达唑(2024)

第9章　性传播疾病

(执业医师及助理医师均需掌握)

174. 我国重点监测的性传播疾病不包括
　　A. 淋病　　　　　　　B. 生殖器疱疹　　　　　C. 梅毒
　　D. 尖锐湿疣　　　　　E. 外阴阴道假丝酵母菌病

175. 一期梅毒的临床表现,错误的是
　　A. 不洁性交　　　　　B. 硬下疳　　　　　　　C. 梅毒血清学阳性
　　D. 心血管梅毒　　　　E. 外阴表面溃疡,有浆液性渗出

176. 以硬下疳为主要表现的疾病是
　　A. 一期梅毒　　　　　B. 二期梅毒　　　　　　C. 三期梅毒

D. 早期梅毒　　　　　　E. 晚期梅毒

177. 出现肛周扁平湿疣的是
　　A. 一期梅毒　　　　　B. 二期梅毒　　　　　C. 三期梅毒
　　D. 早期梅毒　　　　　E. 晚期梅毒

178. 三期梅毒的特征病变是
　　A. 树胶样肿　　　　　B. 硬下疳　　　　　　C. 梅毒疹
　　D. 软下疳　　　　　　E. 腹股沟淋巴结肿大

179. 传染性最强的梅毒是
　　A. 一期梅毒　　　　　B. 二期梅毒　　　　　C. 三期梅毒
　　D. 晚期梅毒　　　　　E. 先天梅毒

180. 女，24岁。体检发现右侧外阴大阴唇1元钱硬币大、硬韧、无痛性隆起物。近期有不洁性交史。最可能的诊断是
　　A. 淋病　　　　　　　B. 巨细胞病毒感染　　C. 生殖器疱疹
　　D. 尖锐湿疣　　　　　E. 梅毒

181. 女性，30岁。有不洁性交史。查体：大阴唇无痛性隆起物，质硬，大小2cm×2cm。实验室检查：RPR(+)，TPPA(+)。青霉素皮试阳性。该患者治疗的首选药物是
　　A. 林可霉素　　　　　B. 克林霉素　　　　　C. 红霉素
　　D. 阿奇霉素　　　　　E. 头孢曲松（2024）

182. 我国女性中居首位的性传播疾病是
　　A. 淋病　　　　　　　B. 尖锐湿疣　　　　　C. 生殖器疱疹
　　D. 梅毒　　　　　　　E. 艾滋病

183. 女性淋病的主要感染途径是
　　A. 血行感染　　　　　B. 淋巴途径　　　　　C. 上行感染
　　D. 直接蔓延　　　　　E. 透壁性感染

184. 针对女性患者，诊断淋病的金标准是
　　A. 尿培养　　　　　　B. 血培养　　　　　　C. 宫颈管分泌物培养
　　D. 血清学检查　　　　E. 阴道分泌物培养

185. 女，25岁，宫颈管分泌物涂片见中性粒细胞内有革兰氏阴性双球菌。首选的治疗药物是
　　A. 多西环素　　　　　B. 青霉素　　　　　　C. 头孢曲松
　　D. 阿奇霉素　　　　　E. 红霉素

186. 男，31岁。尿道口流脓3天。1周前有不洁性生活史。患病后自行服用"抗生素"，疗效不佳。查体：尿道口红肿，有许多黄色脓性分泌物。分泌物涂片检查示革兰氏阴性双球菌。该患者应诊断为
　　A. 淋病　　　　　　　B. 生殖器疱疹　　　　C. 念珠菌性尿道炎
　　D. 生殖道支原体感染　E. 生殖道衣原体感染（2024）

187. 女，30岁，妊娠10周。外阴瘙痒伴脓性分泌物3天。查体：子宫颈口红肿，大量脓性分泌物。子宫颈分泌物涂片染色镜检示大量中性粒细胞，见革兰氏阴性双球菌。合适的治疗药物是
　　A. 克林霉素　　　　　B. 多西环素　　　　　C. 头孢曲松
　　D. 阿奇霉素　　　　　E. 克霉唑（2024）

188. 男，25岁。尿道口刺痛不适5天。晨起尿道口可见薄层分泌物附着。发病2周前曾有不洁性交史。查体：尿道口轻度红肿，挤压龟头，尿道口可见少许浆液性分泌物。分泌物涂片未见革兰氏阴性双球菌。最有可能的诊断是
　　A. 生殖道衣原体感染　B. 梅毒　　　　　　　C. 淋病

D. 生殖器疱疹　　　　　　　E. 巨细胞病毒感染(2024)

189. 女,24岁。外阴瘙痒伴阴道分泌物明显增多1周。妇科检查:阴唇后联合散在粉色小乳头状突起。最可能的诊断是
    A. 淋病　　　　　　B. 外阴炎　　　　　　C. 尖锐湿疣
    D. 外阴肿瘤　　　　E. 梅毒

190. 女性,30岁。阴唇小丘疹1个月。查体:阴唇后联合处淡红色皮疹,小丘疹,针尖大小,10余个,其中,2个体积较大,呈疣状,质地柔软,无触痛,醋酸白试验阳性。若取组织活检,其病理特征是
    A. 可见凹空细胞　　　B. 浆细胞浸润　　　　C. 嗜酸性粒细胞增多
    D. 中性粒细胞浸润　　E. 嗜碱性粒细胞增多(2024)

191. 确诊为女性生殖器尖锐湿疣,不适宜的治疗是
    A. 50%三氯醋酸　　　B. 冷冻　　　　　　　C. 激光
    D. 口服红霉素　　　　E. 微波

192. 新生儿沙眼衣原体感染的主要途径是
    A. 呼吸道感染　　　　B. 宫内感染　　　　　C. 乳汁感染
    D. 产道感染　　　　　E. 唾液感染

193. 经产妇,28岁,妊娠30周。阴道分泌物增多半个月。查体:外阴可见多个鸡冠状、指状突起。该患者不适宜的治疗是
    A. 局部微波　　　　　B. 局部冷冻　　　　　C. 激光治疗
    D. 三氯醋酸局部涂擦　E. 干扰素软膏局部涂擦

194. 引起以泌尿生殖系统化脓性感染为主要表现的性传播疾病病原体是
    A. 人乳头瘤病毒　　　B. 淋病奈瑟菌　　　　C. 苍白密螺旋体
    D. 金黄色葡萄球菌　　E. 沙眼衣原体

195. 女,22岁,妊娠30周。外阴灰白色疣状物伴瘙痒、灼痛不适半个月。外阴皮损病理学检查见凹空细胞。最可能的诊断是
    A. 梅毒　　　　　　　B. 尖锐湿疣　　　　　C. 淋病
    D. 细菌性阴道病　　　E. 滴虫阴道炎

    A. 苍白密螺旋体　　　B. 人乳头瘤病毒　　　C. 沙眼衣原体
    D. 解脲支原体　　　　E. 人免疫缺陷病毒

196. 梅毒的病原体是
197. 艾滋病的病原体是
198. 尖锐湿疣的病原体是

    A. 红霉素　　　　　　B. 头孢曲松　　　　　C. 氧氟沙星
    D. 青霉素　　　　　　E. 克林霉素

199. 孕妇感染生殖道沙眼衣原体首选的治疗药物是
200. 孕妇感染苍白密螺旋体首选的治疗药物是

    A. 呼吸道传播　　　　B. 虫媒传播　　　　　C. 性接触传播
    D. 消化道传播　　　　E. 血液传播

201. 登革病毒的传播方式是经
202. 人乳头瘤病毒的传播方式是经

    A. 青霉素　　　　　　B. 多西环素　　　　　C. 四环素

D. 头孢曲松　　　　　　　E. 红霉素

203. 治疗淋病首选的药物是
204. 孕妇患梅毒时首选的治疗药物是

A. 单纯疱疹病毒　　　B. 人乳头瘤病毒　　　C. 麻疹病毒
D. 冠状病毒　　　　　E. 水痘-带状疱疹病毒

205. 男，25岁。包皮周围出现散在小水疱，疱液清亮，可自行结痂、好转自愈，但劳累后可再次发作。最可能感染的病原体是

206. 女，30岁。大小阴唇、阴道口见菜花状赘生物，粉红色。最可能感染的病原体是（2022）

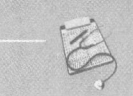

第十四篇　神经病学

第1章　神经病学概论

（执业医师及助理医师均需掌握）

1. 患者，男，40岁。因双眼右侧偏盲就诊。查体：双眼均右侧偏盲，右侧直接对光反射消失，无肢体运动和感觉障碍。该患者最可能的受损部位是
   A. 视神经　　　　　　B. 视交叉　　　　　　C. 视束
   D. 视辐射　　　　　　E. 枕叶视中枢（2024）

2. 当左侧三叉神经麻痹时，不会出现的临床症状是
   A. 左侧面部感觉障碍　　B. 左侧咀嚼肌瘫痪　　C. 左侧面部表情肌瘫痪
   D. 张口时下颌偏向左侧　　E. 左侧角膜反射消失

3. 人体司味觉的脑神经是
   A. 面神经和三叉神经　　B. 面神经和舌下神经　　C. 面神经和舌咽神经
   D. 三叉神经和迷走神经　　E. 舌下神经和舌咽神经

4. 受损后造成软腭、咽喉部肌肉麻痹的神经核是
   A. 迷走神经背运动核　　B. 下涎核　　C. 面神经核
   D. 疑核　　E. 三叉神经运动核

5. 迷走神经的耳郭凹面躯体感觉纤维中枢支终止于
   A. 下涎核　　B. 迷走神经背核　　C. 三叉神经脊束核
   D. 疑核　　E. 孤束核

6. 只受对侧大脑运动皮质支配的脑神经运动核为
   A. 三叉神经运动核　　B. 迷走神经背核　　C. 疑核
   D. 舌下神经核　　E. 动眼神经核

7. 左上睑下垂，左眼内收及上下视受限，左瞳孔散大，直接、间接对光反射均消失。病变部位是
   A. 视神经　　B. 三叉神经　　C. 动眼神经
   D. 展神经　　E. 滑车神经

8. 下运动神经元性瘫痪的主要表现为
   A. 腱反射亢进　　B. 肌肉萎缩不明显　　C. 肌张力增加
   D. 病理征阳性　　E. 肌电图无神经电位（2024）

9. 双侧四肢远端出现手套袜子样麻木，病变的定位多在
   A. 脊髓后根　　B. 神经丛　　C. 神经末梢
   D. 脊髓后角　　E. 神经干

10. 锥体束受损的病理征不包括
    A. Babinski 征　　B. Chaddock 征　　C. Gordon 征
    D. Oppenheim 征　　E. Brudzinski 征（2024）

11. 引出 Chaddock 征提示
    A. 皮质脑干束损害　　　　B. 脊髓丘脑束损害　　　　C. 锥体束损害
    D. 薄束损害　　　　　　　E. 楔束损害

12. 男,72 岁。乏力,走路不稳 3 个月。查体:肌张力减低,共济失调,意向性震颤,指鼻试验阳性。该患者最可能的病变部位是
    A. 小脑　　　　　　　　　B. 皮质运动区　　　　　　C. 脑干
    D. 基底神经节　　　　　　E. 脊髓

13. 患者头晕,行走不稳,指鼻试验阳性。其病损部位在
    A. 基底节区　　　　　　　B. 小脑　　　　　　　　　C. 大脑皮质
    D. 下丘脑　　　　　　　　E. 脊髓(2022)

14. 男,48 岁。头痛、眩晕 3 天。高血压病史 10 年。查体:血压 180/100mmHg,心率 62 次/分,右眼水平方向眼球震颤,右侧指鼻试验阳性,右侧跟-膝-胫试验阳性。为明确诊断,应选择的检查是
    A. 脑电图　　　　　　　　B. 脑脊液检查　　　　　　C. 颅脑 CT
    D. 颈部彩超　　　　　　　E. 脑血管检查(2024)

15. 男,75 岁。因左臂丛损伤频发左上臂疼痛,该疼痛属于
    A. 痛觉倒错　　　　　　　B. 痛觉过敏　　　　　　　C. 放射性痛
    D. 扩散性痛　　　　　　　E. 牵涉痛

16. 男,70 岁。因观看足球比赛突然晕倒而入院治疗。查体发现左侧上、下肢瘫痪,腱反射亢进,左侧眼裂以下面瘫,伸舌时舌尖偏向左侧。左半身深、浅感觉消失。双眼左侧半视野缺失,瞳孔对光反射存在。考虑病变的部位在
    A. 左侧中央前、后回　　　B. 右侧中央前回　　　　　C. 左侧内囊
    D. 右侧内囊　　　　　　　E. 右侧中央后回

17. 男,35 岁。外伤后致双下肢瘫痪。查体:双上肢肌张力和肌力正常,双下肢肌力 2 级,双侧膝、踝反射亢进。其受损的部位是
    A. 传入神经元　　　　　　B. 前角细胞　　　　　　　C. 胸段脊髓
    D. 颈段脊髓　　　　　　　E. 腰段脊髓

18. 一侧颈 5 平面以下痛觉消失,对侧深感觉消失,病变部位在
    A. 脊髓横贯　　　　　　　B. 脊髓后根　　　　　　　C. 脊髓半侧
    D. 脊髓前联合　　　　　　E. 脊髓后角

19. 男,65 岁。右侧肢体运动障碍、失语 12 小时,但能听懂他人的讲话内容,能按指示做相应的动作。既往糖尿病病史 10 年,血糖控制好。高血压病史 15 年,规则服药治疗,血压控制在 130/80mmHg 左右。对诊断最有价值的辅助检查是
    A. 颈动脉 B 超　　　　　　B. 头颅 CT　　　　　　　 C. 超声心动图
    D. 经颅多普勒超声　　　　E. 脑电图

20. 患者,男,76 岁。晨起突发头痛,右半身麻木伴感觉缺失 1 小时。既往高血压病史 12 年。查体:右侧偏身感觉减退伴轻度自发疼痛,四肢肌力正常。病变最可能累及的部位是
    A. 下丘脑　　　　　　　　B. 上丘脑　　　　　　　　C. 左侧丘脑
    D. 右侧丘脑　　　　　　　E. 底丘脑

    A. Brudzinski 征　　　　　B. Babinski 征　　　　　　C. Romberg 征
    D. Kernig 征　　　　　　　E. Weber 综合征

21. 深睡眠时可能出现的体征是

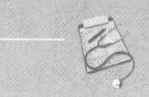

22. 小脑病损时可能出现的体征是

   A. Kernig 征阳性　　　　　B. 分离性感觉障碍　　　　C. Babinski 征阳性
   D. 共济失调　　　　　　　 E. 屈颈试验阳性

23. 1 岁以下正常婴儿可能出现的体征是
24. 颈 1~4 神经根刺激可能出现的体征是

   A. 感觉倒错　　　　　　　 B. 感觉过度　　　　　　　C. 感觉异常
   D. 感觉缺失　　　　　　　 E. 感觉过敏

25. 轻微刺激即可引起患者强烈感觉的是
26. 即使没有外界刺激患者也可有自发感觉的是
27. 抑制性感觉障碍可表现为

第 2 章　偏头痛与多发性硬化

一、偏头痛（执业医师及助理医师均需掌握）

28. 关于偏头痛的描述，错误的是

   A. 多为中重度疼痛　　　　 B. 多见于中青年女性　　　C. 可反复发作
   D. 多为先兆性头痛　　　　 E. 常伴恶心、呕吐（2024）

29. 男，31 岁。持续性头痛 6 天，自觉后枕部紧箍样疼痛，无恶心、畏光和畏声。查体：体温 36.5℃，血压 120/70mmHg，眼压无异常，张口颞颌关节无弹响，双颞肌和枕肌明显压痛，余神经系统检查无异常。脑 MRI 无异常。最可能的诊断是

   A. 血管性头痛　　　　　　 B. 颈椎病　　　　　　　　C. 无先兆偏头痛
   D. 颞颌关节紊乱　　　　　 E. 紧张型头痛

30. 患者，女，38 岁。发作性头痛 5 年。发作前视物模糊，有暗影。头痛部位不定，每次持续数小时至 24 小时。神经系统体检无异常。脑 CT 未见异常。其母有类似发作史。头痛发作早期的首选药物是

   A. 氟桂利嗪　　　　　　　 B. 吲哚美辛　　　　　　　C. 尼莫地平
   D. 曲普坦　　　　　　　　 E. 地西泮（2024）

31. 偏头痛的预防治疗药物是

   A. 麦角胺咖啡因　　　　　 B. 舒马曲普坦　　　　　　C. 苯噻啶
   D. 小剂量阿司匹林　　　　 E. 消炎痛

32. 下列药物中，可用于预防偏头痛发作的是

   A. 舒马曲普坦　　　　　　 B. 地西泮　　　　　　　　C. 普萘洛尔
   D. 甲芬那酸（甲灭酸）　　 E. 麦角胺咖啡因

33. 女，45 岁。反复发作额颞部搏动样头痛，伴恶心呕吐、怕光，每次发作持续 1~3 天。发作头痛前有视物变形和亮点。多次脑 CT 检查阴性。头痛发作时其首选治疗药物是

   A. 哌替啶　　　　　　　　 B. 麦角胺　　　　　　　　C. 舒马曲普坦
   D. 丙戊酸　　　　　　　　 E. 乙酰氨基酚

二、多发性硬化

2024 年执业医师新增考点

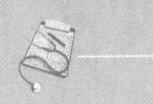

第3章 脑血管疾病

(执业医师及助理医师均需掌握)

34. 男,67岁。1天前就餐时突然右上肢无力,不能握拳,20分钟后恢复正常。反复发作3次,每次10~30分钟缓解。查体:脉搏75次/分,血压P150/90mmHg。神经系统无阳性体征。最可能的诊断是
    A. 短暂性脑缺血发作　　　　B. 脑出血　　　　　　　　C. 脑梗死
    D. 蛛网膜下腔出血　　　　　E. 失神发作(2022)

35. 女性,66岁。发作性右侧肢体无力伴言语不利2次,持续10分钟后缓解。既往高血压病史10年。颅脑CT未见异常。颈动脉CTA提示左侧大脑中动脉血流加快。该患者可能的诊断是
    A. 癫痫　　　　　　　　　　B. 脑出血　　　　　　　　C. 脑梗塞
    D. 自发性低血糖　　　　　　E. 短暂性脑缺血发作(2024)

36. 男,65岁。睡醒后发现右侧肢体无力,伴言语不利1小时。有高血压病史10年,未规律服药治疗。否认有糖尿病及血脂异常史。神经系统查体:神志清楚,运动性失语,右侧肢体肌力0级,两侧痛、温觉对称,右侧Babinski征(+)。头颅CT检查未见异常。最可能的诊断是
    A. 脑炎　　　　　　　　　　B. 脑肿瘤　　　　　　　　C. 缺血性卒中
    D. 脑出血　　　　　　　　　E. 蛛网膜下腔出血

37. 脑血栓形成最常见的病因是
    A. 血压偏低　　　　　　　　B. 高血压病　　　　　　　C. 红细胞增多症
    D. 各种脑动脉炎　　　　　　E. 脑动脉粥样硬化

38. 男,65岁。突发头痛、头晕和行走困难10小时。高血压和糖尿病病史10年。查体:神志清,颈有抵抗,对答尚清晰,双眼可见眼震,瞳孔等大且对光反射存在,无明确面舌瘫或肢体瘫痪,听力正常,腱反射对称,无深浅感觉异常,未引出病理征,行走步基宽大、不稳,直线行走不能。该患者最可能的诊断是
    A. 小脑出血破入脑室　　　　B. 原发性脑室出血　　　　C. 延髓出血破入脑室
    D. 脑桥出血破入脑室　　　　E. 丘脑出血破入脑室

39. 引起心源性脑栓塞最常见的病因是
    A. 心房颤动　　　　　　　　B. 心肌梗死　　　　　　　C. 心肌病
    D. 心脏手术　　　　　　　　E. 感染性心内膜炎

40. 男,35岁。3小时前进餐时无诱因突然出现剧烈头痛,以枕部为著,伴频繁呕吐、面色苍白,随即出现意识丧失10余分钟。查体:精神差,颈强直。CT示脑沟及脑池密度增高。正确的诊断是
    A. 蛛网膜下腔出血　　　　　B. 脑血管痉挛　　　　　　C. 脑栓塞
    D. 急性脑梗死　　　　　　　E. 急性脑膜炎

41. 导致偏瘫最常见的疾病是
    A. 吉兰-巴雷综合征　　　　 B. 癫痫　　　　　　　　　C. 急性脊髓炎
    D. 缺血性卒中　　　　　　　E. 蛛网膜下腔出血

42. 脑梗死包括
    A. 脑栓塞和脑血栓形成　　　B. 脑出血和脑血栓形成　　C. 脑出血和蛛网膜下腔出血
    D. 脑栓塞和脑出血　　　　　E. 短暂性脑缺血发作和脑血栓形成

43. 不属于延髓背外侧综合征(Wallenberg syndrome)临床表现的是
    A. 锥体束征阳性　　　　　　B. 眩晕、眼球震颤　　　　C. 交叉性感觉障碍

D. 同侧肢体共济失调 E. 饮水呛咳、吞咽困难

44. 心肌梗死后附壁血栓引起的脑血管疾病最常见的是
   A. 蛛网膜下腔出血 B. 脑血栓形成 C. 脑栓塞
   D. 脑出血 E. 脑动脉炎

45. 男,65岁。头昏、头痛10天。既往心房颤动病史10年。突发行走不稳,下肢无力。颅脑CT检查未见明显异常。最可能的诊断是
   A. 动脉粥样硬化血栓形成 B. 脑出血 C. 腔隙性脑梗死
   D. 硬脑膜下出血 E. 心源性脑栓塞(2024)

46. 基底节脑出血最常见的病因是
   A. 糖尿病 B. 原发性高血压 C. 出血性疾病
   D. 动脉粥样硬化 E. 脑动脉瘤

47. 女性,63岁。头痛、左侧肢体无力1天。既往高血压病史10年,血压控制欠佳。查体:血压180/110mmHg,浅昏迷,中枢性面舌瘫,左上肢肌力2级,左侧巴氏征阳性。颅脑CT示右侧内囊区高密度阴影。最可能的诊断是
   A. 蛛网膜下腔出血 B. 脑脓肿 C. 脑肿瘤
   D. 脑出血 E. 短暂性脑缺血发作(2024)

48. 女,19岁。因发热伴头痛、呕吐、烦躁2天于8月10日入院。查体:体温39.8℃,血压130/80mmHg。精神差,问话不能正确回答,颈抵抗,克尼格征及巴宾斯基征均阳性。该患者病变最严重的部位是
   A. 脑桥和小脑 B. 基底核和丘脑 C. 小脑和延髓
   D. 延髓和脑桥 E. 大脑皮质及丘脑

49. 高血压脑出血的好发部位是
   A. 脑干 B. 基底节 C. 小脑
   D. 脑室 E. 脑叶

50. 男,72岁。意识模糊伴剧烈呕吐3小时。高血压病史10余年。急诊头颅CT提示左侧基底节区高密度影。该患者最可能受损的血管是
   A. 大脑后动脉 B. 大脑中动脉 C. 大脑前动脉
   D. 颈内动脉 E. 豆纹动脉(2023)

51. 男,68岁,吸烟、饮酒40多年,有高血压病史。某年冬天晨起时发现左下肢不能动,入院后诊断为脑卒中。以下医生的建议,不合理的是
   A. 告知患者康复注意事项 B. 告知患者天气太冷是引发该病的直接因素
   C. 控制血压,预防再发 D. 告知患者定期来医院检查身体
   E. 不良生活方式是疾病原因之一,应戒烟限酒

52. 男,56岁。3个月前出现左侧肢体无力,经头颅CT检查,诊断为脑出血。高血压病史11年。查体:脉搏和呼吸正常,血压150/94mmHg,神志清,言语清晰,左侧肢体肌张力高,肌力4级,腱反射活跃,左侧Babinski征阳性。余神经系统无异常发现。下列长期药物治疗中,对此病有预防作用的是
   A. 他汀类 B. 降压药 C. 阿司匹林
   D. B族维生素 E. 尼莫地平

53. 适合手术治疗的高血压脑内血肿是
   A. 丘脑出血,深昏迷 B. 内囊型血肿,深昏迷 C. 脑桥出血,深昏迷
   D. 外侧型血肿,病情加重 E. 外侧型血肿,病情稳定

54. 自发性蛛网膜下腔出血的定性诊断检查是
   A. 腰椎穿刺 B. 头颅CT C. 头颅MRI

D. 脑血管造影 E. 头颅正侧位 X 线片

55. 与自发性蛛网膜下腔出血发病最不相关的因素是
    A. 动脉瘤的大小 B. 血压上升的程度 C. 性别
    D. 颅内压力的变化 E. 脑血管畸形范围

56. 最常见脑膜刺激征阳性的疾病是
    A. 蛛网膜下腔出血 B. 高血压脑病 C. 脑栓塞
    D. 脑血栓形成 E. 短暂性脑缺血发作

57. 女,65 岁。突发剧烈头痛后昏迷 1 小时。查体:深昏迷,颈强直,四肢无自主活动,肌张力高,腱反射活跃。头部 CT 示脑沟与脑池高密度影。最可能的诊断是
    A. 脑血栓形成 B. 脑栓塞 C. 短暂性脑缺血发作
    D. 蛛网膜下腔出血 E. 脑出血

    A. 低分子肝素 B. 阿司匹林 C. 巴曲酶
    D. 低分子右旋糖酐 E. 重组人纤溶酶原激活剂(rtPA)

58. 偶尔短暂性脑缺血发作的治疗应选用
59. 反复短暂性脑缺血发作的治疗应选用
60. 急性缺血性脑卒中起病 3 小时内的治疗可选用
61. 急性缺血性脑卒中起病 48 小时内的治疗应选用

    A. 分水岭脑梗死 B. 短暂性脑缺血发作 C. 脑栓塞
    D. 脑血栓形成 E. 腔隙性脑梗死

62. 导致脑梗死最常见的病因是
63. 心房颤动引起的常见卒中类型是
64. 相邻两血管供血区分界处缺血所导致的卒中类型是

(65~67 题共用题干)男,56 岁。心房颤动患者,突然发生命名物名困难。2 周来共发生过 5 次,每次持续 2~15 秒。查体无神经系统异常。脑 CT 无异常。

65. 可能的诊断是
    A. 脑动脉瘤 B. 脑血栓形成 C. 脑出血
    D. 脑血管畸形 E. 短暂性脑缺血发作

66. 主要累及的血管是
    A. 基底动脉系 B. 椎动脉系 C. 颈内动脉系
    D. 大脑后动脉 E. 大脑前动脉

67. 最适宜的预防治疗是
    A. 阿司匹林 B. 华法林 C. 丙戊酸钠
    D. 胞二磷胆碱 E. 降纤酶

(68~70 题共用题干)男,64 岁,患糖尿病 15 年。今晨起床时发现吐字不清,右侧肢体不能活动。无明显头痛及呕吐。起病 3 小时后急诊入院。查体:患者神志清楚,血压 110/75mmHg,失语,右侧面瘫、舌瘫,右侧上、下肢肌力 3 级,右半身痛觉减退。急诊头颅 CT 检查未见异常。查血糖 5.5mmol/L。

68. 该患者最可能的诊断是
    A. 脑血栓形成 B. 脑出血 C. 脑栓塞
    D. 蛛网膜下腔出血 E. 癫痫发作

69. 该患者病变的部位可能在

A. 右侧大脑中动脉 B. 左侧大脑中动脉 C. 右侧大脑前动脉
D. 左侧大脑前动脉 E. 基底动脉

70. 该患者的首选治疗为
    A. 抗凝治疗 B. 溶栓治疗 C. 抗血小板聚集治疗
    D. 经皮腔内血管成形术 E. 外科手术治疗

(71~73题共用题干)男,58岁。外出途中突然头痛、眩晕,伴呕吐、走路不稳前来急诊。查体:血压180/105mmHg,心率62次/分,双眼向右水平震颤,右手指鼻不准,右侧跟膝胫试验阳性。

71. 最可能的诊断是
    A. 右小脑半球出血 B. 脑桥出血 C. 基底节区出血
    D. 右枕叶出血 E. 右大脑梗死

72. 为进一步明确诊断,应采取的主要措施是
    A. 脑血管造影 B. 详细追问有关病史 C. 脑电图
    D. 头颅CT E. 脑脊液检查

73. 首先应采取的处理措施是
    A. 利血平降血压 B. 快速静脉滴注地塞米松10mg
    C. 降低颅内压 D. 肌内注射苯巴比妥钠预防癫痫
    E. 若CT示出血达到5ml时,行手术治疗

(74~76题共用题干)男性,58岁。突然头痛呕吐,伴意识丧失30分钟。查体:神志清楚,颈抵抗,克尼格征阳性。右侧上睑下垂,右侧瞳孔4mm,对光反射消失。

74. 最可能的诊断是
    A. 脑梗死 B. 蛛网膜下腔出血 C. 高血压脑出血
    D. 脑动静脉畸形出血 E. 颅脑肿瘤

75. 最好的诊断措施是
    A. 腰椎穿刺 B. 脑电图 C. 视力检查
    D. 头颅CT E. 视神经孔像

76. 引起患者右侧上睑下垂、右侧瞳孔散大的最可能原因是
    A. 面神经麻痹 B. 动眼神经麻痹 C. 小脑幕切迹疝
    D. 糖尿病眼底病 E. 右侧视神经损害

第4章 单纯疱疹病毒性脑炎与重症肌无力

一、单纯疱疹病毒性脑炎(执业医师需掌握)

尚未出题

二、重症肌无力(执业医师需掌握)

77. 儿童重症肌无力的临床特点是
    A. 多局限于眼外肌瘫痪 B. 局限于四肢肌无力 C. 易发生重症肌无力危象
    D. 严重全身无力 E. 易发生延髓肌瘫痪

78. 重症肌无力患者出现反拗危象时的正确治疗原则是

A. 鼻饲大剂量吡啶斯的明和人工辅助呼吸 B. 肌内注射新斯的明和人工辅助呼吸
C. 静脉注射腾喜龙和人工辅助呼吸 D. 静脉注射洛贝林和人工辅助呼吸
E. 人工辅助呼吸

79. 患者，女性，42岁。双眼睑交替下垂、视物成双伴吞咽困难2个月。劳累时加重，休息后减轻。为明确诊断，无须进行的检查是
    A. 新斯的明试验 B. 胸部 MRI 检查 C. 常规肌电图检查
    D. 肌疲劳试验 E. 乙酰胆碱抗体检测（2024）

80. 女，35岁。1年前出现右眼睑下垂、视物成双，伴四肢无力，休息后减轻，疲劳后加重。半年前出现右眼睑下垂伴饮水呛咳、声音嘶哑。该病的产生机制是
    A. 运动神经末梢电压门控 Ca^{2+} 通道失活 B. 终板膜上的乙酰胆碱受体受到破坏
    C. 终板膜因胆碱酯酶失活而持续去极化 D. 神经-骨骼肌接头处乙酰胆碱释放减少
    E. 骨骼肌肌膜上的电压门控 Na^+ 通道失活

81. 女，26岁。感冒后出现全身无力，双眼睑下垂3天，晨起症状较轻，活动后加重。对该患者不必要的检查是
    A. 胸腺 CT B. 肌肉活检 C. 重复神经电刺激
    D. 甲状腺功能检查 E. 新斯的明试验

82. 重症肌无力患者应避免应用的药物是
    A. 青霉素 B. 万古霉素 C. 免疫球蛋白G
    D. 头孢噻肟 E. 盐酸小檗碱（2020、2022）

83. 重症肌无力患者应用胆碱酯酶抑制剂可出现的症状是
    A. 瞳孔散大 B. 心率增快 C. 心输出量增加
    D. 口干 E. 呼吸困难

84. 重症肌无力胆碱能危象是由于
    A. 抗胆碱酯酶活性消失 B. 抗胆碱酯酶药物用量不足 C. 抗胆碱酯酶药物过敏
    D. 抗胆碱酯酶药物过量 E. 抗胆碱酯酶药物作用突然消失

85. 不支持重症肌无力诊断的临床依据是
    A. 波动性眼睑下垂和复视 B. 四肢肌无力晨轻暮重 C. 低频电刺激电位衰竭>10%
    D. 运动后四肢易疲劳 E. 疲劳试验休息后症状无改善

86. 原发性醛固酮增多症患者出现肌无力的原因是
    A. 持续性高血压 B. 血钠潴留过多 C. 持久尿量过多
    D. 尿钾排出增多 E. 血钾浓度降低

87. 频发的周期性瘫痪应选的治疗是
    A. 胸腺摘除 B. 乙酰唑胺 C. 泼尼松
    D. 吡啶斯的明 E. 卡马西平

A. 眼裂正常，瞳孔扩大，直接对光反射迟钝 B. 眼裂扩大，瞳孔缩小，直接对光反射正常
C. 眼裂变小，瞳孔缩小，直接对光反射正常 D. 眼裂变小，瞳孔正常，直接对光反射正常
E. 眼裂变小，瞳孔扩大，直接对光反射消失

88. 动脉瘤性动眼神经麻痹的临床表现是
89. 霍纳综合征的临床表现是
90. 重症肌无力眼肌型的临床表现是

(91~93题共用题干) 女性，30岁。患甲状腺功能亢进症2年。夜间突然出现双下肢软瘫。查体：神

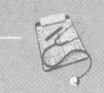

志清楚,血压120/55mmHg,心率100次/分,律齐。双侧甲状腺弥漫性Ⅱ度肿大,无血管杂音。双下肢膝反射减退,无肌萎缩,Babinski征阴性。颅脑CT无异常。

91. 本病最可能的诊断是甲状腺功能亢进症合并
    A. 甲状腺毒症心脏病　　B. 甲状腺功能亢进性肌炎　　C. 重症肌无力
    D. 周期性瘫痪　　　　　E. 癔症

92. 导致患者双下肢瘫痪的直接原因是
    A. 重症肌无力　　　　　B. 脑栓塞　　　　　　　　　C. 血钾过低
    D. 血钾过高　　　　　　E. 血钙过低

93. 此患者的急救处理是
    A. 气管插管人工呼吸　　B. 静脉注射钙剂　　　　　　C. 静脉滴注氯化钾
    D. 纠正电解质紊乱　　　E. 抗凝治疗

第5章　帕金森病与癫痫

一、帕金森病(执业医师及助理医师均需掌握)

94. 男,70岁。右侧肢体动作迟缓伴震颤半年。查体:右侧肢体静止性震颤,肌张力齿轮样增高。病变可能的部位是
    A. 大脑皮质　　　　　　B. 黑质　　　　　　　　　　C. 小脑
    D. 内囊　　　　　　　　E. 脑桥

95. 帕金森病最特征的体征是
    A. 写字过大　　　　　　B. 前倾慌张步态　　　　　　C. 出现14～16Hz频率震颤
    D. 宽基步态　　　　　　E. 行走不稳,易摔倒(2024)

96. 男,70岁。服用氟桂利嗪3个月后出现动作徐缓、僵硬,手部震颤,跌倒一次。美多巴治疗无效。查体:智能正常,面具脸,四肢肌力正常,肌张力高。最可能的诊断是
    A. 血管性帕金森综合征　B. 帕金森叠加综合征　　　　C. 药物性帕金森综合征
    D. 外伤性帕金森综合征　E. 原发性帕金森病

97. 男,72岁。右手震颤伴动作缓慢6年,翻身困难1年,诊断为帕金森病。有青光眼和轻度肾功能不全病史,无消化性溃疡史。服用复方左旋多巴时症状改善明显,近1年来疗效减退,单剂疗效仅3小时。为改善症状,最合适增加的药物是
    A. 金刚烷胺　　　　　　B. 溴隐亭　　　　　　　　　C. 苯甲托品
    D. 司来吉兰　　　　　　E. 苯海索

(98~101题共用题干)男,68岁。无明显诱因出现行动迟缓、随意运动减少1年余,慌张步态。体检见面容呆板,双眼凝视,静止性震颤,双侧肢体肌张力明显增高。无感觉障碍。头颅CT检查正常。

98. 本例最可能的诊断是
    A. 小舞蹈病　　　　　　B. 亨廷顿病　　　　　　　　C. 帕金森病
    D. 肝豆状核变性　　　　E. 肌张力障碍

99. 治疗首选
    A. 地西泮　　　　　　　B. 氯丙嗪　　　　　　　　　C. D-青霉胺
    D. 左旋多巴　　　　　　E. 多巴胺

100. 若经上述治疗,不能缓解的症状是
    A. 面容呆板　　　　　　　B. 随意运动减少　　　　　C. 静止性震颤
    D. 肌张力明显增高　　　　E. 行动迟缓

101. 本病治疗的目的主要是
    A. 治愈疾病　　　　　　　B. 改善症状　　　　　　　C. 防止并发症
    D. 阻止病情进展　　　　　E. 避免神经系统受损

二、癫痫(执业医师及助理医师均需掌握)

102. 继发性癫痫的临床特征是
    A. 脑内无器质性病变　　　B. 抗癫痫药疗效不佳　　　C. 由其他疾病引起
    D. 儿童开始发病　　　　　E. 不能归入部分性或全面发作类型

103. 男,20岁。近半年来常无诱因出现短暂意识丧失,伴左上肢节律性抽动及口角抽动,持续数分钟。最可能的癫痫类型是
    A. 肌阵挛发作　　　　　　B. 强直阵挛发作　　　　　C. 单纯部分性发作
    D. 复杂部分性发作　　　　E. 失神发作

104. 男,15岁。近期在用手机玩游戏或吃饭时突然发呆,发作时手中持物掉落,每次约数秒,清醒后对发作无记忆。既往无脑外伤史,智力发育正常。神经系统检查未见阳性体征。最可能的诊断是
    A. 强直-阵挛性发作　　　　B. 复杂部分性发作　　　　C. 单纯部分性发作
    D. 肌痉挛性发作　　　　　E. 失神发作(2024)

105. 男,17岁。考试中突然意识丧失,手中钢笔掉在地上,全身强直伴抽搐,约1分钟后逐渐缓解,约10分钟后神志转清,过后对上述情况全无记忆,以后反复有类似发作。最可能的癫痫发作类型是
    A. 单纯性发作　　　　　　B. 强直-阵挛发作　　　　　C. 失神发作
    D. 复杂部分性发作　　　　E. 单纯部分性发作

106. 患者,男孩,10岁。上课时突然见讲台上老师变成"数寸长短的小人",5~10秒后此现象消失。伴随不自主发笑,事后不能回忆发笑之事。3周内反复发作9次。查体和头颅MRI未见异常。可能的癫痫发作类型是
    A. 单纯运动性发作　　　　B. 单纯部分性发作　　　　C. 复杂部分性发作
    D. 单纯感觉性发作　　　　E. 失神发作

107. 诊断癫痫主要依靠
    A. 脑电图检查　　　　　　B. 神经系统检查　　　　　C. 脑CT
    D. 临床表现　　　　　　　E. 脑脊液检查

108. 癫痫中应用PET(正电子发射计算机断层)检查的重要目的是
    A. 鉴别癫痫发作与假性癫痫　B. 癫痫发作形式分类　　　C. 鉴别原发和继发性癫痫
    D. 指导药物的选择应用　　E. 癫痫病灶定位

109. 男,31岁。夏天突然四肢抽搐,强直,口吐白沫,小便失禁。整个发作约3分钟,事后无回忆。发作间歇期查体无异常。最可能的诊断是
    A. 晕厥　　　　　　　　　B. 癫痫　　　　　　　　　C. 脑血管意外
    D. 癔症　　　　　　　　　E. 中暑

110. 女,20岁。吵架后突然倒在沙发上,全身抽搐。查体:面色苍白,呼吸急促,眼睑紧闭,眼球乱动,瞳孔对称,对光反射存在,双侧Babinski征未引出。常规脑电图未见异常。最可能的诊断是
    A. 晕厥发作　　　　　　　B. 复杂部分性癫痫发作　　C. 全身强直阵挛癫痫发作
    D. 假性癫痫发作　　　　　E. 短暂性脑缺血发作

111. 临床上癫痫发作与假性癫痫发作的主要鉴别为发作时有
    A. 全身抽搐　　　　　　B. 突然跌倒　　　　　　C. 呼吸急促,喉中发出叫声
    D. 双手紧握,下肢僵直　　E. 伴瞳孔散大,对光反射消失
112. 全身强直-阵挛性发作和失神发作合并发生时,药物治疗首选
    A. 地西泮(安定)　　　　B. 乙琥胺　　　　　　　C. 苯妥英钠
    D. 苯巴比妥　　　　　　E. 丙戊酸钠
113. 男,36岁。3年内抽搐发作20余次。发作表现为无诱因的口角和右上肢抽搐,意识尚清,但不能对答,5～10秒后意识丧失伴全身抽搐。持续30秒后,逐渐停止。事后不能回忆发作过程。发作间期的神经系统检查和常规脑电图检查未见异常。针对该患者的治疗首选药物是
    A. 卡马西平　　　　　　B. 苯妥英钠　　　　　　C. 苯巴比妥
    D. 乙琥胺　　　　　　　E. 氯硝西泮
114. 女,22岁。间断癫痫发作5年。每次发作时意识不清,一直规律用药。近2周未用药,此次癫痫发作已持续35分钟,其治疗首选
    A. 静脉注射地西泮　　　B. 静脉注射丙戊酸钠　　C. 静脉注射苯妥英钠
    D. 静脉注射苯巴比妥　　E. 气管插管(2024)
115. 女,22岁。反复发作意识丧失、四肢抽搐6年。遵医嘱规律用药,2周前自行停用治疗药物。今日频繁抽搐发作,持续意识不清。应立即采取的处理措施是
    A. 气管插管,吸氧　　　　B. 鼻饲苯妥英钠　　　　C. 口服丙戊酸钠
    D. 肌内注射苯巴比妥　　E. 静脉注射地西泮(2024)

    A. 中央前回　　　　　　B. 锥体外系　　　　　　C. 小脑
    D. 枕叶　　　　　　　　E. 颞叶
116. 癫痫的复杂部分性发作的病损在
117. 帕金森病病损在

    A. 丙戊酸钠　　　　　　B. 苯巴比妥　　　　　　C. 地西泮
    D. 扑米酮　　　　　　　E. 卡马西平
118. 癫痫复杂部分性发作的首选药物是
119. 癫痫持续状态的首选药物是
120. 癫痫失神发作的首选药物是

    A. 托吡酯　　　　　　　B. 丙戊酸钠　　　　　　C. 卡马西平
    D. 氯硝西泮　　　　　　E. 乙琥胺
121. 治疗原发性三叉神经痛的首选药物是
122. 预防慢性偏头痛的药物是
123. 治疗典型失神发作的首选药物是
124. 治疗全面强直-阵挛发作合并典型失神发作的首选药物是(2021)

(125～126题共用题干)男,20岁。突发右侧面部和肢体抽搐1分钟,先是右侧口角和面部抽动,程度渐重,然后右上肢强烈抽动,最后右下肢抽动,无法用力制止,数分钟后缓解,发作时神志清,既往有脑外伤史,有频繁的类似发作2年,发作后查体无明显异常。
125. 患者发作的可能诊断是
    A. 单纯部分感觉性发作　B. 全身强直阵挛发作　　C. 假性癫痫发作
    D. 单纯部分性发作　　　E. 复杂部分性发作

126. 该患者治疗的首选药物是
    A. 拉莫三嗪   B. 卡马西平   C. 苯妥英钠
    D. 苯巴比妥   E. 托吡酯

第6章 视神经脊髓炎、急性脊髓炎与脊髓压迫症

一、视神经脊髓炎（执业医师及助理医师均需掌握）

127. 可以在体内发现 AQP4 抗体的疾病是
    A. 急性脊髓炎   B. 视神经脊髓炎   C. 脊髓震荡
    D. 脊髓肿瘤   E. 吉兰-巴雷综合征

二、急性脊髓炎

2024年助理医师新增考点

三、脊髓压迫症（执业医师需掌握）

(128~130题共用题干)成年男性。3个月来双下肢无力、麻木逐渐加重,背后疼痛且咳嗽时加剧。查体:左半侧胸8以下痛、温觉消失。右下肢肌力3级,腱反射亢进,Babinski 征阳性,右下肢足趾振动觉、位置觉消失。

128. 可能的诊断为
    A. 胸8附近脊髓髓内病变   B. 左胸8附近脊髓髓外病变   C. 右胸8附近脊髓髓内病变
    D. 胸8附近脊前动脉闭塞   E. 右胸8附近脊髓髓外病变

129. 病变脊髓处,MRI 表现为
    A. 正常脊髓   B. 脊髓梭形膨大,广泛低信号   C. 中央管扩大呈空腔
    D. 脊髓外高信号肿块 E. 脊髓不膨大,髓内广泛点状高信号

130. 该脊髓损害为
    A. 脊髓后角损害   B. 脊髓横贯性损害   C. Brown-Sequard 综合征
    D. 脊神经根损害   E. 脊髓后索和侧索联合损害

第7章 周围神经疾病

一、三叉神经痛（执业医师需掌握）

131. 面颊部有短暂反复发作的剧痛,检查时除"触发点"外无阳性体征,常见于
    A. 特发性面神经麻痹 B. 三叉神经痛   C. 症状性癫痫
    D. 面肌抽搐   E. 典型偏头痛

132. 左侧继发性三叉神经痛,除出现左面部痛觉减退外,尚有的体征为
    A. 左角膜反射消失,下颌向右偏斜   B. 左角膜反射存在,下颌向右偏斜
    C. 左角膜反射消失,下颌无偏斜   D. 左角膜反射消失,下颌向左偏斜
    E. 左角膜反射存在,下颌无偏斜

133. 女,28岁。频繁发作右下颌区剧烈疼痛3个月,呈闪电样、刀割样痛。洗脸、刷牙、讲话均可诱发。

听力正常,面部无麻刺感,张口无困难,查体:颞颌关节无明显压痛。神经系统未见明显阳性体征。最可能的诊断是
  A. 舌咽神经痛　　　　　　B. 三叉神经痛　　　　　　C. 颞颌关节紊乱
  D. 腮腺炎　　　　　　　　E. 牙周炎

(134~136题共用题干)女性,85岁。20年来反复发作右面部闪电样疼痛,说话和鼻翼旁触摸诱发疼痛。今年已痛10个月未缓解,伴面部肌肉反射性抽搐,口角偏向患侧。诊断为三叉神经痛。

134. 若为原发性三叉神经痛,应具备的条件是
  A. 右角膜反射和右面部痛、温觉减退　　B. 右面部分离性感觉障碍
  C. 右角膜反射存在,右面部、温觉正常　　D. 右角膜反射存在,右侧咀嚼肌无力
  E. 右角膜反射减退,右侧咀嚼肌无力

135. 选用卡马西平镇痛的有效率为
  A. 40%~50%　　　　　　B. 50%~60%　　　　　　C. 60%~70%
  D. 70%~80%　　　　　　E. 90%

136. 若患者药物镇痛无效,又出现肺气肿,不宜全身麻醉,选择最佳治疗方法为
  A. 三叉神经显微血管减压　　B. 射频热凝术　　C. 三叉神经切断
  D. 三叉神经脊髓束切断　　　E. 枕下开颅三叉神经减压

二、特发性面神经麻痹(执业医师及助理医师均需掌握)

137. 急性面神经炎的临床表现是
  A. 偏侧面部疼痛　　　　B. 偏侧面部全部表情肌瘫痪　　C. 偏侧面上部表情肌瘫痪
  D. 偏侧面下部表情肌瘫痪　E. 偏侧面部全部表情肌抽搐

138. 男,20岁,早上起床后突感右乳突区疼痛,刷牙时漱口水从右口角流出,吃饭时感食物滞留右颊部,右耳听觉过敏。既往史无异常。查体:右眼闭合无力,右鼻唇沟变浅,右鼓腮漏气,口角左歪。最可能的诊断是
  A. 面神经麻痹　　　　　B. 乳突炎　　　　　　　C. 腮腺炎
  D. 中耳炎　　　　　　　E. 脑干脑炎(2024)

139. 女,35岁。刷牙时流口水1周。查体:口角歪向左侧,右侧鼻唇沟变浅,右侧额纹消失,Bell征阳性。最可能的诊断是
  A. 脑血管病　　　　　　B. 吉兰-巴雷综合征　　　C. 面神经炎
  D. 三叉神经痛　　　　　E. 蛛网膜下腔出血(2024)

140. 下列面神经炎治疗措施无效的是
  A. 复合维生素B　　　　B. 糖皮质激素　　　　　C. 抗病毒药物
  D. 物理治疗　　　　　　E. 非甾体抗炎药

三、吉兰-巴雷综合征(执业医师及助理医师均需掌握)

141. 吉兰-巴雷综合征的典型临床表现为四肢远端
  A. 仅有感觉障碍　　　　B. 感觉障碍比运动障碍明显　　C. 疼痛明显
  D. 感觉障碍比运动障碍轻　E. 感觉障碍和运动障碍均十分严重(2024)

142. Fisher综合征的最主要临床特征是
  A. 四肢弛缓性瘫痪伴眼外肌麻痹　　　B. 四肢对称性弛缓性瘫痪伴双侧面瘫
  C. 双侧对称性眼外肌和面肌麻痹　　　D. 眼外肌麻痹、共济失调、腱反射消失
  E. 由下肢逐渐向上肢进展的对称性弛缓性瘫痪

143. 高颈段急性脊髓炎休克期与吉兰-巴雷综合征急性期的主要区别是
    A. 严重尿潴留　　　　　　　B. 弛缓性瘫痪　　　　　　　C. 肌张力降低
    D. 呼吸肌麻痹　　　　　　　E. 腱反射消失

144. 吉兰-巴雷综合征危及患者生命的最主要的临床情况是
    A. 肺部感染　　　　　　　　B. 误吸　　　　　　　　　　C. 电解质紊乱
    D. 心肌炎　　　　　　　　　E. 呼吸肌麻痹

145. 吉兰-巴雷综合征的脑脊液蛋白-细胞分离是指
    A. 蛋白质正常,细胞数正常　　B. 蛋白质增高,细胞数正常　　C. 蛋白质增高,细胞数降低
    D. 蛋白质降低,细胞数增高　　E. 蛋白质正常,细胞数增高

146. 患者,男,35岁。四肢无力、手套-袜套样感觉异常。最可能的诊断是
    A. 吉兰-巴雷综合征　　　　　B. 重症肌无力　　　　　　　C. 多发性肌炎
    D. 急性脊髓炎　　　　　　　E. 周期性麻痹

147. 男,18岁。进行性四肢无力伴麻木3天。无大、小便失禁。发病前3周有上呼吸道感染史。查体:四肢肌力3级,肌张力低,腱反射消失,病理征未引出。心电图未见明显异常。最可能的诊断是
    A. 周期性瘫痪　　　　　　　B. 吉兰-巴雷综合征　　　　　C. 急性脊髓炎
    D. 重症肌无力　　　　　　　E. 多发性肌炎(2024)

(148~149题共用题干)患者,女性,30岁。3周前患上呼吸道感染痊愈,4天前出现双小腿无力伴刺痛感,且逐渐加重。查体:双下肢肌力3级,膝反射减弱,双小腿皮肤对称性感觉减退,两侧腓肠肌压痛阳性。

148. 最可能的诊断是
    A. 急性脊髓炎　　　　　　　B. 急性横贯性脊髓炎　　　　C. 周期性瘫痪
    D. 脊髓压迫症　　　　　　　E. 吉兰-巴雷综合征

149. 治疗首选
    A. 抗生素　　　　　　　　　B. 抗病毒药物　　　　　　　C. 皮质类固醇
    D. 血浆置换　　　　　　　　E. 抗凝治疗

(150~151题共用题干)男,18岁。5天前晨起双下肢无力,当天下午不能独立行走,第2天出现双上肢不能抬举。无意识障碍、惊厥发作、视物不清、言语含糊。二便正常。查体:神志清、眼球运动正常,四肢肌张力低,上肢肌力3~4级,四肢腱反射消失,肢体感觉异常,未引出病理征。

150. 该患者的病变部位可能位于
    A. 中枢　　　　　　　　　　B. 内囊　　　　　　　　　　C. 脑干
    D. 周围神经　　　　　　　　E. 小脑

151. 为明确诊断,应对患者进行的检查是
    A. CT　　　　　　　　　　　B. B超　　　　　　　　　　C. X线
    D. 心电图　　　　　　　　　E. 神经传导速度检查

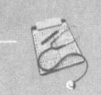

第十五篇　精神病学

第1章　概述与症状学

（执业医师及助理医师均需掌握）

1. 属于虚幻的知觉体验是
   A. 幻觉　　　　　　　　　B. 妄想　　　　　　　　　C. 人格
   D. 错觉　　　　　　　　　E. 知觉改变

2. 属于幻觉的情况是
   A. 觉得自己被红外线控制　　　　　B. 看到别人说话，觉得是在议论自己
   C. 把输液管看成蛇　　　　　　　　D. 独处时听见有人叫自己去跳楼
   E. 感觉自己的鼻子越来越大（2024）

3. 患者知觉体验中表现为错觉的是
   A. 看见面前的高楼变矮　　B. 将输液管看成一条蛇　　C. 感觉周围的事物变大
   D. 感觉皮肤上有蚂蚁在爬　E. 听见汽车喇叭里有骂她的声音

4. 下列不属于感知觉综合障碍的是
   A. 感觉周围的房子一会儿变大，一会儿又变小　B. 看到自己母亲的眼睛一时很大，一时又变小了
   C. 听到公交车的声音就听到自己被骂　　　　　D. 感觉自己的手一会儿变小，一会儿变大
   E. 感觉10米外的桌子距离自己很近，但一放杯子时掉在了地上

5. 下列关于幻觉的叙述，最准确的是
   A. 错误的感知体验　　　B. 虚幻的知觉体验　　　C. 歪曲的知觉体验
   D. 歪曲的感觉体验　　　E. 虚幻的感觉体验

6. 男，35岁。诊断为"酒精所致精神障碍"。入院后感到身体表面有许多虫子在皮肤上爬行、瘙痒难忍、烦躁不安。此症状最可能是
   A. 感觉过敏　　　　　　　B. 感觉倒错　　　　　　　C. 幻触
   D. 本体幻觉　　　　　　　E. 错觉

7. 患者在空旷的操场上散步时突然听到两个声音为患者衣着是否暴露而争吵不休，各说各理，而此时周围并无他人。这个症状是
   A. 思维化声　　　　　　　B. 思维鸣响　　　　　　　C. 争论性幻听
   D. 评论性幻听　　　　　　E. 命令性幻听

8. 每当听到电话铃声的同时就听到辱骂自己的声音，该症状是
   A. 心因性幻听　　　　　　B. 元素性幻听　　　　　　C. 反射性幻听
   D. 假性幻听　　　　　　　E. 功能性幻听

9. 对客观事物整体的感知正确，但对个体属性的感知错误。以下症状符合该描述的是
   A. 幻觉　　　　　　　　　B. 谵妄　　　　　　　　　C. 视物变形症
   D. 错觉　　　　　　　　　E. 妄想

10. 男,28岁。其看见或听到"和平"二字时,马上想起"战争";看见或听到"安全"二字时,便想到"危险"二字。此症状是
    A. 强迫性穷思竭虑   B. 强迫意向   C. 牵连观念
    D. 超价观念   E. 强迫性对立观念

11. 患者将一盏球形灯看成是一副娃娃脸的画面,此现象是
    A. 视物变形   B. 幻视   C. 错视
    D. 非真实感   E. 妄想

12. 女性,20岁。医生询问其职业时,患者平静地回答:"今天逛超市,太阳出来了,天气很好,我在享受日光浴。"该患者的精神症状最可能是
    A. 思维奔逸   B. 思维破裂   C. 思维不连贯
    D. 病理性赘述   E. 强制性思维(2024)

13. 女,30岁,工人。医生检查问:"你在想什么?"答:"详细地讲就是细菌问题,细菌在我们脑子里有些冲动力,空气不大新鲜,也不奇怪,冻死苍蝇。"该患者的症状是
    A. 思维插入   B. 思维破裂   C. 思维云集
    D. 强制性思维   E. 音联意联

14. 患者,女性,15岁。自觉周围环境和事物失去了色彩和生机,感觉看什么东西都很遥远,背景物体都离自己很远,因而变得内向,不愿与人接触。最可能的诊断是
    A. 非真实感   B. 幻觉   C. 错觉
    D. 感觉减退   E. 内感性不适(2024)

15. 下列疾病中,最常出现思维贫乏的是
    A. 血管性痴呆   B. 精神发育迟缓   C. 抑郁症
    D. 精神分裂症   E. 神经衰弱

16. 强迫症的核心症状为
    A. 强迫行为   B. 强迫意向   C. 强迫表象
    D. 强迫性恐惧   E. 强迫观念

17. 男,28岁。近1年来认为自己的五脏六腑都已经腐烂、变空了。患者的症状是
    A. 幻觉   B. 虚构   C. 虚无妄想
    D. 感知综合障碍   E. 错觉

18. 不符合妄想特征的是
    A. 内容与客观现实不符合   B. 是一种病理的信念   C. 内容多与患者自身相关
    D. 内容受文化背景影响   E. 受教育程度越高越容易出现妄想

19. 男,28岁。以前精神正常,到某地出差刚下火车,突然感到要爆发战争了,因为好多人都往出口处跑。最可能的症状是
    A. 错觉   B. 幻觉   C. 感知综合障碍
    D. 原发性妄想   E. 继发性妄想

20. 不属于思维内容障碍的是
    A. 思维散漫   B. 被监视感   C. 被洞悉感
    D. 被控制感   E. 思维被播散

21. 女,26岁。半年来无原因认为同事指桑骂槐地议论她,街上行人的举动及电视内容都针对她。为之心情烦躁,不敢上班。该患者的精神症状最可能是
    A. 被害妄想   B. 情感脆弱   C. 影响妄想
    D. 关系妄想   E. 焦虑

22. 男,21岁。近6个月来在家中闭门不出,认为有人在拿自己做实验,用射线照射自己,有人监控自己,使自己活不下去了,只有躲在家中才安全。既往体健,无精神病家族史。该患者的主要症状为
   A. 关系妄想　　　　　　B. 被害妄想　　　　　　C. 夸大妄想
   D. 疑病妄想　　　　　　E. 内心被揭露感

23. 女,26岁,大学文化。3天前听到自己丈夫在空难中死亡的噩耗后,突然表现动作减少,目光呆滞,表情茫然,言语迟缓,对问话的回答只言片语。该患者的精神症状属于
   A. 偏执状态　　　　　　B. 抑郁状态　　　　　　C. 谵妄状态
   D. 亚木僵状态　　　　　E. 痴呆状态

24. 患者,男性,35岁。医生让他张口,他偏要紧闭牙关。医生让他坐下,他偏要站起。该症状为
   A. 主动性违拗　　　　　B. 被动性违拗　　　　　C. 木僵
   D. 缄默症　　　　　　　E. 强迫动作（2024）

25. 随境转移主要见于
   A. 精神分裂症　　　　　B. 适应障碍　　　　　　C. 躁狂症
   D. 脑器质性精神障碍　　E. 精神发育迟滞

26. 模仿动作常见于
   A. 精神分裂症　　　　　B. 抑郁症　　　　　　　C. 躁狂症
   D. 脑器质性精神障碍　　E. 老年痴呆

27. 以下疾病,最常出现智能障碍的是
   A. 焦虑症　　　　　　　B. 抑郁发作　　　　　　C. 精神分裂症
   D. 强迫障碍　　　　　　E. 脑器质性精神障碍

28. 外界轻微的刺激就容易引起情绪的强烈波动,或多愁善感,或兴奋激动。该症状是
   A. 情感幼稚　　　　　　B. 病理性激情　　　　　C. 情感倒错
   D. 情感脆弱　　　　　　E. 环性情绪

29. 男,35岁。近3个月经常感到不明原因的紧张、害怕,对生活中的琐事思虑多,自己不能控制,为此感到苦恼,坐立不安,主动就诊。患者存在的主要症状是
   A. 恐惧症状　　　　　　B. 惊恐发作　　　　　　C. 强迫症状
   D. 焦虑症状　　　　　　E. 强制思维

30. 属于情感活动减退的症状是
   A. 焦虑　　　　　　　　B. 情感淡漠　　　　　　C. 情感倒错
   D. 情感低落　　　　　　E. 情感脆弱

31. 有疑病妄想的患者到处求医,常表现为
   A. 意志消沉　　　　　　B. 意志减弱　　　　　　C. 意志增强
   D. 意志缺乏　　　　　　E. 犹豫不决

32. 协调性精神运动性兴奋常见于
   A. 激越性抑郁症　　　　B. 创伤后应激障碍　　　C. 广泛性焦虑障碍
   D. 精神分裂症青春型　　E. 躁狂发作

33. 自知力是指
   A. 对所服用药物的认知能力　　B. 对既往身体状况的认知能力　　C. 对躯体疾病的认知能力
   D. 对自身精神状况的认知能力　　E. 对未来身体状况的认知能力

34. 痴呆最常见于
   A. 精神分裂症　　　　　B. 脑器质性精神障碍　　C. 广泛性焦虑障碍
   D. 抑郁症　　　　　　　E. 躁狂症

35. 精神发育迟滞和痴呆最重要的鉴别是
    A. 理解力				B. 起病年龄				C. 分析概括能力
    D. 智力				E. 记忆力(2024)
36. 遗忘综合征的三大特点是
    A. 记忆障碍、幻觉、定向障碍		B. 记忆障碍、虚构、定向障碍		C. 谵妄、虚构、定向障碍
    D. 幻觉、虚构、定向障碍		E. 谵妄、幻觉、记忆障碍
37. 患者,男,68岁。直肠癌根治术后3天,手术顺利,白天昏睡,或被唤醒后又很快入睡,晚上惊恐不安,言语凌乱,难以理解,双上肢胡乱挥舞。患者突出的临床症状是
    A. 昏睡状态				B. 幻觉状态				C. 谵妄状态
    D. 躁狂状态				E. 妄想状态(2023)

    A. 思维被夺取			B. 思维被洞悉			C. 思维贫乏
    D. 思维散漫				E. 思维迟缓
38. 患者讲了一番话,但周围的医师们都不理解他要说什么问题,该症状为
39. 患者对医师的问题只能在表面上产生反应,缺乏进一步的联想,该症状为

    A. 强迫性思维			B. 强制性思维			C. 思维奔逸
    D. 思维插入				E. 思维中断
40. 患者反复出现一些想法,明知不必要和不合理,但无法摆脱。该症状为
41. 患者体验到脑内概念不断涌现,一个意念接着一个意念。该症状为(2024)

    A. 思维贫乏				B. 病理性赘述			C. 思维迟缓
    D. 思维散漫				E. 思维破裂
42. 患者在回答问题时需要医生反复提醒才能勉强回答,且语速慢,语量少,声音低微。该症状是
43. 患者在叙述一件事时思路曲折,加入许多不必要的细节,坚持一定要按他原来的方式讲完,最终才回到主题上来。该症状是

    A. 情感淡漠				B. 抑郁状态				C. 痴呆状态
    D. 脑衰弱综合征			E. 缄默状态
44. 意识清楚,记忆力差,生活自理能力下降,缺乏同情心,本能活动增多,常见于
45. 意识清楚,兴趣减退,思维迟缓,言语动作减少,常见于

    A. 赘述症				B. 持续言语				C. 模仿言语
    D. 刻板言语				E. 思维散漫
46. 患者在回答问题时对前一个问题的答案要重复多次才能转入后一个问题。该症状为
47. 患者不断地无目的地重复某些简单的言语。该症状为

第2章 神经认知障碍

(执业医师及助理医师均需掌握)

48. 阿尔茨海默病的早期症状主要为
    A. 性格改变				B. 记忆减退				C. 情绪急躁易怒
    D. 幻觉				E. 妄想(2020)

第十五篇 精神病学
第3章 精神活性物质使用所致障碍

49. 患者,男性,67岁。渐进性记忆力减退4年。经常出现差错,刚刚做过的事转身就忘了,生活不能完全自理,有时外出后不能认识回家的路。既往无高血压、动脉粥样硬化、糖尿病病史。该患者最可能的诊断是
    A. 帕金森病   B. 抑郁症   C. 血管性神经认知障碍
    D. 精神分裂症   E. 阿尔茨海默病(2024)

    A. 常有妄想   B. 早期出现人格改变   C. 有意识障碍
    D. 有记忆障碍和智能障碍   E. 常有错觉、幻觉

50. 阿尔茨海默病和血管性痴呆的共同点是

51. 阿尔茨海默病区别于血管性痴呆的特点是(2021)

    (52~54题共用题干)男,59岁。进行性记忆力下降6个月。怀疑有人偷自己的东西,认为爱人对自己不忠诚,常与邻居发生争执,有时尾随年轻女性,行为幼稚、任性。因家人无法管理而住院治疗。既往无脑血管病史。生命体征及神经系统检查正常。

52. 该患者最可能的诊断是
    A. 偏执性精神病   B. 血管性痴呆   C. 中毒性脑病
    D. 阿尔茨海默病   E. 精神分裂症

53. 病史中未提示存在的症状是
    A. 近事遗忘   B. 强制性思维   C. 人格改变
    D. 易激惹   E. 嫉妒妄想

54. 该患者在住院期间,突然出现大量丰富的幻觉,这时对症处理应选用的药物是
    A. 曲唑酮   B. 丁螺环酮   C. 利培酮
    D. 阿普唑仑   E. 丙戊酸钠

第3章 精神活性物质使用所致障碍

（执业医师及助理医师均需掌握）

55. 患者,男性,35岁。近1年来经常吸食"冰毒"。1个月前因工作差错被老板训斥,开始怀疑自己的一举一动被人监控,单位同事含沙射影暗示他将被老板谋害,曾数次报案请求公安局保护。该患者最可能的诊断是
    A. 精神分裂症   B. 分裂情感性精神障碍   C. 应激相关障碍
    D. 妄想性障碍   E. 苯丙胺类兴奋剂所致精神障碍

56. 下列属于酒精戒断综合征的是
    A. Wernicke脑病   B. 酒精所致幻觉症   C. 酒精性痴呆
    D. 科萨可夫综合征   E. 震颤谵妄

57. 关于酒精戒断综合征的处理,正确的是
    A. 常规使用抗癫痫药物预防癫痫发生   B. 短期使用苯二氮䓬类药物进行替代治疗
    C. 一般无须补充B族维生素   D. 长期使用抗精神病药物预防震颤谵妄
    E. 常规使用抗精神病药物预防精神症状

58. 男,48岁。长期大量饮酒,自行戒酒2天后,出现心悸、大汗、发热、双手震颤、兴奋激越、烦躁不安,晚上还说看见有鬼。对该患者目前的治疗方案不恰当的是

A. 预防感染 B. 饮酒缓解戒断症状 C. 抗精神病药物控制兴奋状态
  D. 用地西泮缓解戒断症状 E. 补充水、电解质、B族维生素

59. 女,35岁,近2个月来食欲增加、出汗增加、怕热,体重下降并易激惹,活动增加,独处时偶尔听到有人议论她,或觉得一些行人对她吐痰等。实验室检查:血 T_3、T_4 增加,空腹血糖 5.5mmol/L。该患者最可能的诊断是
  A. 糖尿病所致精神障碍 B. 精神分裂症 C. 躁狂发作
  D. 神经性贪食症 E. 甲状腺功能亢进症所致精神障碍

60. 男,25岁。有一天饮一两白酒后出现意识不清,怀疑同饮者欲加害于他,言语行为狂暴,将同饮者打伤,数十分钟后进入酣睡,醒后完全不能回忆,幼年受过脑外伤。该患者最可能的诊断是
  A. 病理性醉酒 B. 遗忘综合征 C. 妄想
  D. 脑外伤所致精神障碍 E. 单纯性醉酒

61. 男,55岁。大量饮酒10余年,停止喝酒后2天出现步态不稳、四肢震颤,看到床上有鱼、虾在跳,分不清方向,判断不了时间。头颅CT无异常。该患者最可能的诊断是
  A. 癫痫所致精神障碍 B. 脑器质性精神障碍 C. 酒精性痴呆
  D. 震颤谵妄 E. 精神分裂症(2020)

62. 男性,55岁。大量饮酒20余年。2天前停止饮酒后出现肢体粗大震颤,不认识家人,夜间吵闹,自称墙上有鬼,要他性命,有时大吼大叫,并伴挥拳。最可能的诊断是
  A. 酒精性痴呆 B. 柯萨可夫综合征 C. 震颤谵妄
  D. 酒精性幻觉症 E. 酒精性妄想症(2022)

63. 男性,55岁。有长期饮酒史。近期患者出现严重的记忆力障碍、遗忘、虚构和定向障碍,此为
  A. Wernicke脑病 B. 柯萨可夫综合征 C. 精神发育迟滞
  D. 阿尔茨海默病 E. 酒精性痴呆

64. 慢性酒精中毒不会出现的症状是
  A. 戒断综合征 B. 震颤谵妄 C. Wernicke脑病
  D. Korsakoff综合征 E. 病理性醉酒(2023)

65. 关于戒酒综合征,错误的说法是
  A. 与长期、大量饮酒有关 B. 症状初发于突然停酒后48~96小时内
  C. 可有情绪障碍、思维障碍、意识障碍等表现 D. 为慢性酒精中毒的表现形式之一
  E. 可导致患者死亡

  A. 氯氮平 B. 氯丙嗪 C. 卡马西平
  D. 氟西汀 E. 阿扑吗啡

66. 属非典型抗精神病药物的是
67. 属选择性5-羟色胺重吸收抑制剂(SSRI)的是
68. 用于治疗酒精依赖的药物是

第4章 精神分裂症与心境障碍

一、精神分裂症(执业医师及助理医师均需掌握)

69. 不属于精神分裂症常见症状的是
  A. 情感症状 B. 阴性症状 C. 冲动行为

D. 记忆力减退 E. 阳性症状

70. 属于精神分裂症阳性症状的是
    A. 思维缺乏 B. 情感平淡 C. 思维散漫
    D. 情感淡漠 E. 意志减退

71. 精神分裂症患者最常出现的幻觉是
    A. 触幻觉 B. 视幻觉 C. 嗅幻觉
    D. 听幻觉 E. 味幻觉（2020、2022）

72. 对精神分裂症诊断特异性较高的症状是
    A. 被害妄想 B. 夸大妄想 C. 疑病妄想
    D. 嫉妒妄想 E. 物理影响妄想

73. 关于精神分裂症的临床特点，错误的是
    A. 多在青壮年时发病 B. 多以急性方式起病 C. 常有自知力丧失
    D. 偏执型是最常见的类型 E. 思维、情感、行为不协调

74. 男，16岁。近2年来无明显原因出现与人交往减少，经常独自待于一处，有时会不明原因发笑。对家人漠不关心。生活越来越懒散。以前感兴趣的事情，现在也不做了。最可能的诊断是
    A. 重性抑郁症迟滞型 B. 中度精神发育迟滞 C. 精神分裂症紧张型
    D. 精神分裂症衰退型 E. 精神分裂症单纯型

75. 男，30岁。近5个月来变得寡言少语，与同事和朋友接触少，睡眠差，疲乏无力，工作效率明显下降，有时自言自语，怀疑有人监视他的言行，个人独处时听到有人议论他的衣着打扮或批评他。体格检查及头颅CT均无异常发现。最可能的诊断是
    A. 精神分裂症 B. 广泛性焦虑障碍 C. 躁狂症
    D. 抑郁症 E. 创伤后应激障碍（2024）

76. 不属于第二代抗精神病药的是
    A. 喹硫平 B. 利培酮 C. 奥氮平
    D. 氯氮平 E. 舒必利

77. 男，31岁。精神分裂症急性发作入院，因兴奋躁动、敌对攻击严重，给予氟哌啶醇5mg一天2次肌内注射。次日患者出现双眼上翻、斜颈、面肌痉挛、角弓反张。此时首选的处理方法是
    A. 立即停药 B. 口服普萘洛尔 C. 口服苯二氮䓬类药物
    D. 电抽搐治疗 E. 肌内注射东莨菪碱

78. 男，20岁，大学生。不食、不语伴行为异常6个月，曾在当地医院就诊。此次入院检查：神志清，仰卧，头颈悬空不动，无自发言语，面无表情，拒绝服从医生的简单指令，眼球活动自如。有时突然拍门或抢病友的东西。体格检查未见异常，能够最快缓解其症状的治疗措施是
    A. 静脉滴注氯丙嗪 B. 肌内注射氟哌啶醇 C. 肌内注射地西泮
    D. 改良电抽搐治疗 E. 口服利培酮

79. 一个女孩跟同学发生争执，走到大街上后觉得人们都在议论自己，仿佛听见有人骂自己，遂站在马路上想让汽车撞死，治疗过程中出现肌肉震颤、手抖等锥体外系反应。应采取的处理方式是
    A. 立即停药 B. 服用苯海索 C. 服用多巴胺受体激动剂
    D. 服用溴隐亭 E. 服用抗组胺药物

    A. 喹硫平 B. 氯氮平 C. 利培酮
    D. 氟哌啶醇 E. 奥氮平

80. 最易出现锥体外系不良反应的药物是

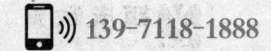

81. 最易出现粒细胞缺乏不良反应的药物是
   A. 非苯二氮䓬类   B. 苯二氮䓬类   C. 5-羟色胺再摄取抑制剂
   D. 心境稳定剂   E. 多巴胺和 5-羟色胺受体拮抗剂
82. 治疗精神分裂症选用的药物是
83. 治疗抑郁症选用的药物是

(84~86题共用题干)女,23岁。2个月前无明显诱因出现自言自语,有时独自发笑,有时对空谩骂,感觉被人监视和跟踪,思想和行为被某种外力控制,情绪低落,觉得被逼得走投无路,曾报警寻求保护,睡眠差。实验室检查未发现异常。

84. 该患者最可能的诊断是
   A. 妄想性障碍   B. 精神分裂症   C. 抑郁发作
   D. 双相障碍   E. 分裂情感性精神障碍
85. 患者在药物治疗2个月后,症状缓解,但出现停经和泌乳现象。此治疗药物最可能是
   A. 奥氮平   B. 氯氮平   C. 利培酮
   D. 喹硫平   E. 阿立哌唑
86. 最可能与该不良反应有关的多巴胺通路是
   A. 中脑被盖区通路   B. 黑质纹状体通路   C. 中脑皮质通路
   D. 下丘脑结节漏斗通路   E. 中脑边缘系统通路

(87~89题共用题干)男,22岁。近2个月来言行异常,每天去菜市场固定买两样东西:青菜和白萝卜。问其原因,患者自豪地说"因为我一清二白"。

87. 该患者的思维是
   A. 强迫思维   B. 妄想   C. 思维奔逸
   D. 语词新作   E. 病理性象征性思维
88. 该患者的诊断是
   A. 人格障碍   B. 躁狂发作   C. 强迫障碍
   D. 精神分裂症   E. 抑郁发作
89. 最适宜的治疗是
   A. 抗焦虑药   B. 抗抑郁药   C. 抗精神病药
   D. 心理治疗   E. 心境稳定剂(2024)

(90~92题共用题干)患者,男,40岁。精神分裂症病史18年,第3次入院。入院后给予氟哌啶醇治疗,3天后加量至30mg/d,第7天出现肌肉僵硬、震颤、吞咽困难。查体:体温39.8℃,意识不清,血清肌酸磷酸激酶升高。

90. 该患者出现的情况最可能是
   A. 迟发型运动障碍   B. 急性肌张力障碍   C. 恶性综合征
   D. 5-羟色胺综合征   E. 药源性帕金森综合征
91. 该患者首要的处理方法是
   A. 即刻停用氟哌啶醇   B. 盐酸苯海索治疗   C. 降温、抗感染
   D. 立即给予电抽搐治疗   E. 换用非典型抗精神病药物治疗
92. 针对该患者的情况,有特效的治疗药物是
   A. β受体阻滞剂   B. 多巴胺受体激动剂   C. 广谱抗生素
   D. 苯二氮䓬类药物   E. 抗胆碱能药物

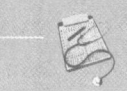

(93~95题共用题干)女,35岁。半年前母亲突然病故,此后失眠、情绪低沉,不愿与人交往。近3个月来独处时常听见有声音对她讲话,说母亲病故与某人有关,故多次给公安机关写信反映母亲被害之事,后来又感到自己的思维、情绪不由自己支配,自己的想法还未说出已人人皆知,常独自哭泣。神经系统检查未见异常,有慢性肝炎病史3年,目前肝功 ALT80U/L。

93. 该患者没有出现的症状是
   A. 被害妄想	B. 强制性思维	C. 情绪低落
   D. 思维被洞悉妄想	E. 言语性幻听

94. 该患者最可能的诊断是
   A. 抑郁症伴精神性症状	B. 反应性精神病	C. 神经衰弱
   D. 精神分裂症伴抑郁症	E. 躯体疾病所致精神障碍

95. 该患者治疗首选的药物是
   A. 氯硝西泮	B. 氟西汀	C. 氯丙嗪
   D. 丙米嗪	E. 利培酮

二、心境障碍(执业医师及助理医师均需掌握)

96. 在全球疾病负担中排首位的精神障碍是
   A. 焦虑症	B. 强迫症	C. 抑郁症
   D. 阿尔茨海默病	E. 精神分裂症

97. 心境障碍的临床类型不包括
   A. 躁狂发作	B. 抑郁发作	C. 惊恐发作
   D. 恶劣心境障碍	E. 环性心境障碍

98. 抑郁症的特征性睡眠障碍是
   A. 入睡困难	B. 唤醒困难	C. 早醒
   D. 睡眠过多	E. 睡眠多梦

99. 女,26岁。近1个月来出现失眠,难以入睡,食欲较差,体重减轻2kg。自觉无用、孤独,没有人关心自己,对未来也不抱任何希望,偶尔出现生不如死的想法。目前此患者存在的突出症状是
   A. "三无"症状	B. 思维迟缓	C. 睡眠障碍
   D. "三自"症状	E. 消极观念

100. 患者,女,21岁。心情压抑、烦闷、兴趣下降3年。3年前高考发挥不好,父母决定让其读二本,自己觉得学校不理想,抱怨都是父母让自己没有好的前途,渐渐做事情没动力,很少参加社团活动。近3年来虽然能完成学业,但一直感觉疲惫,生活没有色彩。该患者最可能的诊断是
   A. 急性抑郁障碍	B. 社交恐惧症	C. 精神分裂症
   D. 恶劣心境	E. 双相障碍

101. 患者,男,22岁。3周前被公司辞退,随即感到消极、悲观,平时喜欢打篮球现在也不想去打。认为自己没有存在的价值,想自杀。最可能的诊断是
   A. 抑郁症	B. 焦虑症	C. 惊恐发作
   D. 恶劣心境	E. 精神分裂症 (2024)

102. 下列属于选择性5-羟色胺再摄取抑制剂的是
   A. 文拉法辛	B. 度洛西汀	C. 氟西汀
   D. 米氮平	E. 利培酮

103. 治疗抑郁症,使用选择性5-羟色胺再摄取抑制剂产生效果的时间是
   A. 3天	B. 5天	C. 1周

D. 2周　　　　　　　　　E. 4周(2024)

104. 男,36岁,诊断为抑郁症,服用帕罗西汀40mg/d治疗6个月,症状完全缓解4个月。2天前患者自行停药,目前出现头晕、恶心、坐立不安、站立不稳。最可能的原因是
    A. 5-羟色胺综合征　　　B. 帕罗西汀停药反应　　　C. 原有抑郁症状复发
    D. 原有焦虑症状复发　　E. 恶性综合征

105. 双相障碍躁狂发作最适宜的治疗药物是
    A. 抗焦虑药　　　　　　B. 镇静催眠药　　　　　C. 胆碱酯酶抑制剂
    D. 抗抑郁药　　　　　　E. 心境稳定剂(2024)

106. 精神科应用锂盐时,应注意监测
    A. 血生化　　　　　　　B. 血锂浓度　　　　　　C. 血常规
    D. 甲状腺功能　　　　　E. 心电图(2024)

107. 抑郁症急性发病期,抗抑郁药物的使用时间至少是
    A. 2周　　　　　　　　B. 6周　　　　　　　　C. 8周
    D. 12周　　　　　　　　E. 16周(2023)

108. 男,25岁。近1个月情绪低落,不想工作,觉得自己什么都做不好,生不如死,多次自杀未遂。该患者首选的治疗是
    A. 深部脑刺激治疗　　　B. 经颅直流电刺激治疗　　C. 重复经颅磁刺激治疗
    D. 支持性心理治疗　　　E. 改良电抽搐治疗(2024)

(109~111题共用题干)女,23岁。1个月前分娩后出现失眠、心情烦躁。近2周加重,认为自己很笨,没有能力带好小孩,怕小孩夭折,觉得丈夫不再喜欢自己了,猜疑丈夫有外遇,整日以泪洗面,称不想活了,甚至要带孩子一起去死,遂入院治疗。

109. 最可能的诊断是
    A. 适应障碍　　　　　　B. 抑郁发作　　　　　　C. 焦虑状态
    D. 妄想性障碍　　　　　E. 分裂样障碍

110. 患者经治疗后,情绪逐渐好转,近1周显аху兴奋、容易激动,好管闲事,自我感觉良好,称将来要成为中国女首富,丈夫根本配不上自己。目前最可能的诊断是
    A. 妄想性障碍　　　　　B. 产后抑郁症　　　　　C. 精神分裂症
    D. 环性心境障碍　　　　E. 双相障碍、躁狂发作

111. 目前可选用的治疗方案是
    A. 心境稳定剂+抗抑郁药物　　　　　　B. 非典型抗精神病药+抗抑郁药物
    C. 电抽搐治疗+抗抑郁药物　　　　　　D. 抗抑郁药物+苯二氮䓬类药物
    E. 心境稳定剂+非典型抗精神病药

第5章　焦虑与恐惧相关障碍

(执业医师及助理医师均需掌握)

112. 关于广泛性焦虑障碍的描述,正确的是
    A. 缺乏主动治疗想法　　B. 常伴幻觉、妄想　　　C. 发病与心理社会因素相关
    D. 患者往往缺乏认知力　E. 社会功能受损严重(2024)

113. 女,48岁。1年来常无故出现紧张不安、多虑、失眠、头晕、头痛、注意力不集中、阵发性心悸、胸闷、

四肢无力,在多家医院就诊,脑电图、心电图负荷试验、冠状动脉造影、头颅 MRI 检查均未发现异常。该患者最可能的诊断是

    A. 躯体形式障碍   B. X 综合征   C. 广泛性焦虑障碍

    D. 恐惧性焦虑障碍   E. 疑病障碍

114. 恐惧障碍和广泛性焦虑障碍的鉴别点是有无

    A. 精神焦虑   B. 躯体焦虑   C. 自我认知障碍

    D. 社会性退缩   E. 由特定对象引起(2023)

115. 广泛性焦虑障碍的首选治疗药物是

    A. 氯氮平   B. 氯丙嗪   C. 碳酸锂

    D. 利培酮   E. 氟西汀(2024)

116. 下列不属于特定恐惧症的恐惧对象是

    A. 雷电   B. 社交场合   C. 动物

    D. 尖锐物品   E. 鲜血

117. 男,28 岁。近 1 个月来 3 次无明显诱因突发心悸、胸闷、窒息感、浑身冷汗,感觉自己快不行了,极度紧张害怕,持续 10 余分钟。每次去医院急诊,除心电图示窦性心动过速外,余无异常。事后总担心下次再发作。该患者最可能的诊断是

    A. 恐惧性障碍   B. 广泛性焦虑障碍   C. 分离障碍

    D. 惊恐障碍   E. 心脏病所致焦虑障碍

118. 患者,女,44 岁。近 3 个月来频发胸闷、气短、心悸、濒死感,持续 15 分钟左右可自行缓解。查心电图、头颅 CT 无异常。治疗时,应长期服用的药物是

    A. 普萘洛尔   B. 帕罗西汀   C. 他巴唑

    D. 劳拉西泮   E. 阿立哌唑

(119~121 题共用题干) 女,36 岁。春节乘长途汽车回家途中,突然感到心前区发闷,呼吸困难,出汗,觉得自己就要不行了,不能自控,要发疯,为此感到紧张、害怕,立即被送到医院急诊。未经特殊处理,半小时后症状消失。体格检查正常。

119. 该患者最可能的诊断是

    A. 惊恐发作   B. 嗜铬细胞瘤   C. 支气管哮喘

    D. 心绞痛   E. 分离障碍

120. 该患者首先需要做的辅助检查是

    A. 超声心动图   B. 胸部 X 线片   C. 头颅 CT

    D. EEG   E. ECG

121. 该患者长期治疗应首选的药物是

    A. 氨茶碱   B. 帕罗西汀   C. 地西泮

    D. 苯乙肼   E. 普萘洛尔

第 6 章   强迫及相关障碍

(执业医师及助理医师均需掌握)

122. 女,40 岁。每天洗手数十次,每次长达 10 多分钟,自己也觉得"爱干净过分了",但仍控制不住反复洗手。最可能的诊断是

A. 广泛性焦虑障碍 B. 恐惧性焦虑障碍 C. 强迫障碍
D. 习惯和冲动控制障碍 E. 躯体忧虑障碍(2024)

123. 男,30岁,工程师。长期对工作不满。近半年失眠、多梦、易惊醒、头痛,部位不定,怀疑得了脑瘤,反复要求检查,没有阳性发现,医生解释也不能改变他的想法。注意力不集中,记忆力下降,工作效率降低。该患者最可能的诊断是
A. 强迫障碍 B. 精神分裂症 C. 疑病障碍
D. 恐惧性焦虑障碍 E. 广泛性焦虑障碍

A. 强迫观念和/或强迫动作 B. 被害妄想和被控制妄想 C. 紧张性木僵
D. 思维中断和思维不连贯 E. 自主神经功能亢进和运动性不安

124. 强迫症的主要症状是
125. 广泛性焦虑障碍的主要症状是

(126~128题共用题干)女,53岁。近1年来怕脏,不敢倒垃圾和上公共厕所。在街上遇到垃圾车也害怕,会反复洗手。自己知道不应该,但不能控制,为此感到苦恼而就诊。

126. 患者的诊断是
A. 疑病障碍 B. 广泛性焦虑障碍 C. 分离障碍
D. 强迫障碍 E. 恐惧性焦虑障碍

127. 首选的治疗药物是
A. 氯米帕明 B. 奥氮平 C. 丁螺环酮
D. 利培酮 E. 阿普唑仑

128. 最宜联合使用的治疗方法是
A. 口服丙戊酸钠 B. 家庭治疗 C. 经颅磁刺激治疗
D. 电抽搐治疗 E. 认知行为治疗

第7章 分离障碍与躯体痛苦或体验障碍

(执业医师及助理医师均需掌握)

129. 分离障碍最突出的特征是
A. 存在精神病性症状 B. 心理社会因素与发病无关 C. 社会功能受损
D. 发病与转归受暗示影响 E. 自知力缺乏

130. 关于躯体化障碍的描述,错误的是
A. 女性多于男性 B. 症状无法用躯体疾病来解释 C. 躯体症状是其真实的体验
D. 症状多种,而且多变 E. 患者接受"症状并不等同于躯体疾病"的解释

(131~132题共用题干)女,54岁。30年前与丈夫生气后突然出现意识不清,口吐白沫,角弓反张,四肢肌肉阵挛性收缩,半小时后恢复。发作过程中没有唇舌咬伤及大小便失禁。以后在心情稍有不顺或阴天打雷时就会有类似发作,发作间歇期正常。

131. 为明确诊断,应首选的辅助检查是
A. 头颅CT B. 心电图 C. 脑血流图
D. 肌电图 E. 脑电图

132. 该患者最可能的诊断是

A. 继发性癫痫 B. 恐惧性焦虑障碍 C. 分离障碍
D. 急性应激障碍 E. 惊恐障碍

(133~134题共用题干)女,65岁。3年间夜晚感觉全身刺痛、灼热感、麻木、出汗,每次持续2小时,影响睡眠。症状缓解后能继续入睡,症状加重时在白天也出现类似症状,伴口干。在各大医院进行多项检查,如血常规、血生化、甲状腺功能、心电图、胸腹CT、头颅MRI等未见明显异常,但仍感觉焦虑、担忧。

133. 该患者最可能的诊断是
A. 分离障碍 B. 广泛性焦虑障碍 C. 躯体忧虑障碍
D. 抑郁障碍 E. 更年期综合征

134. 医师的下列做法,不正确的是
A. 请各科室专家会诊 B. 与患者交流沟通,多倾听,少反驳
C. 询问完善病史 D. 与患者探讨疾病与应激情绪的关系
E. 与患者共同制定治疗计划(2024)

第8章 应激相关障碍与心理生理障碍

(执业医师需掌握)

135. 生活事件、日常困扰、重大变故和文化冲突等心理应激源所属的类型为
A. 社会性应激源 B. 职业性应激源 C. 生物性应激源
D. 环境性应激源 E. 物理性应激源

136. 患者,女,40岁。在听到家中房子因洪水倒塌的消息后,突然顿足哭喊,表情恐惧而紧张,拿砖头打砸旁边的房子,反复喊叫"我没有房子啦,我没有房子啦……",1天后开始逐渐恢复平静。该患者最可能的诊断是
A. 分离障碍 B. 创伤后应激障碍 C. 适应障碍
D. 急性应激障碍 E. 急性短暂性精神病性障碍

137. 女,51岁。6周前目睹丈夫被汽车碾压去世,近2周出现失眠、噩梦,脑海中反复出现丈夫去世的场景,不敢进卧室。最可能的诊断是
A. 创伤后应激障碍 B. 急性应激障碍 C. 焦虑障碍
D. 精神分裂症 E. 强迫障碍(2024)

138. 女,19岁。近3个月至少每周2次因情绪波动而暴饮暴食,每次摄入常人4~5倍的量,无法自控。过后又担心发胖而采用催吐的方法将食物全部吐出。暴食后出现内疚自责,甚至自杀观念。体重无明显下降。该患者的诊断是
A. 躁狂发作 B. 神经性贪食 C. 神经性呕吐
D. 神经性厌食 E. 抑郁发作

139. 女,17岁。总觉得自己胖,通过吃减肥药、运动、控制饮食、催吐减肥。身高165cm,体重40kg,BMI为15.6。最可能的诊断是
A. 神经性厌食症 B. 广泛焦虑障碍 C. 减肥药物所致障碍
D. 抑郁障碍 E. 分离障碍(2024)

140. 诊断神经性厌食时,BMI不高于(kg/m^2)
A. 16 B. 17.5 C. 18

D. 20 E. 25(2020)

141. 男孩,7岁。近年来多次从睡眠中惊叫一声醒来,表情恐惧,呼吸急促,出汗,持续数分钟,对家人的呼唤没有相应的反应,早晨起来后往往不能回忆。脑电图检查无特殊发现。最可能的诊断是
   A. 梦魇 B. 夜惊 C. 分离障碍
   D. 睡行症 E. 神经衰弱

(142~144题共用题干)女,50岁。入睡困难、多梦易醒1个月,每周至少3次。同时感到精力疲乏,工作效率下降,对睡眠质量产生恐惧感,担心免疫力下降,否认情绪低落和消极观念。

142. 该患者最可能的诊断是
   A. 疑病症 B. 恐惧症 C. 焦虑症
   D. 失眠症 E. 神经衰弱

143. 对该患者应选择的治疗药物是
   A. 苯巴比妥 B. 奥氮平 C. 氟西汀
   D. 喹硫平 E. 艾司唑仑

144. 该患者使用药物治疗的原则是
   A. 大剂量冲击疗法 B. 小剂量长疗程 C. 足剂量短疗程
   D. 足剂量按需服用 E. 小剂量按需服用

(145~146题共用题干)女,22岁,在读大学生。于半年前觉得其身材不够苗条,开始极端地限制饮食,每餐只吃青菜、水果及极少量米饭。喝水较少,称水喝多了会水肿。体型日渐消瘦,但其仍认为偏胖。近1个月暴饮暴食,进食后为避免体重反弹而自行催吐,每周4~5次,并出现失眠,整夜难以入睡,情绪低落,不能坚持上课。

145. 该患者最可能的诊断是
   A. 非器质性失眠症 B. 抑郁症伴贪食 C. 神经性呕吐
   D. 神经性厌食症 E. 神经性贪食症

146. 对患者的治疗措施不包括
   A. 电抽搐治疗 B. 认知行为治疗 C. 抗抑郁药物治疗
   D. 躯体支持治疗 E. 小剂量抗精神病药物治疗

第十六篇　医学心理学

（执业医师及助理医师均需掌握）

第1章　总论与医学心理学基础

1. 能够体现在一定时期内人们对疾病和健康关系的总体认识、概括及医学发展指导思想的是
   A. 医学心理　　　　　　B. 医学哲学　　　　　　C. 医学模式
   D. 医学伦理　　　　　　E. 医学法学（2024）
2. "无论是致病、治疗，还是预防和康复，都应将人视为一个整体，需要考虑各方面因素的交互作用，而不能机械地将它们分割开"。此观点所反映的医学模式是
   A. 机械论医学模式　　　B. 生物医学模式　　　　C. 自然哲学的医学模式
   D. 神灵主义的医学模式　E. 生物-心理-社会医学模式
3. 中医典籍中有关"天人合一、天人相应"的观点所反映的医学模式是
   A. 神灵主义医学模式　　B. 自然哲学医学模式　　C. 整体医学模式
   D. 生物医学模式　　　　E. 生物-心理-社会医学模式（2018、2022）
4. 西方医学家希波克拉底曾说过"治病先治人""一是语言，一是药物"，符合该理论的医学模式是
   A. 生物医学模式　　　　B. 自然哲学医学模式　　C. 神灵主义医学模式
   D. 心理医学模式　　　　E. 生物-心理-社会医学模式（2024）
5. 面对同样的社会应激，有人难以适应而得病，有人很快渡过难关。心理学解释此现象的基本观点为
   A. 社会影响的观点　　　B. 情绪作用的观点　　　C. 个性特征的观点
   D. 心身统一的观点　　　E. 主动调节的观点
6. 医学心理学对于健康和疾病的基本观点不包括
   A. 认知评价的观点　　　B. 个性特征作用的观点　C. 情绪因素作用的观点
   D. 被动适应的观点　　　E. 心身统一的观点
7. 医学心理学的研究对象为
   A. 心理活动的规律的学科　B. 人类行为的科学发展　C. 疾病的发生发展的规律
   D. 疾病的预防和治疗　　　E. 影响健康的有关心理问题和行为
8. 下列说法错误的是
   A. 心理是脑的功能　　　　B. 脑是心理的器官　　　C. 心理是对事物的主观反映
   D. 客观现实是心理的源泉　E. 心理能客观地反映事物
9. 爱因斯坦说："在我的思维结构中，书面的或口头的文字似乎不起任何作用，作为思维元素的心理的东西是一些记号和有一定明晰程度的意象，由我随意地再生和组合"。这段话所体现的主要思维种类是
   A. 发散思维　　　　　　B. 聚合思维　　　　　　C. 形象思维
   D. 抽象思维　　　　　　E. 动作思维（2022）
10. 人的社会性需要不包括
    A. 劳动　　　　　　　　B. 求知　　　　　　　　C. 饮食

D. 交往   E. 尊重

11. "入芝兰之室,久而不闻其香",说明的是
   A. 感觉过敏   B. 感觉适应   C. 感觉相互作用
   D. 感觉减退   E. 感受性补偿(2016、2022)

12. 盲人无法看见字,但可以通过触觉来识字,这种现象反映的感觉机制是
   A. 感觉适应   B. 感觉补偿   C. 感觉融合
   D. 感觉后效   E. 感觉对比(2024)

13. 知觉是人脑对客观事物
   A. 个别属性的反映   B. 整体属性的反映   C. 本质属性的反映
   D. 特殊属性的反映   E. 发展属性的反映

14. 在课堂上,同学们认真听课,对窗外驶过汽车的声音完全没有注意到,与这种现象相关的知觉特征是
   A. 恒常性   B. 稳定性   C. 理解性
   D. 选择性   E. 整体性(2024)

15. 结合自己的经验,并用概念的形式反映事物的特征为
   A. 知觉的多维性   B. 知觉的整体性   C. 知觉的恒常性
   D. 知觉的理解性   E. 知觉的选择性

16. 识记的内容遗忘最快发生在识记后的
   A. 第1天   B. 第2天   C. 第3天
   D. 第4天   E. 第5天

17. 已获得的知识、技能和方法对解决新问题会产生影响的心理现象称为
   A. 暗示   B. 功能固着   C. 保持
   D. 迁移   E. 创造

18. 思维属于心理活动的
   A. 意志过程   B. 认知过程   C. 情感过程
   D. 人格倾向   E. 人格特征

19. 女,35岁。停经3个月,近期出现腹痛、阴道出血就诊。医生初步诊断为异位妊娠,后B超结果确认为异位妊娠。该医生做出诊断的思维形式是
   A. 动作思维   B. 抽象思维   C. 聚合思维
   D. 发散思维   E. 形象思维(2024)

20. 人类心理过程的认知过程不包括
   A. 感觉   B. 信念   C. 记忆
   D. 思维   E. 想象

21. 心理活动或意识对一定对象的指向或集中的现象是
   A. 注意   B. 人格   C. 记忆
   D. 情感   E. 想象

22. 通过感觉、知觉、记忆等进行的活动称为
   A. 意志过程   B. 人格倾向   C. 情感过程
   D. 人格特征   E. 认知过程

23. 个体经验的获得而引起行为发生相对持久变化的过程称为
   A. 记忆   B. 感觉   C. 学习
   D. 知觉   E. 思维

24. 情感对于情绪来说具有的特点是

第十六篇 医学心理学
第1章 总论与医学心理学基础

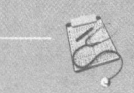

  A. 强烈而冲动   B. 伴有明显的行为变化   C. 伴有明显的生理变化
  D. 稳定而深刻   E. 带有明显的情境性

25. 根据沙赫特有关情绪研究的观点,对个体情绪的性质和程度起决定性作用的是
  A. 心理应对方式   B. 智力的水平   C. 认知的方式
  D. 社会支持程度   E. 人格的特点

26. 一种比较持久微弱、具有渲染性的情绪状态是
  A. 心境   B. 激情   C. 心情
  D. 热情   E. 应激

27. 某医学生希望毕业后成为外科医生,在临床实习中主动向老师请教,积极为患者服务,并能结合临床案例查阅相关文献。他的行为表现在意志品质中属于
  A. 坚韧性   B. 果断性   C. 随意性
  D. 自制力   E. 自觉性

28. 男,28岁。物理学博士,极具专业优势,在一家公司上班,但是专业优势与其收入不符,刚好有另一家专业相关公司给出更合适的报酬,于是他立马辞职去了另一家公司上班。他的这种行为,在意志品质特征中属于
  A. 自觉性   B. 果断性   C. 坚韧性
  D. 自制力   E. 自主性(2024)

29. 马斯洛的需要层次理论中,处于最高层次的需要是
  A. 爱和归属的需要   B. 生理的需要   C. 尊重的需要
  D. 安全的需要   E. 自我实现的需要

30. 按马斯洛的观点,人最低层次的需要是
  A. 生理的需要   B. 安全的需要   C. 归属与爱的需要
  D. 尊重的需要   E. 自我实现的需要(2022)

31. 动机产生的两个条件是
  A. 需要和目的   B. 需求和目标   C. 诱因与目的
  D. 意志与目的   E. 需要与诱因

32. 心理冲突的类型不包括
  A. 双避冲突   B. 双趋冲突   C. 趋避冲突
  D. 多重趋避冲突   E. 矛盾冲突

33. 既想参赛锻炼自己,又怕成绩不好被人讥笑,此时的动机冲突是
  A. 双趋冲突   B. 双避冲突   C. 趋避冲突
  D. 双重趋避式冲突   E. 双重避趋冲突

34. 某战士参加抗洪救灾时,按到家里电话,得知母亲病危,十分焦虑。他在电话中哭着对父亲说:"自古忠孝不能两全"。这位战士的动机冲突属于
  A. 趋避冲突   B. 双避冲突   C. 双趋冲突
  D. 多重趋避式冲突   E. 双重趋避式冲突

35. 某人做事总是风风火火,速度很快,脾气火暴,缺乏耐性,而且时不时会出些错误。其气质类型属于
  A. 多动质   B. 多血质   C. 黏液质
  D. 胆汁质   E. 抑郁质

36. 胆汁质气质的人,其高级神经活动类型属于
  A. 强、均衡而灵活的活泼型   B. 强、均衡而不灵活的安静型   C. 强、不均衡而灵活的兴奋型
  D. 弱、不均衡、不灵活的抑制型   E. 弱、均衡、灵活的灵活型

37. 有些人在工作中认真负责,有些人敷衍了事,有些人得过且过。这些表现在人的性格特征中属于
    A. 态度特征　　　　　　　B. 理智特征　　　　　　　C. 认知特征
    D. 情绪特征　　　　　　　E. 意志特征
38. 男,22岁,大学生。平常乐于助人、尊师爱校。不仅在学习上经常帮助同学,而且在生活上也常常照顾他人,并能积极组织班级的集体活动。这种行为方式在性格的特征中属于
    A. 行为特征　　　　　　　B. 意志特征　　　　　　　C. 态度特征
    D. 情绪特征　　　　　　　E. 理智特征
39. 影响人性格的基本时期是
    A. 青年期　　　　　　　　B. 老年期　　　　　　　　C. 中年期
    D. 儿童期　　　　　　　　E. 婴儿期(2023)
40. A 型行为性格与下列哪项疾病有关?
    A. 溃疡病　　　　　　　　B. 风湿性心脏病　　　　　C. 冠心病
    D. 癌症　　　　　　　　　E. 神经症
41. 某患者,竞争意识强,总想胜过他人,老觉得时间不够用,说话快,走路快,脾气暴躁,容易激动,常与他人的意见不一致。其行为类型属于
    A. A 型行为　　　　　　　B. B 型行为　　　　　　　C. C 型行为
    D. AB 混合型行为　　　　　E. BC 混合型行为

(42~44题共用题干)男,35岁,已婚。因尿道口有脓性分泌物到医院就诊,被诊断为淋病。

42. 根据《传染病防治法》对传染病分类的规定,该患者所患疾病属于
    A. 甲类传染病　　　　　　B. 乙类传染病　　　　　　C. 丙类传染病
    D. 按甲类管理的乙类传染病　E. 按乙类管理的丙类传染病
43. 为防止该病传染给患者妻子,医师符合伦理的最佳做法是
    A. 将实情直接告知其妻子　　B. 同意不告知患者妻子　　C. 劝说患者告知其妻子实情
    D. 告知患者所在单位　　　　E. 请示当地疾病预防控制中心
44. 如果患者拒绝将病情如实告诉其妻,医师所面对的境况属于
    A. 双重趋避冲突　　　　　　B. 趋避冲突　　　　　　　C. 双避冲突
    D. 多重趋避冲突　　　　　　E. 双趋冲突

第 2 章　心理健康、心理应激与心身疾病

45. 心理卫生又称为
    A. 心理健康　　　　　　　B. 心理和谐　　　　　　　C. 心理宽容
    D. 心理调节　　　　　　　E. 心理平衡
46. 对于大多数在小学里学习成绩中等的孩子而言,可以判断其智力水平处于正常范围,这一心理健康判断的角度为
    A. 文化学角度　　　　　　B. 社会学角度　　　　　　C. 人类学角度
    D. 统计学角度　　　　　　E. 病理学角度
47. 依据个体的心理和行为是否符合其社会生活环境与行为规范来判断心理是否健康的研究角度属于
    A. 认知学角度　　　　　　B. 行为学角度　　　　　　C. 生理学角度
    D. 文化学角度　　　　　　E. 经验学角度

第十六篇 医学心理学
第2章 心理健康、心理应激与心身疾病

48. 人正常生活的最基本的心理条件是
    A. 人际和谐　　　　　B. 人格完整　　　　　C. 情绪稳定
    D. 智力正常　　　　　E. 适应环境

49. 人际和谐的特点一般不包括
    A. 宽以待人　　　　　B. 自我完善　　　　　C. 乐于交往
    D. 乐于助人　　　　　E. 不卑不亢

50. 心理健康不包括
    A. 智力正常　　　　　B. 健康行为　　　　　C. 情绪乐观
    D. 意识清晰　　　　　E. 人格健全

51. 不属于心理健康的典型表现是
    A. 情绪良好　　　　　B. 人际和谐　　　　　C. 智力正常
    D. 人格完美　　　　　E. 适应环境

52. 青少年的逆反心理主要体现在
    A. 社会认知提高　　　B. 意志行为增强　　　C. 社会转变
    D. 个体情绪丰富　　　E. 自我意识增强(2024)

53. 不属于中年人遇到的危机的是
    A. 事业与家庭的冲突　B. 复杂的人际关系　　C. 事业晋升
    D. 记忆力减退　　　　E. 智力下降(2024)

54. 女,22岁。到国外读硕士,刚到国外半年的时候因为语言不通、生活习惯不同等原因,心里不适应,其应激源应属于
    A. 社会性应激源　　　B. 躯体性应激源　　　C. 文化性应激源
    D. 职业性应激源　　　E. 心理性应激源

55. 根据应激源的定义,所有应激源包含的共同心理组分是
    A. 应激的认知评价　　B. 应激的人格特征　　C. 应激的社会支持
    D. 应激的应对方式　　E. 被觉察到的威胁(2023)

56. 下列关于心理应激的叙述,正确的是
    A. 患者的认知评价是应激的中介因素　　B. 生活事件是应激的结局
    C. 患者受到的社会支持不具有特异性　　D. 患者受到的应激强度不具有特异性
    E. 患者产生的生理反应不具有特异性(2024)

57. 个体面临或觉察到环境变化对机体有威胁或挑战时,做出的适应性和应对性反应过程,称为
    A. 应激　　　　　　　B. 应急　　　　　　　C. 心境
    D. 警戒　　　　　　　E. 防御(2024)

58. 男,59岁。因急性心肌梗死急诊入院,发作前患者曾与家属发生激烈争吵。在此案例中,引起急性心肌梗死发作主要的生理机制是
    A. 内源性阿片系统过度兴奋　　　　　B. 交感-肾上腺髓质系统过度兴奋
    C. 下丘脑-垂体-肾上腺皮质系统过度兴奋　　D. 下丘脑-垂体-甲状腺系统过度兴奋
    E. 肾素-血管紧张素-醛固酮系统过度兴奋(2024)

59. 女,18岁,某大学一年级新生。入学后对新的学习环境和教学模式不适应,出现情绪焦虑、失眠等情况。该生的辅导员、老师及同学们给予其热情的帮助、疏导和安慰,使该生逐渐走出了适应不良的状态。这种应对应激的方法属于
    A. 催眠心理治疗　　　B. 运用自我防御机制　　C. 专业思想教育
    D. 取得社会支持　　　E. 回避应激源

60. 男,55岁。早期肝癌患者,微创手术后,愈合良好,他认为局部癌组织已切除,不要再想着自己是癌症患者,应坦然地面对生活。该患者应对心理应激的方法是
   A. 提高自身应对能力　　　B. 调整对事件的认知和态度　　　C. 增加可控性和可预测性
   D. 接受心理治疗帮助　　　E. 采用自我防御机制

61. 下列不属于心身疾病的是
   A. 精神分裂症　　　B. 冠心病　　　C. 消化性溃疡
   D. 糖尿病　　　E. 高血压

62. 小李,男,25岁。硕士研究生毕业后参加工作,半年来对上级领导布置的任务总感到不能胜任,屡屡出错,受到多次批评后内心受挫,选择了辞职。小李的这种选择在应激反应中属于
   A. 认知反应　　　B. 生理反应　　　C. 情绪反应
   D. 行为反应　　　E. 自我防御反应

63. 女,28岁。遇应激事件后,喜欢用钻牛角尖的方式来处理,这种反应属于
   A. 心理反应　　　B. 行为反应　　　C. 情绪反应
   D. 生理反应　　　E. 认知反应

64. 个体在试图逃避某种威胁情境时,或在明确预知某种危险即将发生而又无法应对时,会产生的基本情绪是
   A. 焦虑　　　B. 苦闷　　　C. 恐惧
   D. 愤怒　　　E. 悲哀

65. 布雷迪曾做过这样的实验,两只猴子各坐在自己被约束的椅子上,每隔一定时间通一次电,其中一只猴子(A)能自己断电而避免电击,另一只猴子(B)则不能,最终
   A. A得了溃疡病　　　B. B得了溃疡病　　　C. AB均得了溃疡病
   D. AB均未得病　　　E. AB均得了高血压

66. A型性格的人易患的疾病是
   A. 过敏性紫癜　　　B. 支气管哮喘　　　C. 冠心病
   D. 癌症　　　E. 糖尿病

67. 男性,52岁。反复上腹部不适多年,经胃镜检查拟诊为胃溃疡,经抗溃疡药物治疗好转不明显。后经医师询问,自诉心理压力大或心情紧张时病情加重。下一步应给予的治疗是
   A. 镇静药物治疗　　　B. 心理疗法　　　C. 加大抗溃疡病药物剂量
   D. 更换抗溃疡病药物种类　　　E. 抗精神分裂症药物治疗(2023)

第3章　心理评估、心理治疗与心理咨询

68. 某课题组欲对某大型社区的居民进行心理健康状态筛查,宜采用的心理评估方法是
   A. 晤谈法　　　B. 实验法　　　C. 观察法
   D. 调查法　　　E. 作品分析法(2024)

69. 招聘会上,招聘者与应聘者面对面交谈,了解应聘者的情况。这种心理评估方法属于
   A. 观察法　　　B. 会谈法　　　C. 调查法
   D. 作品分析法　　　E. 心理测验法(2024)

70. 心理医师面对来访者,首先阅读了来访者的作品和日记,然后对来访者进行心理评估。这种心理分析方法属于

A. 观察法 B. 作品分析法 C. 调查法
D. 会谈法 E. 心理测验法（2024）

71. "一种心理测量的工具"称为
    A. 心理评估 B. 心理鉴定 C. 心理测验
    D. 心理观察 E. 心理调查

72. 反映标准化心理测验可靠的技术指标是
    A. 区分度 B. 信度 C. 效度
    D. 常模 E. 标本数量（2022）

73. 心理测验工作应遵守的原则为
    A. 真诚、中立、回避 B. 自强、自立、自省 C. 信度、效度、常模
    D. 客观、保密、标准化 E. 自主、学习、实效

74. 某电视台编辑求助于一家心理治疗中心，希望在该电视台上播放韦氏智力测验的具体内容，以引起公众对心理学的兴趣，但被心理中心的工作人员婉言拒绝。该工作人员遵循的原则是
    A. 保密原则 B. 稳定性原则 C. 标准化原则
    D. 回避原则 E. 客观性原则

75. 女，45岁，大学教授。因车祸导致颅脑损伤，智力测验显示其智商为85分。同时有一位从未接受过正规教育的老年人测得的智商也是85分。心理治疗师认为前者的智力出现了问题，而后者正常。这一判断所遵循的原则是
    A. 客观性原则 B. 中立性原则 C. 操作性原则
    D. 保密性原则 E. 标准化原则（2018、2022）

76. IQ = [15(X−M)]/S+100 称为
    A. 比率智商 B. 离差智商 C. 百分位智商
    D. 中位数智商 E. 人格智商

77. 在心理评估中，向被检者呈现简单的几何图形，并要求被检者说出从图中看到了什么，以观察其视觉空间能力。这种方法属于
    A. 会谈法 B. 投射法 C. 问卷法
    D. 观察法 E. 作业法

78. 男孩，8岁。上课反应迟钝，一般的学习任务难以完成，家长带其来心理门诊就诊。此时，心理治疗师应该考虑首先使用的心理评估工具是
    A. WISC B. SDS C. 16PF
    D. EPQ E. SAS

79. 用16项人格因素问卷（16PF）测验某人的人格特征，这一方法是根据
    A. 弗洛伊德人格理论 B. 卡特尔人格理论 C. 艾森克人格理论
    D. 斯金纳的人格理论 E. 罗杰斯的人格理论

80. "受试者根据自己的理解和感受对一些意义不明的图像、墨迹作出回答，借以诱导出受试者的经验、情绪或内心冲突"，称为一种
    A. 智力测验 B. 投射测验 C. 运动测验
    D. 感知测验 E. 人格测验

81. 洛夏测验作为一种心理测验，其所用的方法是
    A. 投射法 B. 问卷法 C. 作业法
    D. 观察法 E. 会谈法

82. 男，16岁。从小与同学疏远，与同龄人无交集，常被同学嘲笑、冷落、孤立，用明尼苏达多相人格调查

表测试显示偏执状态。该青少年所表现的心理状态是
   A. 对身体健康过分关注   B. 敏感多疑   C. 焦虑、恐惧
   D. 对他人怀有敌意   E. 以自我为中心(2024)

83. 男,37岁。因有明显的幻觉及妄想表现而到医院就诊。经询问病情后,医生欲采用心理测验对其进行评估,以协助诊断。针对该患者,通常可采用的心理测验工具为
   A. EPQ   B. MMPI   C. SAS
   D. SCL-90   E. TAT(2019)

84. 女大学生,18岁。最近感到心情低落,表情淡漠,有厌世、自杀想法,主动去找心理医生咨询。该医生应给予的评估是
   A. 16PF   B. WISC   C. MMPI
   D. SDS   E. EPQ(2022)

85. 某高校心理健康教育中心欲对抑郁症高危学生进行定量评估,宜选用的评定量表是
   A. 神经心理学检测   B. 艾森克人格问卷(EPQ) C. SCL-90
   D. 自评量表SDS   E. 自评量表SAS(2023)

86. 心身疾病的症状调查常选用的量表是
   A. 韦氏成人智力量表   B. 90项症状自评量表   C. 艾森克人格问卷
   D. 卡特尔16项人格因素问卷 E. 明尼苏达多项人格调查表(2024)

87. 男,50岁,某公司总经理。在公司某次业务培训会的开幕式上致辞时出现口误,宣布"会议闭幕"。此口误背后折射出总经理的心理活动为
   A. 潜意识   B. 前意识   C. 超我
   D. 意识   E. 本我

88. 潜意识又称无意识,在人的心理活动中一般处于
   A. 警觉状态   B. 缓冲状态   C. 知觉状态
   D. 清晰状态   E. 压抑状态

89. 精神分析学派认为,在心理地形图中,当前能被注意到的各种心理活动为
   A. 表象   B. 潜意识   C. 前意识
   D. 意识   E. 想象

90. 男,25岁。爱上比他大30多岁的婶婶,明知不能继续这种性关系,但不能摆脱,而来寻求治疗。对于该患者首选的治疗方法为
   A. 生物反馈   B. 精神分析   C. 放松训练
   D. 眼动治疗   E. 系统脱敏

91. 不适合接受心理治疗的疾病是
   A. 焦虑症   B. 恐惧症   C. 创伤后应激障碍
   D. 强迫症   E. 精神分裂症急性发作

92. 女,19岁。因心理问题正在接受长程精神分析治疗,在一次治疗时,患者迟到,心理治疗师语带责备,患者当即大发雷霆。患者的发怒现象最可能属于
   A. 投射   B. 释文   C. 变形
   D. 移情   E. 象征

93. 男,45岁。因焦虑症接受心理治疗。在治疗过程中患者多次约治疗师看电影,并多次打电话叮嘱治疗师"可能下雨要带雨伞"或者"气温下降要添加衣服"等。患者的这种表现是
   A. 认同   B. 移情   C. 投射
   D. 象征   E. 阻抗

第十六篇 医学心理学
第3章 心理评估、心理治疗与心理咨询

94. 某心理治疗师婉拒了一位正在接受其治疗的患者请其吃饭的邀请。该心理治疗师的这一行为所遵循的心理治疗原则是
    A. 真诚原则
    B. 回避原则
    C. 保密原则
    D. 关系限定原则
    E. 客观中立原则

95. 男,46岁,投资顾问。因社交焦虑接受心理治疗,在心理治疗师的帮助下焦虑明显改善。患者心存感激,欲将掌握的投资信息告知心理治疗师以作报答,但被婉言谢绝。在此治疗关系中,该心理治疗师遵循的原则是
    A. 保密性
    B. 正式性
    C. 单向性
    D. 时限性
    E. 系统性

96. 男性,19岁,无业青年,其父亲是生意人。该青年5年来一直在购买收藏女性的高跟鞋而感到满足,而且晚上要抱着高跟鞋睡觉。在心理咨询门诊诊断为"恋物癖"。对此类患者的治疗方法最好选择
    A. 人本主义
    B. 厌恶疗法
    C. 自由联想
    D. 系统脱敏
    E. 梦的分析

97. 男孩,9岁。喜欢咬自己的手指头,妈妈带他去看医生。医生在他手腕上套了一个皮绳,医生指导其当咬手指时就用力拉弹手腕上的皮绳,使其产生疼痛而终止咬手指。这种治疗方法属于
    A. 系统脱敏疗法
    B. 厌恶疗法
    C. 冲击疗法
    D. 代币疗法
    E. 生物反馈

98. 男孩,8岁。孤独症患者。心理治疗师在对其进行治疗的过程中,每当了解到他有主动向老师问好、递给小朋友玩具或整理好自己的衣服等情形时,就奖励他一个纸质小星星作为强化物。该心理治疗师采用的行为治疗技术是
    A. 自我管理
    B. 代币疗法
    C. 系统脱敏
    D. 满灌疗法
    E. 差别强化

99. 女,20岁。主诉自初中毕业后,越来越不能与陌生人接触,近1年来发展为见到熟人也害怕与之说话,且一说话就脸红。对于该患者心理治疗首选的方法为
    A. 生物反馈
    B. 系统脱敏
    C. 自由联想
    D. 催眠治疗
    E. 人本主义

100. 某心理治疗师要对一位恐惧症患者进行治疗,他想让该患者在治疗开始就直接进入其最恐惧的情境,较快速地消退其症状。该心理治疗师采用的方法是
    A. 系统脱敏法
    B. 惩罚法
    C. 冲击疗法
    D. 厌恶疗法
    E. 习惯转换法

101. 某生参加高考前数月产生严重焦虑,来到咨询室后,该生讲述了内心的恐惧与担心,治疗师只是认真地倾听,不做指令性指导。这种心理疗法的理论属于
    A. 精神分析理论
    B. 认知理论
    C. 人本主义理论
    D. 心理生理理论
    E. 行为理论

102. 在人本主义治疗技术中最重要的是
    A. 表达
    B. 分析
    C. 指导
    D. 同情
    E. 倾听

103. 某患者,13岁。在生活中养成不良的抽烟习惯,父母非常恼火。心理医师建议其采取的较有效的行为治疗是
    A. 条件刺激和非条件刺激相结合
    B. 环境因素和操作动作相结合
    C. 厌恶刺激和不良行为相结合
    D. 通过对不良行为的认识来矫正
    E. 用转变注意力的方法来矫正

104. 男,12岁。因频发时轻时重的口吃就诊。经晤谈,心理治疗师认为患儿的口吃症状与其父母感情不好,总在他面前争吵并动辄以离婚相威胁有关。遂要求三人一起接受心理治疗,并采用了循环提问等技术。该心理治疗方法称为
    A. 行为疗法　　　　　　B. 人本主义疗法　　　　　C. 家庭治疗
    D. 精神分析疗法　　　　E. 认知疗法

105. 男,70岁。原发性高血压20年,常情绪紧张,在服用降压药物的基础上,适合其情况的首选心理治疗方式是
    A. 生物反馈疗法　　　　B. 精神分析疗法　　　　　C. 眼动疗法
    D. 冲击疗法　　　　　　E. 厌恶疗法(2024)

106. 女,19岁。因急性白血病接受骨髓移植治疗,术后被安置于无菌病房中,根据病情,需限制亲属探视。在此期间患者常常出现心情烦躁、不安。针对此情况,心理治疗师指导其采用冥想结合深呼吸的方法来改善自己的情绪,这种应对方式属于
    A. 取得社会支持　　　　B. 心理防御机制　　　　　C. 消除应激来源
    D. 自我调节放松　　　　E. 调整认知评价

107. 下列不属于心理治疗原则的是
    A. 正义原则　　　　　　B. "中立"原则　　　　　　C. 真诚原则
    D. 保密原则　　　　　　E. 回避原则

108. 女,28岁。在心理咨询中谈到有两个男生她都很喜欢,不知道该与哪个继续相处,难以作出抉择,希望得到帮助,而根据心理治疗的原则,心理咨询师没有替她作出决定。该咨询师遵循的原则是
    A. 灵活原则　　　　　　B. 综合原则　　　　　　　C. "中立"原则
    D. 耐心原则　　　　　　E. 回避原则

109. 某单位女职工,在一家医院接受过心理评估与心理治疗。其所在单位领导获悉后想了解该患者的心理问题现状,遂向医院索要心理评估的结果,但被患者的心理医生拒绝。该心理医生所遵循的原则是
    A. 耐心原则　　　　　　B. 真诚原则　　　　　　　C. 客观原则
    D. 回避原则　　　　　　E. 保密原则

110. 王某,女,19岁。最近因高考失利而出现情绪低落和失眠的情况。王某和母亲知道王某有位表哥是心理治疗师,比较熟悉和了解王某的情况,要求其给王某做心理治疗,但被这位表哥拒绝了。其表哥拒绝提供治疗服务所依据的原则是
    A. 保密原则　　　　　　B. 灵活原则　　　　　　　C. 发展原则
    D. 中立原则　　　　　　E. 回避原则

111. 某单位职工,男性,48岁。平时和同事相处甚难,某同事想让其就诊心理咨询,但该职工坚决反对,心理医师也不主张这样的人来门诊治疗,是因为心理治疗的性质有
    A. 学习性　　　　　　　B. 自主性　　　　　　　　C. 实效性
    D. 应用性　　　　　　　E. 操作性

112. 女,24岁,大学生。因男友与之断绝了恋爱关系,内心十分痛苦,难以自拔而想要自杀。此时应寻求的最合适的心理咨询方式是
    A. 门诊心理咨询　　　　B. 信函心理咨询　　　　　C. 电话心理咨询
    D. 专题心理咨询　　　　E. 网上心理咨询

113. 女,35岁。丈夫因车祸去世,令其痛不欲生,遂到心理咨询门诊寻求帮助。该女士在诉说其目前的心境时痛哭流涕。对此,心理咨询师在初始阶段一般不应采取的措施是
    A. 对质其懦弱　　　　　B. 帮助其领悟　　　　　　C. 增强其自控

D. 指导其放松 E. 接受其宣泄

114. 某高校心理咨询工作人员接待了一位大学生。该生对心理咨询员说，他多次难以自控地想要杀死其女友。那么，此情况下心理咨询员的最佳做法是
    A. 劝其尽快接受治疗 B. 严格保守该生的秘密
    C. 联系精神病医院直接送该生入院 D. 通知该生的家长对其妥善监管
    E. 告知该女友家属对其进行保护，同时建议该生家属带其进行必要的心理诊治

第4章　医患关系、医患沟通与患者的心理问题

115. 医生与患者的交谈原则应具有
    A. 隐蔽性 B. 情绪性 C. 广泛性
    D. 指令性 E. 针对性

116. 医患沟通中的非言语沟通形式不包括
    A. 引导话题 B. 人际距离 C. 面部表情
    D. 身段姿态 E. 目光接触

117. 医生在诊治过程中经常对患者使用医学专业术语，使患者难以理解，容易造成误解。这种医患交流的问题属于
    A. 依从性差 B. 同情心不够 C. 沟通障碍
    D. 信息缺乏 E. 回忆不良

118. 有助于患者记忆的信息沟通方式不包括
    A. 指导问题力求具体 B. 归纳总结医嘱内容 C. 语言表达通俗易懂
    D. 重要医嘱首先提出 E. 规范使用医学缩略术语

119. 为了加强患者对医嘱的记忆，不宜采用的方法是
    A. 医嘱简明只说一次 B. 尽量采用书面形式 C. 重要的医嘱先说
    D. 让患者复述医嘱 E. 让患者写下来

120. 医患交流中，能够使得沟通更为有效与顺畅的方法是
    A. 尽量多用书面沟通 B. 尽量使用医学术语 C. 提供的信息越多越好
    D. 善用问句引导话题 E. 避免表达态度和情感

121. 造成医患沟通障碍的因素不包括
    A. 医务人员使用专业用语 B. 医务人员的优越感和控制欲 C. 患者维权意识过强
    D. 患者对医务人员不信任 E. 医务人员的防御与保护措施（2023）

122. 糖尿病患者，女，65岁，家庭主妇，初中文化程度。医生给予的饮食建议，容易理解和执行的说法是
    A. "您每天摄入热量不能超过1200千卡"
    B. "您必须严格控制饮食，要低盐、低脂、低糖饮食"
    C. "每顿饭主食2两，少吃油腻的"
    D. "不吃甜点、稀饭、甘蔗、西瓜、甜饮料，少吃肉、油，可以吃点粗粮"
    E. "您一定要管住自己的嘴，原来爱吃的都不能吃了"

123. 下列关于医患关系特点的表述，错误的是
    A. 医者应保持情感的中立性 B. 双方目的的一致性 C. 人格尊严、权利上的平等性
    D. 医学知识和能力的对称性 E. 医患矛盾存在的必然性

124. 布朗斯坦提出的医患关系模式是
    A. 权威模式   B. 契约模式   C. 人本模式
    D. 共同参与型   E. 指导-合作型（2024）

125. 患者被诊断患病时否认自己得病，难以进入患者角色的情形称为
    A. 角色行为强化   B. 角色行为冲突   C. 角色行为减退
    D. 角色行为异常   E. 角色行为缺如

126. 女，48岁，某乡镇企业负责人。5个月前被确诊为乳腺癌并接受了手术治疗，术后患者仅休息了2个月，便全身心投入了工作，同患病前一样从事日常工作，参加各种会议和活动，对于自己身体的康复情况并不重视，不按要求到医院复查，也不愿再接受任何其他治疗。该女性角色行为改变类型属于
    A. 角色行为缺如   B. 角色行为强化   C. 角色行为异常
    D. 角色行为减退   E. 角色行为冲突

127. 男，55岁，工程师。因膀胱病入院准备接受手术治疗。在术前准备期间，患者一方面希望尽快恢复健康而配合各种检查和治疗，另一方面又担心自己主持的工程项目出问题而自行离院回单位开会。这种患者角色的状态属于
    A. 角色行为强化   B. 角色行为异常   C. 角色行为适应
    D. 角色行为缺如   E. 角色行为冲突

128. 患者，男，大学生。因被诊断为慢性肾衰竭而收住院治疗，入院后出现了失眠、哭闹和攻击性行为。患者的这种角色变化属于
    A. 角色行为减退   B. 角色行为强化   C. 角色行为缺如
    D. 角色行为异常   E. 角色行为冲突

129. 患者表现平静，客观面对患病现实，关注自身疾病，遵行医嘱所体现的患者角色行为类型为
    A. 角色行为冲突   B. 角色行为减退   C. 角色行为异常
    D. 角色行为缺如   E. 角色行为适应

130. 由患者的家长和家属或他人做出求医决定的求医类型是
    A. 主动   B. 被动   C. 强制
    D. 稳定   E. 独立

131. 女，30岁。跳河后经巡警救助，发现其情绪低落，执意自杀，拒绝去精神专科就诊，后在家人的陪伴下勉强去精神专科医院就诊。该患者的求医模式为
    A. 主动求医   B. 被动求医   C. 强制求医
    D. 劝慰求医   E. 自助求医（2024）

132. 患者在患病后变得以自我为中心、兴趣变得有限、情绪的依赖性增强，并过分关注自己的机体功能。这种心理反应属于
    A. 猜疑加重   B. 行为退化   C. 感情淡漠
    D. 焦虑增强   E. 情绪低落

133. 儿童患者住院后常见的心理问题一般不包括
    A. 分离性焦虑   B. 不安全感   C. 抑郁心理
    D. 对陌生环境的恐惧   E. 依赖症

134. 关于青少年情绪、情感的特点，以下说法不正确的是
    A. 情绪稳定   B. 情绪心境化   C. 情感丰富
    D. 情绪反应强烈   E. 情绪敏感

135. 心理护理的主要目标是
    A. 明确患者的人生目标 B. 消除不良的情绪反应 C. 树立良好的道德观念

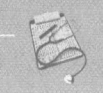

D. 提高患者的智力水平　　E. 改善患者的躯体症状

136. 张某是某医院的主管护师,在平常工作中十分重视对患者的心理护理,能根据不同患者的不同心理问题制订相应的计划进行干预。其心理护理所遵循的原则是

　　A. 启迪性原则　　　　　B. 针对性原则　　　　　C. 保密性原则
　　D. 稳定性原则　　　　　E. 自我管理原则

137. 癌症患者的第一阶段心理发展历程是

　　A. 休克-恐惧期　　　　 B. 否认-怀疑期　　　　 C. 愤怒-沮丧期
　　D. 接受-适应期　　　　 E. 悲伤-抑郁期（2024）

第十七篇　医学伦理学

(执业医师及助理医师均需掌握)

第1章　伦理学、医学伦理学的基本原则与规范

1. 伦理学的传统伦理模式为
   A. 描述伦理学　　　　　B. 分析伦理学　　　　　C. 美德伦理学
   D. 规范伦理学　　　　　E. 元伦理学(2024)
2. 医学伦理学属于
   A. 环境伦理学　　　　　B. 社会伦理学　　　　　C. 元伦理学
   D. 描述伦理学　　　　　E. 规范伦理学
3. 提出以"最大多数人的最大幸福"作为道德判断准则的学者是
   A. 边沁　　　　　　　　B. 密尔　　　　　　　　C. 苏格拉底
   D. 亚里士多德　　　　　E. 康德
4. 主张以行动者的行为所产生的实际效果作为道德价值判断基础的伦理学理论是
   A. 道义论　　　　　　　B. 美德论　　　　　　　C. 品德论
   D. 效果论　　　　　　　E. 义务论(2023)
5. 医学伦理学的特征之一是
   A. 灵活性　　　　　　　B. 实践性　　　　　　　C. 集体性
   D. 组织性　　　　　　　E. 随机性
6. "夫医者,非仁爱之士不可托也;非聪明理达不可任也;非廉洁淳良不可信也"。此语出自
   A. 晋代杨泉　　　　　　B. 唐代孙思邈　　　　　C. 宋代林逋
   D. 明代陈实功　　　　　E. 清代王清任
7. 《大医精诚论》的作者是
   A. 张仲景　　　　　　　B. 华佗　　　　　　　　C. 扁鹊
   D. 孙思邈　　　　　　　E. 希波克拉底
8. 提出"人命至重,有贵千金,一方济之,德逾于此"观点的是
   A. 孙思邈　　　　　　　B. 扁鹊　　　　　　　　C. 李时珍
   D. 张仲景　　　　　　　E. 华佗
9. 提出"六不治"行医准则的是
   A. 扁鹊　　　　　　　　B. 张仲景　　　　　　　C. 孙思邈
   D. 陈实功　　　　　　　E. 龚信(2022)
10. "救死扶伤,实行革命的人道主义"论述出自
    A. 邓小平　　　　　　　B. 毛泽东　　　　　　　C. 朱德
    D. 刘少奇　　　　　　　E. 周恩来(2024)
11. "身体是革命的本钱,健康是人生的财富",提出这一观点的是

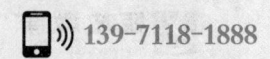

第十七篇　医学伦理学

第1章　伦理学、医学伦理学的基本原则与规范

  A. 周恩来   B. 毛泽东   C. 李克强
  D. 朱德   E. 刘少奇(2024)

12. 下列不属于医学伦理学研究对象的是
  A. 医务人员与患者之间的关系   B. 医务人员与医学发展之间的关系
  C. 医务人员相互之间的关系   D. 医务人员与其家庭成员间的关系
  E. 医务人员与社会之间的关系

13. 目前我国在医学伦理学上主要的研究方向是
  A. 研究道德问题 B. 研究医学实践中的道德问题 C. 关于道德的学说和体系
  D. 生命伦理学发展的新阶段 E. 临床医学问题

14. 不属于医学伦理学任务的是
  A. 为符合道德的医学行为辩护   B. 反映社会对医学职业道德的需要
  C. 直接提高医务人员的医疗技术   D. 为医学的发展导向
  E. 确定符合时代要求的医德原则和规范

15. 医学人道观的基本内容不包括
  A. 尊重患者的生命 B. 尊重患者的平等医疗保健权 C. 对患者尽量使用高新技术
  D. 尊重患者的人格 E. 消除或减轻影响患者健康的危险因素(2020)

16. 主张"人的生命极其珍贵,应该尊重、善待和救治每一个人的生命"的观点是
  A. 生命神圣论   B. 生命质量论   C. 生命价值论
  D. 生命效用论   E. 生命治疗价值论(2024)

17. 医德规范的内容主要强调医务人员的
  A. 情感   B. 权利   C. 义务
  D. 良心   E. 信念(2024)

18. 医学伦理学中尊重原则所涵盖的权利不包括
  A. 自主选择权   B. 社会免责权   C. 个人隐私权
  D. 知情同意权   E. 人格尊严权

19. 无行为能力的患者,由其家属代理履行知情同意,符合的原则是
  A. 尊重原则   B. 有利原则   C. 不伤害原则
  D. 公益原则   E. 公正原则

20. 男,34岁。因不育症到某院诊治。该患者将自己曾有过不检点的性行为告诉了医生。其妻随后到诊室了解病情,医生便告知真实情况。患者妻子遂提出离婚,于是患者与诊治医生发生纠纷。该医患纠纷发生的最可能伦理原因是
  A. 患者过去不检点的性行为引起不育   B. 患者有过不检点的性行为
  C. 患者将过去不检点的性行为告诉了医生 D. 患者未将不检点的性行为告诉妻子
  E. 患者的隐私保护权利未得到医生的尊重

21. 最先提出"不伤害原则"的西方医学家是
  A. 希波克拉底   B. 盖伦   C. 维萨里
  D. 白求恩   E. 桑德斯

22. 最早提出不伤害原则和保密要求的医学伦理学文献是
  A.《外科正宗·医家五戒十要》 B.《希波克拉底誓言》 C.《医德十二箴》
  D.《伤寒杂病论·自序》 E.《日内瓦宣言》

23. 患者,男性,65岁。糖尿病足坏疽2周。为避免发生败血症,医师建议患者截肢。医师遵守的医学伦理基本原则是

A. 尊重原则 B. 不伤害原则 C. 有利原则
D. 公正原则 E. 保密原则(2024)

24. 一老年女性,确诊宫颈癌晚期,患者不知情,家属强烈要求医师保密。医师考虑患者情况后还是决定告知患者部分病情。该医师行为符合医学伦理原则的是
A. 违背家属的强烈要求 B. 遵循科室规章制度 C. 有利于患者健康利益
D. 疾病无药可治 E. 违反患者的知情同意权(2024)

25. 在医务人员的行为中,不符合有利原则的是
A. 与解除患者的疾苦有关 B. 可能解除患者的疾苦
C. 使患者受益且产生的副作用很小 D. 使患者受益,但却给别人造成了较大的伤害
E. 在人体试验中,可能使受试者暂不得益,但却使社会、后代受益很大

26. 当分配稀有卫生资源时,不应该坚持的是
A. 个人的实际需要 B. 个人之间的平均分配 C. 个人的支付能力
D. 个人的实际工作能力 E. 个人对社会的贡献

27. 在卫生资源分配上,形式公正是根据每个人
A. 都享有公平分配的权利 B. 实际的需要 C. 能力的大小
D. 社会贡献的多少 E. 在家庭中的角色地位

28. 在医疗实践活动中分配医疗收益与负担时,类似的个案适用相同的准则,不同个案适用不同的准则。这所体现的医学伦理基本原则是
A. 尊重原则 B. 不伤害原则 C. 公正原则
D. 有利原则 E. 公益原则

29. 医师在诊疗活动中,不过度医疗所体现的医师行为规范是
A. 规范行医 B. 严格权限 C. 救死扶伤
D. 重视人文 E. 规范文书

30. 互相尊重、密切合作、互相学习是
A. 处理医患关系的原则 B. 处理医际关系的原则 C. 处理医师与医师关系的原则
D. 处理医师与护士关系的原则 E. 处理医师与医技人员关系的原则

31. 医务人员彼此协作的基础是
A. 没有分歧 B. 彼此独立 C. 互相信任
D. 互相学习 E. 彼此竞争

A. 公正原则 B. 不伤害原则 C. 有利原则
D. 整体性原则 E. 尊重原则

32. 分配基本医疗卫生资源时依据的伦理原则是
33. 在患者充分知情并同意后实施医疗决策所体现的伦理原则是

A. 知情同意原则 B. 保守秘密原则 C. 互相协作原则
D. 诚实原则 E. 公正原则

34. 临床诊疗或开展以人为研究对象的医学研究时,首先应坚持
35. "人人享有卫生保健"是贯彻了

A. 有利、公正 B. 权利、义务 C. 廉洁奉公
D. 医乃仁术 E. 等价交换

36. 属于医学伦理学基本范畴的是

37. 属于医学伦理学基本原则的是
38. 属于医学伦理学基本规范的是

第2章 医疗人际关系伦理与临床诊疗伦理

39. 最能反映医患关系性质的是医务人员与患者之间的
    A. 信托关系　　　　　　　　B. 陌生人之间的关系　　　　　C. 主动-被动关系
    D. 类似父(母)子间的关系　　E. 商品关系

40. 医患关系的本质特征是
    A. 具有互利性质的经济关系　　B. 具有买卖性质的依附关系　　C. 具有协作性质的买卖关系
    D. 具有依附性质的非平等关系　E. 具有契约性质的信托关系

41. 相对于一般契约关系而言,医生在医患关系中负有更重的义务,但这些义务中不包括
    A. 忠实义务　　　　　　　　B. 监督义务　　　　　　　　C. 披露义务
    D. 保密义务　　　　　　　　E. 注意义务

42. 男,68岁。咳嗽1周至某诊所就诊。取药后向医师询问药物的不良反应,医师耐心回答,并详细说明了服药的注意事项,患者对医师的行为十分满意。该案例反映的医患关系特点是
    A. 明确的目的性和目的的统一性　　　　B. 选择的对等性和情感的中立性
    C. 利益的相关性和价值的统一性　　　　D. 人格权利的平等性和医学知识的不对称性
    E. 医患冲突或纠纷的不可避免性(2024)

43. 对于长期慢性病患者,宜采取的医患关系模式是
    A. 主动-被动型　　　　　　　B. 被动-主动型　　　　　　　C. 指导-合作型
    D. 共同参与型　　　　　　　E. 合作-指导型

44. 对于阑尾炎的术后患者,宜采取的医患模式是
    A. 主动-被动型　　　　　　　B. 被动-主动型　　　　　　　C. 指导-合作型
    D. 共同参与型　　　　　　　E. 合作-指导型

45. 患者,男,68岁。糖尿病病史24年,长期服用降血糖药物。最近2周发现空腹血糖控制欠佳,于是来医院询问控制血糖的方法。适合该患者的医患关系模式为
    A. 主动-被动型　　　　　　　B. 指导-合作型　　　　　　　C. 共同参与型
    D. 自主型　　　　　　　　　E. 强迫型(2024)

46. 适用于"主动-被动型"医患关系模式的患者群体中一般不包括
    A. 痴呆患者　　　　　　　　B. 焦虑症患者　　　　　　　　C. 婴幼儿患者
    D. 昏迷患者　　　　　　　　E. 精神分裂症缺乏自知力患者

47. 某医院急诊医生接诊了一位遭遇车祸昏迷的患者,立即给予了心肺复苏、气管插管等抢救措施。此时的医患关系所属的类型是
    A. 共同参与型　　　　　　　B. 主动-被动型　　　　　　　C. 指导-合作型
    D. 合作-监督型　　　　　　　E. 主动权威型(2023)

48. 按照临床诊疗道德的最优化原则,医务人员不需要考虑的是
    A. 患者的地位　　　　　　　B. 医疗安全　　　　　　　　C. 医疗效果
    D. 诊疗费用　　　　　　　　E. 患者的痛苦

49. 在医务人员之间人际关系的特点中,"比、学、赶、帮、超"体现的是

A. 协作性 B. 平等性 C. 互助性
D. 竞争性 E. 同一性

50. 不属于医学伦理学原则的是
A. 有利 B. 公正 C. 不伤害
D. 克己 E. 尊重

51. 医师可以行使特殊干涉权的是
A. 对需要隔离的传染病患者拒绝隔离的
B. 对教学医院内住院的患者拒绝接收学生实习的
C. 在有科研任务的医院内住院的患者拒绝作为受试者
D. 门诊就医的患者拒绝按医师开出的特殊检查项目进行检查
E. 门诊就医的患者拒绝向医师吐露与病疾有关的隐私

52. 医师在诊疗过程中泄露患者诊疗信息,违背的伦理原则是
A. 最优化原则 B. 患者至上原则 C. 知情同意原则
D. 保密守信原则 E. 有利原则(2024)

53. 女,69岁。确诊胃癌后,住院拟行手术治疗,术前患者出现焦虑和精神紧张,经治医师便让患者丈夫在手术知情同意书上签字,患者丈夫表示自己是文盲,不能书写,医师认为他也缺乏理解能力,没必要向他说明手术详情,遂只让他在知情同意书上签字位置按手印。本案例中,经治医师违背医学伦理的做法是
A. 术前要求患者丈夫签署知情同意书 B. 未让患者在手术知情同意书上签字
C. 未向患者丈夫说明手术详情 D. 以按手印形式代替书面签字
E. 未告知患者诊断和治疗详情(2024)

54. 女,30岁。经促排卵、胚胎移植后成功受孕7胎。某媒体得知此事后通过其主治医师联系到该孕妇,提出报道并出资保留7胎至分娩。孕妇拒绝了医师的减胎建议,后在分娩时7胎全部死亡。该医生的行为违背的伦理原则是
A. 人工排卵 B. 给予患者人工授精 C. 建议孕妇减胎
D. 劝阻孕妇减胎 E. 泄露患者隐私(2024)

55. 男,70岁。因脑出血1小时入院,病情危重。医生建议立即手术,并告知家属手术可能存在的风险,不手术则会有生命危险。家属因经济困难,示意医生只需做简单处置,放弃救治,听任其死亡,但拒绝签字。此时医生应选择的最佳决策是
A. 提请法院作出决策 B. 听从家属决定,并在病历上如实记录家属意见
C. 不考虑家属意见,医生直接手术 D. 一定要家属签字,否则让患者转院
E. 征求医院领导意见并与家属充分沟通,确定符合实际的救治手段

56. 王某,女,75岁。患病后始终不愿意就诊,而是在家中烧香拜佛祈求病愈。王某的儿子见母亲病情加重,便请社区医师到家里为母亲诊治,但遭到王某的拒绝。医师符合伦理的做法是
A. 鉴于患者拒绝,社区医师应放弃诊治 B. 患者行为影响健康,应及时报告派出所处置
C. 对患者信佛不信医的行为进行批评 D. 在家属的协助下,对患者实施强制诊治
E. 向患者进行耐心解释,规劝其接受相应治疗

57. 患者,男,46岁。腹痛加重15天。发病后,体重进行性减轻,经检查确诊为癌前病变,必须手术切除。患者得知病情后,感心慌、乏力、头晕,医师耐心地做通患者和家属的工作,征得患者和家属同意后,准备手术。准备手术前,术前签字的人是
A. 患者本人 B. 患者父母 C. 患者亲属
D. 患者兄弟姐妹 E. 患者已成年的子女

第十七篇 医学伦理学
第2章 医疗人际关系伦理与临床诊疗伦理

58. 患者,女,66岁。腹痛、呕吐2天。因病情加重来院治疗,接诊医师诊断为急性胆囊炎。根据病情拟行胆囊切除术,患者因惧怕手术,要求保守治疗,接诊医师了解情况后及时给予解释及安慰,最后患者同意接受手术治疗。以上符合手术治疗伦理要求的是
    A. 严格掌握指征,手术动机纯正　　　　B. 患者或患者家属知情同意
    C. 精诚团结,密切协作　　　　　　　　D. 态度严肃,作风严谨
    E. 认真做好术前准备,为手术顺利进行创造条件(2024)

59. 下列关于医患双方权利与义务关系的说法,不正确的是
    A. 维护医务人员权利的关键是尊重其人格尊严
    B. 只有维护了患者的权利,医务人员的权利才能真正得到维护
    C. 保障医疗质量与安全是维护患者权利的关键
    D. 作为弱势群体的患者只享有权利而不承担义务
    E. 在医疗实践活动中,医患双方应当履行好各自的义务

60. 有关医际关系与医患关系的表述,下列哪项是错误的?
    A. 医际关系的恶化在一定程度上将对医患关系产生不良影响
    B. 医患关系的恶化在一定程度上将对医际关系产生不良影响
    C. 处理医际关系与医患关系所依据的伦理原则是相同的
    D. 医际关系与医患关系既互相独立又相互关联
    E. 良好的医际关系有助于形成良好的医患关系

61. 某医院内科病房,责任护士误将甲床患者的青霉素注射给乙床患者。发现错误后,该护士心里十分矛盾和紧张,对乙床患者进行了严密观察,没有出现青霉素过敏反应。对此,以下说法符合伦理的是
    A. 患者未出现过敏反应,为避免对护士不满可以不告诉患者
    B. 打错针后护士对患者进行了严密观察,以免承担更大责任
    C. 打错针后应马上告诉护士长采取应急措施,以保证患者安全
    D. 患者未出现过敏反应,可以不告诉护士长以免受到处分
    E. 住院患者太多、护理任务紧张,出现差错在所难免

62. 女,30岁。因出现类似早孕症状两次到某县医院门诊就医,大夫简单检查后均诊断为妇科炎症,但该女士服药多日症状未见缓解。半个月后,因突然阴道大出血和急腹症被送往医院抢救后确诊为宫外孕。该案例中,初诊医生可能违背的临床诊疗伦理要求是
    A. 关心体贴,减少痛苦　　　　B. 全面系统,认真细致　　　　C. 耐心倾听,正确引导
    D. 尊重病人,心正无私　　　　E. 举止端庄,态度热情

63. 临床问诊过程中,医生不应该无精打采、漫无边际地反复提问,而应该
    A. 全神贯注,语言得当　　　　B. 耐心倾听,正确引导　　　　C. 举止端庄,态度热情
    D. 全面系统,认真细致　　　　E. 关心体贴,减少痛苦(2023)

64. 一烧伤患者,来门诊换药,质疑医生的专业能力,说为什么不将两种药一起用。医生耐心解释道其中一种药会使另一种药的药效减弱,不能一起用。该过程体现了医师用药过程中的原则是
    A. 严守法规　　　　　　B. 公正分配　　　　　　C. 合理配伍
    D. 细致观察　　　　　　E. 对症下药(2023)

    A. 严守法规　　　　　　B. 公正分配　　　　　　C. 加强协作
    D. 合理配伍　　　　　　E. 对症下药

65. 当患者要求住院医师开具精神药品处方时,该医师应当遵循的伦理要求是
66. 医生根据临床诊断选择相适应的药物进行治疗,遵循的医学伦理要求是

67. 医生采取"多头堵""大包围"的方式开具大处方,违背的医学伦理要求是
   A. 积极进取,保证安全 B. 关心体贴,减少痛苦 C. 精诚团结,密切协作
   D. 耐心倾听,正确引导 E. 平等相待,廉洁奉公
68. 体格检查的伦理要求是
69. 询问病史的伦理要求是
70. 医务人员在手术中应遵循的伦理要求是
   A. 耐心倾听,正确引导 B. 严谨求实,防止差错 C. 尊重患者,知情同意
   D. 尊重患者,心正无私 E. 对症下药,剂量安全
71. 医师在询问病史过程中应遵循的主要伦理要求是
72. 男医师给女患者进行妇科检查时需要有护士或其他医务人员在场的规定遵循的伦理要求是

第 3 章 安宁疗护、公共卫生伦理与健康伦理

73. 安宁疗护的根本目的是
   A. 节约卫生资源 B. 减轻家庭的经济负担 C. 提高临终患者的生存质量
   D. 缩短患者的生存时间 E. 防止患者自杀
74. 安宁疗护的服务对象主要是
   A. 胃大部切除术后 B. 肾母细胞瘤晚期患儿 C. 身有残疾的患者
   D. 高位截瘫患者 E. 精神分裂症患者(2024)
75. 关于安宁疗护的叙述,正确的是
   A. 以延长患者生存时间为主要目的 B. 旨在提高患者临终前的生存质量
   C. 以减轻患者家庭经济负担为宗旨 D. 缩短患者死亡进程
   E. 尽量满足患者的所有需求(2024)
76. 实施主动安乐死的首要社会条件是
   A. 家属的主动要求 B. 安乐死的合法化 C. 患者的主动要求
   D. 能够减轻患者的痛苦 E. 维护患者的尊严
77. 医师经临终患者及家属要求,给予减少痛苦的维持治疗,其做法属于
   A. 主动安乐死 B. 消极安乐死 C. 终止治疗
   D. 积极安乐死 E. 医助自杀
78. 一位符合安乐死条件的病人,医生使用药物结束其痛苦的生命,称为
   A. 强迫安乐死 B. 医助安乐死 C. 自杀安乐死
   D. 主动安乐死 E. 被动安乐死
79. 实施脑死亡标准的直接伦理目的是
   A. 减轻家属的身心痛苦 B. 促进人体器官移植 C. 维护死者的尊严
   D. 节约卫生资源 E. 尊重患者死亡的权利
80. 以下关于脑死亡标准的说法,正确的是
   A. 判断患者死亡的唯一标准 B. 目的是节约卫生资源 C. 实施器官捐献的必然要求
   D. 心肺功能必须完全丧失 E. 有利于科学准确地判定人的死亡(2023)
81. 下列国家中安乐死合法化的是

A. 日本   B. 比利时   C. 澳大利亚
D. 美国   E. 新加坡

82. 以下属于公共卫生工作特有的伦理原则是
    A. 生命价值原则   B. 尊重自主原则   C. 最优化原则
    D. 隐私保密原则   E. 全社会参与原则

83. 在COVID-19的防控中,各地均推出防控健康码,并作为居民出行的健康凭证,取得了一定的防控效果。该案例遵守的公共卫生伦理原则是
    A. 社会公益原则   B. 社会公正原则   C. 全社会参与原则
    D. 信息公开原则   E. 互助协同原则(2024)

84. 2020年,国家卫健委发布15例新冠肺炎密切接触者,要求该地区所有人员进行核酸检测。发布公告通知到户,户不遗人,全员参与检测。该公告体现的公共卫生伦理原则是
    A. 全社会参与原则   B. 社会公益原则   C. 社会公正原则
    D. 互相协同原则   E. 信息公开原则(2024)

85. 对甲类传染病实施强制隔离措施时,应当遵循的公共卫生处理原则不包括
    A. 全社会参与原则   B. 信息公开原则   C. 以患者为中心原则
    D. 互助协同原则   E. 社会公正原则

86. 对疑似甲类传染病患者予以隔离所体现的公共卫生伦理原则是
    A. 社会公正原则   B. 社会公益原则   C. 互助协同原则
    D. 全社会参与原则   E. 信息公开原则

87. 下列不属于传染病防控工作伦理要求的是
    A. 做好传染病的监测和报告   B. 采取走访患者家庭以预防医患冲突
    C. 尊重科学事实   D. 尊重传染病患者的人格和权利
    E. 开展传染病的预防宣传教育

第4章   医学科研、医学新技术研究伦理与医学道德

88. 医学科研的道德要求中,医学科研的灵魂和医学科研人员的良心是
    A. 严谨   B. 公正   C. 廉洁
    D. 诚实   E. 勤奋(2022)

89. 下列叙述中,不属于动物实验伦理的"3R"原则要求的是
    A. 在必须使用动物进行实验时,尽量减少非人道程序对动物的影响范围和程度
    B. 尽可能使用低等生物替代高等生物
    C. 尽可能用一定量的动物获得尽可能多的实验数据
    D. 尽可能使用没有知觉的实验材料代替活体动物进行实验
    E. 尽可能用小型哺乳动物替代大型哺乳动物(2024)

90. 下列不属于涉及人的生物医学研究伦理原则的是
    A. 有偿服务   B. 知情同意   C. 伦理审查
    D. 医学目的   E. 维护受试者利益

91. 人体试验道德的首要原则是
    A. 医学目的原则   B. 随机对照原则   C. 信息公开原则

D. 知情同意原则 E. 维护受试者利益原则

92. 在多中心人体试验伦理审查中,项目总负责人单位伦理委员会审查通过后,项目参加单位的伦理委员会应当
    A. 重新审查 B. 不再审查 C. 只审查在本单位的可行性
    D. 只审查方案的科学性 E. 只审查受试者的知情同意书

93. 对涉及人的生物医学研究进行伦理审查的根本目的是
    A. 保护受试者的尊严和权利 B. 保护受试者的经济利益 C. 尊重研究者的基本权利
    D. 确保医学科研的规范性 E. 维护研究机构的科研利益

94. 某临床研究需要用到患者穿刺样本,临床设计了研究用的知情同意书,由穿刺医师负责告知患者。在穿刺前该医师认为本研究不会对患者造成额外伤害,故未告知患者其穿刺样本可能用于临床研究,将临床研究知情同意书与其他体检单一同签字。本案例中,医师违反的伦理原则是
    A. 知情同意原则 B. 特殊保护原则 C. 控制风险原则
    D. 保护隐私原则 E. 依法赔偿原则(2024)

95. 下列说法符合我国人类辅助生殖技术伦理原则的是
    A. 对已婚女性可以实施商业性代孕技术 B. 对离异单身女性可以实施商业性代孕技术
    C. 对任何女性都不得实施代孕技术 D. 对自愿的单身女性可以实施代孕技术
    E. 对已婚女性可以实施亲属间的代孕技术

96. 因女性不孕而实施的体外授精-胚胎移植技术,可能产生的伦理问题不包括
    A. 用剩余胚胎进行干细胞研究 B. 代孕母亲 C. 妇女的"贞操"
    D. 卵子商品化 E. 对胚胎进行非医学目的的性别鉴定

97. 我国实施人类辅助生殖技术,下列违背我国卫生行政部门制定的伦理原则的是
    A. 使用捐赠的精子 B. 使用捐赠的卵子 C. 实施亲属代孕
    D. 实施卵胞浆内单精注射 E. 使用捐赠的胚胎

98. 不符合我国人类精子库管理伦理原则要求的是
    A. 捐精者有权随时停止捐精 B. 捐精行为应完全自愿
    C. 捐精者有权知道捐精的用途 D. 禁止同一捐精者的精子使5名以上妇女受孕
    E. 捐精者应与精子库的医务人员保持互盲

99. 我国原卫生部规定,1名供精者的精子最多只能提供给
    A. 8名妇女受孕 B. 6名妇女受孕 C. 15名妇女受孕
    D. 5名妇女受孕 E. 10名妇女受孕

100. 一位医师在为其患者进行角膜移植手术的前一夜,发现备用的眼球已经失效,于是到太平间看是否有尸体能供角膜移植之用,恰巧有一尸体。考虑到征求死者家属意见很可能会遭到拒绝,而且时间也紧迫,于是便取出了死者的一侧眼球,然后用义眼代替。尸体火化前,死者家属发现此事,便把医师告上法庭。经调查,医师完全是为了患者的利益,并没有任何与治疗无关的动机,对此案例的分析正确的是
    A. 此案例说明我国器官移植来源的缺乏
    B. 此案例说明我国器官捐赠上观念陈旧
    C. 此案例说明医师为了患者的利益而摘取眼球在伦理学上是可以得到辩护的
    D. 此案例说明首先征得家属的知情同意是一个最基本的伦理原则
    E. 此案例说明医院对尸体的管理有问题

101. 从事人体器官移植的医务人员允许
    A. 从事广告宣传 B. 参与捐赠器官分配 C. 参与抢救

第十七篇 医学伦理学

第4章 医学科研、医学新技术研究伦理与医学道德

  D. 参与死亡宣判   E. 接受馈赠

102. 男,11岁。车祸后临床诊断脑死亡。患儿父母伤心之余,准备行器官捐献,但要求与器官接受者见面。器官捐献医师拒绝了该要求,患儿父母遂放弃了捐献。该医师遵循的伦理原则是
  A. 尊重和保护供者的原则   B. 患者健康利益至上原则   C. 无偿与非商业化原则
  D. 知情同意原则   E. 保密原则(2023)

103. 医学道德修养是指医务人员在医学道德方面所进行的自我教育、自我锻炼和自我陶冶,以及在此基础上达到的
  A. 医学道德境界   B. 医疗实践能力   C. 医疗技术水平
  D. 医患沟通能力   E. 医疗道德意识

104. 医德修养要坚持
  A. 集体性   B. 组织性   C. 实践性
  D. 强制性   E. 机动性

105. 医学道德评价的首要标准是
  A. 是否有利于人类生存的环境保护及改善   B. 是否有利于医学科学发展和社会进步
  C. 是否有利于患者疾病的缓解和康复   D. 是否有利于医疗机构的发展
  E. 是否有利于医务人员社会地位的提升

106. 属于医务人员自我道德评价方式的是
  A. 名誉   B. 社会舆论   C. 慎独
  D. 内心信念   E. 传统习俗

107. 《医疗机构从业人员行为规范》中"以人为本,践行宗旨"的具体要求不包括
  A. 发扬人道主义精神   B. 发扬大医精诚理念
  C. 坚持救死扶伤,防病治病的宗旨   D. 积极维护社会公益,促进人类健康
  E. 以患者为中心,全心全意为人民健康服务

  A. 以健康人或患者作为受试对象   B. 试验时使用对照和双盲法
  C. 不选择弱势人群作为受试对象   D. 弱势人群若参加试验,需要监护人签字
  E. 试验中受试者得到专家的允许后可自由决定是否退出

108. 能体现人体试验知情同意的是
109. 不能体现知情同意的是
110. 能体现人体试验科学原则的是

  A. 为人民健康服务   B. 人道行医   C. 大医精诚
  D. 救死扶伤   E. 以人为本

111. 医疗机构从业人员的基本行为规范是
112. 医师的行为规范是

  A. 大医精诚   B. 以患者为中心   C. 人道行医
  D. 为人民健康服务   E. 救死扶伤

113. 医疗机构从业人员理想的人格形象是
114. 医疗机构从业人员的执业价值目标是
115. 医疗机构从业人员的执业道德手段是

第十八篇 医学统计学

第1章 概论与定量数据的统计描述

一、统计学的基本概念(执业医师及助理医师均需掌握)

1. 根据一项包括50例病例和50例对照组的调查结果,两组关于可能病因因素分布的差异没有统计学意义,可以据此得出结论
   A. 这个差异可能是抽样误差所致
   B. 病例和对照组的可比性已被证实
   C. 观察者或调查者的偏性已被消除
   D. 该因素与疾病可能有联系
   E. 这个差异临床上可能是显著的

2. 从一个计量资料的总体中抽样,产生抽样误差的原因是
   A. 样本均数不等于零
   B. 总体中的个体存在差别
   C. 样本均数大于总体均数
   D. 总体均数不等于零
   E. 样本是从总体中有意识抽取的一部分

3. 为了保证研究结果能够回答研究目的中提出的问题,使用的人、财、物、时间较少,结果可靠,应该做好的首要工作是
   A. 资料收集
   B. 科研设计
   C. 资料整理
   D. 资料分析
   E. 结果的表达

4. 100名高血压患者接受某种药物治疗,1个月后有65名患者血压明显下降。正确的说法为
   A. 观察时间短,疗效可疑
   B. 未设对照组,无法作结论
   C. 该药物降压效果好
   D. 该药物无降压效果
   E. 样本量小,尚不能作结论

5. 在一项研究某药疗效的临床试验中,服用该药后治疗效果的指标表示为无效、好转、显效和痊愈,则此变量类型为
   A. 无序分类变量
   B. 等级变量
   C. 名义变量
   D. 定量变量
   E. 定性变量(2023)

6. 以下属于分类变量的是
   A. 血压(mmHg)
   B. 呼吸(次/分)
   C. 脉搏(次/分)
   D. 血红蛋白(g/L)
   E. 民族(2024)

7. 为调查某地7岁儿童生长发育情况,选取了年龄、身高、体重、腰围等数据,该数据对应的资料类型为
   A. 等级资料
   B. 定量资料
   C. 定性资料
   D. 半定量资料
   E. 分类资料(2024)

二、定量数据的统计描述(执业医师及助理医师均需掌握)

8. 欲对有200个数据的定量资料编制频数分布表,描述其分布特征,分组时,其组段数宜选择
   A. 4~6
   B. 8~15
   C. 30~50
   D. 51~60
   E. 61~70

9. 某幼儿园大班11名6岁儿童接受百日咳疫苗注射后,做血清抗体测定,其抗体滴度分别为1∶20,

第十八篇 医学统计学
第1章 概论与定量数据的统计描述

1:20,1:20,1:40,1:40,1:80,1:80,1:160,1:160,1:320,1:640。描述抗体滴度集中趋势的指标应选用

　　A. 标准差　　　　　　　　B. 极差　　　　　　　　C. 算术平均数
　　D. 几何平均数　　　　　　E. 四分位数间距

10. 可用于反映一组梅毒抗体滴度平均数的统计学指标是
　　A. 中位数　　　　　　　　B. 四分位数间距　　　　C. 几何均数
　　D. 标准差　　　　　　　　E. 极差（2022）

11. 为调查某地区铅污染情况，集中收集了该地区130人尿样，测试铅含量，结果显示数据呈偏态分布。描述数据的集中趋势和离散程度，最适合的指标是
　　A. 算术均数和标准差　　　B. 中位数和四分位数间距　　C. 中位数和标准差
　　D. 算术均数和四分位数间距　E. 中位数和极差（2024）

12. 某生理指标服从偏态分布，且过低属于异常，为制定95%医学参考值范围，可计算
　　A. P_1　　　　　　　　　B. P_5　　　　　　　　C. P_{50}
　　D. P_{95}　　　　　　　　E. P_{99}

13. 对10名25岁以上的山区健康男子测量脉搏次数（次/分），用 t 检验与全国正常男子治疗进行比较，按 $\alpha = 0.05$ 的检验水准，自由度为
　　A. $\nu = 9$　　　　　　　B. $\nu = 19$　　　　　　C. $\nu = 8$
　　D. $\nu = 20$　　　　　　　E. $\nu = 18$

14. 比较身高和体重两组数据变异度的大小宜用
　　A. 变异系数　　　　　　　B. 方差　　　　　　　　C. 极差
　　D. 标准差　　　　　　　　E. 四分位数间距

15. 两组呈正态分布的数值变量资料，但均数相差悬殊，若比较离散趋势，最好选用的指标为
　　A. 全距　　　　　　　　　B. 四分位数间距　　　　C. 方差
　　D. 标准差　　　　　　　　E. 变异系数

16. 变异系数主要用于
　　A. 衡量样本抽样误差的大小　B. 衡量正态分布的变异程度　C. 衡量测量的准确度
　　D. 衡量偏态分布的变异程度　E. 比较不同计量指标的变异程度

17. 某地新生儿身长均数55.1cm，标准差2.2cm。6岁儿童身高均数119.5cm，标准差4.3cm。若要比较新生儿和6岁儿童身高的变异程度，应选择的指标是
　　A. 标准差　　　　　　　　B. 标准误　　　　　　　C. 方差
　　D. 变异系数　　　　　　　E. 四分位数间距（2022）

18. 正态分布的数值变量资料，描述离散趋势的指标最好选用
　　A. 全距　　　　　　　　　B. 百分位数　　　　　　C. 方差
　　D. 标准差　　　　　　　　E. 变异系数

19. 可以全面描述正态分布资料特征的两个指标是
　　A. 均数和中位数　　　　　B. 均数和标准差　　　　C. 均数和极差
　　D. 中位数和方差　　　　　E. 几何均数和标准差

20. 呈对数正态分布的数值变量资料，描述集中趋势的指标最好选用
　　A. 调和均数　　　　　　　B. 众数　　　　　　　　C. 中位数
　　D. 算术均数　　　　　　　E. 几何均数

21. 均数和标准差的关系是

A. $\bar{X}$ 越大,S 越小 　　B. $\bar{X}$ 越小,S 越大 　　C. S 越小,$\bar{X}$ 代表性越好
D. S 越大,$\bar{X}$ 代表性越好 　E. S 越大,$\bar{X}$ 代表性越差

22. 均数为0,标准差为1的分布是
   A. 正态分布 　　　　　　B. 标准正态分布 　　　C. 正偏态分布
   D. 负偏态分布 　　　　　E. 高斯分布

23. 标准正态分布的两个参数值分别是
   A. $\mu=0,\sigma=0$ 　　　B. $\mu=1,\sigma=0$ 　　　C. $\mu=1,\sigma=-1$
   D. $\mu=-1,\sigma=1$ 　　E. $\mu=0,\sigma=1$

24. 已知人体血铅值仅以过高为异常,且其服从正偏态分布,若要估计某地成人血铅含量的95%医学参考值范围,宜采用
   A. $<P_{95}$ 　　　　　　B. $>P_5$ 　　　　　　C. $<P_{97.5}$
   D. $P_5 \sim P_{95}$ 　　　E. $P_{2.5} \sim P_{97.5}$

   A. 四分位数间距 　　　　B. 几何均数 　　　　　C. 中位数
   D. 标准差 　　　　　　　E. 算术均数

25. 反映一组观察值离散程度最好的指标是
26. 若偏态分布资料一端或两端无确切的数值,描述其集中趋势的指标是

三、定量数据的统计推断(执业医师及助理医师均需掌握)

27. 从一个呈正态分布的总体中随机抽样,$\bar{X} \neq \mu$,该差别被称为
    A. 系统误差 　　　　　　B. 个体误差 　　　　　C. 过失误差
    D. 抽样误差 　　　　　　E. 测量误差

28. 若不知总体标准差,反映均数抽样误差大小的指标,用
    A. S 　　　　　　　　B. $S_{\bar{x}}$ 　　　　　　C. S_p
    D. σ_p 　　　　　　　E. σ_{π}

29. 来自同一总体的两样本,下列哪个指标小的样本均数估计总体均数时更可靠?
    A. $S_{\bar{x}}$ 　　　　　　B. CV 　　　　　　　C. S
    D. $t_{0.05/2}$ 　　　　　　E. $\bar{X}$

30. 说明样本均数抽样误差大小的指标是
    A. 标准差 　　　　　　　B. 极差 　　　　　　　C. 四分位数间距
    D. 变异系数 　　　　　　E. 标准误

31. 在抽样研究中,当样本例数逐渐增多时
    A. 标准差逐渐减小 　　　B. 标准差逐渐加大 　　C. 标准差趋近于0
    D. 标准误逐渐减小 　　　E. 标准误逐渐加大

32. 甲、乙两县成年人数基本相等,为了解甲、乙两县HBsAg阳性率,随机抽取甲县1万人,其中HBsAg阳性为1200人;随机抽取乙县2万人,其中HBsAg阳性为2400人。以下说法,正确的是
    A. 甲县的抽样误差等于乙县 　　　　　　B. 甲县的抽样误差低于乙县
    C. 甲县的抽样误差高于乙县 　　　　　　D. 甲县HBsAg的阳性率低于乙县
    E. 甲县HBsAg的阳性率高于乙县(2024)

33. 某医院抽样调查得100名健康人血清胆固醇数值(mmol/L),资料呈正态分布。经计算平均数为4.8000,标准差为0.7920,则标准误为
    A. 0.0792 　　　　　　　B. 0.7920 　　　　　　C. 0.0079

第十八篇 医学统计学
第1章 概论与定量数据的统计描述

　　D. 0.0480　　　　　　　　　　E. 7.920

34. 假设检验的基本步骤不包括
   A. 建立假设　　　　　　B. 选择检验方法　　　　　C. 计算检验统计量
   D. 计算区间值　　　　　E. 根据 P 值做出统计推断(2024)

35. 估计总体均数所在的范围应采用
   A. 假设检验　　　　　　B. 区间估计　　　　　　　C. 点估计
   D. 参考值范围　　　　　E. 最小二乘估计

36. 两样本均数比较的 t 检验,其目的是检验
   A. 两样本均数是否相等　　　　　　　　B. 两样本所属总体的均数是否相等
   C. 两样本所属总体的均数相差有多大　　D. 两样本所属总体的均数为多大
   E. 两样本均数相差有多大

37. 在两样本均数推断两总体均数差别的 t 检验中,无效假设是
   A. 两总体均数不等　　　B. 两总体均数差异无统计学意义　　C. 两总体均数相等
   D. 两样本均数相等　　　E. 两总体均数差异有统计学意义

38. 正态分布的数值变量,两组资料的比较,检验统计量的计算用
   A. $(\bar{X}-\mu)/\sigma$　　　　　B. $(\bar{X}-\mu)/\sigma_{\bar{X}}$　　　　　C. $(\bar{X}-\mu)/S_{\bar{X}}$
   D. $(\bar{d}-\mu)/S_{\bar{d}}$　　　　　E. $(\bar{X}_1-\bar{X}_2)/S_{\bar{X}_1-\bar{X}_2}$

39. 18名成年女子分别用两种肺活量测量仪测定其最大呼吸率(L/min)。若要比较两种检测仪器的检查结果有无不同,可选用的统计学检验方法是
   A. 配对设计的 Z 检验　　B. 配对设计的 t 检验　　　C. 成组设计的 Z 检验
   D. 成组设计的 t 检验　　E. q 检验(2022)

40. 随机抽样调查甲、乙两地正常成年男子身高,得甲地身高的均值为175cm,乙地为179cm,经 t 检验得 $P<\alpha$,差别有统计学意义。其结论为
   A. 可认为两地正常成年男子平均身高相差不大
   B. 甲、乙两地正常成年男子身高均值相差较大
   C. 两地接受调查的正常成年男子平均身高不同
   D. 可认为两地正常成年男子平均身高不同
   E. 两地接受调查的正常成年男子平均身高差别较大

41. 两样本均数比较的 t 检验,差别有统计学意义时,P 越小,说明
   A. 两总体均数的差别不大　　　　　　B. 两总体均数的差别越大
   C. 越有理由认为两总体均数不同　　　D. 越有理由认为两样本均数不同
   E. 越有理由认为两总体均数的差别很大

42. 当样本含量固定时,第一类错误 α 和第二类错误 β 的关系有
   A. $\alpha=\beta$　　　　　　　B. $\alpha>\beta$　　　　　　　C. $\alpha<\beta$
   D. α 愈大,β 可能愈小　　E. α 愈大,β 可能愈大

43. 在假设检验中为了减小犯Ⅱ型错误的概率,应
   A. 保留有效数字更多位数　　B. 增加样本量　　　　C. 严格做到均衡
   D. 更好随机抽样　　　　　　E. 减小犯Ⅰ型错误的概率

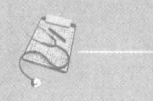

第2章 定性数据的统计描述

(执业医师及助理医师均需掌握)

44. 描述某种事物或疾病发生严重程度的指标是
    A. 率　　　　　　　　B. 构成比　　　　　　C. 相对比
    D. 均数　　　　　　　E. 标准差

45. 20世纪50年代,发现某省部分地区的居民因长期饮用深井高碘水导致高碘性甲状腺肿,随机抽查得到该地区甲、乙两村常住居民的高碘性甲状腺肿患病率,甲村为20.6%,乙村为25.3%,则甲、乙两村该病的合计患病率应为
    A. 甲、乙两村调查人群中患该病总人数除以调查总人数
    B. 两患病率的几何平均数,得29.11%　　　C. 两患病率相加,得45.9%
    D. 两个患病率相乘,得5.21%　　　　　　E. 两患病率的平均数,为22.95%

46. 某年,甲、乙两人群中,几种特殊部位的肿瘤新报告病例的构成比如下表。

甲、乙两人群几种特殊部位肿瘤某年新报告病例的构成比

癌肿部位	甲人群(%)	乙人群(%)
肺癌	15.0	7.7
乳腺癌	30.0	20.0
子宫颈癌	25.0	15.7
其他肿瘤	30.0	56.6
合计	100.0	100.0

据此推论甲人群较乙人群更易患肺癌、乳腺癌和子宫颈癌,该推论
    A. 不正确,因为未进行率的标化　　　　　B. 不正确,因为未用率指标测量
    C. 不正确,因为未设对照组　　　　　　　D. 不正确,因为未区分发病率或死亡率
    E. 正确

47. 已知甲地老年人比例大于乙地,经普查甲地冠心病死亡率为5‰,乙地冠心病死亡率为4‰,若希望比较甲、乙两地冠心病死亡率的高低,则
    A. 计算标化率后再比较　　　B. 应做秩和检验　　　C. 应做两个率比较的 χ^2 检验
    D. 应做率的 Z 检验　　　　E. 可用两地的死亡率直接进行比较(2023)

48. 在病例对照研究中,估计某因素与疾病的联系程度,应计算
    A. RR　　　　　　　　B. $RR-1$　　　　　　C. OR
    D. $OR-1$　　　　　　　E. P_1-P_0

49. n 足够大,P 不接近0或1,样本率与总体率比较,统计量 u 为
    A. $|P-\pi|/S_P$　　　　　B. $|P_1-P_2|/\sigma_P$　　　C. $|P_1-P_2|/S_P$
    D. $|P-\pi|/\sigma$　　　　E. $|P-\pi|/\sigma_P$

50. 经过统计得到 $\chi^2 > \chi^2_{0.05}$ 的结果,正确的结论是
    A. $P=0.05$,拒绝 H_0,差异有统计学意义　　　B. $P>0.05$,接受 H_0 的可能性较大
    C. $P=0.05$,接受 H_0,差异无统计学意义　　　D. $P<0.05$,拒绝 H_0,差异有统计学意义
    E. $P>0.05$,接受 H_0,差异无统计学意义

51. 某次比较四种疗法治疗慢性胃炎的效果,总共观察了200例该病患者,结果如下表。

四种疗法治疗慢性胃炎的效果

	有效	无效	合计	有效率(%)
疗法一	35	15	50	70.00
疗法二	32	18	50	64.00
疗法三	21	19	50	62.0
疗法四	28	22	50	56.00
合计	126	74	200	63

并对该资料进行 χ^2 检验,自由度应为

 A. 1   B. 200   C. 4

 D. 126   E. 3

52. 为比较工人、干部中高血压患者所占比例是否不同,进行了 χ^2 检验,算得 χ^2 值为9.56,通过查表得 $\chi^2_{(0.05,1)} = 3.84$。若取 $\alpha = 0.05$,应得出的结论是

 A. 接受 $\pi_1 = \pi_2$ B. 拒绝 $\pi_1 = \pi_2$ C. 接受 $\pi_1 > \pi_2$

 D. 拒绝 $\pi_1 > \pi_2$ E. 拒绝 $\mu_1 = \mu_2$

53. 某医师拟比较四组人群血型分布(A、B、AB和O型)的差别,适宜的统计分析方法为

 A. u 检验   B. 回归分析   C. 秩和检验

 D. t 检验   E. χ^2 检验

(54~56题共用题干)为研究45岁以上男性中体重指数(BMI)$\geq 25\text{kg/m}^2$ 者糖尿病患病率是否高于体重指数 $<25\text{kg/m}^2$ 者,某医师共调查了9550人。其中,BMI$\geq 25\text{kg/m}^2$ 有2110人(n_1),糖尿病患病人数为226人(X_1);BMI$<25\text{kg/m}^2$ 者7440人(n_2),糖尿病患病人数为310人(X_2)。问BMI$\geq 25\text{kg/m}^2$ 者糖尿病患病率是否高于BMI$<25\text{kg/m}^2$ 者。

54. 统计学检验的检验假设(无效假设)和选择假设分别是

 A. $H_0: P_1 = P_2, H_1: P_1 \neq P_2$ B. $H_0: P_1 = P_2, H_1: P_1 < P_2$ C. $H_0: \pi_1 = \pi_2, H_1: \pi_1 \neq \pi_2$

 D. $H_0: \pi_1 = \pi_2, H_1: \pi_1 < \pi_2$ E. $H_0: \pi_1 = \pi_2, H_1: \pi_1 > \pi_2$

55. 若进行 u 检验,公式为

 A. $u = |P_1 - P_2|/S_{P_1-P_2}$ B. $u = |P - \pi|/S_P$ C. $u = |P_1 - P_2|/\sigma_P$

 D. $u = |P_1 - P_2|/S_P$ E. $u = |P - \pi|/\sigma_P$

56. 经 u 检验,若 u 值等于2.95,则 P

 A. >0.05 B. >0.03 C. >0.02

 D. >0.01 E. <0.01

(57~59题共用题干)有5种不同职业人群的冠心病患病率资料,若比较职业不同患病率是否相同。

57. 统计学检验的无效假设应是

 A. $H_0: P_1 = P_2 = P_3 = P_4 = P_5$ B. $H_0: P_1 = P_2 = P_3 = P_4 > P_5$ C. $H_0: \pi_1 = \pi_2 \neq \pi_3 = \pi_4 = \pi_5$

 D. $H_0: \pi_1 \neq \pi_2 \neq \pi_3 \neq \pi_4 \neq \pi_5$ E. $H_0: \pi_1 = \pi_2 = \pi_3 = \pi_4 = \pi_5$

58. 图示对比不同职业人群的冠心病患病率的高低,应绘制

 A. 普通线图   B. 直方图   C. 直条图

 D. 圆图   E. 散点图

59. 比较不同职业人群的冠心病患病率的假设检验,应计算的统计量为

 A. t B. $\bar{X}$ C. F

D. χ^2 E. P

(60~62题共用题干)为了验证新疗法对近视矫正的疗效,某校医将64名近视学生分为两组,一组采用新疗法,另一组采用眼保健操。经过一段时间后,接受新疗法的32名学生中有16名表示视力有所改善,而坚持眼保健操的32名学生中有9名表示视力有所改善。

60. 若 $P>\alpha$,有理由认为
    A. 不能认为两种方法有效率不同   B. 认为两样本所代表的总体均数不相同
    C. 不能认为两样本总体均数不同   D. 认为两样本所代表的总体均数差别有意义
    E. 不能认为两样本均数差别不大

61. 为比较两组视力改善率,其检验方法为
    A. 配对的 t 检验   B. 成组四格表 χ^2 检验   C. 配对四格表卡方检验
    D. 成组的 t 检验   E. 成组的秩和检验

62. 如果 R 等于行数,C 等于列数,其自由度为
    A. $R+C$ B. $R \times C - 1$ C. $(R \times C)/2$
    D. $R+C-1$ E. $(R-1)(C-1)$ (2024)

第3章 直线相关和回归、统计图表

(执业医师需掌握)

63. 某研究者随机抽取了300名大学生的身高和体重资料进行相关分析,结果显示 $r=0.39$ 且 $P<0.01$ ($\alpha=0.05$),则说明身高和体重之间存在的数量关系是
    A. 因果关系   B. 无直线相关关系   C. 存在直线相关关系
    D. 无曲线相关关系   E. 存在曲线相关关系

64. 两个正态双变量资料,自变量记为 X,因变量记为 Y,进行回归分析,回归系数为0.2,经统计学检验,$P=0.05$,则
    A. X 增大一个单位,Y 增大0.2个单位   B. X 增大一个单位,Y 减小0.05个单位
    C. X 增大一个单位,Y 增大0.05个单位   D. X 增大一个单位,Y 减小0.2个单位
    E. X 增大一个单位,Y 减少或增大0.2个单位都有可能

65. 在两变量 X、Y 直线相关分析中,相关系数的正负取决于
    A. X 的取值   B. Y 的取值   C. l_{XX}
    D. l_{YY} E. l_{XY}

66. 2~7岁儿童年龄 X(岁)与平均体重 Y(kg)的关系可表示为 $Y=7+2X$。以下说法,正确的是
    A. 0岁儿童的平均体重为7kg   B. 11岁儿童平均体重为29kg
    C. 5岁儿童平均体重为17kg   D. 6岁与5岁儿童体重相差7kg
    E. 11岁与7岁相差8kg (2023)

67. 在直线回归分析中,如果算得回归系数 $b>0$,则
    A. 不需要进行假设检验确定 β 是否等于零   B. 还需进行假设检验确定 β 是否等于零
    C. β 大于0   D. β 等于0
    E. β 小于0

68. 编制统计表时,做法错误的是
    A. 统计表需要标题   B. 同一指标的小数位数保留一致

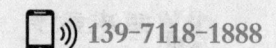

C. 表内数据一律用阿拉伯数字表示 D. 表中暂缺或未记录可用"…"表示
E. 表中必须有竖线

69. 某省为血吸虫病疫区,采取一系列控制措施后有效降低了血吸虫病的发病率。欲描述该省 20 年来血吸虫病发病率的变化趋势,宜绘制
    A. 普通线图 B. 条图 C. 圆图
    D. 直方图 E. 散点图

70. 某研究员研究某地 500 名 8 岁男孩的体重和肺活量。为了分析肺活量和体重的关系,宜使用
    A. 直方图 B. 直条图 C. 散点图
    D. 线图 E. 圆图(2022)

71. 2007 年我国城市儿童 1~4 岁前 5 位死因及死亡率分别为损伤和中毒(21.01/10 万)、先天性异常(8.30/10 万)、肿瘤(5.42/10 万)、呼吸系统疾病(4.66/10 万)、神经系统疾病(2.63/10 万)。描述死因的死亡率关系宜选用
    A. 圆图 B. 散点图 C. 直方图
    D. 线条图 E. 直条图(2024)

    A. 散点图 B. 圆图 C. 直条图
    D. 直方图 E. 线图

72. 用于描述连续型变量资料频率分布的统计图是
73. 可用于描述两连续型变量之间相关关系的统计图是
74. 描述事物内部各组成部分所占比重宜使用

    A. 圆图 B. 线图 C. 散点图
    D. 直方图 E. 直条图

75. 表示某地 1990—1994 年肝炎病例的年龄分布,宜采用
76. 表示某地 1995 年 5 种不同类型病毒性肝炎发病人数占病毒性肝炎发病总人数的比重,宜采用

第 4 章 秩和检验

(执业医师需掌握)

77. 某医师随机抽取性别、病情严重程度等条件相近的系统性红斑狼疮患者 28 例,随机等分为两个治疗组。一个疗程后检测 dsDNA 抗体滴度(倒数)资料如下:

抗体滴度(倒数)	甲组	乙组	抗体滴度(倒数)	甲组	乙组
阴性	1	1	320	1	—
10	1	—	480	1	2
40	1	2	560	2	2
60	2	—	1240	1	2
120	1	5	1240~	2	—

该资料分析可选用
A. χ^2 检验 B. 秩和检验 C. t 检验
D. Z 检验 E. 方差分析

78. 欲比较两种药物的治疗效果是否有差别,若疗效评定为"很有效、较有效、效果一般、基本无效",宜采

用的统计分析方法是
A. χ^2 检验　　　　　B. t 检验　　　　　C. 方差分析
D. 回归分析　　　　　E. 秩和检验

79. 某煤矿职工医院欲探讨二、三期硅肺患者胸部平片阴影密度级别(+、++、+++、++++)间是否不同,可选择
A. 线性回归　　　　　B. 成组设计比较的秩和检验　　　C. 直线相关
D. 两样本 t 检验　　　E. 四格表 χ^2 检验

第十九篇　预防医学

第1章　绪　论

(执业医师及助理医师均需掌握)

1. 预防医学研究
   A. 人体健康与环境的关系　　B. 个体与群体的健康　　C. 人群的健康
   D. 社会环境与健康的关系　　E. 健康和无症状患者
2. 预防医学的特点不包括
   A. 着重于疾病预防　　B. 研究对象包括个体和群体　　C. 着重于个体治疗
   D. 以环境、人群为研究重点　　E. 研究方法上注重微观和宏观结合
3. 用巴氏涂片法对18~65岁有性生活的女性进行宫颈癌的筛查,从疾病的预防策略角度看,这属于
   A. 第一级预防　　B. 第一级预防合并第二级预防　　C. 第二级预防
   D. 第三级预防　　E. 第二级预防合并第三级预防
4. 对于非高血压者,下列属于高血压二级预防措施的是
   A. 限制食盐的摄入　　B. 戒烟、限酒　　C. 定期监测血压
   D. 健康教育　　E. 补钾、补钙(2024)
5. 属于非传染病第二级预防的措施是
   A. 掌握健康基本知识　　B. 掌握疾病基本知识　　C. 保持健康的心态
   D. 对高危人群进行筛查　　E. 多吃水果、蔬菜,少吃高脂类食物(2024)
6. 属于第二级预防的是
   A. 健康体检　　B. 预防术后并发症　　C. 高血压的治疗
   D. 孕妇补充叶酸　　E. 术后功能锻炼(2022)
7. 我国肺癌患病率逐渐升高,为减少肺癌的发生,应采取的措施是
   A. 戒烟和控烟措施　　B. 加强肺癌筛查　　C. 改善治疗方案
   D. 加大通风力度　　E. 提倡合理营养(2024)

第2章　流行病学原理和方法

一、流行病学概论(执业医师及助理医师均需掌握)

8. 流行病学区别于其他学科最显著的特点是
   A. 预防为主原则　　B. 对比原则　　C. 代表性原则
   D. 现场原则　　E. 群体原则
9. 对病因不明的疾病,描述性研究的主要任务是

A. 验证病因 B. 因果推断 C. 确定病因
D. 研究发病机制 E. 寻找病因的线索,提出病因假设

10. 医学研究中设立对照组的目的是
A. 消除抽样误差 B. 消除系统误差 C. 减少Ⅰ类错误的概率
D. 减少Ⅱ类错误的概率 E. 减少非处理因素对实验结果的影响(2023)

11. 某研究者拟采用多中心、随机、双盲临床试验评价补肾活血颗粒改善帕金森病患者运动功能的有效性,试验组使用的中药配方包括山茱萸、何首乌和当归等成分。对照组用药由淀粉、糊精和苦味剂等制成,其气味、口感与试验组用药非常相似,但没有药理作用。该试验采用的对照属于
A. 空白对照 B. 安慰剂对照 C. 标准对照
D. 自身对照 E. 相互对照(2024)

12. 某医师为评价某新药对流感的治疗效果,共收治了100例流感患者,1周后治愈的有90例,由此认为该新药对流感疗效显著。针对此试验,正确的观点是
A. 结论不能肯定,因为未作重复试验 B. 结论不能肯定,因为未作统计学处理
C. 结论正确,因为治愈率达90% D. 结论不能肯定,因为试验样本含量较少
E. 结论不能肯定,因为未设对照组

13. 某研究者采用随机单盲临床试验比较两种降压药(波依定与洛汀新)对轻、中度原发性高血压患者的降压效果。其单盲设计中不了解试验分组情况的人是
A. 测量血压的护士 B. 实施治疗的医生 C. 负责设计的研究者
D. 统计分析人员 E. 接受治疗的患者(2018、2023)

14. 为了解5年内城市人口高血压的患病情况,随机抽取城市人口的15%进行调查。为防止调查产生偏性,下列措施不正确的是
A. 对于那些检查血压时不肯合作的人应以较合作的人代替
B. 对5年内死亡的调查人群的成员应追踪其死亡是否与高血压有关
C. 应当使用统一的血压计
D. 应反复多次对调查人群观察、测量
E. 对5年期间调查人群中搬出该城市的那部分人,应尽量查明新地址继续测量他们的血压变化情况

(15~17题共用题干)某学者为探讨某药物对某病的疗效,选取了120例该病患者,随机分为服用该药的治疗组和使用标准疗法的对照组,随访观察时,观察者与患者均不知道两组接受的措施,1个月后观察疗效,结果治疗组60例患者中有40人有效,对照组60例中有20人有效。经统计学检验,两组差异具有统计学意义。

15. 该药物对疾病治疗的有效率为
A. (20/60)×100%=33.3% B. [(40+20)/120]×100%=50.0% C. (20/120)×100%=16.7%
D. (40/60)×100%=66.7% E. [(60+40)/120]×100%=83.3%

16. 由结果推出的结论为
A. 标准疗法无效 B. 该药对该疾病无效 C. 资料不足,尚不能下结论
D. 该药对该疾病有效 E. 该药对该疾病的治疗效果低于标准疗法的疗效

17. 该研究采用的盲法为
A. 双盲 B. 单盲 C. 随机盲法
D. 没有盲法 E. 三盲

二、流行病学资料的来源与疾病的分布(执业医师及助理医师均需掌握)

18. 衡量人群中在短时间内新发病例的频率,采用的指标为

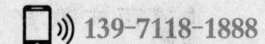

A. 罹患率   B. 发病率   C. 患病率
D. 感染率   E. 发病比

19. 描述暴发疫情严重性的最佳指标是
    A. 死亡率   B. 续发人数   C. 发病人数
    D. 罹患率   E. 患病人数

20. 评价急性重症肝炎临床抢救效果时，最恰当的指标是
    A. 患病率   B. 死亡率   C. 罹患率
    D. 病死率   E. 发病率（2024）

21. 对慢性疾病进行现状调查，最适宜计算的指标为
    A. 罹患率   B. 发病率   C. 患病率
    D. 感染率   E. 发病比

22. 流行病学中与发病相关的常用指标，除了发病率外还包括
    A. 死亡率、续发率   B. 死亡率、流行率   C. 死亡率、病死率
    D. 病死率、流行率   E. 罹患率、患病率

23. 某年某社区年初人口数 8500 人，年末人口数 11500 人。年末有糖尿病患者 136 人，该年内有 12 名患者死于糖尿病并发症。则该社区普查当年的糖尿病患病率为
    A. 148/11500   B. 124/10000   C. 136/8500
    D. 148/10000   E. 136/11500

24. 为了解某城市儿童近视眼的流行情况，某机构拟进行一次普查，要说明调查结果，可用的指标是
    A. 患病率   B. 累积发病率   C. 病残率
    D. 发病率   E. 罹患率

25. 计算患病率的分子是
    A. 观察期间某病的新发病例数   B. 观察期间某病的新旧病例数
    C. 观察期间所有人口数   D. 观察期间某病的暴露人口数
    E. 观察开始之前某病的患病人数

26. 下列哪项不是表示疾病流行强度的指标？
    A. 暴发   B. 大流行   C. 短期波动
    D. 散发   E. 流行（2016、2022）

27. 某幼儿园有 200 名儿童，近一周内有 30 名儿童相继出现发热、手心、脚心出疹子、口腔有溃疡等症状，经诊断均为手足口病。提示该病流行强度为
    A. 聚集   B. 散发   C. 流行
    D. 大流行   E. 暴发

28. 疾病的三间分布是指
    A. 国家、地区和城乡分布   B. 职业、家庭和环境分布   C. 时间、地区和人群分布
    D. 年龄、性别和种族分布   E. 短期波动、季节性和周期性分布

三、常用流行病学研究方法（执业医师及助理医师均需掌握）

29. 某地疾控部门对某地区癌症病人情况进行现状研究，最适宜计算的指标为
    A. 发病率   B. 患病率   C. 罹患率
    D. 死亡率   E. 续发率（2024）

30. 为制订某地区人群原发性高血压的综合防治方案，拟调查该地区某时点人群原发性高血压的患病情况。此类研究属于

A. 病例对照研究 　　　　B. 队列研究 　　　　　　C. 临床试验
D. 现场试验 　　　　　　E. 现况研究(2024)

31. 流行病学研究的观察法与实验法的根本区别在于
A. 设立对照组 　　　　　B. 不设立对照 　　　　　C. 是否有人为干预
D. 盲法 　　　　　　　　E. 统计学检验

32. 以下属于分析流行病学的是
A. 暴发调查 　　　　　　B. 现况研究 　　　　　　C. 队列研究
D. 普查 　　　　　　　　E. 抽样调查(2017、2022)

33. 在流行病学研究中,属于现况研究特点的是
A. 人为施加干预措施 　　B. 可确定因果关联 　　　C. 随访观察研究对象
D. 研究对象随机分组 　　E. 不需特设对照组

34. 已知某省山区、丘陵、湖区婴幼儿体格发育有较大的差异,现需制订该省婴幼儿体格发育有关指标的参考值范围,抽样方法最好采取
A. 整群抽样 　　　　　　B. 单纯随机抽样 　　　　C. 系统抽样
D. 分层抽样 　　　　　　E. 机械抽样

35. 某乡有4万人,约1万户。欲抽样调查4000人,按该乡人口家庭登记名册,以户为单位,随机抽取第1户,随后每间隔10户抽1户,对被抽到的家庭进行调查。该种抽样方法称为
A. 单纯随机抽样 　　　　B. 系统抽样 　　　　　　C. 整群抽样
D. 分层抽样 　　　　　　E. 多级抽样(2018、2022)

36. 为研究老年人的糖尿病患病率,拟进行抽样调查,下列哪一项不是抽样调查中决定样本含量的因素?
A. 预期现患率 　　　　　B. 调查者的数量 　　　　C. 个体间的变异程度
D. 精确度 　　　　　　　E. 把握度

37. 在流行病学研究中,由因到果的研究为
A. 生态学研究 　　　　　B. 筛检 　　　　　　　　C. 队列研究
D. 现状研究 　　　　　　E. 病例对照研究

38. 队列研究的观察终点是指
A. 观察对象出现了预期效果 　B. 观察对象因车祸死亡 　C. 观察研究工作结束
D. 与观察对象失去联系 　　　E. 观察对象不因研究原因而退出

39. 国外某镇一学者开展了一项持续多年的啤酒狂欢节饮酒者与心血管疾病死亡关系的研究。研究之初,有70名啤酒狂欢节饮酒者和1500名非饮酒者。在研究结束时,7名啤酒狂欢节饮酒者死于心血管疾病,45名非啤酒狂欢节饮酒者死于心血管疾病。该研究为
A. 病例对照研究 　　　　B. 横断面研究 　　　　　C. 队列研究
D. 临床试验 　　　　　　E. 生态学研究

40. 调查发现某高原地区居民结肠癌的发病率高于全国平均水平,研究者注意到该地区人们的饮食习惯具有高脂肪摄入,低蔬菜、水果摄入的特点,拟开展一项课题研究,分析饮食习惯与结肠癌的关系,考虑到因果现象发生的时间顺序,最佳研究方法应为
A. 生态学研究 　　　　　B. 横断面研究 　　　　　C. 队列研究
D. 病例对照研究 　　　　E. 临床试验

41. 为探索新生儿缺氧缺血性脑病(HIE)的病因,选择200例确诊的HIE病例和同期同医院出生的正常新生儿200例,然后对母亲孕期病史及分娩情况进行回顾性分析,调查HIE相关的危险因素。这种研究方法是
A. 病例对照研究 　　　　B. 实验研究 　　　　　　C. 现况研究

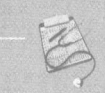

D. 临床随访研究 E. 前瞻性研究

42. 一项胰腺癌的病例对照研究中,病例组17%的病人被诊断为糖尿病,根据年龄、性别配对的对照组4%有糖尿病,由此推断糖尿病在胰腺癌发生中起了病因作用。下列说法,正确的是
  A. 推理正确 B. 推理不正确,因为17%和4%不代表人群的发病率
  C. 推理不正确,因为没有可比人群 D. 推理不正确,因为没有作假设检验
  E. 推理不正确,因为该研究不能提供糖尿病和胰腺癌发生之间明确的时间顺序(2024)

43. 在800名病例与800名对照的病例对照研究中,有300名病例和100名对照有暴露史,OR值应为
  A. 4.2 B. 2.3 C. 无法计算
  D. 5 E. 1.4

44. 衡量某病的原因归因于暴露某危险因素程度的最好指标是
  A. 归因危险度百分比 B. 归因危险度 C. 人群归因危险度
  D. 人群归因危险度百分比 E. 相对危险度

45. 衡量某病和某暴露因素间联系强度的最佳指标是
  A. 相对危险度 B. 特异危险度 C. 暴露者的发病率
  D. 暴露者的死亡率 E. 暴露者的病死率

46. 在一种分析性研究中,计算了 RR 值,可说明暴露因素与发病的关联程度。该指标为
  A. 累及发病率 B. 发病密度 C. 归因危险度
  D. 患病率 E. 相对危险度

47. 在一项队列研究中,非暴露组150人中15人患高血压,暴露组200人中30人患高血压,归因危险度为
  A. 0.15 B. 0.1 C. 1.5
  D. 0.05 E. 0.25

48. 为探讨血清胆固醇水平对冠心病的影响,根据血清胆固醇水平将1000名35岁以上男性人群分为两组:一组胆固醇水平高于临界值,为暴露组,共500人;其余500人血清胆固醇在正常值范围内,作为对照组。随访5年,暴露组有45人发病,对照组有10人发病。该研究中,胆固醇水平高于临界值者患冠心病的相对危险度是
  A. 2.0 B. 45.0 C. 4.5
  D. 10.0 E. 1.0

49. 在临床试验中,将研究对象进行随机分组的目的是
  A. 提高研究对象的依从性 B. 增强研究对象的代表性 C. 增强试验组和对照组的可比性
  D. 使试验组和对照组都受益 E. 降低试验组的失访率

50. 在进行临床疗效评估中,错误的是
  A. 分组要遵循随机原则 B. 要有足够的样本数量 C. 设立对照组
  D. 有明确的疗效判断标准 E. 让受试者了解自己所处的分组

  A. 分层抽样 B. 系统抽样 C. 整群抽样
  D. 单纯随机抽样 E. 普查

51. 在调查研究中,从总体中按照相同的间隔抽取调查单位进行调查的方法为

52. 在调查研究中,先将总体按照某种特征分成若干组群,然后在每组群中进行随机抽样的方法为

(53~55题共用题干)某小学有大批学生发生不明原因的腹泻,为了寻找病因及流行的线索。
53. 首先进行的研究是
  A. 病例对照研究 B. 队列研究 C. 临床试验研究
  D. 理论流行病学研究 E. 现况调查研究

54. 通过第一步的研究,结果提示大批学生的腹泻可能与饮用了某厂生产的饮料有关,下一步最好采取
 A. 病例对照研究　　　　B. 临床试验研究　　　　C. 现况调查研究
 D. 理论流行病学研究　　E. 队列研究

55. 若证实导致这次腹泻的病因,应进行
 A. 临床试验　　　　　　B. 实验室检查　　　　　C. 病例调查
 D. 队列研究　　　　　　E. 理论流行病学研究

(56~58题共用题干)某研究者为探讨脂肪摄入量与男性前列腺癌的关系,在社区内选择高脂肪和低脂肪摄入者各200名,从50岁开始对他们随访10年,在随访期间,高脂肪摄入组中有20人、低脂肪摄入者有10人被诊断患有前列腺癌。

56. 这种研究方法为
 A. 现况调查　　　　　　B. 实验研究　　　　　　C. 生态学研究
 D. 队列研究　　　　　　E. 病例对照研究

57. 与低脂肪摄入组相比,高脂肪摄入组患前列腺癌的相对危险度(RR)是
 A. 1.5　　　　　　　　B. 0.75　　　　　　　C. 1.0
 D. 2.0　　　　　　　　E. 0.05

58. 高脂肪摄入所致前列腺癌的特异危险度是
 A. 30/100　　　　　　B. 10/100　　　　　　C. 15/100
 D. 无法计算　　　　　　E. 5/100

四、偏倚控制及病因推断（执业医师需掌握）

59. 病例对照研究中,选择性偏倚不包括
 A. 入院率偏倚　　　　　B. 回忆偏倚　　　　　　C. 检出症候偏倚
 D. 无应答偏倚　　　　　E. 时间效应偏倚

60. 推论病因与疾病因果关联的标准,错误的是
 A. 关联的强度　　　　　B. 关联的时间性　　　　C. 关联的特异性
 D. 关联的可重复性　　　E. 关联的地区性

61. 流行病学的三角模型中的"三角"是指
 A. 宿主、环境和病原体　B. 宿主、环境和致病因子　C. 机体、生物环境和社会环境
 D. 遗传、环境和社会　　E. 遗传、环境和人群

 A. 入院率偏倚　　　　　B. 不依从偏倚　　　　　C. 回忆偏倚
 D. 失访偏倚　　　　　　E. 现患病例-新发病例偏倚

62. 开展膳食与糖尿病关系的病例对照研究,若选用确诊1年以上的糖尿病患者作为病例组,则最常见的偏倚是

63. 开展以医院为基础的病例对照研究,最常见的偏倚是

五、诊断试验和筛检试验（执业医师及助理医师均需掌握）

64. 筛检的目的是
 A. 对可疑患者进行确诊　B. 评价筛检试验的灵敏度　C. 验证病因
 D. 评价筛检试验的特异度　E. 从表面健康的人群中查出某病的可疑患者或某病的高危人群

65. 为加强妇女保健工作,某大型企业组织全体女职工进行健康检查,采用快速的医学检查方法,从表面健康的女职工中查出乳腺癌和宫颈癌的可疑患者,再进一步确诊后给予早期治疗。这种疾病防治策略属于

A. 高危人群的健康体检　　　B. 早期特异预防　　　C. 疾病的筛检
D. 一般健康促进　　　　　　E. 重点疾病的抽样调查

66. 为了筛检出更多的病人,进行筛检试验时可以选择
    A. 提高灵敏度　　　　　　B. 降低灵敏度　　　　C. 提高特异度
    D. 降低特异度　　　　　　E. 提高总人数(2024)

67. 筛检试验的特异度是指
    A. 筛检试验阴性者患病的可能性　　　　　　B. 实际有病,筛检试验被确定为有病百分比
    C. 实际有病,筛检试验被确定为无病百分比　　D. 实际无病,筛检试验被确定为无病百分比
    E. 实际无病,筛检试验被确定为有病百分比

(68～70题共用题干)某社区对乳腺癌进行筛检试验。用A法对乳腺癌患者200人和非乳腺癌的妇女200人进行筛检,结果显示乳腺癌患者中180人阳性,非乳腺癌妇女中10人阳性。

68. 该筛检试验的灵敏度为
    A. (200−10)/200=0.95　　B. 10/200=0.05　　C. 180/200=0.9
    D. (200−180)/200=0.1　　E. (180+10)/(200+200)=0.48

69. 该筛检试验的特异度为
    A. (200−10)/200=0.95　　B. 10/200=0.05　　C. 180/200=0.9
    D. (200−180)/200=0.1　　E. (180+10)/(200+200)=0.48

70. 乳腺癌筛检试验中,若用B法的灵敏度为0.8,为了减少漏诊,最适合的筛检方法是
    A. A、B并联法　　　　　　B. A、B串联法　　　　C. 灵敏度低的B法
    D. 灵敏度高的A法　　　　　E. 特异度低的A法(2024)

六、公共卫生监测与疾病暴发的调查(执业医师及助理医师均需掌握)

71. 关于疾病监测的论述,正确的是
    A. 疾病监测是一种横向研究　　　　　B. 哨点监测属于被动监测
    C. 漏报调查属于主动监测　　　　　　D. 常规报告系统是一种主动监测
    E. 疾病监测获得的信息应该纵向反馈,而不能横向反馈

72. 疾病监测的目的不包括
    A. 验证病因假设　　　　　B. 预测疾病流行　　　　C. 评价预防效果
    D. 描述疾病分布　　　　　E. 监测疾病暴发

73. 医疗机构、采供血机构的人员发现国家规定的传染病疫源、传染病的暴发、散发及病因不明的传染病,应根据国家卫生健康管理部门要求,按照规定的内容、方式、时限进行上报。该上报属于
    A. 主动监测　　　　　　　B. 被动监测　　　　　　C. 哨点监测
    D. 第二代监测　　　　　　E. 学术型监测(2024)

七、循证医学(执业医师需掌握)

74. Meta分析中异质性检验的目的是检验各个独立研究结果的
    A. 真实性　　　　　　　　B. 同质性　　　　　　　C. 代表性
    D. 敏感性　　　　　　　　E. 可靠性(2019)

75. Meta分析中常见的偏倚不包括
    A. 引用偏倚　　　　　　　B. 发表偏倚　　　　　　C. 文献库偏倚
    D. 失访偏倚　　　　　　　E. 多次发表偏倚(2021)

第3章 临床预防服务

一、临床预防服务与健康管理（执业医师及助理医师均需掌握）

76. 临床预防服务的特点是
    A. 是医学的一门基础学科   B. 与临床医学的交叉主要在三级预防
    C. 目的是治疗疾病,促进康复   D. 重点是影响健康的因素与人群健康的关系
    E. 服务对象是健康人和无症状患者

77. 某地区成年人的首位死因是心脏病。下列各项措施中,不属于该地区优先防治策略的是
    A. 在社区人群中开展减少心脏病危险因素的咨询
    B. 大力发展心脏专科医院,为患者提供心脏介入治疗
    C. 以高胆固醇血症和家族史为指标,确定高危人群开展干预
    D. 通过媒体倡导居民增加身体活动
    E. 加强公共场所与工作场所的控烟

78. 下列不属于临床预防服务内容的是
    A. 慢性病的自我管理   B. 健康筛检   C. 化学预防
    D. 健康教育   E. 免疫接种

79. 关于临床预防服务的实施原则,正确的是
    A. 以治疗疾病为导向   B. 以收集临床资料为主   C. 以健康体检为主
    D. 以健康咨询为先导   E. 以医生决策为主（2022）

80. 根据可预防的疾病负担和费用效果分析,下列临床预防服务项目中最优先推荐的措施是
    A. 阿司匹林预防心脑血管病 B. 血脂异常的筛检   C. 糖尿病的筛检
    D. 骨质疏松的筛检   E. 流感的免疫接种

81. 健康维护计划的制订原则不包括
    A. 健康为导向   B. 个人积极参与   C. 普适性
    D. 综合利用   E. 动态性

82. 健康管理的首要步骤一般是
    A. 人群的健康体检   B. 收集健康信息   C. 健康维护计划的制订
    D. 健康维护计划的实施   E. 疾病危险度评估

    A. 免疫接种   B. 健康咨询   C. 预防性治疗
    D. 健康筛检   E. 化学预防

83. 医务人员对30岁女性进行巴氏涂片检查,属于临床预防服务内容中的

84. 指导怀孕妇女服用叶酸,属于临床预防服务内容中的

二、健康相关行为干预（执业医师及助理医师均需掌握）

85. 驾驶机动车时使用安全带,属于促进健康行为中的
    A. 日常健康行为   B. 合理利用卫生服务   C. 戒除不良嗜好
    D. 避免环境危害行为   E. 预警行为（2024）

86. 在居民小区建设健康步道,改善小区绿化环境,以鼓励他们参加体育锻炼,这种方法属于
    A. 健康促进   B. 卫生宣传   C. 临床预防服务

D. 健康教育　　　　　　　　　E. 社区启蒙

87. 高血压患者遵从医嘱服药的强化因素是
    A. 知晓服药能有效控制血压　　　　　B. 在按医嘱服药后血压得到有效控制
    C. 能方便地就医、取药　　　　　　　D. 对治疗高血压持积极态度
    E. 经济条件足以支付较高的医药费(2023)

88. 某单位进行职工体检,发现高脂血症和超重人员比例较高,健康教育人员为该单位制定了工间操制度。从影响健康行为的因素角度分析,该行为属于
    A. 强制因素　　　　　　B. 形成因素　　　　　　C. 倾向因素
    D. 强化因素　　　　　　E. 促成因素(2024)

89. 在健康信念模式中,促进个体行为改变的关键事件和暗示称为
    A. 行为线索　　　　　　B. 自我效能　　　　　　C. 行为能力
    D. 对疾病易感性的认识　　E. 对疾病严重性的认识

三、烟草使用的控制(执业医师及助理医师均需掌握)

90. 吸烟是肺癌的危险因素,下列吸烟的相关因素中与肺癌关系不密切的是
    A. 吸烟年数　　　　　　B. 吸烟量　　　　　　　C. 烟草中尼古丁含量
    D. 烟草中焦油含量　　　E. 烟草燃烧所产生的一氧化碳量(2022)

91. 在烟草烟雾中可使红细胞失去携氧能力,加剧机体组织缺氧的物质是
    A. 一氧化碳　　　　　　B. 二氧化碳　　　　　　C. 一氧化氮
    D. 焦油　　　　　　　　E. 尼古丁(2024)

92. 引起吸烟上瘾的物质是
    A. 烟酸　　　　　　　　B. 尼古丁　　　　　　　C. 苯并芘
    D. 烟焦油　　　　　　　E. 一氧化碳(2021、2022、2023)

93. 某吸烟者,烟龄15年,尼古丁依赖评分为高成瘾性,且以往尝试戒烟后出现明显戒断症状。经医生劝说后决定本周日起戒烟,对于此吸烟者应立即采取的措施为
    A. 采用5R动机访谈　　　B. 宣传戒烟的好处　　　C. 强制戒烟
    D. 约定随访日期　　　　E. 提供戒烟方法咨询,必要时推荐戒烟药物

94. 根据行为改变阶段模式,如果某服务对象处在行为维持阶段,应该采取的干预措施是
    A. 促使他们针对危险行为对自身、他人和环境的影响做出评判
    B. 促使参与者做出改变行为的承诺
    C. 从情感上评估自己的健康风险行为对自身和环境的影响
    D. 改变环境以消除或减少诱惑
    E. 促使他们进行思考,认识到危险行为的危害,权衡改变行为的利弊

95. 某中年男性,因胸闷不适就诊,诊断为冠心病。经询问,患者吸烟。医生告知患者吸烟对心血管系统的危害后,问患者"你想戒烟吗?"这属于5A戒烟法中的哪一步骤?
    A. 询问吸烟情况　　　　B. 提供行为咨询治疗　　C. 安排随访
    D. 建议吸烟者戒烟　　　E. 评估吸烟患者的戒烟意愿

96. 属于人际水平的健康行为改变理论的是
    A. 健康信念模式　　　　B. 社会认知理论　　　　C. "知-信-行"理论
    D. 创新扩散理论　　　　E. 社区组织理论

(97~99题共用题干)男,45岁。因反复咳嗽1个月到社区卫生服务中心就诊。医生与其交谈中得知该患者已经吸烟20多年,3年前曾经尝试戒烟1个月并得到家人的支持和鼓励。但后来患者由于听

说戒烟会生病等传闻而不再考虑戒烟。

97. 家人对其的戒烟督促属于影响行为的
    A. 倾向因素　　　　　　B. 促成因素　　　　　　C. 强化因素
    D. 内在因素　　　　　　E. 诱导因素

98. 根据行为改变的阶段模式,目前该患者处于
    A. 维持阶段　　　　　　B. 行动阶段　　　　　　C. 无打算阶段
    D. 打算阶段　　　　　　E. 准备阶段

99. 针对该患者的情况,根据提高患者戒烟动机的干预措施的"5R"法,此时医生应侧重于采用下列哪项措施进行干预?
    A. 建议改吸低焦油卷烟　　　　　　B. 使患者认识到戒烟可能的障碍
    C. 强调吸烟与其家人健康的相关性　　D. 指出二手烟暴露的健康危害
    E. 说明戒烟的益处

四、合理营养指导(执业医师及助理医师均需掌握)

100. 下列属于正氮平衡的情况是
     A. 贫血　　　　　　　　B. 饥饿　　　　　　　　C. 出血
     D. 创伤　　　　　　　　E. 妊娠

101. 评价蛋白质营养价值高低的主要指标是
     A. 蛋白质的消化吸收及利用　　　　B. 氨基酸模式及蛋白质的消化吸收
     C. 氨基酸模式及蛋白质的含量　　　D. 氨基酸模式及蛋白质利用
     E. 蛋白质含量、机体消化吸收及利用的程度

102. 某研究者拟对某地区居民开展营养调查,以了解当地长期膳食模式,并探讨该模式与某种慢性疾病的关系。适宜的膳食调查方法是
     A. 食物频率法　　　　　B. 称重法　　　　　　　C. 记账法
     D. 化学分析法　　　　　E. 24小时膳食回顾法(2024)

103. 黄先生,今日食用谷类250g,水果200g,牛奶300g,鱼类150g,植物油50g。下列不符合我国居民平衡膳食宝塔的是
     A. 谷类　　　　　　　　B. 水果　　　　　　　　C. 牛奶
     D. 鱼类　　　　　　　　E. 植物油(2022)

104. "平衡膳食宝塔"提示,每日每人大豆类摄入量相当于干豆50g,其目的主要是
     A. 保证水和糖的摄入　　B. 提高膳食蛋白质质量　C. 保证膳食纤维素摄入
     D. 补充人体必要氮损失　E. 提高必需脂肪酸摄入水平

105. 患者,女,29岁。出现夜间视物不清1个月。进食时需要补充的物质是
     A. 番茄素　　　　　　　B. 胡萝卜素　　　　　　C. 维生素C
     D. 维生素D　　　　　　E. 维生素E(2022)

106. 某地区对7~8月龄婴儿进行体检,结果发现血红蛋白水平低于正常值的婴儿比例高达50%。为改善这一状况,需添加的辅食是
     A. 苹果汁和梨汁　　　　B. 糕点　　　　　　　　C. 肉末和肝泥
     D. 米糊　　　　　　　　E. 牛奶(2024)

107. 孕妇,30岁。乏力、易倦2个月。检查发现血红蛋白低于正常。为改善症状,应补充的食物是
     A. 淀粉　　　　　　　　B. 蔬菜　　　　　　　　C. 水果
     D. 豆奶　　　　　　　　E. 猪肝、肉类(2024)

108. 老人因牙口不好,以大米饭、米粥等为主食,常食肉类、蛋类,反复便秘。老人便秘的可能原因是
    A. 以谷类为主食　　　　　B. 缺乏蛋白类　　　　　C. 缺乏脂肪类
    D. 缺乏蔬菜摄入　　　　　E. 肠道疾病(2024)

109. 女,70岁。不喜欢喝牛奶,也不喜欢吃海产品。近期出现腿软,脚抽筋。体检提示骨密度降低。从营养学角度,建议患者应补充
    A. 维生素A　　　　　　　B. 维生素E　　　　　　　C. 铁
    D. 锌　　　　　　　　　　E. 钙(2024)

110. 某新生儿患先天性脊柱裂,出生2天后死亡。1年后该患儿母亲准备再次妊娠,围孕期应建议其服用
    A. 叶酸　　　　　　　　　B. 维生素A　　　　　　　C. 锌
    D. 钙　　　　　　　　　　E. 碘(2024)

111. 男性,34岁。身高180cm,体重72kg。根据我国BMI评价指标,患者属于
    A. 正常　　　　　　　　　B. 消瘦　　　　　　　　　C. 超重
    D. 肥胖　　　　　　　　　E. 轻度肥胖(2022)

112. 男性,45岁,身高175cm,体重70kg。吸烟20年,每天20支,患高血压3年,其父有冠心病病史。下列建议,不正确的是
    A. 限制钠盐摄入　　　　　B. 膳食中脂肪摄入占总热量的比值不超过30%
    C. 日吸烟不超过10支　　　D. 每周中等强度运动不少于150分钟
    E. 定期进行血压监测(2024)

五、身体活动促进(执业医师及助理医师均需掌握)

113. 以躯干、四肢等大腿肌肉群参与为主的,有节律、时间较长,能够维持在一个稳定状态的身体活动,称为
    A. 阻力活动　　　　　　　B. 体适能　　　　　　　　C. 协调性活动
    D. 无氧运动　　　　　　　E. 有氧运动

114. 中年男性,1周运动4次,每次30分钟高强度有氧运动(消耗能量1000MET-min/周),身体活动强度是
    A. 低强度　　　　　　　　B. 中强度　　　　　　　　C. 高强度
    D. 极高强度　　　　　　　E. 无法确定(2024)

115. 中年女性,每天拖地,做早操。根据活动强度分级,她的活动强度是
    A. 低强度　　　　　　　　B. 中等强度　　　　　　　C. 高强度
    D. 极高强度　　　　　　　E. 不能确定(2024)

116. 关于身体活动的说法,不正确的是
    A. 成人每周应至少参加5次中等强度的身体活动
    B. 高强度的身体活动可能造成伤害
    C. 不同的身体活动类型促进健康的作用不相同
    D. 高血压患者不应该参加身体活动
    E. 适度增加身体活动可以获得更大的健康效益

117. 某男,52岁。BMI为32kg/m²,腰围90cm。适合该男子的运动方式是
    A. 举重　　　　　　　　　B. 游泳　　　　　　　　　C. 跳绳
    D. 拔河　　　　　　　　　E. 长跑(2023)

(118~120题共用题干)某女性患者,45岁。体检结果显示:血压180/100mmHg,体重68kg,身高160cm(BMI=26.6kg/m²),甘油三酯4.5mmol/L,胆固醇5.1mmol/L。

118. 该女性患者营养状况应判断为

A. 消瘦 B. 正常 C. 超重
D. 肥胖 E. 严重肥胖

119. 对该患者进行非药物治疗,应告知其饮食要注意严格控制
   A. 高糖类食物的摄入 B. 胆固醇和脂肪的摄入 C. 胆固醇的摄入
   D. 总热能和脂肪的摄入 E. 蛋白质的摄入

120. 针对该患者开出的运动处方中,不合适的是
   A. 中等至高强度运动 B. 运动频率每周2次,每次20分钟
   C. 运动中合理补液 D. 减重同时加强肌肉力量锻炼
   E. 鼓励参加自行车、游泳等下肢关节承重小的运动

六、疾病的早期发现和处理(执业医师需掌握)

121. 利用健康高危人群的就医机会进行的针对性检查称为
   A. 特殊性体检 B. 健康体检 C. 社会性体检
   D. 医疗性体检 E. 机会性筛检

122. 某公司员工,36岁。因感冒去医院看病,医生帮他测量血压。这是
   A. 医疗性体检 B. 社会性体检 C. 机会性筛检
   D. 定期健康体检 E. 随机性筛检

第4章 社区公共卫生

一、人群健康与社区卫生(助理医师均需掌握)

123. 人群健康策略强调的是
   A. 重点人群的健康影响因素 B. 特定疾病的临床病因 C. 除患者以外的人群的健康
   D. 高危个体的危险因素 E. 关注全人群的健康

二、传染病的预防与控制(执业医师及助理医师均需掌握)

124. 对儿童进行乙型肝炎疫苗接种的临床试验研究,为评价其流行病学预防效果,最好选用的指标是
   A. 发病率 B. 效果指数 C. 感染率
   D. 死亡率 E. 病死率

125. 为观察甲肝疫苗的预防效果,研究对象最好选择
   A. 近期曾有甲肝暴发地区人群 B. 甲肝高发区无免疫人群 C. 甲肝低发区无免疫人群
   D. 医院中非肝炎患者 E. 医院中血制品接触者

三、慢性非传染性疾病的预防与管理(执业医师及助理医师均需掌握)

126. 以疾病发展的自然过程为基础的、综合的、一体化的保健和费用支付体系,称为
   A. 健康维护计划 B. 病例管理 C. 疾病管理
   D. 需求管理 E. 残疾管理

127. 高血压防治中健康教育的对象是
   A. 全人群 B. 学龄前儿童 C. 中老年人群
   D. 高血压病高危人群 E. 高血压患者

128. 慢性病防治的基本原则不包括
   A. 高危人群为主 B. 三级预防并重 C. 生命全程预防

D. 以社区和家庭为基础　　　　　E. 以健康教育和健康促进为主要手段
129. 慢性病自我管理的三大任务是
   A. 医疗和行为管理、情绪管理、时间管理　　　B. 情绪管理、角色管理、时间管理
   C. 医疗和行为管理、情绪管理、角色管理　　　D. 费用管理、情绪管理、时间管理
   E. 医疗和行为管理、情绪管理、费用管理

四、环境与健康（执业医师及助理医师均需掌握）

130. 在环境化学污染物中，一次污染物是指
   A. 从污染源排入环境后，理化特性发生了变化的污染物
   B. 从污染源直接排入环境，理化性质未发生变化的污染物
   C. 从污染源排入环境后，其毒性增大的污染物
   D. 多个污染源同时排出的同一类污染物
   E. 多种环境介质中都存在的同一类污染物

131. 关于大气二次污染物的说法，不正确的是
   A. 经化学或光化学作用生成　　　B. 与一次污染物的化学性质不同的新污染物
   C. 毒性往往比一次污染物更大　　D. 光化学烟雾是二次污染物
   E. 沉降的污染物因刮风再次进入大气是二次污染物

132. 调查某无工业污染的山村儿童的生长发育、智力障碍及疾病的发生。调查结果显示该村儿童只有生长发育落后和智力障碍，无其他疾病。该疾病是因为
   A. 砷缺乏　　　　　　B. 铅缺乏　　　　　　C. 氟缺乏
   D. 硒缺乏　　　　　　E. 碘缺乏

133. 一般所说的生物地球化学性疾病主要是指
   A. 自然疫源性疾病　　B. 地质环境因素引起的疾病　　C. 环境污染所致的公害病
   D. 遗传性疾病　　　　E. 区域内的传染病

134. 下列均为大气污染对健康的直接损害，除外
   A. 急性中毒　　　　　B. 机体免疫力下降　　　　　　C. 致癌作用
   D. 变态反应　　　　　E. 儿童维生素 D 缺乏病的发生增加

135. 大气中 CO_2 污染可以导致
   A. 温室效应　　　　　B. 大气中棕色云团　　　　　　C. 酸雨
   D. 臭氧层破坏　　　　E. 光化学烟雾（2024）

136. 某学校门口售卖烤羊肉串，烤制方式为直接放在炭火上烤，这种羊肉串上可能存在的有害物质为
   A. CO　　　　　　　　B. 苯并芘　　　　　　　　　　C. 黄曲霉素
   D. CO_2　　　　　　　E. 二氧化硫（2024）

137. 氯氟烃对环境的危害主要是
   A. 产生温室效应　　　B. 破坏臭氧层　　　　　　　　C. 形成酸雨
   D. 破坏生态平衡　　　E. 对大自然植被造成破坏（2023）

138. 炎热夏季的某一天，气压很低，强烈阳光照射着交通繁忙的城市，一些居民突然出现了不同程度的眼睛红肿、流泪、咽喉痛、喘息、咳嗽、呼吸困难、头痛、胸闷等症状，导致这些症状的可能原因是
   A. CO 急性中毒　　　B. 某种传染病流行　　　　　　C. 光化学烟雾
   D. 煤烟型烟雾　　　　E. 附近火山喷发烟雾

139. 环境污染危险度评价中的暴露评价可以估计出
   A. 某化学物是否对机体产生危害　　　　　　B. 危险物特征

C. 某化学物在环境介质中的浓度　　　　D. 某化学物对机体产生危害的程度
E. 人群对某化学物暴露的强度、频率和持续时间

A. 硝酸盐　　　　　　　　B. 酸雨　　　　　　　　C. 水体富营养化
D. 甲基汞　　　　　　　　E. 光化学烟雾

140. 空气中大量 SO_2 污染产生的二次污染物是

141. 氮氧化物与挥发性有机物在日光作用下生成的二次污染物是

五、职业卫生服务与职业病管理（执业医师及助理医师均需掌握）

142. 下述生产性毒物中,属于窒息性气体的是
A. 氢氰酸　　　　　　　　B. 氯气　　　　　　　　C. 氯乙烯
D. 一氧化氮　　　　　　　E. 苯

143. 男,46岁。从事粮食烘干工作25年,近期出现视物模糊,确诊为白内障。最可能的致病原因是
A. 微波　　　　　　　　　B. 铅　　　　　　　　　C. 苯胺
D. 拟除虫菊酯　　　　　　E. 紫外线辐射

144. 在生产过程中形成的呼吸性粉尘是指
A. 直径小于 5μm 的粉尘　　B. 直径小于 15μm 的粉尘　　C. 分散度较小的粉尘
D. 分散度较大的粉尘　　　　E. 能随呼吸进入人体并沉积于呼吸道的粉尘

145. 下列不属于职业卫生服务原则的是
A. 保护和预防原则　　　　B. 全面的初级卫生保健原则　　C. 适应原则
D. 健康促进原则　　　　　E. 治疗优先原则

146. 用人单位开展就业前健康检查的主要目的是
A. 及时发现就业禁忌证　　B. 便于安排工人从事特殊作业　　C. 全面掌握工人的健康状况
D. 确定工作岗位及转岗　　E. 便于人事部门对工人的管理

147. 在防止矽尘的工艺过程中,能根本消除粉尘危害的是
A. 生产设备的技术革新　　B. 远距离操作　　　　　　　C. 密闭发尘场所
D. 加强工人防护　　　　　E. 以无 SiO_2 物质代替含石英的材料

148. 在职业中毒的诊断过程中,具有十分重要意义的前提条件是
A. 实验室检查　　　　　　B. 临床症状　　　　　　　C. 体征
D. 职业史　　　　　　　　E. 劳动卫生条件调查

149. 对职业人群进行医学监护的内容不包括
A. 定期体检　　　　　　　B. 就业前体检　　　　　　C. 职业有害因素监测
D. 离岗或转岗时体检　　　E. 职业病的健康筛检

150. 为保障工人的健康,预防职业病的发生,按照《职业病防治法》的要求,某化工厂定期进行生产环境监测,为工人进行健康检查、建立健康档案并定期分析。以上所做的工作为
A. 职业危害风险评估　　　B. 健康监护　　　　　　　C. 现场劳动卫生学调查
D. 生物监测　　　　　　　E. 职业流行病学研究

151. 男,40岁,印刷厂工人。去当地医院体检发现血苯超标。医生告知病人和家属后,还需及时报告的部门是
A. 所在地疾病控制中心　　B. 所在地卫生行政部门　　C. 当地职业病防治机构
D. 当地市人民政府　　　　E. 当地省人民政府

152. 一煤矿工人,长期在煤矿工作,饮食不规律,导致消化性溃疡。此疾病属于
A. 职业相关疾病　　　　　B. 职业病　　　　　　　　C. 职业性损害

D. 营养性疾病　　　　　　　E. 个人生活习惯所致（2024）

153. 在职业病的危害防治和职业人群健康监护中,不属于一级预防的措施是
    A. 加强通风排毒　　　B. 改革工艺,采用无毒原料　　　C. 定期对工人进行体检
    D. 制订职业接触限值　　E. 生产过程机械化、自动化、密闭化

    A. 呼吸系统　　　　　B. 神经系统　　　　　　　　　C. 造血系统
    D. 心血管系统　　　　E. 消化系统
154. 急性苯中毒主要损害的系统是
155. 慢性苯中毒主要损害的系统是

六、食品安全与食物中毒（执业医师及助理医师均需掌握）

156. 不属于食品污染的是
    A. 肉类制品检出过量亚硝酸盐　　　B. 动物性食品中检出沙门菌
    C. 河豚中检出河豚毒素　　　　　　D. 粮食中残留有机磷杀虫药
    E. 压榨花生油过程中掺入黄曲霉毒素

157. 下列关于食物中毒的发病特点,叙述正确的是
    A. 发病与某种食物有关　　B. 发病曲线呈缓慢上升趋势　　C. 人与人之间有传染性
    D. 临床症状完全不同　　　E. 潜伏期较长

158. 食物中毒与其他疾病最本质的区别是
    A. 潜伏期短　　　　　　B. 病人曾进食同一种食物　　　C. 发病场所集中
    D. 很多人同时发病　　　E. 有强烈的胃肠道反应（2024）

159. 我国发病率最高的食物中毒是
    A. 化学性食物中毒　　　B. 有毒动物中毒　　　　　　　C. 有毒植物中毒
    D. 细菌性食物中毒　　　E. 真菌毒素食物中毒

160. 导致食物中毒的副溶血性弧菌最容易污染的食品是
    A. 剩米饭　　　　　　　B. 罐头　　　　　　　　　　　C. 海产品和盐渍食品
    D. 家庭自制豆制品　　　E. 禽肉类及其制品

161. 食物中毒与其他急性疾病最本质的区别是
    A. 急性胃肠道症状为主　B. 发病场所集中　　　　　　　C. 很多人同时发病
    D. 潜伏期短　　　　　　E. 患者曾进食同一批某种食物

162. 8月某日,某婚宴后有80%用餐者先后因腹痛、腹泻就诊。大部分患者出现上腹和脐周阵发性绞痛,继而腹泻,5～10次/天,粪便呈洗肉水样。调查发现聚餐的主要食物为海鲜类食品。引起该食物中毒的病原菌最有可能是
    A. 沙门菌　　　　　　　B. 葡萄球菌　　　　　　　　　C. 肉毒梭菌
    D. 副溶血性弧菌　　　　E. 李斯特菌

163. 关于肉毒梭菌食物中毒,下列说法正确的是
    A. 肉毒梭菌直接感染机体所致　　　B. 被肉毒梭菌污染过的食物经过高温烹饪后仍有毒性
    C. 肉毒毒素通过污染食物所致　　　D. 致病毒素被胃肠道消化酶消化后失去活性
    E. 主要表现是胃肠道症状（2024）

164. 某乡村一家多人晚餐食用自制豆类发酵食品,隔天出现头晕、头痛、走路不稳,严重者出现视物模糊,甚至吞咽困难,脉搏加快,无发热,医师初步考虑食物中毒。首选治疗措施是
    A. 静脉补钾　　　　　　B. 多价抗毒素血清　　　　　　C. 静脉滴注葡萄糖溶液
    D. 使用抗生素　　　　　E. 静脉滴注维生素 B_2 与钠盐（2024）

165. 最易导致亚硝酸盐中毒的食物是
   A. 肉类　　　　　　　　　B. 海鲜　　　　　　　　　C. 剩菜剩饭
   D. 罐头　　　　　　　　　E. 腌咸菜

166. 某村卫生室医生反映,该村一些人工喂养的婴儿相继出现以紫绀为表现的缺氧症状,经上级医疗机构诊断为高铁血红蛋白血症。其发病的原因为
   A. 室内燃烧当地产的劣质煤　　B. 使用含双酚A的塑料奶瓶　　C. 饮用水中含过量的甲基汞
   D. 饮用水中硝酸盐过高　　　　E. 饮用的奶制品受有机磷农药污染(2023)

167. 南方某村,居民以玉米为主食。某年秋天突然有10余人出现发热、呕吐、厌食、黄疸,随后出现腹水、水肿,因抢救及时未出现死亡病例,经医生诊断排除了传染性肝炎。分析原因与居民主食玉米有关,该情况最可能是
   A. 污水灌田引起玉米中镉超标　　　　B. 玉米晾晒过程中被多环芳烃污染
   C. 玉米中有农药残留　　　　　　　　D. 玉米被黄曲霉毒素污染
   E. 玉米中混进了有毒植物种子

168. 下列食物未煮熟煮透时易导致食物中毒的是
   A. 四季豆　　　　　　　　B. 荷兰豆　　　　　　　　C. 绿豆
   D. 赤豆　　　　　　　　　E. 豌豆

169. 确定食物中毒的可疑食物主要是根据
   A. 发病者的临床症状　　　B. 潜伏期最短者　　　　　C. 患者潜伏期特有的中毒症状
   D. 发病者的呕吐物和排泄物　　E. 在同一场所同一时间未发病者未进食的食物

170. 男,14岁。午餐进食海鱼后,即出现头痛、头晕、胸闷、心跳呼吸加快,伴有眼结膜充血,颜面部及全身潮红。测体温正常,无呕吐、腹泻等症状。患者最可能的诊断是
   A. 河豚中毒　　　　　　　B. 组胺中毒　　　　　　　C. 肉毒梭菌毒素中毒
   D. 麻痹性贝类中毒　　　　E. 副溶血性弧菌中毒

   A. 剩米饭　　　　　　　　B. 动物性食品　　　　　　C. 海产品
   D. 鱼虾　　　　　　　　　E. 豆制品

171. 易引起葡萄球菌食物中毒的食品是

172. 易引起沙门菌食物中毒的食品是

(173~175题共用题干)某年夏季,某县中心小学47名学生相继出现剧烈呕吐、上腹部剧烈疼痛、腹泻等症状,少数患者有低热。调查得知发病学生在当天上午均吃过学校供应的课间餐(外购的奶油蛋糕),未吃者不发病。患者发病的潜伏期最短为1小时,最长为6小时。

173. 引起此次食物中毒最可能的细菌(或毒素)是
   A. 副溶血性弧菌　　　　　B. 沙门菌属　　　　　　　C. 肉毒梭菌毒素
   D. 蜡样芽胞杆菌　　　　　E. 金黄色葡萄球菌肠毒素

174. 引起此类中毒的食物除了奶制品、含奶糕点外,主要还有
   A. 海产品　　　　　　　　B. 蔬菜　　　　　　　　　C. 水果
   D. 罐头制品　　　　　　　E. 肉类、剩饭

175. 针对这起食物中毒事件,主要的治疗措施为
   A. 应用多价抗毒素血清　　B. 服用改变肠道菌群的制剂　　C. 应用止痛剂
   D. 彻底洗胃、灌肠　　　　E. 静脉补充水、电解质,静脉输注抗生素

七、医疗场所健康安全管理(执业医师及助理医师均需掌握)

176. 由于医务人员医疗水平有限对患者安全威胁的因素属于

A. 医院服务因素 B. 医院专业因素 C. 医院管理因素
D. 医院社会因素 E. 医院环境因素

177. 医务人员特别是护理人员最常见的安全事件是
A. 电离辐射 B. 脊柱、关节伤 C. 化学伤害
D. 锐器伤 E. 生物伤害

178. 为提高医务人员对患者识别的准确性，医院管理中强调必须严格执行"三查七对"制度。其中"三查"是指
A. 开方查、配药查、输液查 B. 门诊查、住院查、家访查 C. 门诊查、住院查、出院查
D. 开方查、取方查、发药查 E. 操作前查、操作中查、操作后查

179. 输液时须遵循"三查七对"原则，以下不属于"七对"原则的是
A. 姓名 B. 性别 C. 剂量
D. 药名 E. 床号（2022）

180. 最有效的患者安全防范措施应该是
A. 完善的责任追究制度 B. 对每一起医疗不良事件的负责人进行严格处罚
C. 医患有效沟通 D. 每次发生医疗不良事件后进行紧急救护
E. 运用系统思维的方法，从各级层面找出系统原因，提高系统设计水平（2024）

八、突发公共卫生事件及其应急策略（执业医师及助理医师均需掌握）

181. 20世纪90年代，某地发生一起公共卫生事件，供应80万人的水源附近，有40.3万人感染新型隐球菌。此次突发公共卫生事件突出体现的特点是
A. 普遍性 B. 散发性 C. 常规性
D. 局限性 E. 聚集性（2024）

182. 以下不属于突发公共卫生事件的是
A. 某城市发生甲肝暴发流行 B. 某城市严重大气污染造成居民肺癌死亡率上升
C. 某市发生有死亡病例的食物中毒 D. 某核电站发生核泄漏
E. 某研究所发生烈性传染病菌株丢失

第5章 卫生服务体系与卫生管理

（执业医师需掌握）

183. 我国卫生事业的性质是
A. 政府许可的营利性事业 B. 政府实行福利政策的事业
C. 政府实行的社会公益事业 D. 政府通过购买形式为人民提供服务的事业
E. 政府实行一定福利政策的社会公益事业

184. 卫生系统的功能是
A. 卫生服务提供 B. 医疗保障 C. 卫生执法监督
D. 卫生服务提供和医疗保障 E. 卫生服务提供、公平待人、满足人群非卫生服务的期望

185. 公共卫生的功能不包括
A. 提供公平有效的公共服务 B. 预防疾病的发生和传播 C. 预防意外伤害
D. 研究具体的临床治疗措施 E. 促进和鼓励健康行为

186. 公共卫生的核心功能是

A. 评价、制定政策、保障人群健康　　　　B. 发布医疗卫生有关信息，促进卫生经济调控
C. 环境保护，预防传染病，保障卫生服务　　D. 加强行业自律、质量监督和医疗技术管理
E. 对灾难做出应急反应，保证卫生服务的有效性和及时性(2022)

187. 公共卫生政策调整的核心伦理关系是
A. 政府和公众的关系　　　　B. 医疗和预防的关系　　　　C. 个体和群体的关系
D. 个体之间的相互关系　　　E. 个体权益和公共利益的关系(2024)

188. 卫生系统反应性中，不属于"尊重人权"的是
A. 基本设施　　　　B. 保密性　　　　C. 医患交流
D. 人的尊严　　　　E. 自主性(2024)

189. 由于自身健康状况与健康人的健康状况存在区别，卫生服务需要主要取决于卫生服务消费者的
A. 实际支付能力　　　B. 购买愿望　　　C. 购买愿望和支付能力
D. 自身健康状况　　　E. 健康状况和购买愿望(2022)

190. 卫生服务需求的正确描述是
A. 由需要转化而来的需求和没有需要的利用
B. 由需要转化而来的利用和没有利用的需求
C. 由需要转化而来的利用和没有利用的需求
D. 由需要转化而来的需求和没有需要的需求
E. 由需要转化而来的需求和没有利用的需求

191. 下列关于卫生服务需求的说法，不正确的是
A. 需求与需要的实质是一致的　　　　B. 需求可以由需要转化而来
C. 需求与消费者的支付能力相关　　　D. 需求与消费者的购买意愿相关
E. 有些需求不是必要的

192. 在卫生服务需求中，造成没有需要的需求的原因是
A. 卫生服务的信息缺乏　　　B. 不良的就医和行医　　　C. 人们对医疗产品的信赖
D. 卫生工作者的服务态度　　E. 对医院的规模和设施的盲目追求

193. 卫生服务需求形成的条件是
A. 消费者的便利程度和购买愿望　　　B. 消费者的购买愿望和服务提供者的水平
C. 消费者的购买愿望和支付能力　　　D. 消费者的支付能力和便利程度
E. 消费者的支付能力和服务提供者的水平

194. 卫生领域的公平性是指生存机会的分配应
A. 以社会阶层为导向　　　B. 以支付能力为导向　　　C. 以实际需要为导向
D. 以市场经济规律为导向　E. 以患者年龄为导向

195. 以下不属于国家医疗保险模式优点的是
A. 资金来源稳定　　　B. 医疗保险覆盖面广　　　C. 社会共济能力强
D. 医疗服务效率高　　E. 公共卫生服务得到充分保障

196. 目前，德国的医疗保险模式主要属于
A. 国家医疗保险模式　　　B. 社会医疗保险模式　　　C. 商业医疗保险模式
D. 储蓄医疗保险模式　　　E. 社会医疗救助模式

197. 医疗保险制度的资金来源主要是
A. 职工、单位、保险公司　　　B. 个人、单位、保险公司　　　C. 职工、雇主、保险公司
D. 个人、集体、国家　　　　　E. 个人、保险公司、政府

198. 以强制参保为原则，参保范围涵盖城镇所有用人单位和职工的保险为

第十九篇 预防医学
第5章 卫生服务体系与卫生管理

　　A. 城镇职工基本医疗保险　　B. 补充医疗保险　　C. 城镇居民基本医疗保险
　　D. 社会医疗救助　　E. 商业医疗保险

199. 我国农村新型合作医疗以下列哪一级为单位进行筹资和管理？
　　A. 省　　B. 地区　　C. 县
　　D. 乡镇　　E. 村

200. 医疗保险基金主要由雇主和雇员按一定比例缴纳，政府适当补贴。这种模式属于
　　A. 国家医疗保险　　B. 储蓄医疗保险　　C. 商业医疗保险
　　D. 补充医疗保险　　E. 社会医疗保险

201. 城镇职工基本医疗保险费用的缴付方主要为
　　A. 职工个人和国家　　B. 国家和用人单位　　C. 用人单位
　　D. 国家　　E. 用人单位和职工个人

202. 医疗保险设置开始支付医疗费用的最低标准，低于该标准的医疗费用由患者自付，该标准被称为
　　A. 自付线　　B. 共付线　　C. 封顶线
　　D. 起付线　　E. 封底线

203. 某企业职工因为冠心病在某三甲医院住院6天，发生医药费用9000元。出院结算时，医院先扣除自费项目1200元，在剩下的7800元中，扣除起付标准800元后，对剩余部分医疗费用的7000元，由统筹基金按90%的比例给予报销，其余的10%由该职工本人支付。这7000元的支付方式属于
　　A. 封顶线　　B. 共同付费　　C. 起付比
　　D. 自费线　　E. 起付线

204. 医疗保险能够支付的最高限额，超出部分的医疗费用由被保险人负担，从控制医疗服务需方的角度，该措施为
　　A. 自付线　　B. 共同付费　　C. 封顶线
　　D. 封底线　　E. 起付线（2024）

205. 某人因病住院20天，治疗费用共53000元，结算费用时被告知其中50000元以下的部分由医保支付，另外3000元需个人支付，该案例中的50000元是
　　A. 起付线　　B. 封顶线　　C. 自付线
　　D. 共同付费　　E. 封底线

206. 下列不属于疾病保险付费类别的是
　　A. 按疾病病种报销　　B. 限定最高支付金额　　C. 按人头报销
　　D. 按病种单元报销　　E. 按总金额预付比例报销

207. 城乡居民大病保险保障对象为
　　A. 所有参保公民　　B. 城镇职工医疗保险及城镇居民医疗保险参保人
　　C. 所有大病居民　　D. 城镇居民医疗保险及新农合医疗保险参保人
　　E. 城镇职工医疗保险及新农合医疗保险参保人（2022）

　　A. 卫生服务需要　　B. 卫生服务提供　　C. 卫生服务需求
　　D. 卫生服务利用　　E. 卫生服务购买

208. 需求者实际利用卫生服务的数量是

209. 从经济和价值观念出发，在一定时期内、一定价格水平上人们愿意而且有能力消费的卫生服务量是

210. 依据人们的实际健康状况与"理想健康状态"之间存在差距而提出的对预防、保健、医疗、康复等服务的客观要求是

第二十篇 卫生法规

第1章 卫生法基础知识与职业病防治法

一、卫生法基础知识（执业医师及助理医师均需掌握）

1. 不属于行政处罚的是
   A. 责令停产停业　　　　B. 行政拘留　　　　C. 没收违法所得
   D. 警告　　　　　　　　E. 罚款（2020、2022）

二、职业病防治法（执业医师及助理医师均需掌握）

2. 工人到医院就诊被诊断为职业病，医院开具职业病诊断证明书，在职业病诊断证明书上签字的人是
   A. 该医院负责人　　　　B. 该医院医务部负责人　　　　C. 职业病科主任
   D. 该病人的诊断医生及病人　　E. 参与诊断的取得职业病诊断资格的执业医师（2022）

3. 诊断职业病应当综合分析的因素不包括
   A. 职业病危害因素　　　B. 辅助检查结果　　　　C. 职业病危害接触史
   D. 病人的职业史　　　　E. 本地区的职业病发病率（2023）

4. 某工人长期从事耐火材料配料工作，陆续出现气急、胸痛、咳嗽等症状，但未予以重视。近期症状逐渐加重，经当地职业病诊断机构诊断为尘肺病。工厂对此诊断有异议，依法向该职业病诊断机构所在地的有关单位申请鉴定，该单位是
   A. 劳动仲裁委员会　　　B. 应急管理部门　　　　C. 劳动保障行政部门
   D. 卫生行政部门　　　　E. 职业病诊断鉴定委员会（2024）

第2章 医师法与医疗机构管理条例及其实施细则

一、医师法（执业医师及助理医师均需掌握）

5. 某医师因重大医疗事故受到吊销医师执业证书的行政处罚。半年后重新申请执业注册，卫生行政主管部门未予批准。理由是该医师自处罚决定之日起至申请注册之日止不满法定期限。该法定期限是
   A. 6个月　　　　　　　B. 1年　　　　　　　　C. 2年
   D. 3年　　　　　　　　E. 4年

6. 某医师从医院辞职到一家药品生产企业从事营销工作，后因事业不顺，想重回医院工作，但因其中止医师执业活动已满法定期限被卫生健康行政部门注销了注册。该法定期限是
   A. 6个月　　　　　　　B. 1年　　　　　　　　C. 2年
   D. 3年　　　　　　　　E. 4年

7. 医师中止执业活动的情形消失后，需要恢复执业活动的，应当经所在地的县级以上卫生行政部门委托的机构或者组织考核合格，并依法申请办理

A. 准予注册手续   B. 中止注册手续   C. 注销注册手续
D. 变更注册手续   E. 重新注册手续

8. 执业助理医师可以独立从事一般执业活动的单位是
A. 市妇幼保健院   B. 县人民医院   C. 县疾病预防控制中心
D. 社区卫生服务中心   E. 乡卫生院(2024)

9. 执业医师的权利是
A. 遵守临床技术操作规范   B. 对患者及公众进行健康教育   C. 提升医疗卫生服务质量
D. 努力钻研业务   E. 依法参与所在机构的民主管理

10. 医师在执业活动中不属于应当履行的义务是
A. 树立敬业精神   B. 尽职尽责救治患者   C. 遵循临床诊疗指南
D. 努力钻研业务   E. 接受继续医学教育

11. 医师在医疗活动中应尊重患者的自主权,但若患者的自主权对他人和社会利益造成严重危害时,医师应该采取的措施是
A. 报告医院相关部门处理   B. 限制患者人身自由和不当选择
C. 尊重患者的自主选择   D. 禁止患者行使自主权
E. 对患者不当选择进行必要的限制(2024)

12. 医师应当遵守的执业要求是
A. 努力钻研业务   B. 从事医学教育   C. 参加专业培训
D. 接受继续医学教育   E. 对急危患者不得拒绝急救处置

13. 对执业医师的业务水平、工作成绩和职业道德状况,依法享有定期考核权的单位是
A. 县级以上人民政府   B. 县级以上人民政府卫生健康主管部门
C. 医师所在地的医学会或者医师协会   D. 医师所工作的医疗、预防、保健机构
E. 县级以上人民政府卫生健康主管部门或者其委托的医疗卫生机构、行业组织

14. 《医师法》规定,国家实行医师定期考核制度,其定期考核的内容是
A. 业务水平、工作业绩、外语水平   B. 业务水平、工作效益、职业道德状况
C. 业务水平、工作业绩、职业道德状况   D. 业务水平、工作业绩、人际关系
E. 业务水平、外语水平、职业道德状况

15. 医师定期考核不合格,按照《医师法》的相关规定,需要进行的处理是
A. 取消执业资格   B. 30日内重新考核
C. 吊销执业医师资格证书   D. 暂停执业活动3个月至6个月
E. 收回执业医师资格证书并注销执业注册(2024)

16. 某县人民医院的王医师出具虚假出生证明并造成严重后果。当地卫生健康主管部门给予的处罚是
A. 警告   B. 吊销执业证书   C. 没收违法所得
D. 罚款   E. 责令改正(2024)

17. 李某欲以生病为理由请假外出旅游,给医师刘某打电话请求为自己开病假条,刘某开具"病毒性心肌炎,全休一个月"的诊断证明书。对于医师刘某的行为,县级卫生健康主管部门给予的处罚是
A. 责令改正,给予警告   B. 罚款   C. 吊销医师执业证书
D. 行政纪律处分   E. 责令暂停执业活动6个月至1年

18. 某医生未按照规定使用麻醉药品,但及时采取了补救措施且未造成严重后果。根据相关规定,卫生健康主管部门对其可能采取的处罚措施是
A. 追究刑事责任   B. 罚款30000至60000元   C. 责令改正,给予警告
D. 吊销医师执业证书   E. 责令暂停6个月以上1年以下执业活动(2024)

A. 1年 B. 2年 C. 3年
D. 4年 E. 5年

19. 具有高等学校相关医学专业专科学历，取得执业助理医师执业证书后，在医疗卫生机构中执业满一定期限，可以参加执业医师资格考试，该期限是

20. 具有高等学校相关医学专业本科以上学历，在执业医师指导下，在医疗卫生机构中参加医学专业工作实践满一定期限，可以参加执业医师资格考试，该期限是

二、医疗机构管理条例及其实施细则（执业医师及助理医师均需掌握）

21. 任何单位或者个人开展诊疗活动，必须依法取得
A. 《设置医疗机构批准书》 B. 《设置医疗机构备案回执》 C. 《医疗机构执业许可证》
D. 《医疗机构校验申请书》 E. 《医疗机构申请变更登记注册书》

22. 《医疗机构管理条例》规定的医疗机构执业规则是
A. 符合医疗机构的基本标准 B. 需进行执业登记 C. 符合区域医疗机构设置规划
D. 能够独立承担民事责任 E. 按照核准登记的诊疗科目开展诊疗活动

23. 《医疗机构执业许可证》每3年校验1次的医疗机构是
A. 个体诊所 B. 三级医院 C. 村卫生室
D. 社区服务中心 E. 中外合资合作医疗机构（2023）

24. 医疗机构工作人员上岗工作，必须佩戴标牌。标牌除载明本人姓名外，还应载明
A. 性别和年龄 B. 年龄和专业 C. 专业和职务
D. 职务或者职称 E. 职称及科室

25. 《医疗机构管理条例》规定，医疗机构不得使用非卫生技术人员从事
A. 医疗后勤服务工作 B. 医疗卫生技术工作 C. 医院安全保卫工作
D. 医院财务审计工作 E. 医疗器械采购工作

26. 医疗机构对有能力诊治的危重病人应该采取的处置措施是
A. 办理住院手续 B. 立即抢救 C. 报告当地卫生健康主管部门
D. 报告当值院领导 E. 转院

27. 医疗机构限于设备或者技术条件不能诊治的病人，应当依法采取的措施是
A. 立即抢救 B. 及时转诊 C. 继续观察
D. 提请上级医院派人会诊 E. 请示当地卫生健康主管部门依法处理

28. 某孕妇在家中分娩一死胎，为向生育行政管理部门申请新的生育指标，其家属要求卫生院出具死产证明文件，乡卫生院拒绝出具。理由是
A. 产妇本人没有提出申请 B. 产妇户口不在卫生院所在地 C. 须向卫生行政部门报告
D. 未经医务人员亲自接产 E. 未接到公安部门通知

29. 某中年男性因突发急症在大街上摔倒并昏迷，由路人送至附近医院，被确诊为脑出血，急需手术，但医务人员无法联系到其亲属。在此情况下，可以决定为其行急诊手术的人员是
A. 为其接诊的医师 B. 为其接诊医师的上级医师 C. 医院所在地派出所负责人
D. 院长或其授权的人 E. 医院所在地民政部门负责人

30. 《医疗机构执业许可证》应于校检期满前多长时间向登记机关申请办理校验手续？
A. 10天 B. 15天 C. 3个月
D. 半年 E. 1年

31. 卫生行政部门在受理医疗机构提交的校验申请后完成校验的时限为
A. 10天 B. 20天 C. 30天

D. 45 天 E. 60 天(2024)

32. 某私人门诊部因涉及内部产权争议,拟停业 13 个月,按规定向原登记机关办理相关手续。该手续为
   A. 变更登记 B. 注销登记 C. 暂停登记
   D. 申请登记 E. 备案登记(2024)

第3章 医疗事故处理条例与医疗纠纷预防和处理条例

一、医疗事故处理条例(执业医师及助理医师均需掌握)

33. 患者,女性,50 岁,因突发疾病送医院抢救脱险。治疗结束后接诊医生发现自己在诊治过程中存在失误。根据《医疗事故处理条例》,该医生应该将此事告知给
   A. 住院总医师 B. 上级医师 C. 科室负责人
   D. 医院副院长 E. 医院质控工作人员(2024)

34. 某患者凌晨因心脏病发作被送入医院抢救,但不幸于当日上午 8 时死亡。下午 3 时,患者家属要求查阅病历,院方以抢救时间紧急、尚未补记病历为由不予提供,引起患者家属不满,投诉至卫生局。根据《医疗事故处理条例》规定,卫生局应给予该医院的处理是
   A. 限期整改 B. 责令改正 C. 罚款
   D. 吊销执业许可证 E. 警告

35. 某县妇幼保健院医师李某,在发生医疗事故后涂改病历资料,造成严重后果。当地卫生行政部门应该给予的处罚是
   A. 罚款 B. 责令改正 C. 给予警告
   D. 吊销执业证书 E. 暂停执业活动 6 个月至 1 年(2024)

   A. 警告 B. 给予纪律处分 C. 责令限期整顿
   D. 吊销执业证书 E. 责令改正

36. 医务人员发生医疗事故,情节严重,尚不够刑事处罚的,卫生行政部门可以给予的行政处罚是
37. 医疗机构没有正当理由,拒绝为患者提供复印或者复制病历资料服务的,卫生行政部门可以采取的措施是

二、医疗纠纷预防和处理条例(执业医师及助理医师均需掌握)

38. 男性,43 岁。在工地从高处坠落,昏迷 15 分钟。被工友送至附近医院抢救。接诊医师全力抢救,未及时书写病历。抢救结束后,接诊医师在规定时限之内据实补记病历。该时限为
   A. 2 小时 B. 4 小时 C. 6 小时
   D. 8 小时 E. 12 小时(2022)

39. 患者死亡,医患双方对死因有异议的,应当进行尸检,尸检的时间应在患者死亡后
   A. 12 小时内 B. 24 小时内 C. 48 小时内
   D. 72 小时内 E. 7 天内(2023)

40. 患者死亡,医患双方对死因有异议的,应当在患者死亡后进行尸检,具备尸体冻存条件的,最长可以延长至
   A. 2 日 B. 4 日 C. 7 日
   D. 15 日 E. 30 日(2022)

(41~43题共用题干)患者,男,15岁。因右眼拳击伤入院。术后因视物不清辱骂医师,医师多次直言其素质低下。1个月后患者出现畏光、流泪、刺激等症状,其母亲认定为手术所致,多次与医院产生纠纷。医患双方共同认定后封存相关病历资料。

41. 该患者接受治疗过程中适用的医患关系模式为
   A. 主动-被动型　　　　B. 指导-合作型　　　　C. 共同参与型
   D. 契约模式　　　　　E. 人道模式
42. 该医师指责患者"素质低下"违背的医学道德原则是
   A. 关心、爱护、尊重患者　B. 保护患者隐私　　　　C. 遵守法律法规
   D. 遵守操作诊疗规范　　E. 对患者进行健康教育
43. 有权保管封存病历的是
   A. 患者家属　　　　　B. 患者　　　　　　　　C. 医学会
   D. 医院　　　　　　　E. 卫生行政部门(2024)

第4章　传染病防治法与艾滋病防治条例

一、传染病防治法(执业医师及助理医师均需掌握)

44. 《传染病防治法》规定,传染病防治原则不包括
   A. 防治结合　　　　　B. 预防为主　　　　　　C. 分类管理
   D. 依靠科学　　　　　E. 依靠群众(2023)
45. 《传染病防治法》规定,国家对传染病实行的方针与管理办法是预防为主,防治结合及
   A. 统一管理　　　　　B. 分类管理　　　　　　C. 划区管理
   D. 分片管理　　　　　E. 层级管理
46. 根据《中华人民共和国传染病防治法》,属于甲类传染病的是
   A. 鼠疫　　　　　　　B. 麻疹　　　　　　　　C. 破伤风
   D. 血吸虫病　　　　　E. 风疹(2024)
47. 属于《传染病防治法》规定的乙类传染病的是
   A. 鼠疫　　　　　　　B. 流行性感冒　　　　　C. 人感染高致病性禽流感
   D. 黑热病　　　　　　E. 霍乱
48. 属于乙类传染病,但采取甲类传染病预防和控制措施的疾病是
   A. 白喉　　　　　　　B. 严重急性呼吸综合征　C. 梅毒
   D. 新生儿破伤风　　　E. 百日咳
49. 根据《传染病防治法》要求,能增加或减少乙类传染病种类的机构是
   A. 省市疾病预防控制中心　B. 县级人民政府卫生行政部门　C. 全国人大常委会
   D. 国务院卫生行政部门　　E. 省级人民政府卫生行政部门(2022)
50. 国家对传染病菌种、毒种的采集、保藏、携带、运输和使用实行的管理方式是
   A. 分层管理　　　　　B. 行业管理　　　　　　C. 分类管理
   D. 集中管理　　　　　E. 专项管理
51. 在自然疫源地和可能是自然疫源地的地区兴办的大型建设项目开工前,建设单位应当申请当地卫生防疫机构对施工环境进行
   A. 环保调查　　　　　B. 卫生调查　　　　　　C. 卫生资源调查

D. 环境资源调查 E. 危害因素调查

52. 某大型企业计划在自然疫源地兴建旅游建设项目,在征询意见时,有专家提醒,根据《传染病防治法》规定,应当事先由法定单位对该项目施工环境进行卫生调查。该法定单位是
   A. 省级以上旅游主管部门 B. 省级以上疾病预防控制机构 C. 国务院卫生行政主管部门
   D. 省级以上环境保护部门 E. 省级以上环境监测评价机构

53. 医疗机构为预防传染病院内传播应当承担的职责是
   A. 医疗废物处置 B. 收集和分析传染病疫情信息 C. 对传染病预防工作进行指导
   D. 流行病学调查 E. 实施传染病预防控制措施

54. 医疗机构发现法定传染病疫情或者发现其他传染病暴发、流行时,其疫情报告应当遵循的原则是
   A. 属地管理 B. 层级管理 C. 级别管理
   D. 特别管理 E. 专门管理

55. 教育部所属综合大学的附属医院发现脊髓灰质炎疫情,应当报告的部门是
   A. 国家教育行政部门 B. 国家卫生行政部门 C. 国家疾病预防控制机构
   D. 所在地的政府卫生行政部门 E. 所在地的疾病预防控制机构

56. 一般情况下法定传染病报告人不包括
   A. 医疗机构的就诊者 B. 疾病预防控制机构的医师 C. 血站的护士
   D. 体检中心的医师 E. 出入境检验检疫工作人员

57. 执行职务的医疗保健人员及卫生防疫人员发现甲类、乙类和监测区域内的丙类传染病病人、病原携带者或者疑似传染病病人,必须按照国务院卫生行政部门规定的时限
   A. 向当地人民政府报告疫情 B. 向当地卫生行政部门报告疫情
   C. 向当地卫生防疫机构报告疫情 D. 向当地环境保护部门报告疫情
   E. 向本单位负责人报告疫情

58. 患者,于某,因发热3日到县医院就诊。接诊医师林某检查后拟诊为流行性出血热。因县医院不具备隔离治疗条件,林某遂嘱患儿的家长带于某去市传染病医院就诊。按照《传染病防治法》的规定,林某应当
   A. 请上级医师会诊,确诊后再转诊
   B. 请上级医师会诊,确诊后隔离治疗
   C. 向医院领导报告,确诊后对于某就地进行隔离
   D. 向当地疾病控制机构报告,并复印病历资料转诊
   E. 向当地疾病控制机构报告,由疾病控制机构转诊

59. 某医疗机构1周内收治多名患手足口病的小学生,未按规定履行报告职责,也未及时采取控制措施,致使疫情扩散。县卫生行政部门得知此情况后立即启动应急预案,及时控制了疫情,同时对事件进行调查,认为该医疗机构行为违法且情节严重,依法做出了处理。该处理是
   A. 通报批评 B. 给予警告 C. 暂停执业活动
   D. 责令改正 E. 吊销有关责任人员的执业证书

60. 一职工从沿海城市归来,腹泻1天,10余次,水样便,到市医院求治,疑为肠炎,后粪便培养出E1-Tor型细菌。诊断后11小时医师上报疫情,国家要求上报此类传染病最迟不超过
   A. 2小时 B. 6小时 C. 12小时
   D. 24小时 E. 48小时

61. 医疗机构在发现甲类传染病时,对疑似病人在明确诊断前,应在指定场所进行
   A. 访视 B. 留验 C. 单独隔离治疗
   D. 医学观察 E. 就地诊验

62. 某县医院因收治多例人感染高致病性禽流感患者未按规定报告受到行政处罚。为此,该医院积极整改,加强《传染病防治法》的宣传,并落实各项传染病防治任务,不属于医院应承担的任务是
   A. 开展流行病学调查   B. 防止传染病的医源性感染
   C. 防止传染病的医院感染   D. 承担责任区域内传染病预防工作
   E. 承担医疗活动中与医院感染有关的危险因素监测

63. 某患者咳嗽、发热3天后到医院就诊,被初步诊断为疑似人感染高致病性禽流感,应住院治疗,但患者以工作离不开为由予以拒绝。医院对该患者应采取的措施是
   A. 定期随诊   B. 居家观察   C. 立即单独隔离治疗
   D. 请示卫生行政部门   E. 尊重患者的自主决定权

64. 对本行政区域内的甲类传染病疫区,省级人民政府可以
   A. 实施隔离措施   B. 停工、停业、停课   C. 宣布为疫区
   D. 实施封锁   E. 对出入疫区的人员、物资和交通工具实施卫生检疫

65. 传染病暴发、流行时,县级以上地方人民政府应当
   A. 宣布疫区   B. 限制或者停止集市、集会 C. 停业、停工、停课
   D. 临时征用房屋、交通工具 E. 立即组织力量防治,切断传播途径

66. 某镇甲类传染病暴发,为控制疫情蔓延,有关单位报经上一级人民政府决定,可以宣布本行政区域部分或全部为疫区。该有关单位是
   A. 该镇人民政府   B. 该镇所在市人民政府   C. 该镇所在市疾控中心
   D. 该镇所在省级卫生部门 E. 该镇所在县级以上人民政府(2024)

67. 某医疗部门发现其H1N9禽流感未规范报告,所幸未造成严重后果,卫生行政部门令其改正并做出行政处罚。该行政处罚是
   A. 吊销医疗机构执业许可证 B. 责令停止执业活动6个月 C. 1万元以上3万元以下罚款
   D. 1万元以下罚款   E. 通报批评,给予警告(2024)

(68~70题共用题干)业务员纪某因身体不适去医院就诊,被初步诊断为疑似严重急性呼吸综合征,并被实施单独隔离治疗。2天后,纪某厌倦了被隔离治疗的状态,要求出院,医院反复劝说,不予批准。纪某于当晚溜出医院并回家,医院发现纪某失踪后立即向有关部门报告。家人得知纪某情况后动员其尽快返回医院接受隔离治疗,被纪某拒绝。

68. 根据《传染病防治法》,有权协助医疗机构对纪某采取强制隔离治疗措施的是
   A. 卫生监督机构   B. 卫生健康主管部门   C. 街道办事处
   D. 疾病预防控制机构   E. 公安机关

69. 纪某接受隔离治疗后又擅自脱离医院的角色行为属于
   A. 角色行为减退   B. 角色行为强化   C. 角色行为冲突
   D. 角色行为缺如   E. 角色行为异常

70. 纪某作为患者未履行的主要道德义务是
   A. 尊重医生劳动   B. 报告所在单位   C. 支持医学发展
   D. 配合医师诊治   E. 交纳医疗费用

二、艾滋病防治条例(执业医师及助理医师均需掌握)

71. 国家规定与艾滋病检测相关的制度是
   A. 义务检测   B. 强制检测   C. 有奖检测
   D. 自愿检测   E. 定期检测

72. 对感染艾滋病病毒的孕产妇无偿提供预防艾滋病母婴传播的服务是

A. 无偿用血   B. 家庭接生   C. 终止妊娠
D. 产前指导   E. 基因诊断

73. 检验科医师贾某为交流业务信息,在朋友圈上传了一名艾滋病患者的检验数据,并进行了解读,其中包括患者的工作单位,有人提醒他此行为侵犯了患者的法定权利。贾某侵犯的患者权利是
    A. 健康权   B. 姓名权   C. 知情权
    D. 身份权   E. 隐私权

74. 对自愿接受艾滋病咨询、检测的人员免费提供咨询和初筛检测的单位是
    A. 设区市的疾病预防控制中心   B. 设区市的卫生医疗机构   C. 省、直辖市卫生主管部门
    D. 县级以上卫生主管部门   E. 县级以上卫生主管部门指定的医疗卫生机构(2022)

第5章 突发公共卫生事件应急条例与药品管理法及其实施条例

一、突发公共卫生事件应急条例（执业医师及助理医师均需掌握）

75. 对流动人口中的严重急性呼吸综合征病人、疑似病人处理的原则是
    A. 就地控制、就地治疗、就地康复   B. 就地隔离、就地治疗、就地康复
    C. 就地控制、就地观察、就地治疗   D. 就地隔离、就地观察、就地治疗
    E. 就地观察、就地治疗、就地康复

76. 负责向社会发布突发公共卫生事件信息的法定单位是
    A. 国务院新闻办公室   B. 国务院卫生健康行政部门   C. 县级人民政府
    D. 省人民政府   E. 设区的市级人民政府

77. 医疗卫生机构发现重大食物中毒事件后,应当在规定的时限内向所在地县级卫生行政部门报告。该时限是
    A. 1小时   B. 2小时   C. 6小时
    D. 12小时   E. 24小时

78. 在突发公共卫生事件应急处理工作中,有关单位和个人不配合有关专业技术人员调查、采样、技术分析和检验的,对有关责任人给予
    A. 警告   B. 吊销执照   C. 降级或者撤职的纪律处分
    D. 行政处分或者纪律处分   E. 追究刑事责任

79. 对违反《突发公共卫生事件应急条例》规定,未履行报告职责、隐瞒、缓报或者谎报突发公共卫生事件的医疗机构,应给予的处理不包括
    A. 通报批评   B. 责令改正   C. 给予警告
    D. 停业整顿   E. 吊销《医疗机构执业许可证》

80. 某地相继发生多例以急性发病、高热、头痛等症状为主要临床表现的病因不明的疾病,被确定为突发公共卫生事件。当地乡卫生院以床位紧张为由,拒绝收治此类患者,被患者家属投诉。县卫生局经调查核实后,决定给予乡卫生院行政处罚。该处罚是
    A. 诫勉谈话   B. 责令改正   C. 责令检查
    D. 停业整顿   E. 吊销《医疗机构执业许可证》

二、药品管理法及其实施条例（执业医师及助理医师均需掌握）

81. 某县药品监督管理部门接到某药店将保健食品作为药品出售给患者的举报后,立即对该药店进行了

查处,并依照《药品管理法》的规定,将其销售给患者的保健食品认定为
A. 按假药论处的药　　　　B. 假药　　　　　　　　C. 食品
D. 劣药　　　　　　　　　E. 按劣药论处的药(2018)

82. 某村卫生室私自从"不法药贩"处购入药品用于患者的治疗,险些造成患者死亡。事发后,经有关部门调查、检测,认定该药品为假药。该认定依据的事实是
A. 药品标签未标明有效期　　　　　B. 药品成分的含量不符合国家药品标准
C. 被污染的药品　　　　　　　　　D. 药品擅自添加防腐剂
E. 药品所含成分与国家药品标准规定的成分不符(2021)

83. 属于劣药的情形是
A. 以非药品冒充药品　　B. 标明的适应证超出规定范围　　C. 变质的药品
D. 超过有效期的药品　　E. 药品所含成分与国家规定的成分不符(2023)

84. 国家规定的药品分类为
A. 处方药和非处方药　　B. 毒性药和非毒性药　　C. 麻醉药和非麻醉药
D. 口服药、外用药及针剂　　E. 精神类药和非精神类药(2024)

85. 非处方药分为甲类、乙类的依据是
A. 有效性　　　　　　　　B. 安全性　　　　　　　　C. 可及性
D. 稳定性　　　　　　　　E. 经济性(2022)

86. 对收受药品生产经营企业或其代理人财物且情节严重的医师,卫生健康主管部门应当作出的处理是
A. 注销执业证书　　　　　B. 暂停执业活动　　　　　C. 吊销执业证书
D. 记过　　　　　　　　　E. 警告

第6章　麻醉药品和精神药品管理条例与处方管理办法

一、麻醉药品和精神药品管理条例(执业医师及助理医师均需掌握)

87. 医疗机构需要向某部门定期报送具有麻醉药品和第一类精神药品处方资格的执业医师名单及其变更情况,该部门是所在地
A. 市级人民政府公安机关　　B. 市级人民政府卫生监督机构　　C. 市级人民政府卫生主管部门
D. 市级人民政府药品监督部门　　E. 省级人民政府卫生主管部门(2024)

88. 具有麻醉药品处方资格的执业医师违反规定开具麻醉药品造成严重后果的,卫生行政部门依法对其作出的处理是
A. 警告　　　　　　　　　B. 吊销执业证书　　　　　C. 暂停执业活动半年
D. 罚款　　　　　　　　　E. 取消麻醉药品处方资格

二、处方管理办法(执业医师及助理医师均需掌握)

89. 每张西药、中成药处方开具的药品种类上限是
A. 1种　　　　　　　　　B. 3种　　　　　　　　　C. 5种
D. 6种　　　　　　　　　E. 7种(2024)

90. 关于处方的书写规则,正确的是
A. 处方开具后不得修改　　　　　　B. 处方开具后可以涂改
C. 可以使用"遵医嘱"等字句　　　　D. 西药和中成药需单独开具处方

E. 需在修改处签名,并注明修改日期(2021)
91. 执业医师处方权的取得方式是
    A. 被医疗机构聘用后取得   B. 在注册的执业地点取得   C. 在上级医院进修后取得
    D. 医师资格考试合格后取得 E. 参加卫生行政部门培训后取得
92. 对于需要长期使用麻醉药品的患者,首诊医生应当在病历中留存下列材料的复印件
    A. 正当使用麻醉药品的保证书   B. 二级以上医院开具的诊断证明
    C. 麻醉药品条形码   D. 麻醉药品处方
    E. 麻醉药品和第一类精神药品处方资格证(2024)
93. 处方的最长有效期是
    A. 2 天   B. 3 天   C. 5 天
    D. 7 天   E. 10 天
94. 医师张某给一患者开具了处方,患者取药时,药剂师指出该处方不符合相关规定不予调配。其理由是该处方
    A. 使用了药品通用名称   B. 同时开具了中成药和西药   C. 开具了 5 种药物
    D. 注明了 5 天有效期   E. 开具了 7 天药物用量
95. 医生被医疗机构限制处方权是因为
    A. 参加了外单位举办的培训   B. 到外地旅游   C. 参加了义诊
    D. 连续 3 次以上超常处方   E. 未按照说明书要求开具处方
96. 哌醋甲酯用于治疗儿童多动症时,每张处方不得超过
    A. 1 次常用量   B. 3 日常用量   C. 7 日常用量
    D. 15 日常用量   E. 21 日常用量(2021)

    A. 1 日用量   B. 2 日用量   C. 3 日用量
    D. 5 日用量   E. 7 日用量
97. 急诊处方的用药日数一般不得超过
98. 普通处方的用药日数一般不得超过

    A. 1 年   B. 2 年   C. 3 年
    D. 4 年   E. 5 年
99. 对中止执业活动达到一定年限的医师应当注销其执业注册,该年限是
100. 急诊处方依法应保存的年限是
101. 麻醉药品处方的保存时间至少是
102. 第二类精神药品处方的保存时间至少是

第7章 献血法与医疗机构临床用血管理办法

一、献血法(执业医师及助理医师均需掌握)

103. 《献血法》规定,国家提倡健康公民自愿献血的年龄要求是
    A. 18~60 周岁   B. 20~60 周岁   C. 20~55 周岁
    D. 18~55 周岁   E. 18~50 周岁
104. 医疗机构临床用血应当制订用血计划,遵循

A. 公平、公正的原则　　　　B. 慎用、节约的原则　　　　C. 准确、慎用的原则
D. 合理、科学的原则　　　　E. 勤查、深究的原则

105. 为保障公民临床急救用血的需要,国家提倡并指导择期手术的患者
A. 率先献血　　　　　　　　B. 互助献血　　　　　　　　C. 自愿献血
D. 自身储血　　　　　　　　E. 同型输血

106. 公民临床用血时交付的与用血有关的费用不包括
A. 血液采集费　　　　　　　B. 血液储存费　　　　　　　C. 血液检验费
D. 献血员补偿费　　　　　　E. 血液分离费

107. "献血大王"刘某,在过去的7年间,献血总量已达5600ml。快满50周岁的刘某告诉记者,如果身体一直保持健康状态,他满55周岁以前,还可争取无偿献血
A. 7次　　　　　　　　　　B. 8次　　　　　　　　　　C. 9次
D. 10次　　　　　　　　　　E. 11次

108. 医疗机构的医务人员违反《献血法》规定,将不符合国家规定标准的血液用于患者的,由县级以上卫生行政部门给予的行政处罚是
A. 警告　　　　　　　　　　B. 罚款　　　　　　　　　　C. 限期整顿
D. 责令改正　　　　　　　　E. 吊销《医疗机构执业许可证》(2022)

109. 某镇卫生院3名医务人员违反《献血法》规定,将不符合国家规定标准的血液用于患者。由于家属及时发现,经治医师采取果断措施,幸好未给受血者健康造成损害。根据《献血法》规定,当地县卫生局应对3名医务人员给予的行政处理是
A. 责令改正　　　　　　　　B. 警告　　　　　　　　　　C. 罚款1万元以下
D. 吊销其执业医师证书　　　E. 暂停执业活动6个月以上1年以下(2018)

110. 某村发生一起民居垮塌事故,重伤9人,急送乡卫生院抢救。市中心血站根据该院用血要求,急送一批无偿献血的血液到该院。抢救结束后,尚余900ml血液,该院却将它出售给另一医疗机构。根据《献血法》规定,对于乡卫生院的这一违法行为,县卫生健康主管部门除了应当没收其违法所得外,还可以对其处以罚款
A. 10万元以下　　　　　　　B. 5万元以下　　　　　　　C. 3万元以下
D. 1万元以下　　　　　　　E. 5000元以下

111. 血站违反《献血法》规定,向医疗机构提供不符合国家规定的血液,应当由卫生行政部门给予的处罚是
A. 罚款　　　　　　　　　　B. 责令改正　　　　　　　　C. 限期整顿
D. 依法赔偿　　　　　　　　E. 追究刑事责任

A. 200ml　　　　　　　　　B. 250ml　　　　　　　　　C. 300ml
D. 400ml　　　　　　　　　E. 500ml

112. 血站对献血者每次采集血液量一般为
113. 血站对献血者每次采集血液量最多不得超过

二、医疗机构临床用血管理办法(执业医师及助理医师均需掌握)

114. 医疗机构临床用血管理的第一责任人是
A. 临床用血的医师　　　　　B. 医疗机构法定代表人　　　C. 临床用血所在科室的负责人
D. 医疗机构输血科主任　　　E. 临床用血医师的上级医师(2019)

115. 一般情况下,需要由主治医师申请、上级医师审核、科室主任核准签发的输血备血量是
A. 100~200ml　　　　　　　B. 200~400ml　　　　　　　C. 400~600ml
D. 600~800ml　　　　　　　E. 800~1600ml(2018)

116. 医师为同一个患者申请一天备血达到或超过一定数量时,必须报医院医务部门批准。该血量是
    A. 1600 毫升　　　　　　　　B. 1400 毫升　　　　　　　　C. 1200 毫升
    D. 1000 毫升　　　　　　　　E. 800 毫升(2020)

117. 患者,男,60 岁。行胃大部切除术,需要输血 1200ml,经主治医师签字后,配血站不给配血,说不符合程序。违反的程序是
    A. 科主任未签字　　　　　　B. 医院领导未签字　　　　　C. 中心血库领导未签字
    D. 医务部门未签字　　　　　E. 全部医师未签字

118. 周某因外伤被送至县医院,诊断为脾脏破裂、大出血。因县医院血液储备不足、中心血站不能紧急供血,实施了临时采集血液措施,并依照规定将临时采集血液的情况在法定时限内报告了县卫生行政部门。该法定时限是
    A. 1 日　　　　　　　　　　B. 3 日　　　　　　　　　　C. 5 日
    D. 7 日　　　　　　　　　　E. 10 日(2019)

119. 为保证应急用血,医疗机构可以临时采集血液,不符合临时采集血液条件的是
    A. 危及患者生命,急需输血　B. 具备开展交叉配血的能力　C. 具备检测 HBsAg 的能力
    D. 当地中心血站批准　　　　E. 遵守采供血相关操作规程和技术标准(2022)

120. 为保证应急用血,医疗机构临时采集血液时,无须检测的项目是
    A. 甲型肝炎病毒抗体　　　　B. 乙型肝炎病毒表面抗原　　C. 丙型肝炎病毒抗体
    D. 艾滋病病毒抗体　　　　　E. 梅毒螺旋体抗体(2023)

121. 为保证应急用血,医疗机构可以临时采集血液,采集血液样本时无须依法检测的疾病是
    A. 梅毒　　　　　　　　　　B. 疟疾　　　　　　　　　　C. 乙型肝炎
    D. 丙型肝炎　　　　　　　　E. 艾滋病(2024)

122. 医疗机构临床用血文书不包括
    A. 输血治疗知情同意书　　　B. 献血员信息　　　　　　　C. 输血记录单
    D. 患者输血适应证的评估　　E. 输血过程和输血后疗效评价意见

第 8 章　医疗损害责任与人体器官移植条例

一、医疗损害责任(执业医师及助理医师均需掌握)

123. 在诊疗活动中,医师违规操作对患者造成损害,承担赔偿责任的主体是
    A. 人民政府　　　　　　　　B. 患者的保险公司　　　　　C. 医师本人
    D. 医师所在的科室　　　　　E. 医师所在的医院机构(2024)

124. 依据《中华人民共和国民法典》,医务人员实施手术前应当向患者说明的事项是
    A. 医疗纠纷处理方式　　　　B. 替代医疗方案　　　　　　C. 复印病历资料范围
    D. 隐私保密要求　　　　　　E. 承担赔偿责任的情形

125. 医疗侵权赔偿责任中,医疗过错的认定标准是
    A. 未尽到分级诊疗义务　　　B. 未尽到先行垫付义务　　　C. 未尽到健康教育义务
    D. 未尽到主动协商义务　　　E. 未尽到与当时的医疗水平相应的诊疗义务

126. 不属于依法断定医疗机构存在医疗过错行为的情形是
    A. 未签署知情同意书　　　　B. 遗失病历　　　　　　　　C. 篡改病历
    D. 拒绝提供病历　　　　　　E. 违法销毁病历(2024)

127. 患者有损害,但医疗机构不承担赔偿责任的情形是
    A. 未经患者同意公开其病历资料
    B. 在抢救生命垂危患者等紧急情况下未尽到合理诊疗义务
    C. 未尽到与当时医疗水平相应的诊疗义务
    D. 患者或者其近亲属不配合医疗机构进行符合诊疗规范的诊疗
    E. 未尽到相应的知情同意义务

128. 因医疗机构的行为造成患者损害,应承担侵权责任的情形是
    A. 患者认为医疗机构未尽到合理诊疗义务   B. 限于当时医疗水平难以诊疗
    C. 未说服患者配合符合诊疗规范的诊疗   D. 未说服患者近亲属配合符合诊疗规范的诊疗
    E. 未经患者同意公开其病历资料

二、人体器官移植条例(执业医师及助理医师均需掌握)

129. 依照我国《人体器官移植条例》,下列可以为其直系血亲捐献肾脏的是
    A. 27周岁的未婚男性   B. 35周岁的严重智力低下患者   C. 17周岁的健康中学生
    D. 25周岁的乙肝患者   E. 22周岁的精神病患者

130. 目前我国提倡的活体供体器官获取方式是
    A. 家属决定   B. 自由买卖   C. 医生强制
    D. 推定同意   E. 自愿捐赠

第9章 放射诊疗管理规定与抗菌药物临床应用管理办法

一、放射诊疗管理规定(执业医师及助理医师均需掌握)

131. 医疗机构应当设置电离辐射醒目警示标志的场所是
    A. 放射性工作人员办公室   B. 放射性检查报告单发放处   C. 接受放射诊疗患者的病房
    D. 医学影像科候诊区   E. 放射性废物储存场所

132. 根据《放射诊疗管理规定》,非特殊需要,不得对受孕一定时间段的育龄妇女进行下腹部放射影像检查。该时间段是受孕后
    A. 8~15周   B. 16~28周   C. 28~34周
    D. 34~36周   E. 36~38周

133. 根据《放射诊疗管理规定》,除设有电离辐射警告标志外,还需设置工作指示灯的场所是
    A. 工作人员的办公室   B. 放射性同位素储存场所   C. 放射性废物储存场所
    D. 放射诊疗工作场所监督区 E. 放射诊疗工作场所控制区进出口(2024)

134. 医疗机构违反规定,可由县级以上卫生行政部门处以1万元罚款的情形是
    A. 未取得放射诊疗许可从事放射诊疗工作   B. 未经批准擅自变更放射诊疗项目
    C. 超出批准范围从事放射诊疗工作   D. 未按规定使用安全防护装置和个人防护用品
    E. 放射诊疗科室管理混乱

二、抗菌药物临床应用管理办法(执业医师及助理医师均需掌握)

135. 可授予特殊使用级抗菌药物处方权的医务人员是
    A. 主治医师   B. 住院医师   C. 乡村医生
    D. 副主任医师   E. 实习医生

136. 抗菌药物的细菌耐药率超过一定百分比时,应当慎重经验用药。该百分比是
    A. 10% B. 20% C. 30%
    D. 40% E. 50%

137. 某医院监测到当前某抗菌药物的主要目标细菌耐药率超过某一数值,遂决定暂停针对此目标细菌的临床应用,准备追踪细菌耐药监测结果,再决定是否恢复临床应用。该细菌耐药率超过的数值是
    A. 30% B. 40% C. 50%
    D. 70% E. 75%(2024)

138. 医生在某医疗机构参加抗菌药物临床应用知识和规范化管理的培训并参加考核,考核合格后获得相应的处方权,该医疗机构属于
    A. 一级以上医院 B. 二级以上医院 C. 村卫生室
    D. 社区卫生服务中心 E. 乡镇卫生院(2022)

139. 预防感染和治疗局部感染使用抗菌药物时,首先应用
    A. 非限制使用级抗生素 B. 限制使用级抗生素 C. 特殊使用级抗生素
    D. 耐药性强的抗生素 E. 不易产生耐药性的抗生素

140. 某县医院在处方检查中发现某医师开具了3张超常处方,医院领导询问其原因,该医师未能作出合理解释。于是,医院根据相关规定对其作出了处理。该处理是
    A. 取消处方权 B. 责令暂停执业 C. 注销执业证书
    D. 记过 E. 限制处方权

141. 主治医师邱某经过抗菌药物临床应用知识和规范化管理培训并考核合格后,被授予限制使用级抗菌药物处方权。但不久,邱某因违反《抗菌药物临床应用管理办法》的相关规定,受到医院警告并限制其上述处方权。医院处理邱某的依据是
    A. 多次使用非限制使用级抗菌药物 B. 使用价格相对较高的抗菌药物
    C. 在紧急情况下越级使用抗菌药物 D. 无正当理由开具抗菌药物超常处方3次以上
    E. 在门诊使用限制使用级抗菌药物

142. 医疗机构应对无正当理由开具抗菌药物超常处方达到一定次数的医师提出警告,应当予以警告的最低次数是
    A. 2次 B. 3次 C. 4次
    D. 5次 E. 6次(2021)

    A. 发生抗菌药物不良事件
    B. 因紧急情况越级使用抗菌药物
    C. 使用的抗菌药物明显超出规定用量
    D. 开具抗菌药物处方牟取不正当利益
    E. 出现开具抗菌药物超常处方3次以上且无正当理由
143. 医疗机构对医师提出警告并限制其特殊使用级抗菌药物处方权的情形是
144. 医疗机构取消医师抗菌药物处方权的情形是

第10章　精神卫生法与疫苗管理法

一、精神卫生法(执业医师及助理医师均需掌握)

145. 《精神卫生法》关于精神障碍医学鉴定的要求是

A. 不能确定就诊者为严重精神障碍的应当经医学鉴定
B. 鉴定报告应当经精神障碍患者或者其监护人签字同意
C. 鉴定人应当对鉴定过程进行实时记录并签名
D. 鉴定人不应当到收治精神障碍患者的医疗机构面见、询问患者
E. 就诊者未经精神障碍医学鉴定,医疗机构不得实施住院治疗

146. 《精神卫生法》规定,承担精神障碍患者再次诊断的精神科执业医师人数是
A. 1人 B. 2人 C. 3人
D. 4人 E. 5人

147. 对精神障碍患者实施住院治疗须经监护人同意的情形是
A. 医疗费用需要自理 B. 没有办理住院手续能力 C. 发生伤害自身行为
D. 没有危害他人安全危险 E. 患者家属提出医学鉴定要求

148. 某市精神卫生机构对某精神障碍患者进行再次诊断,确认为精神障碍,且患者已经发生危害他人安全的行为,建议住院治疗,但患者家属表示拒绝。某机构准备对患者进行强制住院治疗,根据《精神卫生法》相关规定,有权对患者实施强制住院治疗的机构是
A. 人民法院 B. 患者所在居委会 C. 公安机关
D. 患者所在单位 E. 卫生行政部门(2024)

149. 一男子持刀伤人被抓,被送至市人民医院诊断为精神病,受伤者家属对诊断结论有异议。后经市精神病院确诊为精神病,受伤者家属不认同本次诊断结论,要求进行精神障碍医学鉴定。按照法律规定,该受伤者家属可以委托进行鉴定的机构是
A. 取得执业资质的鉴定机构 B. 县级精神病院医师 C. 市级精神病院医师
D. 省级精神病院医师 E. 取得医疗许可证的其他法定机关(2024)

150. 依据《精神卫生法》,给予吊销精神科医师执业证书处罚的情形是
A. 拒绝对送诊的疑似精神障碍患者作出诊断的
B. 精神障碍患者对再次诊断结论有异议的
C. 未及时对有伤害自身危险的患者进行检查评估的
D. 对实施住院治疗的患者未根据评估结果作出处理的
E. 故意将非精神障碍患者诊断为精神障碍患者的

(151~153题共用题干)连某,因患严重的躁狂抑郁障碍正在精神病专科医院住院治疗。因病情恶化,患者出现伤人毁物等行为,医院在没有其他可替代措施的情况下,对其实施了约束身体的措施,但实施后没有及时通知连某的监护人。连某的父亲作为监护人探视时,看到儿子被捆绑在病床上非常气愤。

151. 依照《精神卫生法》对患者连某实施的约束行为的性质属于
A. 治疗性措施 B. 惩罚性措施 C. 保护性医疗措施
D. 诊断性措施 E. 警告性措施

152. 对患者连某实施身体约束而未告知其监护人的做法,侵犯的患方权利是
A. 生命权 B. 健康权 C. 认知权
D. 知情权 E. 名誉权

153. 该案例中所形成的医患关系模式是
A. 主动-被动型 B. 指导-合作型 C. 契约许可型
D. 指导参与型 E. 共同参与型

二、疫苗管理法(执业医师及助理医师均需掌握)

154. 符合预防接种异常反应的描述是

A. 疫苗接种单位不合法接种导致的不良反应
B. 相关各方均无过错,接种后发生的药品不良反应
C. 疫苗接种后发生的常规反应
D. 受种者在疾病潜伏期接种合格疫苗后的异常反应
E. 受种者有不符合接种标准的疾病未告知导致接种后发生的反应(2024)

155. 新生儿出生后,监护人应在规定时限内为其办理预防接种证,该时限是
    A. 1个月   B. 2个月   C. 3个月
    D. 4个月   E. 6个月

156. 疫苗接种记录依法应保存至少
    A. 1年   B. 2年   C. 3年
    D. 4年   E. 5年(2021、2022)

157. 张某,在接种某免疫规划疫苗后发生严重残疾,经查该疫苗质量合格,接种过程符合操作规范。张某依法获得补偿,补偿费用来源于
    A. 省级医疗管理部门   B. 为其接种的工作人员   C. 为其接种的医疗机构
    D. 疫苗上市许可持有人   E. 省人民政府财政部门(2022)

(158~160题共用题干)某小学组织学生接种乙肝疫苗后,有44名学生因出现头痛、呕吐、四肢无力等症状而被送到医院就诊。首诊医师及时进行了处置并报告医院有关部门。经医护人员解释、安抚后,39名学生未经治疗症状很快消失,5名学生仍感恶心,并伴有焦虑。医院组织专家会诊后排除了疫苗和其他躯体疾病所致。

158. 根据《疫苗管理法》,该事件所出现的情况属于
    A. 药品不良反应   B. 群体性心因性反应   C. 预防接种异常反应
    D. 医疗事故   E. 突发公共卫生事件

159. 首诊医师及时处置并报告医院有关部门所遵循的伦理要求是
    A. 信息公开   B. 耐心倾听   C. 保守医密
    D. 恪守职责   E. 知情同意

160. 对上述5名未愈学生的焦虑症状,适宜的心理干预方法是
    A. 行为塑造   B. 放松训练   C. 厌恶疗法
    D. 催眠治疗   E. 冲击疗法

第11章　药品不良反应报告和监测管理办法

161. 根据《药品不良反应报告和监测管理办法》,医疗机构对获知新的严重的药品不良反应的报告时限是
    A. 3日   B. 5日   C. 7日
    D. 10日   E. 15日(2020、2023)

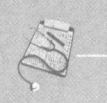

第12章 医疗废物管理条例

2024年执业医师及助理医师新增考点

第13章 母婴保健法和基本医疗卫生与健康促进法

一、母婴保健法(执业医师及助理医师均需掌握)

162. 婚前医学检查服务的内容是指
   A. 进行性卫生知识、生育知识的教育   B. 进行遗传病知识的教育
   C. 对有关婚配问题提供医学意见   D. 对有关生育健康问题提供医学意见
   E. 对严重遗传性疾病、指定传染病和有关精神病的检查(2021)

163. 按照《母婴保健法》规定,属于婚前医学检查的疾病有
   A. 严重传染病   B. 法定传染病   C. 指定传染病
   D. 重型精神病   E. 肿瘤

164. 按照《母婴保健法》规定,婚前医学检查的疾病不包括
   A. 梅毒   B. 淋病   C. 肺结核
   D. 麻风病   E. 艾滋病

165. 《母婴保健法》规定的孕产期保健服务不包括
   A. 母婴保健指导   B. 孕妇、产妇保健   C. 胎儿保健
   D. 胎儿性别诊断   E. 新生儿保健

166. 经产前检查,医师发现或者怀疑胎儿异常的,应当对孕妇进行
   A. 产前诊断   B. 母婴保健   C. 孕妇保健
   D. 胎儿保健   E. 产妇保健

167. 《母婴保健法》规定,对于依法接受终止妊娠或者结扎手术的,应当给予
   A. 有偿服务   B. 免费服务   C. 酌情收费服务
   D. 酌情减半收费服务   E. 酌情免费服务

168. 女,30岁。妊娠7个月到市妇幼保健院做孕检。接诊医师发现该孕妇合并严重妊娠并发症,继续妊娠可能危及孕妇生命安全。医师提出的医学意见是
   A. 产前检查   B. 终止妊娠   C. 实施终止妊娠手术
   D. 胎儿保健   E. 继续妊娠,严密监护(2022)

169. 属于《母婴保健法》规定可以申请医学技术鉴定的是
   A. 对孕妇、产妇保健服务有异议的   B. 对婚前医学检查结果有异议的
   C. 对婚前卫生咨询有异议的   D. 对产前检查结果有异议的
   E. 对医学指导意见有异议的

170. 某县医院妇产科医师欲开展结扎手术业务,按照规定参加了相关培训。培训结束后,有关单位负责对其进行了考核并颁发相应的合格证书。该有关单位是指
   A. 县级以上医师协会   B. 县级以上卫生行政部门   C. 卫生部

第二十篇 卫生法规
第13章 母婴保健法和基本医疗卫生与健康促进法

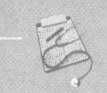

   D. 县级以上医学会   E. 所在医疗保健机构

171. 医务人员必须经过省级卫生行政部门考核并取得相应合格证书方可从事的母婴保健服务项目是
    A. 产前诊断   B. 家庭接生   C. 婚前医学检查
    D. 结扎手术   E. 终止妊娠手术

172. 某女怀孕后,非常想知道胎儿的性别,遂请好友某妇产科医师为其做胎儿性别鉴定。该医师碍于情面实施了胎儿性别鉴定。根据《母婴保健法》的规定,当地卫生计生行政部门应对该医师作出的处理是
    A. 处以罚款   B. 警告,责令停止   C. 行政处分
    D. 调离工作岗位   E. 离岗接受培训

173. 某地市级卫生行政部门接到举报,称市中心医院妇产科主治医师陶某违反《母婴保健法》相关规定,未经市级卫生行政部门批准擅自从事母婴保健专项技术服务,经查证举报属实,依法给予陶某行政处罚。陶某的违法行为是
    A. 擅自开展宫腔镜手术   B. 擅自从事婚前医学检查   C. 擅自从事助产技术服务
    D. 擅自开展婴儿保健   E. 擅自开展孕妇营养咨询和指导

174. 母婴保健工作人员出具虚假医学证明,即使未造成严重后果,但仍应承担的处罚是
    A. 暂停执业   B. 行政处分   C. 吊销执业证书
    D. 通报批评   E. 注销执业注册

(175~177题共用题干)女,28岁,妊娠10周。已生育1女,非常期待所孕为男孩,故要求医师告知胎儿性别。接诊医师非常真诚地表示理解孕妇的心情,但委婉拒绝了她的要求。

175. 本案例中,若孕妇进行产前诊断,建议流产,能够对操作医生进行培训考核并颁发证书的单位是
    A. 设区市的妇幼保健院   B. 省、自治区、直辖市人民政府卫生行政部门
    C. 县妇幼保健院   D. 县级以上地方人民政府卫生行政部门
    E. 设区市以上人民政府卫生行政部门

176. 本案例中,医师拒绝告知胎儿性别,体现医务人员行为规范的是
    A. 严格上报   B. 规范行医   C. 尊重科学
    D. 重视人文   E. 救死扶伤

177. 本案例中,医师拒绝告知胎儿性别,此事表达了医师的沟通技巧是
    A. 准确释义   B. 高度概括   C. 积极应对
    D. 耐心倾听   E. 耐心转达(2024)

二、基本医疗卫生与健康促进法(执业医师及助理医师均需掌握)

178. 关于分级诊疗的叙述,正确的是
    A. 非急症患者不可急诊就诊   B. 转诊只能是自下向上的转诊   C. 各级医院费用相等
    D. 各级医院报销比例相等   E. 鼓励非急诊患者到基层医院首诊(2022)

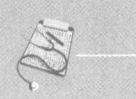

第二十一篇　中医学基础

（执业医师及助理医师均需掌握）

1. 中医学的基本特点是
   A. 同病异治和异病同治　　B. 阴阳学说和五行学说　　C. 整体观念和辨证论治
   D. 五行学说和藏象学说　　E. 辨证求因与审因论治（2024）
2. 机体在疾病发展过程中某一阶段的病理概括，称为
   A. 症状　　　　　　　　　B. 疾病　　　　　　　　　C. 病机
   D. 病因　　　　　　　　　E. 证候（2024）
3. 五行中"木"的特性是
   A. 润下　　　　　　　　　B. 炎上　　　　　　　　　C. 稼穑
   D. 曲直　　　　　　　　　E. 从革（2024）
4. 根据五行相克规律确立的治法是
   A. 益火补土　　　　　　　B. 滋水涵木　　　　　　　C. 金水相生
   D. 抑木扶土　　　　　　　E. 培土生金（2024）
5. 下列属于五脏的是
   A. 心　　　　　　　　　　B. 胃　　　　　　　　　　C. 胆
   D. 三焦　　　　　　　　　E. 脑（2024）
6. 人体中，具有"主统血"功能的脏器是
   A. 肝　　　　　　　　　　B. 心　　　　　　　　　　C. 肾
   D. 脾　　　　　　　　　　E. 肺（2024）
7. 由脾胃运化的水谷之精气与肺从自然界吸入的清气结合而成的是
   A. 宗气　　　　　　　　　B. 中气　　　　　　　　　C. 元气
   D. 营气　　　　　　　　　E. 卫气（2024）
8. 脾虚患者的常见面色为
   A. 赤色　　　　　　　　　B. 黄色　　　　　　　　　C. 黑色
   D. 白色　　　　　　　　　E. 青色（2024）
9. 舌淡胖大而润，舌边有齿痕，多由于
   A. 痰浊内蕴　　　　　　　B. 肺阴不足　　　　　　　C. 心血不足
   D. 阴虚火旺　　　　　　　E. 阳虚水湿内停（2024）
10. 以下符合"咳声重浊"描述的是
    A. 咳声不扬　　　　　　　B. 咳声低微　　　　　　　C. 寒痰湿浊停聚于肺
    D. 痰湿阻肺　　　　　　　E. 咳声如犬吠，伴声音嘶哑，吸气困难（2024）
11. 有形实邪阻滞气机所致的疼痛是
    A. 绞痛　　　　　　　　　B. 胀痛　　　　　　　　　C. 隐痛
    D. 刺痛　　　　　　　　　E. 灼痛（2024）
12. 主痰饮、食积的脉象是
    A. 浮脉　　B. 细脉　　C. 滑脉　　D. 迟脉　　E. 洪脉（2024）